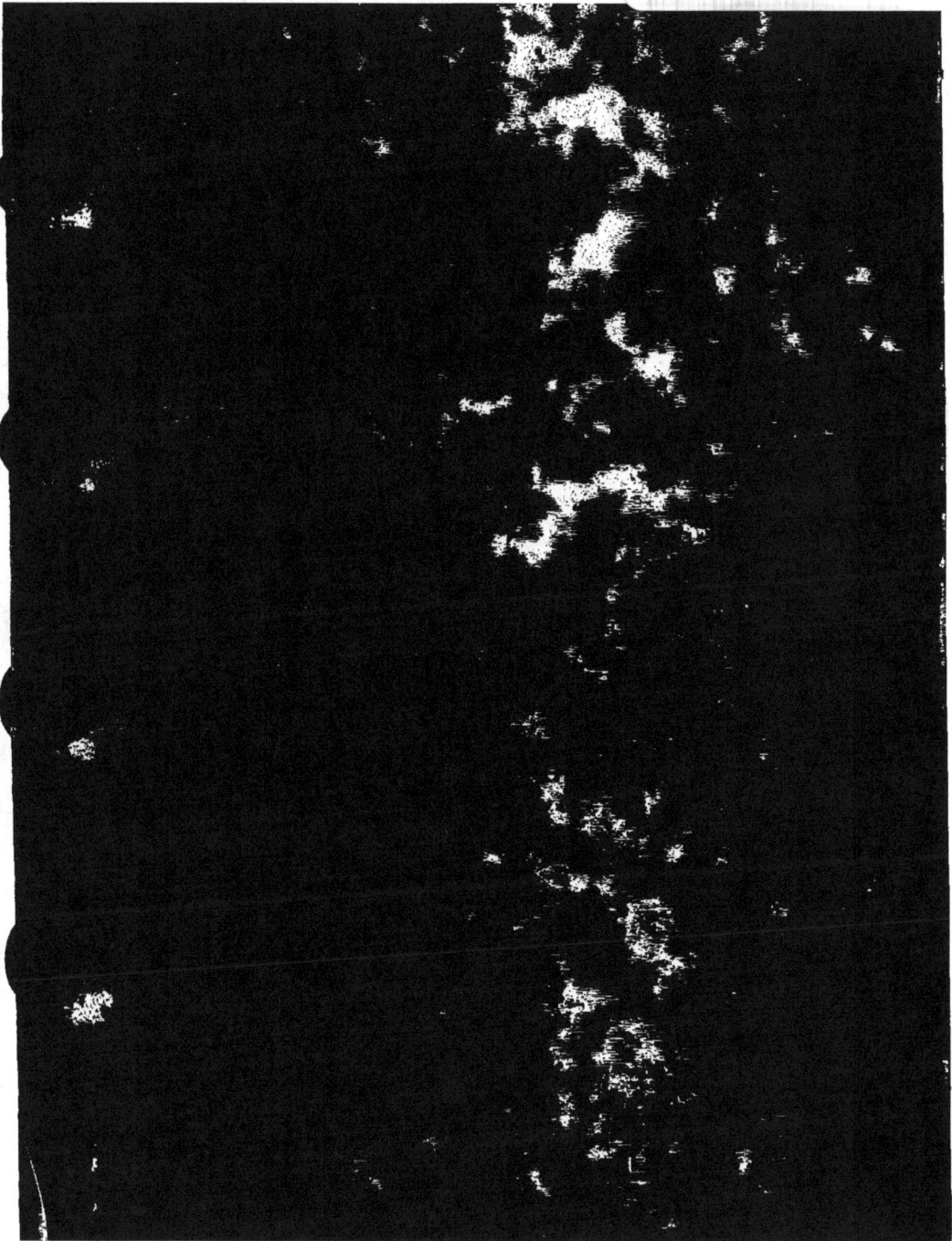

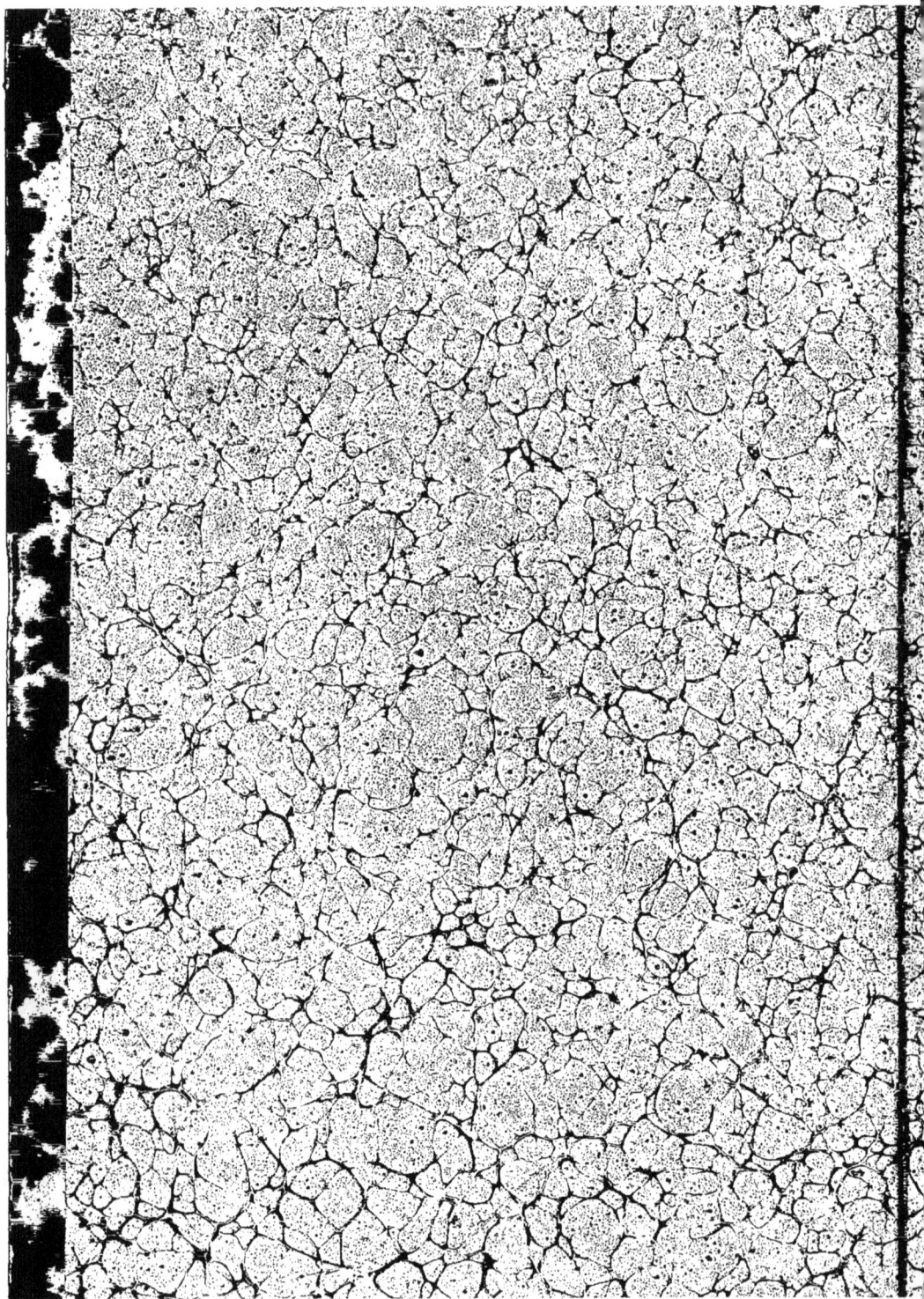

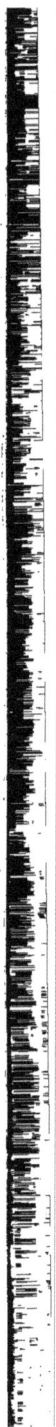

LEÇONS

SUR

LA PHYSIOLOGIE

ET

L'ANATOMIE COMPARÉE

DE L'HOMME ET DES ANIMAUX.

—

TOME DEUXIÈME.

Paris. — Imprimerie de L. MARTINET, rue Mignon, 2.

LEÇONS

SUR

LA PHYSIOLOGIE

ET

L'ANATOMIE COMPARÉE

DE L'HOMME ET DES ANIMAUX

FAITES A LA FACULTÉ DES SCIENCES DE PARIS

PAR

H. MILNE EDWARDS

O. L. H., C. L. N.

Doyen de la Faculté des sciences de Paris, Professeur au Muséum d'Histoire naturelle ;

Membre de l'Institut (Académie des sciences) ;
des Sociétés royales de Londres et d'Edimbourg ; des Académies
de Stockholm, de Saint-Pétersbourg, de Berlin, de Königsberg, de Copenhague, de Bruxelles,
de Vienne, de Turin et de Naples ; de la Société Hollandaise des sciences,
de l'Académie Américaine ;

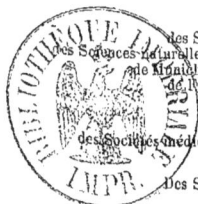

De la Société des Naturalistes de Moscou ;
des Sociétés Linnéenne et Zoologique de Londres ; de l'Académie
des Sciences naturelles de Philadelphie ; du Lycéum de New-York ; des Sociétés d'Histoire naturelle
de Munich, Somerset, Montréal, l'île Maurice ; des Sociétés Entomologiques
de France et de Londres ; des Sociétés Ethnologiques d'Angleterre
et d'Amérique, de l'Institut historique du Brésil ;

De l'Académie impériale de Médecine de Paris ;
des Sociétés médicales d'Edimbourg, de Suède et de Bruges ; de la Société des Pharmaciens
de l'Allemagne septentrionale ;

Des Sociétés d'Agriculture de Paris, de New-York, d'Albany, etc.

TOME DEUXIÈME

PARIS

LIBRAIRIE DE VICTOR MASSON

PLACE DE L'ÉCOLE-DE-MÉDECINE

M DCCC LVII

LEÇONS

SUR

LA PHYSIOLOGIE

ET

L'ANATOMIE COMPARÉE

DE L'HOMME ET DES ANIMAUX.

DIXIÈME LEÇON.

ORGANES DE LA RESPIRATION.

Mode de respiration des Zoophytes. — Appareil respiratoire des Mollusques
aquatiques et terrestres.

§ 1. — Lorsqu'on veut se former une idée nette de la série
des combinaisons organiques à l'aide desquelles la Nature pourvoit aux besoins du travail respiratoire chez les divers Animaux, il est bon d'en commencer l'étude chez les êtres les plus
simples, et de passer successivement en revue les différents
degrés de perfectionnement qui se rencontrent dans chacune
des grandes divisions zoologiques.

Dans l'embranchement des Zoophytes cette fonction est
d'ordinaire peu développée; elle s'exerce presque toujours par
la surface cutanée, et n'offre rien de bien important à noter,
si ce n'est dans quelques cas exceptionnels. Je ne m'arrêterai
donc que peu sur l'histoire des organes respiratoires chez les
Animaux Radiaires, et je me hâterai d'aborder l'examen de ces

instruments physiologiques dans l'embranchement des Mollusques, où nous rencontrerons une série de modifications qui s'enchaînent étroitement et qui sont pour le naturaliste un sujet d'études plus instructives.

Respiration chez les Zoophytes. § 2. — Les Zoophytes inférieurs ne possèdent aucun organe spécial pour l'exercice de la respiration, et chez ces êtres, dont les tissus sont en général d'une grande délicatesse, et par conséquent très perméables, l'absorption de l'oxygène dissous dans l'eau, dont l'animal est entouré, peut s'effectuer par toutes les surfaces qui se trouvent en contact avec ce liquide.

Spongiaires. Ainsi, chez les Éponges (1), les canaux aquifères qui sont creusés dans la substance de l'organisme, et qui tiennent lieu d'un appareil digestif, paraissent devoir être le siége de phénomènes

---

(1) Lorsque ces singuliers Zoophytes sont à l'état de larves et qu'ils jouissent de la faculté de changer de place, ils sont de forme ovoïde; toute la substance de leur corps est d'une consistance gélatineuse et la surface extérieure en est couverte de *cils vibratiles* qui, animés d'un mouvement rapide, flagellent pour ainsi dire le liquide ambiant, et déterminent, suivant l'intensité de leur action, le déplacement de l'individu ou des courants dans l'eau où celui-ci est plongé. Du reste, dans les deux cas, le résultat est le même en ce qui concerne la respiration; car, soit que l'animal nage, soit qu'il agite ses cils sans se déplacer, il change l'eau qui est en contact avec la surface absorbante par laquelle l'oxygène tenu en dissolution dans ce liquide doit pénétrer dans son organisme. Ce sont par conséquent les mêmes instruments qui servent ici à la locomotion et à la partie mécanique du travail respiratoire. Lorsque les Éponges arrivent à leur forme typique et deviennent immobiles, leur corps se creuse d'une multitude de canaux rameux qui sont sans cesse traversés par des courants d'eau. Ces cavités semblent tenir lieu d'un appareil digestif, et la respiration s'effectue alors non-seulement par la surface extérieure de l'organisme, mais aussi par la surface de toutes les voies ainsi ouvertes à l'eau aérée. Du reste, ce sont toujours les mêmes organes moteurs qui déterminent le renouvellement du fluide respirable, car ces canaux, de même que la superficie du corps chez la larve, sont garnis de cils vibratiles. Il est aussi à noter que ces courants ont une direction constante; l'eau pénètre dans l'Éponge par des orifices en grand nombre dont les dimensions sont petites et la disposition irrégulière; elle traverse les canaux qui sont creusés dans la substance de ces Zoophytes et qui se réunissent pour constituer des troncs de plus en plus gros, à la manière des racines d'une plante ou

respiratoires tout aussi bien que la surface extérieure du corps. En effet, des courants rapides d'eau aérée les traversent sans cesse pour y amener les matières nutritives nécessaires à la sustentation de ces êtres bizarres, et les parois de ces conduits remplissent toutes les conditions voulues pour absorber l'oxygène charrié par ce liquide, et y dégager l'acide carbonique résultant de la combustion respiratoire.

§ 3. — Chez les Acalèphes, la division du travail physiologique paraît s'établir entre la surface extérieure de l'orga-

Acalèphes.

des ramifications d'une veine ; enfin elle sort par des orifices spéciaux qui se distinguent aisément des pores dont il a déjà été question par leur grandeur et leur forme régulière. Ce phénomène a été très bien observé par M. Grant, qui réserve le nom de *pores* aux orifices inspirateurs, et appelle *orifices fécaux* les ouvertures expiratrices, parce que les matières excrémentitielles sont entraînées au dehors par le courant auquel ces trous livrent passage (*a*).

Dans quelques espèces de Spongiaires, telles que la *Tethye orange* (*b*), le tissu qui entoure ces orifices est doué d'une contractilité obscure et lente ; mais dans la plupart de ces êtres on n'a aperçu aucun mouvement de ce genre (*c*). Pendant longtemps on était donc incertain sur la cause déterminante des courants res-

pirateurs des Éponges, mais dernièrement un naturaliste d'Édimbourg, M. Dobie, en a découvert la cause. Il a reconnu, par des observations microscopiques, que dans les Éponges du genre *Grantia* toute la surface tant intérieure qu'extérieure est garnie de petits cils vibratiles dont les mouvements déterminent le déplacement du liquide ambiant (*d*).

Le même fait a été constaté par un micrographe très habile, M. Bowerbank.

Les Spongilles, ou Éponges d'eau douce, présentent dans leur développement des changements analogues, et leur respiration, toujours diffuse, doit être extérieure seulement chez la larve, mais en majeure partie cavitaire chez l'adulte, où le corps se trouve creusé d'une multitude de canaux ou lacunes aquifères (*e*).

(*a*) Grant, *Observ. et exp. sur la structure et les fonctions des Éponges* (Ann. des sc. nat., 1827, t. XI, p. 150, et *Edinb. Philos. Journal*, vol. XIII and XIV ; — *Edinb. New Philos. Journ.*, vol. I and II, pl. 21, fig. 21, 22).

(*b*) Voyez l'*Atlas du Règne animal* de Cuvier, ZOOPHYTES, par Milne Edwards, pl. 95, fig. 2.

(*c*) Audouin et Milne Edwards, *Résumé des Recherches sur les Animaux sans vertèbres faites aux îles Chausey* (Ann. des sc. nat., 1828, t. XV, p. 16).

(*d*) Dobie, *Note on the Observation of Cilia in Grantia* (Annals of Anatomy and Physiology, by Goodsir, 1852, n° 2, p. 127).

(*e*) Voyez L. Laurent, *Recherches sur l'Hydre et l'Éponge d'eau douce*, p. 121 et suiv., pl. 1, fig. 1 à 6, et pl. 2, sp. 1, etc. (Extr. du *Voyage de la Bonite*, 1844).

nisme et la surface des cavités dont le corps est creusé (1); ces dernières sont particulièrement affectées aux actes nécessaires à l'élaboration et à l'absorption des matières nutritives, tandis que la respiration semble être devenue l'apanage de la membrane tégumentaire. Ici la respiration est donc essentiellement cutanée, et en général on remarque chez ces Zoophytes divers prolongements de la peau qui sont disposés de façon à favoriser l'exercice de cette fonction. Ce sont des franges marginales qui offrent au fluide respirable une surface de contact très étendue, et qui sont en même temps creusées de cavités où affluent les liquides nourriciers. Tels sont, par exemple, les tentacules filiformes qui garnissent le pourtour de l'ombrelle de beaucoup de Médusaires, et les franges vibratiles des Béroïdiens; mais ces derniers appendices sont aussi des organes natateurs (2).

(1) Lorsque ces Zoophytes sont à l'état de larves, ils ressemblent aux jeunes Éponges dont il vient d'être question; leur corps, couvert de cils vibratiles, n'est pas encore creusé d'une cavité digestive, et l'absorption nutritive doit se faire par la surface extérieure aussi bien que l'absorption et l'exhalation respiratoires.

(2) Les filaments tentaculiformes qui garnissent les bords de l'ombrelle de beaucoup de Médusaires sont des appendices grêles et coniques, dont l'axe est occupé par un canal en communication avec le système irrigatoire. Dans quelques espèces on n'en trouve que quatre, comme chez les Géronies (a), ou huit, comme chez les Pélagies (b); mais en général leur nombre est très considérable : chez les Équorées (c) et les Cyanées (d), par exemple. Quelquefois ils sont excessivement longs et grêles, ainsi que cela se voit chez les Bérénices (e).

Du reste, il est à noter que ces appendices sont aussi des organes sécréteurs, et que chez beaucoup de Médusaires, où le système gastro-vasculaire prend un très grand développement dans la portion périphérique de l'ombrelle, c'est dans la partie correspondante des téguments communs que se trouvent réunies toutes les conditions les plus favorables à l'activité de la respiration diffuse. En effet, le réseau vasculaire formé par les déversions de ce système est placé immédiatement sous la peau, à la face infé-

(a) Voyez l'*Atlas du Règne animal*, ZOOPHYTES, pl. 52, fig. 3.
(b) *Op. cit.*, pl. 44, etc.
(c) *Op. cit.*, pl. 43, fig. 3, 3 a, etc.
(d) *Op. cit.*, pl. 48, fig. 1, 1 a, etc.
(e) *Op. cit.*, pl. 53, fig. 1 et 2.

§ 4. — Dans la classe des Coralliaires la respiration est aussi Coralliaires. essentiellement cutanée (1), quoique, à raison de la grande quantité d'eau qui circule d'ordinaire dans le système irrigatoire constitué par la cavité digestive, il soit probable que souvent la surface intérieure de l'organisme ne reste pas étrangère à ce phénomène. Nous ne pourrons examiner utilement cette question que lorsque nous aurons étudié l'appareil gastro-vasculaire de ces animaux. Mais je dois ajouter ici que les tentacules creux dont leur bouche est toujours entourée doivent intervenir plus activement dans le travail respiratoire que ne sauraient le faire les autres parties extérieures (2), et que dans les espèces

rieure de l'espèce de cloche natatoire qui est constituée par l'ombrelle. Celle-ci se contracte et se dilate alternativement de façon à y appeler de nouvelles quantités d'eau ou à repousser ce liquide en arrière et à déterminer ainsi le déplacement de l'animal. C'est donc l'appareil locomoteur qui vient ici en aide à la respiration et effectue le renouvellement du fluide respirable à la surface de la région du corps où le fluide nourricier vient circuler le plus abondamment. Cette disposition se voit chez les Rhizostomes et les Aurélies, par exemple (a).

Les franges vibratiles qui garnissent les côtes, ou bandes natatoires des Béroés et des autres Acalèphes ciliogrades ne sont pas creusées par des prolongements du système irrigatoire comme le sont les filaments marginaux des Mé-

dusaires; mais elles s'insèrent directement au-dessus des principaux canaux dans lesquels circule le fluide nourricier, et elles doivent concourir très utilement à y activer la respiration en déterminant le renouvellement de l'eau en contact avec la portion correspondante de la membrane tégumentaire (b).

(1) Ce que j'ai dit des larves d'Acalèphes est également applicable aux Coralliaires pendant la première période de leur existence.

(2) Ces tentacules sont disposés sur un ou plusieurs cercles autour de la bouche. Ce sont des appendices digitiformes, simples et coniques, chez presque tous les Zoanthaires, tels que les Actinies et les Madréporiens (c), pennés chez les Alcyonaires (d), et quelquefois rameux, comme chez les

(a) *Atlas du Règne animal* de Cuvier, ZOOPHYTES, pl. 50.
(b) *Op. cit.*, pl. 56, fig. 1 a, 1 d, 2, 2 b.
(c) Exemples : Actinies (voy. ZOOPHYTES de l'*Atlas du Règne animal* de Cuvier, pl. 61, fig. 1, pl. 62, fig. 1 et 2, etc.).
— Astéroïde caliculaire (*Op. cit.*, ZOOPHYTES, pl. 83, fig. 2).
(d) Exemples : Corail (voy. Milne Edwards, *Atlas du Règne animal* de Cuvier, ZOOPHYTES pl. 80, fig. 1 a, 1 b).
— Gorgone (*Op. cit.*, pl. 79, fig. 1 a).
— Vérétille (*Op. cit.*, pl. 91, fig. 1 a).
— Alcyon (*Op. cit.*, pl. 94, fig. 1 a).

où la portion inférieure du corps est solidifiée de façon à consti
tuer ce que l'on appelle un *Polypier*, l'échange des gaz entre le
liquide nourricier et le milieu respirable ne doit pouvoir s'établir que dans la portion supérieure et rétractile du Zoophyte à
laquelle on donne généralement le nom de *Polype*. Nous voyons
donc se réaliser ici les premiers degrés de la division du travail
physiologique dont les lois du perfectionnement des Êtres animés nous avaient permis de prédire l'existence (1).

Échinodermes.   § 5. — Dans la classe des Échinodermes, où le système
tégumentaire acquiert en général une très grande solidité et ne
présente aucune des conditions requises pour en faire un instrument d'absorption ou d'exhalation, la respiration ne saurait
s'exercer de la sorte. Elle emploie encore les appendices tentaculaires dont la bouche est entourée ; mais, en général, ces
instruments sont insuffisants, et d'autres parties leur viennent
en aide. Ce sont d'abord les appendices filiformes qui, terminés par une ventouse, constituent les principaux organes

Actiniens des genres Thalassianthe
et Métridie (a). Leurs parois sont
minces et leur cavité communique
librement avec le grand réservoir
commun du fluide nourricier formé
par l'estomac et ses dépendances. En
général, ils se terminent en cul-de-sac
par leur extrémité libre ; mais chez
quelques espèces (l'*Actinia coria-
cea* (b) ou *crassicornis*, par exemple),
ils sont perforés au sommet de façon
à laisser sortir sous forme de jet une

portion de l'eau qui a été avalée (c).
Parfois aussi ils se terminent par une
petite ventouse, ce qui les rend aptes
à agir comme organes de préhension :
chez les Actiniens du genre *Anemo-
nia* (Risso) ou *Anthea* (Johnston), par
exemple. Enfin il est aussi à noter
qu'ils sont très contractiles et que
leur surface est garnie de petits cils
vibratiles.

(1) Voyez tome I, p. 506.

(a) Exemples : Thalasnanthe, Rüppel, *Reise im nördlichen Africa*. Wirbellose Thiere. (Voy. *Règne
animal*, ZOOPHYTER, pl. 62, fig. 3, 3 a.)
— Métridies (voy. Dana, *Exploring Expedition of Cap. Wilkes*, ZOOPHYTES, pl. 5, fig. 39).
(b) Ortie de mer, Diquemare, *Mémoire pour servir à l'histoire des Anémones de mer* (*Philos.
Trans.*, 1773, pl. 17, fig. 1).
(c) Rapp, *Ueber die Polypen im Allgemeinen und die Actinien insbesondere*, 1829, p. 46,
pl. 1, fig. 3.
— Agassiz, *Lettre à M. de Humboldt* (*Comptes rendus de l'Académie des sciences*, 1847,
t. XXV, p. 678).
— Dalyell, *Rare and Remarkable Animals of Scotland*, 1848, t. II, p. 225.
— Hollard, *Études sur l'organisation des Actinies*, thèse de la Faculté des sciences de Paris,
1848, p. 16.

locomoteurs de ces Zoophytes, et qui garnissent diverses parties de la surface du corps. On n'est pas encore suffisamment renseigné sur la structure de ces tentacules cutanés pour qu'il me paraisse utile d'en parler ici avec détail (1); mais soit que l'eau

(1) Les zoologistes sont très partagés d'opinion au sujet de la manière dont la respiration s'effectue chez les Échinides et les Stellérides. On manque complétement d'expériences positives à ce sujet, et les observations anatomiques sur lesquelles on se fonde pour attribuer à divers organes tel ou tel rôle dans cette fonction laissent encore beaucoup à désirer.

Chez les ÉCHINIDES, dont le corps est revêtu tout entier d'un test calcaire, la respiration paraît devoir se faire en partie par des appendices rameux, qui sont situés autour de l'espace péritonéen et qui me semblent correspondre aux tentacules labiaux des Holothuries; on les désigne généralement sous le nom de *branchies externes*. Ce sont des appendices dendroïdes, à parois membraneuses, qui sont creux dans toute leur longueur, très rétractiles et revêtus de cils vibratiles. Ils sont au nombre de dix, et naissent, par paires, des échancrures situées au bord inférieur des espaces interambulacraires du test (*a*). M. Tiedemann pense qu'ils sont perforés au bout (*b*); mais, d'après les observations de M. Valentin, cela ne paraît pas être. Suivant ce dernier naturaliste, le canal dont leur tige est creusée déboucherait librement dans la cavité générale du corps; suivant M. Delle

Chiaje, il se continuerait intérieurement avec des vésicules analogues aux sacs Foliniens, qui, chez les Holothuries, dépendent des tentacules, et seront décrits quand je traiterai du système irrigatoire (*c*).

L'appareil ambulacraire des Échinides paraît remplir un rôle plus important dans la respiration de ces animaux. Cet appareil consiste en un nombre très considérable d'appendices membraneux grêles et cylindriques, qui se terminent par une petite ventouse, et qui sont fixés par leur base à des pores pratiqués dans le squelette tégumentaire, et disposés de façon à former cinq paires de lignes radiaires, s'étendant par bandes verticales du pourtour de la bouche vers le pôle opposé du corps, et désigné sous le nom d'*ambulacres*. Ces appendices, qui sont très extensibles et qui sont les principaux organes de la locomotion chez les Échinides, sont creusés d'un canal central qui passe à travers le pore correspondant du test, et va déboucher dans la cavité d'une vésicule aplatie en forme de feuille membraneuse très délicate, qui adhère à la surface interne des parois du corps et flotte librement dans le liquide dont la cavité viscérale est remplie. Les lamelles membraneuses ainsi

(a) Voyez Valentin, *Anatomie du genre* ECHINUS (Agassiz, *Monographies d'Échinodermes vivants et fossiles*, 1841, p. 83, pl. 4, fig. 57, pl. 8, fig. 142).
(b) Tiedemann, *Anatomie der Röhren-Holothurie*, *des Pommeranzenfarbnen-Seesterns und Steinseeigels*, 1816, p. 78.
(c) Delle Chiaje, *Descrizione e notomia degli animali intervertebrati della Sicilia cteriore*, t. IV, p. 44.

de la mer baigne seulement la surface extérieure de ces appendices tubulaires, et que le liquide nourricier en occupe l'axe, soit que le fluide respirable pénètre dans leur intérieur et arrive dans les vésicules en forme d'ampoules ou de feuilles qui les

constituées et appartenant à une même série d'appendices ambulacraires, se superposent comme les feuillets d'un livre et constituent par conséquent sur les parois de la chambre viscérale cinq doubles rangées verticales (*a*). Nous verrons plus tard quelles relations elles ont avec les canaux de l'appareil irrigatoire. Enfin il est à noter que leur surface est garnie de cils vibratiles.

Tous les naturalistes s'accordent à regarder ces feuilles superposées comme servant à la respiration, et on les désigne communément sous le nom de *branchies internes*, mais il y a beaucoup de divergence dans les opinions relativement à la manière dont elles interviennent dans l'exercice de cette fonction. M. Tiedemann, M. Valentin et la plupart des zoologistes qui ont écrit sur l'anatomie des Oursins, pensent que l'eau de la mer pénètre librement dans l'intérieur de la cavité viscérale et vient baigner ces vésicules foliacées, mais ils n'ont pas constaté directement l'introduction de ce liquide, et ils diffèrent beaucoup entre eux quant à la route qu'il suivrait. M. Tiedemann pense que des orifices situés à l'extrémité des branchies externes y livrent passage. M. Valentin

s'est assuré que ces appendices ne sont pas perforés, et paraît croire que l'eau est puisée par les appendices ambulacraires. M. Williams, au contraire, affirme que la cavité viscérale est parfaitement close, que l'eau du dehors n'y pénètre jamais directement, et que le liquide remplissant cette cavité est une humeur analogue au sang (*b*). Je suis très porté à croire que cette dernière opinion est fondée, et que l'oxygène absorbé par le liquide contenu dans le canal central des appendices ambulacraires est seulement transmis à ce fluide cavitaire par les vésicules foliacées qui terminent intérieurement ces appendices et qui portent le nom de *branchies internes*. Ce ne serait donc qu'une *respiration médiate* qui pourrait être effectuée par ces organes. Cela me paraît très probable, ainsi que je l'expliquerai avec plus de détail quand je parlerai de l'irrigation physiologique chez ces Zoophytes.

Chez les ASTÉRIES, ces branchies sous-cutanées, au lieu d'avoir la forme de feuilles empilées, constituent dans chaque rayon une paire de doubles séries d'ampoules (*c*). On admet généralement que l'eau de mer pénètre librement dans la cavité viscérale et

(*a*) Voyez Tiedemann, Agassiz, *Anatomie der Röhren-Holothurie*, pl. 6, fig. 2 et 4.
— Valentin, *Op. cit.* (*Monogr. d'Echinodermes*, pl. 7, fig. 135 et 136, pl. 8, fig. 161).
— Milne Edwards, ZOOPHYTES de l'*Atlas du Règne animal* de Cuvier, pl. 2, fig. 2, fig. 2, 3, 4, pl. 2 *bis*, fig. 1 *a*.
(*b*) T. Williams, *On the Mechanism of Aquatic Respiration* (*Ann. of Nat. Hist.*, 2ᵉ série, 1853, vol. XII, p. 253 et suiv.).
(*c*) Voyez Tiedemann, *Op. cit.*, pl. 8.
— *Atlas du Règne animal* de Cuvier, ZOOPHYTES, pl. 2, fig. 1 (d'après Tiedemann).
— Delle Chiaje, *Mem. sulla storia e notomia degli animali senza vertebre*, t. II, pl. 19, fig. 1; pl. 21, fig. 12.

terminent intérieurement, et qui plongent dans le sang, toujours est-il qu'on y voit réunis tous les caractères d'un organe de respiration (1).

Mais, chez quelques Échinodermes, tous ces instruments d'emprunt ne suffisent pas aux besoins de cette fonction, et l'on voit apparaître dans l'organisme un appareil spécial qui en devient l'agent principal. Ainsi, chez les Échiures, que la plupart des zoologistes rangent dans cette classe, bien que ces animaux aient une grande ressemblance avec les Annélides, il existe de longues poches dans lesquelles l'eau pénètre et se renouvelle

baigne ces organes ; mais je partage tout à fait l'opinion contraire qui, du reste, a déjà été émise par M. Williams. Cette cavité est parfaitement fermée, et ce que je viens de dire du mécanisme de la respiration des Oursins me paraît également applicable aux Astéries ; si ce n'est que chez ces derniers Échinodermes l'action de l'oxygène sur le fluide cavitaire doit être favorisée par l'existence d'une multitude de papilles formées par de petits cæcums membraneux et protractiles qui hérissent la portion dorsale du système tégumentaire. On les désigne souvent sous le nom de *tubes respiratoires*, et l'on pense qu'ils sont perforés au sommet ; mais à l'aide d'injections poussées dans la cavité viscérale, j'ai acquis la conviction que ce sont des cæcums cutanés, tapissés par un prolongement de la membrane péritonéale, et nullement des bouches inspiratoires. Ces papilles

sont garnies de cils vibratiles en dedans comme en dehors (a).

Quant au système des vaisseaux dits *aquifères* que M. Siebold, et quelques autres naturalistes considèrent comme faisant aussi partie de l'appareil respiratoire des Échinodermes (b), rien ne me semble autoriser à croire que l'eau du dehors y pénètre librement, et j'en traiterai lorsque je ferai l'histoire de l'appareil d'irrigation nutritive.

Quelques naturalistes pensent que chez les Comatules la respiration se fait en partie par l'anus, à l'aide de l'eau qui se renouvelle souvent dans l'intestin (c).

Chez les Euryales, on remarque de chaque côté de la base des bras une large fente qui semble donner directement dans la cavité viscérale (d) ; mais, d'après M. Delle Chiaje, chacune de ces fentes conduirait dans une poche membraneuse que cet anatomiste désigne sous le nom de *sac respiratoire* (e).

(a) Sharpey, *Cilia* (Todd's *Cyclopædia of Anat. and Physiol.*, vol. 1, p. 615, fig. 298).
(b) Siebold et Stannius, *Nouv. Manuel d'anat. comp.*, t. 1, p. 101.
(c) Heusinger, *Anatomische Untersuch. der Comatula Mediterranea* (*Zeitschr. für die organische Physik*, 1828, Bd. III, p. 372).
(d) Voyez l'*Atlas du Règne animal* de Cuvier, ZOOPHYTES, pl. 5.
(e) Delle Chiaje, *Descriz. e notom. degli Anim. Invert.*, t. IV, p. 74, pl. 38.

II.   2

rapidement (1). Mais c'est chez les Holothuries que ce perfectionnement atteint son plus haut degré. La portion terminale du canal digestif de ces animaux s'élargit et sert de vestibule à un système de tubes membraneux, qui se ramifie dans la cavité vésicale comme un arbre touffu, et qui reçoit dans son intérieur l'eau du dehors par l'intermédiaire de l'anus. L'animal peut à volonté remplir ce réservoir branchu ou le vider, et c'est par ces mouvements alternatifs d'inspiration et d'expira-

(1) Forbes et J. Goodsir ont fait des observations intéressantes sur ces organes, dont Pallas avait signalé l'existence (a), mais dont les fonctions étaient demeurées inconnues. Ce sont deux gros tubes membraneux terminés en cul-de-sac antérieurement et ouverts en arrière dans le cloaque ou portion terminale de l'intestin, auquel ils adhèrent dans ce point. Ils flottent librement dans la cavité viscérale ou ils baignent dans le fluide cavitaire, et ils reçoivent dans leur intérieur l'eau du dehors par l'intermédiaire de l'anus. Leurs parois, riches en vaisseaux sanguins, sont très contractiles, et à l'aide d'une espèce de mouvement péristaltique combiné avec la dilatation et le resserrement alternatifs du cloaque, ces sacs peuvent se gorger d'une quantité d'eau très considérable ou l'expulser brusquement au dehors. Mais ce qu'ils offrent de plus remarquable consiste dans une multitude de petits organes vibratiles dont leurs parois sont garnies. Il existe à leur surface interne un grand nombre de petites élévations en forme de tubercules qui sont recouvertes de ces cils et qui logent dans leur intérieur un appendice microscopique en forme d'entonnoir, lequel est susceptible de se déployer au dehors à la surface externe de leurs parois, et par conséquent de faire saillie dans la chambre viscérale. Le bord libre et évasé de ces entonnoirs est garni de cils vibratiles et leur pédoncule paraît être creusé d'un canal étroit venant déboucher dans l'intérieur du sac respiratoire. Les naturalistes dont je rapporte ici les observations pensent qu'il s'établit ainsi par chacun de ces appendices infundibuliformes un courant de l'intérieur du sac respiratoire dans la cavité abdominale; mais cette communication n'est pas démontrée, et il me semble plus probable que ces organites sont destinés seulement à opérer à la fois par l'action des cils de leur pied et de leur bord libre le renouvellement des deux couches de liquide qui se trouvent séparées par les parois de la poche aquifère et qui doivent échanger les gaz dont ils sont chargés (b). Quoi qu'il en soit, cette structure remarquable me paraît avoir beaucoup d'analogie avec la disposition dont j'aurai bientôt à parler en

(a) Pallas, *Specilegia zoologica*, fascic. X, p. 7, 1774, et *Miscell. zool.*, 1778, p. 150.
(b) E. Forbes and J. Goodsir, *On the Natural History and Anatomy of Thalassema and Echiurus* (*Edinburgh New Philos. Journ.*, 1844, vol. XXX, p. 373, pl. 7, fig. 2 et 5 à 9).

tion qu'il renouvelle la provision d'oxygène nécessaire à l'entretien de sa respiration (1).

Les Holothuries sont les seuls Zoophytes qui possèdent ce singulier appareil, auquel on peut donner le nom de *trachée aquifère*.

Je ne crois pas qu'il soit utile de décrire ici avec plus de détail les organes respiratoires de tous ces animaux inférieurs ;

traitant des tubes aquifères ou sécréteurs des Rotateurs et des organes ciliaires en connexion avec ces canaux.

Il est probable que des appendices creux fixés à l'extrémité du tube digestif chez les Thalassèmes et les Sternapsis (*a*) sont aussi des tubes respiratoires, et je ne serais pas éloigné de croire qu'il pourrait encore en être de même des organes membraneux qui se voient appendus au cloaque chez les Bonélies et qui ont été parfois considérés comme appartenant à l'appareil reproducteur (*b*).

J'ajouterai que chez les Siponcles il existe vers la partie antérieure de la cavité viscérale deux cæcums membraneux qui flottent dans le liquide cavitaire et qui s'ouvrent directement au dehors par une paire de pores situés du côté dorsal du corps. M. Delle Chiaje et M. Grube, qui ont fait des recherches anatomiques sur ces animaux, pensent que ces sacs sont également des organes respiratoires ; mais nous manquons de renseignements sur

le renouvellement de l'eau dans leur cavité (*c*).

(1) Chez les SYNAPTES, où les téguments sont assez minces et délicats pour permettre une certaine activité dans la respiration cutanée diffuse, il n'y a pas d'organes intérieurs affectés à cette fonction, et elle s'exerce principalement à l'aide des tentacules ramifiés, qui sont disposés en couronne autour de la bouche et qui sont creusés d'une grande cavité où circule une portion du fluide nourricier (*d*).

Je dois ajouter que, suivant M. de Quatrefages, l'eau pénétrerait directement de l'extérieur dans la cavité viscérale des Synaptes par des pores situés entre la base des tentacules (*e*), et ce naturaliste considère par conséquent cette cavité comme étant un organe respiratoire. Mais les observations sur lesquelles il fonde son opinion ne me semblent pas concluantes, et je suis porté à croire que la chambre viscérale de ces Zoophytes est fermée tout comme celle des Holothuries. D'ail-

(*a*) Otto, *Animalium maritimorum nondum editorum genera duo* (*Nova Acta Acad. Cæs. Leopold Car. Naturæ curiosorum*, 1821, t. X, p. 619, pl. 50, fig. 3).

(*b*) Voyez l'*Atlas du Règne animal*, ZOOPHYTES, pl. 21, fig. 3.

(*c*) Delle Chiaje, *Mem. sulla storia degli anim. senza vertebre del regno di Napoli*, t. I, p. 12, pl. 1, fig. 5 et 6.

— Grube, *Versuch einer Anatomie des Sipunculus nudus* (Müller's *Archiv für Anat. und Physiol.*, 1837, p. 253).

(*d*) Quatrefages, *Mém. sur la Synapte de Duvernoy* (*Ann. des sc. nat.*, 2ᵉ série, 1842, t. XVII, p. 61, pl. 2, fig. 1, pl. 4, fig. 1 ; et pl. 5, fig. 5.

(*e*) Quatrefages, *Op. cit.* (*Ann. des sc. nat.*, 2ᵉ série, t. XVII, p. 64, pl. 5, fig. 7).

on peut consulter à ce sujet les travaux de MM. Treviranus, Delle Chiaje, Valentin, Quatrefages et Williams, et je passerai tout de suite à l'examen des instruments du même genre dans le grand

leurs, dans ses publications plus récentes, M. Quatrefages paraît avoir adopté aussi la manière de voir développée ici, car, à plusieurs reprises, il dit positivement que chez les Échinodermes la cavité générale du corps est complétement close (a).

Chez les HOLOTHURIES, la disposition des tentacules labiaux est à peu près la même, mais ces appendices ont des téguments plus denses, et la surface générale du corps est revêtue d'une peau épaisse et coriace ; aussi la respiration se fait-elle presque exclusivement par l'intermédiaire du système trachéen aquifère qui communique au dehors par l'intermédiaire de l'anus. Cet appareil naît du cloaque ou élargissement terminal de l'intestin, par un gros tronc qui se divise bientôt en deux maîtresses branches, lesquelles fournissent à leur tour une multitude de ramifications dendroïdes dont l'ensemble constitue une sorte d'arbre creux qui flotte dans la cavité viscérale et s'y prolonge dans presque toute la longueur du corps. Toutes les divisions de ce système de tubes membraneux se terminent en cul-de-sac, de sorte que l'eau dont il se gorge ne passe pas dans la cavité générale.

Mais ses parois sont extrêmement minces et délicates, et par conséquent n'opposent que peu d'obstacles à l'échange des gaz entre les liquides qui en baignent les deux surfaces. Ces tubes rameux sont très contractiles, et par suite du resserrement temporaire des branches principales, les portions terminales affectent souvent la forme d'ampoules ; mais ils ne sont en réalité que peu ou point renflés au bout. Enfin, ils sont revêtus d'un épithélium ciliaire ; et, comme nous le verrons dans la suite de ces leçons, ils sont en rapport avec un réseau très riche de vaisseaux sanguins appendus au tube digestif (b).

Lorsque les Holothuries contractent les parois de leur corps, elles lancent au dehors, sous la forme d'un jet, l'eau contenue dans cet appareil respiratoire, et rien n'est plus commun que de les voir rejeter ainsi la totalité de leurs viscères, qui se déchirent et sortent par l'anus.

Les MOLPODIES, que Cuvier rangeait dans l'ordre des Échinodermes sans pieds (c), ont un appareil respiratoire à peu près semblable à celui des Holothuries (d).

(a) Mém. sur la cavité générale du corps des Invertébrés (Ann. des sc. nat., 1850, 3e série, t. XIV, p. 303 et 314).

(b) Voyez Tiedemann, Anatomie der Röhren–Holothurie, 1816, pl. 2.

— Delle Chiaje, Memorie sulla storia e notomia degli animali senza vertebre del regno di Napoli 1823 (?), t. I, p. 91, pl. 8, fig. 11.

— Milne Edwards, ZOOPHYTES de l'Atlas du Règne animal de Cuvier, pl. 18.

(c) Cuvier, Règne animal, 1830, t. III, p. 241.

(d) Müller's Anatomische Studien über die Echinodermen (Archiv für Anat. und Physiol., 1850, p. 139).

embranchement des Malacozoaires, division dont les Mollusques sont les principaux représentants.

§ 6. — Dans la classe des INFUSOIRES proprement dits, Infusoires animalcules qu'il ne faut pas confondre avec les Monadaires ni avec les Rotateurs, comme on le faisait jadis (1), et que je crois devoir ranger à l'extrémité inférieure du groupe formé par les nombres dérivés du type Mollusque, la respiration est diffuse. Elle a lieu par la surface générale du corps, et se trouve alimentée par le jeu des instruments mécaniques qui sont affectés aussi au service de la locomotion et de la digestion, de la même manière que nous l'avons déjà vu chez les jeunes Spongiaires et chez les larves des Acalèphes et des Coralliaires. Effectivement le corps de ces petits êtres est formé d'un tissu mou et gélatineux qui, dans toutes leurs parties, se prête également bien à l'absorption de l'oxygène, et leur surface est partout garnie de filaments d'une ténuité extrême qui s'agitent comme autant de petits fouets et battent l'eau dans laquelle ces Animalcules habitent (2). Ces rames microscopiques,

---

(1) M. Ehrenberg a depuis long-temps séparé les Rotateurs des autres Infusoires dont il a formé la classe des *Polygastriques;* mais pour restreindre ce dernier groupe dans des limites naturelles, il me semblerait convenable de pousser la réforme plus loin, et de séparer des Infusoires ordinaires les Amibiens, les Monadaires, et quelques autres types.

Il est essentiel de noter ici que les Animalcules microscopiques qui sont colorés en vert et qui renferment, suivant toute probabilité, de la *matière verte*, analogue à celle des plantes et de nature végétale, possèdent comme les parties vertes des végétaux la propriété de décomposer l'acide carbonique sous l'influence de la lumière, et de dégager du gaz oxygène. M. Morren a publié à ce sujet des expériences très intéressantes (a).

(2) Cette structure, qui n'avait pas échappé à Leeuwenhoek, à Othon Fred. Müller et aux autres micrographes du siècle dernier, a été étudiée avec beaucoup de soin par M. Ehrenberg, d'abord dans des Mémoires insérés dans les *Actes de l'Académie de Berlin*, et traduits dans les *Annales des*

(a) Morren, *Recherches sur l'influence qu'exercent et la lumière et la substance organique de couleur verte souvent contenue dans l'eau stagnante, sur la qualité et la quantité des gaz que celle-ci peut contenir* (Ann. de chim. et phys., 3ᵉ série, 1841, t. I, p. 456).

ne sont autre chose que des *cils vibratiles*, et leur jeu détermine tantôt le déplacement de l'Infusoire, tantôt l'établissement de courants dans le liquide d'alentour ; or, ces courants sont dirigés de façon à amener vers l'ouverture buccale les particules de matière nutritive que l'eau peut tenir en suspension, et ils opèrent en même temps le renouvellement du fluide respirable en contact avec la peau.

Dans la grande majorité des cas, les cils vibratiles des téguments communs servent donc en même temps à trois fonctions différentes. Les Enchéliens, les Trachéliens, les Kolpodiens, et beaucoup d'autres Infusoires dont M. Ehrenberg a donné de magnifiques figures (1), nous offrent des exemples de ce cumul physiologique, et lorsque les Infusoires deviennent sédentaires et perdent leurs organes locomoteurs, ainsi que cela se voit chez les Vorticelles, les appendices vibratiles dont la région buccale reste toujours pourvue servent encore à alimenter le travail digestif et le travail respiratoire (2).

Bryozoaires.   § 7. — Les Molluscoïdes, que l'on confondait jadis avec les Coralliaires sous le nom commun de Polypes, et que l'on appelle aujourd'hui Bryozoaires ou Ciliobranches, ou bien encore Polyzoaires, présentent, quant à l'appareil respiratoire, une disposition très analogue à ce que nous venons de rencontrer chez les Vorticelles, seulement plus perfectionnée. En effet, les téguments communs, au lieu d'offrir partout la même structure et d'être sur tous les points de la surface du corps un organe de protection et d'absorption, se modifient de manière opposée dans la région basilaire du corps d'une part, et dans la région orale de l'autre. Dans la partie basilaire, de même que nous l'avons déjà vu chez beaucoup de Zoophytes de la classe des

sciences naturelles, 1834, 2ᵉ série, t. I, p. 222) ; puis dans un grand ouvrage intitulé *Infusions Thierchen*, in-fol. (Leipzig, 1838).

(1) Ehrenberg, *Die Infusions Thierchen*, tab. 32 à 42.

(2) Voy. Ehrenberg, *Op. cit.*, tab. 25 à 29.

Coralliaires, la peau s'épaissit, se durcit, prend une consistance cornée ou pierreuse, et constitue de la sorte une gaîne solide, une loge protectrice pour tout le reste de l'organisme, semblable à ce que l'on nomme généralement un *Polypier*, tandis que la portion antérieure de l'animal conserve une grande délicatesse de structure, et tour à tour se déploie au dehors ou se retire dans l'intérieur de l'espèce d'armure ou de coque formée par sa portion basilaire. Il en résulte que la respiration doit être alors plus ou moins complétement localisée dans cette portion molle et protractile de l'animal, dont la conformation est en effet telle que les rapports du fluide nourricier avec le fluide respirable doivent y être faciles. La bouche, au lieu d'être garnie de cils vibratiles seulement, comme chez les Vorticelles, est entourée d'une couronne d'appendices longs et grêles qui, en se déployant, représentent une sorte d'entonnoir ; chacun de ces tentacules est garni latéralement d'une série de grands cils vibratiles, et les mouvements de ces filaments qui, à raison de leur régularité, produisent l'apparence d'une rangée de perles roulant tout le long de la tige qui les porte, détermine dans l'eau dont ces Molluscoïdes sont entourés un courant rapide dirigé vers la bouche (1). Un des usages de ces tentacules ciliés et des courants qu'ils produisent est d'envoyer dans la cavité digestive les particules de matières alimentaires flottants dans l'eau ; mais une autre fonction non moins importante est évidemment d'offrir au fluide respirable une large surface de contact et de renouveler rapidement l'eau aérée tout autour de la région du corps où la respiration cutanée peut s'effectuer (2). Il est aussi

(1) Voyez les figures que j'en ai données dans la grande édition du *Règne animal* de Cuvier (ZOOPHYTES, pl. 70, 73, 78, 86, etc.)

(2) La plupart de ces Molluscoïdes habitent la mer. Pour plus de détails sur la structure des espèces marines, voyez les recherches sur les Flustres, publiées en 1828 par V. Audouin et moi (a), ainsi que celles

(a) MM. Audouin et Milne Edwards, *Recherches sur les Animaux sans vertèbres faites aux îles Chausey* (Ann. des sc. nat., 1828, t. XV).

à noter que ces tentacules sont creusés d'une cavité centrale qui est remplie de sang, et que par conséquent ces organes préhenseurs des aliments réunissent ainsi toutes les conditions d'un appareil respiratoire. De là le nom de *Ciliobranches* que M. Farre a proposé de substituer à celui de *Bryozoaires* pour la désignation de cette classe d'animaux.

Tuniciers.

§ 8. — Si, passant maintenant à l'étude de la classe des Tuniciers, nous comparons aux Bryozoaires les Ascidies et les Pyrosomes dont la structure nous a été dévoilée par les beaux

faites plus récemment par Thompson, M. Lister, M. Farre et quelques autres naturalistes (a). Pour la structure des espèces d'eau douce, voyez les travaux de Tremblay (b), Baker (c), Rœsel (d), MM. Raspail (e), Dumortier (f), Van Beneden (g), et Hancock (h).

M. Raspail, à qui l'on doit plusieurs observations intéressantes sur la constitution de ces animaux, a cherché à établir que leurs tentacules ne sont pas en réalité garnis de cils, mais que le phénomène de tourbillonnement vibratoire qui se remarque à la surface de ces appendices est dû à l'existence de courants de liquides de densités différentes qui seraient aspirés ou expirés par ces organes respiratoires. Mais aujourd'hui la présence de cils vibratiles n'est mise en doute par aucun micrographe.

(a) Thompson, *On Polyzoa* (*Zoological Researches*, t. I, p. 90).

Lister, *Observ. on the Structure and Functions of Tubular and Cellular Polypi* (*Philos. Trans.*, 1834, p. 365).

Milne Edwards, *Recherches anat. et physiol. sur les Eschares* (*Ann. des sc. nat.*, 2ᵉ série, 1836, t. VI, p. 5).

M. Farre, *Observ. on the Minute Structure of some on the Higher Formes of 'Polypi* (*Philos. Trans.*, 1837, p. 387).

Van Beneden, *Recherches sur l'organisation des Laguncula* (*Mém. de l'Acad. de Bruxelles*, 1845, t. XVIII).

— *Rech. sur l'anat., la physiol. et le développement des Bryozoaires qui habitent les côtes d'Ostende* (loc. cit.).

Nordmann, *Rech. sur le Tendra zostericola et sur le Cellularia avicularia* (*Voyage dans la Russie méridionale*, par Démidoff, t. III, p. 651, POLYPES, pl. 2 et pl. 3.

(b) Tremblay, *Mémoires pour servir à l'histoire d'un genre de Polypes*, 1744, t. II, p. 127, pl. 10, fig. 8.

(c) Baker *Employment for the Microscope*, 1753, p. 306, pl. 12, fig. 19-21.

(d) Rœsel, *Die Monatlich-herausgegebenen Insecten-Belustigungen*, t. III, p. 447, pl. 74.

(e) Raspail, *Hist. nat. de l'Alcyonelle fluviatile* (*Mém. de la Soc. d'hist. nat. de Paris*, 1828, t. IV, p. 75, pl. 12 à 16).

(f) Dumortier, *Rech. sur l'anat. et la physiol. des Polypiers composés d'eau douce* (*Bull. de l'Acad. de Bruxelles*, t. II, p. 422, pl. 5 et 6).

(g) Dumortier et Van Beneden, *Hist. nat. des Polypes composés d'eau douce* (*Mém de l'Acad. de Bruxelles*, t. XVI, pl. 1 à 6).

— Van Beneden, *Recherches sur les Bryozoaires fluviatiles de Belgique* (*Mém. de l'Acad. de Bruxelles*, 1848, t. XXI, pl. 6 et 7).

(h) Hancock, *On the Anatomy of the Freshwater Bryozoa* (*Ann. of Nat. Hist.*, série 2, t. V, p. 173, pl. 2 à 5).

travaux de Savigny (1) et par quelques autres recherches plus récentes (2), nous ne tarderons pas à reconnaître chez tous ces Molluscoïdes le même plan général d'organisation, mais modifié par un degré de plus dans le perfectionnement des instruments de la respiration.

Ainsi, que l'on se représente un Bryozoaire dont la cou- ronne des tentacules ciliés, au lieu d'être protractile et de se déployer au dehors pour recevoir le contact de l'eau, serait protégée par un prolongement des téguments communs, de façon à se trouver renfermée dans une grande poche dont l'ori- fice rétréci remplirait alors les fonctions d'une bouche, et l'on aura une idée assez juste du mode de constitution de l'appareil respiratoire d'une Claveline ou de toute autre Ascidie (3).

Effectivement, à l'orifice qui donne entrée aux aliments aussi bien qu'au fluide respirable, et qui constitue par conséquent la bouche de ces Tuniciens, succède une grande chambre que l'on pourrait appeler arrière-bouche ou pharynx, si l'on voulait employer ici la nomenclature empruntée à l'anatomie humaine. Au fond de cette cavité se trouve l'orifice qui correspond à la bouche des Bryozoaires, mais qui constitue ici seulement l'en- trée de la portion du tube digestif désignée communément sous le nom d'œsophage. Enfin, les parois latérales de cette chambre pharyngienne sont constituées par un nombre considérable de petites lanières membraneuses, disposées parallèlement en cercle autour des orifices dont je viens de parler et représentant

Ascidiens.

(1) *Mémoires sur les Animaux sans vertèbres*, 2ᵉ partie, in-8, 1816.

(2) *Observations sur les Ascidies composées des côtes de la Manche*, par Milne Edwards, in-4, 1841 (extr. des *Mém. de l'Acad. des sciences*, t. XVIII).

(3) Ce rapprochement entre l'ap- pareil branchial tentaculaire des Bryo- zoaires et le sac pharyngien respira- toire des Ascidiens a été fait d'une manière très judicieuse par M. Van Beneden (a).

(a) Van Beneden, *Recherches sur les Ascidies simples* (*Mém. de l'Acad. de Bruxelles*, 1847, t. XX, p. 26, pl 4, fig. 12 et 13).

la couronne tentaculaire des Bryozoaires ; seulement ces bandes, au lieu d'être libres, comme chez ces derniers Molluscoïdes, sont fixées au pourtour de la bouche par leur extrémité antérieure et sont réunies entre elles d'espace en espace par de petits prolongements transversaux. Il en résulte une espèce de treillage en forme de panier à claire-voie, et toutes les parties de cet appareil, tant les tigelles analogues aux tentacules que les barres transversales, sont garnies de cils vibratiles (1). Par leur tourbillonnement, ces cils envoient vers le fond de la cavité pharyngienne, et par conséquent vers l'estomac, les matières alimentaires charriées par l'eau qui entre librement par la bouche ; ils renouvellent en même temps le liquide en contact avec la surface de l'espèce de réseau membraneux ainsi constitué. Or, toutes les parties de cet appareil sont creusées intérieurement de canaux où le sang circule avec rapidité ; leur tissu, d'une grande délicatesse, est très perméable, et par conséquent l'échange des gaz s'y opère facilement entre l'eau aérée et le fluide nourricier. L'eau qui a servi de la sorte au travail respiratoire passe à travers les fentes ou boutonnières que les lanières du réseau branchial laissent entre elles, et arrive dans la cavité qui loge tout cet appareil et qui peut être désignée sous le nom de *chambre cloacale*, parce que l'intestin et les organes générateurs y débouchent également. Enfin cette eau, après avoir traversé de la sorte l'appareil de la respiration, s'échappe au dehors par un orifice qui livre aussi passage aux excréments, et qui est désigné d'ordinaire sous le nom d'anus (2).

---

(1) L'existence de ces cils vibratiles a été constatée par Meyen (*a*).

(2) Voyez, à ce sujet, l'article sur le mécanisme de la respiration des Ascidiens, que j'ai publié dans mon *Mémoire sur les Ascidies composées*,

p. 13 (*Mém. de l'Acad. des sciences*, 1841, t. XVIII, p. 229). On peut consulter aussi les figures anatomiques que j'ai insérées dans l'*Atlas du Règne animal* de Cuvier (*b*).

M. Coste, n'ayant pas vu ces fentes

(*a*) Meyen, *Beiträge zur Zoologie* (*Nova Acta Acad. Naturæ curiosorum*, 1832, vol. XVI, p. 385).
(*b*) MOLLUSQUES, pl. 125 à 130.

Ainsi, chez les Ascidiens (1), il existe une chambre branchiale qui est en même temps le vestibule du canal digestif ; l'entrée de cette cavité sert à la fois de bouche et d'orifice inspirateur ; une autre ouverture pratiquée dans les parois de la poche tégumentaire où cet appareil branchio-pharyngien se trouve

dans les parois du sac pharyngien, chez les Clavelines, où elles sont cependant bien distinctes, a supposé que l'eau, pour passer de l'appareil respiratoire jusqu'à l'anus, traversait l'estomac et l'intestin (a). Mais les faits anatomiques et physiologiques que j'avais constatés et que j'ai rappelés ci-dessus ont été confirmés par beaucoup d'autres naturalistes et me paraissent être hors de doute (b).

(1) La disposition générale de l'appareil branchial est le même chez tous les Ascidiens ; mais on rencontre chez ces Molluscoïdes quelques modifications secondaires qu'il est bon de noter. L'orifice buccal, qui forme l'entrée de la chambre respiratoire, se prolonge un peu en manière de tube, et son bord est ordinairement découpé en une série de petits lobes qui presque toujours sont au nombre de quatre ou de six : dans les genres Boltenie et Cynthie on en compte quatre, et dans les genres Botrylle, Eucælie, Claveline, etc., le bord

labial est indivis ; mais chez la plupart des Ascidies composées il y en a six. Du reste, ce caractère n'a pas l'importance que Savigny y attribuait (c), car j'ai trouvé une espèce à huit lobes labiaux (d). Au fond de l'orifice buccal, on remarque aussi une série d'appendices filiformes plus ou moins développés qui, par suite d'une espèce d'érection, peuvent se diriger horizontalement vers l'axe de l'orifice et constituer une espèce de treillage propre à empêcher le passage des corps étrangers d'un certain volume dont l'eau pourrait être chargée. M. Van Beneden a fait remarquer qu'à raison de leur structure, de leur position et de la quantité considérable de sang qui circule dans leur intérieur, ces appendices doivent jouer aussi un certain rôle dans la respiration, et il les considère comme des *branchies accessoires* (e). Ils sont simples chez les Clavelines (f), les Ascidies composées et les Phallusies (g) ; mais, chez

(a) Coste, *Rech. sur l'appareil respiratoire des Ascidiens* (*Comptes rendus*, t. XIV, p. 222).

(b) Voyez T. Williams, *On the Mechanism of Aquatic Respiration* (*Annals of Nat. Hist.*, 1854, 2⋅ série, vol. XIV, p. 36).
— Van Beneden, *Recherches sur l'embryogénie, l'anatomie et la physiologie des Ascidies simples* (*Mém. de l'Acad. de Bruxelles*, 1847, t. XX, p. 12).

(c) Savigny, *Mémoire sur les Animaux sans vertèbres*, 2ᵉ part., p. 1 et suiv.)

(d) Milne Edwards, *Rech. zool.* (*Comptes rend. de l'Acad. des scienc.*, 1844, t. XIX, p. 1141).

(e) Van Beneden, *Recherches sur l'embryogénie, l'anatomie et la physiologie des Ascidies simples* (*Mém. de l'Acad. de Bruxelles*, 1847, t. XX, p. 25, pl. 1, fig. 5).

(f) Milne Edwards, *Observ. sur les Ascidies composées*, p. 16, pl. 2, fig. 1 b.

(g) Desmarest et Lesueur, *Extr. d'un mém. sur le Botrylle étoilé* (*Bullet. de la Soc. philom.*, 1815, fig. 18).
— Savigny, *Op. cit.*, pl. 9, fig. 2³ (*Phallusia sulcata*) ; —pl. 10, fig. 1² (*P. turcica*) ; —fig. 2² (*P. monachus*) ; — pl. 11, fig. 1³ (*P. intestinalis*) ; — pl. 12, fig. 1⁷ (*Diazona violacea*) ; — pl. 14, fig. 1⁵ et 4⁶ (*Sigillina australis*).
— Milne Edwards, *Op. cit.*, pl. 1, fig. 5 a et pl. 3, fig. 2 b (*Amaroucium*) ; —pl. 8, fig. 1 a (*Leptoclinum*).

suspendu est en même temps l'anus et l'orifice expirateur ; enfin, les cils vibratiles qui garnissent l'espèce de charpente vasculaire dont les parois de cet appareil se composent sont les agents qui approvisionnent l'organisme d'eau aérée pour les

d'autres espèces, ils sont branchus : par exemple, chez les Boltenies (a), la plupart des Cynthies (b), etc.

Les parois de la chambre respiratoire présentent un certain nombre de gros plis longitudinaux (de 8 à 18) chez les Boltenies et les Cynthies (c), mais n'en offrent pas chez les Phallusies, les Clavelines et les Ascidies composées (d). Il est aussi à noter que chez quelques-uns de ces Molluscoïdes il existe une papille saillante à chaque angle des mailles de l'appareil branchial (chez les Phallusies (e) et les *Chelyosoma* (f), par exemple). Enfin, le nombre des rangées transversales formées par ces mailles ou fentes pharyngiennes varie suivant les espèces et la période du développement. Chez les très jeunes individus on ne compte parfois que deux ou trois

de ces rangées transversales (g), et cette disposition est permanente chez la *Clavelina pumilo* et la *C. producta* (h). Mais, en général, le nombre s'en élève à une dizaine (i), ou même beaucoup plus haut (j). Quelquefois les fentes, au lieu d'être droites et parallèles, paraissent être plus ou moins contournées (k). Enfin, chez les Ascidies simples, elles deviennent très petites.

D'après M. Carus, il y aurait chez une espèce indéterminée du genre Cynthie, dont il a fait l'anatomie, un grand orifice établissant une communication directe entre la cavité du sac respiratoire et l'anus (l); mais je suis porté à croire que la disposition observée par cet anatomiste était accidentelle.

(a) Savigny, *loc. cit.*, pl. 5, fig. 1², et *Atlas du Règne animal* de Cuvier, MOLLUSQUES, pl. 124, fig. 2 a.
(b) Cuvier, *Mémoire sur les Ascidies*, pl. 1, fig. 4 (*Mém. pour servir à l'histoire des Mollusques*).
—Savigny, *loc. cit.*, pl. 6, fig. 1² (*Cynthia Momus*); — pl. 7, fig. 1³ (*C. Dione*).
— Milne Edwards, *Atlas du Règne animal*, MOLLUSQUES, pl. 126, fig. 1 et 1 *b* (*C. microcosmus*).
(c) Exemples : Cynthies (voy. Cuvier, *Op. cit.*, pl. 1, fig. 4 ; pl. 2, fig. 3).
— Savigny, *Op. cit.*, pl. 6, fig. 1², etc.
— Milne Edwards, *Atlas du Règne animal*, MOLLUSQUES, pl. 126, fig. 1.
(d) Exemples : Phallusies (Savigny, *Op. cit.*, pl. 9, fig. 2³, etc.).
— Clavelines (Milne Edwards, *loc. cit.*, pl. 2, fig. 1).
— Amaroucium (*Op. cit.*, pl. 3, fig. 1, etc.).
(e) Voyez Savigny, *Op. cit.*, pl. 9, fig. 2 *f*; pl. 10, fig. 1 *f*, etc.
(f) Eschricht, *Anatomisk beskrivelse af Chelyosoma Macleayanum* (*Mém. de l'Acad. de Copenh.*, 1841, t. IX, pl. 1, fig. 6 et 7).
(g) Voyez le développement de l'Amarouque prolifère (Milne Edwards, *Obs. sur les Ascidies composées des côtes de la Manche*, pl. 4, fig. 4; pl. 5, fig. 15, etc.).
(h) Milne Edwards, *Op. cit.*, pl. 2, fig. 2 a et 3.
(i) Exemple : Amarouques (Milne Edwards, *Op. cit.*, pl. 3, fig. 1, 2 a, 3 a).
(j) Exemple : la plupart des Ascidies simples (Savigny, *Op. cit.*).
(k) Exemples : Chelyosoma (Eschricht, *loc. cit.*), et une espèce indéterminée citée par M. R. Jones (art. TUNICATA, Todd's *Cyclop. of Anat. and Physiol.*, t. IV, p. 1202).
(l) Carus, *Beiträge zur Anatomie und Physiologie der Seescheiden* (*Ascidiæ*) (Meckel's *Deutsches Archiv fur die Physiologie*, 1816, t. II, p. 575, pl. 8, fig. 2 et 3).

besoins de la respiration et de matières alimentaires pour le travail digestif. Nous voyons donc se réaliser ici un des premiers degrés des perfectionnements organiques dont la théorie exposée dans la dernière leçon nous avait permis de prévoir l'existence.

Chez les Pyrosomes (1), l'appareil respiratoire est disposé comme chez les Ascidiens ; mais chez les autres Tuniciens qui composent le groupe des Salpiens, ou Biphores, les branchies, au lieu de tapisser tout le pourtour de la chambre pharyngienne sous la forme d'un réseau à mailles quadrilatères, se trouvent concentrées à la partie supérieure de cette cavité et y constituent une sorte de gros ruban cilié qui se porte obliquement d'avant en arrière, du voisinage du bord labial supérieur jusqu'auprès de l'ouverture œsophagienne (2). Il est encore à noter que chez les Biphores la portion mécanique du travail respiratoire n'est pas dévolue tout entière aux cils vibratiles dont la branchie est garnie, et que le renouvellement de l'eau dans la chambre pharyngienne se fait aussi par suite des contractions générales du corps et de l'expulsion brusque du liquide à l'aide de laquelle l'animal se déplace. Ainsi, chez ces Molluscoïdes, de même que chez les êtres les plus dégradés du même

(1) Voyez Huxley, *Observ. on the Anat. of Salpa, and Pyrosoma* (*Phil. Trans.*, 1851, p. 581).

(2) Voyez les figures que j'ai données de cette structure dans l'Atlas de la grande édition du *Règne animal* de Cuvier (Mollusques, pl. 121, fig. 1).

La branchie des Salpes est très grande ; elle a la forme d'une bande charnue, épaisse, et offre de chaque côté une multitude de petites stries parallèles et obliques formées par des rangées de papilles ciliées.

M. Huxley remarque avec raison que la respiration ne peut pas être complétement localisée dans cet organe, et doit se faire aussi dans toute l'étendue des parois de la chambre pharyngienne ; il va même jusqu'à donner à cette branchie un autre nom, et à l'appeler *bande hypo-pharyngienne* (*loc. cit.*, p. 570). Ce changement dans la nomenclature ne me semble pas heureux, et j'ajouterai que, d'après la grande vascularité des téguments communs des Biphores, je suis porté à croire que la respiration cutanée doit prendre également une part assez considérable dans l'oxygénation du sang de ces animaux.

type zoologique, c'est à l'appareil de la locomotion que la respiration emprunte une partie de ses organes moteurs.

Dans la classe des Tuniciens, l'appareil respiratoire, en confondant ses organes avec ceux de l'appareil digestif, arrive donc à un assez grand degré de perfection ; mais chez la plupart de ces Animaux, il n'en est ainsi que pour les individus dont le développement organogénique est terminé, et les Ascidiens, de même que les Bryozoaires, n'acquièrent cette forme qu'après avoir passé la première période de leur vie à l'état de larve (1). Or, ils ne possèdent alors ni couronne tentaculaire, ni branchies pharyngiennes ; l'eau ambiante ne baigne que la surface extérieure de leur corps, et par conséquent ils ne peuvent avoir qu'une respiration cutanée diffuse, analogue à ce que nous avons déjà vu chez les Animaux les plus dégradés de l'embranchement des Malacozoaires.

Sous-embranch.
des
Mollusques.

§ 9. — Lorsqu'en étudiant les perfectionnements successifs introduits par la Nature dans la constitution d'un appareil physiologique, on passe d'une classe d'Animaux à une autre qui est voisine de la première, mais qui occupe un rang supérieur, on remarque d'ordinaire que le point de départ de la seconde série de ces améliorations organiques n'est pas le terme le plus élevé de la première série, mais correspond plus ou moins exactement à l'un des termes moyens ou inférieurs de celle-ci. Il en résulte que dans deux classes appartenant à un même groupe naturel on trouve le plus souvent deux séries de perfectionnement dont certains termes sont comparables ; mais dans la classe inférieure ce sont les termes correspondants à des degrés de

---

(1) Le fait des métamorphoses subies par les Ascidies a été constaté en 1828 par M. Audouin et moi (a). On trouve dans mon *Mémoire sur les* *Ascidies des côtes de la Manche* une série de figures représentant les diverses phases du développement de ces Tuniciers (b).

(a) *Rech. sur les Animaux sans vertèbres faites aux îles Chausey* (Ann. des sc. nat., 1828, 1ʳᵉ série, t. XV, p. 10).
(b) *Mém. de l'Acad. des sciences*, t. XVIII.

moindre perfectionnement qui dominent, tandis que dans la classe supérieure ces degrés inférieurs ne seront représentés que par un petit nombre de termes, et la série de modifications s'élèvera beaucoup plus haut que dans l'autre division zoologique.

Les Mollusques Acéphales, comparés aux Molluscoïdes, nous offriront des exemples de cette tendance.

Classe
des
Acéphales.

Chez tous les Acéphales, l'Huître et la Moule, par exemple, la portion dorsale du système tégumentaire (1) se développe beaucoup latéralement, et forme ainsi deux grands replis qui descendent de chaque côté du corps comme un voile, et qui sont revêtus extérieurement par les deux valves d'une coquille calcaire. Le corps du Mollusque est caché tout entier sous le *manteau* ainsi constitué, et comme l'enveloppe testacée qui le recouvre est d'ordinaire épaisse et à peine perméable aux fluides, il en résulte que lorsque les deux valves de la coquille sont rapprochées, l'animal ne saurait absorber du dehors les gaz nécessaires à sa respiration. Mais ces valves, unies par une charnière, sont susceptibles de s'écarter, ainsi que les deux voiles palléaux dont elles sont tapissées, et alors l'eau aérée dans laquelle ces Mollusques habitent peut venir baigner librement la face interne du manteau et les autres parties de la surface du corps logées sous cet abri protecteur.

Dans les Mollusques Acéphales de l'ordre des Brachiopodes, tels que les Térébratules, les Orbicules et les Lingules, la

Ordre
des
Brachiopodes.

(1) En employant ici les mots *côté dorsal* ou *supérieur*, et *côté ventral* ou *inférieur* des Mollusques Acéphales, il est nécessaire de définir ces expressions, car les malacologistes les emploient dans des acceptions différentes, suivant la manière dont ils supposent la coquille placée par rapport à l'observateur. Pour moi, le côté dorsal ou supérieur de ces animaux est celui où se trouvent les ganglions nerveux cérébroïdes, ou leur connectif, s'ils ne sont pas réunis en une seule masse. Le dos de l'Acéphale correspond, par conséquent, à la charnière de sa coquille, et les côtés de l'animal sont les parties recouvertes par les valves.

surface interne du manteau est non-seulement d'une texture très
délicate, ce qui la rend fort perméable, mais elle est plus riche
en vaisseaux sanguins que tout le reste de la surface cutanée.
Enfin son bord est garni de cils dont les mouvements servent
à opérer le renouvellement de l'eau dans l'espèce de chambre
constituée par l'écartement de ces deux voiles membraneux,
et au fond de laquelle se trouvent les orifices de l'appareil
digestif (1). Le manteau de ces animaux doit donc être le siége
principal de la respiration, qui, tout en montrant une tendance

(1) C'est principalement par les recherches anatomiques de Cuvier et de
M. R. Owen que ce mode d'organisation
de l'appareil branchial a été constaté.
Pallas, en décrivant sous le nom
d'*Anomia biga*, une Térébratule, avait
fait connaître l'existence de bras dont
ce Mollusque est pourvu, et avait considéré ces organes comme des branchies (*a*) ; mais Cuvier, en disséquant
la *Lingula anatina*, a reconnu que les
organes de la respiration devaient
être les replis vasculaires parallèles
et obliques dont la face interne du
manteau est garnie. Cette manière de
voir a été partagée par Blainville (*b*),
et M. C. Vogt a décrit et figuré avec
plus de détails la structure de ces
pseudo-branchies (*c*).

M. R. Owen a trouvé que, chez les
Térébratules et les Orbicules, la face
interne du manteau n'est pas ridée de
la sorte, mais est couverte d'un réseau
très riche de vaisseaux sanguins. C'est
donc toujours un instrument de respiration, mais un instrument moins
puissant que chez les Lingules, puisque la surface absorbante est moins
étendue. M. Owen a vu aussi que les
bras tentaculaires de ces animaux ne
renferment que peu de vaisseaux sanguins, et par conséquent ne présentent pas les caractères d'un appareil
de respiration (*d*).

D'après des recherches récentes de
M. Carpentier, il paraîtrait que chez
les Térébratules la surface extérieure
du manteau ne serait pas étrangère à
la respiration. Effectivement elle donne
naissance à une multitude de petits
prolongements qui s'avancent jusqu'à
la surface extérieure de la coquille,
en passant par les pores ou perforations tubulaires dont celle-ci est cri-
blée. Ces papilles palléales paraissent
être creusées de cavités en communication avec le système lacunaire
général (*e*).

(*a*) Pallas, *Miscellanea zoologica*, p. 182.
(*b*) Art. MOLLUSQUES, *Dict. des sc. nat.*, t. XXXII, p. 298.
(*c*) Vogt, *Anat. der Lingula anatina* (*Neue Denkschriften der Allgem. Schweizer. Gesellsch.,*
vol. VII, Neufchâtel, 1843).
(*d*) Owen, *On the Anatomy of Brachiopoda* (*Trans. of the Zoological Society*, vol. I, p. 145,
et *Ann. des sc. nat.*, 1835, 2ᵉ série, t. III, p. 52).
(*e*) Carpenter, *On a Peculiar Arrangement of the Sanguiniferous System in Terebratula*
(*Ann. of Nat. Hist.*, 1854, 2ᵉ série, vol. XIV, p. 205).

à se localiser, est encore cutanée et s'exerce sans le concours d'aucun organe qui y soit spécialement affecté. Ce mode de conformation est, comme on le voit, assez analogue à ce qui nous a été déjà offert par les Tuniciens, mais avec cette différence que le manteau, au lieu de former un sac pourvu seulement de deux orifices qui font l'office de bouche et d'anus, est fendu en dessous dans toute sa longueur, de façon à constituer des lobes ou voiles latéraux, et que dans l'intérieur de la chambre respiratoire ainsi formée, chambre que représente la cavité pharyngienne des Ascidies et des Biphores, il n'y a point d'appareil branchial proprement dit. C'est pour rappeler ce mode de respiration, que Blainville a proposé de substituer le nom de *Palliobranches* à celui de Brachiopodes, pour désigner le groupe naturel composé des divers Mollusques dont il vient d'être question ; mais les changements dans la nomenclature zoologique ne sont légitimes que lorsqu'ils sont indispensables, et cette innovation n'a pas été adoptée par les zoologistes.

§ 10. — Dans l'autre type secondaire ou ordinique de la classe des Mollusques Acéphales, c'est-à-dire chez les Lamellibranches, le manteau est disposé à peu près de la même manière, et, ainsi que je l'ai constaté par l'étude du mode de distribution des vaisseaux sanguins, sa surface interne doit être toujours le siége d'une portion considérable du travail respiratoire (1). Pendant la première période de la vie, les jeunes Mollusques Lamellibranches n'ont pas d'autres organes de respiration, et par

Ordre
des
Lamellibranches

(1) Ainsi que nous le verrons en traitant de la circulation, une partie considérable du sang, après avoir subi l'action de l'eau aérée en traversant les vaisseaux du manteau, se réunit au courant sanguin qui sort des branchies, et se rend directement au cœur pour être ensuite distribuée dans l'organisme par les artères (a).

(a) Voyez Milne Edwards, *De l'appareil circulatoire de la Pinne marine* (*Voyage en Sicile*, t. 1, p. 159, pl. 28).

conséquent, sous ce rapport, ils ressemblent aux Brachiopodes ; mais bientôt de nouvelles parties qui se développent entre les flancs de l'animal et le manteau deviennent les instruments spéciaux à l'aide desquels cet acte important s'accomplit, et constituent des branchies proprement dites.

Mode
de formation
des
branchies.
Chez la Moule, où le mode de développement de ces organes, indiqué sommairement par M. Lovën de Stockholm (1), vient d'être l'objet de nouvelles observations faites par le professeur de zoologie de la faculté des sciences de Lille, M. Lacaze-Duthiers (2), on voit apparaître de chaque côté de l'abdomen, ou pied, au fond du sillon résultant de la réunion du manteau au tronc, une rangée de bourgeons qui se multiplient d'avant en arrière, et qui, en s'allongeant, constituent autant de petites lanières ou rayons branchiaux disposés comme des dents de peigne. Ces appendices membraneux se couvrent de cils vibratiles et se soudent entre eux par leur extrémité inférieure ; puis la lame ainsi constituée continue à s'accroître, se replie en dehors, remonte vers la ligne d'insertion des bourgeons primitifs, et de la sorte donne naissance à un double voile dont les deux feuillets unis entre eux au bord libre ou inférieur de la branchie sont repliés l'un contre l'autre dans toute leur étendue, mais laissent entre eux un espace libre que l'on pourrait appeler la chambre intrabranchiale. Une seconde rangée de bourgeons apparaît ensuite, parallèlement à celle en voie de développement et au côté externe de sa base ; elle donne aussi naissance à un voile branchial dont le bord inférieur se replie pour constituer une lame réfléchie qui remonte du côté interne vers le sillon où l'appareil tout entier a pris naissance. Il en

(1) Lovën, *Bidrag till Kännedomen om Utriccklingen af Mollusca Acephala lamellibranchiata* (*Mém. de l'Acad. de Stockholm*, pour 1848, p. 493, pl. 14 et 15, fig. 112 à 118).

(2) Lacaze-Duthiers, *Mém. sur le développement des branchies des Mollusques Acéphales lamellibranches* (*Ann. des sciences nat.*, 1856, 4e sér., t. V, p. 5, pl. 2, fig. 3 à 9).

résulte que chez ces Mollusques il existe de chaque côté du corps, entre le manteau et le tronc ou pied de l'animal, deux branchies lamelleuses qui descendent parallèlement au manteau, et qui, libres par leur bord inférieur, sont unies entre elles, ainsi qu'à la voûte de la chambre branchiale, tout le long de leur bord supérieur.

Presque tous les Mollusques Acéphales de l'ordre des Lamellibranches sont ainsi pourvus de deux paires de branchies ; mais chez quelques-uns de ces animaux le développement de l'appareil respiratoire semble s'être arrêté à moitié route, et l'on ne trouve de chaque côté qu'un seul de ces organes qui correspond à la branchie interne de la Moule, de l'Huître et des autres Acéphales tétrabranchiaux, partie dont la formation, comme je viens de le dire, précède toujours celle de la branchie externe. Cette structure, en quelque sorte embryonnaire de l'appareil respiratoire, a été découverte par M. Valenciennes dans les diverses espèces dont se composent les genres Leucine et Corbeille (1), et, chez d'autres Acéphales où l'arrêt de développement a été moins complet, on remarque des diffé-

Nombre et grandeur des branchies.

(1) Cette anomalie, signalée par M. Valenciennes il y a une dizaine d'années (a), paraît ne pas avoir complétement échappé à Poli, qui, en décrivant la petite espèce de Leucine assez commune dans la Méditerranée, dit que ce Mollusque a les branchies unilobées (b).

M. Deshayes a cherché à expliquer autrement la disposition décrite par M. Valenciennes. Il suppose que les deux branchies existent et sont accolées l'une à l'autre de façon à simuler de chaque côté du corps une branchie unique (c). Mais ce que M. Deshayes considère comme constituant deux branchies sont les deux feuillets de la branchie unique.

M. Valenciennes a également constaté l'existence d'une seule paire de branchies dans la *Tellina crassa* (d).

(a) Valenciennes, *Sur l'organisation des Leucines et des Corbeilles (Comptes rendus de l'Académie des sciences*, 1845, t. XX, p. 1688).
(b) Poli, *Testacea utriusque Siciliæ eorumque Historia et Anatome*, 1794, t. I, p. 47, pl. 15, fig. 26.
(c) Deshayes, *Remarque sur l'organisation des Leucines (Comptes rendus de l'Académie des sciences*, 1845, t. XX, p. 1794).
(d) Valenciennes, *Nouvelles observ. sur les feuillets branchiaux des Mollusques Acéphales (Comptes rendus de l'Académie des sciences*, 1845, t. XXI, p. 511).

rences considérables dans la grandeur de la branchie extérieure, que l'on pourrait appeler aussi la branchie cadette, comparée à son aînée, qui est placée du côté du tronc, et qui pour cette raison est désignée sous le nom de *branchie interne*.

Ainsi, dans la *Tellina solidula*, qui est très commune sur nos côtes, les branchies internes sont développées comme d'ordinaire, tandis que celles de la paire externe sont étroites et relevées sous le manteau (1). Il est rare que cette disproportion soit aussi forte, mais d'ordinaire la branchie interne est la plus grande. Quelquefois cependant il y a égalité, ou même c'est la branchie externe dont le développement est le plus considérable (2).

Modifications de structure des branchies.

D'autres différences dans l'aspect du système branchial de ces Mollusques semblent au premier abord dépendre d'une modification profonde dans le plan organique de cet appareil ; mais lorsqu'on vient à examiner ces variations de plus près, on ne tarde pas à voir qu'elles résultent essentiellement des divers degrés d'indépendance ou de fusion d'une même série de matériaux organogéniques.

Dans quelques cas, les lanières branchiales qui résultent de l'allongement des bourgeons primordiaux à l'aide desquels cet appareil prend naissance restent libres dans toute leur étendue,

(1) La même conformation se rencontre chez la *Tellina scobinata*, la *T. rugosa* et la *T. Timorensis*, mais n'est pas constante dans le genre *Tellina* ; car dans la *Tellina planata* les deux paires de branchies sont accolées l'une contre l'autre, tandis que dans la *T. crassa*, comme nous l'avons déjà vu, celles de la paire externe manquent (*a*).

Dans le *Chamostrea alba* et dans le *Cochlodesma*, il existe de chaque côté une grande branchie à deux feuillets, et du côté externe de la base de celle-ci une branchie rudimentaire composée d'un seul feuillet (*b*).

(2) Dans les Clavagelles, par exemple, la branchie externe dépasse de beaucoup le bord inférieur de la branchie interne (*c*).

(a) Valenciennes, *Comptes rendus de l'Académie des sciences*, 1845, t. XXI, p. 542.
(b) Hancock, *Ann. of Nat. Hist.*, 1855, 2ᵉ série, vol. XI, p. 108.
(c) Deshayes, *Mollusques de l'Algérie*, t. I, p. 7.

et forment alors de simples anses disposées en manière de frange ou de peigne. Ce mode de conformation se rencontre chez les Pectens, les Spondyles et les Limes (1).

Mais dans la grande majorité des cas, ces mêmes lanières sont unies entre elles par une multitude de petites traverses membraneuses qui en partent à angle droit. Un examen superficiel des branchies ainsi constituées pourrait faire croire qu'elles se composent de grandes lames membraneuses continues et simplement plissées, mais une étude plus approfondie y fait découvrir au fond des sillons verticaux qui séparent ces plis une multitude de petites fentes semblables à des boutonnières. Ces orifices traversent chaque feuillet branchial de part en part, et établissent de la sorte des voies de communication multipliées entre l'extérieur de la branchie et la chambre intrabranchiale que ses deux lames constitutives laissent entre elles. Chacune de ces lames ressemble donc à un crible, ou plutôt à un treillage dont les barres principales descendraient parallèlement de la voûte de la chambre palléale, et s'entrecroiseraient avec des barres transversales plus délicates et moins saillantes. Nous verrons plus tard que toutes ces lames verticales sont creusées intérieurement par des canaux où le sang circule, et par conséquent nous devons reconnaître dans ce mode d'organisation tous les caractères de structure les plus importants déjà signalés dans le réseau respiratoire des Ascidiens (2).

(1) Garner, *On the Anatomy of Lamellibranchiate Conchiferous Animals* (Charlesworth's *Mag. of Nat. History*, vol. III, p. 169).

M. Deshayes a donné une figure des branchies frangées d'un Spondyle dans l'Atlas de la grande édition de Cuvier (a).

Enfin, je renverrai aussi à une très belle figure anatomique du *Pecten maximus*, qui a été publiée récemment par M. Blanchard, et qui montre la structure frangée des branchies de ce Mollusque (b).

(2) La structure intime des branchies des Mollusques Acéphales vient

(a) *Op. cit.*, MOLLUSQUES, pl. 74, fig. 2.
(b) Blanchard, *Organisation du Règne animal*, MOLLUSQUES ACÉPHALES, pl. 30.

Les deux lames juxtaposées dont chaque branchie se compose sont en continuité directe par leur bord inférieur (1), mais ne sont ordinairement unies dans le reste de leur étendue que par des brides membraneuses ou plutôt subcartilagineuses, de façon à laisser dans l'épaisseur de l'espèce de double voile ainsi constitué des espaces libres dont la disposition rappelle un peu celle d'une rangée de tuyaux d'orgue, et dont l'ensemble constitue la cavité que j'ai déjà désignée sous le nom de chambre intrabranchiale ; mais dans quelques cas, l'union devient plus intime, et les deux feuillets de la branchie sont soudés entre eux dans presque toute leur étendue. Les Tarets nous offrent un exemple de ces branchies compactes (2).

D'autres fois des soudures analogues s'établissent entre les

d'être l'objet de recherches très minutieuses de la part d'un anatomiste anglais, M. Williams. Il a reconnu que les lanières verticales ou barres, disposées en manière d'anse, sont soutenues intérieurement par un tissu subcartilagineux dont les bords externe et interne sont creusés d'un canal sanguin. Les traverses qui unissent ces barres ou rayons entre eux ne sont pas vasculaires, mais subcartilagineuses, comme les lanières verticales elles-mêmes, et constituent avec celles-ci une sorte de charpente en forme de treillage. Enfin les deux jambages de l'espèce de V formé par ces lanières verticales sont unis d'espace en espace par d'autres traverses qui se portent du feuillet interne au feuillet externe de la branchie et les maintiennent écartés. L'espace compris entre ces feuillets se trouve ainsi subdivisé en une série de tubes incomplets fermés par le bas, ouverts par le haut le long du bord supérieur de la branchie, et perforés latéralement par les stigmates branchiaux. (Voyez pour plus de détails, sur cette structure, les recherches de M. T. Williams : *On the Mecanism of Aquatic Respiration, etc., Structure of the Branchiæ in the Lamellibranchiate Mollusks* (*Ann. of Nat. Hist.*, Series 2, vol. XIV, p. 245, 1854).

(1) Il est à noter qu'un sillon plus ou moins profond règne tout le long du bord libre de ces organes.

(2) Lorsque les Tarets ont été conservés pendant longtemps dans l'alcool, comme c'était le cas pour les individus figurés par Home (*a*) et par M. Deshayes (*b*), les branchies sont tellement contractées qu'au premier abord il est difficile d'y reconnaître le même plan de structure que chez les autres Lamellibranches ; mais chez des

(*a*) E. Home, *Observ. on the Shell of a Sea Worm, etc., with an Anatomy of the Teredo Navalis* (*Philos. Trans.*, 1806, pl. 13, fig. 1 et 2).
(*b*) Deshayes, *Mollusques de l'Algérie*, t. I, pl. 6, fig. 3.

surfaces correspondantes des deux branchies situées de chaque côté du corps. Ces deux lobes membraneux, au lieu d'être libres jusqu'à leur base, c'est-à-dire jusqu'à leur point d'insertion à la voûte palléale, sont alors confondus entre eux dans une étendue plus ou moins considérable, et peuvent même simuler une branchie unique. Ainsi, chez les Clavagelles, la soudure se voit dans presque toute la largeur de ces organes, et dans la Pholadomye cette fusion est portée encore plus loin (1).

individus frais, on voit tout de suite que la forme anormale de ces organes dépend seulement de ce qu'ils sont très étroits et se trouvent rejetés presque entièrement en arrière de la masse abdominale, de façon à pouvoir se rencontrer sur la ligne médiane et constituer par la soudure de leur bord supérieur une bande longitudinale impaire dont le milieu est creusé d'un sillon assez profond qui correspond à l'espace compris entre les deux moitiés de l'appareil, et dont les côtés offrent également un sillon plus superficiel, indicatif de la ligne de séparation entre la branchie interne et la branchie externe. Les deux feuillets dont chaque branchie se compose paraissent être également soudés entre eux, et l'on ne sait pas encore comment la communication s'établit entre la cavité palléale où ces organes sont suspendus, et le tube expirateur qui est situé au-dessus (a).

(1) Chez les Clavagelles, les deux branchies situées de chaque côté du corps sont confondues entre elles de façon à ne former en apparence qu'un organe unique, au bord inférieur duquel règne cependant un sillon profond qui en indique la composition complexe. La présence de deux branchies soudées entre elles est rendue manifeste aussi par l'existence de deux séries d'espaces intrabranchiaux qui débouchent comme d'ordinaire dans le canal expirateur (b). Chez les Pholadomyes, la séparation entre les deux branchies ainsi soudées n'est marquée que par un sillon étroit qui règne le long du bord inférieur de ces organes, en apparence uniques de chaque côté, mais intérieurement on leur reconnaît une composition analogue à celle des branchies de la Clavagelle. En effet, on y distingue en dessus trois canaux longitudinaux, dont les deux latéraux correspondent aux espaces intrabranchiaux, et le moyen représente la ligne de séparation entre les deux branchies ainsi soudées entre elles (c).

(a) Quatrefages, *Mém. sur le genre Taret* (*Ann. des sc. nat.*, 1849, 3ᵉ série, t. XI, p. 59, pl. 1, fig. 3).

(b) Owen, *On the Anatomy of Clavagella* (*Trans. of the Zoological Soc. of London*, 1835, vol. 1, p. 274, pl. 30, fig. 16).

— Deshayes, *Mollusques de l'Algérie*, t. I, p. 5, pl. 1, fig. 5; pl. 3, fig. 3 et 4.

(c) Owen, *Lectures on the Comparative Anatomy and Physiology of the Invertebrate Animals*, 2ᵉ édit., 1855, p. 508.

Enfin, des soudures analogues peuvent aussi s'établir entre les deux branchies internes, et transformer ces organes essentiellement doubles et symétriques en un appareil en apparence impair et médian (1).

Dans certains Mollusques, tels que les Moules, les Modioles et les Pectens, les branchies, étendues de chaque côté de l'abdomen, entre cette portion du corps et le manteau, restent éloignées de la ligne médiane dans toute leur longueur, et nulle part celles de droite ne s'unissent à celles de gauche. Mais dans la plupart des Lamellibranches, les Huîtres, les Bucardes, les Mactres, les Vénus, les Anodontes, les Pholades et les Solens, par exemple, ces organes se prolongent davantage en arrière de l'abdomen, et là se soudent entre eux par leur base le long de la ligne médiane. Cette jonction peut même s'opérer dans la plus grande partie de la longueur de l'appareil respiratoire ; et si en même temps les lobes branchiaux restent très étroits ou se soudent entre eux par leurs surfaces latérales, les deux paires de branchies revêtent l'apparence d'une branchie unique, impaire et médiane, dont l'extrémité antérieure seulement se bifurquerait plus ou moins pour embrasser une portion de l'abdomen. Divers degrés de cette centralisation nous sont offerts par les Anatines, les Pholadomyes et les Tarets ; mais ce mode de conformation n'implique, comme on le voit, aucun changement dans le plan fondamental du système respiratoire, plan qui est commun à toutes les espèces de Mollusques dont se compose l'ordre des Lamellibranches (2).

(1) En général, l'appareil branchial des Acéphales lamellibranches est parfaitement symétrique des deux côtés du corps; mais chez les Anomies il en est autrement : les branchies du côté droit (c'est-à-dire du côté de la valve adhérente) sont beaucoup plus courtes et moins courbées que celles du côté opposé (a).

(2) Pour se former une idée plus exacte des diverses modifications signalées ci-dessus dans le développe-

(a) Voyez Lacaze-Duthiers, *Mém. sur l'organisation de l'Anomie* (*Ann. des sc. nat.*, 1854, 4ᵉ série, t. II, p. 14, pl. 2, fig. 5).

§ 11. — Le manteau constitue toujours pour les branchies un appareil protecteur, mais sa conformation varie, et il en résulte des différences importantes dans le mécanisme de la respiration chez les divers Lamellibranches.

Chez l'Huître, les Peignes, les Pinnes, les Pétoncles et les autres Acéphales que Cuvier a réunis dans la famille des

ment et la position des branchies, on peut consulter les belles planches du grand ouvrage de POLI, naturaliste napolitain de la fin du siècle dernier (a). Lorsque ces organes, au lieu de s'arrêter au bord postérieur de l'abdomen, comme chez la Moule commune (b), se prolongent un peu au delà, leur portion terminale est quelquefois libre et flottante, comme cela se voit chez les Mytilacés du genre *Dreissena* (c) et chez les Pétoncles (d); mais, en général, non-seulement les branchies s'y réunissent entre elles sur la ligne médiane, mais se trouvent fixées aussi au manteau par leur bord supérieur et externe, de façon à diviser en deux étages la portion correspondante de l'espace compris entre les deux lobes de ce dernier organe. Chez les Mactres (e), les Vénus (f), les Corbules (g), les Leucines (h), les Bucardes (i), etc., la portion postabdominale de l'appareil branchial n'est pas très développée; mais chez les Anodontes (j), les Psammobies (k), les Glycimères (l), les Panopées (m), les Clavagelles (n), les Pholades (o), les

(a) Poli, *Testacea utriusque Siciliæ eorumque historia et anatome.* 2 vol. in-folio, 1795. Ces deux volumes sont presque entièrement consacrés aux Acéphales. Longtemps après la mort de l'auteur, M. Delle Chiaje a fait paraître le commencement d'un troisième volume où il est question de Céphalopodes et de Gastéropodes.

(c) Voyez l'*Atlas du Règne animal* de Cuvier, MOLLUSQUES, pl. 89, fig. 1 c.

(c) Van Beneden, *Mém. sur le Dreissena* (*Ann. des sc. nat.*, 1835, 2e série, t. III, p. 205).

(d) Voyez Deshayes, *Mollusques de l'Algérie*, pl. 125, fig. 7, et 126, fig. 1.

(e) Voyez Poli, *Op. cit.*, t. I, pl. 18, fig. 4.
— Deshayes, *Mollusques de l'Algérie*, pl. 27, fig. 1.

(f) Voyez Poli, *Op. cit.*, t. II, pl. 20, fig. 3.

(g) Voyez Deshayes, *Mollusques de l'Algérie*, t. I, pl. 20, fig. 7.

(h) Voyez Deshayes, *Op. cit.*, pl. 78, fig. 5 et 8.

(i) Voyez Deshayes, *Op. cit.*, pl. 102, fig. 5, etc.

(j) Voyez Bojanus, *Mémoire sur les organes respiratoires et circulatoires des Coquilles bivalves en général, et spécialement sur ceux de l'Anodonte des Cygnes* (*Journ. de phys., de chim. et d'hist. nat.*, 1819, t. LXXXIX, p. 111, fig. 1 et 2).
— E. Home, *Lectures on Comparative Anatomy*, 1828, vol. VI, pl. 45, fig. 1 et 2.
— Deshayes, *Op. cit.*, pl. 109, fig. 9.

(k) Voyez Deshayes, *Op. cit.*, pl. 77, fig. 4 et 6.

(l) Audouin, *Mém. sur l'animal de la Glycimère* (*Ann. des sc. nat.*, 1833, 1re série, t. XXVIII, pl. 15, fig. 3).

(m) Valenciennes, *Description de l'animal de la Panopée australe* (*Archives du Muséum*, 1839, t. I, pl. 2, fig. 5).

(n) Voyez Deshayes, *Mollusques de l'Algérie*, t. I, pl. 2, fig. 2.

(o) Voyez Poli, *Op. cit.*, t. I, pl. 8, fig. 1.
— Deshayes, *Op. cit.*, t. I, pl. 9 C, fig. 1; pl. 9 D, fig. 1.
— Blanchard, *Organisation du Règne animal*, MOLLUSQUES ACÉPHALES, pl. 3, fig. 2, pl. 3, fig. 9, et pl. 4, fig. 2.

Ostracés (1), les lobes du manteau sont libres tout autour, si ce n'est sur le dos de l'animal, dans le voisinage de la charnière de la coquille (2); et c'est par la fente comprise entre les bords de ces lobes que l'eau nécessaire à la respiration entre et sort de l'appareil branchial, que les aliments arrivent à la bouche, que les excréments s'échappent, et que l'organe de locomotion passe lorsque l'abdomen se prolonge de façon à constituer un pied charnu.

Manteau des Mytilacés. Dans la famille des Mytilacés, c'est-à-dire chez les Moules, les Anodontes, etc., la grande fente palléale se subdivise en deux parties distinctes, et un premier degré dans la division

Solémyes (a) , les Solens (b), les Pandores (c), les Lutraires (d), les Arrosoirs (e), etc., elle devient prédominante, et chez les Tarets, dont le corps semble avoir été, pour ainsi dire, passé à la filière , la presque totalité de ces organes sont refoulés en arrière de la masse viscérale (f).

Chez les Huîtres, les branchies, au lieu de se prolonger postérieurement en ligne droite, contournent le muscle des valves et remontent jusque sur la face dorsale du corps (g). Une disposition analogue se rencontre chez les Anomies (h) et même chez les Pinnes (i).

(1) Voyez le *Règne animal distribué d'après son organisation* , par G. Cuvier, 2ᵉ édition , 1830, t. III, p. 119.

(2) Cette disposition, qui est facile à constater chez l'Anodonte, n'a été indiquée que d'une manière incomplète dans les figures données par Bojanus (j), et se trouve mieux représentée dans l'ouvrage récent de M. Keber (k).

(a) Voyez Deshayes, *Mollusques de l'Algérie*, pl. 19, fig. 4.
(b) Voyez Poli, *Testacea utriusque Siciliæ*, t. I, pl. 10, fig. 15.
— Deshayes, *Op. cit.*, pl. 18 C, fig. 1.
— Blanchard, *Op. cit.*, pl. 15, fig. 6.
(c) Voyez Deshayes, *Op. cit.*, pl. 25, fig. 1.
(d) Voyez Deshayes, *Op. cit.*, pl. 34, fig. 3.
(e) Rüppell , *Reise im nördlichen Africa.* — *Neue wirbellose Thiere des Rothen Meeres*, 1828, p. 44, pl. 12, fig. 4 et 5 , et *Atlas du Règne animal* de Cuvier, MOLLUSQUES , pl. 118 fig. 1 b, 1 c.
(f) Deshayes, *Op. cit.*, pl. 70, fig. 1.
(g) Voyez Poli, *Op. cit.*, t. II, pl. 29, fig. 1, 2, 7.
— Lacaze-Duthiers, *Rech. sur les organes génitaux des Acéphales Lamellibranches* (*Ann. des sc. nat.*, 1854, 4ᵉ série, t. II, pl. 9, fig. 5).
(h) Voyez Lacaze-Duthiers , *Mém. sur l'organisation de l'Anomie* (*Ann. des sc. nat.*, 1854, 4ᵉ série, t. II, pl. 14, fig. 4 ; pl. 2, fig. 1 et 2).
(i) Voyez Poli, *Op. cit.*, pl. 36, fig. 1.
(j) Bojanus, *Mém. sur les organes respiratoires et circulatoires des Coquilles bivalves* (*Journal de physique*, 1819, t. LXXXIX, fig. 2 et 3).
(k) Keber, *Beiträge zur Anatomie und Physiologie der Weichthiere*, 1851, pl. 1, fig. 1, 2 et 7.

du travail se remarque dans les fonctions de cet organe protecteur. Dans toute la partie antérieure et inférieure de leur contour, les lobes palléaux restent libres comme chez les Ostracés ; mais en arrière leurs bords se soudent dans une certaine étendue, et circonscrivent de la sorte une espèce de boutonnière qui correspond à la terminaison de l'intestin et constitue un orifice excrémentitiel (1). Les aliments, l'eau inspirée et les organes de locomotion passent par la grande fente antéro-inférieure, les fèces par l'ouverture postérieure.

Dans un autre groupe formé par les Cames, les Tridacnes, les Isocardes, et désigné par Cuvier sous le nom de famille des Camacées, la jonction des lobes du manteau devient plus complète, et indépendamment de la fente inférieure ou ventrale qui livre passage à l'appareil locomoteur, on trouve deux ouvertures distinctes, l'une correspondante à l'orifice excréteur qui existe aussi chez les Mytilacés, l'autre située au-dessous et conduisant dans la partie de la chambre palléale occupée par les branchies (2).

Manteau
des
Camacées.

(1) Chez les Huîtres, la portion adhérente du bord du manteau correspond à la partie dorsale de la région abdominale ou viscérale, qui est située sous la charnière de la coquille et n'a que très peu d'étendue (a) ; mais chez les Ostracés dimyaires, tels que les Pinnes (b) et les Peignes (c), l'union des deux lobes palléaux se prolonge beaucoup plus, tant en avant qu'en arrière, et occupe presque toute la longueur du bord supérieur du corps du Mollusque.

(2) Chez la plupart des Camacées, la fente pédieuse est très grande, et par conséquent la cavité branchiale est largement ouverte en dessous, chez les Isocardes, par exemple (d) ; mais chez les Tridacnes, où ce mode d'organisation atteint son plus haut degré de perfectionnement, les deux lobes du manteau sont unis dans

(a) Voyez Poli, *Testacea utriusque Siciliæ*, t. II, pl. 29, fig. 2.
— Home, *Lectures on Comparative Anatomy*, vol. VI, pl. 43, fig. 2, 3, 4.
— Brandt et Ratzeburg, *Medicinische Zoologie*, 1833, Bd. II, pl. 36, fig. 2, 3, 6, etc.
— Deshayes, *Mollusques de l'Atlas du Règne animal*, pl. 70, fig. 1.
(b) Voyez Poli, *Op. cit.*, t. II, pl. 36, fig. 1, et 37, fig. 1.
— Milne Edwards, *Voyage en Sicile*, t. I, pl. 28.
(c) Voyez Poli, *Op. cit.*, t. II, pl. 27, fig. 1.
— Blanchard, *Organisation du Règne animal*, MOLLUSQUES ACÉPHALES, pl. 30.
(d) Voyez Forbes et Hanley, *Hist. of British Mollusca*, 1848, t. I, pl. N, fig. 6.

Manteau
des
Cardiacés. Un quatrième mode d'organisation nous est offert par les
Bucardes ou Coques, les Donaces, les Tellines, les Vénus, les
Mactres, etc., dont Cuvier a formé la famille des Cardiacés.
Le manteau, largement ouvert par devant et par dessous pour
le passage du pied, présente en arrière deux orifices distincts,
comme chez les Camacées ; mais ces orifices, au lieu d'être de
simples fentes, sont situés à l'extrémité de deux prolongements
tubulaires, qui tantôt sont libres dans toute leur longueur, mais
qui d'autres fois sont soudés entre eux en une seule masse, de
façon à constituer une sorte de trompe cylindrique renfermant
deux canaux parallèles. Ces tubes palléaux ont reçu le nom
de *siphons :* l'un correspond à l'anus, et sert à l'évacuation des
excréments ; l'autre, situé au-dessous du précédent, a surtout
pour usage de donner accès à l'appareil branchial, et par conséquent je le désignerai ici sous le nom de *tube inspirateur* (1).

Manteau
des
Enfermés. Enfin, dans une cinquième forme de l'appareil palléal de ces
Mollusques, les deux siphons sont disposés comme dans la
famille précédente, mais la fente qui livre passage au pied se
resserre singulièrement et constitue une ouverture affectée spé-

presque toute leur étendue et ne
laissent entre eux que trois orifices
étroits : l'un, presque dorsal, donne
passage au pied et à son byssus ; le
deuxième, situé vers la partie antérieure de la face inférieure du corps,
et moins grande que la précédente,
sert à l'entrée des aliments et de l'eau
inspirée ; enfin le troisième, encore plus
petit et placé plus en arrière, constitue la voie par laquelle les matières
excrémentitielles et l'eau expirée s'é-

chappent au dehors. MM. Quoy et
Gaimard ont donné de très bonnes
figures de cette structure (a).

(1) Le passage entre le mode
de conformation des Lamellibranches
Siphonophores et les Camacées s'établit par les Bucardes, dont les tubes
sont extrêmement courts. Exemples :
le *Cardium hians* et le *C. edule* (b).

Les siphons s'allongent au contraire excessivement chez les Tellines (c), les Trigonelles (d), etc.

(a) *Voyage de l'Astrolabe*, Zool., MOLLUSQUES, pl. 80, fig. 1, 2, 3 et 4, et *Atlas du Règne
animal* de Cuvier, MOLLUSQUES, pl. 96, fig. 3.
(b) Voyez Deshayes, *Mollusques de l'Algérie*, pl. 95, fig. 4, et pl. 97, fig. 2.
(c) Voyez Poli, *Testacea utriusque Siciliæ*, vol. I, pl. 14 et 15. — Deshayes, *Op. cit.*, pl. 69
et 70.
(d) Deshayes, *Op. cit.*, pl. 44, fig. 1, etc.

cialement au service de cet organe. La chambre palléale est alors fermée en dessous ; ce qui rend plus efficace la protection donnée à l'appareil branchial, et c'est par le tube inspirateur seulement que les aliments peuvent arriver jusqu'à la bouche, tandis que chez les Cardiacés ils passaient également par la grande fente ventrale. Ce mode de conformation se rencontre chez les Myes, les Lutraires, les Glycimères, les Panopées, les Solens, les Pholades, les Tarets, etc. ; il détermine, comme on le voit, la clôture la plus complète de la chambre respiratoire, et, dans le système de classification adopté par Cuvier, il a valu au groupe composé de ces Mollusques le nom de famille des Enfermés (1).

(1) C'est principalement dans les ouvrages de Poli, de M. Deshayes et de Forbes et Hanley, qu'on trouve un nombre considérable de bonnes figures représentant la disposition des siphons et la clôture du manteau chez ces Mollusques. Il est du reste à noter que des passages entre les Enfermés et les Cardiacées se rencontrent chez diverses espèces de ce dernier groupe, où la portion du manteau comprise entre la fente pédieuse et le siphon inspirateur s'allonge de plus en plus. Parmi les genres où ce mode de conformation a été bien représenté, je citerai les Tarets (a), les Pholades (b), les Arrosoirs (c), les Clavagelles (d), les Gastrochènes (e), les Saxicaves (f), les Solens (g), les Solémyes (h), les Solécurtes (i), les Glycimères (j), les Panopées (k), les Myes (l), les Corbules (m), les Neæra (n), les Pan-

(a) Voyez Selius, *Historia naturalis Teredinis*, 1733, pl. 1, fig. 1 et 2.
— Deshayes, *Mollusques du Règne animal* de Cuvier, pl. 114, fig. 2.
— Forbes and Hanley, *History of British Mollusca*, 1848, vol. I, pl. F, fig. 1.
(b) Poli, *Testacea utriusque Siciliæ*, t. I, pl. 7, fig. 1.
(c) Rüppell, *Atlas zu der Reise im nördlichen Africa*. — *Neue wirbellose Thiere des Rothen Meeres*, 1828, pl. 12, fig. 1, et *Mollusques du Règne animal* de Cuvier, pl. 118, fig. 1, 1 a.
(d) Deshayes, *Mollusques de l'Algérie*, t. I, pl. 1, fig. 3.
(e) Deshayes, *Op. cit.*, t. I, pl. 4, fig. 1.
— Forbes et Hanley, *Op. cit.*, t I, pl. F, fig. 5.
(f) Forbes et Hanley, *Op. cit.*, t. I, pl. F, fig. 6.
(g) Poli, *Op. cit.*, pl. 10, fig. 12.
— Deshayes, *Op. cit.*, t. I, pl. 10, fig. 1.
— Forbes et Hanley, *Op. cit.*, t. I, pl. I, fig. 1.
(h) Deshayes, *Op. cit.*, t. I, pl. 19, fig. 1.
(i) Poli, *Op. cit.*, t. I, pl. 12, fig. 4.
— Deshayes, *Op. cit.*, t. I, pl. 10, fig. 6.
— Forbes et Hanley, *Op. cit.*, t. 1, pl. I, fig. 5.
(j) Audouin, *Mém. sur l'animal de la Glycimère* (*Ann. des sc. nat.*, 1833, 1re série, t. XXVIII, pl. 14, fig. 3, et pl. 15, fig. 2 et 3).
(k) Valenciennes, *Sur la Panopée australe* (*Archives du Muséum*, t. I, pl. 1, fig. 3, et *Mollusques du Règne animal* de Cuvier, pl 109, fig. 1).
(l) Forbes et Hanley, *Op. cit.*, t. I, pl. H, fig. 1.
(m) Deshayes, *Op. cit.*, t. I, pl. 21, fig. 6.
— Forbes et Hanley, *Op. cit.*, t. I, pl. G, fig. 3.
(n) Forbes et Hanley, *Op. cit.*, t. I, pl. G, fig. 4.

Mécanisme de la respiration. § 12. — C'est chez ces derniers Mollusques que le mécanisme de la respiration des Lamellibranches est tout à la fois le plus perfectionné et le plus facile à étudier. Pour l'observer, il suffit de placer un de ces animaux à l'état vivant dans un vase rempli d'eau de mer, et de répandre dans ce liquide des particules de quelque matière colorée insoluble, afin de rendre les courants plus visibles. Si l'on prend une Pholade, par exemple, on voit que les siphons, susceptibles de se contracter ou de s'allonger et de se dilater à la volonté de l'animal, deviennent bientôt béants à leur extrémité; puis un courant rapide ne tarde pas à s'établir par chacun des orifices qui les terminent, mais la direction de ces courants n'est pas la même : l'eau entre dans la chambre palléale par le tube inférieur que j'ai déjà désigné sous le nom de tube inspirateur, et l'eau est expulsée au dehors par le tube supérieur ou tube excréteur. On remarque aussi que dans le voisinage de l'orifice pédieux ou ventral l'eau demeure en repos, et que sous l'influence d'une contraction brusque un jet de liquide est parfois lancé au dehors par le tube inspirateur aussi bien que par le siphon supérieur ou expirateur. Mais cette espèce de régurgitation n'a jamais lieu quand l'animal est en repos et respire d'une manière normale.

Or, chez les Pholades, de même que chez les autres Lamellibranches Enfermés, la cavité palléale se trouve divisée en deux étages : une chambre inférieure dans laquelle débouche le siphon inspirateur et dans laquelle les branches se trouvent suspendues, et une chambre supérieure beaucoup moins vaste, qui loge l'anus et qui se continue postérieurement avec le tube excréteur (1). On doit donc se demander comment l'eau qui, en

dores (a), les Mésodesmes (b), les Lutraires (c).

(1) Ainsi que je l'ai déjà dit, la portion postabdominale de la chambre

(a) Deshayes, *Mollusques de l'Algérie*, t. I, pl. 23, fig. 1.
— Forbes et Hanley, *Hist. of Brit. Moll.*, pl. G, fig. 10.
(b) Deshayes, *Op. cit.*, t. I, pl. 39, fig. 11 ; pl. 41, fig. 1.
(c) Deshayes, *Op. cit.*, t. I, pl. 34, fig. 1 et 2.

pénétrant par le tube inspirateur, arrive dans la chambre branchiale et y alimente le travail respiratoire, passe ensuite dans
l'étage supérieur de la cavité palléale pour s'écouler au dehors
par le tube expirateur (1).

Cette question a été pleinement résolue par les expériences
de MM. Alder et Hancock (2). En parlant de la structure des
branchies, j'ai dit que chez la plupart des Lamellibranches, ces
organes sont criblés de trous en forme de boutonnières qui sont
disposées par séries entre les lanières verticales à l'aide desquelles leur charpente est constituée. J'ai dit aussi que les deux
lames dont chaque branchie est composée laissent entre elles un
espace interrompu seulement de distance en distance par des
brides membraneuses. Or, les fentes ou stigmates branchiaux
dont je viens de rappeler la disposition donnent dans la cavité ou
chambre intrabranchiale ainsi formée, et cette chambre à son
tour communique librement avec la chambre anale dont le plancher est constitué en grande partie par le bord supérieur ou base
de l'appareil branchial. Il en résulte donc que c'est en passant à
travers les branchies que l'eau se rend de l'étage inférieur à l'étage

supérieure ou cloacale a pour plancher
la cloison formée par l'adhérence des
bords externes et supérieurs de l'appareil branchial aux parties voisines
des deux lobes du manteau, et plus
en arrière la séparation entre les deux
étages de la cavité palléale se trouve
complétée par la cloison qui sépare à
leur base les deux siphons ou tubes
respirateurs.

(1) La figure dont le Mémoire de
MM. Alder et Hancock est accompagné donne une idée fort juste de la
disposition des voies aquifères indiquée ci-dessus (a).

(2) Le mécanisme de la respiration
chez les Mollusques Acéphales lamellibranches a été depuis quelques années
l'objet de beaucoup de recherches et de
controverses (b).

(a) On the Branchial Currents in Pholas and Mya (Ann. of Nat. Hist., 1851, 2ᵉ série, vol. VIII, p. 370).

(b) W. Clark, On the Pholadidæ (Ann. of Nat. Hist., 1850, 2ᵉ série, vol. VI, p. 322).
— Alder and Hancock, On the Branchial Currents in Pholas and Mya (Ann. of Nat. Hist., 1851, vol. VIII, p. 370).
— Clark, On the Branchial Currents in Bivalves (Ann. of Nat. Hist., 1853, vol. XII, p. 303).
— T. Williams, On the Mecanism of Aquatic Respiration (Ann. of Nat. Hist., 1854, 2ᵉ série, vol. XIV, p. 45, pl. 2, fig. 8 à 13).
— Alder, Reply to some Statements of Dʳ Williams respecting the Branchial Currents (Ann. of Nat. Hist., 2ᵉ série, 1854, vol. XIV, p. 177).

supérieur de l'appareil palléal, de la même manière que nous avons déjà vu ce liquide traverser le treillage respiratoire des Ascidiens pour se rendre de la cavité pharyngienne de ces Mollusques dans leur cavité cloacale. La seule différence importante à noter lorsque l'on compare sous ce rapport une Ascidie et une Pholade, c'est que dans la première la chambre cloacale entoure de toutes parts la cavité branchiale ou pharyngienne, tandis que chez la dernière elle se trouve refoulée dans la région dorsale du corps et superposée à la chambre respiratoire, au lieu de la renfermer.

Les expériences de MM. Alder et Hancock montrent que l'eau employée à la respiration des Pholades et des Myes suit effectivement cette route, et que les agents moteurs qui déterminent ces courants sont les cils vibratiles dont les lanières constitutives des branchies sont garnies.

Chez tous les Lamellibranches dont la structure est normale, l'eau arrive ainsi aux branchies par la portion inférieure de la chambre palléale, traverse de part en part les lames dont ces organes se composent, et en sort de bas en haut en passant par la chambre intrabranchiale, lorsque les replis branchiaux sont assez développés pour donner naissance à des espaces de ce genre Le courant respiratoire se dirige ensuite en arrière, passe devant l'anus, et s'échappe au dehors, soit par le siphon anal, soit par l'orifice qui en tient lieu chez les Mytilacés et les Camacées, ou bien encore par la portion correspondante de la grande fente commune chez les Ostracés. Quant au courant afférent qui apporte aux branchies l'oxygène nécessaire à la respiration, et qui charrie aussi, comme nous le verrons plus tard, les particules de matières alimentaires dont l'animal se nourrit, il s'établit d'ordinaire par le tube inférieur ou inspirateur, non-seulement chez les Enfermés, mais aussi chez les Cardiacés, car ces derniers vivent habituellement dans des trous creusés dans le sable, et, quand ils sont en repos, les bords de la fente pédieuse de leur manteau restent rapprochés, tandis qu'ils font saillir leurs siphons pour aller puiser l'eau à la surface du sol. Mais lorsque ces Mollusques font bâiller leur coquille, l'eau arrive librement dans la chambre branchiale par la grande fente qui est destinée spécialement à livrer passage au pied, et chez les Ostracés c'est cette même fente qui sert tout à la fois pour l'établissement du courant afférent et du courant efférent, ou en d'autres mots pour l'inspiration et l'expiration (1).

Le prolongement tubulaire des orifices respirateurs est une condition de perfectionnement, car le jeu de ces siphons rend le renouvellement de l'eau qui baigne les branchies indépendant de l'ouverture ou de la clôture des valves de la coquille. La longueur de ces siphons est souvent si grande, que l'animal, tout en restant au fond de sa demeure, peut puiser au loin le fluide respirable (2), et tout dans leur disposition est approprié à cet usage : ainsi les orifices de l'un et de l'autre

(1) Quelques Mollusques Lamellibranches, dont on a formé le genre KELLIA (Turton) ou *Bornia* (Philippi), présentent dans la disposition des orifices du manteau une anomalie remarquable. Il existe en arrière un tube expirateur ou anal très court ; mais pas d'orifice inspirateur ; une fente pédieuse assez grande occupe la partie inférieure de l'appareil palléal, et plus en avant se trouve tantôt un tube inspirateur distinct de cette dernière ouverture (a), d'autres fois une espèce de siphon incomplet formé par un prolongement du bord antérieur de celle-ci (b). Le genre Érycine de Lamarck présente une disposition analogue ; la fente pédieuse est très grande, et il n'existe à l'arrière du manteau qu'un seul tube respirateur (c).

(2) Ainsi les Pholades, par exemple, restent toujours profondément enfoncées dans la pierre, l'argile ou le bois, et font saillir leurs siphons au dehors. On trouve dans un Mémoire

(a) Exemples : le *Kellia suborbicularis* (Forbes et Hanley, *Hist. of Brit. Moll.*, t. I, pl. O, fig. 4 et 4 a).
— Le *Bornia seminulum* (Deshayes, *Mollusques de l'Algérie*, t. I, pl. 43 A, fig. 6 et 7).
(b) Chez le *Kellia rubra*, voyez Alder, *On Kellia Rubra* (*Ann. of Nat. Hist.*, 1848, 2ᵉ série, vol. II, p. 217).
— Forbes et Hanley, *Op. cit.*, t. I, pl. O, fig. 3.
— Clark, *On the Animal of Kellia Rubra* (*Ann. of Nat. Hist.*, 1849, vol. III, p. 293 et 452).
— Alder, *On the Animal of Kellia Rubra* (*Ann. of Nat. Hist.*, 1849, vol. III, p. 383, et vol. IV, p. 48).
(c) Deshayes, *Mollusques de l'Algérie*, t. I, pl. 43, fig. 5 et 6, et *Traité élémentaire de conchyliologie*, t. I, 2ᵉ partie, p. 726.

II.

6

siphon sont d'ordinaire garnis de papilles ou de tentacules érectiles, et presque toujours ces appendices sont disposés de façon à constituer à l'entrée du tube inspirateur une espèce de tamis qui s'oppose au passage de corps étrangers d'un certain volume, dont la présence dans la chambre branchiale pourrait donner lieu à des accidents (1). Tantôt les deux tubes sont complétement indépendants l'un de l'autre, et jouissent d'une grande flexibilité en même temps qu'ils sont très extensibles; mais d'autres fois, comme je l'ai déjà dit, ils sont soudés entre

récent de M. Cailliaud une très bonne figure de ces Mollusques dans leur trou (a).

Chez quelques espèces qui habitent dans le sable, le tube inspirateur est susceptible de s'allonger davantage encore, et dépasse de beaucoup le tube expirateur : chez la *Trigonella piperita*, par exemple, le siphon inférieur peut devenir cinq ou six fois aussi long que le reste du corps de l'animal (b).

(1) Ces appendices, tantôt simples, tantôt rameux, ne forment qu'une seule couronne autour de l'orifice du tube excréteur; mais l'extrémité du tube inspirateur est souvent garnie de deux de ces couronnes, et alors les tentacules de la rangée interne ou marginale se dirigent en dedans, comme des rayons, pour constituer le tamis mentionné ci-dessus. Il est aussi à noter que leur existence est beau-

coup plus constante à l'entrée du tube inspirateur qu'à la sortie du tube expirateur : ainsi chez la Corbule de la Méditerranée, les tentacules manquent à ce dernier, et sont au contraire très développés à l'extrémité du premier (c). Il en est à peu près de même chez les Lutraires (d), la *Petricola hyalina* (e), etc. J'ajouterai que parfois on trouve ces appendices le long de la portion du bord libre du manteau qui correspond au passage ordinaire de l'eau inspirée, lors même qu'il n'y a pas de siphons : chez les Anodontes, par exemple (f).

M. Deshayes a donné de très belles figures de ces appendices chez un certain nombre d'espèces qui habitent la Méditerranée (g). Vers la fin du siècle dernier, O.-F. Müller les avait très bien représentés chez le *Cardium echinatum*, où les siphons sont extrêmement courts (h).

(a) F. Cailliaud, *Mémoire sur les Mollusques perforants* (*Natuurkundige Verhandelingen van de Hollandsche Maatschappij der Wetenschappen te Haarlem*, 1856, 2ᵉ série, vol. XI, pl. 1).
(b) Deshayes, *Mollusques de l'Algérie*, t. I, pl. 44, fig. 1.
(c) Deshayes, *Op. cit.*, pl. 21, fig. 1, 2 et 7.
(d) Deshayes, *Op. cit.*, pl. 37, fig. 1, 2, 3.
(e) Deshayes, *Op. cit.*, pl. 66, fig. 1, 2.
(f) Bojanus, *Mém. sur les organes respir.* (*Journal de physique*, 1819, t. LXXXIX, fig. 1, etc.). — Keber, *Beiträge zur Anatomie und Physiologie der Weichthiere.* Königsb., 1851, p. 10, pl. 1, fig. 1, 2, 3, 7 et 8.
(g) Voyez *Mollusques de l'Algérie*, pl. 1, 10, 11, 18 b, 21, 23, 26.
(h) O.-F. Müller, *Zoologia Danica*, 1788, t. I, pl. 13, fig. 1.

eux et confondus en une seule masse, soit dans toute leur longueur, soit à leur base seulement (1).

Il existe chez ces Mollusques quelques différences dans la conformation de la chambre anale et dans le mode de terminaison des cavités intrabranchiales ; mais ce sont là des faits de détail sur lesquels je ne dois pas m'arrêter ici, et j'ajouterai seulement que chez quelques Lamellibranches l'appareil respiratoire, au lieu d'adhérer à l'abdomen par le bord interne de l'un des lobes branchiaux, et au manteau par le bord interne de l'autre lobe, et de séparer ainsi la portion supérieure de la cavité palléale de celle où ces organes se trouvent suspendus, présente une disposition plus simple. Ainsi, chez les Moules, les deux branchies situées de chaque côté du corps adhèrent à la voûte de la chambre palléale par le bord supérieur de leurs lames correspondantes, tandis que la lame interne de la branchie interne et la lame externe de la branchie externe se terminent supérieurement par un bord libre (2). Il en résulte que les chambres intrabranchiales dont ces deux lobes branchiaux sont creusés ne débouchent pas dans un canal commun, mais s'ouvrent chacune par une longue fente située sur le côté d'une cloison médiane. L'eau qui a traversé les stigmates branchiaux rentre donc dans la chambre respiratoire, et la cavité pal-

(1) Les siphons sont libres chez les Tellines, les Donaces, les Trigonelles, les Psammobies, les Mésodesmes, etc. Ils sont, au contraire, entièrement soudés chez les Mactres, les Panopées, les Glycimères, les Myes, le Solen commun, les Pholades, les Tarets, les Clavagelles, l'Arrosoir, etc.

Dans d'autres espèces ils sont réunis dans la plus grande partie de leur longueur, mais libres dans leur portion terminale. Cette disposition se voit chez les Vénus, les Solécurtes, les Vénérupes, les Saxicaves, etc.

Pour se former des idées nettes de toutes ces différences, on peut consulter utilement les belles planches du grand ouvrage de Poli sur les Testacés des Deux-Siciles, et du livre de M. Deshayes sur les Mollusques de l'Algérie. MM. Forbes et Hanley ont donné aussi une série de croquis représentant ces organes dans le premier volume de leur *Histoire naturelle des Mollusques de l'Angleterre*.

(2) Une disposition semblable existe chez les Pectens.

léale ne se trouve pas séparée en deux étages comme d'ordinaire. C'est un degré du moins dans la division du travail
physiologique, mais la direction des courants reste toujours la
même, et le mécanisme de la respiration n'en éprouve aucun
changement important (1).

Il est aussi à noter que chez plusieurs Lamellibranches où
la fente ventrale est étroite, tels que la Chamostrée, il existe
entre les bords du manteau un petit orifice accessoire qui est
placé au-dessous de la base du tube inspirateur, et qui paraît
être destiné à faciliter la sortie de l'eau contenue dans la
chambre respiratoire quand l'animal contracte brusquement
ses siphons et ses valves, comme cela arrive souvent lorsqu'un
danger le menace (2).

§ 13. — Les courants respiratoires, qui sont en même temps
les courants alimentateurs, ne sont pas continus; souvent l'animal les interrompt, non-seulement quand il est inquiété, mais
aussi quand il est dans un état de calme parfait. Du reste, il
n'y a rien de régulier ni dans la fréquence de ces temps de
repos, ni dans leur durée; mais la clôture des valves nécessite
un effort musculaire assez considérable, et dans les circonstances
ordinaires la coquille reste béante et le mouvement respiratoire
continue pendant des heures entières. Quand ces Mollusques
se trouvent hors de l'eau, ils rapprochent fortement leurs valves
et ne laissent pénétrer l'air dans leur chambre branchiale que
lorsque la fatigue les y oblige. La dessiccation des organes res-

(1) Voyez les observations de
MM. Alder et Hancock sur les courants branchiaux (a).

(2) Ce mode de conformation a été
constaté par M. Hancock chez le *Chamostrea alba*, les Lutraires, les Cochlo-

desmes, les Panopées et les Myocha-
mes (b).

M. Owen a décrit aussi un quatrième
orifice palléal chez les Pholadomyes (c).

(a) *On the Branchial Currents* (Ann. of Nat. Hist., 1851, 2ᵉ série, vol. VIII, p. 377).
(b) *Ann. of Nat. Hist.*, 2ᵉ série, vol. XI, p. 108, pl. 3, fig. 1.
(c) Voyez Williams, *Op. cit.* (Ann. of Nat. Hist., 1851, 2ᵉ série, vol. XIV, p. 50).

piratoires qui résulte alors de ce changement de milieu est pour eux la cause d'une mort beaucoup plus rapide que ne le serait l'interruption du travail de la respiration, et c'est pour cette raison que, sur nos marchés, pour conserver les Huîtres en vie, on a soin de les comprimer de façon à rendre le bâillement de leur coquille impossible (1).

§ 14. — La classe des Gastéropodes nous offre une série de modifications très analogues à celles que nous venons d'étudier chez les Acéphales, mais plus nombreuses et parfois plus importantes. Dans la grande majorité des cas, ces animaux sont aquatiques comme le sont tous les autres Malacozoaires. Mais dans tout un groupe naturel, dont les Colimaçons constituent les principaux membres, la vie est aérienne. Nous nous occuperons d'abord des premiers seulement.

Classe des Gastéropodes.

Chez un petit nombre de Gastéropodes, tels que les Pavois, les Limaponties et les Rhodopes (2), la respiration ne

Espèces abranches.

(1) En visitant quelques-uns des grands établissements destinés au parcage des Huîtres, j'ai appris que ces Mollusques sont susceptibles d'une sorte d'éducation à cet égard. Lorsqu'on veut les expédier au loin dans des cloyères, on leur apprend à tenir leur coquille fermée beaucoup plus longtemps qu'ils ne le font dans les circonstances ordinaires ; et pour arriver à ce résultat, on les retire de l'eau et on les laisse à sec tous les jours, d'abord pendant peu de temps, puis pendant un nombre d'heures de plus en plus grand. Ils s'habituent ainsi à rester fermés et « à conserver leur eau », pour employer ici l'expression des pêcheurs. J'ai vu cette pratique à Courseulles, sur les côtes du Calvados, et les hommes employés à donner ces soins aux Huîtres m'ont assuré que

cela diminuait beaucoup les chances de déchet lors de l'expédition de ces animaux à Paris. C'est aussi pour empêcher les Huîtres d'écarter les valves de leurs coquilles, que les marchands en détail ont soin de placer des pavés très lourds sur les cloyères entamées où ces Mollusques ne sont plus pressés par les liens passés au-dessus de la paille dont on les recouvre quand on les emballe. La raison de toutes ces pratiques, dont ceux qui les emploient ne se rendent pas bien compte, nous est donnée par l'effet nuisible de la dessiccation des branchies et du manteau, résultant de l'accès de l'air dans la chambre palléale.

(2) Le genre Pavois de M. de Quatrefages se compose de petits Mollusques Gastéropodes à corps limaciforme, dont la tête est dépourvue de tentacules,

peut s'opérer que par la peau et paraît être tout à fait diffuse; seulement il arrive d'ordinaire que les vaisseaux sanguins sous-cutanés sont plus nombreux dans la région dorsale qu'ailleurs, et que par conséquent c'est dans cette partie du corps que l'action de l'oxygène sur le sang doit être la plus active. Les Actéons, petits Mollusques de nos côtes, qui, par leur forme générale, ressemblent beaucoup aux Aplysies, présentent aussi ce mode d'organisation (1) ; et il est également à noter que chez ces

et dont le manteau, tout à fait lisse, est peu développé latéralement (a).

Le genre *Limapontia* de MM. Alder et Hancock (b) paraît être le même que celui désigné plus tard sous le nom de *Chalcis* par M. Quatrefages (c), et se distingue des Pavois par l'existence de crêtes tentaculiformes sur la tête. De même que ceux-ci, les *Limapontia* ressemblent beaucoup à des Éolidiens à dos nu. MM. Alder et Hancock proposent de réunir ces divers Gastéropodes abranches en un ordre particulier sous le nom de *Pallibranchiata*.

Le genre *Rhodope*, établi par M. Kölliker (d), comprend des petits Gastéropodes dont les formes extérieures sont encore plus simples, car on ne leur distingue ni manteau ni appendices quelconques; toute la surface de leur corps est cilié.

(1) Un jeune chirurgien de la marine, qui a été enlevé trop tôt à la science, M. Souleyet, a publié une très bonne anatomie de ces Mollusques (auxquels on a donné, d'après Risso, le nom d'ÉLYSIES), et il pense qu'au lieu de respirer l'eau aérée comme la plupart des Gastéropodes, ces animaux auraient une respiration aérienne s'effectuant par un orifice situé dans le voisinage de l'anus et communiquant avec un système de tubes rameux qui se répandent au loin dans l'économie (e). Mais cette opinion, fondée seulement sur l'existence de l'appareil tubulaire arborescent dont je viens de parler, ne me paraît pas fondée. Je n'ai jamais vu d'air dans l'intérieur du corps des Actéons, et ni M. Souleyet lui-même, ni aucun des autres zoologistes qui ont étudié ces Mollusques à l'état vivant, n'ont pu constater la présence de ce fluide dans les canaux en question, où sa présence aurait été cependant facile à reconnaître. La respiration des Actéons me semble donc être aquatique et cutanée seulement; et quant aux fonctions de l'appareil découvert par M. Souleyet, je suis porté à croire que c'est à la sécrétion

(a) Quatrefages, *Mém. sur les Gastéropodes phlébentérés* (*Ann. des sc. nat.*, 1844, 3ᵉ série, t. I, p. 151, pl. 3, fig. 6).
(b) Alder et Hancock, *On a proposed New Order of Gasterop. Mollusca* (*Ann. of Nat. Hist.*, 1848, 2ᵉ série, vol. I, p. 401).
(c) *Ann. des sc. nat.*, 1844, t. I, pl. 3, fig. 7.
(d) Kölliker, *Rhodope* (extrait du *Giorn. del Instituto Lombardo*, 1847).
(e) Souleyet, *Mém. sur le genre* ACTÉON (*Journ. de conchyl.*, 1850, t. I, p. 5, pl. 1, fig. 4, et *Voyage de la Bonite*, Zool., t. II, p. 482, pl. 24 D, fig. 4).

animaux la surface tégumentaire est garnie de cils vibratiles dont l'action facilite le renouvellement de l'eau respirable en contact avec l'organisme.

Les Phylliroés doivent avoir aussi une respiration cutanée et diffuse ; mais leur appareil digestif paraît venir en aide à cette fonction, car l'eau se renouvelle très rapidement dans certaines parties de ce système (1).

Dans une autre famille naturelle, celle des Éolidiens, l'appareil respiratoire se perfectionne au moyen d'un nombre considérable de petits prolongements membraneux , ou cirres, qui garnissent les deux côtés du dos de ces animaux et qui logent

Nudibranches.
Éolidiens , etc.

---

urinaire qu'il faut les rapporter ; question qui d'ailleurs sera discutée dans une autre partie de ce cours.

(1) Chez les Phylliroés , Gastéropodes pélagiens, d'une forme très bizarre, que Péron et Lesueur ont découvert dans l'océan Atlantique (a), il n'y a pas de branchies (car les petits tubercules que M. d'Orbigny a désignés sous ce nom ne présentent pas les caractères d'organes de ce genre (b) ; et la respiration paraît devoir être en majeure partie cutanée et diffuse ; mais, chez ces singuliers animaux, des appendices du tube digestif semblent venir en aide à la surface tégumentaire pour l'accomplissement de cet acte. En effet, la transparence des tissus de ces Mollusques permet de distinguer ce qui se passe dans leur intérieur, et lorsqu'on les observe à l'état vivant, on voit qu'assez fré-

quemment ils remplissent leur estomac d'eau, que ce liquide ne passe pas dans l'intestin, mais remonte dans les cæcums tubulaires dont il vient d'être question, et, après y avoir séjourné quelque temps, est expulsé au dehors. Eydoux et Souleyet ont vu un courant assez régulier s'établir de la sorte, et il est bien probable que l'eau, dont le renouvellement s'opère ainsi dans l'intérieur de cavités à parois membraneuses d'une grande délicatesse, doit concourir à la respiration (c). Ce fut sans doute par l'observation de ces mouvements alternatifs d'inhalation et d'expiration de l'eau que Péron et Lesueur furent conduits à appeler ces cæcums hépatiques des *branchies intérieures* , et, tout en rejetant cette dénomination, je suis porté à croire que ces organes ne sont pas étrangers au travail respiratoire.

(a) Péron et Lesueur, *Histoire de la Famille des Mollusques ptéropodes* (Ann. du Muséum, 1810, t. XV, p. 57).

— Cuvier, *Règne animal*, 2e édit., t. III, p. 70.

— Quoy et Gaimard, *Astrol.*, Zool., t. II, p. 403, pl. 28.

(b) Deshayes, *Atlas du Règne Animal* de Cuvier, MOLLUSQUES, pl. 39, fig. 4.

(b) D'Orbigny, *Voyage dans l'Amérique méridionale* , MOLLUSQUES, t. V, p. 182, pl. 20, fig. 16.

(c) Eydoux et Souleyet, *Voyage de la Bonite*, Zool., p. 405, pl. 24, fig. 3.

dans leur intérieur des prolongements de l'appareil digestif dont nous aurons à nous occuper par la suite (1). La surface de ces appendices tégumentaires, ainsi que le reste de la peau, est garnie de cils vibratiles, et la plus grande partie du sang qui revient des diverses parties du corps pour retourner au cœur passe par leur intérieur. Ils sont en même temps très perméables aux fluides, et par conséquent ils présentent toutes les conditions requises pour fonctionner comme instruments spéciaux de la respiration. Mais leur intervention dans l'accomplissement de cet acte n'est pas indispensable, et la respiration cutanée diffuse peut encore suffire à l'entretien de la vie. En effet, ces cirres branchiaux se détachent et tombent avec la plus grande facilité : M. de Quatrefages a vu des Éolidiens s'en dépouiller complétement, et cependant ces Mollusques, devenus ainsi abranches, continuaient pendant fort longtemps à vivre, à se mouvoir et à respirer avec leur activité ordinaire (2).

En général, ces appendices respiratoires sont fusiformes et disposés par rangées transversales, ou par petits groupes, de chaque côté du dos, dans toute l'étendue de la portion moyenne du corps. Chez quelques Éolidiens ils se prolongent jusque sur la région frontale, et leur nombre est d'ordinaire très considérable (3).

(1) En général, ces appendices logent aussi dans leur intérieur un petit appareil sécréteur qui débouche au dehors par un pore situé à leur extrémité, et qui produit des capsules filifères, dites organes urticants. Voyez, pour plus de détails relatifs à leur structure, les recherches de M. de Quatrefages (a) et celles de MM. Alder, Embleton et Hancock (b).

(2) M. de Quatrefages a conservé vivante pendant plusieurs mois une petite Éolidine dont tous les cirres branchiaux s'étaient détachés (c).

(3) Les diverses modifications de forme que ces appendices présentent

(a) Quatrefages, *Résumé des observations faites en 1844 sur les Gastéropodes phlébentérés* (*Ann. des sc. nat.*, 1848, t. XI, p. 128).
(b) Hancock and Embleton, *On the Anatomy of Eolis* (*Ann. of Nat. Hist.*, 2ᵉ série, 1848, vol. 1, p. 103). — Alder and Hancock, *Monogr. of the Brit. Nudibr. Mollusca*, in-4, 1845 à 1855.
(c) Quatrefages, *loc. cit.*, p. 131.

Dans quelques genres de cette famille de Mollusques, tels que les Tritonies, les appendices branchiaux, au lieu d'avoir la forme de lanières étroites et simples, sont rameux et constituent une série de panaches ou de petites touffes arborescentes insérées de chaque côté du dos (1).

Enfin chez les Glaucus, les Scyllées et les Théthys, les bran-

ainsi que leur mode de groupement, se voient très bien dans la série des belles planches publiées par M. Alder et Hancock dans leur *Monographie des Mollusques Nudibranches des côtes de l'Angleterre* (a), ouvrage édité par les soins de la Société de Ray à Londres.

Dans le genre LOMONOTUS de M. Verany (*Eumenis*, Alder et Hancock), l'appareil branchial est rudimentaire et formé seulement par des papilles marginales très courtes, insérées sur le bord ondulé d'un repli qui représente le manteau chez ces Mollusques (b.

Dans le genre EMBLETONIA (Alder et Hancock), les cirres branchiaux, au contraire très gros, sont simples, lisses, peu nombreux, et ne forment de

chaque côté du corps qu'une seule rangée (c).

Dans le genre EOLIS, ces appendices sont également simples et lisses, mais beaucoup plus grêles et en général plus nombreux (d).

Dans le genre JANIRUS, Verany (*Antiopa*, Alder et Hancock), ils sont encore plus grêles et plus nombreux ; ils se prolongent jusque sur le front et ne logent pas à leur extrémité un appareil urticant, comme cela se voit chez les Éolides (e).

Dans le genre DOTO (Oken), les cirres branchiaux, au lieu d'être lisses, sont couverts de tubercules papilliformes disposés en séries obliques (f).

(1) Chez les TRITONIES, les branchies ont la forme de panaches dis-

(a) *A Monograph. of the British Nudibranchiate Mollusca*, in-4, 1845 à 1851. La plus grande partie du travail anatomique est due à MM. Hancock et Embleton, et a été insérée d'abord dans le recueil intitulé : *Annals and Magazine of Natural History*, 1845, 2ᵉ série, t. XV, p. 1.

(b) Voyez Verany, *Catalogi degli Animali invertebrati marini di Genova*, 1846, p. 22, pl. 2, fig. 6.

(c) Alder et Hancock, *Monogr.*, Fam. 3, pl. 38, fig. 1 et 2.

(d) Exemples : *Eolis papillosa*, Alder et Hancock, *Monogr.*, Fam. 3, pl. 9, fig. 1 et 2.
— *Eolis glauca*, Alder et Hancock, *Op. cit.*, pl. XI, fig. 1.
Les appendices dorsaux sont encore très nombreux, mais disposés par groupes plus écartés chez l'*Eolis punctata* (*Op. cit.*, pl. 15, fig. 1 et 2), l'*E. pellucida* (*Op. cit.*, pl. 19, etc.). Chez d'autres espèces ils sont moins nombreux. Exemple : *E. smaragdina*, Alder et Hancock, *Op. cit.*, pl. 17.
Enfin, chez l'*Eolis despecta* (Johnson), on ne trouve plus que quatre ou cinq de ces appendices de chaque côté du dos, mais ils sont claviformes et très gros (voyez Alder et Hancock, *Op. cit.*, pl. 36).

(e) Verany, *loc. cit.*, pl. 2, fig. 9.
— Blanchard, *Sur l'organisation des Opisthobranches* (*Ann. des sc. nat.*, 3ᵉ série, t. II, p. 86, pl. 3, fig. 1).

(f) D'Orbigny, *Mém. sur des espèces et sur des genres nouveaux de Nudibranches* (*Mag. de zool.* de Guérin, cl. V, pl. 103, fig. 1 à 4).
— Alder et Hancock, *Op. cit.*, Fam. 3, pl. 5, fig. 1, 2, 3 et 4.

chies sont également extérieures et consistent en franges ou en lanières disposées symétriquement sur la région dorsale du corps (1).

On voit donc que chez tous les Gastéropodes dont j'ai parlé jusqu'ici les branchies sont complétement à nu ; elles flottent librement dans l'eau qui baigne l'animal, et rien ne les protége du contact des corps étrangers. Mais chez la plupart des Mol-

posés en touffes de chaque côté du dos dans toute la longueur du corps (a).

Dans le genre DENDRONOTUS de MM. Alder et Hancock, qui est un démembrement de l'ancien genre *Tritonia*, les branchies sont plus arborescentes et disposées en une seule série de chaque côté du dos (b).

(1) Dans le genre GLAUCUS, les cirres branchiaux sont allongés et subcylindriques, comme chez la plupart des Éolides, mais portés sur un certain nombre de lobes pédiculés disposés le long des flancs. Il est aussi à noter que l'appareil digestif ne se prolonge pas dans leur intérieur (c).

Les SCYLLÉES ont la face dorsale du corps garnie de petits filaments branchiaux très déliés, réunis en houppes et insérés en partie sur le dos, en partie sur deux paires de lobes membraneux qui s'étendent de chaque côté en forme d'ailes (d).

Dans les THÉTHYS, il règne de chaque côté du dos une série d'appendices subfoliacés qui sont garnis latéralement de franges branchiales, et qui sont alternativement assez grands et petits : ce sont les branchies. Dans les individus non mutilés, on voit aussi de chaque côté du dos une série d'appendices foliacés qui ressemblent un peu aux cirres branchiaux des Éolidiens, mais qui sont peu vasculaires (e). Ils sont très caducs, et quelques naturalistes les ont pris pour des Vers parasites (f), mais ils me paraissent faire partie de l'organisme des Théthys.

(a) Cuvier, *Mém. sur la Tritonie*, pl. 31, fig. 1 et 2 (*Mém. sur les Mollusques*).
— Delle Chiaje, *Descr. e notom. degli Anim. invertebr.*, vol. II, pl. 42, fig. 1.
— Savigny, *Egypte*, MOLLUSQUES GASTÉROPODES, pl. 2, fig. 1.
La forme des branchies se voit mieux dans les figures données par MM. Alder et Hancock (*Monogr.*, Fam. 2, pl. 2, fig. 1, 2 et 6).
(b) Voyez Alder et Hancock, *Monogr.*, Fam. 3, pl. 3.
— Quoy et Gaimard, *Voyage de l'Astrolabe*, MOLLUSQUES, pl. 21, fig. 6-8, et *Atlas du Règne animal*, MOLLUSQUES, pl. 29, fig. 2.
(c) Cuvier, *Mém. sur les Scyllées*, etc., fig. 11 (*Mém. sur les Moll.*, et *Ann. du Mus.*, t. VI, 1805).
— Souleyet, *Voyage de la Bonite*, MOLLUSQUES, pl. 24, fig. 19.
(d) Cuvier, *loc. cit.*, fig. 1, 2, 4.
— Quoy et Gaimard, *Voyage de l'Astrolabe*, Zool., MOLLUSQUES, pl. 21, fig. 1 et 2, et *Atlas du Règne animal*, MOLLUSQUES, pl. 29, fig. 2, 2 a.
(e) Cuvier, *Mém. sur les Théthys*, p. 40, fig. 1.
— Delle Chiaje, *Descr. e notomia degli Anim. invertebrati*, vol. II, pl. 46, fig. 1.
— Milne Edwards, *Voyage en Sicile*, t. I, pl. 24, fig. 1.
(f) *Phœnicurus varius*, Rudolphi, *Entozoor. synopsis*, 1819, p. 573.
— *Vertumnus thethydicola*, Otto, *Beschreibung einiger neuen Mollusken und Zoophyten* (*Nova Acta Acad. nat. curios.*, 1823, vol. XI, p. 294, pl. 44, fig. 1).

lusques de la même classe, ces appendices, devant jouer un rôle plus important, ne sont plus exposés à toutes ces causes d'accidents, et trouvent un abri plus ou moins complet sous des organes protecteurs constitués à l'aide des parties voisines de l'économie.

Dans un des modes d'organisation qu'affecte alors l'appareil respiratoire, cet abri n'est ni complet ni permanent. La peau du Mollusque, au lieu de revêtir comme une tunique serrée le tronc de l'animal, y forme tout autour un repli ou *manteau* qui se prolonge de chaque côté en manière de voile, ou plutôt en forme d'auvent, au-dessus du pied charnu qui garnit la face inférieure du corps et qui se dilate également tout autour. Il en résulte sur les flancs un sillon horizontal plus ou moins profond, et, chez quelques Gastéropodes, c'est ce sillon qui sert à loger et à protéger les branchies (1).

Ainsi chez les Phyllidies, les Patelles et les Oscabrions, les branchies, au lieu d'être implantées sur la face supérieure du corps, comme chez les Éolidiens, sont attachées aux flancs du Mollusque et descendues au-dessous du rebord du manteau, qui les recouvre plus ou moins complétement (2). Il en est

*Phyllidies,
Patelles,
Oscabrions.*

(1) Dans le genre ACTÉON, où, ainsi que je l'ai déjà dit, il n'y a pas d'appendices branchiaux, les expansions palléales commencent à se montrer sous la forme de deux lobes latéraux qui se relèvent sur le dos de l'animal.

(2) Dans le genre PHYLLIDIE, de Cuvier, les branchies se composent d'une multitude de petits feuillets membraneux parallèles entre eux et disposés verticalement sur chaque flanc depuis le voisinage de la bouche jusqu'à l'extrémité postérieure du corps, dans un sillon profond qui sépare le manteau du pied (a).

Le même mode de conformation se voit dans l'appareil respiratoire du genre DIPHYLLIDE, Cuv., ou *Pleurophyllidie*, Meckel (b), qui constitue

(a) Cuvier, *Mém. sur la Phyllidie et la Pleurobranche*, pl. 1, fig. 4 (*Mém. sur les Mollusques*, et *Ann. du Muséum*, 1804, t. V).
(b) Meckel, *Beschreibung einer neuen Molluske* (*Deutsches Archiv für die Physiologie*, 1823, vol. VIII, p. 190, pl. 2, fig. 1).
— Delle Chiaje, *Descr. e notom. degli Anim. invertebr.*, vol. II, p. 42, pl. 44, fig. 12.
— Souleyet, *Voyage de la Bonite*, MOLLUSQUES, pl. 24 E, fig. 2 et 3.
— Deshayes, *Atlas du Règne animal* de Cuvier, MOLLUSQUES, pl. 31, fig. 3 a.

Pleurobranches. encore de même chez les Pleurobranches ; seulement, chez ces derniers, les organes de la respiration, au lieu d'être disposés symétriquement le long des flancs, sont concentrés sur un point déterminé et ne constituent qu'une branchie unique insérée du côté droit de l'animal, dans le sillon qui sépare le manteau du pied et qui loge aussi les orifices excréteurs (1).

Relations entre les branchies et l'anus.

Chez tous les Gastéropodes la position des branchies est plus ou moins intimement liée à celle de l'anus, et lorsque cet orifice, au lieu de devenir latéral, comme chez les Phyllidies, les Pleurobranches, etc., se trouve au milieu du dos, comme cela se voit chez les Doris, les organes de la respiration, en se

avec le genre précédent l'ordre des *Inférobranches* dans la classification de Cuvier.

Chez les PATELLES et les OSCABRIONS, qui dans ce système de classification forment un autre ordre désigné sous le nom de *Cyclobranches*, et qui appartiennent à la grande division des *Prosobranches*, les branchies ont à peu près la même structure. Dans le premier de ces genres, ces organes sont confondus entre eux à l'arrière du corps, et celui de droite contourne l'extrémité céphalique, de façon à aller rejoindre son congénère vers la partie antérieure de la région abdominale, et à former ainsi avec lui un cercle complet (a). Chez les Oscabrions, au contraire, les deux branchies sont symétriques et séparées entre elles en arrière aussi

bien qu'en avant (b). Quelquefois ces organes sont peu développés et relégués dans la moitié ou le tiers postérieur du corps : par exemple, dans l'*O. monticulaire* et l'*O. fascié* de MM. Quoy et Gaimard (c).

(1) Chez les PLEUROBRANCHES, la branchie a la forme d'un grand panache conique, dont la base, dirigée en avant, est fixée au flanc de l'animal et dont la portion terminale est libre (d).

Dans le genre OMBRELLE, la disposition de l'appareil respiratoire est intermédiaire à ce que nous avons trouvé chez les Patelles d'une part et les Pleurobranches de l'autre. La branchie est logée dans le sillon compris entre le manteau et le pied, mais elle entoure le corps partout, excepté du côté gauche (e).

(a) Cuvier, *Mém. sur l'Haliotide*, etc., pl. 2, fig. 8 et 15 (*Mémoires pour servir à l'hist. et à l'anat. des Mollusques*).
— Milne Edwards, *Voyage en Sicile*, t. I, pl. 27, fig. 1 et 3.
(b) Cuvier, *Mém. sur l'Haliotide*, etc., pl. 3, fig. 9 (*Mém. sur les Mollusques*).
(c) *Voyage de l'Astrolabe*, MOLLUSQUES, pl. 73, fig. 31 et 22.
(d) Cuvier, *Mém. sur la Phyllidie et la Pleurobranche*, p. 4, pl. 2, fig. 2 (*Mém. sur les Mollusques*, et *Ann. du Muséum*, 1804, t. V).
— Delle Chiaje, *Op. cit.*, pl. 50, fig. 1.
— Deshayes, *Atlas du Règne animal* de Cuvier, MOLLUSQUES, pl. 32, fig. 2.
(e) Delle Chiaje, *Op. cit.*, pl. 66, fig. 5 et 19.
— Souleyet, *Voyage de la Bonite*, MOLLUSQUES, pl. 27, fig. 2.

centralisant, tendent à l'entourer et à chercher un abri dans la fossette qu'il détermine lorsque la portion terminale de l'intestin se contracte. Ainsi chez les Doris et les Polycères, les branchies, sous la forme de feuilles à bords pinnés ou de panaches, forment une couronne ou rosace plus ou moins complète autour de l'anus, et flottent librement dans l'eau ambiante quand l'animal se déplace ; mais pour peu qu'un danger le menace, il les contracte, les reploie en dedans, et en général les cache dans une espèce de cloaque formé par la portion des téguments communs qui entoure directement l'anus (1).

Chez les Aplysies, l'appareil protecteur de la branchie se complique davantage. Ce dernier organe est placé à peu près de la même manière que chez les Pleurobranches, mais le repli

Aplysies.

(1) La couronne formée par les panaches branchiales vers la partie postérieure du dos présente divers degrés de développement. Chez la plupart des espèces, la *Doris tuberculata* (a), la *D. flammea* (b) et la *D. Johnstoni* (c), par exemple, ces organes sont complétement rétractiles ; mais quelquefois ils ne sont pas susceptibles de rentrer de la sorte, et se recourbent seulement en dedans, de façon à se rabattre sur l'anus et à rester toujours à nu : par exemple, chez la *D. pilosa*. Il est aussi à noter que le nombre de ces panaches respiratoires et leur degré de complication sont sujets à des variations très grandes, suivant les espèces : ainsi, chez le *D. tuberculata*, elles sont quadripinnées et au nombre de six seulement (d) ; chez la *D. Johnstoni*, elles sont très grandes, bipinnatifides et au nombre de 15 ; chez la *D. aspera*, elles sont au nombre de 11 et à pinnules simples (e), et chez la *D. bilamellata*, on en compte de 20 à 30 (f). Enfin je ferai remarquer aussi que souvent, au lieu d'être toutes développées à peu près de la même manière, comme chez la *D. Johnstoni*, les plus postérieures sont moins grandes que les autres, ou même presque rudimentaires, ainsi que cela se voit chez la *D. pilosa* et la *D. subquadrata* (g). Or, cette disposition établit le passage vers le genre Polycère.

Dans les Doridiens du genre GONIODORIS, des replis cutanés commencent à se montrer de chaque côté du dos et

(a) Alder et Hancock, *Monogr.*, Fam. 1, pl. 3, fig. 1 et 2.
(b) Alder et Hancock, *Op. cit.*, Fam. 1, pl. 4, fig. 2 et 3.
(c) Alder et Hancock, *Op. cit.*, Fam. 1, pl. 5, fig. 1 et 2.
(d) Savigny, *Descript. de l'Égypte, Hist. nat.*, GASTÉROPODES, pl. 1, fig. 4, et *Atlas du Règne animal* de Cuvier, MOLLUSQUES, pl. 28, fig. 1, 1 c.
(e) Alder et Hancock, *Op. cit.*, pl. 9, fig. 1 et 5.
(f) Alder et Hancock, *Op. cit.*, pl. 11, fig. 1, 3 et 7.
(g) Alder et Hancock, *Op. cit.*, pl. 16, fig. 1 et 2.

cutané qui le recouvre directement et qui loge en partie la coquille du Mollusque n'existe que d'un seul côté, et le manteau, placé plus bas, au-dessous de la branchie et de l'anus, se relève et se replie sur le dos. Quand l'animal se contracte, les deux lobes palléaux se croisent même au-dessus de la région abdominale, et c'est dans l'espace compris entre le lobe du côté droit et l'espèce de toit formé par le repli conchifère que

concourent à protéger l'appareil branchial qui est disposé en rosace autour de l'anus (a).

Cette conformation établit, comme on le voit, un passage entre la structure des Doris et des Aplysies.

Elle se relie aussi au mode d'organisation dont il a été question chez les Éolidiens du genre EUMENIS, où les cirres branchiaux des Éolides ordinaires sont remplacés par de petites digitations du bord lobulé d'un repli palléal rudimentaire (b).

Dans le genre POLYCÈRE, il existe aussi de chaque côté du dos un repli palléal qui, en arrière, se termine par un ou plusieurs gros cirres branchiaux, et c'est dans l'espace compris entre ces deux lobes rudimentaires que se montre la grande rosace branchiale entourant l'anus à peu près comme chez les Doris. Tantôt on compte sept ou même neuf de ces branchies, chez la P. quadrilineata, par exemple (c); d'autres fois cinq,

comme chez la P. ocellata (d), ou seulement trois, comme chez la P. Lessonii (e).

Dans le genre AMULA (Lovën), la disposition des branchies est la même, mais elles sont protégées de chaque côté par une rangée de cirres dont le volume est considérable (f).

Dans le Triopa claviger, il existe de chaque côté, une rangée de grands cirres branchiaux, qui s'étend même tout le long du dos et autour du front. Les panaches branchiaux, au nombre de trois, sont groupés au-devant de l'anus; les caractères qui se voient isolément chez les Doris d'une part, et chez les Éolides de l'autre, se trouvent donc réunis (g).

Un repli tergal à bord digité se remarque aussi dans le genre IDALIA, et se relève tout autour de l'appareil branchial, dont les panaches sont garnis seulement de deux rangées de lamelles triangulaires (h), ou de filaments cylindriques et simples (i).

(a) Alder et Hancock, Br. Nudibr. Moll., Fam. 1, pl. 18, fig. 1, 2, 3, et pl. 19, fig. 1 et 3.
(b) Alder et Hancock, Op. cit., Fam. 3, pl. 1 a, fig. 1, 2, 3, etc.
(c) O.-F. Müller, Zool. Danica, vol. I, pl. 17, fig. 5.
— D'Orbigny, Mém. sur des espèces et sur des genres nouveaux de Nudibranches (Mag. de zoologie de Guérin, cl. V, pl. 107, fig. 1).
— Alder et Hancock, Op. cit., Fam. 1, pl. 22, fig. 1.
(d) Alder et Hancock, Op. cit., Fam. 1, pl. 23, fig. 2.
(e) D'Orbigny, loc. cit., pl. 105, fig. 1 et 3.
— Alder et Hancock, Op. cit., Fam. 1, pl. 24, fig. 1.
(f) Alder et Hancock, Op. cit., Fam. 1, pl. 25, fig. 2 et 3.
(g) Alder et Hancock, Op. cit., Fam. 1, pl. 20.
(h) Alder et Hancock, Op. cit., Fam. 1, pl. 26.
(i) Alder et Hancock, Op. cit., Fam. 1, pl. 27, fig. 1 à 6.

la branchie se cache. Mais quand les Aplysies se déploient, et que leur respiration s'active, ces voiles se rabattent, et la branchie s'avance à nu hors du sillon cloacal, de la même manière que chez les Pleurobranches, si ce n'est qu'elle se trouve au-dessus du manteau au lieu d'être au-dessous (1).

Enfin les branchies, qui chez les Firoles sont complétement à nu et fixées sur le côté du corps près de l'anus, remontent aussi sous le bord du manteau chez les Carinaires (2). *Firoles, etc.*

(1) La branchie des Aplysies est courte, très épaisse, subconique, recourbée sur elle-même, et fixée en avant par sa base, tandis que sa pointe est libre. Un gros vaisseau règne dans toute la longueur de sa face externe ou antérieure, et un autre occupe le milieu de sa face postérieure ou interne ; enfin un grand nombre de replis membraneux transversaux se portent de l'un de ces vaisseaux à l'autre, tant en dessous qu'en dessus, et chacun de ces replis est garni de lamelles feuilletées sur ses deux faces (a).

Chez les Gastéroptères, l'appareil respiratoire est constitué aussi par une branchie semi-pectinée, fixe du côté droit sous un repli palléal rudimentaire, et se trouve presque entièrement à nu (b).

Dans le genre BULLE, la disposition de l'appareil respiratoire est à peu près la même que chez les Aplysies. Une grande branchie plumeuse est fixée sous le rebord du manteau à gauche, et protégée en dehors par un lobe palléiforme du pied. Exemples : *Bulla aperta* (c), *Bulla physis* (d).

L'appareil respiratoire des LOPHO-CERCUS est disposé à peu près de la même manière (e).

(2) Chez ces Gastéropodes nageurs les branchies consistent en un certain nombre de petits cônes feuilletés ; chez les FIROLES, elles sont réunies en paquet du côté gauche du nucléus abdominal : on en compte ordinairement de dix à seize (f). Chez les CARINAIRES, elles forment une rangée (g).

(a) Cuvier, *Mém. sur l'Aplysie*, pl. 1, fig. 1 (*Mém. sur les Moll.*, et *Ann. du Mus.*, t. II, 1802). — Delle Chiaje, *Anim. invertebr.*, pl. 56 et 57. — Milne Edwards, *Voyage en Sicile*, t. I, pl. 22, fig. 3, et pl. 23, fig. 1.

(b) Delle Chiaje, *Op. cit.*, pl. 55, fig. 1. — Souleyet, *Voyage de la Bonite*, MOLLUSQUES, pl. 26, fig. 1, 3.

(c) Cuvier, *Mém. sur les Acères*, pl. 1, fig. 4, 8 et 9 (*Mém. sur les Mollusques*, et *Ann. du Muséum*, t. XVI, 1810).

(d) Quoy et Gaimard, *Voyage de l'Astrolabe*, MOLLUSQUES, pl. 26, fig. 1.

(e) Souleyet, *Observ. sur les genres* LOPHOCERCUS *et* LOBIGER (*Journal de conchyliologie*, par Petit de la Saussaye, 1850, t. I, p. 227, pl. 10, fig. 7).

(f) Lesueur, *Descript. of Six New Spec. of Firola* (*Journ. of the Acad. of Philadelphia*, vol. I, p. 5, pl. 1 et 2). — Deshayes, *Atlas du Règne animal* de Cuvier, MOLLUSQUES, pl. 39, fig. 1. — Souleyet, *Voyage de la Bonite*, MOLLUSQUES, pl. 16, fig. 8 et 9.

(g) Costa, *Note sur la Carinaire de la Méditerranée* (*Ann. des sc. nat.*, 1829, 1re série, t. XVI, pl. 1, et *Atlas du Règne animal* de Cuvier, MOLLUSQUES, pl. 38, fig. 1). — Milne Edwards, *Observ. sur la structure et les fonctions de quelques Zoophytes, Mollusques, etc.* (*Ann. des sc. nat.*, 1842, 2e série, t. XVIII, pl. 10, fig. 3, et pl. 11, fig. 1). — Delle Chiaje, *Descr. e notom. degli Animali invertebrati*, pl. 63, fig. 1. — Souleyet, *Op. cit.*, MOLLUSQUES, pl. 22, fig. 1.

Ainsi dans tous les Mollusques dont se composent le groupe des Hétéropodes de Cuvier (1) et l'ordre des Opisthobranches dans le système de classification que j'ai proposé pour les Gastéropodes (2), les organes de respiration sont extérieurs ou abrités d'une manière incomplète dans un sillon latéral sous le rebord du manteau, et c'est dans cette même gouttière que se trouvent logés l'anus, l'orifice de l'appareil urinaire et l'orifice de l'oviducte.

Chambre
respiratoire
des
Prosobranches.

§ 15. — Dans une autre grande division de la classe des Gastéropodes que j'ai proposé d'établir sous le nom de Prosobranches, le mode de conformation n'est plus le même. Le manteau, au lieu de se développer sur les côtés du corps et en arrière seulement, s'étend au-dessus de la nuque de l'animal, et y constitue une chambre plus ou moins vaste dans laquelle viennent déboucher les organes de la digestion, de la sécrétion urinaire et de la génération. Cette chambre cloacale occupe donc la partie antérieure du dos. Chez les Patelles, où les branchies, ainsi que nous l'avons déjà vu, sont rangées de chaque côté du corps dans le sillon compris entre le bord latéral du manteau et le flanc, de la même manière que chez divers Opisthobranches, cette cavité palléale ou cloacale est bien constituée et n'a pas d'autres usages (3) ; mais chez les Tectures ou Achmées (4), qui d'ailleurs se distinguent à peine des Mollusques

(1) Cette division comprend les Firoles, les Carinaires, et les Phylliroés (a).

(2) L'ordre des Opisthobranches comprend tous les Gastéropodes à pied ambulatoire dont la coquille est intérieure ou caduque. Les Patelles, dont il a déjà été question ci-dessus, n'y appartiennent pas. Voyez Note sur la classification naturelle des

Mollusques Gastéropodes, par Milne Edwards (Annales des sciences naturelles, 1848, 3e série, t. IX, p. 102; Voyage en Sicile, t. I, p. 181).

(3) Elle s'ouvre au dehors par une fente transversale située entre le bord du manteau et la nuque, et sa voûte est assez riche en vaisseaux sanguins (b).

(4) Cette petite division générique,

(a) Cuvier, Règne animal, 1830, t. III, p. 66.
(b) Cuvier, Mém. sur les Haliotides, etc., pl. 2, fig. 8 (Mém. sur les Mollusques).
— Milne Edwards, Voyage en Sicile, t. I, pl. 27, fig. 1 et 2.

dont il vient d'être question, elle sert en même temps à loger la branchie. Le même mode d'organisation se retrouve chez les autres Prosobranches : la cavité palléale prend un développement considérable, l'appareil branchial s'y réfugie en quelque sorte, et l'eau nécessaire à l'entretien de la respiration pénètre dans son intérieur par une fente transversale qui se trouve ménagée entre le bord antérieur de sa voûte et la nuque de l'animal. Cette chambre respiratoire est donc formée en dessus par le manteau et a pour plancher le dos de l'animal ; elle est ouverte par devant et se termine postérieurement en cul-de-sac ; enfin elle se loge dans le dernier tour de spire de la coquille dont toute la région abdominale des Prosobranches est d'ordinaire revêtue.

Au premier abord on pourrait croire que ce mode de conformation doit nécessiter des changements profonds dans le plan organique du Gastéropode, tel que nous l'avons vu chez les Actéons, les Éolides et les Doris ; mais il n'en est pas ainsi, et, pour comprendre comment ce résultat nouveau a pu être obtenu avec les matériaux anatomiques dont nous avons déjà vu la Nature faire usage pour constituer l'appareil respiratoire de ces derniers Mollusques, il suffit de passer en revue quelques-unes des formes intermédiaires et des anomalies apparentes dont on néglige trop souvent l'étude. Effectivement nous verrons ainsi que toutes ces modifications de structure ne sont que les résultats de divers degrés de développement et de centralisation de parties homologues.

Ainsi, chez les Doridiens du genre *Goniodoris* (1), les tégu-

établie par Audouin et moi sous le nom de *Tecture* (a), a été désignée ensuite sous les noms de *Patelloïdes* par MM. Quoy et Gaimard, de *Lottia* par M. Gray, et d'*Acmæa* par Eschholtz.

Voyez, à ce sujet, *Remarks on Lottia Virginea*, by J. Alder (*Annals of Natural History*, 1842, vol. VIII, p. 404, fig. 1, 3.

(1) Voyez ci-dessus, page 53.

(a) *Recherches pour servir à l'histoire naturelle du littoral de la France*, 1832, t. I, p. 144, et *Ann. des sc. nat.*, 1830, t. XXI, p. 326.

ments communs de la région dorsale se prolongent de façon
à former de chaque côté du corps deux plis latéraux : l'un
de ces plis descend tout autour de la base du pied et constitue l'espèce de voile marginal nommé manteau ; l'autre
repli cutané, parallèle au premier, se relève au contraire et
tend à former une sorte de clôture autour de l'espace occupé
par les branchies et par l'anus. Si ces deux replis cutanés,
au lieu d'être écartés à leur base, étaient rapprochés et
naissaient au même niveau, le Mollusque aurait sur chaque
flanc un bourrelet palléal bilabié dont la lèvre inférieure des-
cendrait en manière de voile autour de la base du pied, et dont
le bord supérieur, que j'appellerai *lobe tergal*, se relèverait
autour de la région dorsale. Par le seul fait de l'agrandissement
des lobes tergaux placés ainsi à droite et à gauche de l'espace
occupé par l'appareil respiratoire, ces prolongements cutanés
doivent tendre à se rencontrer au-dessus de cette région, ainsi
que nous l'avons déjà vu chez les Actéons et les Aplysies, où
le manteau est unilabié. Si, au lieu de se rencontrer seulement
ou de s'entrecroiser, ces deux lobes tergaux se soudaient entre
eux par leur bord supérieur et se confondaient, ils constitueraient
une voûte membraneuse et transformeraient l'espace compris
entre leur face interne et le dos de l'animal en une chambre
dorsale. Mais on comprend facilement que cette union pourrait
s'effectuer à divers degrés, et amener ainsi des différences dans
la conformation de la voûte ainsi constituée. Or les variations
dont on prévoit la possibilité d'après ces vues théoriques sont
précisément celles qui se trouvent réalisées dans la Nature.

Ainsi, chez les Haliotides, les Émarginules, les Silicaires et
les Vermets, la voûte de la chambre branchiale est incomplète
et présente en avant une fente longitudinale plus ou moins
longue qui part de son bord antérieur et qui correspond, soit à
une fente de la coquille, soit à une série de trous ménagés dans
l'épaisseur de cette tunique calcaire. A la partie postérieure de

la région dorsale, les deux lobes tergaux du manteau se sont complétement confondus ; mais plus en avant ils se sont rencontrés sans s'unir, et l'espace laissé entre leurs bords restés libres constitue la fissure longitudinale dont il vient d'être question. Quant à la position de cette fissure par rapport à la ligne médiane du corps, elle varie suivant que le lobe tergal du côté droit excède plus ou moins en largeur le lobe gauche (1).

Il serait possible de comprendre la formation de cette fente tergale par l'arrêt de développement d'un point du bord antérieur de la voûte palléale, dont tout le reste continuerait à grandir et à s'allonger d'arrière en avant ; mais cette théorie génésique ne s'accorderait pas avec une autre anomalie qui se rencontre dans un genre voisin.

Chez les Fissurelles, la clôture tergale de la chambre respiratoire est complète en avant, et aucune fissure ne se prolonge du bord antérieur du manteau sur la voûte palléale ; mais au sommet de cette voûte il existe une ouverture semblable à une boutonnière qui correspond à un trou de la coquille et établit une nouvelle voie de communication entre la cavité respiratoire et l'extérieur (2). Dans la théorie de la formation de cette voûte

(1) Dans le genre ÉMARGINULE cette fente palléale est située sur la ligne médiane du corps (a); mais chez les Haliotides, elle est rejetée beaucoup à gauche (b); enfin, chez les Vermets, elle est tout à fait latérale (c) : mais elle n'a pas été représentée dans les figures que MM. Quoy et Gaimard ont données de ces animaux (d). Audouin a constaté la même disposition chez les Silicaires (e). Chez la MAGILE, une petite fente marginale du manteau se trouve à l'extrémité d'un prolongement en forme de siphon (f).

(2) Cette petite boutonnière correspond au sommet de la coquille, qui est également perforé (g).

(a) Cuvier, *Mém. sur l'Haliotide*, etc., pl. 2, fig. 3 et 5.
(b) Cuvier, *loc. cit.*, pl. 1, fig. 14.
— Milne Edwards, *Voyage en Sicile*, t. I, pl. 26, fig. 1 et 2.
(c) Rüppell, *Atlas zur Reise im Nördlichen Africa. Wirbellose Thiere*, pl. 11, fig. 36.
— Milne Edwards, *Éléments de zoologie*, 4ᵉ partie, p. 284, fig. 795.
(d) Audouin, *Sur l'animal de la Silicaire* (Ann. des sc. nat., 1829, 1ʳᵉ série, t. XVIII, revue, p. 31).
(e) *Voyage de l'Astrolabe*, MOLLUSQUES, pl. 65, fig. 12, 13, 18, etc.
(f) Carus, *Ueber die sonderbare Selbstversteinerung des Gehäuses einer Schnecke des Rothen Meeres* (Museum Senckenbergianum, 1837, vol. II, p. 197, pl. 12, fig. 6 et 8).
(g) Cuvier, *loc. cit.*, pl. 2, fig. 1 et 2.

par la conjugaison de deux lobes latéraux, cette disposition se comprend tout de suite : ces deux lobes sont restés disjoints sur la ligne médiane vers le fond de la chambre palléale, tandis qu'ils se sont unis et confondus entre eux dans tout le reste de leur longueur.

On peut donc considérer comme le résultat d'une sorte d'arrêt de développement les anomalies que nous présente la chambre respiratoire des Fissurelles, des Haliotides, des Silicaires, etc., et si la tendance à la conjugaison des parties latérales du manteau, au lieu d'amener seulement la réunion des deux lobes tergaux en une voûte simple, persistait davantage et coïncidait avec un développement ultérieur du bord supérieur de ces mêmes lobes, on comprendrait aussi la possibilité de la subdivision de la cavité dont les parois prennent ainsi naissance. En effet, si ce mouvement centripète se continuait après que les deux lobes tergaux se sont soudés et confondus par leurs bords, il en résulterait la formation d'une crête membraneuse dont la base correspondrait à la ligne de jonction de ces mêmes lobes, et cette crête, descendant de plus en plus dans l'intérieur de la chambre respiratoire, constituerait bientôt une cloison membraneuse disposée en manière de rideau. Enfin, on peut prévoir aussi qu'obéissant toujours à cette même tendance à la conjugaison, ce voile pourrait, en se développant davantage, rencontrer la paroi opposée de la chambre, s'y souder par son bord inférieur, et subdiviser ainsi cette cavité en deux loges ou en deux étages, suivant que la cloison ainsi constituée serait verticale ou oblique.

Or cette disposition se trouve réalisée de la manière la plus complète chez les Phasianelles.

Chez ces Mollusques (1), la chambre respiratoire, au lieu

(1) Voyez les recherches de Cuvier et de MM. Quoy et Gaimard sur ces Mollusques (a).

(a) Cuvier, *Mém. sur la Janthine*, etc., p. 12, fig. 11 et 12 (*Mém. sur les Mollusques*, et *Ann. du Muséum*, 1808, t. XI).
— Quoy et Gaimard, *Voyage de l'Astrolabe*, MOLLUSQUES, pl. 59, fig. 10.

d'être simple, comme chez les Prosobranches ordinaires, est double, ou plutôt se trouve divisée en deux loges par une grande cloison longitudinale qui descend obliquement de la voûte formée par le manteau et s'unit inférieurement à la paroi opposée ; sur chacune des faces de cette cloison se trouve une branchie feuilletée, et au-devant de son bord antérieur ces organes se prolongent un peu, et obéissant également au mouvement de centralisation, se soudent aussi entre eux pour constituer une pyramide en apparence unique. L'une des chambres ainsi constituée renferme la branchie du côté gauche, l'autre loge la branchie du côté droit, ainsi que l'anus et la terminaison de l'oviducte.

Enfin les Turbos et les Stomatelles nous offrent un état intermédiaire entre la disposition normale de la chambre respiratoire et la subdivision complète propre aux Phasianelles. La cloison que nous avons fait partir de la ligne de jonction des deux lobes tergaux, au lieu de s'étendre, comme chez ces dernières, reste étroite et incomplète, de façon à constituer seulement un rideau de chaque côté duquel s'insère la branchie correspondante (1).

§ 16. — D'autres modifications dont l'importance physiologique ne laissent pas que d'être considérables, s'obtiennent par l'emploi de procédés organogéniques plus simples encore.

L'orifice inspirateur consiste, comme je l'ai déjà dit, dans la fente transversale qui se trouve ménagée à la partie antérieure de la chambre respiratoire, entre le bord du manteau et la partie correspondante du dos de l'animal. Cette ouverture est située par conséquent dans la région nucale, et chez beaucoup de

Orifice
respiratoire.

(1) Voyez les observations de MM. Quoy et Gaimard, ainsi que celles de Souleyet, sur le *Turbo ondulé* (a), et celles des premiers sur les Stomatelles (b).

(a) Quoy et Gaimard, *Voyage de l'Astrolabe*, MOLLUSQUES, pl. 60, fig. 14.
— Souleyet, *Voyage de la Bonite*, MOLLUSQUES, pl. 38, fig. 1.
(b) Quoy et Gaimard, *Op. cit.*, pl. 66 bis, fig. 15.

Gastéropodes, tels que les Trochoïdes, elle affecte la forme d'une simple boutonnière (1).

Mais, chez le plus grand nombre de Prosobranches, l'appareil respiratoire se complique davantage, et il existe près de la commissure des deux lèvres de l'orifice branchial un grand siphon protractile à l'aide duquel l'animal, sans sortir de sa coquille, peut puiser au loin l'eau qui lui est nécessaire. Or cet organe inspirateur n'est autre chose qu'un prolongement du bord libre du manteau, prolongement qui se recourbe latéralement en dessous, de façon à constituer une gouttière renversée ou un tube ouvert en avant et se continuant en arrière avec l'intérieur de la chambre branchiale. Ce siphon (organe auquel le nom de *pipette* conviendrait mieux) acquiert quelquefois une grande longueur, et afin de faciliter son emploi dans la respiration, il existe sur le bord de l'ouverture de la coquille, près de la columelle, une échancrure ou un canal qui sert à y livrer passage (2).

(1) Exemple, les Sabots ou Turbos, dont une espèce (le *T. pica*) a été très bien représentée par Cuvier (*a*), et dont diverses espèces exotiques ont été figurées par MM. Quoy et Gaimard (*b*). Cette disposition existe aussi dans les genres Toupie ou *Trochus* (*c*), Ca-
dran (*d*), Dauphinule (*e*), Scalaire (*f*), Paludine (*g*), Phasianelle (*h*), Ampullaire (*i*), Littorine (*j*), Natice (*k*), Turritelle (*l*), Mélanie (*m*), etc.

(2) Chez les Gastéropodes, dont la chambre branchiale n'est pas pourvue d'un siphon, la coquille ne présente

(*a*) Cuvier, *Mém. sur la Vivipare*, etc., pl. 1, fig. 5 et 6 (*Mém. sur les Mollusques*, et *Ann. du Muséum*, 1808, t. XI).
— Souleyet, *Voyage de la Bonite*, MOLLUSQUES, pl. 38, fig. 1.
(*b*) *Voyage de l'Astrolabe*, MOLLUSQUES, pl. 60, fig. 6, 16, 20 ; pl. 61, fig. 10, etc.
(*c*) Voyez Quoy et Gaimard, *Op. cit.*, pl. 62, fig. 12, et *Atlas du Règne animal* de Cuvier, MOLLUSQUES, pl. 40, fig. 1.
(*d*) Deshayes, *Atlas du Règne animal* de Cuvier, MOLLUSQUES, pl. 41, fig. 4 *a*.
(*e*) Quoy et Gaimard, *Op. cit.*, pl. 62, fig. 26, et *Atlas du Règne animal*, MOLL., pl. 142, fig. 3.
(*f*) Forbes et Hanley, *Brit. Moll.*, t. II, pl. F F, fig. 1.
(*g*) Quoy et Gaimard, *Op. cit.*, pl. 58, fig. 3.
(*h*) Cuvier, *Mém. sur la Janthine*, etc., fig. 11 (*Mém. sur les Mollusques*, et *Ann. du Muséum*, 1808, t. XI.
— Quoy et Gaimard, *Op. cit.*, pl. 59, fig. 10.
(*i*) Quoy et Gaimard, *Op. cit.*, pl. 57, fig. 5 et 6.
(*j*) Cuvier, *Mém. sur la Vivipare d'eau douce*, pl. 1, fig. 1 (*loc. cit.*).
— Souleyet, *Op. cit.*, pl. 33, fig. 1.
(*k*) Quoy et Gaimard, *Op. cit.*, pl. 66, fig. 1 et 2.
— Souleyet, *Op. cit.*, pl. 36, fig. 6.
(*l*) Quoy et Gaimard, *Op. cit.*, pl. 55, fig. 24.
(*m*) Quoy et Gaimard, *Op. cit.*, pl. 56, fig. 3, 6, 9, etc.

§ 17. — Les vues théoriques à l'aide desquelles nous avons Disposition des branchies. pu réunir et coordonner les divers faits relatifs à la constitution de la chambre respiratoire des Gastéropodes sont également applicables à l'explication des variations qui s'observent dans l'appareil branchial lui-même. Chez les uns, les éléments de cet appareil sont dispersés ; chez d'autres, ils se rapprochent, se groupent et s'unissent de plus en plus intimement : ces conju-- gaisons s'opèrent à divers degrés, et venant à coïncider avec l'inégal développement des diverses parties de l'appareil, pro-

pas ce caractère et se termine par un bord entier.

Le siphon respirateur existe dans tous les Prosobranches de la famille des Buccinoïdes, tels que les Cônes (*a*), les Porcelaines (*b*), les Olives (*c*), les Volutes (*d*), les Tritons (*e*), les Buc- cins (*f*), les Tonnes (*g*), les Harpes (*h*), les Pourpres (*i*), les Casques (*j*), les Rochers (*k*), les Vis (*l*), les Fuseaux (*m*), les Fasciolaires (*n*) et les Strombes (*o*). Chez les Cérites, cet organe est rudi- mentaire (*p*).

(*a*) Poli, *Testacea utriusque Siciliæ*, t. III, pl. 45, fig. 5, 6, 8, etc.
— Ehrenberg, *Symbolæ physicæ*, Mollusca, pl. 11, fig. 2, 3, 4 et 5.
— Quoy et Gaimard, *Voyage de l'Astrolabe*, MOLLUSQUES, pl. 52, fig. 1, 2, 3, 7, 10, etc.
(*b*) Poli, *Op. cit.*, t. III, pl. 45, fig 18, 31, etc.
— Quoy et Gaimard, *Op. cit.*, pl. 47, fig. 2, 7, 12, 13, etc.
— Delle Chiaje, *Descriz. e notomia degli Anim. invertebr.*, pl. 66, fig. 1.
— Forbes et Hanley, *Hist. of Brit. Mollusc.*, pl. N.N, fig. 5, 6 et 8.
(*c*) Quoy et Gaimard, *Op. cit.*, pl. 46, fig. 1, 2, 6, 7, 10, 13, etc.
— Souleyet, *Voyage de la Bonite*, MOLLUSQUES, pl. 45, fig. 19, 25 et 28.
(*d*) Quoy et Gaimard, *Op. cit.*, pl. 44, fig. 1, 3, 4, 6, 9.
— Delle Chiaje, *Op. cit.*, pl. 70, fig. 1.
— Souleyet, *Op. cit.*, pl. 45, fig. 17.
(*e*) Poli, *Op. cit.*, t. III, pl. 49, fig. 9.
— Quoy et Gaimard, *Op. cit.*, pl. 40, fig. 5, 19, etc.
(*f*) Poli, *Op. cit.*, pl. 48, fig. 1.
— Cuvier, *Mém sur le grand Buccin*, pl. 1, fig. 1 et 2 (*Mém. sur les Mollusques*, et *Ann. du Muséum*, t. VIII, 1811).
(*g*) Quoy et Gaimard, *Op. cit.*, pl. 41, fig. 1, 2, 9 et 10.
— Poli, *Op. cit.*, t. III, pl. 48, fig. 1.
(*h*) Reynaud, *Sur l'animal de la Harpe* (*Mém. de la Soc. d'hist. nat.*, t. V, pl. 3, fig. 2, 3 et 4).
— Quoy et Gaimard, *Op. cit.*, pl. 42, fig. 1, 5 et 6.
(*i*) Souleyet, *Op. cit.*, pl. 39, fig. 8, 14, 17, etc. ; et pl. 40, fig. 1, 7, 9 et 10.
(*j*) Quoy et Gaimard, *Op. cit.*, pl. 43, fig. 9 et 10.
(*k*) Quoy et Gaimard, *Op. cit.*, pl. 54, fig. 5, 17.
(*l*) Souleyet, *Op. cit.*, pl. 41, fig. 31, 32.
(*m*) O.-F. Müller, *Zoologia Danica*, pl. 118, fig. 1.
— Quoy et Gaimard, *Op. cit.*, pl. 36, fig. 13.
— Delle Chiaje, *Op. cit.*, pl. 71, fig. 16.
(*n*) Souleyet, *Op. cit.*, pl. 44, fig. 11.
(*o*) Quoy et Gaimard, *Op. cit.*, pl. 34, fig. 9, 13 ; pl. 35, fig. 2.
— Delle Chiaje, *Op. cit.*, pl. 69, fig. 7.
— Souleyet, *Op. cit.*, pl. 45, fig. 1.
— Forbes et Hanley, *Op. cit.*, pl. S S, fig. 1.
(*p*) Poli, *Op. cit.*, t. III, pl. 48, fig. 8.

duisent une grande diversité dans le mode de conformation de l'organisme, sans cependant en affecter le plan fondamental.

Les Éolidiens nous ont déjà offert des exemples de la multiplicité des organes respirateurs plus ou moins simples qui naissent isolément et sont dispersés de chaque côté du dos. Chez les Carinaires, il existe aussi sur le côté de l'abdomen une série de pyramides branchiales au nombre de dix ou douze, insérées sous le rebord du manteau (1). Une disposition analogue se voit chez l'Ombrelle, où la série de ces organites, qui manque du côté gauche, se prolonge en avant et en arrière aussi bien que tout le long du flanc droit de l'animal (2).

Mais, chez la plupart des Prosobranches, tous ces organes, en quelque sorte élémentaires, tendent à se réunir de façon à former deux branchies composées d'un volume considérable, situées l'une à droite et l'autre à gauche du dos. Dans quelques cas, celles-ci se développent également et sont placées symétriquement de chaque côté de la cavité palléale : chez les Parmaphores, par exemple (3); mais en général elles sont

(1) Chez les Firoles et les Firoloïdes, les branchies sont également multiples, mais rejetées du côté de l'espèce de noyau pyriforme qui représente l'abdomen (a).

(2) La structure de l'Ombrelle de la Méditerranée a été étudiée par M. Delle Chiaje, et plus récemment par Souleyet (b). Chez les Atlantes, les branchies sont également multiples et disposées en série à la voûte de la chambre palléale; chacune d'elles se compose d'une feuille oblongue dont les bords sont occupés par des vaisseaux sanguins et dont les deux faces sont garnies de replis transversaux (c).

(3) Voyez les figures que MM. Quoy et Gaimard ont données de l'anatomie de ce Mollusque (d).

Les FISSURELLES et les ÉMARGINULES ont deux branchies disposées de la même manière (e).

Chez les HALIOTIDES, il y a aussi

(a) Lesueur, Descript. of Firola (Acad. of Philadelphia, vol. I, pl. 11, fig. 5, etc.).
— Souleyet, Voyage de la Bonite, MOLLUSQUES, pl. 16, fig. 8, 9, 10; pl. 22, fig. 15 et 17.
(b) Delle Chiaje, Descriz. e notomia degli Animali invertebrati, t. II, pl. 66, fig. 5.
— Souleyet, Voyage de la Bonite, MOLLUSQUES, pl. 27, fig. 2.
— Voyez aussi Deshayes, Mollusques du Règne animal de Cuvier, pl. 37, fig. 1 a.
(c) Souleyet, Op. cit., pl. 19, fig. 1, 2, et pl. 23, fig. 1.
(d) Voyage de l'Astrolabe, MOLLUSQUES, pl. 69 (reproduites par M. Deshayes dans l'Atlas du Règne animal de Cuvier, MOLLUSQUES, pl. 65, fig. 1 c).
(e) Cuvier, Mém. sur l'Haliotide, etc., pl. 2, fig. 2 et 5 (Mém. sur les Mollusques), et Atlas du Règne animal, MOLLUSQUES, pl. 63, fig. 3 b et 4 c.

rejetées à gauche, et l'une d'elles se développe beaucoup, tandis que l'autre reste à l'état rudimentaire, ainsi que cela se voit chez les Tritons (1). Dans d'autres cas, les deux branchies se

une paire de branchies à peu près égales en grandeur, placées l'une à droite, l'autre à gauche de la grande fente située à la voûte de la chambre respiratoire. Elles sont fusiformes, libres à leurs deux extrémités, et attachées au manteau par un prolongement membraneux qui s'étend dans presque toute la longueur de leur bord supérieur. Enfin, chacune d'elles se compose de deux séries de folioles membraneuses disposées comme les feuillets d'un livre ou les barbes d'une plume à droite ou à gauche d'un plan médian dont le bord supérieur occupé par le canal sanguin afférent, se continue avec la membrane qui la suspend à la voûte palléale et dont le bord inférieur est longé par le vaisseau efférent (a).

(1) Voyez la figure du grand Triton de la Méditerranée, que j'ai donnée dans mon *Voyage en Sicile*, t. I, pl. 25.

La branchie du côté gauche est fusiforme et bipinnée, à peu près comme celles de l'Haliotide dont il vient d'être question, mais elle est rudimentaire. Celle du côté droit est au contraire très développée, et se compose d'une seule rangée de grandes feuilles qui sont plus larges que longues, et qui adhèrent à la voûte de la chambre respiratoire de toute l'étendue de leur bord supérieur, de chaque côté duquel règne l'un des grands canaux sanguins communs à l'ensemble de la branchie.

La disposition de l'appareil branchial est à peu près la même dans les genres Cône (b), Olive (c), Volute (d), Mitre (e), Buccin (f), Nasse (g), Eburne (h), Ancillaire (i), Harpe (j), Casque (k), Vis (l), Cérithe (m), Rocher (n), Pyrule (o), Fuseau (p), Rostellaire (q), Natice (r), etc.

Dans la grande TONNE de la Médi-

(a) Voyez Cuvier, *Op. cit.*, pl. 4, fig. 12.
— Milne Edwards, *Voyage en Sicile*, t. I, pl. 26, fig. 2.
(b) Exemple : *C. rusticus* (Poli, *Testacea utriusque Siciliæ*, t. III, pl. 45, p. 8).
(c) Ex. : *Oliva erythrostoma* (Quoy et Gaimard, *Voy. de l'Astrolabe*, MOLLUSQ., pl. 46, fig. 15).
(d) Ex. : *Voluta vespertilio* (Quoy et Gaimard, *Op. cit.*, MOLLUSQUES, pl. 44, fig. 9).
(e) Ex. : *Mitra episcopalis* (Quoy et Gaimard, *Op. cit.*, MOLLUSQUES, pl. 45, fig. 2).
(f) Ex. : *Buccinum undatum* (Cuvier, *Mém. sur les Buccins*, fig. 3 et 4 ; *Mém. sur les Mollusques*, et *Ann. du Muséum*, t. XI, 1808).
(g) Ex. : *Buc. lævissimum* (Quoy et Gaimard, *Op. cit.*, MOLLUSQUES, pl. 31, fig. 16).
(h) Ex. : *Eburnea spirata* (Quoy et Gaimard, *Op. cit.*, MOLLUSQUES, pl. 31, fig. 12).
(i) Ex. : *Ancillaria albisulcata* (Quoy et Gaimard, *Op. cit.*, MOLLUSQUES, pl. 49, fig. 10).
(j) Ex. : *Harpa ventricosa* (Reynaud, *Mém. de la Soc. d'hist. nat. de Paris*, t. V, pl. 3, fig. 4).
— *Harpa minor* (Quoy et Gaimard, *Op. cit.*, MOLLUSQUES, pl. 42, fig. 6).
(k) Ex. : *Cassis cornuta* (Quoy et Gaimard, *Op. cit.*, MOLLUSQUES, pl. 43, fig. 2).
(l) Ex. : *Terebra ventricosa* (Quoy et Gaimard, *Op. cit.*, MOLLUSQUES, pl. 36, fig. 31).
(m) Ex. : *Cerithium telescopium* (Berkeley et Hoffmann, *Zoological Journal*, vol. V, pl. 20, fig. 3 et 5).
(n) Ex. : *Murex inflatus* (Quoy et Gaimard, *Op. cit.*, MOLLUSQUES, pl. 36, fig. 1).
(o) *Pyrula tuba* (Souleyet, *Voyage de la Bonite*, Hist. nat., pl. 42, fig. 3 et 4).
(p) Ex. : *Fusus australis* (Quoy et Gaimard, *Voy. de l'Astrolabe*, MOLLUSQ., pl. 34, fig. 13).
(q) Ex. : *Rostellaria pespelicani* (Poli, *Op. cit.*, t. III, pl. 48, fig. 9).
(r) Ex. : *Natica melanostomida* (Quoy et Gaimard, *Op. cit.*, MOLLUSQUES, pl. 66, fig. 7).
— *N. marmorata* (Souleyet, *Voyage de la Bonite*, pl. 36, fig. 6).

rapprochent et s'unissent dans toute leur longueur, de façon à ressembler à une grande branchie impaire. Enfin, dans quelques espèces, l'un de ces organes disparaît complétement, tandis que l'autre se développe beaucoup (1).

terranée, la disposition des branchies est encore la même (a) ; mais. dans la *T. cordiforme*, c'est la branchie droite qui est rudimentaire et la gauche très développée (b).

Dans les Strombes, la branchie gauche est presque aussi longue que la droite, mais tout à fait linéaire, tandis que l'autre est très grande (c).

Il en est de même chez les Natices (d).

Dans le genre Porcelaine, la petite branchie, au lieu d'être fusiforme, comme d'ordinaire, est triangulaire (e).

Je dois ajouter que, d'après les recherches récentes de M. Williams, l'organe désigné ci-dessus sous le nom de *petite branchie* n'appartiendrait pas à l'appareil respiratoire et ne serait qu'une sorte de glande, de façon que chez tous les Pectinibranches il n'y aurait en réalité qu'une seule branchie ; mais jusqu'ici cet auteur n'a pas rendu compte avec assez de détails des observations sur lesquelles cette assertion repose, et jusqu'à plus ample informé il me semble impossible d'adopter son opinion (f).

(1) Dans le genre Turbo, on trouve à la voûte de la cavité respiratoire un panache branchial unique qui est composé de deux rangées de folioles triangulaires, mais qui semble résulter de la soudure de deux branchies ; car, en arrière, ces feuillets sont séparés par une cloison incomplète ayant quelque analogie avec celle des Phasianelles (g).

Une disposition analogue existe chez les Littorines (h).

Chez la *Janthine*, il existe également une seule branchie composée de grands feuillets triangulaires qui ressemblent beaucoup aux branchies multiples des Firoles, des Carinaires, des Atlantes, etc., et qui sont garnis latéralement de replis lamelleux transversaux (i).

Une structure analogue se voit chez les Stomatelles (j).

Chez la *Paludina vivipara*, on trouve une grande branchie pectiniforme composée de trois rangées

(a) Voyez *Dolium galea* (Poli, *Testacea utriusque Siciliæ*, t. III, pl. 47, fig. 4).
(b) Quoy et Gaimard , *Voyage de l'Astrolabe*, Mollusques, pl. 41, fig. 2 et 11.
(c) Exemple : *Strombus lambis* (Quoy et Gaimard, *Op. cit.*, pl. 49, fig. 18).
(d) Voyez Souleyet, *Voyage de la Bonite*, pl. 36, fig. 1 et 6.
(e) Ex. : *Cypræa pyrum* (Poli, *Op. cit.*, t. III, pl. 45, fig. 18).
— *C. tigris* (Quoy et Gaimard, *Op. cit.*, Mollusques, pl. 49, fig. 4).
(f) Williams, *On the Mecanism of Aquatic Respiration in Invertebrate Animals* (*Ann. of Nat. Hist.*, 1856, 2e série, t. XVII, p. 32).
(g) Ex. : *Turbo pica* (Cuvier, *Mém. sur la Vivipare*, etc., fig. 7 ; *Mém. sur les Mollusques*).
— *T. scaber* (Souleyet, *Voyage de la Bonite*, pl. 38, fig. 1).
(h) Ex. : *Littorina littoralis* (Souleyet, *Op. cit.*, p. 552, pl. 2, 3, fig. 1 et 2.
(i) *Janthina communis* (Cuvier, *Mém. sur la Janthine*, fig. 5).
— Delle Chiaje, *Op. cit.*, pl. 67, fig. 3, etc.
(j) Ex. : *Stomatella maculata* (Quoy et Gaimard, *Op. cit.*, Mollusques, pl. 66 bis, fig. 15).
— *S. auriculata* (Quoy et Gaimard, pl. 66 bis, fig. 17).

Conformation
des
branchies.

§ 18. — Quant au mode de conformation de ces appendices respiratoires, on rencontre des différences assez nombreuses parmi les Opisthobranches, mais fort peu dans l'ordre des Prosobranches.

Chez ces derniers, la branchie se compose ordinairement d'une bande ou tige lamelleuse qui se termine en pointe, qui est creusée dans toute sa longueur de deux grands canaux sanguins, et qui porte sur chacune de ses faces une multitude de lamelles membraneuses disposées comme les feuillets d'un livre et creusées à leur tour de canalicules sanguins en communication avec les gros troncs vasculaires dont il vient d'être question (1). La branchie ainsi constituée communique avec

de longs filaments coniques, disposés très régulièrement comme des dents de peigne le long d'une bande vasculaire qui s'étend longitudinalement sur la voûte de la chambre respiratoire, et qui est parallèle à l'oviducte ainsi qu'à l'intestin rectum (a).

Dans la Valvée porte-plumet, la branchie flotte au dehors de la cavité respiratoire, comme une plume (b).

Chez les Troques et les Roulettes, on voit aussi une seule branchie composée de grands filaments rigides (c).

Enfin, je citerai encore comme exemples de Prosobranches à une

seule branchie, les Nérites (d), les Sigarets (e), les Cabochons (f), et les Calyptrées (g).

Dans les Siphonaires, la chambre respiratoire est très développée transversalement, et s'ouvre au dehors par un trou arrondi, situé droite et pourvu d'une sorte de valve pour se clore à la volonté de l'animal. La branchie est grande et disposée transversalement dans cette chambre (h).

(1) En étudiant au microscope la structure intime des branchies des Mollusques, M. Williams a reconnu dernièrement que chez tous les Pectinibranches chacun des feuillets con-

(a) Cuvier, Mém. sur la Vivipare, fig. 2 et 3 (Mém. sur les Mollusques, et Ann. du Muséum, t. XI, 1808).

(b) Gruithuisen, Die Branchienschnecke (Nova Acta Acad. Nat. curios., 1824, t. X, p. 437, pl. 38, fig. 2 et 5).

— Moquin-Tandon, Histoire naturelle des Mollusques terrestres et fluviatiles, 1856, p. 77, pl. 42, fig. 13.

(c) Ex. : Trochus pagodus (Quoy et Gaimard, Op. cit., Mollusques, pl. 62, fig. 3).

— Rotella lineolata (Quoy et Gaimard, loc. cit., pl. 64, fig. 29).

(d) Ex. : Nerita polita (Quoy et Gaimard, Op. cit., Mollusques, pl. 65, fig. 32).

(e) Ex. : Sigaretus longanus (Quoy et Gaimard, pl. 66 bis, fig. 6).

(f) Voyez Savigny, Égypte, Moll. Gastérop., pl. 3, fig. 3, et Quoy et Gaimard, pl. 25, fig. 6.

(g) Ex. : Calyptræa sinensis (Deshayes, Ann. des sc. nat., 1824, t. III, pl. 17, fig. 5 et 6).

— Calyptræa byronensis (Owen, Trans. Zool. Soc., vol. 1, pl. 30, fig. 3 à 6).

(h) Quoy et Gaimard, Op. cit., pl. 23, fig. 6, et Règne animal de Cuvier, Mollusques, pl. 48 bis, fig. 3.

le reste de l'organisme par sa base, et adhère à la voûte de la
cavité respiratoire par son bord supérieur dans une étendue
plus ou moins considérable. Vue latéralement, elle ressemble
donc à une pyramide feuilletée dont le sommet est ordinairement libre, et, vue par sa face inférieure, elle présente l'aspect
d'un panache bipinné dont les barbes seraient courtes. Tantôt
ces lamelles sont larges et ressemblent à des folioles ; d'autres
fois elles sont très étroites et même filiformes ; enfin, au lieu
d'être simples, elles peuvent se plisser latéralement de façon à
devenir pectinées, se fendre en lanières simples ou devenir
rameuses. D'autres fois, au contraire, la branchie se simplifie,
et ne consiste qu'en une seule rangée de lamelles disposées
parallèlement et adhérentes à la voûte de la cavité respiratoire
dans toute l'étendue de leur bord supérieur (1).

Les Opisthobranches nous offrent aussi, dans chacun de leurs
appendices respiratoires considérés isolément, une série de

stitutifs de ces organes est renforcé et
soutenu par un filament subcartilagineux rigide, qui en occupe le bord
dorsal et se trouve revêtu par une
membrane ciliée très dense, disposition qui rappelle un peu ce que nous
avons déjà vu chez les Acéphales
Lamellibranches et qui n'existe pas
chez les autres Gastéropodes (a).

(1) C'est ce mode d'organisation qui
a valu au principal groupe formé par

ces Mollusques le nom de *Pectinibranches*, dans le système de classification établi par Cuvier (b).

Comme exemple de branchies à folioles simples et lisses, je citerai les
Buccins (c), les Toupies (d), les Pourpres (e), les Haliotides, etc.

Chez les Littorines (f), les Jan-
thines (g), les Patelles (h), les Oscabrions (i), etc., ces feuilles sont
garnies latéralement de replis lamel-

(a) Williams, *On the Mechanism of Aquatic Respiration (Ann. of Nat. Hist.,* 1856, 2ᵉ série,
vol. XVII, p. 31, pl. 5, fig. 4, 9, 13, 14).
(b) *Le Règne animal distribué d'après son organisation,* 2ᵉ édit., t. III, p. 70.
(c) Williams, *On the Mechanism of Aquatic Respiration (Ann. of Nat. Hist.,* 1856, 2ᵉ série,
vol. XVII, p. 37, pl. 5, fig. 4, *Buccinum undatum*).
(d) Williams, *loc. cit.,* fig. 13 et 14 (*Trochus majus* et *T. cinerescens*). Les lignes transversales
qui se voient sur la face latérale des folioles dans une de ces figures indiquent seulement la direction
des vaisseaux sanguins, et non l'existence des replis lamelleux.
(e) Williams, *loc. cit.,* fig. 9.
(f) Williams, *loc. cit.,* fig. 3.
(g) Voyez ci-dessus, page 66.
(h) Milne Edwards, *Voyage en Sicile,* t. I, pl. 27, fig. 2.
(i) Savigny, *Égypte,* MOLLUSQUES GASTÉROPODES, pl. 3, fig. 5 ³, 5 ⁶, etc.

modifications analogues à celles que nous venons de trouver dans les lamelles secondaires de la branchie composée des Prosobranches ; mais ces appendices tendent à se compliquer davantage et prennent parfois un aspect dendroïde.

leux transversaux qui en augmentent beaucoup la surface.

Chez les OSCABRIONS, les folioles branchiales ressemblent davantage encore aux branchies multiples des Hétéropodes, et sont garnies latéralement de replis lamelleux qui se développent de plus en plus du sommet à la base de chacun de ces appendices, de façon à leur donner la forme d'une petite pyramide feuilletée de chaque côté. Des fibres musculaires sont logées entre les deux lames membraneuses dont chacune de ces feuilles se compose et en rendent les bords contractiles. Enfin deux gros troncs vasculaires occupent le milieu des faces supérieure et inférieure de ces pyramides branchiales, qui, par l'ensemble de leur structure, offrent beaucoup d'analogie avec les branchies des Crabes, ainsi que nous le verrons dans une prochaine leçon. Il est cependant à noter qu'ici, de même que chez les autres Gastéropodes, les lamelles branchiales sont complétement recouvertes de cils vibratiles. Enfin le nombre de ces organites varie suivant les espèces : chez le *Chiton*

asellus on en compte seulement dix de chaque côté du corps ; mais il y en a douze chez le *C. ruber*, quinze chez le *C. fascicularis*, dix-sept chez le *C. cinereus*, dix-huit chez le *C. quinquevalves*, et vingt-quatre chez le *C. marmoreus (a)*.

Chez la VALVÉE, ces replis latéraux s'allongent et se compliquent de façon à donner à la branchie un aspect d'un plumet fort élégant ; et comme cet organe est en même temps libre dans presque toute sa longueur et susceptible de saillir au dehors, il a valu à ce petit Mollusque le nom de *porte-plumet (b)*.

Quant à la forme des lamelles branchiales, on rencontre de genre à genre des différences qui parfois sont très grandes. En général, elles sont plus ou moins triangulaires. Chez la Vivipare d'eau douce, ou *Paludina vivipara*, ce sont des lanières très étroites qui ressemblent bien réellement à des dents de peigne (c), et chez la Nérite fluviale leur forme est intermédiaire entre celles des mêmes parties chez les Paludines et les Valvées (d). Chez les Turbos (e), les Tritons (f), les Py-

(a) Cuvier, *Mém. sur l'Haliotide*, etc., p. 23, pl. 3, fig. 9.
— Williams, *On the Mechanism of Aquatic Respiration*, etc. (*Ann. of Nat. Hist.*, 1855, 2ᵉ série, t. XVI, p. 408, pl. 11, fig. 2 et 3).
(b) Voyez ci-dessus, page 67.
(c) Cuvier, *Mém. sur la Vivipare*, p. 5, fig. 2 et 3 (*Mém. sur les Mollusques*, et *Ann. du Mus.*, 1808, t. XI).
— Moquin-Tandon, *Histoire naturelle des Mollusques terrestres et fluviatiles de France*, t. I, p. 76, pl. 40, fig. 2.
(d) Moquin-Tandon, *Histoire naturelle des Mollusques terrestres et fluviatiles*, p. 77, pl. 42, fig. 13.
(e) Cuvier, *loc. cit.*, fig. 7 (*Turbo pica*).
— Souleyet, *Voyage de la Bonite*, MOLLUSQUES, pl. 38, fig. 1 (*T. rugosus*).
(f) Milne Edwards, *Voyage en Sicile*, t. I, pl. 25 (*Triton nodiferum*, Lamk.).

Ainsi, chez les Éolides, comme nous l'avons déjà vu, chaque branchie affecte la forme d'une grande papille conique ou d'une lanière simple et foliacée, fixée par sa base et libre dans le reste de son étendue (1).

Chez les Doris, les branchies sont au contraire d'une structure très compliquée : elles se composent d'une tige principale de chaque côté de laquelle naît une série de pinnules qui sont

rules (a), les Phasianelles (b), etc., elles sont au contraire très larges et médiocrement saillantes ; quelquefois elles se terminent par une sorte d'oreille ou de crosse due à la courbure ou même à l'enroulement du stylet élastique dont leur bord dorsal est garni : chez la *Littorina littorea* (c), et la *Purpura lapillus* (d), par exemple. Enfin, dans les Héliciens, dont M. Gray a formé le genre BYTHINIE, elles sont réduites à de simples rides transversales qui occupent le plafond de la chambre respiratoire et qui établissent le passage entre le mode de structure propre aux branchies des Gastéropodes ordinaires et celle de la poche pulmonaire de quelques-uns de ces Animaux (e).

Je dois rappeler également ici que, chez la plupart des Pectinibranches,

le tronc vasculaire afférent de la branchie longe le bord supérieur et extérieur de cet organe, et le canal efférent occupe le côté opposé de la face basilaire par laquelle il adhère à la voûte de la chambre respiratoire ; de sorte que la rangée des folioles est bien manifestement unique (f). Mais quelquefois le vaisseau efférent est situé au milieu de la face inférieure et libre de la branchie, de façon à séparer entre elles deux rangées de folioles et à donner à l'ensemble de l'organe l'aspect d'une pyramide bipectinée ou d'une plume à barbes symétriques (g). Je ferai connaître la disposition des ramuscules vasculaires dans l'intérieur des folioles branchiales, lorsque je traiterai de l'appareil circulatoire des Mollusques.

(1) Voyez ci-dessus, page 47.

(a) Souleyet, *Voyage de la Bonite*, Zool., t. II, pl. 43, fig. 3 et 4.
(b) Voyez ci-dessus, page 60.
(c) Williams, *Op. cit.* (*Ann. of Nat. Hist.*, 1855, t. XVI, pl. 5, fig. 3).
(d) Williams, *loc. cit.*, pl. 5, fig. 9.
(e) Moquin-Tandon, *Observations sur les genres* PALUDINE *et* BYTHINIE (*Journ. de conchyliologie*, 1851, t. II, p. 241, et *Histoire des Mollusques terrestres et fluviatiles*, p. 76, pl. 39, fig. 31 *bis* et 32.
(f) Exemples : *Buccinum undatum*, Cuvier, *Mém. sur le grand Buccin*, fig. 4 (*Mém. sur les Mollusques*, et *Ann. du Mus.*, 1808, t. XI). — Williams, *loc. cit.*, pl. 5, fig. 2.
— *Triton nodiferum*, Lamk. Milne Edwards, *Voyage en Sicile*, t. I, pl. 25.
— *Phasianella*. Chacune des branchies situées à droite et à gauche de la cloison qui divise la chambre respiratoire en deux loges (voy. page 60) se compose d'une série unique de folioles. (Voyez Cuvier, *Mém. sur la Janthine*, fig. 11 et 12).
(g) Exemples : *Turbo pica*. Voyez Cuvier, *Mém. sur la Vivipare*, etc., p. 11, fig. 7.
— *Haliotis tuberculata*, Lin. Voyez Cuvier, *Mém. sur l'Haliotide*, etc., pl. 1, fig. 12.
— Milne Edwards, *Op. cit.*, pl. 26, fig. 2.

souvent rameuses, et ces organes offrent alors l'aspect d'une large plume à barbes arborescentes.

Enfin, entre ces deux formes extrêmes, il existe beaucoup d'intermédiaires dont le zoologiste doit tenir compte, mais sur lesquels il n'est pas nécessaire de nous arrêter ici (1).

§ 19. — Du reste, quelles que soient la forme et la disposition de l'appareil branchial, la surface en contact avec l'eau

Mécanisme
de
la respiration.

(1) Les branchies des DORIDIENS, ainsi que nous l'avons déjà vu, ont la forme de larges plumes lancéolées dont la tige médiane renferme deux gros troncs vasculaires, et dont les branches latérales se ramifient plus ou moins et portent en général une multitude d'appendices disposés suivant un même plan, de façon à ressembler aux nervures d'une feuille. — Voyez, à ce sujet, les belles figures données par Savigny dans le grand ouvrage sur l'Égypte (a), ainsi que celles de MM. Quoy et Gaimard (b), et celles beaucoup plus nombreuses de MM. Alder et Hancock (c).

Dans certaines espèces, telles que la D. depressa et la D. bilamellata, ces branchies sont insérées isolément sur l'espèce de pétiole que forme l'extrémité basilaire de leur nervure médiane (d); dans d'autres, telles que la D. tuberculata (e) et la D. pilosa (f), elles sont palmées, c'est-à-dire unies entre elles à leur base par une expansion membraneuse commune. D'après ce caractère et à raison de la structure plus ou moins ramifiée des branchies elles-mêmes, lesquelles sont tantôt garnies de pinnules simples (g), d'autres fois de divisions bifides ou trifides (h), M. Ehrenberg a divisé le genre Doris en quatre sous-genres (i).

Chez d'autres Mollusques du même ordre, les DOTO, les TRITONIES et les DENDRONOTES, les ramuscules plus ou moins complexes dont la branchie est garnie, au lieu de s'étaler latéralement en manière de plume, se groupent circulairement autour de la tige principale et constituent de la sorte une touffe arborescente. Tantôt les appendicules ainsi disposés sont simples et papilliformes (j), tantôt

(a) Description de l'Égypte, Hist. nat., t. II ; MOLLUSQUES GASTÉROPODES, pl. 4, fig. 1¹, 1³, 1⁴, 4⁴; 4⁴, etc.

(b) Voyage de l'Astrolabe, Zool., MOLLUSQUES, pl. 16 à 20.

(c) Alder et Hancock, Monogr. of the British Nudibranchiate Mollusca, in-4.

(d) Ex. : D. diaphana, D. depressa et Goniodoris nodosa (Alder et Hancock, Op. cit., Fam. 1, pl. 10, 12, et pl. 18).

(e) Alder et Hancock, Op. cit., Fam. 1, pl. 3, fig. 2.

(f) Alder et Hancock, Op. cit., Fam. 1, pl. 15, fig. 2 et 6.

(g) Exemples de Doris à branchies bipectinées : D. diaphana (Alder et Hancock, Op. cit., Fam. 1, pl. 10, fig. 4 et 5). — D. depressa (loc. cit., pl. 12, fig. 1 et 5). — D. inconspicua (loc. cit., pl. 12, fig. 8 et 13). — D. pusilla (loc. cit., pl. 13, fig. 2, 5 et 6). — D. spersa (loc. cit., pl. 14, fig. 1 et 6).

(h) Exemples de Doris à branchies portant des pinnules bifides ou trifides : D. pilosa (Alder et Hancock, Op. cit., Fam. 1, pl. 15, fig. 2 et 6). — D. Johnstoni (loc. cit., pl. 5, fig. 1, 2 et 5). — D. repanda (loc. cit., pl. 6, fig. 3 et 5).

(i) Ehrenberg, Symbolæ physicæ, MOLLUSCA, 1831.

(j) Ex. : Doto fragilis et D. coronata (Alder et Hancock, Fam. III, pl. 5 et 6).

aéréc se trouve garnie d'une multitude de cils vibratiles dont les
mouvements déterminent dans le liquide ambiant un courant à
direction constante. Ainsi, chez les Doris, le tourbillonnement
de ces filaments microscopiques pousse l'eau de la base des
panaches branchiaux vers leur extrémité ; chez les Patelles,
le même mécanisme produit des courants qui se dirigent du
bord du manteau vers le flanc de l'animal, en passant sur les
feuillets branchiaux de dehors en dedans. Enfin, chez les
Buccins, ce sont encore les cils vibratiles dont les branchies et
les autres parties des parois de la cavité respiratoire sont garnies qui établissent un courant afférent par le siphon et un
courant expirateur par l'extrémité opposée de la fente palléale (1). Le mécanisme de la respiration paraît être essentiellement le même chez tous les autres Pectinibranches, et il est
à remarquer que la direction du courant est telle, que c'est

sont divisés en deux ou trois branches (a), et d'autres fois multifides et
très complexes (b).

Dans un troisième mode de conformation, les divisions primaires de la
branchie sont bilatérales, comme chez
les Doris ; mais, au lieu d'être linéaires,
elles ont la forme de larges replis membraneux empilés comme les feuillets
d'un livre, disposition qui se remarque
dans le genre IDALIA (c).

Chez les PLEUROBRANCHES, où il
existe une seule branchie en forme
de grosse plume, la structure de cet
organe est à peu près la même que
chez les Idalies, si ce n'est que les

folioles, au lieu d'être simples, portent
sur chacune de leurs faces d'autres
replis simples ou multifides (d).

Enfin, chez les APLYSIES, ces feuilles
latérales se développent davantage et
se garnissent de replis secondaires,
tertiaires et quaternaires plus multi-
pliés, de façon à constituer une
branchie très épaisse et très complexe (e).

(1) Le rôle des cils vibratiles dans
le mécanisme de la respiration chez
les Gastéropodes a été constaté par
M. Sharpey. (Voy. l'article *Cilia*, dans
le *Cyclopædia of Anatomy and Physiology* by Todd, vol. I, p. 620.)

(a) Ex. : *Tritonia lineata* (Alder et Hancock, *Monogr. of British. Nudibr. Moll*, Fam. II, pl. 4).
(b) Ex. : *Dendronotus arborescens* (Alder et Hancock, *Op. cit.*, pl. 3, fig. 3).
(c) Alder et Hancock, *Op. cit.*, Fam. I, pl. 26, fig. 5.
(d) Les figures que Savigny a publiées ne donnent pas une bonne idée de cette branchie ; celle
de M. Delle Chiaje (*Op. cit.*, pl. 50, fig. 1) est encore plus inexacte, et je renverrai de préférence
à une que j'ai dessinée d'après le vivant et insérée dans l'Atlas de la grande édition du *Règne animal*
de Cuvier, MOLLUSQUES, pl. 32, fig. 1 f.
(e) Voyez Milne Edwards, *Voyage en Sicile*, t. I, pl. 23.

après avoir baigné les branchies que celui-ci passe dans le voisinage de l'anus et s'échappe au dehors (1). Ainsi, chez ces Mollusques, de même que chez les Acéphales, les mouvements respiratoires viennent en aide à l'appareil digestif pour assurer l'évacuation des fèces ; mais ici encore les choses sont disposées de telle façon que ce cumul physiologique n'altère pas la pureté de l'eau en contact avec les branchies, et par conséquent ne nuit en rien à l'action du fluide respirable sur l'organisme.

§ 20. — En résumé, nous voyons donc que, dans la classe des Gastéropodes, la respiration est diffuse et cutanée chez les Phillyroés, les Actéons, etc. Résumé.

Que tout en restant en grande partie cutanée, elle s'exerce principalement par des appendices dorsaux chez les Éolides, etc.

Que les branchies ainsi constituées se compliquent peu à peu dans leur structure, et tendent à s'abriter sous des parties saillantes du corps, les bords du manteau, par exemple, ainsi que nous l'avons vu chez les Pleurobranches, les Patelles, etc.;

---

(1) En saupoudrant avec de la poudre de lycopode la surface de l'appareil branchial de divers Pectinibranches à l'état vivant, et en plaçant ces animaux dans l'eau après avoir ouvert largement la voûte de leur chambre palléale, M. Williams a pu étudier avec précision le mécanisme de leur respiration. Le courant principal suit la direction indiquée ci-dessus, mais se subdivise en une multitude de petits courants secondaires pour passer entre les feuillets branchiaux et en baigner les faces latérales. Les cils vibratiles, qui sont les principaux organes moteurs dont le jeu détermine ces courants, tapissent toutes les parties de la chambre respiratoire, mais sont surtout très développés sur les bords libres des lamelles branchiales; ceux qui garnissent les faces latérales de ces folléoles sont extrêmement petits. Enfin des fibres musculaires logées dans l'épaisseur de la branchie viennent aussi en aide au mécanisme de la respiration de ces Mollusques, en déterminant un certain écartement entre les lamelles branchiales et en y facilitant l'abord de l'eau (a).

(a) Williams, *On the Mechanism of Aquatic Respiration and Structure of Organs of Breathing in Invertebrate Animals* (Ann. of Nat. Hist., 1855, 2ᵉ série, t. XVI, pl. 19, fig. 3 ᴮ, et 1856, t. XVII, p. 35).

ou bien dans la dépression que l'anus détermine par sa contraction, comme cela s'observe chez les Doris.

Enfin, que dans les espèces dont la structure est le plus perfectionnée sous ce rapport, les branchies, réduites au nombre
de deux ou d'une seulement, mais d'un volume considérable,
sont renfermées dans une chambre palléale qui sert en même
temps de cloaque, qui se trouve constituée par un ou deux
replis du manteau au-dessus de la portion antérieure de la
région dorsale, et qui se loge ordinairement dans le dernier tour
de spire de la coquille.

Nous avons vu aussi que cette chambre respiratoire est également susceptible de se perfectionner par le développement
d'une portion, de son orifice, de façon à constituer un siphon ou
canal inspirateur.

Classe
des
Ptéropodes.

§ 21. — Le petit groupe des Ptéropodes nous offre, dans la
conformation des instruments de la respiration, plusieurs degrés
de perfectionnement analogues à ceux que nous venons de
passer en revue chez les Gastéropodes.

Clios.

Ainsi, chez les Clios, aucun organe spécial ne paraît être
affecté à cette fonction, et la respiration est, suivant toute apparence, cutanée et diffuse (1).

Euribies.

Les Euribies portent à la partie antérieure de leur corps, en
avant des nageoires, deux longs appendices tentaculiformes qui
reçoivent beaucoup de sang dans leur intérieur, et qui paraissent être des branchies d'une structure très simple (2). C'est
une disposition qui correspond, jusqu'à un certain point, au

(1) Cuvier avait considéré les nageoires cervicales en forme d'ailes
dont ces animaux sont pourvus comme
étant des branchies; mais M. Eschricht a fait voir que ces appendices
sont essentiellement musculaires et
ne présentent pas les caractères d'un
organe respiratoire (a).

(2) Souleyet a figuré ces organes
d'après des individus vivants (b).

(a) Anatomische Untersuchungen über die Clione borealis. In-4, Copenh., 1838. — Voyez
aussi Souleyet, Voyage de la Bonite, Zool., t. II, p. 281.
(b) Souleyet, loc. cit., p. 247, pl. 15, fig. 7 et 8.

mode d'organisation de l'appareil respiratoire de quelques Éolidiens.

Chez les Pneumodermes, on voit à l'extrémité postérieure du corps un appareil branchial qui rappelle un peu la rosace dorsale des Doris, mais qui n'a point de connexions avec l'anus (1). Deux paires de branchies lamelleuses, en forme de fourche, y sont réunies de manière à constituer par la soudure de leurs branches une sorte d'étoile à quatre rayons ; elles portent une multitude de petites lamelles transversales, et font saillie à l'arrière du corps, de façon à flotter librement dans le fluide respirable. Enfin, chez la plupart des autres Ptéropodes, les branchies ne sont pas extérieures, mais se trouvent renfermées dans une cavité formée par le manteau et placée à la face inférieure du corps. Je citerai comme exemple de ce mode d'organisation l'appareil respiratoire des Hyales et des Cléodores (2).

Pneumodermes.

Hyales.

(1) Cuvier n'a étudié les branchies des Pneumodermes que chez des individus contractés par l'action de l'alcool (a) ; mais Souleyet les a représentées d'après le vivant (b).

(2) Les Hyales ont une grande branchie disposée comme une guirlande tout autour des parties latérales et postérieures du corps, et renfermée dans l'intérieur d'une cavité palléale qui est située au-dessous et sur les côtés de l'abdomen, et qui est ouverte en avant à la face inférieure de celui-ci. Cette branchie a la forme d'un fer à cheval ou d'une ellipse qui serait interrompue en avant ; dans toute la portion moyenne ou postérieure, elle se compose d'une seule rangée de folioles réunies en petits paquets fusiformes dont chaque extrémité s'insère sur un gros tronc marginal commun. La série de lamelles, ainsi constituée, se continue de chaque côté jusqu'à l'extrémité antérieure et libre de la branchie ; mais dans les deux portions antérieures de cet organe elle se trouve unie à une seconde série de folioles située plus en dedans. Du côté droit de l'animal, cette série accessoire se compose de lamelles disposées en dents de peigne qui s'avancent sous la masse viscérale, dans la partie correspondante de la chambre respiratoire. L'autre portion accessoire de la branchie, située du côté gauche du corps, occupe également le bord interne de l'organe ; elle se compose aussi de folioles disposées parallèlement entre elles, mais elle est beaucoup moins grande que la portion complémentaire du côté

(a) Cuvier, *Mém. sur l'Hyale*, etc., p. 7, fig. 1, 2, etc. (*Mém. sur les Mollusques*, et *Ann. du Muséum*, t. IV, 1808).

(b) Souleyet, *Op. cit.*, pl. 14, fig. 6, etc.

Classe
des
Céphalopodes.

§ 22. — La structure de ces derniers Ptéropodes conduit à celle, plus perfectionnée, des CÉPHALOPODES, dont la respiration est également branchiale.

Chambre
respiratoire.

Chez tous les Mollusques de cette classe, il existe à la face inférieure du corps une grande chambre respiratoire, dont les parois sont constituées par le manteau. Celui-ci a toujours la forme d'un sac clos en arrière et ouvert en avant; l'abdomen de l'animal s'y trouve renfermé, et c'est dans l'espace libre compris entre la surface extérieure de cette portion du corps et la face interne du manteau que sont logées les branchies, ainsi que l'anus, la terminaison de l'appareil reproducteur et les orifices de quelques organes glandulaires excréteurs. Le bord antérieur du manteau embrasse le cou de l'animal, mais

opposé; et elle ne naît pas comme elle sur le canal sanguin qui occupe le bord interne de la portion voisine, elle s'insère sur une tige particulière qui se dirige parallèlement à la branche droite du grand croissant formé par l'ensemble de l'appareil. Toutes ces parties ont un même canal sanguin afférent, et si l'on prend pour point de partage l'endroit où ce vaisseau quitte l'organe respiratoire pour aller vers le cœur, on voit que l'appareil branchial se compose de deux moitiés très inégalement développées. Vers leur extrémité antérieure, celles-ci sont l'une et l'autre formées d'une double série de lamelles insérées des deux côtés de ce vaisseau, comme sur une nervure médiane, mais à une certaine distance de leur pointe chacune de ces branchies se trouve réduite à la série de folioles qui en occupe le côté externe.

Ainsi il existe à droite et en avant deux branchies unisériées qui, par leur union, simulent une plume bipennée : la branchie interne s'arrête bientôt; l'externe, au contraire, se continue en arrière de la masse viscérale, la contourne à gauche, et là, sur le devant, se complète par l'adjonction d'une seconde série de folioles qui en occupent le bord interne. Cuvier n'avait vu qu'une portion de cet appareil (a) qui a été décrit d'une manière plus complète d'abord par M. Van Beneden (b), puis par Souleyet (c).

Dans le genre CLÉODORE, il existe une chambre palléale disposée de la même manière, et renfermant une branchie formée par une simple bande membraneuse qui adhère au pourtour de la masse viscérale par un de ses bords, et qui, étant libre au bord

(a) Cuvier, Mém. sur l'Hyale, fig. 5 et 6 (loc. cit.).
(b) Van Beneden, Exercices zootomiques (Mém. de l'Acad. des sciences de Bruxelles, 1839, t. XII, pl. 3, fig. 4).
(c) Souleyet, Voyage de la Bonite, Zool., t. II, p. 115, pl. 9, fig. 3.

y est libre sur les côtés ainsi qu'en dessous ou même tout autour (1), et y laisse par conséquent une grande fente transversale par laquelle la cavité branchiale communique au dehors. Enfin, il existe toujours aussi au-devant et au-dessus de cette fente une sorte d'entonnoir dont la partie élargie se trouve engagée dans la chambre respiratoire, et dont la portion rétrécie s'avance au dehors sous la tête du Mollusque. Le grand repli cutané qui constitue ce manteau en forme de sac (2) contient dans son épaisseur une couche très forte de fibres charnues, et à raison, soit de la contractilité de sa tunique musculaire, soit de l'élasticité de son tissu, il est susceptible de se resserrer brusquement ou de reprendre sa position primitive. La cavité branchiale peut donc se dilater et se contracter alternativement, et la conséquence de ces deux mouvements opposés est l'afflux de l'eau dans son intérieur ou l'expulsion de ce liquide au dehors. Lorsque le sac palléal se distend, son bord antérieur

Mécanisme de la respiration.

opposé, flotte dans la cavité respiratoire (a).

Dans les CUVIÉRIES, la branchie et le sac respiratoire qui la renferme sont disposés à peu près de même que chez les Cléodores (b).

Enfin, dans le genre CYMBULIE, il existe aussi en dessous une espèce de chambre respiratoire qui entoure la masse viscérale ou l'abdomen du Mollusque, et qui renferme deux feuillets membraneux que M. Van Beneden considère comme des branchies. L'eau pénètre dans cette cavité par une ouverture postérieure (c).

Quant au genre SPIRIALE, que Souleyet range également parmi les Ptéropodes, la disposition de l'appareil est tout autre, et ressemble à celle des Gastéropodes Prosobranches; mais je ne pense pas que les petits Mollusques désignés sous ce nom soient réellement des Ptéropodes, et c'est dans la classe des Gastéropodes qu'ils me semblent devoir être placés (d).

(1) Chez les POULPES, le bord antérieur du manteau se confond avec la peau de la tête, sur la partie dorsale du corps, et ne devient libre que latéralement et en dessous. Chez les CALMARS, au contraire, ce bord forme en arrière du cou un anneau complet.

(2) Ce sac est court et arrondi chez les Poulpes, un peu plus allongé chez les Seiches, et en forme de cornet chez les Calmars.

(a) Souleyet, Op. cit., p. 168, pl. 10, fig. 3.
(b) Souleyet, p. 202, pl. 12, fig. 12 et 17.
(c) Van Beneden, Mém. sur la Cymbulie de Péron (Acad. de Bruxelles, t. XII, pl. 1, fig. 1 et 2).
(d) Voyez Souleyet, Op. cit., t. II, p. 208, pl. 11, fig. 13, etc.

s'éloigne du cou de l'animal, et la fente transversale dont j'ai déjà signalé l'existence dans cette région s'élargit de façon à livrer un passage facile à l'eau inspirée. Lors du mouvement contraire, c'est-à-dire quand les parois de la chambre respiratoire se resserrent, les bords de cette fente se rapprochent, et, par suite de quelques dispositions mécaniques qu'il serait trop long de décrire ici (1), l'eau pressée par le manteau ne peut plus

(1) C'est de chaque côté du cou que la grande fente transversale ménagée entre le bord antérieur du manteau et la base de l'entonnoir présente le plus d'extensibilité, et constitue la principale voie pour l'entrée de l'eau dans la cavité branchiale. Toujours le bord du manteau chevauche sur le bord postérieur de l'entonnoir, de façon à embrasser la base évasée de cet organe ; et chez les Nautiles, c'est seulement la contraction de la lèvre externe de la fente respiratoire, venant à coïncider avec la dilatation de l'entonnoir, qui ferme ce passage au moment de l'expiration, et oblige la totalité de l'eau rejetée au dehors à traverser ce dernier organe. Mais chez les autres Céphalopodes, la structure de l'orifice inspirateur se complique de manière à mieux assurer cette division du travail.

Ainsi, chez les Seiches, les Calmars (a) et les Argonautes (b), il existe de chaque côté de la face interne du manteau une espèce de bouton de consistance cartilagineuse qui est reçu dans une fossette correspondante en forme de boutonnière pratiquée sur la face externe de la base de l'enton-

noir. Il en résulte une articulation entre les deux bords de la fente cervicale et un point d'appui pour la contraction des muscles palléaux à l'aide desquels la clôture de cette fente devient complète au moment de l'expiration. Chez les Seiches et les Calmars, ce tubercule latéral est simple et allongé ; dans l'Argonaute, l'articulation est double, le manteau et l'entonnoir ayant chacun sur les côtés un bouton arrondi et une fossette faisant office de boutonnière. Dans le Loligopsis, cette articulation n'existe plus, et le bouton palléal est remplacé par une série de tubercules (c).

Chez les Poulpes et les Élédons (d), le mécanisme à l'aide duquel la clôture de l'orifice inspirateur s'oblitère n'est plus le même. La base de l'entonnoir, au lieu d'être fermée seulement par la portion évasée du tube expirateur, présente de chaque côté un grand repli transversal disposé de façon à circonscrire en dehors une cavité terminée en cul-de-sac antérieurement et largement ouvert en arrière, où elle est en continuité avec la chambre respiratoire. Il en résulte que la portion de la

(a) Voyez Milne Edwards, *Voyage en Sicile*, t. I, pl. 18.
(b) Voyez Poli, *Testacea utriusque Siciliæ*, t. III, pl. 42, fig. 2. — Van Beneden, *Exercices zootomiques*, pl. 1, fig. 7, et *Mém. de l'Acad. de Bruxelles*, t. XI.
(c) Owen, art. *Cephalopoda* (Todd's *Cyclop. of Anat. and Physiol.*, vol. I, p. 543).
(d) Voyez la figure que j'en ai donnée dans la grande édition du *Règne animal* de Cuvier, MOLLUSQUES, pl. 1 a.

passer par les orifices inspirateurs, mais s'engage dans la portion évasée de l'entonnoir qui termine en avant la chambre respiratoire, et s'échappe au dehors par l'orifice pratiqué à l'extrémité libre et tubiforme de cet organe.

Il y a donc dans le mécanisme de la respiration chez les Céphalopodes une division de travail plus complète que chez les autres Mollusques. L'inspiration se fait par la fente palléale, l'expiration par l'entonnoir, et le renouvellement du liquide respirable est dû, non à l'action de cils vibratiles garnissant la surface respirante elle-même (1), mais à l'intervention d'un

face antérieure de cette chambre occupée par la base de l'entonnoir se trouve divisée en trois loges : une médiane, qui est le commencement du canal expirateur, et deux latérales, qui n'ont pas d'issue antérieurement. Or, la paroi externe de ces loges latérales, étant très flexible, se tend et s'applique comme une valvule sigmoïde contre la paroi voisine du manteau, lorsque l'eau, pressée par la contraction de la chambre respiratoire, la pousse d'arrière en avant. Il en résulte donc, de chaque côté du cou, une espèce de soupape qui s'affaisse au moment de l'aspiration, et permet alors au liquide ambiant de pénétrer jusqu'aux branchies par la fente cervicale, mais qui se relève et ferme l'orifice inspirateur lorsque le courant tend à s'établir en sens contraire.

Il résulte des observations récentes de M. Williams, que le courant ainsi établi suit dans l'intérieur de la chambre respiratoire une direction constante. L'eau qui entre par les fentes cervicales se porte d'avant en arrière en longeant le plancher de cette cavité jusqu'en arrière de la base des branchies, puis change brusquement de direction, et se porte d'arrière en avant pour pénétrer dans l'espace libre qui occupe l'axe de chaque branchie chez les Poulpes et les Seiches, ou dans les deux gouttières semi-cylindriques qui longent le bord adhérent de ces organes chez les Calmars. Chacun de ces courants se subdivise ensuite pour passer entre les feuillets transversaux des branchies et rentrer dans la portion moyenne de la chambre respiratoire. Enfin, le courant principal, ainsi reconstitué, après avoir gagné la région cardiaque, marche d'arrière en avant, passe devant l'anus, et s'engage dans l'entonnoir pour s'échapper au dehors (a).

(1) L'absence des cils vibratiles sur les branchies des Céphalopodes a été constatée d'abord par M. Sharpey (b), puis par M. Kock (c).

(a) Williams, On the Mechanism of Aquatic Respiration (Ann. of Nat. Hist., 1855, 2ᵉ série, vol. XVI, p. 327, pl. 9, fig. 7).
(b) Sharpey, Cilia (Todd's Cyclop. of Anat., vol. I, p. 619).
(c) Voyez Siebold et Stannius, Manuel d'anat. comp., t. I, p. 389.

instrument particulier qui fait office de pompe aspirante et
foulante alternativement.

Au premier abord, ce mode de conformation de l'appareil
respiratoire semble devoir nécessiter dans l'organisation de ces
Mollusques une structure complétement différente de celle dont
les Gastéropodes nous ont offert l'exemple. Mais il n'en est rien,
et par une étude attentive de l'anatomie de ces animaux, il devient facile de reconnaître chez tous un même plan fondamental,
modifié dans ses détails seulement.

§ 23. — Examinons d'abord ce qui est relatif au sac palléal
des Céphalopodes, c'est-à-dire à la constitution des parois de la
chambre respiratoire. Pour saisir à la fois l'analogie fondamentale et les différences secondaires qui existent à cet égard entre
ces Mollusques et les Gastéropodes, il suffit de se figurer ce que
serait une Patelle, une Diphyllidie ou même un Pleurobranche,
si le pied charnu qui garnit tout le dessous du corps de ces
animaux ne se développait pas, et si en même temps les deux
lobes du manteau qui partent des côtés du dos prenaient une
grande extension, mais au lieu de se relever en dessus et de
constituer par leur réunion une cavité respiratoire dorsale,
comme cela se voit chez les Gastéropodes ordinaires, se rabat-
taient en dessous et allaient se souder par leurs bords, tant sur la
ligne médiane qu'à l'arrière du corps, à quelque distance de la
face inférieure de l'abdomen. On aurait alors un Mollusque dont
le manteau, adhérant au dos, constituerait tout autour de l'abdomen, une sorte de tunique lâche ou de sac, et circonscrirait
au-dessous de cette portion du corps une cavité ouverte en avant
et logeant dans son intérieur l'appareil branchial, ainsi que les
divers orifices excréteurs. Or, c'est précisément la disposition
que nous offre la chambre respiratoire des Céphalopodes ;
celle-ci peut donc être considérée comme étant réellement
l'analogue de la cavité branchiale des Gastéropodes ordinaires,
comme étant constituée à l'aide des mêmes matériaux orga-

*Constitution
de la chambre
respiratoire.*

niques et comme étant fournie par un procédé génésique semblable, si ce n'est que les lobes élémentaires du manteau, au lieu de se renverser au-dessus du dos, se recourbent sous le ventre (1). Il n'est même pas sans intérêt de voir que les principales modifications dont nous avons déjà rencontré des exemples dans la disposition de la chambre tergale des Gastéropodes s'observent aussi dans la chambre ventrale des Céphalopodes et trouvent leur explication à l'aide des mêmes principes. Ainsi, de même que chez les Gastéropodes Prosobranches, où les deux lobes palléaux, se rencontrant et se confondant par leurs bords seulement, donnent naissance à une voûte simple et à une chambre indivise; de même aussi, chez la plupart des Céphalopodes, le plancher de la chambre palléale est uni, et ne présente, sur la ligne médiane où nous supposons la soudure des lobes latéraux, ni crête ni raphé; mais chez le Poulpe, il en naît une cloison longitudinale qui va s'unir à la face inférieure de l'abdomen, et qui divise dans cette région la chambre respiratoire en deux loges à peu près comme nous l'avons vu chez les Phasianelles, parmi les Gastéropodes (2).

Chez les Ptéropodes les plus élevés en organisation, tels que les Hyales, la disposition de la chambre palléale est la même que chez les Céphalopodes; mais l'appareil respiratoire n'est pas complété en avant par un tube expirateur, et c'est la grande fente cervicale qui sert à la sortie aussi bien qu'à l'entrée de l'eau dont les branchies doivent être baignées. Mais l'addi-

Entonnoir.

---

(1) Lorsque nous étudierons le développement des Animaux, nous verrons qu'en effet chez les Poulpes, de même que chez les Gastéropodes Inférobranches, les branchies se montrent d'abord à nu sur les flancs de l'embryon sous un petit repli qui est le premier rudiment du manteau. A cette période de la vie, il n'y a donc pas encore de chambre respiratoire, et la clôture de cette cavité s'opère plus tard par suite du développement ultérieur du manteau (a).

(2) Voyez ci-dessus, page 60.

(a) Voyez Dugès, *Note sur le développement de l'embryon chez les Mollusques Céphalopodes* (*Ann. des sc. nat.*, 2ᵉ série, 1837, t. VIII, p. 110).

tion de l'entonnoir des Céphalopodes n'est pas le résultat d'une création organique nouvelle, et s'obtient par la simple adaptation d'une partie préexistante dans le plan général, commune à tous les Mollusques céphalés.

En effet, chez tous les Gastéropodes dont le développement a été étudié jusqu'ici, il existe, dans les premiers temps de la vie, un grand voile bilobé qui occupe la région cervicale de la larve, et qui, à raison de la bordure de cils vibratiles dont il est garni, constitue pour ces petits êtres un organe natatoire très puissant ainsi qu'un instrument propre à la respiration, en attendant que les branchies apparaissent (1). Le pied charnu se développe en arrière et au-dessous de cet appendice foliacé, dont il semble être d'abord une dépendance, et en général, à mesure qu'il grandit, le voile cervical tend à s'atrophier et à disparaître. Chez

(1) Ce voile cervical est en général bilobé et ressemble un peu aux roues natatoires des Rotifères. Il est bien développé chez les larves des divers Éolidiens, des Doris, etc., et il de- vient extrêmement grand chez les larves des Vermets. Chez les larves de Buccins, au contraire, il est petit et disparaît promptement (a).

(a) Grant, *On the Existence and Use of Cilia in the Young of the Gasteropodous Mollusca* (*Edinb. Journ. of Science*, 1827, vol. VII, p. 121).
— Sars, *Zur Entwicklungsgeschichte der Mollusken und Zoophyten* (Wiegmann's *Archiv für Naturgeschichte*, 1837, t. I, p. 402).
— *Beiträge zur Entwickl. der Mollusk.* (*Op. cit.*, 1840, t. I, p. 196, pl. 6).— *Zuzätze zu der von mir gegenbenen Darstellung der Entwicklung der Nudibranchien* (*Op. cit.*, 1845, t. I, p. 4, pl. 1, fig. 7 à 10).
— Van Beneden, *Recherches sur le développement des Aplysies* (*Bulletin de l'Académie de Bruxelles*, 1840, t. VII, p. 239, et *Ann. des sc. nat.*, 2ᵉ série, 1841, t. XV, pl. 1, fig. 12).
— Nordmann, *Versuch einer Monographe des Tergipes Edwardsii*, pl. 5, fig. 4, 5, 6 (*Mém. de l'Acad. de Saint-Pétersbourg, Savants étrangers*, t. IV).
— Allman, *On the Anatomy of Actæon* (*Ann. of Nat. Hist.*, 1845, vol. XLVI, p. 153, pl. 7, fig. 10).
— Vogt, *Recherches sur l'embryologie des Mollusques Gastéropodes* (*Ann. des sc. nat.*, 3ᵉ série, 1846, t. VI, p. 1, pl. 4, fig. 37, etc.).
— Reid, *On the Development of the Nudibranchiate Mollusca* (*Ann. of Nat. Hist.*, 1846, t. XVII, p. 377, pl. x, fig. 16, etc.).
— Milne Edwards, *Voyage en Sicile*, t. I, p. 10.
— Quatrefages, *Mém. sur l'embryologie des Tarets* (*Ann. des sc. nat.*, 3ᵉ série, 1849, t. XI, p. 202, pl. 9, fig. 31, etc.).
— Alder et Hancock, *Monogr. of Brit. Nudibr. Moll*, Fam. 3, pl. 1.
— Koren et Danielsson, *Recherches sur le développement des Pectinibranches* (*Ann. des sc. nat.*, 1852, t. XVIII, pl. 5, fig. 23, etc.; 1853, t. XIX, pl. 1, fig. 15, 16, etc.).
— Carpenter, *On the Development of the Embryo of Purpura lapillus* (*Trans. of the Microscopical Soc. of London*, t. III, pl. 4, fig. 15 et 16).
— Koren et Danielsson, *Développement des Pectinibranches* (*Fauna littoralis Norwegiæ*, par Sars, Koren et Danielsson, 1856, 2ᵉ partie, pl. 3, fig. 2 à 5, etc.).

une
pta-
ne à

nent
vie,
rve,
rni,
sant
que
e en
able
qu'il
chez

z les
es de
tit et

Edinb.
iv fur
au der
, p. 4,
nie de
Ann. de
pl. 7,
série,
1846,

t. XI,

es sc.
rosco-
e, par

la plupart des Gastéropodes, on n'en trouve aucune trace quand l'animal a achevé ses métamorphoses; mais dans quelques cas il en est autrement, et chez les Gastéropodes pélagiques connus sous le nom d'Atlantes, cet organe natateur persiste et se développe même beaucoup au-devant du pied, dont les dimensions sont faibles (1). Or, chez les Ptéropodes, où le pied manque plus ou moins complétement, ce même voile céphalique est également persistant, et constitue les nageoires en forme d'ailes qui garnissent la partie antérieure du corps. Enfin, chez les Céphalopodes inférieurs, qui constituent le genre Nautile, on trouve dans la même région une grande expansion lamelleuse qui, au lieu de se diviser en deux lobes et de s'étaler latéralement, reste simple et s'enroule sur elle-même de façon à constituer un gros tube médian fendu en dessous dans toute sa longueur. La base de cet entonnoir incomplet est engagée dans le sac palléal, et sa partie antérieure se prolonge au-dessous de la région céphalique du Mollusque (2). Enfin, chez les Céphalopodes ordinaires, ce même organe se complète par la soudure de ses bords inférieurs, qui, au lieu de chevaucher seulement l'un sur l'autre, comme chez le Nautile, se confondent sur la ligne médiane de façon à clore en dessous le tube expirateur. L'entonnoir des Poulpes, des Seiches et des Calmars peut donc être considéré comme le représentant anatomique de la nageoire sous-cervicale des Ptéropodes et des Atlantes, et semble être le résultat du développement et de l'appropriation aux besoins de la respiration de l'appendice qui, chez tous les Gastéropodes à l'état de larves, est à la fois le principal organe de la locomo-

---

(1) Voy. les belles figures d'Atlantes données par Souleyet, dans le *Voyage de la Bonite*, MOLLUSQUES, pl. 18, 19, 20, 21 et 23 *bis*.

(2) Voyez les figures que MM. Owen et Valenciennes ont données de cet appareil (*a*).

(*a*) Owen, *Mem. on the Pearly Nautilus*, in-4, 1832, et *Mém. sur le Nautile* (*Ann. des sc. nat.*, 1833, t. XXVIII, pl. 1, fig. 1, et pl. 3, fig. 1).
— Valenciennes, *Archives du Muséum d'hist. nat.*, 1841, t. II, pl. 10, fig. 1.

tion et de la respiration, mais qui n'a en général chez ces Mollusques qu'une existence temporaire (1).

§ 24. — Les branchies des Céphalopodes sont placées symétriquement par paires à la partie latérale et moyenne de la chambre respiratoire (2). Chez les Nautiles, il y en a deux paires ; mais chez les Poulpes, les Seiches, les Calmars et tous les autres Céphalopodes ordinaires, il n'y en a qu'une paire ; et comme cette différence coïncide avec d'autres caractères organiques d'une grande importance, M. Owen l'a prise pour base de la division de cette classe en deux ordres, qu'il désigne sous les noms de Céphalopodes Tétrabranchiaux et Céphalopodes Dibranchiaux (3). Chez les premiers, ces organes sont fixés par leur base seulement à la partie latérale de l'abdomen ; mais, chez les Dibranchiaux, ils adhèrent aussi au manteau dans toute l'étendue de leur bord externe, à l'aide d'une expansion qui se détache de la face correspondante de cette tunique. Ils ont la forme d'une pyramide dont le sommet serait dirigé en avant, et ils se composent d'une double série de bandes transversales qui sont fixées par leurs deux extrémités à deux gros troncs vasculaires longitudinaux, et qui portent sur leur face externe une multitude de lamelles dont parfois les deux surfaces sont à leur tour garnies de replis foliacés. Chez les Poulpes, les branchies ainsi constituées sont grosses, courtes et très touf-

(1) Ces vues théoriques sont complétement en accord avec les observations de Dugès, sur le développement de l'embryon de la Seiche. En effet, il a vu que l'entonnoir apparaît d'abord sous la forme de deux lobes latéraux en forme d'ailes.

(2) Duvernoy (a) a donné le nom de branchies accessoires aux appendices glandulaires des grosses veines branchiales ; mais ces organes, comme nous le verrons par la suite, ne paraissent avoir aucun rapport avec la respiration.

(3) On doit à cet anatomiste un très beau travail sur la structure du Nautile flambé, et c'est comme conséquence de ses recherches sur cet animal qu'il a établi la classification citée ci-dessus (b).

(a) Leçons d'anatomie comparée de Cuvier, 2ᵉ édit., t. VII, p. 353.
(b) Memoir on the Pearly Nautilus, in-4, 1832, et Ann. des sc. nat., 1833, 1ʳᵉ série, t. XVIII, p. 87.

fues; chez les Calmars, elles sont beaucoup plus grêles, plus allongées et à barbilles plus délicates (1). Il est aussi à noter que le nombre des pinnules primaires, ou lanières transversales, qui partent directement des deux troncs vasculaires représentant sur chaque face de la branchie une sorte de tige ou de nervure principale, varie dans les divers genres : dans le Poulpe, on n'en compte qu'une dizaine ; dans les Loligopsis, il n'y en a que vingt-quatre paires ; dans la Seiche commune, le nombre s'en élève à trente-six paires, et chez les Calmars, à environ soixante paires ou même davantage.

§ 25. — Les Mollusques, comme nous venons de le voir, sont presque toujours organisés pour la respiration aquatique ; mais il est un certain nombre de ces Animaux qui vivent à terre et qui ont une respiration aérienne. Les Limaces, les Colimaçons et plusieurs autres Gastéropodes offrent cette particularité physiologique ; mais, par l'ensemble de leur organisation, ces Mollusques terrestres ne diffèrent cependant que fort peu des espèces aquatiques de la même classe. En effet, la Nature n'a pas créé un instrument nouveau pour le service de leur respiration ; mais fidèle à ces principes d'économie dont j'ai déjà eu l'occasion de parler plus d'une fois, elle s'est bornée à modifier la structure des parties préexistantes dans l'organisme du type Gastéropode perfectionné et à les adapter à ces usages nouveaux.

Mollusques terrestres.

(1) Pour la forme et la structure des branchies, on peut consulter les figures anatomiques des Poulpes (a), des Seiches (b), des Calmars (c), des Loligopsis (d), et qui ont été publiées par Cuvier, Tilesius, Rathke, etc. J'ajouterai seulement que chez les Poulpes les deux séries de bandes branchiales transversales sont libres, excepté à leurs extrémités, et laissent par conséquent entre elles un espace central, tandis que chez les Calmars elles adhèrent à une cloison médiane.

(a) Voyez Tilesius, *De respiratione Sepiæ officinalis.* Lipsiæ, 1801, tab. 1 et 2.
— Cuvier, *Mém. sur le Poulpe*, pl. 2, fig. 1, 3 (*Mém. pour servir à l'hist. des Moll.*, 1817).
— Milne Edwards, *Voyage en Sicile*, t. I, pl. 11, etc.
(b) Milne Edwards, *loc. cit.*, pl. 18 et 19.
(c) Brandt et Ratzeburg, *Medizinische Zoologie*, t. II, pl. 32, fig. 2.
(d) Rathke, *Ueber Perothies* (*Mém. de l'Acad. de Pétersbourg*, 1833, t. II, p. 169).

Ainsi, les Colimaçons ont, il est vrai, en place de l'appareil branchial dont sont pourvus les Gastéropodes aquatiques, un *poumon*, c'est-à-dire une cavité dans l'intérieur de laquelle l'air se renouvelle souvent et va agir sur le fluide nourricier à mesure que celui-ci traverse les canaux creusés dans l'épaisseur des parois de l'organe; mais ce poumon n'est autre chose que la chambre respiratoire des Buccins et des autres Prosobranches, dont les parois sont mieux abritées contre la dessiccation, et portent, au lieu de filaments ou de folioles vasculaires flexibles, une multitude de nervures saillantes ou petites cloisons qui s'entrecroisent et s'unissent de façon à constituer une sorte de réseau et à rester libres par leurs deux surfaces latérales, malgré la délicatesse de leur tissu. La voûte de la chambre palléale se trouve ainsi garnie d'un grand nombre de petites loges comparables jusqu'à un certain point aux alvéoles d'un gâteau de cire, et les lamelles qui séparent entre elles ces fossettes sont creusées de canaux sanguins (1). La cause d'asphyxie que M. Flourens a signalée chez les Animaux à respiration branchiale, lorsqu'ils passent d'un milieu dense, comme l'eau de mer ou même l'eau douce, dans un milieu rare, tel que l'air atmosphérique, n'agit pas sur un appareil ainsi disposé : car les lamelles respiratoires restent isolées et reçoivent le contact de l'oxygène dans toute l'étendue de leur surface. Enfin, le poumon, constitué de la sorte aux dépens de l'ap-

(1) C'est seulement à la voûte de la cavité respiratoire, et par conséquent à la face interne du manteau, que se déploie le réseau vasculaire dont la présence détermine tous les plis en forme de petites cloisons qui constituent le poumon du Colimaçon. Ce réseau, dont la disposition rappelle un peu celle des nervures · d'une feuille, manque presque entièrement dans la portion de la voûte pulmonaire qui est située du côté gauche du corps; mais, du côté droit, il se prolonge fort loin en arrière entre le rectum et l'oviducte en dessous et l'appareil urinaire en dessus (*a*).

(*a*) Voyez Cuvier, *Mém. sur la Limace*, pl. 1, fig. 2 (*Mém. sur les Moll.*, etc., et *Ann. du Mus.*, 1807, t. VI).
— Milne Edwards, *Voyage en Sicile*, t. I, pl. 20, fig. 1.

pareil branchial du Gastéropode ordinaire, est préservé de la seconde cause perturbatrice dont j'ai signalé l'influence dans une de mes dernières leçons, savoir, la dessiccation, au moyen d'une modification très légère dans la structure de la chambre palléale. Au lieu d'être largement ouverte en avant, comme chez les Prosobranches, elle est fermée dans presque toute l'étendue du bord antérieur du manteau par la soudure de ce bord avec la face dorsale du corps, et l'air n'arrive dans son intérieur que par un orifice étroit et tortueux qui se trouve ménagé au-devant de l'anus, sur le côté gauche de la nuque. Enfin, les bords de cet orifice, appelé *pneumostome*, sont contractiles et continuellement lubrifiés par des liquides visqueux sécrétés à leur surface ou provenant des organes glandulaires situés dans l'intérieur de la chambre respiratoire. L'air, avant que d'arriver en contact avec le poumon lui-même, lèche donc une surface mouillée, et, se chargeant ainsi d'humidité, ne détermine pas la dessiccation de cet organe. Les conditions que j'avais indiquées comme étant nécessaires au jeu d'un organe de respiration aérienne un peu actif (1) se trouvent donc réalisées ici, sans que le plan fondamental du Mollusque Gastéropode ait eu à subir aucune modification importante (2). Aussi

(1) Voyez tome Ier, p. 517 et suivantes.

(2) La chambre pulmonaire des Gastéropodes à respiration aérienne est garnie intérieurement de cils vibratiles, comme le sont les parois de la cavité branchiale des Gastéropodes Prosobranches (a) ; mais le renouvellement du fluide respirable ne paraît pas être dû à l'action de ces appendices épidermiques, et résulte principalement des mouvements d'élévation ou d'abaissement du plancher de la chambre respiratoire, lequel est constitué par la paroi dorsale de la grande cavité viscérale (b). Les cils vibratiles dont il vient d'être question se rencontrent principalement sur le trajet des gros vaisseaux sanguins, et sont beaucoup plus abondants et plus développés chez les espèces aquatiques, telles que les Limnées et les Planorbes, que chez les Colimaçons ou les Limaces (c).

(a) Williams, *On the Mechanism of Aquatic Respiration* (Ann. of Nat. Hist., 1856, t. XVII, p. 147).

(b) Cuvier, *Mém. sur la Limace et le Colimaçon*, p. 23 (Mém. sur les Mollusques, et Ann. du Muséum, t. VII, 1806).

(c) Williams, *loc. cit.*, p. 153.

voyons-nous ce mode de respiration anormale, dans l'embranchement des Mollusques, s'établir non-seulement chez les
Héliciens, qui constituent dans la classe des Gastéropodes un
ordre particulier, mais aussi chez quelques espèces dont l'organisme ressemble d'ailleurs complétement à celui des Prosobranches ordinaires : par exemple, chez les petits Gastéropodes
à coquille turbinée et à opercule qu'on trouve dans nos bois, et
qu'on connaît sous le nom de Cyclostomes (1).

Cyclostomes.

Les Limnées, les Planorbes et les Ancyles, quoique vivant
dans l'eau, ont, à peu de chose près, la même structure que les
Colimaçons, et viennent à la surface du liquide respirer l'air (2).

*Limnées
et
Planorbes.*

(1) Chez ce Mollusque, le bord antérieur du manteau n'est pas soudé à
la nuque comme chez les Colimaçons,
mais libre comme chez les Prosobranches (a).

(2) Les LIMNÉES (b) sont pourvues
à cet effet d'une espèce de petit siphon
formé par un prolongement tubulaire
des lèvres du pneumostome. Quand
ces Mollusques flottent près de la surface de l'eau, ils font saillir lentement
cet organe et en dilatent l'orifice dès
que celui-ci arrive au contact de l'air,
puis expulsent les gaz contenus dans
leur chambre pulmonaire, puisent
dans l'atmosphère une nouvelle provision de fluide respirable, et refer-
ment leur siphon de façon à ne pas
laisser une goutte d'eau pénétrer dans
la cavité respiratoire. Les mêmes phé-

nomènes s'observent chez les PLA-
NORBES (c).

Du reste, les Limnéens, tout en
étant conformés essentiellement pour
la respiration aérienne, peuvent vivre
très longtemps sous l'eau, et quelques
auteurs pensent que leur poche pulmonaire fonctionne alors à la manière
d'une branchie (d). Ainsi Troschel
a vu des Limnées vivre sous l'eau
pendant quarante-huit heures (e) ;
M. Saint-Simon a pu conserver vivante
pendant quatre jours une Physe complétement submergée, et pendant
douze jours une Planorbe placée dans
les mêmes circonstances (f) ; enfin
M. Moquin-Tandon a obtenu des résultats analogues en expérimentant
sur des Ancyles aussi bien que sur les
Limnées et les Planorbes (g).

(a) Berkeley, *Anat. Struct. of Cyclostoma elegans* (*Zool. Journ.*, vol IV, p. 279).
— Cuvier, *Règne animal*, 2ᵉ édit., t. III, p. 78.
(b) Pour la conformation de la poche pulmonaire de ces Mollusques, voyez Stiebel, *Dissertatio
inauguralis, sistens Limnei stagnalis anatomen.* Gœttingæ, 1815, in-4, pl. 1, fig. 5.
(c) Williams, *On the Mechanism of Aquatic Respiration* (*Ann. of Nat. Hist.*, 2ᵉ série, 1856,
t. XVII, p. 153, pl. XI, fig. 7).
(d) Moquin-Tandon, *Histoire naturelle des Mollusques terrestres et fluviatiles*, p. 81.
(e) Troschel, *De Limnaceis, seu Gasteropodis pulmonatis quæ nostris in aquis vivunt*, 1834,
p. 18.
(f) Cité par Moquin-Tandon, *Journal de conchyliologie*, 1852, t. III, p. 126.
(g) Moquin-Tandon, *Recherches anatomico-physiologiques sur l'Ancyle fluviatile* (*Journal de
conchyliologie*, par M. Petit de la Saussaye, 1852, t. III, p. 124), et *Histoire naturelle des Mollusques
terrestres et fluviatiles de France*, 1856, p. 81.

Ces animaux appartiennent donc au groupe naturel des Gastéropodes pulmonés établi par Cuvier, et leur poumon, logé comme l'appareil branchial des Prosobranches dans le dernier tour de spire de la coquille, communique au dehors par un orifice protractile situé du côté gauche de la région cervicale, sous le rebord du manteau (1). Cette division zoologique renferme plusieurs autres genres dont la conformation est essentiellement la même : les Bulimes (2) et les Agathines (3), par exemple. Enfin, chez les Limaces, où les viscères ne constituent pas au-dessus du dos un paquet turbiné et où le manteau a la forme d'un disque charnu, la structure de l'appareil pulmonaire est encore la même (4).

Limaces, etc.

(1) Cuvier, *Mémoire sur le Limnée et le Planorbe*, fig. 5, 13.

Les Ancyles respirent par une poche pulmonaire qui a pendant longtemps échappé aux recherches des zoologistes et qui est fort semblable à celui des Colimaçons (a); quelques auteurs ont pris un des appendices de l'appareil génital de ces Mollusques pour un tube respirateur (b).

(2) Ex.: *Bulimus ovum* (c).

(3) Ex.: *Agathina Mauritiana* (d).

(4) Dans les espèces de la famille des Héliciens dont la coquille est grande et turbinée, comme les Colimaçons, la chambre pulmonaire est allongée et triangulaire; dans celles qui n'ont pas de coquille, comme les Limaces, elle est petite et circulaire.

Chez les Testacelles, l'appareil respiratoire, ainsi que le manteau et la coquille rudimentaire, se trouvent à la partie postérieure du dos.

Dans les Parmacelles, tous ces organes sont placés vers le milieu du dos (e), tandis que chez les Limaces ils sont logés à la partie antérieure du corps (f).

Il est aussi à noter que chez les Limaces le réseau vasculaire du poumon, au lieu de tapisser la voûte de la chambre respiratoire, comme chez les Colimaçons, en occupe principalement le plancher, et que les parois des vaisseaux sanguins qui constituent ce réseau sont rendues rigides et blanchâtres par un dépôt de graisse et de carbonate calcaire dans l'épaisseur de leurs parois. Enfin, la portion terminale de l'intestin contourne la chambre pulmonaire, et au lieu de déboucher dans l'intérieur de cette

(a) Moquin-Tandon, *Recherches anatomico-physiologiques sur l'Ancyle fluviatile* (Journal de conchyliologie de Petit de la Saussaye, 1852, t. III, p. 123).
(b) Férussac, article ANCYLE (*Dictionnaire classique d'histoire naturelle*, 1822, t. I, p. 346).
(c) Deshayes, *Atlas du Règne animal de Cuvier*, MOLLUSQUES, pl. 23, fig. 1.
(d) Quoy et Gaimard, *Voyage de l'Astrolabe*, MOLLUSQUES, pl. 49, fig. 21, et Deshayes, *loc. cit.*, pl. 25, fig. 1 a.
(e) Voyez Cuvier, *Mém. sur la Dolabelle, la Testacelle et la Parmacelle*, pl. 1, fig. 14 (Mém. sur les Mollusques, et Ann. du Mus., 1805, t. IV).
(f) Voyez Cuvier, *Mém. sur la Limace et le Colimaçon*, pl. 2, fig. 7 et 8 (Mém. sur les Mollusques, et Ann. du Mus., t. VII).

II.

12

Onchidies. Mais il en est autrement chez un petit nombre de Mollusques marins que Cuvier range également parmi les Pulmonés, et que l'on connaît sous le nom générique d'Onchidies. Le manteau s'étend sur le dos de l'animal et déborde tout autour sans laisser aucun vide entre sa face interne et la surface dorsale de l'abdomen ; il n'existe, par conséquent, rien d'analogue à la chambre palléale qui loge les organes de la respiration chez les Prosobranches, ainsi que chez les Gastéropodes Pulmonés ordinaires. Mais on remarque sous le bord postérieur du manteau un orifice qui est situé immédiatement au-dessus de l'anus, dans le voisinage de la vulve, et qui donne directement dans une cavité dont la paroi supérieure paraît être garnie d'un riche lacis de vaisseaux sanguins. Cuvier, à qui nous devons la connaissance du mode d'organisation de ces Mollusques, considère

cavité, ainsi que cela se voit chez les Colimaçons, s'ouvre directement au dehors, de sorte que l'anus se trouve au-dessous du pneumostome (a).

Le réseau vasculaire qui fait saillie sur les parois de la cavité pulmonaire des Héliciens, et y établit des rudiments de cloisons, varie aussi un peu dans sa forme, et M. Moquin-Tandon, qui vient de publier un ouvrage spécial sur l'histoire de ces Mollusques, y distingue quatre types principaux (b), savoir : le type *réticulé*, où les mailles sont serrées et semblables entre elles (Arions, Limaces et Parmacelles) ; le type *arborisé*, qui s'observe chez la plupart des Colimaçons ; le type *pectiné*, où les divisions secondaires partent presque à angles droits d'un ou de plusieurs troncs principaux : exemple, *Helix limbata* (c), *Zonites olivetorum* (d) ; enfin, le type *transversal*, où les saillies vasculaires se dirigent parallèlement en travers et simulent presque des branchies rudimentaires : exemple, le Cyclostome élégant.

Pour plus de détails sur la disposition de l'appareil pulmonaire dans les genres Limax, Arion, Tebennophore, Vaginule, Helix, je renverrai également à l'ouvrage de Binney, récemment publié à Boston. (e). On y trouve aussi de très bonnes figures du poumon dans les *Bulimus fascialis*, *B. succinea*, *B. ovalis* et *Glandina truncata*.

(a) Williams, *On the Mechanism of Aquatic Respiration* (Ann. of Nat. Hist., 2ᵉ série, 1856, t. XVII, pl. 144, pl. XI, fig. 1).

(b) Moquin-Tandon, *Histoire naturelle des Mollusques terrestres et fluviatiles de France*, p. 72.

(c) Moquin-Tandon, *Op. cit.*, pl. 15, fig. 20, pl. 19, fig. 11, et pl. 23, fig. 24.

(d) Moquin-Tandon, *Op. cit.*, pl. 8, fig. 23.

(e) *The Terrestrial Air breathing Mollusks of the United States*, by A. Binney, edited by A. Gould, vol. I, p. 235.

cette poche comme étant un véritable poumon (1), et il suppose que les Onchidies, quoique vivant dans la mer, doivent venir à terre pour respirer dans l'air. La petite espèce qui se trouve sur nos côtes a en effet des habitudes de ce genre; mais la poche décrite jusqu'ici sous le nom de *poumon* me paraît être un appareil dépurateur comparable à la glande urinaire des autres Gastéropodes, et je suis porté à croire, avec M. Ehrenberg, que la respiration des Onchidies est cutanée plutôt que pulmonaire (2).

En terminant cette revue des modifications de l'appareil respiratoire des Mollusques, je dois encore signaler une anomalie découverte par MM. Quoy et Gaimard chez les Gastéropodes du genre Ampullaire. Ces Animaux sont pourvus de deux branchies disposées à peu près comme chez les Prosobranches ordinaires, mais la chambre palléale renferme aussi une grande poche ouverte en avant et tapissée de nombreux vaisseaux sanguins. Cet organe reçoit l'air dans son intérieur, et serait, dans l'opinion des zoologistes que je viens de citer, un sac pulmonaire. Les Ampullaires auraient donc à la fois des branchies et un poumon, et seraient des Mollusques complétement amphibies. Effectivement ce sont des Animaux qui habitent les eaux douces, mais qui peuvent vivre aussi bien à l'air que dans ce liquide (3).

Ampullaires.

---

(1) *Mém. pour servir à l'hist. des Mollusques* (*Mém. sur l'Onchidie*), p. 4, fig. 2 et 5.

(2) *Symbolæ physicæ*, *seu Icones et Descriptiones Animalium evertebratorum*, decas prima, 1831 (sans pagination).

(3) Ainsi, MM. Quoy et Gaimard mentionnent l'arrivée en France d'un certain nombre de ces Mollusques à l'état vivant, bien qu'ils eussent été expédiés d'Amérique à sec, et qu'à cette époque la traversée par bateaux à voiles durait fort longtemps (a). M. Caillaud a constaté des faits analogues sur des Ampullaires qui avaient été trouvées enfouies dans la vase et qui avaient été expédiées à sec d'Égypte en France (b). Enfin M. de Saulcy, qui a étudié les mœurs de ces Mollusques,

(a) *Voyage de l'Astrolabe*, Zool., t. III, p. 164, pl. 57, fig. 6.
(b) Deshayes, *Observations sur les Ampullaires* (*Ann. des sc. nat.*, 1833, t. XXIX, p. 270).

Résumé.   Quoi qu'il en soit de la détermination anatomique de cette poche, nous voyons que chez tous les Mollusques où le travail respiratoire se trouve localisé et s'exerce par des instruments spéciaux, il existe une relation intime entre ces organes et la portion terminale de l'appareil digestif. L'appareil respiratoire est toujours logé dans le voisinage de l'anus, et sa position dans l'organisme semble être déterminée par celle de cet orifice (1).

assure qu'ils se tiennent à peu près indifféremment dans l'eau et hors de l'eau (a).

La structure des organes respiratoires des Ampullaires a été étudiée de nouveau et avec beaucoup de soin par M. Troschel, qui considère aussi cette poche comme un poumon (b).

Quant à la détermination anatomique de cette cavité, je suis porté à croire qu'elle pourrait être assimilée à la grande poche qui s'ouvre au fond de la chambre branchiale des Tritons et qui renferme les organes urinaires.

(1) Au moment de mettre cette feuille sous presse, je reçois communication d'un travail inédit de M. Lacaze-Duthiers sur l'anatomie des DENTALES, animaux singuliers qui se rattachent au type des Mollusques Acéphales, mais qui, à certains égards, ressemblent aux Annélides, et je trouve dans cette belle monographie que ces êtres sont dépourvus de branchies proprement dites et respirent en partie par l'intermédiaire des téguments communs, en partie à l'aide du cloaque ou portion terminale de l'intestin. Ce dernier organe est élargi en manière de poche, et, se dilatant ou se resserrant alternativement, reçoit de l'eau dans son intérieur, puis expulse ce liquide au dehors avec beaucoup de régularité. C'est ce cloaque pulsatile et respiratoire que quelques anatomistes ont pris pour le cœur des Dentales (c). Les appendices filiformes qui se voient de chaque côté du pied, et qui ont été décrits sous le nom de *branchies* (d), ne sont que des organes tentaculaires préhensiles fort semblables aux appendices céphaliques des Térébelles : ils ne sont que peu ou point vasculaires. Enfin, les corps bruns que M. Clark a considérés comme étant les branchies de ces Mollusques (e), ne sont que les organes de Bojanus, ou glandes urinaires.

Le Mémoire de M. Lacaze paraîtra prochainement dans les *Annales des sciences naturelles*.

(a) Saulcy, *Note sur l'Ampullaire œil d'Ammon* (*Journal de conchyliologie*, de Petit de la Saussaye, 1851, t. II, p. 136).

(b) Troschel, *Anat. von Ampullaria Urceus und über die Gattung Lanistes* (*Archiv für Naturgeschichte*, von Wiegmann, 1845, Bd. I, p. 197, pl. 8).

(c) Clark, *On the Animal of Dentalium Tarentinum* (*Ann. of Nat. Hist.*, 2ᵉ série, 1849, vol. IV, p. 323).

(d) Deshayes, *Anatomie et monographie du genre* DENTALE (*Mém. de la Soc. d'hist. nat. de Paris*, 1825, t. II, p. 334, pl. 15, fig. 12).

(e) Clark, *loc. cit.*, p. 324.

Cuvier a beaucoup insisté sur cette connexité, dont il n'apercevait cependant pas la raison physiologique ; et elle me semble s'expliquer par la nécessité d'un appareil protecteur pour l'organe respiratoire ainsi que pour les orifices excréteurs, et par la tendance de la Nature à confier d'abord aux mêmes agents toutes les fonctions analogues dont l'exercice n'est pas incompatible. Ce serait donc parce que les organes respirateurs ont besoin de s'abriter dans une cavité, et que la région cloacale se prête facilement à la constitution d'une chambre de cette espèce, que dans les Mollusques on trouve d'ordinaire ces parties réunies dans un même point. En effet, nous avons vu que la chambre branchiale existe chez certains Prosobranches avant que les branchies aient cessé d'être extérieures, et qu'elle ne constitue alors qu'une sorte de cloaque (1). Considérée comme partie de l'appareil respiratoire, cette cavité qui, en se perfectionnant, devient un poumon, n'est donc qu'une dépendance de l'appareil digestif, et nous offre un exemple nouveau de ce système d'emprunts par lequel la Nature effectue si souvent ses premiers perfectionnements physiologiques (2).

(1) Voyez ci-dessus, page 56.
(2) Voyez la 1re leçon, tome Ier, p. 24.

ONZIÈME LEÇON.

Organes de la respiration dans l'embranchement des Entomozoaires, ou Animaux Annelés. — Sous-embranchement des Vers ; Helminthes, Rotateurs, Turbellariés, Annélides. — Sous-embranchement des Animaux Articulés ; classe des Crustacés.

Caractères généraux de l'appareil respiratoire des Entomozoaires.

§ 1. — Dans la grande division des Entomozoaires, ou Animaux Annelés, la respiration s'exerce d'abord de la même manière que chez les espèces les plus dégradées de l'embranchement des Mollusques, c'est-à-dire sans instruments spéciaux et à l'aide des téguments communs. Les organes respiratoires dont ces Animaux sont ensuite pourvus sont perfectionnés peu à peu par des procédés analogues à ceux que l'étude des Mollusques nous a fait connaître, et ces perfectionnements sont poussés même beaucoup plus loin. Mais, dans les dérivés du type Entomozoaire, l'appareil ainsi constitué, au lieu d'emprunter une partie de ses matériaux au système digestif ou à ses annexes, et d'être associé à l'intestin, comme cela se voit chez le Mollusque, se constitue d'abord à l'aide d'emprunts faits au système locomoteur, et demeure presque toujours non-seulement en connexion plus ou moins intime avec cet appareil, mais aussi complétement indépendant des organes digestifs.

Sous-embranc. des Vers.

Les Entomozoaires se partagent en deux groupes naturels : les Vers d'un côté ; les Arthropodaires, ou Animaux Articulés, de l'autre.

Dans la première de ces divisions, la respiration est toujours entièrement ou en grande partie cutanée et diffuse.

Vers intestinaux.

§ 2. — Chez les Vers intestinaux, qui appartiennent à ce sous-embranchement, on n'aperçoit aucun instrument spécial de respiration, mais on a constaté que la peau est douée d'un pouvoir absorbant très grand, et c'est probablement par cette voie seulement que la petite quantité d'oxygène nécessaire à l'entretien de la vie de ces animaux parasites pénètre dans le fluide nourricier dont les cavités interstitiaires de leur organisme se trouvent remplies. Quelques zoologistes paraissent disposés à croire que chez les Trématodes la respiration peut se faire à l'aide d'un système de vaisseaux qui se répandent dans toute la longueur du corps de ces Animaux, et qui sont pourvus intérieurement de cils vibratiles; mais cette opinion est peu probable (1).

§ 3. — Dans la classe des Turbellariés, c'est-à-dire chez les Planaires, les Némertes, etc., la respiration doit s'exercer aussi par toute l'étendue de la surface cutanée, qui, d'ailleurs, est mieux appropriée à cette fonction que chez les Helminthes. En effet, non-seulement la peau est partout molle et perméable, mais elle est garnie dans toute son étendue d'une multitude de cils vibratiles qui sont susceptibles d'agir comme organes natatoires, mais qui servent à déterminer aussi à la surface du corps des courants rapides, et par conséquent à renouveler le fluide respirable dont cette surface est baignée (2). La surface opposée

Turbellariés.

(1) Suivant les uns, ces vaisseaux constitueraient un système circulatoire complétement fermé (a); suivant d'autres, ils seraient en communication avec l'extérieur par un orifice particulier et appartiendraient à un appareil excréteur (b); enfin, il est aussi des anatomistes qui considèrent ces canaux comme représentant un appareil respiratoire rudimentaire (c). Nous reviendrons sur ces questions lorsque nous étudierons l'irrigation nutritive chez les Vers intestinaux.

(2) Vers la fin du siècle dernier, Oth. Fréd. Müller fit mention de l'existence de cils vibratiles sur tout le pourtour du corps d'une Planaire d'eau douce à laquelle il donna le nom de *Fasciola ciliata* (d), et, en 1818, Gruithuisen constata les mouvements produits par ces appendices à la surface du corps d'autres animaux du même groupe (e). L'existence de ces courants a été observée aussi chez beaucoup de Planariés par Dugès; mais ce naturaliste, égaré par les idées erronées de

(a) Blanchard, *Recherches sur l'organisation des Vers* (*Voyage en Sicile*, par MM. Milne Edwards, Quatrefages et Blanchard, t. III, p. 88, 117, etc.).
(b) Van Beneden, *Note sur l'appareil circulatoire des Trématodes* (*Ann. des sc. nat.*, 3ᵉ série, 1852, t. XVII, p. 23).
(c) Owen, *On the Anatomy of Distoma clavatum* (*Trans. of the Zool. Soc.*, vol. I, p. 384).
(d) O. F. Müller, *Vermium terrestrium et fluviatilium*, 1774, vol. I, pars II, p. 55.
(e) Gruithuisen, *Physiol. und physiogr. Bemerk. über microscop. Thiere* (*Saltzburger med.-chir. Zeitung*, 1818, Bd. IV, nᵒ 92, et *Isis*, 1820, Litter. Anzeiger, p. 247).

des téguments communs est également en contact avec le
liquide nourricier qui remplit la cavité générale du corps, et,
ainsi que nous le verrons bientôt, cette humeur sert d'intermédiaire entre l'eau aérée du dehors et le fluide sanguin renfermé
dans les vaisseaux de l'animal (1).

**Classe
des
Rotateurs.**

§ 4. — Chez les Animalcules que, pendant longtemps, on
confondait avec les Infusoires, et que M. Ehrenberg a séparés
avec raison de ces petits êtres, pour en former la classe des

M. Raspail sur la cause des phénomènes de ce genre, les attribua à
une absorption ou à une décomposition de l'eau, et révoqua en doute
l'existence de cils vibratiles (a). Les
observations plus récentes ne peuvent
laisser aucun doute à ce sujet, et
M. Ehrenberg a signalé la présence de
ces appendices épithéliques sur toute
la surface du corps comme étant un
des caractères ordinaires de sa classe
des *Turbellariés* (b). M. A. OErsted
a constaté leur existence chez les Némertes (c). M. Siebold, il est vrai, a
douté de l'exactitude des faits annoncés par ce dernier naturaliste (d), mais
les observations plus récentes de M. de
Quatrefages tranchent complétement
la question (e).

(1) Il existe sur les côtés de la tête
de beaucoup de Némertiens deux fossettes où le mouvement ciliaire est
très actif, et Huske a considéré ces organes comme étant l'entrée d'un système de canaux (f). M. A. OErsted a
adopté la même opinion, et pense que
chez ces Animaux il existe un appareil
respiratoire interne composé de trachées aquifères, et comparable, par
conséquent, à celui des Holothuries (g). Mais M. Rathke a trouvé que
ces fossettes ne sont pas perforées (h),
et les observations de M. de Quatrefages font voir, en outre, que les
canaux appelés tubes aquifères par
M. OErsted sont des vaisseaux sanguins (i). M. Williams s'est assuré
aussi que les prétendus orifices respiratoires ne sont que de simples fossettes (j).

(a) Dugès, *Rech. sur l'organisation et les mœurs des Planariées* (Ann. des sciences nat.,
1828, 1re série, t. XV, p. 165).

(b) Ehrenberg, *Symbolæ physicæ, seu Icon. et Descr. Anim. evertebr.*, 1831.

(c) A. S. OErsted, *Entwurf einer systematischen Eintheilung und speciellen Beschreibung der
Plattwürmer, auf microscopische Untersuchungen gegründet.* In-8. Copenhague, 1844.

(d) Siebold et Stannius, *Nouv. Manuel d'anat. comp.*, t. I, p. 188.

(e) Quatrefages, *Mém. sur quelques Planaires marines* (Ann. des sciences nat., 3e série, 1845,
t. IV, p. 149). — *Mém. sur la famille des Némertiens* (Ann. des sc. nat., 3e série, 1846, t. VI,
p. 220).

(f) Huske, *Beschreibung und Anatomie eines neuen an Sicilien gefundenen Meerwurms* (Isis,
1830, p. 681).

(g) OErsted, *Op. cit.*

(h) Rathke, *Beiträge zur vergleich. Anatom. und Physiol.*, 1842, p. 93.

(i) Quatrefages, *Sur les Némertiens* (Ann. des sc. nat., 1846, t. VI, p. 268).

(j) T. Williams, *Report on the British Annelidæ* (Report of the 21th Meeting of the British
Association for the Advancement of Science, 1851, p. 243).

Rotateurs, la respiration est toujours essentiellement cutanée, mais paraît devoir tendre à se localiser. En effet, le corps de ces petits êtres est pourvu antérieurement de deux ou de plusieurs lobes membraneux à bords ciliés qu'ils peuvent à volonté contracter ou étendre. Les cils marginaux de ces disques, en tourbillonnant avec rapidité, produisent l'apparence d'une roue en mouvement, et déterminent tantôt le déplacement du corps, d'autres fois, quand l'animal reste fixé par sa queue, des courants qui apportent à la bouche les particules de matières alimentaires en suspension dans le liquide d'alentour. Or, ces lobes ou disques ciliés sont creusés de canaux où le fluide nourricier arrive, et leur tissu est d'une grande délicatesse, par conséquent ils réunissent tous les caractères essentiels d'un appareil respiratoire ; mais il est à noter que ce sont aussi des organes locomoteurs et des organes d'ingurgitation. Ce sont donc des instruments physiologiques à fonctions multiples, comme les tentacules ciliés des Bryozoaires (1).

Il existe aussi chez les Rotateurs, dans la profondeur de l'organisme, des tubes membraneux qui se voient sur les côtés du corps, et qui contiennent un liquide aqueux mis en mouvement par des cils vibratiles. Quelques observateurs les considèrent comme étant des organes de respiration intérieurs ;

(1) Ces organes présentent dans leur mode de conformation des différences assez grandes que M. Ehrenberg a décrites avec soin, et qu'il a prises pour base de la classification des Rotateurs. Ainsi, chez les uns, l'appareil rotatoire est simple et se compose d'un seul lobe ou roue (division des *Monothroques*) ; chez d'autres, au contraire, cet appareil est complexe (*Sorothroques*), et se compose, soit de deux disques rotatoires (*Schizothroques*), soit de plusieurs de ces espèces de roues (*Polythroques*). Enfin, chez les Monothroques, le bord de la roue unique peut être simple et entier ou crénelé, et de là les subdivisions zoologiques désignées sous les noms de *Holothroca* et de *Schizothroca* (a). Voyez aussi, au sujet des mouvements des cils vibratiles de ces prétendues roues, les observations de M. Dujardin (b).

(a) Ehrenberg, *Die Infusionsthierchen*, p. 384, pl. 43 à 64.
(b) Dujardin, *Hist. nat. des Infusoires*, p. 589.

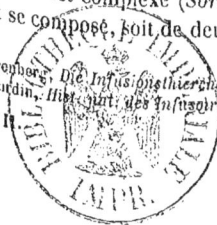

13

mais cela me paraît peu probable, et d'ailleurs nos connaissances à cet égard sont encore trop incertaines pour que je
m'y arrête ici (1).

Mode
de respiration
des
Annélides.

§ 5. — En présentant, dans les premières leçons de ce
cours, l'histoire du fluide nourricier, j'ai fait voir que chez les
Mollusques, de même que chez la plupart des autres Animaux
invertébrés, toutes les cavités intérieures de l'organisme sont
remplies par un liquide commun qui participe des caractères
du sang et de la sérosité, mais que chez les ANNÉLIDES, il
existe, indépendamment de ce fluide cavitaire, une humeur
spéciale qui est renfermée dans un système particulier de tubes
membraneux, qui est ordinairement coloré en rouge et qui
constitue le sang proprement dit (2). Nous avons vu aussi que
la respiration consiste essentiellement dans l'action de l'oxy-

(1) Ces tubes sont cylindriques,
assez gros et flexueux ; il en existe un
de chaque côté du corps, et ils présentent d'espace en espace, dans leur
intérieur, un petit disque garni de cils
vibratiles. En arrière ils paraissent se
rendre dans une grosse vésicule contractile qui débouche au dehors, et en
avant ils semblent se terminer en cul-
de-sac ; mais M. Ehrenberg pense
qu'ils communiquent avec un appendice médian en forme de trompe, qu'il
a nommé éperon (a). Ce zoologiste
considère ces canaux comme des tubes
spermatiques ; mais, d'après la fréquence des évacuations de liquide que
les Rotateurs expulsent de la vésicule contractile postérieure, cette dénomination ne semble pas admissible.
M. Dujardin a été conduit à regarder

cet appareil comme étant destiné à la
respiration (b), et M. Siebold pense
que l'eau entrerait dans ces canaux
par la trompe ou par des pores qui
en tiendraient lieu, et sortirait par la
vésicule postérieure (c). Plus récemment, M. Leydig en a fait l'objet de
nouvelles observations (d), mais on ne
sait encore rien de positif quant à
leurs usages, et quelques faits dont je
rendrai compte ailleurs me portent à
penser que ce sont plutôt des organes
excréteurs comparables aux organes
urinaires des Mollusques. Du reste, il
existe, ce me semble, une grande analogie entre ces cæcums et les sacs
membraneux en communication avec
le cloaque chez les Échiures (voyez
ci-dessus, page 10).

(2) Voyez tome I, page 110.

(a) Ehrenberg, *Infusionsthierchen*, pl. 51, etc.
(b) Dujardin, *Hist. des Infusoires*, p. 590.
(c) Siebold et Stannius, *Nouv. Man. d'anat. comp.*, p. 181.
(d) Leydig, *Ueber den Bau und die systematische Stellung der Räderthiere (Zeitschr. für wissenschaftl. Zool.*, 1855, Bd. VI, p. 1).

gène sur le sang et dans l'exhalation de l'acide carbonique tenu en dissolution dans ce liquide. Nous aurons donc à examiner maintenant non-seulement comment le fluide respirable se met en rapport avec l'organisme et se trouve absorbé par les organes respiratoires, mais aussi comment cet élément comburant arrive jusque dans le sang pour s'y dissoudre et comment une quantité correspondante d'acide carbonique est évacuée au dehors. Or, il existe à cet égard une différence importante à signaler chez les Annélides. Tantôt c'est le liquide cavitaire seulement qui arrive en abondance auprès de la surface baignée par l'eau aérée dont ces Animaux sont entourés, et qui sert d'intermédiaire entre cet agent et le sang (1). Ce dernier liquide respire alors de seconde main, si l'on peut s'exprimer ainsi, et il y a deux degrés dans l'absorption de l'élément combinant ainsi que dans l'expulsion de l'acide carbonique. Mais chez d'autres Annélides, le sang vient lui-même dans l'organe respiratoire se mettre en rapport avec l'eau aérée et se charger de l'oxygène que celle-ci lui abandonne.

Il faut donc distinguer chez les Annélides deux sortes de branchies ou d'organes analogues : des branchies sanguifères ou vasculaires, et des branchies que j'appellerai lymphatiques, pour me servir ici de l'expression employée par M. de Quatrefages, dont les travaux ont contribué plus que tous autres à éclairer ce point important de l'histoire des Vers.

L'étude anatomique des Annélides aurait pu suffire à l'établissement de ce résultat physiologique, mais M. de Quatrefages ne s'en est pas contenté, et il a voulu obtenir des preuves directes de l'absorption de l'oxygène par le liquide cavitaire ainsi interposé entre la surface respiratoire et les vaisseaux sanguins.

Respiration médiate.

(1) Nous avons déjà rencontré des faits du même ordre chez les Échinodermes (voyez ci-dessus, page 8).

Pour cela, il a injecté dans le système cavitaire général d'un Branchellion, sorte de Sangsue marine dont le dos est garni de branchies lymphatiques foliacées, le précipité d'un bleu très pâle qui se produit par le mélange d'une dissolution de prussiate de potasse et de protosulfate de fer. Cette matière, comme on le sait, est avide d'oxygène, et en se combinant avec cet élément, prend une couleur intense, car elle se transforme en bleu de Prusse. Les branchies non vasculaires de l'Annélide s'en remplirent promptement, sans que l'opération déterminât la mort de l'animal, et au bout de quelques minutes le changement de couleur indicatif de l'action de l'oxygène sur le protosel de fer se manifesta ; les canaux dont les branchies sont creusées se colorèrent en bleu, tandis que dans les parties profondes du système cavitaire général qui étaient gorgées de la même matière, il ne se forma pas de bleu de Prusse (1). Le sel de fer avait pour ainsi dire respiré dans ces organes, et puisque l'oxygène pénètre de la sorte par les branchies lymphatiques dans le liquide cavitaire dont ces organes sont chargés, on comprend que le sang, contenu dans des vaisseaux à parois minces dont la surface est baignée par ce liquide, peut recevoir à son tour l'influence du principe comburant, et respirer dans cette humeur comme si les tubes qui le renferment étaient en contact direct avec de l'eau aérée (2).

(1) *Mémoire sur le Branchellion*, par M. de Quatrefages (*Ann. des sc. nat.*, 3e série, 1852, t. XIV, p. 310).

(2) Le rôle du liquide cavitaire dans la respiration des Annélides et des Turbellariés a été signalé pour la première fois par M. de Quatrefages ; mais un autre auteur, qui n'avait pas connaissance des observations publiées par le naturaliste que je viens de citer, est arrivé de son côté à des résultats analogues : c'est M. Williams, à qui l'on doit plusieurs travaux sur les Annélides et sur la respiration des Animaux invertébrés en général, insérés en partie dans le *Compte rendu* des travaux de l'Association Britannique pour 1851, en partie dans les *Ann. of Nat. Hist.*, 2e série, t. XII. Voyez aussi la liste des publications antérieures de M. de Quatrefages sur ce point depuis 1846, insérée par ce savant dans les *Annales des sc. nat.*, 3e série, t. XVIII, p. 312.

§ 6.—Examinons d'abord les organes respiratoires les moins complets, c'est-à-dire ceux qui ne reçoivent dans leur substance que le liquide séreux général ou lymphatico-sanguin, et qui sont pour ainsi dire des branchies intermédiaires seulement.

Chez quelques Annélides, tels que certains Naïs, cette respiration lymphatique paraît se faire par la peau seulement, car chez ces Animaux aquatiques, on n'aperçoit aucun organe qui soit assimilable à une branchie, et parfois les téguments ne reçoivent que très peu de sang proprement dit; du reste, leur surface interne est baignée par le liquide cavitaire (1).

Mais chez la plupart des Animaux de cette classe, cette respiration médiate tend à se localiser ; elle a pour principaux instruments des appendices saillants, et ce sont les organes de locomotion qui constituent d'ordinaire ces branchies lymphatiques.

Ainsi, chez les Syllis, petits Annélides qui abondent sur nos côtes et qui se trouvent souvent sur les Huîtres, les pattes en forme de mamelons sétifères qui garnissent en grand nombre les deux côtés du corps sont creusées de cavités sous-cutanées dans lesquelles le fluide commun pénètre librement et se renouvelle avec rapidité ; la peau qui les recouvre est abondamment pourvue de cils vibratiles, et c'est principalement par leur surface que la respiration s'opère (2).

Chez les Glycères, chaque patte porte en outre un prolongement cylindro-conique qui est creusé intérieurement d'un

Marginal notes: Respiration cutanée diffuse. — Branchies lymphatiques. — Syllis. — Glycères.

---

(1) Voyez à ce sujet les observations de M. Williams (a).

(2) Les appendices filiformes nommés *cirres*, qui s'insèrent sur ces pattes, et qui, au premier abord, semblent devoir être plus propres à servir comme organes respiratoires, ne sont pas creux et reçoivent dans leur intérieur peu de liquide nourricier ; par conséquent, ils sont moins aptes à tenir lieu de branchies que ne l'est le mamelon pédieux lui-même (b).

(a) Williams, *Report on the British Annelida* (Report of the 25th Meeting of the British Association for the Advancement of Sciences held in 1851, p. 182, 1852). — *On the Mechanism of Aquatic Respiration* (Ann. of Nat. Hist., 1853, 2ᵉ série, vol. XII, p. 306).
(b) Voyez Williams, *Report* (loc. cit., p. 198, pl. 5, fig. 17).

grand canal longitudinal où le fluide cavitaire circule (1). Enfin, chez les Phyllodocés, chacun de ces organes locomoteurs donne naissance à une grande lame foliacée qui se replie sur le dos de l'animal et qui renferme une multitude de canaux et de lacunes en communication avec la cavité générale, et remplis par le même liquide (2). La forme de ces branchies lymphatiques pédieuses varie du reste beaucoup chez les divers Annélides errants ou Dorsibranches, qui en sont pourvus ; et chez les Branchellions, bien que ces animaux soient apodes, elles existent de chaque côté du dos (3). Enfin, ces appendices sont toujours garnis de cils vibratiles qui renouvellent l'eau en contact avec leur surface, et ils flottent librement dans le liquide ambiant.

Phyllodocés.

Branchellions.

Dans une autre division de la classe des Annélides, ce ne sont plus les pattes qui forment ou qui portent ces branchies lymphatiques ; ces instruments de respiration intermédiaire sont constitués par des appendices spéciaux insérés autour de la bouche à l'extrémité antérieure du corps, à peu près de la même manière

Annélides tubicoles.

(1) Ces appendices respiratoires sont garnis de cils vibratiles en dedans aussi bien qu'à l'extérieur (a). En général, ils sont divisés en deux lanières, ainsi que cela se voit chez la *Glycera Meckelii* (b). Dans d'autres espèces, telles que la *G. Rouxii* (c), ils manquent complétement.

(2) Voyez le mémoire de M. Williams (d), et pour la disposition générale de ces appendices branchiaux, voyez les figures du Phyllodocé de Paretto que j'ai données dans la grande édition de Cuvier (e).

(3) Chez ces animaux, les vaisseaux sanguins pénètrent dans la cavité creusée à la base de chaque branchie lymphatique, et y sont baignés par le liquide qui vient de subir l'action de l'eau aérée dans l'intérieur de ces appendices (f).

(a) Williams, *Report* (loc. cit., p. 172, pl. 5, fig. 16).
(b) Audouin et Milne Edwards, *Littoral de la France*, t. II, p. 242, pl. 6, classe des ANNÉLIDES, et *Ann. des sc. nat.*, 1832, 1re série, t. XXVII, pl. 14, fig. 3.
(c) *Op. cit.*, pl. 6, fig. 7 et 8.
(d) Voyez Williams, *loc. cit.*, pl. 4, fig. 15.
(e) ANNÉLIDES, pl. 13, fig. 1 et 1 b.
(f) Quatrefages, *Mém. sur le Branchellion* (*Ann. des sc. nat.*, 3e série, vol. XVIII, pl. 6, fig. 1, et pl. 7, fig. 1).

que les tentacules des Bryozoaires. Ce mode d'organisation se rencontre chez plusieurs Vers qui habitent dans des tubes étroits et ne sortent guère que la partie antérieure de leur corps. Les Serpules et les Sabelles sont dans ce cas, et leurs branchies ont la forme de longs filaments rigides, garnis de barbes latéralement et portés sur deux lobes céphaliques. Lorsque ces appendices se déploient, ils constituent en général une couronne infundibuliforme d'une grande élégance ; quelquefois ils se disposent sur une ligne spirale (1) : mais, quoi qu'il en soit à cet égard, ils sont pourvus de cils vibratiles très puissants dont l'action détermine des courants dans l'eau d'alentour et envoie vers la bouche les particules solides que ce liquide peut charrier. Cet appareil est donc encore ici un instrument affecté en partie au service des organes de la digestion ; mais comme les filaments dont il se compose sont creux et reçoivent dans leur intérieur le liquide cavitaire, ils servent aussi à mettre ce fluide en rapport avec l'oxygène du milieu ambiant : ce sont donc des branchies, mais des branchies privées de sang, et qui n'opèrent la revivification de cet agent nourricier que par l'intermédiaire du liquide cavitaire général.

§ 7. — Les branchies vasculaires ou sanguifères des Annélides nous offrent une série de modifications analogues à celles que nous venons de rencontrer dans l'appareil respiratoire lymphatique de ces Animaux. Souvent les deux sortes d'instruments se trouvent réunis chez le même individu ; mais ce sont

Serpules, etc.

Respiration sanguine directe.

---

(1) Voyez, pour la disposition générale de ces appendices, mes planches d'Annélides (a). M. de Quatrefages a constaté qu'ils sont formés par une sorte de squelette cartilagineux qui est recouvert par la peau, et que le long de la face interne de chaque tige et de chaque barbule ils sont creusés d'un canal destiné à contenir le fluide nourricier (b). Leurs rapports avec le fluide cavitaire a été très bien décrit par M. Williams (c).

(a) Dans la grande édition du *Règne animal* de Cuvier, pl. 3 et 4.
(b) *Note sur la respiration des Annélides* (Ann. des sc. nat., 1850, 3ᵉ série, t. XIV, p. 295).
(c) *Report on the British Annelida* (Brit. Assoc., 1855, p. 192).

les branchies vasculaires qui sont susceptibles d'atteindre le plus haut degré de perfectionnement, et l'on a remarqué qu'ils diffèrent toujours des précédentes par l'absence de cils vibratiles.

Respiration cutanée. Chez quelques Annélides, c'est encore le liquide cavitaire seulement qui, dans la plus grande partie de la surface du corps, pénètre en abondance dans les canaux sous-cutanés, et la respiration lymphatique joue le plus grand rôle ; mais on voit le lacis de vaisseaux sanguins superficiels se développer beaucoup sur certains points où les téguments communs sont en même temps assez perméables pour que l'absorption y soit facile, et par conséquent, dans ces parties de l'organisme, le sang proprement dit doit respirer directement. Cette disposition *Néréides.* se remarque chez les Néréides (1), vers la base des pattes, et constitue un premier degré dans l'établissement d'un système branchial sanguifère.

Sangsues. Chez les Sangsues, un réseau vasculaire analogue existe dans toutes les parties du corps, et par conséquent lorsque l'animal fixé par une de ses ventouses se balance lentement dans l'eau, ainsi qu'il en a l'habitude, et renouvelle de la sorte le liquide respirable en contact avec ses téguments, le sang en mouvement dans ce lacis sous-cutané doit subir directement l'action de l'oxygène. Ici donc il y a une respiration cutanée diffuse (2) comme chez les Némertes ; mais le liquide nourricier qui vient se mettre en rapport avec le fluide respi-

(1) Voyez le dessin de l'appareil circulatoire d'une Néréide que j'ai donné dans la grande édition du *Règne animal* de Cuvier (a).

(2) Tous les zoologistes admettent cette respiration cutanée chez les Sangsues ; mais quelques auteurs attribuent aussi à ces Annélides une respiration interne. En effet, il existe sur les côtes du corps des Sangsues une série de poches membraneuses qui débouchent en dehors par un pore latéral. Thomas, qui a été le premier à étudier ces organes avec quelque soin, les considérait comme des poches pulmonaires, et

(a) ANNÉLIDES, pl. 1 a, fig. 1.

rable est le sang lui-même, au lieu d'être le fluide cavitaire général, par l'intermédiaire duquel, chez les Némertes, le sang renfermé dans un système particulier de vaisseaux reçoit de seconde main l'oxygène absorbé.

Il est aussi quelques Animaux de cette classe où la surface cutanée est encore la principale voie par laquelle les échanges respiratoires s'effectuent, mais où la portion terminale du tube intestinal paraît venir en aide à cet appareil dont l'action ne suffirait pas toujours à l'entretien de la combustion physiologique. Ainsi, les Naïs, Vers d'eau douce dont le corps est filiforme et en général coloré en rouge par l'abondance du sang qui circule dans le voisinage de la peau, dilatent souvent leur anus, et, à l'aide des cils vibratiles dont la partie voisine de la tunique intestinale est garnie, font entrer l'eau du dehors dans la cavité intestinale et y établissent des courants rapides (1).

Naïs.

pensait que l'air y pénètre librement (a). Dugès, ayant vu des vaisseaux sanguins en nombre considérable se distribuer à ces organes, leur a également attribué un rôle important dans la respiration ; il a reconnu que ce ne sont pas des réservoirs à air, mais il a pensé que l'eau aérée devait y pénétrer, et que par conséquent c'étaient des poches branchiales (b). Mais les choses ne se passent pas de la sorte. M. de Quatrefages a reconnu que l'eau ne pénètre pas dans ces prétendues poches respiratoires (c), et, d'après les recherches récentes de M. Williams, elles feraient partie de l'appareil reproducteur (d).

M. Gegenbauer a publié dernièrement de nouvelles observations sur ces organes ; il a remarqué que le mouvement ciliaire existant à leur entrée est toujours dirigé vers l'extérieur, et il est porté à les considérer comme un appareil sécréteur comparable aux reins des animaux supérieurs (e).

(1) Cette respiration intestinale, que M. Lacaze vient de constater chez certains Mollusques (f), a été observée par Gruithuisen chez la *Naïs proboscidea* (g), et plus récemment par M. P. Doyère, chez plusieurs

(a) Thomas, *Mémoires pour servir à l'hist. nat. des Sangsues*, 1806, p. 70, pl. 3.
(b) Dugès, *Rech. sur la circulat., la respir. et la reprod. des Annélides abranches* (*Ann. des sc. nat.*, 1828, t. XV, p. 310).
(c) *Ann. des sc. nat.*, 1847, 3e série, t. VII, p. 36.
(d) Williams, *Report on British Annelida* (*loc. cit.*, 1851, p. 253).
(e) C. Gegenbauer, *Ueber die Schleifencanäle der Hirudineen* (*Verhandlungen der physicalisch-medicinischen Gesellschaft in Würzburg*, 1856, t. VI, p. 329).
(f) Voyez ci-dessus, page 92.
(g) Gruithuisen, *Anatomie der gezüngelten Naide* (*Nov. Act. Nat. curios.*, 1823, t. XI), pl. 35.

§ 8. — Chez d'autres Annélides, cette respiration directe se localise, et le sang, au lieu de subir l'influence de l'eau aérée par la surface générale du corps, vient se charger d'oxygène dans des branchies proprement dites.

Ainsi, chez les Hermelles, il existe de chaque côté du corps, au-dessus de la base des pattes, une série de lanières cutanées d'une structure très vasculaire, et dont la couleur est d'un rouge intense, par suite de la grande quantité de sang qui y circule. Ces appendices sont donc bien réellement des branchies vasculaires, mais ils sont probablement insuffisants pour les besoins physiologiques de l'animal, car celui-ci est pourvu en même temps de branchies lymphatiques filiformes très nombreuses qui sont réunies en touffe à l'extrémité antérieure du dos (1).

Les branchies vasculaires se compliquent davantage chez d'autres Annélides. Dans les Eunices, par exemple, où elles existent seules, elles se composent chacune d'un nombre plus

espèces de la même famille; elle paraît être très active chez la *N. digitata* (a), que l'on range aujourd'hui dans le genre *Dero* d'Oken (b).

Plusieurs naturalistes ont considéré les Naïs comme ayant aussi un appareil respiratoire spécial, composé de tubes aquifères, mais ces vaisseaux paraissent être des organes sécréteurs seulement. Ce sont des tubes extrêmement déliés qui débouchent au dehors par de petits pores situés à la face inférieure du corps, et qui se contournent en manière de pelotons. Ils offrent de distance en distance des dilatations latérales et sont garnis inté-rieurement d'un épithélium vibratile; enfin ils se renflent au bout, et M. Udekem pense qu'ils sont ouverts à leur extrémité interne. Ce naturaliste y a souvent vu des concrétions, et il s'est convaincu que le courant établi dans leur intérieur par le mouvement ci-liaire est toujours dirigé vers le dehors. Pour plus de détails sur la dis-position de ces organes, on peut consulter les travaux de MM. Leydig (c) et Udekem (d).

(1) Voyez les figures coloriées de ces organes dans mes planches d'An-nélides de la grande édition du *Règne animal* de Cuvier (e).

(a) P. Doyère, *Essai sur l'anatomie de la Nais sanguinea* (*Mém. de la Soc. Linnéenne de Nor-mandie*, 1856, t. X).
(b) Voyez Grube, *Die Familien der Anneliden*. In-8, Berlin, 1851, p. 105.
(c) Fr. Leydig, *Anatomisches über Branchellion und Pontobdella* (*Zeitschr. für wissenschaftl. Zoologie*, 1851, Bd. III, p. 322, pl. 9, fig. 3).
(d) J. d'Udekem, *Hist. nat. du Tubifex des ruisseaux* (*Mém. de l'Acad. de Bruxelles, sav. étrang.*, t. XXVI, pl. 2, fig. 4).
(e) ANNÉLIDES, pl. 6, fig. 2, et pl. 1 c, fig. 5.

Branchies proprement dites.

Hermelles.

Eunices.

ou moins considérable de filaments cylindriques disposés comme des dents de peigne du côté externe d'une tige principale; elles se font remarquer par la couleur rouge intense que leur donne le sang contenu dans leur intérieur, et elles ressemblent à autant de plumes flexibles garnies de barbes longues et unisériées qui seraient insérées au-dessus de la base des pattes (1).

Dans les Amphinomes ou Pléiones, les Chloés, les Euphrosines, les Hipponoés et les Arénicoles, les branchies vasculaires sont implantées de la même manière de chaque côté du dos, au-dessus de la base des pattes; mais au lieu d'être simplement pectinées, elles prennent la forme de panaches bipinnés à barbes ramifiées ou même d'arbuscules touffus (2).

Amphinomiens, Arénicoles, etc.

(1) Chez la plupart des Eunies, ces branchies pectinées règnent dans toute la longueur du corps; mais dans une des espèces de nos côtes (E. Bellii, Audouin et Milne Edwards), elles sont groupées sur une portion assez limitée du dos, vers la partie antérieure du corps. Voyez les belles figures données par Savigny (a), celles qu'Audouin et moi avons publiées il y a vingt-cinq ans (b), et celles que j'ai insérées plus récemment dans le Règne animal (c).

Dans un genre, Diopatra, les filaments de ces branchies deviennent très nombreux, et la lanière qui les porte s'enroule en spirale de façon à en former une sorte de gros pinceau touffu (d).

(2) Chez les CLOÉS, les branchies ont la forme de panaches ou de feuilles lancéolées profondément découpées, et présentant sur leur bord et dans toute l'étendue de leur face postérieure une multitude de filaments rameux qui manquent presque entièrement à leur face antérieure. Elles sont insérées sur le dos à distance à peu près égale de la ligne médiane et de la base des pieds; aux deux extrémités du corps elles sont plus simples et constituent seulement des espèces de cirres tentaculiformes. On en compte environ trente-cinq paires (e).

Chez les AMPHINOMES (ou Pléiones, Savigny), les branchies en forme de houppes touffues recouvrent la base de la rame (ou division) supérieure de tous les pieds, sauf parfois sur les deux premiers anneaux du corps. Or le nombre des segments est sujet à des variations très grandes chez les

(a) Dans le grand ouvrage sur l'Égypte (ANNÉLIDES, pl. 5, fig. 2).
(b) Ann. des sc. nat., 1832, 1re série, t. XXVII, pl. 11.
(c) Règne animal de Cuvier, ANNÉLIDES, pl. 1, fig. 2, et pl. 10, fig. 1.
(d) Audouin et Milne Edwards, Annélides des côtes de la France (Ann. des sc. nat., 1833, 1re série, t. XXVIII, pl. 10, fig. 8).
(e) Savigny, Op. cit., p. 59.
— Milne Edwards, Atlas du Règne animal (ANNÉLIDES, pl. 9, fig. 1, 1 a, 1 b).

Térébelles.   Enfin, chez les Térébelles, où elles présentent la même structure complexe, mais où leur nombre est très réduit, elles coexistaient avec des branchies lymphatiques tentaculaires. Pendant la première période de la vie de ces Annélides, ces derniers appendices existent seuls (1) ; ils forment une sorte de couronne autour de l'extrémité antérieure du corps, et servent à la locomotion aussi bien qu'à la respiration ; mais par les progrès du développement organique, ces Vers acquièrent ensuite des branchies vasculaires rameuses, disposées à la partie antérieure du corps et ordinairement au nombre de trois paires (2).

individus d'une même espèce à divers âges, et par conséquent on ne saurait rien préciser au sujet du nombre des branchies. Chez l'*Amphinome vagans*, on en compte environ trente paires ; mais chez l'*A. carunculata* il en existe souvent plus de quatre-vingts paires, et chez l'*A. complanata* on en trouve près de cent trente paires (a).

Chez les EUPHROSINES, les branchies sont insérées derrière la base du pied et consistent chacune en sept arbuscules alignés transversalement, très touffus, et à ramuscules élargis au bout, de façon à simuler des folioles. On en voit sur tous les anneaux, dont le nombre est de trente-six à quarante et un, suivant les espèces (b).

Dans le genre HIPPONOÉ, les branchies sont insérées à peu près de même que chez les Euphrosines, mais sont beaucoup moins développées ; elles ne se composent que d'un arbuscule divisé en quatre rameaux (c).

Dans le genre ARÉNICOLE, le nombre des branchies varie. Chez l'*Arenicola piscatorum*, on en compte treize paires, et elles commencent à paraître au-dessus des pieds de la septième paire (d). Chez l'*Arenicola branchialis* on en trouve dix-neuf ou vingt paires, et elles ne commencent qu'au-dessus des pieds de la treizième paire (e).

Dans le genre OLIGOBRANCHUS de M. Sars, les branchies sont organisées comme chez les Arénicoles, mais ne sont qu'au nombre de quatre paires, et occupent la partie antérieure du corps (f).

(1) Milne Edwards, *Observations sur le développement des Annélides* (*Voyage en Sicile*, t. I, pl. 3 et 4).

(2) Les branchies sanguines des Térébelles sont dendroïdes et d'une

(a) Pallas, *Miscellanea zoologica*, pl. 8, fig. 14-17.
— Savigny, *Système des Annélides*, p. 62 (*Égypte*, Hist. nat., t. I, ANNÉLIDES, pl. 2, fig. 3).
— Milne Edwards, *Atlas du Règne animal* de Cuvier (ANNÉLIDES, pl. 8 *bis*, fig. 1).
(b) Savigny, *Op. cit.*, p. 64, pl. 2, fig. 1, etc.
(c) Audouin et Milne Edwards, *Description de l'Hipponoé de Gaudichaud* (*Ann. des sciences nat.*, 1830, t. XX, p. 157, pl. 3, fig. 2 et 6).
(d) Voyez Milne Edwards, *Atlas du Règne animal* de Cuvier, ANNÉLIDES, pl. 8, fig. 1, 1 c.
(e) Audouin et Milne Edwards, *Rech. pour servir à l'hist. nat. du littoral de la France*, t. II, p. 287, pl. 8, fig. 13.
(f) Sars, *Fauna littoralis Norwegiæ*, p. 91, pl. 10, fig. 20 et 24.

§ 9.—Ces branchies vasculaires, quels que soient leur nombre et leur forme, flottent presque toujours librement dans l'eau au sein de laquelle les Annélides vivent d'ordinaire et y sont agitées chaque fois que l'Animal change de place ou remue ses pattes. Le renouvellement du fluide respirable en contact avec leur surface est donc toujours facile, et quelquefois ces appendices sont garnis de cils vibratiles comme les branchies lymphatiques (1); mais, en général, ils n'en sont pas pourvus, et

Mécanisme de la respiration.

belle couleur rouge due à la présence du sang dans leur intérieur. Elles sont dépourvues de cils vibratiles, mais très contractiles, et on les voit s'étendre et se resserrer alternativement. Les tentacules céphaliques, qui jouent le rôle de branchies lymphatiques, sont des filaments grêles et très nombreux qui sont garnis de cils vibratiles en dessous et qui sont très protractiles; souvent ces appendices servent aussi comme organes de locomotion, car ils adhèrent aux corps étrangers par leur extrémité, et l'Animal s'en sert pour se traîner sur le sol (a).

Une disposition très analogue de l'appareil respiratoire se rencontre chez l'AMPHITRITE AURICOME OU PECTINAIRE. Deux paires de grandes branchies sanguines, pectinées, s'insèrent sur les côtes de la partie antérieure du dos, et il existe au-dessus de l'extrémité céphalique une touffe d'ap-

pendices digitiformes qui paraissent jouer le rôle de branchies lymphatiques (b).

Chez les SIPHONOSTOMES, il existe aussi à l'extrémité antérieure du corps deux sortes d'appendices respiratoires dont les uns sont des branchies sanguines et les autres paraissent être des branchies lymphatiques; mais la position relative de ces organes est inverse de ce que nous venons de voir chez l'Amphitrite et les Térébelles. Les branchies sanguines, reconnaissables à leur couleur verte due à l'abondance du sang, qui lui-même est vert chez ces Annélides, occupent la région dorsale de l'extrémité antérieure du corps, et les branchies lymphatiques sont constituées par une paire de gros tentacules cylindriques insérés au-dessous et en arrière de la bouche (c).

(1) Cette structure nous est offerte par les branchies vasculaires des Her-

(a) Milne Edwards, Mém. sur la circulation chez les Annélides (Ann. des sc. nat., 1838, 2e série, t. X, et Atlas du Règne animal, ANNÉLIDES, pl. 1 b et 1 c, fig. 1, et Voyage en Sicile, t. I, pl. 4, fig. 27).
— Williams, On the Mechanism of Aquatic Respiration (Ann. of Nat. Hist., 1853, 2e série, t. XII, p. 327, pl. 14, fig. 1).
(b) Milne Edwards, Atlas du Règne animal de Cuvier, ANNÉLIDES, pl. 6, fig. 1.
— Rathke, Beiträge zur Vergleichenden Anatomie und Physiologie, 1842, pl. 5, fig. 1 et 3.
(c) Otto, Animalium maritimorum nondum editorum genera duo descripsit (Nova Acta Acad. Nat. curios., t. X, p. 628, pl. 51).
— Milne Edwards, Atlas du Règne animal de Cuvier, ANNÉLIDES, pl. 6, fig. 3, 3 a et 4.
— Dujardin, Observations sur quelques Annélides marines (Ann. des sc. nat., 2e série, t. XI, pl. 7, fig. 1).
— Rathke, Op. cit., pl. 6, fig. 1 et 2.
— Quatrefages, Mém. sur la famille des Chlorémiens (Ann. des sc. nat., 1849, 3e série, t. XII, p. 300, pl. 10, fig. 1).

alors, quand les mouvements généraux ne suffisent plus à l'alimentation du travail respiratoire, leur structure se complique davantage. Dans ce cas, au lieu d'être formées par des expansions de la peau seulement, les branchies s'enrichissent de fibres musculaires et deviennent contractiles. Or, cette propriété leur permet d'activer le renouvellement du sang contenu dans leur intérieur aussi bien que celui de l'eau dont leur surface est baignée.

Ainsi, chez les Cirratules, où les branchies, en forme de filaments grêles et très nombreux, garnissent la nuque et les côtés du dos, on voit ces appendices vermiformes se contourner en tous sens et s'agiter sans cesse par suite de la contraction de leurs parois (1).

Les branchies vasculaires, en forme d'arbuscules, qui surmontent la portion moyenne du dos chez les Arénicoles, et qui se trouvent près de l'extrémité antérieure chez les Térébelles, sont également organisées de la sorte; et lorsqu'on observe ces Animaux à l'état vivant, on voit ces touffes se contracter et se déployer alternativement: lorsqu'ils se dilatent, le sang y afflue et leur communique sa couleur rouge; mais quand ils se contractent, ils pâlissent ou deviennent même tout à fait exsangues, ce qui les rend presque incolores. Nous verrons plus tard que

melles. Là chaque lanière branchiale est garnie d'une bande de cils vibratiles disposée en spirale, et agissant de façon à déterminer un courant rapide de la pointe vers la base de l'organe (a).

(1) Les Cirratules sont des Vers marins qui habitent dans le sable et qui portent au-dessus de chaque pied un long filament cylindrique très contractile et d'une couleur rouge intense. D'autres filaments de même nature, mais plus longs, constituent sur le dos une rangée transversale à quelque distance en arrière de l'extrémité céphalique, et tous ces appendices, gorgés de sang, remplissent les fonctions d'un appareil branchial (b).

(a) Quatrefages, *Mém. sur les Hermelliens* (*Ann. des sc. nat.*, 3ᵉ série, t. X, p. 45, pl. 2, fig. 9).
(b) Milne Edwards, *Atlas du Règne animal* de Cuvier, ANNÉLIDES, pl. 17, fig. 3 et 3 a.
— Williams, *On British Annelida* (*Report of the Brit. Association*, 1851, p. 216).

ces branchies deviennent ainsi des organes moteurs d'emprunt mis au service de la circulation; mais en ce moment il nous suffira de signaler leur rôle mécanique dans le travail de la respiration (1).

Dans l'immense majorité des cas, l'appareil respiratoire des Annélides est placé à nu, comme nous venons de le voir; mais dans un petit nombre d'Animaux de cette classe, il s'abrite sous des organes protecteurs plus ou moins puissants. C'est chez les Aphrodites que ce mode d'organisation est porté au plus haut degré de perfection. Une multitude innombrable de soies très longues et d'une grande finesse, insérées par touffes à la base des pieds, s'entrelacent et constituent au-dessus du dos une lame feutrée, épaisse et solide, qui s'élève en manière de voûte dans toute l'étendue de la face supérieure du corps; une sorte de chambre respiratoire se trouve ainsi constituée et communique au dehors par des orifices ménagés au-dessus de la nuque et à l'extrémité anale. L'eau peut donc y passer librement, et en effet un courant s'y établit par le jeu d'une série de grands disques membraneux placés de chaque côté du dos et disposés de manière à pouvoir s'élever et s'abaisser alternativement. Or, la portion correspondante de la surface générale du corps est organisée de façon à être le siége d'un travail respiratoire, et par conséquent ce mécanisme vient en aide à l'action de l'appareil branchial (2).

Branchies abritées.

Aphrodites

(1) Voyez mon travail sur la circulation chez ces animaux (a), et les observations plus récentes de M. Williams (b).

(2) Les disques membraneux dont il est ici question ont été désignés par Savigny sous le nom d'*élytres* (c). On en compte quatorze paires, et ils sont fixés par un pédoncule sur le bord supérieur de la base des pieds, en général de deux anneaux l'un, et se recouvrent mutuellement par les bords.

(a) Milne Edwards, *Rech. sur la circulation chez les Annélides* (Ann. des sc. nat., 1838, 2ᵉ série, t. X, p. 200).
(b) Williams, *Rapport sur les Annélides de l'Angleterre* (Brit. Assoc. for the Advanc. of Science, 1851, p. 195).
(c) Savigny, *Système des Annélides*, p. 4 (Description de l'Égypte, Hist. nat., t. I, 3ᵉ partie).

Annélides
terrestres.

§ 10.—Telles sont les principales modifications de structure à l'aide desquelles les instruments de la respiration se perfectionnent dans la classe des Annélides; mais dans ce groupe, de même que dans l'embranchement des Mollusques, bien que le plan d'organisation soit combiné essentiellement en vue des besoins d'une vie aquatique, il y a quelques espèces qui sont destinées à vivre hors de l'eau et à respirer l'air atmosphérique. Ce sont les Lombrics ou Vers de terre.

Sur les anneaux intermédiaires il existe à la base des pieds une rangée de tubercules qui paraissent être des branchies lymphatiques (a). Les élytres sont constitués par un grand appendice membraneux en forme de sac déprimé, et si, comme je le pense, le liquide cavitaire pénètre entre ses deux lames, ce doivent être aussi des organes respiratoires. Quant aux tubercules branchiaux, ils logent dans leur intérieur des prolongements appendiculaires du tube digestif, à peu près comme nous l'avons déjà vu chez les Éolidiens, et cette circonstance a conduit M. Williams à penser que chez l'Aphrodite la respiration doit se faire en grande partie par l'intermédiaire des liquides chyleux logés dans des dépendances de l'appareil gastrique (b). Mais cette opinion me semble peu fondée, et c'est probablement le liquide cavitaire général qui dans ces organes, de même que dans les élytres, se charge de l'oxygène absorbé.

Dans le genre POLYNOÉ, qui appartient à la même famille des Aphrodisiens, les élytres, au lieu d'être cachés sous une voûte feutrée, sont à nu, et leur face supérieure est en général garnie de téguments si épais, que la respiration ne saurait s'y faire. Ce sont alors essentiellement des organes protecteurs ; et la respiration ne peut s'effectuer que par leur surface inférieure et par les téguments communs de la région dorsale situés au-dessous (c).

Enfin, dans le genre SIGALION, où ces boucliers sont disposés à peu près de la même manière, on trouve de chaque côté du dos, au-dessous de l'espèce de voûte mobile formée par leur réunion, une série d'appendices cylindriques d'une grande délicatesse de tissu qui sont creusés chacun d'un grand canal central pour recevoir le liquide cavitaire, et qui constituent autant de branchies lymphatiques. Un de ces appendices s'insère au-dessus de la base de chaque pied (d).

(a) Voyez l'*Atlas du Règne animal*, ANNÉLIDES, pl. 18, fig. 2 a.
(b) *On the Mechanism of Aquatic Respiration* (*Ann. of Nat. Hist.*, 1853, 2ᵉ série, vol. XII, p. 405).
(c) Voyez *Règne animal*, ANNÉLIDES, pl. 19, fig. 2.
(d) Voyez Audouin et Milne Edwards, *Annélides des côtes de la France* (*Ann. des sc. nat.*, 1ʳᵉ série, t. XXVII, pl. 9, fig. 1, 4 et 5).
— Williams, *Report of Brit. Assoc.*, 1851, p. 201, pl. 5, fig. 20.

Ces Animaux, cependant, ne sont pas pourvus d'un appareil pulmonaire, et leur respiration, lente et faible, s'opère par la surface générale du corps. La peau, partout molle et perméable, recouvre un lacis très riche de vaisseaux sanguins, et sa dessiccation est empêchée par la présence d'un liquide qui y est sécrété en abondance, et qui en lubrifie constamment le tissu. Le contact d'un air sec, il est vrai, épuiserait très vite cette source d'humidité et ferait périr les Lombrics; mais ces Vers habitent dans la terre humide, et par conséquent ne se trouvent que rarement exposés à cette cause de mort. Il paraîtrait même, d'après les observations récentes de M. Williams, que la couche de liquide muqueux dont la peau des Lombrics est toujours couverte possède à un haut degré le pouvoir d'absorber de l'air atmosphérique, et sert à transmettre à la surface respiratoire de l'oxygène ainsi dissous, de façon que ces Animaux, tout en vivant dans la terre, respireraient à la manière des Animaux aquatiques (1).

(1) *On the Mechanism of Aquatic Respiration* (*Ann. of Nat. Hist.*, 2ᵉ série, 1853, vol. XII, p. 407).

Plusieurs anatomistes ont considéré comme étant des vésicules aérifères, ou poches pulmonaires, une série de cæcums pyriformes et contournés qui sont placés par paires dans toute la longueur du corps des Lombrics, et qui sont généralement réputés s'ouvrir au dehors par des pores, peu visibles, situés sur la face ventrale de chaque anneau. Morren les appelle vésicules aériennes (*a*), et Léo paraît y avoir trouvé de l'air (*b*). Mais Dugès, qui en a fait l'objet d'une étude attentive, a constaté que dans l'état normal ils n'en contiennent jamais et sont toujours remplis d'un liquide aqueux. Leurs parois sont couvertes de ramifications vasculaires, et l'on a constaté que leur col est entouré de cils vibratiles (*c*). Dugès suppose qu'ils peuvent servir à la respiration de l'oxygène tenu en dissolution dans le liquide ambiant. M. Siebold professe une opinion analogue (*d*), et M. Owen voit dans ces organes des trachées rudimentaires (*e*). Mais puisque les Lombrics vivent dans la terre, et non dans

(a) Morren, *De Lumbrici terrestris hist. nat.*, p. 149.
(b) Leo, *De structura Lumbrici terrestris*, Dissert. inaug., in-4°, Königsberg, 1820, p. 25.
(c) Henle, *Ueber Enchytræus, eine neue Anneliden Gattung* (*Archiv für Anat. und Phys.*, von Müller, 1837, p. 84, pl. 6, fig. 7, 8).
(d) Siebold et Stannius, *Nouv. Manuel d'anatomie comparée*, t. I, p. 216.
(e) Owen, *Lect. on Comp. Anat.*, vol. I, p. 140.

§ 11. — En résumé, nous voyons donc que, dans le sous-embranchement des Vers, la respiration, presque toujours aquatique, ne s'exerce qu'à l'aide d'instruments peu perfectionnés et paraît être toujours lente et faible. En effet, ces Animaux résistent en général fort longtemps à l'asphyxie et peuvent vivre dans un milieu très pauvre en oxygène. Ainsi Spallanzani a constaté que les Lombrics peuvent être privés du contact de l'air pendant plusieurs heures sans paraître en souffrir (1), et Leo a trouvé qu'on pouvait même les conserver en vie dans de l'eau pendant plusieurs jours (2).

l'eau, on ne comprend pas comment de l'eau aérée entrerait dans ces poches à col étroit et s'y renouvellerait. D'autre part, on sait, comme je viens de le dire, qu'elles ne renferment pas de gaz. Il me semble donc impossible d'admettre qu'elles puissent être assimilées à des branchies, à des poumons, à des trachées, et je suis porté à croire que ce sont des organes sécréteurs. Enfin, M. Williams assure qu'au lieu de s'ouvrir au dehors, ils débouchent dans deux canaux longitudinaux qui sont à leur tour en communication avec l'appareil mâle, et il pense que ces prétendus poumons ne sont autre chose que les ovaires (a).

Dugès appelle *branchies intérieures* des cloisons membraneuses qui baignent dans le liquide cavitaire ; mais ces parties ne méritent en aucune façon ce nom, et il me paraît bien démontré que la respiration des Lombrics est simplement cutanée (b).

Les Naïs présentent une structure très analogue à celle des Lombrics, et quelques auteurs ont décrit les poches ovariennes de ces animaux sous le nom de *poumons* : M. Henle, par exemple, en traitant de l'organisation du Naïdien, auquel il a donné le nom générique d'*Enchytræus* (c). Mais, ainsi que je l'ai déjà dit ci-dessus (page 105), la respiration de ces animaux est en réalité diffuse et cutanée seulement. On peut consulter utilement à ce sujet le rapport de M. Williams sur les Annélides de la Grande-Bretagne, publié en 1852 dans le *Recueil de l'Association Britannique pour l'avancement des sciences*, réunion de 1851.

(1) Spallanzani a laissé pendant dix-neuf heures des Vers de terre plongés dans de l'huile sans que l'asphyxie se soit déclarée (d).

(2) Leo, en répétant l'expérience de Spallanzani, a vu que les Lombrics pouvaient supporter cette immersion pendant trois ou quatre jours (e).

(a) Williams, *Report on the British Annelida (Brit. Assoc. for the Advanc. of Sciences*, 1851, p. 261, pl. 9, fig. 66, 67 et 68).
(b) Dugès, *Nouvelles observations sur la zoologie et l'anatomie des Annélides abranches (Ann. des sc. nat.*, 1837, 2ᵉ série, t. VIII, p. 26, pl. 11 et 12).
(c) Henle, *Op. cit.* (Müller's *Archiv für Anat.*, 1837, p. 84).
(d) Voyez Senebier, *Rapports de l'air avec les êtres organisés*, t. I, p. 11.
(e) Leo, *De structura Lumbrici terrestris*, p. 27.

Nous voyons aussi que la respiration emprunte ensuite à l'appareil locomoteur des organes qui sont disposés plus favorablement pour l'établissement des échanges entre le fluide nourricier et le fluide ambiant; puis, lorsque ces instruments sont devenus à leur tour insuffisants pour répondre aux besoins croissants du travail physiologique, des organes spéciaux sont créés et affectent la forme de branchies. Il est bon de rappeler également que dans ce groupe zoologique les branchies ainsi constituées restent presque toujours en relation avec les appendices locomoteurs; mais ici encore la Nature, fidèle au principe de la diversification des dérivés d'un même type par imitation des types voisins (1), ne s'astreint pas toujours à cette règle, et place parfois les instruments spéciaux de la respiration en rapport avec l'anus, comme cela a lieu d'une manière normale chez les Mollusques. Les Annélides du genre Clymène nous offrent un exemple de cette disposition anormale chez les Vers; mais l'expansion membraneuse en forme de cloche qui termine leur corps, et qui semble mériter le nom de *branchie anale*, n'est qu'un instrument accessoire, et ici encore la respiration doit s'exercer principalement par la surface générale du système cutané (2).

Enfin il ne faut pas oublier que chez divers Animaux du sous-embranchement des Vers, et notamment chez beaucoup

(1) Voyez Milne Edwards, *Introd. à la zoologie générale*, p. 125.

(2) Les CLYMÈNES sont des Annélides tubicoles marins qui vivent enfouis dans le sable humide et qui n'ont pas les pieds garnis d'appendices membraneux en forme de filaments, de feuilles, de panaches ou d'arbuscules, comme cela a ordinairement lieu chez les Annélides errants ou Dorsibranches; mais il existe à l'extrémité postérieure de leur corps une

sorte de cloche renversée qui entoure l'anus, et qui, à raison de la grande délicatesse de structure de ses parois membraneuses, ainsi que de l'arrivée abondante du fluide cavitaire dans son tissu, semble devoir être considérée comme une branchie lymphatique. Du reste, la peau est très vasculaire sur presque toutes les autres parties de la surface du corps, et une respiration sanguine directe doit s'y effectuer avec une activité assez grande. Pour

d'Annélides, la respiration, soit diffuse, soit localisée, se fait d'une manière indirecte, et que le liquide cavitaire mis en rapport avec le fluide respirable sert d'intermédiaire entre celui-ci et le fluide nourricier spécial, c'est-à-dire le sang.

Ainsi il y a chez les Annélides deux sortes de branchies : des *branchies lymphatiques*, qui mettent en relation avec le milieu ambiant le fluide cavitaire chargé du rôle d'agent de transmission, et les *branchies sanguines*, dans lesquelles le sang lui-même vient se mettre en rapport avec l'eau aérée, y puiser de l'oxygène et y verser de l'acide carbonique.

§ 12.—Dans le deuxième sous-embranchement de la grande division des Entomozoaires, ou Animaux annelés, comprenant les Crustacés, les Arachnides, les Myriapodes et les Insectes, c'est-à-dire tous les Arthropodaires, ou Animaux articulés proprement dits, l'appareil respiratoire se perfectionne davantage et ne présente que rarement le caractère de simplicité qui est dominant dans le sous-embranchement des Vers. Ici la respiration, lors même qu'elle reste aquatique, s'exerce presque toujours avec un degré d'activité dont on ne voit pas d'exemple chez les Vers et chez la plupart des Animaux dont l'étude va maintenant nous occuper ; elle devient essentiellement aérienne, circonstance qui suffirait à elle seule pour indiquer chez ces êtres une grande supériorité physiologique.

§ 13.—Les Crustacés, de même que tous les autres Entomozoaires dont il vient d'être question, sont des Animaux dont le plan organique semble avoir été conçu pour satisfaire aux

Sous-embranchement des Arthropodaires.

Classe des Crustacés.

se former une idée exacte de la disposition de cette cloche pseudo-branchiale, on peut consulter les figures données par Savigny et par quelques autres naturalistes (a). Le rôle de cet organe dans la respiration médiate des Clymènes a été signalé pour la première fois par M. Williams. On n'y voit pas de cils vibratiles (b).

(a) Savigny, *Égypte*, Hist. nat., Zool., Annélides, pl. 1, fig. 1², 1⁸, 1⁹, etc.
— Milne Edwards, *Atlas du Règne animal* de Cuvier, Annélides, pl. 22, fig. 2, 2 c, 3, 3 b.
(b) Williams, *On British Annelida* (Report of the Brit. Assoc., 1851, p. 203).

besoins d'une vie aquatique, et c'est toujours à l'aide d'un appareil branchial que leur respiration s'effectue. Ceux chez lesquels cette fonction ne doit s'exercer que d'une manière lente n'ont pas d'organes particuliers pour puiser, dans l'eau aérée qui les baigne, l'oxygène nécessaire à leur existence, et la respiration est cutanée et diffuse, comme nous l'avons déjà vu chez les représentants les plus dégradés des autres types zoologiques. Mais d'ordinaire il en est autrement : la respiration devient plus active et se localise dans des organes où l'absorption est facile, où le sang arrive en abondance, et au contact desquels l'eau aérée se renouvelle rapidement. Ces instruments sont constitués d'abord à l'aide des appendices locomoteurs, mais bientôt la division du travail s'introduit dans l'économie de ces Animaux : une portion du système appendiculaire est affectée spécialement aux mouvements, une autre à la respiration ; puis enfin lorsque les branchies d'emprunt ainsi obtenues ne suffisent plus à l'activité de la fonction, l'organisme s'enrichit de parties nouvelles, qui semblent être créées tout exprès pour le service de la respiration.

Comme exemple de Crustacés abranches où la respiration est cutanée seulement et paraît devoir s'exercer par tous les points de la surface du corps, je citerai non-seulement les espèces les plus dégradées de cette classe, telles que les Lernées (1), mais aussi quelques Animaux pélagiques dont les

Crustacés abranches.

Lernéens.

(1) Quelques zoologistes considèrent, comme étant des branchies, les expansions cutanées qui existent dans diverses parties du corps chez plusieurs espèces de Crustacés parasites (a); mais la structure des téguments dont ces parties sont couvertes ne me semble pas justifier cette opinion. Comme exemples de ces expansions, je citerai les Lernéens, qui ont reçu les noms génériques de PHYLLOPHO-RES (b), d'ANTHOSOMES (c) et d'EURY-PHORES (d).

(a) Siebold et Staunius, Nouv. Manuel d'anat. comp., t. 1, p. 457.
(b) Milne Edwards, Histoire naturelle des Crustacés, t. III, p. 471, pl. 38, fig. 13.
(c) Milne Edwards, Op. cit., p. 482, pl. 35, fig. 5.
(d) Milne Edwards, Op. cit., p. 462, pl. 39, fig. 1.

téguments sont partout d'une délicatesse extrême et dont la surface extérieure est très étendue comparativement à la masse de l'organisme. Les Phyllosomes nous offrent ces caractères; leur corps, comprimé et élargi en forme de feuille mince et transparente, offre partout une surface perméable où le sang arrive en abondance dans le voisinage de l'eau aérée; et bien que nous manquions d'expériences directes à ce sujet, nous pouvons nous convaincre par des investigations anatomiques que la respiration de ces Animaux doit être diffuse (1).

Phyllosomes.

Larves.

§ 14. — Beaucoup de Crustacés dont l'organisation est plus parfaite présentent, à cet égard, le même caractère physiologique pendant la première période de leur existence, et naissent sans organes respiratoires spéciaux (2); mais chez la plupart des Animaux de cette classe, les téguments acquièrent bientôt dans la plus grande partie de la surface du corps une épaisseur et une solidité qui, tout en rendant plus efficaces la protection et les

Localisation de la respiration.

---

(1) Plusieurs entomologistes désignent sous le nom de branchies les appendices en forme de plume qui, chez les Phyllosomes, naissent à l'extrémité de la hanche; mais la quantité de sang qui peut passer dans ces filaments est si petite, que leur action doit être insignifiante (a). Les organes spéciaux de respiration manquent également dans les Mysis (b) et les Lucifères (c).

Enfin M. Strauss-Durkheim a appelé branchie une lame flabelliforme, à bord pectiné, qui, chez les CYPRIS, s'insère à la base des mâchoires et remonte obliquement dans l'espace compris entre les flancs et la carapace bivalve de ces petits Crustacés (d); mais rien ne prouve que la respiration soit plus active dans cet appendice que sur le reste de la surface du corps.

(2) Exemple : le petit Salicoque d'eau douce désigné par M. Joly sous le nom de *Caridina Desmaresti* (e).

(a) Voyez, pour la conformation générale de ces Animaux, mes planches de CRUSTACÉS dans la grande édition du *Règne animal* de Cuvier, pl. 57, fig. 1, etc.

(b) Milne Edwards, *Mémoire sur une disposition particulière de l'appareil branchial chez quelques Crustacés* (Ann. des sc. nat., 1830, 1re série, t. XIX, p. 456). Pour la forme générale de ces Animaux, voyez l'*Atlas du Règne animal* de Cuvier, CRUSTACÉS, pl. 54 *bis*, fig. 2.

(c) Milne Edwards, *Op. cit.* (Ann. des sc. nat., 1830, t. XIX, p. 458). Pour la forme générale de ces Crustacés pélagiques, voyez Thompson, *Zoological Researches*, pl. 7, fig. 2. — Milne Edwards, *Histoire naturelle des Crustacés*, pl. 26, fig. 10.

(d) Strauss, *Mém. sur les Cypris* (Mém. du Mus., t. VII, pl. 1, fig. 4 et 8).

(e) Joly, *Études sur les mœurs, le développement et les métamorphoses d'une petite Salicoque d'eau douce* (Ann. des sc. nat., 1843, 2e série, t. XIX, p. 71).

points d'appui que cette enveloppe doit fournir aux organes intérieurs, deviennent des obstacles pour le passage des fluides à travers sa substance. La respiration cutanée générale devient alors extrêmement faible ou même nulle, et l'absorption de l'oxygène du dehors se trouve concentrée dans les parties de la tunique cutanée, dont la perméabilité est restée très grande et où les rapports entre le fluide respirable et le fluide nourricier peuvent être actifs. Chez les Crustacés inférieurs, ce sont les pattes qui réunissent au plus haut degré ces caractères essentiels de tout instrument respiratoire. En effet, ces Crustacés sont des Animaux nageurs dont les organes locomoteurs se déploient en forme de rames foliacées. Leurs pattes, destinées à s'appuyer seulement sur de l'eau, peuvent conserver dans une partie de leur largeur beaucoup de flexibilité et de mollesse ; et ces appendices offrent en même temps au liquide ambiant une surface de contact d'une étendue considérable ; enfin l'observation directe nous apprend que le sang abonde dans les cavités dont ils sont creusés. Ce sont par conséquent des instruments propres à servir tout à la fois comme rames natatoires et comme organes de respiration ; aussi les désigne-t-on sous les noms de *pattes branchiales* (1).

Pattes branchiales.

(1) Plusieurs zoologistes considèrent les pattes natatoires biramées des Cyclopes, des Argules, des Caliges, etc., ou plutôt les longs poils plumeux dont les bords de ces organes sont ordinairement garnis, comme remplissant les fonctions de branchies (a) ; mais, d'après le mode d'organisation de ces rames, je suis porté à croire qu'elles ne sont pas le siège de phénomènes respiratoires beaucoup plus importants que les autres parties de la surface cutanée. En effet, la circulation du sang paraît être moins active dans ces organes locomoteurs que dans le reste de l'économie, et ce fluide ne semble pas même arriver jusque dans les poils plumeux dont il vient d'être question (b). Si les pattes natatoires de ces Crustacés interviennent d'une

(a) Jurine, *Mémoire sur l'Argule foliacé (Ann. du Muséum,* 1806, t. VII, p. 442).
(b) Pickering et Dana, *Description of a Species of Caligus (American Journ. of Science and Arts,* n° 2, vol. 34).
Pour la forme générale des appendices dont il est ici question, voyez le Mémoire cité ci-dessus, pl. 3, fig. 1 ; les figures de l'*Atlas du Règne animal* de Cuvier, Crustacés, pl. 72, fig. 2, 2 f; pl. 77, fig. 1 a ; pl. 78, fig. 1, 4 a, etc.
— Dana, *United States Exploring Expedition,* by capt. Wilkes, Crustacea, 1852, vol. II, p. 1343.

Les Branchipes, les Limnadies, les Apus et les autres Crustacés dont se compose le groupe des Branchiopodes offrent ce
mode d'organisation (1). Chez ces Animaux, il existe à la face
inférieure du corps une double série de pattes lamelleuses qui
toutes sont conformées à peu près de la même manière ; on en
compte de 11 à 60 paires, ou même davantage ; elles sont divi-
sées en plusieurs lanières ou expansions foliacées, et portent
une bordure de longues soies roides qui contribuent à en augmenter la puissance comme rame natatoire. Dans le jeune âge,
elles ont partout la même structure, et les téguments cutanés qui
les garnissent restent toujours d'une grande délicatesse ; mais
par les progrès du développement, leur portion externe tend à
se solidifier plus que celle située auprès du flanc de l'Animal,
et celle-ci devient turgide par l'afflux abondant de sang dans
son intérieur. Cette dernière portion du membre, qui prend une
forme vésiculaire, tend donc à jouer dans l'acte de la respiration
un rôle plus considérable que les autres parties constitutives
de la patte, et l'on remarque à cet égard divers degrés chez les
Limnadies et les Apus ; mais la division du travail n'est jamais
complète, et l'appendice tout entier est à la fois un organe de
natation et de respiration (2).

Il est probable que tous les Crustacés dont les mers anciennes

manière spéciale dans l'accomplissement du travail respiratoire, ce ne
serait donc qu'en déterminant par
leurs mouvements fréquents le renouvellement de l'eau dont la surface
générale du corps est baignée.

D'après M. Siebold, ce serait la nageoire caudale des Argules qui ferait
office de branchie (a). M. Vogt pense,
au contraire, que chez ces animaux

la respiration est localisée dans les
expansions latérales de la carapace(b) ;
mais il est plus probable que la respiration est encore diffuse chez tous
ces Crustacés inférieurs.

(1) Voyez mon *Histoire des Crustacés*, t. III, p. 358, 362, 365, etc.,
et mes planches de Crustacés dans
l'*Atlas* de Cuvier, pl. 74 et 75.

(2) Chez les Apus, ces vésicules,

(a) Siebold et Stannius, *Manuel d'anat. comp.*, t. I, p. 457.
(b) Vogt, *Beiträge zur Naturgeschichte der schweizerischen Crustaceen* (*Neue Denkschr.
der allgem. schweiz. Gesellsch. für Naturwiss*, 1843, t. VII, pl. 1, fig. 10).

du globe étaient peuplées à l'époque où les terrains siluriens se déposaient, avaient ce mode d'organisation : car ces Animaux, connus sous le nom de Trilobites, se sont fossilisés sans laisser aucune trace de leurs membres, ce qui fait supposer que ceux-ci étaient des pattes membraneuses comme celles des Branchipes de nos étangs ; mais à l'époque actuelle, le nombre de

ordinairement de couleur rougeâtre, ont été assez bien figurées par Schæffer (a). Elles paraissent être les organes principaux de la respiration (b). Quelques naturalistes pensent que la face interne de la carapace des Apus est aussi le siége de phénomènes respiratoires importants, et en effet il y existe des courants sanguins sous-cutanés très considérables (c).

La conformation des pattes branchiales est à peu près la même chez les Branchipes (d), les Artémies (e), les Limnadies (f), les Esthéries (g) et les Isaures (h) ; mais la portion du membre qui, chez l'Apus, est ordinairement colorée en rouge, diffère moins des autres parties de la rame natatoire, et n'offre le plus souvent aucune teinte particulière. Il est aussi à noter que chez les Branchipes et les Artémies ces organes sont à découvert, tandis que chez les Limnadies, les Isaures et les Esthéries, ils sont cachés entre les battants de la carapace qui, chez ces Animaux, affecte la forme d'une coquille bivalve.

Chez les NÉBALIES, la division du travail physiologique commence à s'effectuer, car les pattes des huit premières paires sont à la fois branchiales et natatoires, comme chez les Branchipes, etc. ; mais celles des cinq paires suivantes sont organisées seulement pour battre l'eau, et servir, soit à la natation, soit à l'établissement du courant qui doit baigner les organes respiratoires (i).

(a) Schæffer, *Der krebsartige Kieferfuss mit kurzen und langen Schwanzklappen*, in-4°, 1756, pl. 1 et 2.

(b) Loschge, *Beobach. an. dem Monoculus Apus* (Naturfors., 1783, t. XIX, p. 68, pl. 3, fig. 6, 7, 10).

— Siebold, *Ueber die rothen Beutel des Apus Cancriformis* (Isis, 1831, p. 429).

(c) Voyez Gaede (Wiedmann's, *Zoologische Magazin*, Kiel, 1817, Bd. I).

— Berthold, *Beitr. zur Anat. des krebsartigen Kieferfusses* (Isis, 1830, p. 689, pl. 7, fig. 1).

— Zaddach, *De Apodis cancriformis anatome et historia evolutionis*, p. 11, pl. 1, fig. 17.

(d) Schæffer, *Apus pisciformis, Insecti aquatici species noviter detecta*, 1757, in-4°, pl. 1, fig. 5.

— Bénédict Prévost, *Mémoire sur le Chirocéphale* (*Histoire des Monocles* de Jurine, pl. 20, fig. 1, 2 ; pl. 21, fig. 4, 5, 6 ; pl. 22, fig. 1).

— Milne Edwards, *Règne animal* de Cuvier, CRUSTACÉS, pl. 74, fig. 2 et 2 b.

(e) Thompson, *Zoological Researches*, Mem. 6, 1829, pl. 1, fig. 9 et 10.

— Joly, *Histoire d'un petit Crustacé auquel on a faussement attribué la coloration en rouge des marais salants* (Ann. des sc. nat., 1840, 2e série, t. XIII, pl. 7, fig. 22).

(f) Ad. Brongniart, *Mém. sur la Lymnadie* (*Mém. du Muséum*, t. VI, pl. 13, fig. 1, 7 et 8).

— Milne Edwards, *Règne animal* de Cuvier, CRUSTACÉS, pl. 74, fig. 1 a et 1 d.

(g) Strauss-Durkheim, *Ueber Estheria Dahalacensis* (*Museum Senekenbergianum*, 1834, Bd. II, pl. 7, fig. 2).

(h) Joly, *Rech. zool., anat. et phys. sur l'Isaura cycladoïdes* (Ann. des sc. nat., 1842, 2e série, t. XVII, pl. 7, fig. 1, 2, 7 et, et pl. 8).

(i) Milne Edwards, *Histoire naturelle des Crustacés*, t. III, p. 354, pl. 35, fig. 2, et *Règne animal* de Cuvier, CRUSTACÉS, pl. 72, fig. 1 a, et pl. 4, fig. 5.

II.

Branchiopodes est peu considérable, et chez la plupart des Animaux de la même classe, la division du travail se trouve établie parmi les instruments affectés au service de la locomotion et de la respiration.

Branchies
pédicuses
des
Isopodes.

§ 15. — Chez les Cymothoés, les Sphéromes, et en général chez les autres Crustacés de la division des Isopodes, ce partage se fait suivant la longueur du corps ; dans la région thoracique, les membres deviennent des pattes propres à servir aux mouvements seulement, tandis que dans la région abdominale, cinq paires d'appendices du même ordre se transforment en branchies. Pour s'approprier ainsi d'une manière spéciale au service

Cymothoés,
etc.

de la respiration, ces organes conservent leur mobilité ; mais l'article basilaire ou hanche qui donne insertion à leurs principaux muscles moteurs reste très court, et les deux rames ou branches qui les terminent prennent la forme de larges feuilles membraneuses, minces, molles, flexibles et très vasculaires (1). Souvent une de ces lames acquiert plus de consistance que l'autre, et venant à chevaucher au-devant d'elle, sert à la protéger ; celle-ci peut alors avoir une structure des plus délicates, et parfois la membrane tégumentaire qui la constitue, au lieu de s'étendre uniformément, y présente des plis nombreux (2) ou se subdivise même en lanières étroites,

---

(1) Ces feuilles se composent de deux lames cutanées très minces et séparées par un tissu lacunaire où le sang circule en abondance ; elles ressemblent à une grande poche membraneuse qui serait aplatie, et qui renfermerait dans les espaces restés libres dans son intérieur une couche de liquide nourricier, tandis que sa surface extérieure serait baignée par le fluide respirable (a). Pour plus de détails sur ce sujet, voyez *Essai d'une monographie des organes de la respiration des Crustacés Isopodes*, par MM. Duvernoy et Lereboullet (b).

(2) Par exemple, chez les Amphoroïdes (c), chez les Sphéromes (d) et les Nérocèles (e).

(a) Milne Edwards, *Histoire des Crustacés*, 1834, 1840, t. I, p. 79, et t. III, p. 117, pl. 10, fig. 8, etc., et *Atlas du Règne animal* de Cuvier, CRUSTACÉS, pl. 4, fig. 4.
(b) *Ann. des sc. nat.*, 1841, 2ᵉ série, vol. XV, p. 177.
(c) Milne Edwards, *Histoire des Crustacés*, pl. 32, fig. 9.
(d) CRUSTACÉS du *Règne animal*, pl. 68, fig. 1 k.
(e) CRUSTACÉS du *Règne animal*, pl. 66, fig. 5 l.

de façon à offrir à l'action de l'eau une surface beaucoup plus
étendue (1). Il est aussi à remarquer que la portion abdominale du corps s'élargit en manière de bouclier au-dessus
de cet appareil branchial, et que chez quelques Isopodes, tels
que les Idotées, les membres abdominaux de la dernière paire
sont modifiés de façon à constituer deux valves qui ressemblent aux battants d'une porte et qui ferment en dessous la
chambre respiratoire ainsi circonscrite (2).

Idotées.

Chez d'autres Isopodes, la division du travail s'établit d'une

Scroles.

(1) Cette structure rameuse des fausses pattes abdominales des Iso-podes est très remarquable chez les individus femelles de l'IONE THORA-CIQUE, Crustacé parasite qui vit sur les Callianasses. Chez le mâle, les appendices branchiaux sont simples, mais chez la femelle ils acquièrent un grand développement et forment de chaque côté de l'abdomen des touffes arborescentes (a).

Dans un autre genre d'Isopode parasite, que Duvernoy a décrit sous le nom de KEPONE, il existe une dis-position analogue, quoique moins pro-noncée ; les appendices branchiaux étant garnis de deux rangées de petits prolongements cylindriques, de façon à offrir l'apparence de lanières bipin-nées (b).

(2) Ce mode d'organisation de l'ap-pareil respiratoire se voit dans les IDOTÉES, les Sténosomes et les Arc-tures; le dernier anneau de l'abdo-men se développe beaucoup pour former la voûte de la cavité branchiale,

et le plancher mobile de cette chambre est constitué par les appendices ou fausses pattes du pénultième anneau. Ces organes s'élargissent en forme de lames quadrilatères, et sont arti-culés de façon à pouvoir s'écarter de la ligne médiane en pivotant sur leur bord externe et en se rabattant en dehors pour laisser à nu les bran-chies, ou à se relever et à fermer la chambre respiratoire, comme le feraient les deux battants de la porte d'une armoire. Les pattes branchiales ainsi protégées peuvent faire saillie au dehors, quand ces opercules s'écartent, et s'agiter d'avant en arrière dans l'eau qui les baigne. Elles sont, comme d'ordinaire, au nombre de cinq paires, et se composent chacune d'un petit article basilaire portant deux feuilles membraneuses très allongées. J'ai donné des figures de cet appareil dans l'Atlas de la grande édition du *Règne animal* (c). Une disposition protectrice analogue, mais moins parfaite, se re-marque dans les Anthures (d).

(a) Milne Edwards, *Histoire des Crustacés*, t. III, p. 280, pl. 33, fig. 13, 14 ; pl. 10, fig. 7, et *Règne animal*, CRUSTACÉS, pl. 59.
(b) Duvernoy, *Sur un nouveau genre de Crustacés Isopodes* (*Ann. des sc. nat.*, 1841, 2ᵉ série, t. XV, p. 110, pl. 4 B, fig. 1, 6, etc.).
(c) CRUSTACÉS, pl. 69 et 70.
(d) Milne Edwards, *Hist. nat. des Crust.*, t. III, p. 136, pl. 31, fig. 4.

manière différente dans cet appareil. Ainsi, chez les Séroles, indépendamment des parties qui font l'office de branchies ou qui servent à les protéger, il y en a d'autres qui sont spécialement destinées à agiter l'eau et à renouveler la couche de ce liquide qui est en contact avec la surface respiratoire (1). Enfin, il est aussi des espèces de cet ordre qui vivent à l'air, comme nous le verrons lorsque nous aurons terminé cette revue des instruments de la respiration aquatique.

Ordre des Xiphosures.

§ 16. — Le mode de constitution de l'appareil respiratoire dont les Isopodes viennent de nous offrir des exemples se trouve porté au plus haut degré de perfectionnement chez les Crustacés Xiphosures, connus sous les noms de Limules ou de Crabes des Moluques. Les appendices abdominaux de la première paire, confondus entre eux sur la ligne médiane, constituent un grand opercule qui se rabat en arrière, au-dessous d'une cavité creusée à la face inférieure de l'abdomen, et renferment l'appareil respiratoire. Celui-ci est formé par le développement d'une multitude de grandes lames membraneuses, ou plutôt de replis cutanés sur la face postérieure des appendices abdominaux des cinq paires suivantes. Enfin ces lames, au nombre d'environ cent cinquante, et empilées comme les feuilles d'un livre, constituent

(1) Chez les SÉROLES, les fausses pattes abdominales des trois premières paires restent très petites et se terminent par deux lames ovalaires de consistance cornée et à bords ciliés, par conséquent elles ne sont pas aptes à fonctionner comme branchies ; mais, par leurs mouvements de va-et-vient, ces organes battent l'eau comme un système de palettes et établissent un courant qui passe sur les branchies placées plus en arrière. Celles-ci sont logées dans une chambre fermée en dessus par le dernier segment de l'abdomen, et en dessous par deux grandes valves latérales qui sont formées par l'une des lames terminales des fausses pattes de la quatrième paire. Enfin les branchies elles-mêmes sont constituées par la feuille terminale interne de ces derniers membres, et par les deux lames membraneuses que portent les fausses pattes de la cinquième paire (a).

(a) Voyez Audouin et Milne Edwards, *Crustacés nouveaux ou peu connus* (*Arch. du Muséum*, t. II, pl. 2), et *Règne animal*, CRUSTACÉS, pl. 64, fig. 2 a, 2 b, etc.

de chaque côté d'une espèce de rame impaire, résultant de la soudure des deux fausses pattes de chacune des paires dont il vient d'être question, une masse feuillée ovalaire, dont les divers éléments reçoivent le sang dans leur intérieur et se trouvent baignés par le fluide respirable dans toute l'étendue de leur surface extérieure (1).

§ 17. — Dans la Crevette des ruisseaux et les autres Crustacés de l'ordre des Amphipodes, c'est encore aux dépens du système locomoteur que l'appareil de la respiration est constitué ; mais la division du travail se fait autrement que chez les Isopodes. Ce n'est plus dans la région abdominale du corps, mais sous le thorax, que les branchies se trouvent ; elles sont formées par la branche accessoire des pattes des six dernières paires, et consistent en autant de grandes poches membraneuses, d'une texture très délicate et comprimées en forme de feuille. Ces organes s'insèrent par conséquent à l'article basilaire de ces membres, et ils forment entre ces organes, dans presque toute la longueur de la région thoracique, une double rangée de grosses vésicules sanguifères. De chaque côté, ils sont protégés, tant par la portion élargie et scutiforme de la base des pattes que par des prolongements lamellaires des flancs de l'animal, et l'eau où ils flottent librement est renouvelée sans cesse par l'action des fausses pattes ou appendices abdominaux des trois premières paires.

(1) Ces feuillets, disposés transversalement, adhèrent à la fausse patte par leur base ou bord antérieur, et sont libres dans le reste de leur étendue. Sur le bord ils sont garnis d'une petite bande cornée destinée à les soutenir, mais dans le reste de leur surface ils sont membraneux. Les plus grands sont placés en avant et en bas ; les autres diminuent graduellement d'étendue, de façon à former par leur assemblage une pyramide dont l'arête postérieure serait courbe, les deux faces libres bombées, et la troisième face adhérente à la fausse patte (a).

(a) Voyez, pour plus de détails à ce sujet, Van der Hoeven, *Recherches sur l'histoire naturelle et l'anatomie des Limules.* Leyde, 1838, in-fol., pl. 1, fig. 10, et pl. 2, fig. 12. — Duvernoy, *Sur quelques points de l'organisation des Limules, et description plus particulière de leurs branchies (Ann. des sc. nat.,* 2e série, t. XV, p. 10, pl. 3). — Milne Edwards, CRUSTACÉS du *Règne animal,* pl. 76, fig. 2, 2 g.

En effet, ces fausses pattes, tout en étant constituées d'après le même plan que celles des Isopodes, sont grêles, allongées et terminées par deux lames rigides qui battent l'eau comme des palettes et établissent à l'arrière des branchies un courant rapide dirigé vers la bouche (1).

Groupe des Podophthal-maires.

§ 18. —Chez les Crustacés supérieurs, reconnaissables à leurs yeux pédonculés et mobiles, et désignés pour cette raison sous le nom commun de Podophthalmaires, l'appareil respiratoire ne

(1) Les vésicules branchiales des AMPHIPODES s'insèrent au bord postérieur de l'article basilaire des pattes thoraciques, et sont en général au nombre de cinq ou de six paires ; les pattes thoraciques de la première paire, et souvent aussi celles de la dernière paire, en étant dépourvues (a). Ces appendices respiratoires sont en général aplatis, quadrilatères et pédonculés (b). Dans les Hypérines, les Phronimes, les Corophies et les autres Amphipodes à pattes grêles, ils ne sont qu'imparfaitement encaissés ; mais chez les Crevettes, les Talitres, etc., où les pièces épimériennes du squelette tégumentaire sont très développées sur les quatre premiers anneaux du thorax et les cuisses clypéiformes aux trois anneaux suivants, ils se trouvent recouverts latéralement par ces lames. Enfin, chez les Typhis, les pattes de la sixième et de la septième paire ne servent plus à la locomotion comme d'ordinaire; leur portion terminale s'atrophie, et la cuisse se développant d'une manière anormale, elles constituent

quatre grandes valves qui se replient en dessous, de façon à fermer la chambre respiratoire et à cacher les autres pattes quand l'animal est au repos (c).

Les Crustacés de l'ordre des LÆMODIPODES ont des vésicules branchiales du même genre, mais en moindre nombre : ainsi, chez les CHEVROLLES, il n'en existe que deux paires, et les anneaux thoraciques qui les portent sont dépourvus de pattes (d). Chez les CYAMES, il y a aussi deux anneaux thoraciques apodes et branchifères; mais, au lieu d'offrir chacun une seule paire de vésicules simple, ils portent des faisceaux de trois ou quatre vésicules grêles et cylindriques (e).

Enfin, chez quelques espèces de l'ordre des Isopodes, des vésicules branchiales analogues coexistent avec les fausses pattes branchiales de la région abdominale, et se font remarquer à la partie antérieure du thorax. Cette structure se rencontre chez les femelles de l'IONE THORACIQUE (f).

(a) Voyez CRUSTACÉS du Règne animal, pl. 59, fig. 4.
(b) Loc. cit., pl. 60, fig. 2 g ; pl. 61, fig. 1 h ; pl. 62 bis, fig. 1 c, 1 f, etc.
(c) Loc. cit., pl. 62 bis, fig. 1, 1 b, etc.
(d) Loc. cit., pl. 63, fig. 1.
(e) Loc. cit., pl. 63, fig. 3.
(f) Loc. cit., pl. 59, fig. 1.

se constitue plus à l'aide d'organes d'emprunt, mais se compose d'instruments créés *ad hoc* et venant s'ajouter aux parties préexistantes dans le plan d'organisation des Animaux de cette classe. Ce sont des appendices membraneux et très perméables, qui sont baignés par l'eau, et qui sont creusés de canaux dans lesquels la totalité du sang veineux passe en revenant des organes pour retourner au cœur. Tantôt ils occupent la région abdominale du corps, tantôt la région thoracique. Branchies spéciales.

Dans le premier cas, les branchies sont toujours extérieures et flottent librement dans l'eau dont l'Animal est entouré. Comme exemple de ce mode d'organisation de l'appareil respiratoire, je choisirai les Squilles, dont une espèce d'assez grande taille est commune dans la Méditerranée. L'abdomen de ces animaux est très développé et porte en dessous cinq paires de pattes natatoires à la base de chacune desquelles on voit une sorte de panache formé d'une tige cornée cylindro-conique, garnie en dessous d'une série de gros filaments disposés comme des tuyaux d'orgue, et portant à leur extrémité une touffe de filaments plus grêles (1). Ce sont les branchies. Le nombre de ces organes s'élève par conséquent à dix. Ils naissent à la face postérieure de l'article basilaire de chacune des pattes natatoires appartenant aux cinq premiers anneaux de l'abdomen, et leur tige basilaire se dirige horizontalement en dedans, de façon que leurs filaments ternaires pendent comme des franges et sont agités chaque fois que l'Animal se sert de ces rames pour nager ou même pour renouveler l'eau qui baigne la face inférieure de son corps. Branchies abdominales.

Squilles.

Chez les Squilles, ces branchies rameuses sont très développées; mais chez les autres Crustacés de l'ordre des Stomapodes, tels que les Alimes et les Érichthes, elles sont très

(1) Voyez mon Atlas des Crustacés du *Règne animal*, pl. 56, fig. 1 et 1 *a*, et mon *Histoire naturelle des Crustacés*, pl. 10, fig. 4 et 4 *a*.

réduites et tendent à disparaître sur les fausses pattes des derniers anneaux de l'abdomen (1).

§ 19. — Dans l'ordre des Décapodes, c'est-à-dire chez les Crabes, les Écrevisses et les autres Crustacés dont le mode d'organisation est essentiellement le même, les branchies sont thoraciques et intérieures. Elles naissent des flancs ou de la base des pattes thoraciques, et remontent dans une chambre particulière pratiquée pour les recevoir de chaque côté de la partie moyenne du corps. Chacun de ces organes a la forme d'une pyramide ; il est fixé par sa base à l'aide d'un pédoncule étroit et cylindrique (2), mais il est libre dans tout le reste de son étendue, et il se compose d'une tige ou lame verticale renfermant deux gros canaux sanguins et portant latéralement une multitude de lamelles ou de filaments cylindriques. Chez les Crabes, ces branchies sont lamellifères, et présentent de chaque côté des gros canaux longitudinaux qui en occupent le milieu une série d'expansions foliacées empilées les unes au-dessus des autres comme les feuillets d'un livre. Les deux canaux principaux montent verticalement au

(1) Chez les ALIMES, ces organes manquent même complétement sur les fausses pattes des trois ou quatre dernières paires ; chez les ÉRICHTHES, ils sont plus développés sur les fausses pattes de la première paire, et l'on en trouve des vestiges sur celles des paires suivantes (a). Il est probable que les vésicules qui se trouvent à la base des pattes ravisseuses de ces Stomapodes servent aussi à la respiration (b).

Dans le genre CYNTHIA, les fausses pattes abdominales portent aussi attaché à leur pédoncule un appendice respiratoire divisé en deux lanières cylindriques et enroulées sur elles-mêmes (c).

(2) Chez les PALÉMONS, le pédoncule des branchies se trouve un peu remonté sur la face interne de ces organes, de façon que ceux-ci sont libres à leurs deux extrémités et fusiformes plutôt que pyramidaux (d). Une disposition analogue se remarque chez les Pagures, etc.

(a) Milne Edwards, *Histoire des Crustacés*, t. II, p. 498, 500 et 506, et *Atlas du Règne animal* de Cuvier, CRUSTACÉS, pl. 57, fig. 1 b.
(b) *Atlas du Règne animal*, CRUSTACÉS, pl. 57, fig. 1 c, 1 d, 1 e.
(c) Thompson, *Zoological Researches*, pl. 6, fig. 9.
— Milne Edwards, *Histoire naturelle des Crustacés*, t. II, p. 462, pl. 10, fig. 5.
(d) CRUSTACÉS du *Règne animal*, pl. 3, fig. 4.

milieu des deux faces opposées (interne et externe) de la pyramide branchiale, et les lamelles adossées par leur bord adhérent s'étendent horizontalement en avant et en arrière de l'espèce de tige ou de cloison médiane représentée par ces tubes. Les deux séries de ces folioles ressemblent, par conséquent, à deux livres qui seraient accolés par le dos, et dont les feuillets diminueraient de grandeur de bas en haut. Enfin, le nombre de ces feuillets est très considérable, et par conséquent chaque branchie présente sous un petit volume un immense développement de surface pour mettre le sang en rapport avec l'air tenu en dissolution dans l'eau.

Chez les Homards, les Langoustes et quelques autres Décapodes Macroures (1), cette surface de contact est cependant encore plus grande, car chacune des lamelles horizontales se trouve représentée par une série de lanières ou de filaments cylindriques, tout autour desquels le fluide respirable peut agir. La surface correspondante à chaque lamelle se trouve donc considérablement augmentée. En général, les filaments ainsi implantés par une de leurs extrémités sur la tige verticale de la branchie sont courts et rigides, et, étant très rapprochés entre eux, affectent la forme d'une brosse; mais quelquefois chez l'Écrevisse, par exemple, ils deviennent longs et flexibles, de façon à ressembler davantage à un panache. *Homards, Langoustes, etc.*

Enfin, dans quelques espèces anormales, les branchies thoraciques sont rameuses sans cependant offrir jamais la forme plumeuse de celles des Squilles; cette disposition se rencontre *Thysanopodes, etc.*

---

(1) Les branchies en brosse se rencontrent chez les Homards (a), les Néphropses, les Écrevisses (b), les Scyllares, les Thènes, les Ibachus, les Langoustes (c), les Gébies, et les Callianides.

(a) Milne Edwards, *Histoire des Crustacés*, pl. 10, fig. 1.
(b) Brandt et Ratzeburg, *Medizinische Zoologie*, t. II, pl. 11, fig. 1.
(c) Milne Edwards, CRUSTACÉS du *Règne animal* de Cuvier, pl. 3, fig. 1.

chez les Aristées (1) et chez les Thysanopodes, et il est à noter que, dans ce dernier genre, les branchies, tout en étant thoraciques, flottent librement au dehors de la chambre respiratoire (2).

Nombre des branchies.

Le nombre des branchies varie beaucoup chez les divers Décapodes. Chez la plupart des Brachyures, on en compte de chaque côté du thorax sept grandes insérées sur une seule rangée aux cinq premiers anneaux du thorax, et deux rudimentaires couchées sous l'extrémité antérieure de la série principale (3); mais chez les Macroures, il y en a ordinairement

(1) Dans les Salicoques du genre ARISTÉE, les branchies sont disposées à peu près comme chez les Palémons ; mais les lamelles de ces organes sont très longues, recourbées en avant et garnies sur le bord externe d'une série de filaments à bords frangés (a).

(2) Les THYSANOPODES ressemblent beaucoup aux Mysis; mais au lieu d'être dépourvus de branchies comme ceux-ci, ils en ont une insérée à la base de chacune des mâchoires axillaires et des sept paires de pattes thoraciques (b).

Il est aussi à noter que chez certains Décapodes Macroures, auxquels j'ai donné le nom de GASTROBRANCHIDES, il existe, indépendamment de l'appareil respiratoire thoracique dont la disposition ne présente rien d'anormal, des appendices branchiformes qui se trouvent suspendus aux fausses pattes abdominales et qui ressemblent

beaucoup aux branchies des Squilles. Exemple, le Callianide type (c).

(3) Dans le Crabe commun de nos côtes (Carcinus Mœnas), les branchies sont couchées obliquement sur les flancs de l'animal; la dernière s'insère au-dessus de la base des pattes thoraciques de l'antépénultième paire, aux bords d'un orifice pratiqué dans la partie correspondante du squelette tégumentaire; une autre pyramide branchiale naît de la même manière sur l'anneau situé au-devant de la précédente; deux de ces pyramides, portées sur un pédoncule commun, se fixent sous le bord des épimérites, au-dessus de la base des pattes antérieures et des mâchoires auxiliaires externes; enfin une septième branchie, un peu plus petite que les autres, naît de la membrane articulaire de la seconde mâchoire auxiliaire, et une branchie rudimentaire cachée

(a) Duvernoy, Sur une nouvelle forme de branchies (Ann. des sc. nat., 1841, 2e série, t. XV, p. 101, pl. 5, fig. 2 et 3).
(b) Milne Edwards, Mém. sur une disposition particulière de l'appareil branchial (Ann. des sc. nat., 1830, t. XIX, p. 451, pl. 19, fig. 1, 6, 7).
(c) Milne Edwards, Histoire naturelle des Crustacés, t. II, p. 320, pl. 25 bis, fig. 13 et 14.

davantage : ainsi, chez les Homards, leur nombre s'élève à vingt paires.

§ 20.—L'appareil respiratoire ainsi constitué se trouve ren- Chambre respiratoire.

sous la base des autres s'insère sur l'article basilaire de chacune de ces deux dernières paires de membres (a).

Dans quelques Brachyures, tels que les OCYPODES, deux des branchies principales manquent, et l'on n'en compte par conséquent de chaque côté que cinq thoraciques et deux maxillaires (b).

Chez tous les Brachyures il n'y a, comme on le voit, aucune branchie sur les deux derniers anneaux du thorax ; il en est de même chez quelques Anomoures, tels que les Ranines (c).

Mais chez la plupart des Anomoures et chez les Macroures, les branchies s'insèrent sur les deux derniers anneaux du thorax, aussi bien que sur les autres. Dans les Palémons, elles sont peu nombreuses (huit paires), et disposées sur un seul rang, mais très grandes (d). Chez les Crangons, les Lysinasses, les Hippolytes, etc., il n'y en a que sept.

Chez les LANGOUSTES, on en compte dix-huit de chaque côté, et elles sont groupées sur trois rangs : savoir, deux au-dessus de la deuxième mâchoire auxiliaire, trois au-dessus de la mâchoire auxiliaire externe, trois au-dessus de la patte antérieure, quatre au-dessus de chacune des pattes thoraciques

des trois paires suivantes, et une au-dessus de la patte de la dernière paire. Elles sont placées presque verticalement contre les flancs de l'Animal, et un large appendice foliacé appartenant aux membres thoraciques s'élève entre chacun des faisceaux formés par ceux de ces appendices qui dépendent du même anneau (e). Le nombre de ces organes est le même chez les Scyllares et les Pénées, mais les Gébies n'en ont que quinze, les Pandales douze, les Sicyonies onze, et les Callianasses dix.

Chez les DROMIES (f), les branchies sont aussi disposées par faisceaux, mais ne sont qu'au nombre de quatorze paires, et ne sont pas séparées entre elles par des lames foliacées. Il en est de même chez les Homoles et les Porcellanes.

Chez les LITHODES, il existe de chaque côté onze branchies dont trois naissent du pénultième segment thoracique ; deux dépendent de chacun des anneaux qui portent les pattes des trois premières paires ; une s'insère au-dessus de la mâchoire auxiliaire externe et une naît de la mâchoire auxiliaire moyenne (g). Pour plus de détails sur ce sujet, voyez mon *Histoire naturelle des Crustacés*, t. I, p. 85.

(a) Voyez CRUSTACÉS du *Règne animal*, pl. 2, fig. 7, etc.
(b) *Loc. cit.*, pl. 17, fig. 1 k.
(c) *Loc. cit.*, pl. 44, fig. 1 l.
(d) *Loc. cit*, pl. 3, fig. 4.
(e) *Loc. cit*, pl. 3, fig. 1.
(f) *Loc. cit.*, pl. 40, fig. 1 h.
(g) Milne Edwards et Lucas, *Description des Crustacés du Muséum (Arch. du Muséum*, 1841, t. II, p. 471, pl. 25, fig. 9).

fermé dans une cavité spéciale pratiquée de chaque côté du thorax. Sur les parties latérales du dos, le système tégumentaire forme de chaque côté un grand repli longitudinal qui d'abord s'avance au-dessus des branchies, en manière de toit, puis se recourbe en bas, descend à quelque distance de la face externe de ces organes, et va s'appliquer entre leur extrémité basilaire et la base des pattes, contre le bord inférieur des flancs. Les viscères s'avancent plus ou moins loin entre les deux lames de ce repli, dont la portion supérieure forme avec les téguments du dos l'espèce de grand bouclier tergal désigné sous le nom de *carapace* et dont la portion inférieure constitue la voûte et la paroi externe de la chambre branchiale (1). Ainsi, cette cavité respiratoire est limitée en dedans par la portion épimérienne du squelette tégumentaire qui, chez les Écrevisses et les autres Macroures, s'élève comme un mur vertical, et qui, chez les Crabes, se porte obliquement en haut en dedans, en manière de voûte (2); du côté externe elle est formée par une portion de la carapace qui, en haut et en dedans, se continue avec la portion épimérienne du thorax; en bas elle a pour plancher la portion latérale de ce grand bouclier dorsal qui se replie plus ou moins en dedans pour aller s'appliquer contre la base des pattes; enfin, elle se prolonge antérieurement jusque sur les côtés de la bouche, car le repli palléal qui la constitue ne se développe pas seulement dans la portion thoracique du corps où se trouvent les branchies, mais aussi dans la région céphalique.

Orifices de la chambre respiratoire.

§ 21.—Cette chambre communique au dehors par deux ouvertures, dont l'une sert à l'entrée du fluide respirable et l'autre livre passage à l'eau qui a déjà baigné les branchies.

(1) Voyez la figure théorique d'une coupe verticale de la chambre branchiale d'un Crabe que j'ai donnée dans mon *Histoire naturelle des Crustacés*, pl. 10, fig. 8.

(2) Voyez les figures qui accompagnent mon Mémoire sur le squelette tégumentaire des Crustacés Décapodes (*Ann. des sc. nat.*, 1851, 3ᵉ série, t. XVI, pl. 9, fig. 2, 3, 6, 8, 10 et 11).

L'orifice inspirateur est ordinairement formé par l'espèce de Orifice
inspirateur. fente qui reste béante entre le bord de la carapace et la partie correspondante des flancs, au-dessus de la base des pattes.

Chez les Écrevisses et les autres Macroures, cette fente règne Macroures. dans toute la longueur du thorax et présente parfois une largeur considérable (1); mais chez les Crabes et les autres Brachyures, Brachyures.
Crabes. la jonction de la carapace et du bord inférieur des flancs devient très intime dans toute la portion postérieure et moyenne du thorax, et l'orifice inspirateur se trouve restreint à l'espace correspondant à la partie antérieure de la base des pattes de la première paire. Là il existe d'ordinaire un vide considérable qui loge un prolongement de l'article basilaire des mâchoires auxiliaires externes, et qui livre passage à l'eau quand l'espèce de trappe formée par cet appendice maxillaire se relève (2).

Chez les Dorippes, les orifices inspirateurs sont reportés un Dorippes. peu plus en avant sur les régions jugales, par suite du développement d'une lanière marginale de la carapace qui vient entourer

(1) Ainsi, chez les Pagures, le bord de la carapace n'arrive pas jusque sous la base des branchies, et ces organes restent à découvert dans leur partie inférieure.

(2) L'article basilaire des pieds-mâchoires externes des Brachyures, au lieu d'être cylindrique, comme celui des autres membres, présente du côté externe un prolongement très gros qui porte à son extrémité un des appendices flabelliformes destinés à balayer les branchies, et qui remplit l'orifice inspirateur ménagé, comme je viens de le dire, de chaque côté de la région buccale, entre la base des pattes antérieures et la partie voisine du bord inférieur de la carapace. Quand la portion buccale de ces mâchoires auxiliaires s'abaisse, soit pour livrer passage aux aliments, soit pour faciliter la sortie de l'eau expirée, un mouvement de bascule se remarque dans la portion basilaire de ces organes, et l'espèce de levier flabellifère dont il vient d'être question s'élève, ce qui a pour résultat d'ouvrir l'orifice inspirateur (a). Chez les Décapodes Macroures, où l'entrée de la chambre respiratoire se prolonge jusqu'à l'extrémité postérieure de la région thoracique, entre le bord latéral de la carapace et la base des pattes, rien de semblable n'existe.

(a) Milne Edwards, *Recherches sur le mécanisme de la respiration chez les Crustacés* (*Ann. des sc. nat.*, 1839, 2ᵉ série, t. XI, p. 129, pl. 3, fig. 3), et *Atlas du Règne animal*, CRUSTACÉS, pl. 3, fig. 2 et 3 ; pl. 4, fig. 1 *i*, etc.

en avant la base de la patte correspondante et former le bord postérieur de l'ouverture en question (1).

Leucosies. Enfin, chez les Leucosiens et chez les Ranines, on ne trouve plus d'orifice dans cette partie de la chambre respiratoire, la carapace s'applique directement contre la base des pattes antérieures et ne présente aucune échancrure ; mais il existe toujours une voie particulière pour l'entrée de l'eau respirable, et elle est ménagée sur les côtés du canal expirateur chez les *Ranines.* Leucosiens, tandis que chez les Ranines elle se trouve reléguée à l'extrémité postérieure de la chambre branchiale, sous la base de l'abdomen (2).

Orifice expirateur. L'orifice expirateur ne varie jamais, ni dans sa position, ni dans son mode de conformation. La portion antérieure de la chambre branchiale, ainsi que je l'ai déjà dit, se prolonge de chaque côté de la bouche et y constitue un canal dont le plancher est complété en avant par la branche externe des mâchoires

---

(1) Chez les DORIPPES, par conséquent, ces orifices sont placés sur les régions ptérygostomiennes de la carapace (*a*). Du reste, ils sont occupés, comme d'ordinaire, par le prolongement operculaire de l'article basilaire des pattes-mâchoires externes (ou mâchoires auxiliaires de la troisième paire) qui, en s'élevant et en s'abaissant suivant que ces derniers organes s'écartent ou se rapprochent, ouvre ou ferme le passage destiné à l'entrée de l'eau dans la chambre branchiale.

(2) Chez les LEUCOSIENS, le canal inspirateur est logé , comme le canal expirateur qu'il côtoie en dehors, entre la voûte de la région péristomienne

et l'appareil maxillaire ; sa voûte est un sillon pratiqué dans la partie de la carapace qui borde latéralement la bouche, et son plancher est constitué par la branche externe des pieds-mâchoires de la troisième paire ; enfin son extrémité antérieure se voit à l'angle externe du cadre buccal immédiatement en arrière des orbites (*b*).

Chez les RANINES, le canal inspirateur est formé par un prolongement de la chambre branchiale qui, au lieu de se trouver comme d'ordinaire, parfaitement close en arrière , communique avec l'extérieur par un orifice ménagé entre le bord de la carapace, les flancs et la base de l'abdomen (*c*).

(*a*) Milne Edwards, *Mém. sur la respiration chez les Crustacés* (*Ann. des sc. nat.*, 1839, 2° série, t. XI, p. 129, pl. 3, fig. 3 et 4), et *Règne animal*, CRUSTACÉS, pl. 39, fig. 1 *a*.

(*b*) Milne Edwards, *Op. cit.* (*Ann. des sc. nat.*, 2° série, t. XI), pl. 4, fig. 2 et 3).

(*c*) Milne Edwards, *loc. cit.*, pl. 4, fig. 4, et *Atlas du Règne animal* de Cuvier, CRUSTACÉS, pl. 41, fig. 1 *l*.

auxiliaires de la première paire, et dont l'extrémité se trouve placée au-devant de la bouche, à l'angle externe de l'espace prélabial (1); souvent même il existe dans le cadre buccal une échancrure qui correspond à l'orifice ainsi ménagé, et qui livre passage à l'eau quand l'appareil maxillaire est rabattu contre la bouche (2); mais, d'autres fois, les mâchoires auxiliaires externes, en se fermant, recouvrent complétement cette ouverture expiratrice (3).

(1) Dans le genre Sesarma, par exemple, cette échancrure est très marquée et se continue extérieurement avec un sillon transversal creusé dans la région sous-orbitaire (a).

(2) Cette clôture de la région buccale est assez complète chez la plupart des Brachyures (b); mais chez les Macroures l'espace prélabial n'est pas terminé en avant par un rebord saillant, et par conséquent l'ouverture expiratrice est toujours béante (c).

Chez quelques Brachyures il existe de chaque côté de l'espace prélabial une petite crête longitudinale contre laquelle le bord interne de l'appendice lamelleux de la mâchoire axillaire qui clôt en dessous le canal efférent vient s'appliquer de façon à bien délimiter ce canal dans toute sa longueur (d).

Chez les Leucosiens, la gouttière qui sert à l'entrée de l'eau se trouve au côté externe de celle dont il vient d'être question, et en est séparée par une crête contre laquelle s'applique l'appendice lamelleux formé par la branche externe de la mâchoire axillaire antérieure. Il est aussi à noter que les deux canaux expirateurs, au lieu de se porter directement en avant, comme d'ordinaire, se rapprochent de la ligne médiane et se confondent entre eux au-devant de la bouche.

(3) Le plancher de ce canal est formé en partie par la carapace, et en partie par l'appendice lamelleux qui se trouve entre la branche interne et le palpe des mâchoires auxiliaires ou pieds-mâchoires de la première paire, appendice qui d'ordinaire s'avance presque tout auprès du bord antérieur du cadre buccal et s'élargit en avant afin de mieux s'adapter aux usages que je viens d'indiquer (e). Souvent on y remarque même une crête longitudinale qui sert à mieux circonscrire la portion terminale du canal

(a) Milne Edwards, Crustacés nouveaux (Arch. du Muséum, t. VII, pl. 9, fig. 2 a).
(b) Milne Edwards, Ann. des sc. nat., 3ᵉ série, t. XX, pl. 7, fig. 5, etc.
(c) Milne Edwards, Crustacés du Règne animal de Cuvier, pl. 3, fig. 2; pl. 11, fig. 2 a; pl. 28, fig. 3 a, etc.
(d) Crustacés du Règne animal, pl. 3, fig. 3 et 4.
(e) Exemples : Maia squinado (Crustacés du Règne animal de Cuvier, pl. 3, fig. 2 et 3; pl. 4, fig. 1 g).
— Matute (Règne animal, Crustacés, pl. 7, fig. 1 b, 1 f).
— Nursie (Op. cit., pl. 13, fig. 1).
— Hépate (Op. cit., pl. 13, fig. 2 b, etc.).

§ 22. — La réclusion des branchies dans des chambres pro-
tectrices entraîne à sa suite une autre complication de l'appareil
respiratoire, savoir : l'établissement d'instruments spéciaux
pour assurer le renouvellement régulier et rapide du fluide
respirable dont ces organes doivent être baignés. En effet, un
courant d'eau assez fort traverse continuellement la chambre
branchiale pour s'échapper au dehors par l'orifice pratiqué de
chaque côté de la bouche, et ce courant est déterminé par le jeu
d'une palette située dans le canal expirateur, et constituée par
la branche externe des mâchoires de la seconde paire. Cet

organe a la forme d'une grande lame ovalaire et flexible; il est
libre tout autour, excepté vers le milieu de son bord interne,
où il s'insère sur l'article basilaire de la mâchoire par un gros
pédoncule, et il est pourvu de muscles qui le font pivoter de
façon à verser au dehors l'eau contenue dans la portion correspondante du canal expirateur. Son extrémité antérieure, en
s'appliquant contre la voûte de ce canal, fait office de valvule,
pendant que son extrémité postérieure s'abaisse pour laisser
arriver l'eau au-dessus de sa face supérieure; puis, par un
mouvement rapide de bascule, l'extrémité postérieure de la
valvule se relève et pousse ce liquide en avant, pendant que
son extrémité antérieure s'abaisse : l'eau se trouve ainsi pelletée
au dehors, et la sortie de chaque ondée détermine nécessairement l'entrée d'une quantité correspondante de liquide dans la
cavité respiratoire, qui a des parois rigides, et qui communique
librement au dehors par l'orifice inspirateur. Pour s'assurer
que le renouvellement de l'eau dans la chambre respiratoire est

expirateur (a) ; enfin la voûte de ce
conduit est formée par une portion
réfléchie et renflée de la carapace, qui,
de chaque côté de la bouche, surmonte les régions ptérygostomiennes
et se termine à l'extrémité antérieure
de la chambre branchiale (b).

(a) Exemples : *Cardisome* (*Op. cit.*, pl. 20, fig. 1 g).
— *Eriochire*, Milne Edwards, *Note sur quelques Crustacés nouveaux* (*Arch. du Mus.*, 1854,
t. VII, pl. 9, fig. 1 b, etc.).
(b) Milne Edwards, *Recherches sur le mécanisme de la respiration chez les Crustacés* (*Ann. des
sc. nat.*, 1839, 2e série, t. XI, pl. 3, fig. 1, 2 et 4).

bien dû à l'action mécanique de cette palette empruntée à l'appareil masticateur, il suffit d'en observer le jeu chez une Écrevisse ou tout autre Décapode, puis de couper les muscles moteurs de cette valvule; car aussitôt que ses mouvements de bascule cessent, le courant efférent s'arrête complétement (1). J'ai souvent répété cette expérience devant le public, et le résultat que j'annonce ici s'est toujours réalisé.

Mais ces valvules maxillaires, tout en étant les seuls organes qui puissent déterminer les mouvements d'expiration et d'inspiration, ne sont pas toujours les seuls instruments qui interviennent dans la partie mécanique du travail de la respiration. Effectivement, chez beaucoup de Crustacés Décapodes, le renouvellement de l'eau dans les différentes parties de la chambre respiratoire, et surtout à la surface même des branchies, est aidé aussi par l'action d'un certain nombre de grandes rames rigides et garnies de longs poils qui balayent pour ainsi dire ces organes. Chez les Crabes, il existe de chaque côté du corps trois de ces appendices qui naissent de la base des trois mâchoires auxiliaires et qui se dirigent en haut et en arrière, deux entre la voûte des flancs et les branchies, une à la surface externe de ces derniers organes (2). Chez les Homards, les

(1) Voyez, pour plus de détails à ce sujet, mon *Mémoire sur le mécanisme de la respiration chez les Crustacés (Annales des sciences naturelles,* 1839, t. XI, p. 129).

(2) Lorsqu'on ouvre la chambre respiratoire d'un Crabe vivant, on voit que ces grandes lanières, auxquelles les carcinologistes donnent en général le nom d'*appendices flabelliformes,* sont sans cesse en mouvement, et en s'élevant ou en s'abaissant, non-seulement elles doivent agiter l'eau à la surface des branchies, mais faciliter le renouvellement de ce liquide entre les feuillets constitutifs de ces organes. Ainsi que je l'ai déjà dit, elles naissent de l'article basilaire de chacune des mâchoires auxiliaires ou pieds-mâchoires, et elles sont mises en jeu par les mouvements de ces membres. Pour avoir une idée plus nette de leur forme, on peut consulter quelques-unes des figures que j'en ai données (*a*).

(*a*) Voyez le *Règne animal* de Cuvier, CRUSTACÉS, pl. 1 et pl. 17, fig. 1 *k*, où ces appendices sont représentés en place, et pl. 4, fig. 1, où les pieds-mâchoires ont été isolés; pl. 7, fig. 1 *f*, 1 *g*, 1 *h*, etc., etc. Voyez aussi mon *Histoire naturelle des Crustacés,* pl. 10, fig. 2.

Écrevisses, les Langoustes et les Scyllares, ces appendices fla-belliformes existent à la base des pattes aussi bien qu'à la base des mâchoires auxiliaires, et s'élèvent verticalement entre les paquets de branchies dépendantes des divers anneaux thoraci-ques. Mais chez les Salicoques, les Callianasses, les Pagures, etc., ces appendices manquent complétement (1).

Respiration auxiliaire intestinale.

§ 23. — Nous avons vu dans la dernière leçon que chez quelques Mollusques les parois de la cavité digestive paraissent venir en aide à l'appareil branchial et être le siége d'une portion du travail respiratoire. Il en est de même chez certains Crus-tacés ; mais ici c'est par l'anus que l'eau aérée pénètre dans l'organisme, tandis que chez les Mollusques en question c'est par la bouche qu'elle s'introduit. En effet, M. Lereboullet a constaté que chez les jeunes Écrevisses, ainsi que chez les Limnadies et les Daphnies, l'eau pénètre par gorgées dans le rectum, et s'y renouvelle fréquemment de façon à entretenir une sorte de respiration intestinale auxiliaire (2).

(1) Cuvier attribuait à l'action de ces appendices flabelliformes l'entrée de l'eau dans la chambre respira-toire (a), et cette opinion erronée vient d'être reproduite par M. Williams, qui, tout en empruntant de seconde main beaucoup de faits anatomiques à mes recherches sur les organes respira-toires des Crustacés, paraît ne pas avoir eu connaissance de mes expé-riences sur le mécanisme de la respi-ration chez ces animaux (b).

(2) En plaçant de petites Écrevisses dans de l'eau colorée par du carmin, M. Lereboullet a vu les particules de cette matière tinctoriale entrer et sor-tir du rectum quinze ou dix-sept fois par minute. Chez les Limnadies, l'anus se dilate pour aspirer l'eau du dehors, et se contracte alternativement vingt-cinq, trente ou même quarante fois par minute. Chez les Daphnies, M. Le-reboullet a compté aussi environ qua-rante de ces mouvements inspiratoires par minute (c). Nous avons vu ci-dessus que les Limnadies ont en même temps une respiration pédieuse qui doit être assez puissante (p. 120), et les entomologistes considèrent comme une branchie la lame mem-braneuse à bord plumeux qui borde les pattes natatoires de ces animaux (d).

(a) Cuvier, *Leçons d'anatomie comparée*, 1re édit., t. IV, p. 434.
(b) *On the Mechanism of Aquatic Respir. in Crustacea* (*Ann. of Nat. Hist.*, 1854, 2e série, vol. XIII, p. 295).
(c) Lereboullet, *Note sur une respiration anale observée chez plusieurs Crustacés* (*l'Institut*, 1848, t. XVI, p. 329, et *Mém. de la Soc. d'hist. nat. de Strasbourg*, 1850, t. IV, p. 211).
(d) Strauss-Durkheim, *Mém. sur les Daphnies* (*Mém. du Muséum*, t. V, pl. 29, fig. 12, 13 et 14).

§ 24. — Tous les Crustacés dont je viens de parler sont des Animaux essentiellement aquatiques, et ils périssent plus ou moins vite quand on les retire de l'eau ; mais il existe dans la même classe d'autres espèces dont la manière de vivre est toute différente, qui se tiennent habituellement à terre et qui respirent l'air à l'état de fluide élastique. Tels sont les Gécarcins, que l'on connaît aux Antilles sous le nom de *Tourlourous*, et quelques autres Crabes terrestres. L'organisation de ces Crustacés à respiration aérienne ne diffère cependant que peu de celle des espèces aquatiques : ils respirent par des branchies dont la structure n'offre rien de remarquable ; seulement la chambre respiratoire est disposée de façon à empêcher la dessiccation de ces organes. La portion de l'enveloppe cutanée du corps qui descend de la voûte des flancs jusqu'au bord inférieur de la carapace, et qui constitue ainsi la voûte de cette chambre, au lieu de s'appliquer presque directement sur l'appareil branchial et d'être garnie d'une couche épidermique épaisse, s'élève beaucoup, et présente dans toute son étendue une surface molle et humide qui est le siége d'une exsudation plus ou moins abondante. Enfin, dans toute la longueur de la partie la plus déclive de la cavité respiratoire, elle se prolonge en dedans et en haut sous la forme d'un grand repli longitudinal, et constitue de la sorte une gouttière ou auge dans laquelle l'animal tient en réserve une certaine quantité de liquide. L'eau ainsi emmagasinée ne sert pas directement à la respiration, mais en s'évaporant lentement, sature d'humidité l'air qui est en contact avec les branchies, et prévient par conséquent la dessiccation de ces organes. Il est d'ailleurs à noter que ces Crabes de terre habitent toujours dans des lieux humides et entrent souvent dans l'eau (1).

(1) Audouin et Milne Edwards, *Sur la respiration des Crustacés terrestres* (*Ann. des scienc. nat.*, 1828, t. XV, p. 85).

Dans le genre BOSCIA, ou *Potamophilia* (Latr.), cette auge est très grande, et la membrane qui garnit la voûte de la chambre respiratoire

D'autres Crustacés, que l'on confondait jadis avec les Insectes, ont des mœurs analogues et respirent aussi l'air au
moyen des organes qui chez les espèces voisines servent à la
respiration aquatique. Tels sont les Cloportes, qui habitent dans
les caves et d'autres lieux humides. Les branchies de ces
animaux sont conformées de la même manière que celles des
autres Isopodes, c'est-à-dire formées par les lames terminales
et foliacées des fausses pattes de l'abdomen ; seulement elles
sont disposées de façon à retenir autour d'elles une petite
couche de liquide et à ne pas se dessécher (1). Mais dans les

est couverte de protubérances rameuses ou végétations dermiques qui
constituent une masse spongieuse et
qui paraît devoir être le siége d'une
sécrétion abondante (a). Une disposition analogue se remarque chez les
Ocypodes, qui, sans être complètement terrestres, passent une grande
partie de leur vie à l'air sur la plage,
et y courent avec une vitesse remarquable, ce qui suppose une respiration active.

Geoffroy Saint-Hilaire a décrit sous
le nom de poumons des végétations
membraneuses de même nature, mais
beaucoup plus développées, qui garnissent la voûte de la chambre respiratoire
du *Birgus latro* ; mais ces appendices
cutanés ne paraissent être traversés
que par du sang artériel, et par conséquent ne sont probablement pas le
siége du travail respiratoire (b).

Chez la plupart des Crabes terrestres, ou GÉCARCINIENS, la membrane tégumentaire qui tapisse la
voûte de la chambre respiratoire ne

présente pas de végétations vasculaires ; mais l'espèce d'auge longitudinale qui en occupe le fond est en
général très développée, et l'on y
trouve souvent un petit dépôt de vase,
ce qui est un indice du séjour d'une
eau bourbeuse dans son intérieur. Ce
réservoir est formé tantôt par un repli
de la membrane tégumentaire interne
de la paroi externe de la chambre
respiratoire, repli qui part du bord
inférieur de la carapace et s'applique
contre la base des branchies en s'élevant plus ou moins haut sur la face
externe de ces organes ; tantôt par
une crête qui naît de la voûte des
flancs, immédiatement au-dessus de
l'insertion des pattes, et qui s'élève
pour aller s'appliquer contre la partie
correspondante de la paroi externe de
la chambre branchiale formée par la
carapace. Ce réservoir est très développé dans le genre BOSCIA.

(1) Chacun des membres abdominaux des cinq premières paires se
compose, comme d'ordinaire, d'un

(a) Milne Edwards, *Histoire des Crustacés*, pl. 10, fig. 9.
(b) Les observations de E. Geoffroy Saint-Hilaire sur la structure de l'appareil respiratoire du
Birgus latro furent communiquées à l'Académie des sciences en 1825, mais sont restées inédites.
(Voyez mon *Histoire des Crustacés*, t. I, p. 90.)

Cloportides des genres Porcellion , Armadille et Tylos, ces organes présentent une modification remarquable, car ils se creusent de cavités dans lesquelles l'air pénètre. Chez les Porcellions, qui d'ailleurs diffèrent à peine des Cloportes, les lames operculaires de l'appareil respiratoire présentent sous leur bord postérieur un ou plusieurs orifices qui donnent chacun dans une poche membraneuse ; celle-ci est logée dans l'épaisseur de l'appendice ; elle baigne dans le sang ; elle se subdivise en une multitude de petits tubes rameux , et elle est remplie d'air, ce qui lui donne un aspect argentin (1).

Dans les Tylos, qui se rencontrent en Algérie et en Égypte, chacune de ces feuilles , au nombre de quatre paires , présente à sa face inférieure une série de petites fentes en boutonnière, et chacune de ces ouvertures sert à l'entrée de l'air dans une petite poche garnie de cæcums arborescents (2).

Tylos.

article basilaire très court et de deux branches terminales et foliacées très larges. Les dix feuilles formées par la branche externe de ces appendices sont cornées et se relèvent en arrière contre l'abdomen , de façon à se recouvrir mutuellement et à cacher complétement le reste de l'appareil respiratoire. Enfin les dix branches internes un peu moins grandes que les précédentes, et ayant la forme de vessies membraneuses aplaties , sont logées entre la voûte formée par l'abdomen et l'espèce de plancher composé par la réunion des lames operculaires. Ce sont les organes essentiels de la respiration , et on les trouve toujours baignés par un liquide aqueux qui en suinte probablement , et qui se

trouve retenu par les lames operculaires (a).

(1) Voyez les figures que j'en ai données dans l'Atlas du *Règne animal* de Cuvier (b) , ainsi que celles de MM. Duvernoy et Lereboullet (c). En général, ces organes pulmonaires ne se voient que dans les lames operculaires des deux premières paires de fausses pattes, mais M. Lereboullet les a trouvés dans celles des cinq paires chez le *Porcellio armilloïdes* (d).

(2) Voyez, pour plus de détails sur la structure des organes respiratoires des Tylos , mon *Hist. des Crustacés* , t. III, p. 189, et l'*Atlas du Règne animal* , CRUSTACÉS , pl. 70 *bis* , fig. 2 *d*, 2 *c*.

(a) Voyez Duvernoy et Lereboullet , *Monographie des organes de la respiration des Crustacés Isopodes* (Ann. des sc nat., 2ᵉ série, t. XV, p. 193).
(b) CRUSTACÉS, pl. 71, fig. 1 l et 1 m.
(c) Duvernoy et Lereboullet, loc. cit., pl. 15, fig. 14.
(d) Lereboullet, Mém. sur la famille des Cloportides (Mém. Soc. hist. nat. de Strasbourg, 1853. IV, pl. 3, etc.).

Effets de
l'exposition à
l'air chez
les Crustacés
aquatiques.

§ 25. — Il semble donc y avoir chez ces petits Isopodes des vestiges d'un appareil particulier qui serait créé spécialement pour le service de la respiration aérienne ; mais ce mode d'organisation est tout à fait anormal dans la classe des Crustacés, et la plupart de ces Animaux ne sont conformés que pour vivre dans l'eau. Plusieurs d'entre eux peuvent, il est vrai, sortir de ce liquide et courir sur la plage humide, ou rester tapis sous des pierres pendant plusieurs heures, sans avoir dans la disposition de leurs branchies aucune des particularités que nous venons de rencontrer chez les Gécarciniens. Le Carcin Ménade, si commun sur nos côtes, et les Thelphuses, qui habitent les ruisseaux du midi de l'Italie, de la Grèce, etc., jouissent de cette faculté ; mais la plupart des Crustacés périssent assez promptement quand on les retire de l'eau, et la rapidité de leur mort paraît dépendre parfois de la mollesse et de l'affaissement de leurs branchies plutôt que de la dessiccation de ces organes. Les Grapses, par exemple, meurent très vite quand on les expose à l'air, et cela s'explique par la délicatesse extrême et la mollesse des branchies ; car, ainsi que M. Flourens l'a constaté pour les Poissons, le changement de milieu doit amener chez ces Animaux une diminution énorme dans l'étendue de la surface en contact avec le fluide respirable (1).

§ 26. — En résumé, nous voyons donc que dans cette grande division de l'Embranchement des Entomozoaires, de même que dans la classe des Annélides, l'appareil respiratoire tend d'abord à se constituer à l'aide d'emprunts faits à l'appareil locomoteur ; mais que les pattes branchiales cessent d'être aptes à répondre aux besoins physiologiques de l'organisme chez la plupart des Crustacés, et qu'alors la division du travail s'établit dans le système appendiculaire dont une portion reste affectée d'une manière plus complète au service de la locomotion, tandis

(1) Voyez tome I, page 518.

qu'une autre portion se modifie plus profondément pour s'approprier davantage à ses fonctions d'instrument respiratoire. Les Branchiopodes nous ont offert la première de ces dispositions, les Édriophthalmes la seconde. Enfin nous avons vu aussi que chez les Crustacés supérieurs dont la réunion constitue la grande division des Podophthalmaires, c'est-à-dire chez les Stomapodes et les Décapodes, l'organisme s'enrichit de branchies de création spéciale, mais que ces organes restent toujours en relation intime avec l'appareil locomoteur, et que c'est encore à l'aide d'emprunts anatomiques que l'appareil ainsi constitué se perfectionne par l'acquisition d'organes protecteurs et d'agents moteurs particuliers. Les instruments de la respiration nous offrent donc chez les Crustacés des exemples remarquables de divers procédés organogéniques à l'aide desquels la Nature, fidèle aux tendances dont j'ai fait connaître les caractères au début de ces leçons (1), perfectionne successivement les espèces dérivées de chaque grand type zoologique.

(1) Voyez tome I, page 16 et suiv.

DOUZIÈME LEÇON.

De l'appareil respiratoire chez les Animaux articulés qui sont organisés d'une manière spéciale pour la respiration aérienne. — Des poches pulmonaires de diverses Arachnides. — De l'appareil trachéen chez certaines Arachnides, chez les Insectes et chez les Myriapodes.

Classe des Arachnides.

§ 1. — Dans la classe des ARACHNIDES, le perfectionnement que nous avons rencontré comme une rare exception chez les Crustacés devient l'état normal : la respiration est presque toujours aérienne, et ce n'est que chez un petit nombre d'espèces inférieures, aquatiques pour la plupart, que cette fonction paraît être diffuse et s'exercer par la surface extérieure du corps. Dans l'immense majorité des cas, l'air nécessaire à l'entretien de la vie pénètre directement dans l'intérieur de l'organisme et agit sur le fluide nourricier par l'intermédiaire d'un appareil spécial.

Arachnides pulmonées.

Chez les Araignées, les Scorpions et quelques autres Animaux de la même classe, cet appareil consiste en un certain nombre de cavités auxquelles on a donné le nom de *poumons*. Ces organes, en nombre variable, occupent toujours la partie antérieure et inférieure de l'abdomen ; ils sont disposés par paires, et ils communiquent au dehors par des orifices en forme de fente transversale ou de boutonnière, appelés *stigmates* ou *pneumostomes*. Au fond de l'espèce de vestibule formé par chacune de ces fentes, on trouve une série de petits trous qui donnent dans autant de sacs membraneux dans l'intérieur desquels l'air peut par conséquent pénétrer. Ces sacs, disposés sur une seule rangée transversale, s'élèvent verticalement dans une cavité destinée à les loger, et sont aplatis latéralement, de façon à ressembler à des lamelles groupées comme les feuillets d'un livre. A raison de leur forme et de leur mode d'insertion, ces organes ressemblent beaucoup aux lamelles branchiales de quelques Crustacés, des Limules, par exemple ; mais en réalité ils en diffèrent essentiellement, car ici chaque feuillet n'est pas une lame simple ou un repli cutané saillant, dans l'épaisseur duquel le sang circulerait pour se mettre en rapport avec le fluide respirable dont sa surface serait baignée, mais bien une lame double, une cavité, une poche aplatie qui reçoit l'air dans son intérieur et qui se trouve en contact avec le sang par sa surface externe. Les feuillets branchiaux des Crustacés sont des replis cutanés qui font saillie dans le milieu respirable ; les feuillets pulmonaires des Arachnides sont des replis cutanés qui rentrent à l'intérieur de l'organisme et qui font saillie dans le fluide nourricier. Les poumons de ces Entomozoaires ont, par conséquent, beaucoup moins de ressemblance avec les branchies des Crabes ou des Limules qu'avec les poches aérifères presque microscopiques dont j'ai constaté l'existence dans l'épaisseur des fausses pattes branchiales des petits Crustacés Isopodes du genre Tylos.

Quoi qu'il en soit de ces analogies, les poumons des Arachnides se composent donc d'une multitude de petites poches membraneuses ou vésicules d'une délicatesse extrême, qui sont comprimées de façon à simuler des feuilles, qui reçoivent l'air dans leur intérieur, et qui sont renfermées dans une cavité dont le plancher est formé par une portion des téguments communs et la voûte par une membrane très mince. Or, le sang arrive dans la chambre constituée de la sorte, et il se trouve ainsi mis en rapport avec le fluide respirable (1).

(1) J.-F. Meckel fut le premier à faire connaître la conformation des organes respiratoires des Scorpions, et frappé de l'aspect feuilleté de leurs poumons, il compara ces organes aux branchies des Crustacés (a). Treviranus considéra également ces appendices pulmonaires comme étant de

(a) Meckel, *Bruchstücke aus der Insecten Anatomie* (*Beiträge zur vergleichenden Anatomie*, 1809, t. I, part. 2, p. 109, pl. 7, fig. 22).

Le nombre des vésicules lamelliformes dont se compose chacun de ces poumons varie suivant les espèces : ainsi M. Léon Dufour en a compté de 60 à 70 chez le Scorpion d'Europe (*S. occitanus*), et environ 100 chez le Scorpion nègre (*S. afer*).

Chez les Scorpions, on trouve quatre paires de poumons, et par conséquent aussi quatre paires de stigmates, qui se voient à la face inférieure des quatre premiers anneaux de l'abdomen (1).

Chez les Télyphones , qui ont beaucoup d'affinité avec les

simples lamelles (*a*), et Dugès pensait aussi que l'air, arrivant dans la cavité où ces feuillets sont logés, en baignait la surface extérieure (*b*). Cependant déjà en 1817 M. Léon Dufour avait trouvé que ces lamelles sont doubles, et que l'air devait probablement pénétrer dans leur intérieur (*c*). Enfin M. J. Müller a fait voir en 1828 que les poumons de ces animaux se composent en réalité, non d'une série de feuillets, mais d'une rangée de vésicules aplaties, vésicules dans la cavité de chacune desquelles l'air arrive par l'intermédiaire du stigmate (*d*). Newport a adopté en partie les vues de cet habile anatomiste; mais n'a pas bien compris les relations de ces poches foliacées avec les stigmates, et il les désigne sous le nom de pneumo-branchies (*e*). L'étude la plus complète de ces organes est due à

M. Leuckart, de Gœttingue ; il a fait voir que chaque vésicule pulmonaire est tapissée en dedans par une lame de chitine, comme le sont les trachées des Insectes, et il a établi l'analogie qui existe entre ces deux formes de l'appareil respiratoire aérien des animaux articulés (*f*). Plus récemment M. Léon Dufour a donné une nouvelle description des poumons des Scorpions qui s'accorde avec ce que j'ai dit ci-dessus (*g*), et M. Blanchard, en traitant le même sujet, a ajouté des faits intéressants relativement au mécanisme des mouvements respiratoires chez ces animaux (*h*).

(1) Voyez Treviranus , *Op. cit.*, pl. 1, fig. 1. — Milne Edwards, ARACHNIDES de l'Atlas de la grande édition du *Règne animal* de Cuvier, pl. 18, fig. 1, 1 *f*, 1 *g*.

(*a*) Treviranus, *Ueber den innern Bau der Arachniden*, 1812, p. 7, fig. 8 à 10.
(*b*) Dugès, *Traité de physiologie comparée*, 1838, t. 1, p. 567.
(*c*) L. Dufour, *Recherches anatomiques et observations sur le Scorpion roussâtre* (*Journal de physique*, 1817, t. LXXXIV, p. 439).
(*d*) Müller, *Beiträge zur Anatomie des Scorpions* (*Archiv für Anatomie und Physiologie*, von Meckel, 1828, p. 39, pl. 2, fig. 11 à 13).
(*e*) Newport, *On the Structure, Relations and Development of the Nervous and Circulatory Systems in Myriapoda and Macrourus Arachnida* (*Philos. Trans.*, 1843, p. 295).
(*f*) Leuckart, *Ueber den bau und die Bedeutung der sog. Lungen bei den Arachniden* (*Zeitschrift für wissenschaftliche Zoologie*, von Siebold und Kölliker, 1849, t. I, p. 246).
(*g*) L. Dufour, *Histoire anatomique et physiologique des Scorpions* (*Mém. de l'Acad. des sciences, Savants étrangers*, t. XIV, p. 644).
(*h*) Blanchard, *L'organisation du Règne animal*, 16e livraison, p. 71.

Scorpions, il n'y a plus que deux paires de poumons (1). Il en est de même chez les Phrynes (2) et chez quelques Aranéides, auxquelles on a donné pour cette raison le nom de *quadripulmonaires :* les Mygales, par exemple (3).

Enfin, chez toutes les Araignées ordinaires, l'appareil respiratoire se trouve réduit à une seule paire de ces organes, dont les orifices sont placés à la partie inférieure et antérieure de l'abdomen (4).

§ 2. — Chez quelques-uns de ces animaux, l'appareil de la respiration présente une modification très remarquable, car il se compose en partie de poumons, comme chez les diverses Arachnides dont il vient d'être question, et en partie de tubes aérifères qui portent l'oxygène jusque dans la profondeur des organes les plus éloignés de l'économie.

Arachnides à respiration mixte : pulmonaire et trachéenne.

Ainsi les Ségestries sont pourvues de deux paires de stigmates comme les Araignées quadripulmonaires, et les orifices respiratoires de la paire postérieure conduisent aussi dans des poumons composés d'une petite cavité vestibulaire que surmontent des vésicules lamelliformes en grand nombre. Mais les cavités membraneuses dans lesquelles débouchent les stigmates de la première paire ne se terminent pas de la même manière, et portent, à la place des vésicules pulmonaires, des tubes membraneux qui, disposés en faisceaux, se dirigent, les uns en arrière, vers l'anus, les autres en avant, vers la région céphalo-

---

(1) Blanchard, *Organisation du Règne animal,* ARACHNIDES, pl. 9, fig. 5 à 9.

(2) Vander Höven , *Bijdragen tot kennis von Phrynus (Tijdschrift voor Natuurlijke Geschiedenis en Physiologie,* 1842, t. IX, p. 68, pl. 2, fig. 10 à 13).

(3) L. Dufour, *Observ. sur quelques Arachnides quadripulmonaires*

(*Ann. des sciences physiques,* 1820, t. V, p. 96, pl. 72, fig. 2).

— Voyez aussi Dugès, ARACHNIDES de l'Atlas de la grande édition du *Règne animal* de Cuvier, pl. 2, fig. 8.

(4) Voyez Treviranus, *Ueber den innern Bau der Arachniden,* pl. 2, fig. 18 à 20.

— Dugès, *loc. cit.,* ARACHNIDES, pl. 14, fig. 1 *b,* etc.

thoracique du corps. Mais ces tubes, qui sont des *trachées*, semblent ne pas être autre chose que les vésicules pulmonaires développées en longueur et devenues filiformes, au lieu de s'être élargies en manière de feuille (1).

Dugès, à qui l'on doit la découverte de cette coexistence curieuse de poumons et de trachées chez les Ségestries, a constaté l'existence du même mode d'organisation dans un genre voisin, celui des Dysdères, et M. Grube, de Kœnigsberg, l'a retrouvé chez les Araignées aquatiques dont on a formé le genre Argyronète (2). Quelque chose d'analogue se voit chez diverses Araignées ordinaires. En effet, on a trouvé chez les Saltiques et les Microphantes, indépendamment de la paire de poumons dont les orifices occupent la base de l'abdomen, deux petits stigmates qui sont situés près de l'extrémité postérieure du corps et qui conduisent dans un système trachéen rudimentaire (3). Enfin des vestiges d'un appareil pneumatique analogue ont été découverts chez les Épéires et beaucoup d'autres Araignées dipneumones, qui portent en avant des filières une petite fente à travers laquelle l'air pénètre dans quatre petits tubes aplatis en forme de ruban (4).

Arachnides trachéennes. § 3. — Il est aussi des Arachnides chez lesquelles la transformation des poumons en trachées, au lieu d'être partielle,

(1) Dugès, *Observations sur les Aranéides* (*Ann. des scienc. nat.*, 1836, 2ᵉ série, t. VI, p. 183), et Atlas du *Règne animal* de Cuvier, ARACHNIDES, pl. 4, fig. 4.

(2) Grube, *Ueber die Anatomie der Araneiden* (Müller's *Arch. für Anat. und Phys.*, 1842, p. 300).

(3) Menge, *Ueber die Lebensweise der Arachniden* (*Neuest. Schrift. d. Naturf. Gesellsch. in Danzig*, 1833, t. IV, pl. 1. — Siebold et Stannius,

Manuel d'anatomie comparée, t. I, p. 523).

(4) M. Siebold a signalé l'existence de cet appareil trachéen rudimentaire dans les genres *Epeira*, *Tetragnathus*, *Drassus*, *Clubiona*, *Theridion*, *Lycosa*, *Dolomedes*, etc. Dans le *Thomisus viaticus*, ces quatre trachées se ramifient et établissent ainsi le passage vers la forme complète du même appareil qui se voit chez les Saltiques (a).

(a) Siebold et Stannius, *Nouveau Manuel d'anatomie comparée*, t. 1, p. 522.

comme chez les Ségestries ou les Dysdères, est complète, et où l'appareil respiratoire se compose tout entier de tubes aérifères. On désigne ces animaux sous le nom d'*Arachnides trachéennes*.

Le Faucheur (*Phalangium opilio*), si remarquable par la longueur de ses pattes, offre ce mode d'organisation. Une seule paire de stigmates, située à la face inférieure de l'abdomen, entre la base des pattes postérieures, donne naissance à deux gros tubes membraneux qui se dirigent en avant vers les côtés de la bouche, et fournissent, chemin faisant, une multitude de branches dont les premières se recourbent en arrière pour se répandre dans l'abdomen, et les autres se distribuent aux pattes et aux autres parties de la région céphalo-thoracique du corps (1).

Dans les Galéodes, Arachnides à formes bizarres qui se trouvent en Algérie, ainsi que dans d'autres pays chauds, l'appareil trachéen est beaucoup plus développé, et il existe trois paires de stigmates, une au thorax, entre la base des pattes de la deuxième et de la troisième paire, et deux sous le bord postérieur des deuxième et troisième anneaux de l'abdomen (2); mais les tubes aérifères qui naissent de tous ces orifices s'anastomosent librement entre eux et forment de chaque côté du corps un gros tronc d'où partent une multitude de branches.

(1) Voyez Tulk, *On the Anatomy of Phalangium* (*Ann. of Nat. Hist.*, 1843, vol. 12, p. 327, pl. 1, fig. 2, et pl. 5, fig. 33).

(2) Cette disposition que j'ai constatée chez le *Galeodes araneoides* (a), a été observée aussi par M. Blanchard (b). Mais, d'après les recherches de M. Kittary, il paraîtrait que dans une autre espèce du même genre, le *Galeodes intrepida*, il y aurait en outre un stigmate impair situé en arrière des précédents, à la face inférieure de l'abdomen, derrière le quatrième anneau. Ce naturaliste a donné de très bonnes figures du système trachéen de ces Arachnides (c).

(a) Milne Edwards, *Atlas du Règne animal de Cuvier*, ARACHNIDES, pl. 20 *bis*, fig. 2.
(b) Blanchard, *Organisation du Règne animal*, ARACHNIDES, pl. 25, fig. 2.
(c) Kittary, *Anatomische Untersuchung der gemeinen und der furchtlosen Solpuga* (*Bullet. de la Soc. des naturalistes de Moscou*, 1848, t. XXI, pl. 7, fig. 9 et 10).

Acariens. Les Mites et la plupart des autres Acariens sont également pourvus de trachées qui sont conformées à peu près comme chez les Faucheurs, sauf la position des stigmates, qui est sujette à quelques variations (1). Dans certaines espèces ces canaux aérifères présentent même une structure plus compliquée que d'ordinaire dans cette classe, car leurs parois sont soutenues par un fil élastique enroulé en spirale (2). Ces Arachnides, de même que les précédentes, sont donc organisées pour la vie aérienne. Quelques espèces cependant habitent d'ordinaire sous l'eau. Par conséquent, nous aurions pu nous attendre à leur trouver d'autres organes respiratoires; mais ces Acariens aquatiques, connus sous les noms d'Hydrachnes, de Lymnocares, etc., ont des trachées remplies d'air, tout

(1) Dans les TROMBIDIENS, on voit de chaque côté de la face inférieure du corps, derrière les pattes de la deuxième paire, un stigmate qui donne naissance à un faisceau de petites trachées (a).

Chez les ORIBATES, les stigmates sont placés entre les pattes de la première paire (b).

Chez les Tiques ou IXODES, on aperçoit de chaque côté de l'abdomen un organe stigmatiforme; mais Lyonnet assure qu'aucun tube aérifère n'y prend naissance, et que toutes les trachées ont leur origine dans un tubercule impair situé presque au centre de l'abdomen (c). Audouin considère, au contraire, les organes stigmatiformes latéraux comme étant les orifices de l'appareil trachéen, et les décrit comme étant criblés de petits trous (d).

Il n'y a aussi qu'une paire de stigmates chez les HALARACHNES, dont le système trachéen a été très bien étudié par M. Allman (e).

Chez les Hydrachnes, du genre EYLAÏDE, il y a quatre stigmates : savoir, une paire entre les pattes de la deuxième et troisième paire, et une paire à la partie antérieure et latéro-inférieure de l'abdomen (f).

(2) Dujardin, Mém. sur les Acariens (Ann. des scienc. nat., 1845, 3ᵉ série, t. III, p. 17).

(a) Treviranus, Vermischte Schriften, t. I, p. 47, pl. 6, fig. 33, o, o, et fig. 32, t, t. — Dujardin, Mém. sur les Acariens (Ann. des sc. nat., 1845, 3ᵉ série, t. III, p. 17).
(b) Dujardin, loc. cit.
(c) Lyonnet, Recherches sur l'anatomie et les métamorphoses de différentes espèces d'Insectes, p. 56, pl. 6, fig. 3.
(d) Audouin, Lettre sur quelques Araignées parasites (Ann. des sc. nat., t. XXV, p. 419, pl. 14, fig. 2, q et r).
(e) Allman, Descript. of a New Genus of Arachnidans (Ann. of Nat. Hist., 1847, t. XX, p. 49, pl. 3, fig. 2).
(f) Dugès, Rech. sur les Acariens (Ann. des sc. nat., 1834, 2ᵉ série, t. I, p. 157, pl. 10, fig. 26).

comme les espèces terrestres; seulement les gaz contenus dans ces tubes, au lieu d'être puisés directement au dehors, paraissent s'y renouveler par l'effet d'une absorption et d'une exhalation cutanée, particularité remarquable sur laquelle nous aurons l'occasion de revenir lorsque nous étudierons l'appareil respiratoire de certains Insectes aquatiques (1).

Enfin, chez d'autres Acariens on n'aperçoit plus aucune trace ni d'orifices stigmatiques à la surface du corps, ni de tubes aérifères dans l'intérieur de l'organisme, et la respiration paraît être essentiellement cutanée. Le Sarcopte de la gale nous offre un exemple de ce mode d'organisation; mais ces singulières Arachnides ont l'habitude d'avaler continuellement des bulles d'air, et l'on voit ces bulles circuler pour ainsi dire dans l'intérieur de leur appareil digestif, de façon que, suivant toute probabilité, les parois de l'estomac viennent ici en aide à la peau et sont aussi le siége de phénomènes respiratoires (2).

§ 4. — Les INSECTES, lorsqu'ils sont à l'état parfait, respirent toujours l'air atmosphérique seulement. Il en est de même pour la plupart de ces Animaux, lorsqu'ils sont encore à l'état de larves ou de chrysalides; quelques-uns cependant ont une respiration aquatique pendant cette première période de leur vie. Mais quoi qu'il en soit à cet égard, les Insectes, avant comme après l'achèvement de leurs métamorphoses, sont toujours pourvus d'un appareil trachéen analogue au système de tubes aérifères que nous venons de rencontrer chez diverses Arachnides.

Respiration intestinale des Sarcoptes.

Appareil respiratoire des Insectes.

(1) M. Dujardin pense que l'air inspiré pénètre dans l'organisme de ces Acariens aquatiques par la surface tégumentaire, et que l'expiration s'opère par les trachées et les stigmates (*loc. cit.*); mais il serait difficile de se rendre compte de l'absorption de l'oxygène par la peau, si un dégagement de quelque autre gaz, tel que l'acide carbonique, n'avait lieu dans

le même point, de façon à établir l'échange que nous avons vu être un des phénomènes essentiels du travail respiratoire.

(2) Bourguignon, *Traité entomologique et pathologique de la gale de l'homme*, 1852, p. 97 (extrait des *Mém. de l'Acad. des sciences, Sav. étrang.*, t. XII).

Découverte des trachées. La découverte de ces canaux respiratoires ne date que de 1669 ; elle est due à l'illustre Malpighi, et a été faite sur le Ver à soie (1).

Stigmates. § 5. — Chez les Insectes ordinaires, ce système de tubes aérifères communique au dehors par une double série de *stigmates*, ou orifices respiratoires, qui sont disposés symétriquement par paires et occupent les côtés du corps (2). La tête en est

(1) La découverte de Malpighi (*a*) a été complétée par les recherches de Swammerdam, de Lyonnet et des anatomistes qui leur ont succédé. Elle a été de la sorte étendue à tous les groupes de la classe des Insectes proprement dits. Latreille a cru, il est vrai, que les Thysanoures faisaient exception à cette règle (*b*), et M. Guérin-Méneville a signalé un de ces Insectes, le *Megachilis polypoda*, comme ayant, au lieu de stigmates et de trachées, un appareil respiratoire analogue à celui de quelques Crustacés (*c*). Mais la présence de trachées a été constatée chez les Megachilis par M. Siebold (*d*), chez les Lépismes par M. Burmeister (*e*), ainsi que par M. Templeton (*f*), et chez les Podurelles par M. Nicollet (*g*). Toutes les anomalies que l'on avait annoncées à ce sujet ont, par conséquent, disparu devant des investigations plus attentives.

Mais, ainsi que nous le verrons par la suite, quoique les trachées ne manquent chez aucun Insecte, les stigmates font défaut chez quelques-uns de ces animaux. En effet, beaucoup de larves aquatiques en sont privées, et l'appareil des vaisseaux aérifères se trouve alors fermé de toutes parts.

(2) Malpighi a fait diverses expériences pour montrer que l'air contenu dans les trachées des Insectes y pénètre par les stigmates. Ainsi il s'est assuré que lorsqu'on applique de l'huile ou quelque autre corps gras sur ces orifices, on les bouche et on détermine promptement l'asphyxie de l'animal (*h*). Réaumur, en répétant ces recherches et en les variant, a reconnu aussi que l'air est inspiré par cette voie, mais il pensait que l'expiration se faisait par toute la surface du corps (*i*) ; cependant, dans les circonstances ordinaires, c'est essentiellement par les stigmates que le renouvellement du fluide respirable s'opère.

(*a*) Malpighi, *Dissertatio epistolica de Bombyce*, p. 12 (*Opera omnia*, 1686, t. II).
(*b*) Latreille, *De l'organisation extérieure des Insectes de l'ordre des Thysanoures* (*Nouv. Annales du Muséum*, 1832, t. I, p. 164).
(*c*) Guérin, *Sur des organes semblables aux sacs branchiaux des Crustacés inférieurs trouvés chez un Insecte hexapode* (*Ann. des sc. nat.*, 1836, 2e série, t. V, p. 374).
(*d*) Siebold et Stannius, *Nouveau Manuel d'anatomie comparée*, t. I, p. 602.
(*e*) Burmeister, *Die Respirationsorgane von Julus und Lepisma* (*Isis*, 1834, p. 137).
(*f*) Templeton, *Mem. on the Genus Crematia*, etc. (*Trans. of the Entom. Soc. of London*, 1843, t. III, p. 305).
(*g*) Nicollet, *Recherches pour servir à l'histoire des Podurelles* (*Nouv. Mém. de la Soc. helvétique des sc. nat.*, 1841, t. VI, pl. 4, fig. 3).
(*h*) Malpighi, *Op. cit.*, p. 13.
(*i*) Réaumur, *Mém. pour servir à l'histoire des Insectes*, t. I, p. 136 et suiv.

constamment dépourvue, ainsi que les derniers anneaux de l'abdomen, qui portent l'anus et l'orifice des organes génitaux, et le même segment du corps ne présente jamais plus d'une paire de ces ostioles; mais leur nombre est en général assez considérable, car, le plus souvent, on en voit dans une portion du thorax et dans presque toute la longueur de l'abdomen (1).

Chez la plupart des Insectes à l'état de larves, et chez beaucoup d'Insectes à l'état parfait, on compte neuf paires de stigmates, dont huit paires appartiennent aux huit premiers anneaux de l'abdomen, et une paire se voit vers la partie antérieure de la région thoracique, entre le mésothorax et le prothorax (2).

Nombre
des stigmates.

(1) Comparetti a fait beaucoup d'observations sur la position et le nombre des stigmates des Insectes, ainsi que sur la disposition des trachées; mais faute de figures, son ouvrage est difficile à étudier, et contient d'ailleurs beaucoup d'erreurs (a).

La plupart des faits constatés par les observateurs du XVIIIᵉ siècle relatifs à ces points ont été rassemblés et discutés par Hausmann (b).

(2) Les neuf paires de stigmates sont très apparentes sur les flancs des Chenilles, où elles occupent le premier anneau thoracique et les huit premiers anneaux de l'abdomen (c).

Chez les Lamellicornes, les Cérambyciens, les Carabiques et la plupart des autres Coléoptères, il existe aussi neuf paires de ces orifices (d); mais ceux de la seconde paire, située entre le mésothorax et le métathorax, sont en général difficiles à voir et ont souvent échappé à l'attention des entomologistes (e). Sprengel, à qui l'on doit une bonne monographie de l'appareil respiratoire des Insectes, a trouvé le même nombre de stigmates chez la plupart des espèces dont il a étudié l'anatomie (f).

M. Léon Dufour, entomologiste dont j'aurai souvent à citer les travaux

(a) Comparetti, *Dinamica animale degli Insetti*. In-8, Padova, 1800.
(b) Hausmann, *De animalium exsanguium respiratione*. In-4, Hanovre, 1803.
(c) Malpighi, *Epist. de Bomb.* (*Op. omn.*, t. II, p. 7).
— Réaumur, *Op. cit.*, t. I, p. 129.
— De Geer, *Mém. pour servir à l'histoire des Insectes*, 1752, t. I, p. 4.
— Lyonnet, *Traité anatomique de la Chenille qui ronge le bois de saule*, 1762, p. 23, pl. 1, fig. 5.
(d) Exemples : *Carabus auratus*. Voyez Léon Dufour, *Recherches anatomiques sur les Carabiques*, p. 242 (extrait des *Ann. des sc. nat.*, 1ʳᵉ série, 1826, t. VIII).
— Larve de l'*Oryctes nasicornis*. Voyez Swammerdam, *Biblia Naturæ*, pl. 17, fig. 5.
(e) Burmeister, *Handbuch der Entomologie*, 1832, t. I, p. 173.
(f) Sprengel, *Commentarius de partibus quibus Insecta spiritus ducunt*, p. 3. In-4, Lipsiæ, 1815.

Quelquefois on trouve jusqu'à dix paires de stigmates, parce que le thorax en porte une de chaque côté, entre ses deux derniers anneaux, aussi bien qu'entre le premier et le second de ses segments. Les Sauterelles et les autres Orthoptères nous offrent des exemples de cette disposition (1).

Mais d'autres fois, au contraire, le nombre de ces orifices de l'appareil trachéen se trouve plus ou moins réduit, soit parce que deux ou plusieurs stigmates ne se développent pas, ou bien parce qu'après avoir existé chez la larve, ils disparaissent au moment des métamorphoses. Cette disparition de certains stigmates chez l'Insecte parfait peut même coïncider avec l'ouverture de nouveaux orifices du même genre dans une autre région du corps, au moment où l'animal achève son développement, et il en résulte parfois des différences importantes à noter dans la disposition des ostioles de l'appareil respiratoire chez le même individu, aux diverses périodes de son existence.

Ainsi, chez la larve du Hanneton, connue des agriculteurs sous le nom de *Ver blanc*, de même que chez les larves de la plupart des autres Coléoptères, il y a une paire de stigmates thoraciques et huit paires de stigmates abdominaux. Chez le

anatomiques, a constaté l'existence de neuf paires de stigmates chez les Fourmilions et les Perlides (a), et décrit aussi neuf paires de stigmates chez les Diptères du genre MÉLO- PHAGE; savoir, deux paires de stigmates thoraciques à péritrème corné et à lèvres membraneuses, et sept paires de stigmates thoraciques en forme de petits boutons à ombilic perforé (b).

(1) Voyez la figure des stigmates du Criquet voyageur donnée par M. Léon Dufour (c). On compte aussi dix stigmates chez les larves de l'Abeille (d) et des autres Hyménoptères (e), ainsi que chez les Dytisques parmi les Coléoptères (f).

(a) Léon Dufour, *Rech. anat. et physiol. sur les Orthoptères, les Névroptères*, etc., p. 296 (extrait des *Mém. de l'Acad. des sciences, Sav. étrang.*, t. VII).
(b) Léon Dufour, *Études sur les Pupipares* (*Ann. des sc. nat.*, 1845, 3e série, t. III, p. 56 et suiv., pl. 2, fig. 4 à 8).
(c) Léon Dufour, *Recherches anatomiques et physiologiques sur les Orthoptères*, etc., p. 14, pl. 1, fig 3 (extrait des *Mém. de l'Acad. des sciences, Sav. étrang.*, t. VII).
(d) Swammerdam, *Biblia Naturæ*, t. II, pl. 23, fig. 14.
(e) Newport, art. INSECTA, *Todd's Cyclopædia of Anat. and Physiol.*, vol. II, p. 982.
(f) Burmeister, *Handb. der Entomol.*, t. I, p. 177.

Hanneton à l'état parfait, il existe une seconde paire de stigmates thoraciques; mais cependant le nombre total de ces orifices reste le même que chez la larve, parce que ceux du huitième anneau de l'abdomen se sont oblitérés et ont disparu lors de l'achèvement des métamorphoses (1).

Le nombre des stigmates se trouve réduit à huit paires chez les Capses et les Miris, dans l'ordre des Hémiptères (2); les Termites, parmi les Névroptères (3); les Cousins, parmi les Diptères (4).

On en compte sept paires chez la plupart des Hémiptères (5); chez les Guêpes, dans l'ordre des Hyménoptères;

(1) Voyez, pour tout ce qui est relatif à l'organisation du Hanneton à l'état parfait, les belles planches qui accompagnent l'ouvrage de M. Strauss-Durkheim sur ces animaux (a). La position des stigmates chez la larve des Hannetons et de beaucoup d'autres Coléoptères de la famille des Lamellicornes se voit très bien dans les figures de ces Animaux données par De Haan, entomologiste hollandais qui mourut dernièrement (b).

(2) Savoir, une paire de stigmates thoraciques et sept paires de stigmates abdominaux (c).

(3) Une paire de stigmates thoraciques et sept paires de stigmates abdominaux, du moins à en juger par l'insertion des faisceaux trachéens,

car ces orifices sont très difficiles à voir (d).

(4) Chez les Tipules Céphalées fungivores, telles que la *Mycetophila inermis*, la larve est pourvue de huit paires de stigmates, dont une prothoracique et sept abdominales (e). On trouve aussi huit paires de stigmates chez les Asiliques à l'état parfait (f). Chez la Mouche à l'état parfait, on compte deux paires de stigmates thoraciques et six paires de stigmates abdominaux (g).

(5) Chez les Pentatomes, on trouve une paire de stigmates thoraciques et six paires de stigmates abdominaux; mais le premier de ceux-ci est assez difficile à voir, car il est en grande partie caché par le bord postérieur du

(a) Strauss-Durkheim, *Considérations sur l'anatomie comparée des Animaux articulés*, p. 325.
(b) W. De Haan, *Mém. sur les métamorphoses des Coléoptères* (*Nouvelles Annales du Muséum d'histoire naturelle de Paris*, 1835, t. IV, p. 125, pl. 10, 11 et 12).
(c) Léon Dufour, *Recherches anatomiques et physiologiques sur les Hémiptères*, p. 243.
(d) Lespès, *Recherches sur l'organisation et les mœurs du Termite lucifuge* (*Ann. des sc. nat.*, 1856, 4e série, t. V, p. 259).
(e) Léon Dufour, *Recherches anatomiques et physiologiques sur les Diptères* (*Mém. de l'Acad. des sciences, Sav. étrang.*, t. XI, p. 193, pl. 2, fig. 1, 2).
(f) Léon Dufour, loc. cit., p. 189.
(g) Léon Dufour, *Recherches anatomiques et physiologiques sur une Mouche*, p. 30 (extrait des *Mém. de l'Acad. des sciences, Sav. étrang.*, t. IX).

chez les Panorpes et quelques autres Névroptères (1); enfin chez les Muscides Calyptrées, parmi les Diptères (2).

Comme exemple d'Insectes ayant seulement six paires de stigmates, je citerai quelques Diptères anormaux, tels que les Hippobosques (3).

Il est d'autres Diptères qui paraissent n'avoir que cinq paires de stigmates (4).

Dans les Libelluliens et les Éphémères, parmi les Névroptères, on aperçoit deux paires de stigmates thoraciques, mais l'abdomen ne paraît offrir aucun orifice de ce genre (5). Le nombre des stigmates se trouve également réduit à deux

métathorax. Le même nombre de stigmates se retrouve chez les Scutellaires, les Corées, les Phymates, les Réduves, les Corises, les Vélies, les Naucores et les Cigales (a).

Lyonnet n'a trouvé que sept paires de stigmates chez les larves du *Dytiscus marginalis* (b).

(1) Voyez Burmeister, *Handbuch der Entomologie*, t. I, p. 175.

(2) Chez la Mouche dorée (c), la Mouche carnassière, ou *Sarcophaga hæmorrhoidalis* (d) et les Taons (e), ainsi que chez la plupart des autres Diptères à l'état parfait, il y a deux paires de stigmates thoraciques et cinq paires de stigmates abdominaux ; tandis que chez les Hémiptères et les Hyménoptères sus-mentionnés, il y a six paires de stigmates abdominaux

et seulement une paire de stigmates thoraciques.

(3) Chez les Hippobosques et les Ornithomyies, les stigmates thoraciques antérieurs existent, mais les métathoraciques manquent, et les stigmates abdominaux sont au nombre de cinq paires (f).

(4) M. Léon Dufour n'a trouvé que trois paires de stigmates abdominaux chez les Muscides aclyptrées du genre *Platystoma* (g).

(5) Sprengel dit que chez les Libellules à l'état adulte, l'abdomen ne porte pas de stigmates, et qu'il existe seulement deux paires d'orifices respiratoires qui occupent le thorax (h). M. Léon Dufour assure que cette disposition existe, et il n'a pu découvrir aucune trace de stigmates dans l'ab-

(a) Léon Dufour, *Recherches anatomiques et physiologiques sur les Hémiptères*, p. 230 et suiv. (extrait des *Mém. de l'Acad. des sciences, Sav. étrang.*, t. VII).

(b) Lyonnet, *Recherches sur l'anatomie et les métamorphoses de divers Insectes*, p. 100, publiées par De Haan, 1832.

(c) Voyez Léon Dufour, *Sur la Mouche carnassière* (*Acad. des sciences, Sav. étrang.*, t. IX, pl. 2, fig. 19).

(d) Léon Dufour, *Diptères* (loc. cit., t. XI, pl. 2, fig. 17).

(e) Léon Dufour, *Diptères, loc. cit.*, p. 189, pl. 2, fig. 15.

(f) Léon Dufour, *Études anatomiques et physiques sur les Diptères de la famille des Pupipares* (*Ann. des sc. nat.*, 1845, 2ᵉ série, t. III, p. 56).

(g) Léon Dufour, *Diptères* (*Mém. de l'Acad. des sciences, Sav. étrang.*, t. XII, p. 189).

(h) Sprengel, *Comment. de partibus quibus Insecta spiritus ducunt*, p. 3.

paires chez les Hémiptères inférieurs (1), aĩnsi que chez les larves de Sarcophages et de la plupart des Mouches (2).

Enfin, chez les larves des Tipules terricoles, il n'y a plus qu'une seule paire de stigmates située à l'extrémité postérieure du corps (3), et chez les Nèpes et les Ranatres, parmi les Hémiptères, l'Insecte parfait ne reçoit également l'air dans l'intérieur de son corps que par une seule paire d'orifices, bien qu'il y ait sur les côtés de l'abdomen trois autres paires de points stigmatiformes, car ces dernières sont imperforées (4).

domen de l'*Osmylus maculatus* (a), chez les Éphémères aussi bien que les Libellules (b); mais, d'après M. Burmeister, il y aurait chez les Libellules sept paires de stigmates abdominaux cachés sous le bord postérieur des anneaux correspondants (c).

(1) Exemples : l'*Aspidiotus Nerii*, le *Lecanium Hesperidum* et l'*Aleurodes chelidonii* (d).

(2) Chez les larves du *Sarcophaga hæmorrhoidalis*, les stigmates de la première paire sont situés sur les côtés du premier anneau postcéphalique et s'y déploient en manière d'éventail. Ceux de la seconde paire sont logés au fond d'une cavité contractile qui occupe l'extrémité postérieure du corps, et que M. Léon Dufour a désignée sous le nom de *caverne stigma-*

tique (e). La même disposition se voit chez les larves du *Piophila petasionis* (f).

(3) Exemple : *Tipula lunata* (g).

(4) Nous aurons bientôt à revenir sur la disposition particulière des orifices respiratoires chez ces Névroptères aquatiques, à une seule paire de stigmates perforés (h).

Chez les larves de l'Hydrophile, la respiration se fait à l'aide d'une paire de stigmates situés à l'extrémité postérieure du corps, et lorsque l'animal subit ses métamorphoses, la série ordinaire de stigmates se développe sur les côtés de l'abdomen (i).

D'après M. Léon Dufour, il n'y aurait aussi qu'une seule paire de stigmates chez les NYCTÉRIBIES, Insectes parasites très singuliers, qui tendent à

(a) Léon Dufour, *Recherches sur l'anatomie et l'histoire naturelle de l'Osmylus maculatus* (Ann. des sc. nat., 1848, 3ᵉ série, t. IX, p. 346).
(b) Léon Dufour, *Recherches sur les Névroptères, les Orthoptères, etc.*, p. 294.
(c) Burmeister, *Handbuch der Entomologie*, t. I, p. 175.
(d) Burmeister, *Op. cit.*, Atlas, 2ᵉ fasc., pl. 1, fig. 10, 11, 12.
(e) Léon Dufour, *Sur la Mouche carnassière*, p. 28 (Mém. de l'Acad. des sciences, Sav. étrang., t. IX. pl. 2, fig. 17).
(f) Léon Dufour, *Histoire des métamorphoses et de l'anatomie des Piophila petasionis* (Ann. des sc. nat., 1844, 3ᵉ série, t. I, p. 371, pl. 16, fig. 1).
(g) Léon Dufour, *Anatomie des Diptères* (Mém. de l'Acad. des sciences, Sav. étrang., t. XI, pl. 2, fig. 13).
(h) Léon Dufour, *Recherches sur les Hémiptères*, p. 245.
(i) Suckow, *Respiration der Insekten* (Heusinger's Zeitschrift für die organische Physik, 1828, t. II, p. 25).

Position
des stigmates.

Les stigmates occupent, comme je l'ai déjà dit, les côtés du corps, mais tantôt ils peuvent remonter plus ou moins sur la face dorsale de l'abdomen, et d'autres fois descendre sur la face sternale ou ventrale de cette région. Le plus ordinairement ils sont placés sur une portion membraneuse du squelette tégumentaire, comprise entre l'arceau supérieur et l'arceau inférieur de chaque anneau abdominal (1).

Structure
des stigmates.

§ 6. — Ces orifices consistent quelquefois en une simple fente linéaire pratiquée dans une des pièces cornées du squelette tégumentaire, ou ménagée entre deux de ces pièces (2); mais le plus ordinairement ils sont pourvus d'une espèce de cadre corné, de forme circulaire ou ovalaire, qui leur appartient en propre, et qui a reçu le nom de *péritrème*. Du reste, on observe dans leur structure des variations nombreuses.

établir le passage entre les Diptères et les Arachnides. Ces orifices sont placés entre la base des pattes de la première et de la seconde paire ; ils ont la forme de petits traits obliques et sont bordés d'une rangée de piquants noirs (*a*).

(1) Comme exemples d'Insectes dont les stigmates sont situés du côté dorsal de l'abdomen, je citerai le *Carabus auratus* (*b*) et le *Dytiscus marginalis* (*c*). Chez le Hanneton, ils sont latéraux (*d*). Enfin, chez les Hémiptères ces orifices se trouvent à la face ventrale de l'abdomen (*e*); mais ces différences ne dépendent guère

que du développement relatif des pièces solides du squelette tégumentaire appartenant aux deux arceaux de chaque anneau.

Le premier stigmate thoracique est placé entre le prothorax et le mésothorax, et le second se voit d'ordinaire entre le métathorax et le mésothorax; mais chez les Hyménoptères ces derniers orifices sont pratiqués dans l'anneau métathoracique même (*f*).

(2) Exemple : les stigmates thoraciques des Carabes (*g*) et des Hémiptères (*h*).

(a) Léon Dufour, *Descript. et fig. de la Nyctéribie du Vespertilion*, et *Observations sur les stigmates des Insectes Pupipares* (Ann. des sc. nat., 1831, 1ʳᵉ série, t. XXII, p. 381).
(b) Léon Dufour, *Recherches anatomiques sur les Carabiques*, etc. (Ann. des sc. nat., 1826, 1ʳᵉ série, t. VIII, pl. 21, fig. 1.
(c) Léon Dufour, *loc. cit.*, fig. 3.
(d) Strauss-Durkheim, *Considérations sur l'anatomie comparée des Animaux articulés*, pl. 2, fig. 18, et pl. 3, fig. 5.
(e) Léon Dufour, *Recherches sur les Hémiptères*, p. 236, pl. 17, fig. 193.
(f) Burmeister, *Handbuch der Entomologie*, t. I, p. 176, pl. 6, n° 4, fig. 1 (Cimbex), et n° 5, fig. 2 (Scolia).
(g) Léon Dufour, *Recherches sur les Carabiques* (Ann. des sc. nat., 1ʳᵉ série, t. VIII, pl. 21, fig, A).
(h) Léon Dufour, *Recherches sur les Hémiptères*, p. 235.

Dans leur forme la plus simple, les bords du stigmate ainsi entouré d'un péritrème rigide sont nus ou garnis seulement de poils (1).

La membrane qui occupe le péritrème est quelquefois percée d'une grande ouverture circulaire, et ornée de cercles concentriques de diverses couleurs. Ces stigmates, que Réaumur comparait à l'iris de l'œil humain, peuvent être désignés sous le nom de *stigmates ocellaires*, et se rencontrent chez certaines larves (2).

Dans les stigmates que j'appellerai *bilabiés*, l'intérieur du cadre formé par le péritrème est occupé par deux replis membraneux qui laissent entre eux une fente transversale, semblable à une boutonnière. Ces lèvres, ou *paupières*, pour employer ici l'expression de Réaumur, sont en général d'inégale grandeur, et garnies de cils dont la disposition est souvent fort compliquée.

Comme exemple de stigmates bilabiés simples, je citerai les stigmates abdominaux de la Chenille qui ronge le bois du Saule (3). Ceux des Dytisques et des Lucanes sont à lèvres digitées (4).

(1) Sprengel a donné des figures de ces stigmates simples, chez la chrysalide du Sphinx (a).

(2) Chez la larve des Dytisques, par exemple (b).

Une structure analogue se voit dans les stigmates thoraciques des Diptères du genre *Melophaga* (c).

(3) Le *Cossus ligniperda* (d). Une disposition semblable se voit aussi dans les stigmates thoraciques des Hippobosques (e).

(4) Sprengel a donné une figure des stigmates du Dytisque (f), qui se trouve reproduite dans la plupart des ouvrages élémentaires d'Entomologie. Voyez aussi la figure donnée par M. Léon Dufour (g), à qui l'on doit également la représentation des stigmates des Lucanes (h).

(a) Sprengel, *Comment. de partibus quibus Insecta spiritus ducunt*, tab. 2, fig. 16.
(b) Sprengel, *Op. cit.*, p. 7, pl. 3, fig. 30.
(c) Léon Dufour, *Études sur les Pupipares* (*Ann. des sc. nat.*, 3ᵉ série, t. III, pl. 2, fig. 5-7).
(d) Voyez Lyonnet, *Traité anat. de la Chenille qui ronge le bois de saule*, pl. 3, fig. 3 et 4.
(e) Léon Dufour, *Recherches sur les Pupipares* (*Ann. des sc. nat.*, 3ᵉ série, t. III, pl. 2, fig. 8).
(f) Sprengel, *Op. cit.*, pl. 3, fig. 29.
(g) Léon Dufour, *Recherches sur les Carabiques* (*Ann. des sc. nat.*, 1ʳᵉ série, t. VIII, pl. 21, fig. 4).
(h) Léon Dufour, *loc. cit.*, fig. 5.

Chez d'autres Insectes, le disque membraneux qui porte le stigmate, au lieu d'être fendu transversalement ou troué au centre, est criblé d'une multitude de petites perforations à travers lesquelles l'air s'insinue (1).

Enfin, les orifices respiratoires que M. Marcel de Serres a désignés sous le nom de *trémaères* ne présentent pas, comme les stigmates ordinaires, un péritrème annulaire, mais sont garnis d'une ou de deux lames cornées, qui se meuvent comme des volets. Ce mode d'organisation se rencontre dans les stigmates thoraciques de quelques Orthoptères (2).

On voit donc que la structure des ostioles du système respiratoire devient parfois assez compliquée ; mais lorsque nous étudierons le mécanisme de la respiration des Insectes, nous aurons à enregistrer des complications beaucoup plus grandes dans les parties auxiliaires à l'aide desquelles ces organes peuvent se fermer ou s'ouvrir, suivant les besoins de l'animal.

Trachées.   § 7. — Les TRACHÉES qui naissent de ces orifices, et qui servent à porter le fluide respirable dans toutes les parties du corps, sont des conduits membraneux d'une grande délicatesse, dont les ramifications, en nombre presque incalculable, se répandent partout et s'enfoncent dans la substance des organes, comme les racines chevelues d'une plante s'enfoncent dans le sol. Ce vaste système de canaux aérifères se compose, tantôt de tubes

(1) Exemple : les deux stigmates à l'extrémité postérieure du corps des larves de Conops (a).

(2) Voyez à ce sujet les publications de M. Marcel de Serres et de M. Léon Dufour (b).

Les stigmates thoraciques des Diptères sont en général pourvus de deux grandes valves qui sont taillées en biseau et qui se recouvrent. Ces valves sont glabres dans les Tipulaires, et à bords ciliés ou frangés chez les Tabaniens (c).

(a) Audouin et Lecat, *Anatomie d'une larve apode trouvée dans le Bourdon* (Mém. de la Soc. d'hist. nat. de Paris, t. I, pl. 22, fig. 2, 6, 7 et 8).

(b) Marcel de Serres, *Observations sur le vaisseau dorsal des Animaux articulés*, etc. (Mém. du Muséum, t. IV, p. 319).

— Léon Dufour, *Recherches sur les Orthoptères*, etc. (Mém. des Savants étrangers de l'Acad. des sciences, t. VII, pl. 1, fig. 3, 3 a, 3 b et 5).

(c) Léon Dufour, *Recherches sur les Diptères* (loc. cit., p. 188, pl. 2, fig. 15).

élastiques seulement, tantôt d'un assemblage de tubes et de poches membraneuses. On donne le nom de *trachées vésiculaires* aux trachées qui offrent d'espace en espace des dilatations de ce genre, et l'on réserve le nom de *trachées tubulaires* pour celles qui ne se renflent pas en forme de vessie, et qui offrent dans toute leur longueur le caractère d'un vaisseau ordinaire.

Les trachées tubulaires ont des parois élastiques et conservent toujours une forme presque cylindrique, lors même que rien ne les distend. Cette disposition, qui est très favorable à la circulation facile de l'air dans leur intérieur, dépend de l'existence d'une sorte de charpente solide qui s'étend dans toute leur longueur, et qui est formée par un fil de consistance semi-cornée, enroulé en hélice. L'espèce de cylindre produit par le rapprochement des tours de spire de ce fil est revêtu extérieurement par une gaine membraniforme et se trouve tapissé à l'intérieur par une autre tunique mince et continue (1).

Les parois de ces vaisseaux aérifères, malgré leur extrême minceur, sont donc composées de trois couches. Leur tunique interne est une continuation de la membrane de nature épidermique qui revêt l'extérieur du corps, et s'enfonce, pour ainsi dire, à travers les stigmates pour revêtir les canaux aérifères, à peu près comme nous verrons plus tard l'épiderme cutané se prolonger sur la membrane muqueuse de la cavité digestive, et y constituer une sorte de pellicule connue des anatomistes sous le nom d'épithélium. De même que la cuticule des téguments communs, cette tunique interne des trachées porte souvent à sa surface libre des poils microscopiques (2), et elle est sujette au

Trachées tubulaires.

Structure des trachées.

(1) Platner, qui a étudié la structure intime de cette tunique, la représente comme étant composée de cellules lamellaires (a).

(a) Platner, *Mittheilungen über die Respirationsorgane und die Haut bei den Seidenraupen* (Müllers' *Archiv*, 1844, p. 38).

(2) M. Dujardin a constaté l'existence de poils simples sur la surface interne des trachées chez des Chrysomèles, des Longicornes, de quelques

renouvellement périodique qui s'opère dans l'ensemble du système épidermique, et qui constitue la *mue*, ou changement de peau, dont l'étude nous occupera dans une autre partie de ce cours (1). La tunique moyenne ou élastique des trachées est de la même nature; elle adhère intimement à la lame interne dont il vient d'être question, et semble même en être une dépendance. Aussi Swammerdam, qui ne la distinguait pas de celle-ci, a-t-il constaté que les trachées s'en dépouillent également lors du phénomène de la mue (2). Un de nos micrographes les plus habiles, M. Dujardin, professeur à la Faculté des sciences de Rennes, a même été conduit à penser que le fil spiral des trachées n'a pas une existence indépendante de celle de la tunique interne et ne résulte que d'un épaississement de celle-ci, épaississement qui s'opérerait suivant des plis disposés en hélice (3) ; mais cette structure me semble due à la formation d'une couche épider-

Élatériens, etc. Il a trouvé des poils épineux ou rameux chez quelques autres Coléoptères (genres *Rhinobates* et *Thylocites*) ; enfin il s'est assuré de l'absence de ces prolongements épidermiques chez les Lamellicornes, les Buprestes, les Coléoptères carnassiers, les Coccinelles, etc. (*a*).

M. Peters avait cru apercevoir des cils vibratiles à la surface interne des trachées chez les Lampyres et quelques autres Insectes (*b*). Mais ce résultat a été contredit par les observations de M. Siebold (*c*) et de M. Stein (*d*).

(1) La desquamation des trachées a été constatée chez un assez grand nombre d'Insectes par Swammerdam (*e*).

Newport a également vu la tunique interne des trachées se détacher à chaque mue, en même temps que la tunique épidermique cutanée, chez des Insectes de presque tous les ordres, et il s'est assuré que ce n'est pas seulement dans le voisinage des stigmates que ce phénomène a lieu, mais dans toute l'étendue des ramifications du système respiratoire (*f*).

(2) Chez les nymphes de l'Abeille et de la Guêpe frelon, par exemple (*g*).

(3) Dujardin, *Op. cit.* (*Comptes rendus de l'Académie des sciences*, 1849, t. XXVIII, p. 674).

(*a*) Dujardin, *Résumé d'un Mémoire sur les trachées des Animaux articulés*, etc. (*Comptes rendus*, 1849, t. XXVIII, p. 674).

(*b*) Peters, *Ueber das Leuchten des Lampyris italica* (Müllers' *Archiv*, 1841, p. 233).

(*c*) Siebold et Stannius, *Manuel d'anatomie comparée*, t. I, p. 594.

(*d*) Stein, *Vergleichende Anatomie und Physiologie der Insecten*, p. 105. Berlin, 1847.

(*e*) Swammerdam, *Biblia Naturæ*, t. I, p. 227.

(*f*) Newport, *On Respiration of Insects* (*Philos. Trans.*, 1836, p. 530).

(*g*) Swammerdam, *Biblia Naturæ*, t. I, p. 417.

mique qui vient s'ajouter à la tunique interne, et qui doit en être distinguée (1). La tunique externe ou profonde de la trachée qui enveloppe la charpente élastique est composée d'un tissu mou et en apparence homogène ; elle peut être considérée comme l'analogue du chorion ou derme des téguments communs, ou bien encore du feuillet fondamental des membranes muqueuses. Enfin, Lyonnet, et tout récemment M. Hermann Meyer, de Zurich (2), ont distingué autour des gros troncs trachéens une autre enveloppe, ou tunique accessoire, qui sert à unir ces tubes aux parties voisines, mais qui paraît manquer sur les rameaux de petite dimension.

(1) A peu près de la même manière que les nervures des ailes se forment sous la couche épidermique continue de ces appendices. M. Williams, qui a étudié plus récemment la structure des trachées, pense aussi que la tunique moyenne a une existence indépendante de celle de la tunique interne, car il les a vues se séparer lorsqu'il traitait ces vaisseaux par de l'acide acétique (a).

Ce physiologiste a reconnu aussi que dans les dernières ramifications du système trachéen le fil spiral disparaît complétement, de sorte que les vaisseaux respiratoires capillaires se trouveraient réduits à des tubes membraneux à parois simples et extrêmement minces.

(2) Il résulte, des observations de M. Meyer, que la tunique qui enveloppe immédiatement la couche formée par le fil en hélice, et qui avait été aperçue par Lyonnet (b), est une membrane sans structure apparente, à la face externe de laquelle se trouvent dans le jeune âge des nucléus granulés. D'après cet auteur, la gaîne accessoire serait formée d'abord de cellules faiblement unies entre elles, et qui finiraient par se consolider en une lame membraniforme (c).

Il est aussi à noter que M. Dujardin considère l'ensemble des tuniques qui entourent le fil en hélice comme ne consistant qu'en une couche de la substance semi-fluide qu'il nomme *sarcode* (d).

J'ajouterai que l'existence d'un espace libre entre la tunique élastique des trachées et la tunique externe de ces vaisseaux, ainsi que le rôle attribué à cet espace dans la circulation des fluides nourriciers par M. Blanchard, ont été dans ces derniers temps l'objet de beaucoup de discussions. J'y reviendrai en traitant de la circulation.

(a) Williams, *On the Mechanism of Respiration and the Structure of the Organs of Breathing in Invertebrate Animals* (Ann. of Nat. Hist., 1854, 2ᵉ série, t. XIII, p. 192).
(b) Lyonnet, *Anatomie de la Chenille du saule*, p. 102.
(c) Meyer, *Ueber die Entwicklung des Fettkörpers der Tracheen*, etc. (Zeitschrift für Wissensch. Zoologie, von Siebold und Kölliker, 1849, Bd. I, p. 180).
(d) Dujardin, *Op. cit.* (Comptes rendus de l'Académie des sciences, 1849, t. XXVIII, p. 674).

Ainsi les canaux aérifères des Insectes semblent être des prolongements tubulaires de la peau, qui, au lieu de s'avancer au dehors, comme les épines ou les poils des téguments communs de ces animaux, seraient rentrés en dedans et s'enfonceraient dans les profondeurs de l'organisme.

Il est aussi à noter que le fil élastique des trachées est, en général, continu dans toute la longueur de la portion de chacun de ces vaisseaux où il existe (1), et qu'il affecte, tantôt la forme d'un cylindre capillaire d'environ $\frac{1}{10}$ de millimètre en diamètre, d'autres fois celle d'un ruban aplati, dont la largeur est parfois de $\frac{1}{7}$ de millimètre. En général, il est incolore ; mais dans quelques cas il est teint en noir ou en gris : dans les Dytisques, par exemple.

Trachées vésiculaires.

§ 8. — Les trachées vésiculaires ont, en général, une structure plus simple ; elles sont formées essentiellement par deux tuniques membraneuses, en continuité avec les tuniques interne et externe des trachées tubulaires, mais elles manquent plus ou moins complétement de l'espèce de charpente formée par le fil spiral. Lorsque ce fil y est visible, ses tours de spire paraissent disjoints, et il est interrompu de distance en distance ; le plus souvent on en distingue à peine quelques traces (2);

(1) Les tours de spire s'écartent entre eux, dans le point où la trachée donne naissance à une branche, et celle-ci est pourvue d'un fil élastique distinct de celui du tronc dont elle procède. M. Strauss-Durkheim a très bien représenté cette disposition dans ses belles figures de l'appareil trachéen du Hanneton (a).

(2) MM. Marcel de Serres et Strauss n'ont aperçu aucune trace du fil spiral dans les parois des vésicules pneumatiques ; M. Burmeister, au contraire, en a constaté l'existence chez quelques Diptères, et il considère comme appartenant à cette tunique élastique une multitude de lignes irrégulières et rameuses qu'offrent les parois des vésicules trachéennes chez les Mouches (b).

Suckow (c) et Newport (d) en admettent l'existence dans les vésicules aussi

(a) Strauss, *Considér. sur l'anatomie comparée des Animaux articulés*, p. 319, pl. G, fig. 5.
(b) Strauss, *Op. cit.*, p. 520.
— Burmeister, *Handbuch der Entomologie*, p. 191, pl. xi, fig. 28.
(c) Suckow, *Respir. der Insecten* (Heusinger's *Zeitschr.*, Bd. II).
(d) Newport, *On the Respiration of Insects* (*Philos. Trans.*, 1836, p. 531).

et chez certains Insectes, tels que les Bourdons, les parois flasques de ces poches aériennes présentent une multitude de petites ponctuations que divers anatomistes considèrent comme étant produites par les points de rupture de cette tunique élastique (1).

Cette différence dans la structure des trachées tubulaires et des vésicules ou dilatations plus ou moins considérables que ces canaux présentent souvent d'espace en espace, nous permet de nous rendre compte du mode de formation de ces réservoirs aériens.

Mode de formation des poches aériennes.

En effet, l'appareil respiratoire des larves se compose de trachées tubulaires seulement ; c'est sous l'influence des mou-

bien que dans les tubes ; mais ce dernier auteur convient que son opinion est fondée sur le raisonnement plutôt que sur l'observation directe, et il me semble que les divergences sur ce sujet tiennent à la manière dont les divers auteurs considèrent le mode de composition des trachées en général. Pour ceux qui n'établissent aucune distinction entre le feuillet interne de la trachée et le fil en hélice, et qui réunissent ces deux couches sous le nom de tunique interne, le fil élastique se continue dans les vésicules, parce qu'en effet on trouve dans ces poches une couche épidermique comme ailleurs ; mais pour ceux qui réservent le nom de tunique interne à la couche continue sur la face extérieure de laquelle le fil spiral, ou tunique moyenne, serait soudé, les vésicules ne sont composées que de deux des trois tuniques essentielles des trachées tubulaires, et la tunique moyenne manque. C'est donc une

dispute sur les mots plutôt que sur les choses ; car, soit que l'on appelle ce fil en spirale un simple épaississement de la tunique interne, ou une tunique distincte de celle-ci, toujours est-il que cet épaississement ou cette tunique moyenne est très développée dans les tubes, et manque plus ou moins complétement dans les vésicules. Le résultat physiologique reste donc le même, quelle que soit l'interprétation adoptée.

(1) Ces ponctuations, dont des figures ont été données par Swammerdam (a) et par Sprengel (b), affectent l'apparence de perforations microscopiques, et quelques entomologistes les considèrent comme des pores (c) ; mais Newport, après en avoir fait une étude attentive, les a décrites comme étant de simples dépressions ou fossettes qui ne traversent pas la tunique interne (d). Elles sont distribuées irrégulièrement.

(a) Swammerdam, *Biblia Natura*, pl. 29, fig. 10.
(b) Sprengel, *Comment. de partibus quibus Insecta spiritus ducunt*, pl. 11, fig. 13.
(c) Burmeister, *Handbuch der Entomologie*, t. I, p. 193.
(d) Newport, *On the Respiration of Insects* (Philos. Trans., 1836, p. 532).

vements violents dont les changements de peau sont accompagnés lors des métamorphoses de l'Insecte, que les vésicules se produisent, et le phénomène dont les tubes aérifères sont alors le siége rappelle tout à fait ce que la pathologie nous montre parfois dans le corps humain, lorsque les artères donnent naissance à des sacs anévrysmatiques. On sait que, lorsqu'à la suite d'une plaie ou de l'ulcération de la tunique moyenne ou élastique des artères, la paroi d'un de ces vaisseaux se trouve réduite dans une étendue plus ou moins considérable à ses deux tuniques membraneuses, elle ne résiste plus comme d'ordinaire à la pression du liquide en circulation, mais en y cédant peu à peu et en se dilatant, produit une poche dont la cavité est en continuité avec celle des vaisseaux sanguins, et dont le volume augmente sans cesse, jusqu'à ce qu'enfin ses parois amincies viennent à se rompre. Or, ce qui a lieu accidentellement dans l'artère qui devient anévrysmatique paraît s'opérer normalement dans les trachées tubulaires qui deviennent vésiculaires : la tunique moyenne ou élastique de ces vaisseaux formée par le fil spiral est résorbée ou ne se renouvelle pas dans les points où ces poches doivent se former, et alors les parois des tubes, réduites aux tuniques interne et externe de la trachée, cèdent sous la pression de l'air renfermé dans leur intérieur, quand l'animal contracte violemment son corps pour le dégager de la dépouille dont il doit sortir (1). Nous aurons à revenir sur ces phénomènes, lorsque nous étudierons le mode de développement des organismes ; mais il me semblait utile de les indiquer ici, ne fût-ce que pour appeler l'attention sur la

(1) Newport a suivi avec beaucoup d'attention l'ordre d'apparition de ces poches pneumatiques chez quelques Lépidoptères, notamment les Vanesses. Elles commencent à se produire quand l'Insecte se dépouille de sa peau de larve pour passer à l'état de chrysalide, et s'achèvent quand il éprouve sa dernière métamorphose (a).

(a) Newport, On the Respiration of Insects (Philos. Trans., 1836, p. 533).

similitude des procédés employés par la Nature, tantôt pour arriver au résultat normal du travail organogénique, d'autres fois pour déterminer dans l'économie un état maladif qui, au premier abord, ne semble être qu'un accident, une exception aux lois ordinaires de la physiologie.

§ 9. — Ainsi que je l'ai déjà dit, les canaux respiratoires des Insectes n'acquièrent pas toujours de ces dilatations vésiculaires; souvent ils restent tubulaires chez l'adulte, comme ils le sont dans tous les cas chez la larve (1), et l'on remarque, en général, une certaine relation entre le développement de ces réservoirs pneumatiques et la puissance du vol. Ainsi, chez la plupart des Orthoptères, qui sont d'ordinaire des Insectes lourds et sédentaires, les trachées sont tubulaires (2); mais chez les Acridiens, ou Sauterelles, qui sont cités pour leurs voyages lointains et pour les dégâts qui marquent leur passage, il existe, au contraire, un nombre considérable de grosses vessies aériennes. On trouve aussi des trachées vésiculaires très développées chez les Abeilles, les Bourdons et la plupart des autres Hyménoptères qui volent d'une manière soutenue et rapide (3).

Relations entre la disposition des trachées et la puissance du vol.

(1) D'après quelques observations de Réaumur et de Lyonnet, on serait porté à penser que les larves des Corèthres, Diptères voisins des Tipules, font exception à cette règle, et sont pourvues de quatre vessies aériennes, placées deux en avant et deux à l'arrière du corps; mais ces organes paraissent être de grosses trachées contournées sur elles-mêmes plutôt que de véritables poches pneumatiques. M. Siebold considère ces organes comme des trachées sous-cutanées (a).

(2) Dans les familles des Blattes, des Mantes et des Locustes, l'appareil trachéen est dépourvu de poches pneumatiques, et se compose de trachées tubulaires seulement. M. Léon Dufour range aussi les Grilloniens parmi les Insectes qui sont constamment dépourvus de poches pneumatiques (b), mais M. Marcel de Serres a constaté l'existence de ces organes chez le Grillon champêtre (c).

(3) D'après les recherches de M. Léon Dufour, ces vésicules pa-

(a) Réaumur, *Mém. pour servir à l'hist. des Insectes*, t. V, p. 40, pl. 6, fig. 7 e, r. — Lyonnet, *Rech. sur l'anat. et les métamorph. de différentes espèces d'Insectes*, p. 184, pl. 17, fig. 14 B, D. — Siebold et Stannius, *Nouv. Manuel d'anatomie comparée*, t. I, p. 594.
(b) Léon Dufour, *Rech. anat. sur les Orthoptères* (loc. cit.).
(c) Marcel de Serres, *Sur le vaisseau dorsal* (*Mém. du Muséum*, t. IV, pl. 9, fig. 1).

Ces utricules sont également très gros chez les Mouches et la plupart des autres Diptères, ainsi que chez les Papillons. Chez les Névroptères et la plupart des Hémiptères, ils le sont au contraire très peu, et chez les Coléoptères, dont l'activité musculaire est comparativement faible, ils manquent presque toujours d'une manière complète (1). Il en est de même chez les Aptères.

Du reste, l'existence de ces poches n'est pas commandée seulement par les besoins de la respiration ; elles peuvent servir aussi à alléger le corps, et c'est probablement pour cette

raissent manquer plus ou moins complétement chez les Hyménoptères de la famille des Gallicoles, qui sont assez sédentaires, ainsi que chez les Chélonies, les Sirex, etc. (a). Chez les Abeilles, au contraire, ces poches sont extrêmement grandes et occupent une portion considérable de la cavité abdominale (b). Il en est de même chez le Bourdon (c).

(1) Les trachées vésiculaires se rencontrent presque toujours chez les Diptères, et, chez la plupart de ces Insectes, elles forment à la base de l'abdomen de vastes réservoirs que M. Léon Dufour a désignés sous le nom de ballons (d). Les vésicules pneumatiques sont également assez grosses dans l'abdomen des Lépidoptères (e).

Dans l'ordre des Hémiptères, on trouve tantôt des trachées tubulaires seulement (chez les Gallinsectes et les genres voisins (f), chez les Hydrocorises, les Amphibicorises, et chez divers Géocorises, tels que les Lygées, et les Corées, par exemple) ; tantôt des trachées vésiculaires, mais à utricules d'un petit volume (chez les Pentatomes et les Scutellaires, par exemple) (g), ou même très développées, ainsi que cela se voit chez les Cigales, où les poches ainsi constituées concourent à la production du chant (h).

Chez les Névroptères, les trachées sont, en général, simplement tubulaires ; quelquefois cependant on y voit de petites dilatations utriculaires, chez les Libellules, par exemple (i).

Chez les Coléoptères, on ne trouve de trachées vésiculaires que chez les Lamellicornes, les Buprestes et les Dytisques (j).

(a) Léon Dufour, Recherches sur les Orthoptères, les Hyménoptères et les Névroptères, p. 115 (extrait des Mém. de l'Acad. des sciences, Savants étrangers, t. VII).

(b) Swammerdam, Biblia Naturæ, tab. 17, fig. 9.

— Brandt et Ratzeburg, Medicin. Zool., t. II, pl. 25, fig. 30.

(c) Newport, On the Respiration of Insects (Philos. Trans., 1836, pl. 36, fig. 2).

(d) Léon Dufour, Rech. sur les Diptères (Sav. étrang., t. XI, p. 100).

(e) Marcel de Serres, Sur le vaisseau dorsal (Mém. du Muséum, t. IV, p. 358).

(f) Burmeister, Handbuch der Entomologie, Atlas, 2e partie, pl. 10, 11 et 12.

(g) Léon Dufour, Rech. sur les Hémiptères, p. 238 et suiv.

(h) Carus, Ueber die Stimmwerkzeuge der Italiänischen Cicaden (Analekten zur Naturwissenschaft und Heilkunde, 1829, p. 142, pl. 1, fig. 16 et 17).

(i) Léon Dufour, Rech. sur les Orthoptères, les Hyménoptères et les Névroptères, p. 294.

(j) Léon Dufour, Rech. sur les Carabiques (Ann. des sc. nat., 1826, t. VIII, p. 22).

raison qu'on en rencontre chez quelques Coléoptères à formes trapues ou à grosse tête, comme le Hanneton et le Lucane Cerf-volant.

§ 10. — Les trachées, soit qu'elles constituent des tubes seulement, soit qu'elles se dilatent pour former des vésicules ou des poches, naissent, comme nous l'avons déjà dit, des stigmates placés de chaque côté du corps, et de là se ramifient dans toutes les parties de l'organisme. Chaque stigmate est donc le point de départ d'un petit système de canaux aérifères, et les entomologistes appellent *trachée d'origine* le tronc commun qui reçoit ainsi directement du dehors le fluide respirable et qui le distribue aux parties voisines à l'aide de ses branches, auxquelles on donne pour cette raison le nom de *trachées de distribution*. Quelquefois l'appareil respiratoire ne se compose que de ces deux sortes de conduits; les divers arbuscules tra-chéens formés par les divisions de chaque tronc primitif restent indépendants les uns des autres, et l'air ne peut arriver dans les tissus que directement par l'intermédiaire du stigmate le plus voisin. M. Léon Dufour a constaté cette disposition chez quelques Hémiptères qui sont privés d'ailes et appartiennent au genre Scutellaire (1); mais dans l'immense majorité des cas, le service de la respiration se trouve mieux assuré dans toutes les parties de l'économie à l'aide d'une complication un peu plus grande de l'appareil trachéen; car celui-ci est pourvu non-seulement des troncs d'origine et des branches de distri-bution dont il a déjà été question, mais aussi de canaux anasto-

Mode de distribution des trachées.

Anastomoses des trachées.

(1) M. Léon Dufour a trouvé que, chez la *Scutellaria nigro-lineata*, chaque stigmate donne naissance à un tronc trachéen qui se renfle aussitôt en une petite vésicule d'où partent les trachées de distribution. Il a compté six paires de ces réservoirs aériens, et il a remarqué que ceux de la pre-mière paire, situés à la base de l'ab-domen, sont toujours plus grands que les suivants et s'avancent dans le thorax (a).

(a) Léon Dufour, *Recherches anatomiques sur les Hémiptères*, p. 237, pl. 17, fig. 194 (*Mém. des Sav. étrang.*, t. IV).

II.

motiques ou des *trachées de communication*, à l'aide desquelles les divers arbuscules qui naissent de stigmates distincts se trouvent liés entre eux, et de la sorte ces orifices sont rendus solidaires.

Les canaux à l'aide desquels ces communications s'établissent sont de deux sortes : les uns, disposés longitudinalement, unissent entre eux les diverses trachées d'origine qui naissent du même côté du corps; les autres, placés transversalement, relient entre elles les deux moitiés du système respiratoire, et, afin d'introduire plus de précision dans la description de cet appareil complexe, je désignerai ces premiers sous le nom de *trachées connectives*, tandis que j'appellerai les seconds des *trachées commissurales*.

Anastomoses longitudinales.   Ce sont les trachées connectives qui ont le plus d'importance, et, pour en faire bien comprendre la disposition, je choisirai comme premier exemple la Chenille de *Cossus* (1), où le système respiratoire, tout en étant bien développé, offre beaucoup de régularité et de simplicité, et où l'anatomie de tous les organes

---

(1) Cette disposition que Lyonnet a fait connaître chez la Chenille du *Cossus ligniperda* (a), et que Malpighi avait précédemment représentée chez le Ver à soie (b), a été signalée aussi par M. Marcel de Serres chez les Sphinx, les Pierris, etc. (c), et paraît être générale chez les larves de l'ordre des Lépidoptères. Elle a été constatée aussi chez des larves d'Hyménoptères, des Abeilles (d) et des Ichneumons, par exemple (e), chez quelques larves de Diptères, tels que la *Cecidomyia Pini maritimi* (f), ainsi que chez des larves de Coléoptères, tels que le *Calosoma sycophanta* (g); enfin elle se retrouve également chez les Podures (h).

(a) Lyonnet, *Traité anatomique de la Chenille qui ronge le bois de saule*, pl. X, fig. 2.
(b) Malpighi, *Dissert. de Bombyce* (*Oper. omn.*), tab. 3.
(c) Marcel de Serres, *Observations sur les usages du vaisseau dorsal*, p. 329.
(d) Swammerdam, *Biblia Naturæ*, pl. 24, fig. 1.
(e) Newport, *The Anatomy and Development of certain Chalcididæ and Ichneumonidæ* (*Trans. of the Linnean Society*, vol. XXI, pl. 8, fig. 16).
(f) Léon Dufour, *Histoire des métamorphoses des Cécidomyies* (*Ann. des sc. nat.*, 2ᵉ série, t. XVI, pl. 14, fig. 9).
(g) Burmeister, *Anatomical Observations on the Larva of Calosoma* (*Trans. of the Entomological Society of London*, 1836, vol. I, pl. 24, fig. 9).
(h) Nicolet, *Recherches pour servir à l'histoire des Podurelles* (*Nouv. Mém. de la Soc. helvét. des sc. nat.*, 1841, t. VI, pl. 4, fig. 3).

en a été faite avec une rare habileté par Lyonnet. Là chaque trachée d'origine donne naissance, tout près de son stigmate, à une grosse trachée connective qui se porte directement en avant et va déboucher dans la trachée d'origine de l'anneau précédent, vis-à-vis du point où celle-ci fournit à son tour la trachée analogue destinée à l'unir à son autre voisine. Il en résulte que l'ensemble de ces trachées anastomotiques, qui passent ainsi d'anneau en anneau, forme de chaque côté du corps un gros tube longitudinal dans lequel toutes les trachées d'origine du même côté viennent déboucher. Lyonnet a appelé le tube latéral ainsi constitué une *trachée-artère*; mais cette désignation, empruntée à l'anatomie de l'Homme, et appliquée à des choses essentiellement différentes, pourrait faire naître des idées fausses, et par conséquent je ne l'emploierai pas ici. Quelquefois, cependant, ce canal de jonction longitudinal ressemble beaucoup à une trachée-artère, car chez certains Insectes, l'Hydrophile par exemple (1), il est plus gros que les troncs d'origine par l'intermédiaire desquels il communique avec les stigmates, et quelquefois même il ne reçoit l'air que par une seule paire de ces orifices situés à l'arrière de l'abdomen, de façon qu'il sert à distribuer ce fluide dans toute la longueur du corps. Ainsi, chez les larves de Mouches, on trouve de chaque côté de la grande cavité viscérale une grosse trachée longitudinale qui naît des stigmates placés près de l'anus, qui s'avance jusque dans la tête, et qui, chemin faisant, distribue aux parties voisines une multitude de branches rameuses (2).

(1) Dans l'Hydrophile on voit, de chaque côté de l'abdomen, une grosse trachée longitudinale qui représente cette série de tubes de jonction, et chez la larve de ce Coléoptère ce vaisseau respiratoire ne communique avec l'extérieur que par les stigmates situés à son extrémité postérieure (a).

(2) Ce mode d'organisation a été très bien représenté par Swammerdam chez la larve vermiforme d'une espèce de Diptère qui porte aujour-

(a) Suckow, *Respiration der Insekten (Zeitschrift für die organische Physik*, von Heusinger, 1828, Bd. II, p. 33, pl. 4, fig. 1 et 2).

Au premier abord, il serait difficile de reconnaître dans ce grand tube latéral l'analogue des branches anastomotiques, qui d'ordinaire se portent seulement d'un anneau à l'autre pour relier entre elles les diverses trachées d'origine ; mais , chez d'autres Insectes , on rencontre une disposition intermédiaire qui lève toute incertitude à ce sujet : par exemple, chez la Nèpe, espèce de Punaise aquatique dont l'appareil respiratoire a été étudié et dessiné avec beaucoup de soin par M. Léon Dufour. Là on voit de chaque côté de l'abdomen une série de points stigmatiformes de chacun desquels naît une trachée d'origine qui débouche dans un gros tronc longitudinal ; mais la plupart de ces points stigmatiformes ne sont pas des orifices respiratoires ; à l'exception de ceux de la dernière paire, ils sont imperforés, et l'air n'arrive dans tout le système que par la paire de stigmates située près de l'anus et à l'extrémité postérieure de chacun des tubes formés par la réunion bout à bout de toutes les trachées connectives du même côté. Ici ces canaux longitudinaux constituent donc le tronc principal de l'arbre respiratoire situé de chaque côté du corps , et les tubes qui les relient aux faux stigmates n'ont plus d'utilité (1). Or, l'ap-

d'hui le nom de *Stratiomys cha-mœleon (a)*. M. Léon Dufour l'a fait connaître chez plusieurs autres larves de Diptères, et notamment chez la Mouche carnassière ou *Sarcophaga hœmorrhoidalis (b)*, l'*Helomyza lineata (c)*, la *Tipula lunata (d)*.

(1) Chez la Nèpe , les deux grands troncs latéraux sont en outre unis entre eux par des branches commissurales qui se rencontrent au milieu du thorax , et l'on voit dans chaque anneau de l'abdomen un tronc transversal qui s'étend entre les deux trachées d'origine ; enfin il y a aussi des vésicules aériennes dans le thorax (e).

(a) Swammerdam, *Biblia Naturæ*, pl. 40, fig. 1.
(b) Léon Dufour, *Études anat. et physiol. sur une Mouche (Acad. des sciences , Mém. des Sav. étrang.*, t. IX, pl. 2, fig. 17).
(c) Léon Dufour, *Rech. anat. et phys. sur les Diptères (Acad. des sciences , Mém. des Sav. étrang.*, t. XI, pl. 2, fig. 13).
(d) Léon Dufour, *Mém. sur les métamorph. des larves fongivores (Ann. des sciences nat.* 2e série, 1839, t. XII, pl. 2, fig. 63).
(e) Léon Dufour, *Rech. anat. et physiol. sur les Hémiptères (Acad. des sciences, Sav. étrang.* 1833, t. XIV, pl. 18, fig. 196).

pareil ainsi constitué deviendrait la représentation exacte du système trachéen dont les larves de Diptères nous ont offert l'exemple, si ces portions inutiles du système aérifère situées entre les troncs latéraux et les faux stigmates venaient à disparaître ; et, de même, pour le ramener au type régulier des larves de Lépidoptères précédemment décrit, il suffirait d'ouvrir ces faux stigmates et de développer un peu plus les troncs qui en naissent.

Lorsque l'appareil trachéen se perfectionne par l'adjonction de commissures ou de canaux anastomotiques transversaux qui établissent la communication entre les deux moitiés latérales de l'organisme, on voit d'abord un tube qui semble être la continuation de chaque trachée d'origine se prolonger au delà du tronc connectif, ou tronc de jonction, et se confondre avec son congénère sur la ligne médiane, de façon à constituer une traverse et à donner à l'ensemble du système une apparence scalariforme. Ce mode d'organisation se présente avec un caractère de grande simplicité et beaucoup de régularité chez diverses larves de Diptères dont M. Léon Dufour a fait l'anatomie (1), et se reconnaît aussi chez la plupart des Insectes, mais avec des complications plus ou moins grandes. C'est de la sorte que souvent, au lieu d'un seul système de trachées connectives placé de chaque côté du corps, on en voit deux,

Anastomoses transversales.

Anastomoses accessoires.

---

(1) Dans la larve de certaines Tipulaires, le *Mycetophila inermis*, par exemple, on voit de chaque côté du corps une grosse trachée longitudinale qui se prolonge dans la tête, qui communique avec les huit stigmates par autant de troncs d'origine, et qui se trouve reliée à sa congénère par des canaux transversaux disposés très régulière-ment, un pour chaque anneau du corps, même pour ceux qui ne portent pas de stigmates (*a*). M. Dufour a représenté aussi cette disposition de l'appareil respiratoire chez la larve de deux autres Diptères, le *Macroura hybrida* et le *Cordyla crassipalpis* (*b*).

(*a*) Léon Dufour, *Anatomie des Diptères* (*Mém. des Sav. étrang.*, t. XI, pl. 2, fig. 12).
(*b*) Léon Dufour, *Mém. sur les métamorphoses de plusieurs larves fongivores appartenant à des Diptères* (*Ann. des sc. nat.*, 2ᵉ série, t. XII, pl. 1, fig. 9, et pl. 2, fig. 39).

et que parfois aussi des tubes analogues se montrent dans le voisinage du canal digestif, de façon à multiplier beaucoup les communications dans le sens longitudinal entre les parties profondes de l'appareil respiratoire (1). Dans la Mante, par exemple, ces divers canaux anastomotiques forment jusqu'à quatre paires de troncs longitudinaux (2).

Disposition des vésicules pneumatiques.

§ 11. — La disposition des poches aérifères varie beaucoup. Chez quelques Insectes, le Hanneton, par exemple, ces vési-

(1) La double série de trachées de jonction, unissant des deux côtés du corps les systèmes qui naissent de chaque stigmate, se voit très bien dans les figures qu'Audouin a publiées sur l'anatomie des Cantharides (a), et dans celles que M. Pictet a données de l'appareil respiratoire des Coléoptères du genre Capricorne (b). M. Léon Dufour en a représenté aussi quelques portions chez les Dytisques (c). Ce mode d'organisation est également très bien caractérisé chez le Hanneton ; seulement les branches de distribution, au lieu d'être simplement tubulaires comme chez les Capricornes et la plupart des autres Coléoptères, sont vésiculifères (d).

(2) M. Marcel de Serres a fait voir que, chez la Mante religieuse, chaque trachée d'origine se bifurque tout près de son stigmate, et que les

deux séries de tubes ainsi constitués de chaque côté de l'abdomen sont pourvues chacune d'un système de trachées connectives ; enfin une troisième trachée longitudinale s'étend de la partie antérieure de l'abdomen jusqu'au stigmate postérieur, et donne naissance à une série de branches transversales qui se dirigent vers la ligne médiane et sont unies entre elles par des troncs anastomotiques longitudinaux dont l'assemblage constitue une quatrième paire de canaux longitudinaux (e). Dans la Sauterelle verte on voit aussi trois paires de grosses trachées de jonction disposées le long du tube digestif, une du côté dorsal et deux du côté ventral de l'abdomen (f). Une disposition analogue, mais moins compliquée, se voit chez les Névroptères, l'Æshne, par exemple (g).

(a) Audouin, *Rech. pour servir à l'hist. nat. des Cantharides* (Ann. des sc. nat., 1826, t. IX, p. 42, pl. 43, fig. 3).
(b) Pictet, *Note sur les organes respiratoires des Capricornes* (Mém. de la Soc. de physique et d'hist. nat. de Genève, t. VII, p. 393, pl. 9, fig. 6).
(c) Strauss-Durkheim, *Anatomie comparée des Animaux articulés*, pl. 7, fig. 4.
(d) Léon Dufour, *Rech. anat. sur les Carabiques* (Ann. des sc. nat., 1826, t. VIII, pl. 24 bis, fig. 1).
(e) Marcel de Serres, *Observ. sur les usages du vaisseau dorsal* (Mém. du Muséum, t. IV, pl. 16, fig. 1). — Cette figure se trouve reproduite dans l'Atlas de la grande édition du *Règne animal* de Cuvier, INSECTES, pl. 2, fig. 1.
(f) Blanchard, dans l'*Atlas du Règne animal* de Cuvier, INSECTES, pl. 76, fig. 1 et 2. — Dans cette planche les trachées sont colorées en rouge par une injection.
(g) Blanchard, *loc. cit.*, INSECTES, pl. 100, fig. 2.

cules se développent sur presque toutes les parties de l'appareil respiratoire, mais principalement sur les trachées de distribution, et leur nombre est très grand ; mais elles n'acquièrent nulle part un volume considérable (1).

(1) Les beaux travaux de M. Strauss-Durkheim sur l'anatomie du Hanneton font connaître jusque dans ses moindres détails le mode de conformation de l'appareil respiratoire de cet Insecte, et, pour en suivre la description, il est bon d'avoir sous les yeux les figures que ce savant en a données ; mais afin de faciliter cette étude, il me paraît préférable de ne pas suivre la marche adoptée dans son ouvrage, et de considérer comme formant autant de petits systèmes de trachées le groupe de ces tubes aérifères qui naissent d'un point commun, à la partie latérale de la plupart des anneaux du corps.

Prenons d'abord le système qui naît du *tronc d'origine* dépendant du stigmate situé de chaque côté du deuxième anneau de l'abdomen. Nous verrons que cette trachée d'origine (*a*) offre du côté antérieur deux gros troncs connectifs ou troncs de jonction qui viennent du segment précédent de l'abdomen, et qu'elle donne naissance à quatre trachées principales, savoir, deux *trachées connectives*, l'une supérieure, l'autre inférieure, qui se portent en arrière et vont s'anastomoser avec le tronc d'origine du système suivant (*b*), et deux *trachées commissurales* qui se dirigent

transversalement, l'une dans l'arceau dorsal, l'autre dans l'arceau ventral, et vont chacune s'anastomoser avec leurs congénères sur la ligne médiane du corps, après avoir fourni diverses branches aux parties voisines (*c*). Cinq systèmes de trachées composées de la même manière naissent de chaque côté de l'abdomen dans les cinq anneaux suivants (*d*). Ils sont pourvus chacun de leur stigmate, et la réunion de leurs trachées connectives constitue de chaque côté du corps deux tubes longitudinaux qui se rencontrent auprès de chaque stigmate pour déboucher dans le tronc d'origine dépendant de cet orifice. Les trachées commissurales supérieures ne présentent rien de particulier ; mais les trachées commissurales inférieures, au lieu de former de simples tubes transversaux, comme dans le second segment de l'abdomen, se concentrent vers le tiers postérieur de cette région et s'anastomosent toutes entre elles pour former une vésicule impaire qui établit une nouvelle communication entre ces divers systèmes (*e*). Enfin les deux tubes connectifs qui naissent du septième stigmate abdominal se comportent comme les précédents et se réunissent sur le côté de l'anneau suivant ; mais

(*a*) Voyez Strauss, *Op. cit.*, pl. 7, fig. 4, trachée ix.
(*b*) Dans la figure 4 de la planche 7 de l'ouvrage de M. Strauss, ces deux trachées de jonction portent les numéros 27 et 28.
(*c*) Voyez Strauss, *loc. cit.*, fig. 4, trachées v et y.
(*d*) *Loc. cit.*, fig. 4, nᵒˢ 5 à 9.
(*e*) *Loc. cit.*, fig. 4, trachée x.

Dans d'autres espèces, ce sont principalement les trachées commissurales qui se dilatent en manière de vessie, et consti-

le système de trachées dans lequel ils débouchent manque d'orifice respirateur, et au lieu de fournir en arrière deux autres trachées connectives, il ne présente, outre ses deux trachées commissurales, qu'une seule trachée qui va se distribuer dans le cloaque et l'appareil copulateur (a). Il y a donc dans l'abdomen sept paires de systèmes trachéens, dont la disposition est essentiellement la même.

De chaque côté du corps, on voit un autre système analogue aux précédents naître du premier stigmate abdominal, qui en réalité appartient au métathorax. Les deux trachées connectives (b) qui en partent pour aller s'anastomoser avec le tronc d'origine dépendant du deuxième stigmate abdominal sont disposées comme d'ordinaire ; mais la branche commissurale supérieure a avorté, et la branche commissurale inférieure est confondue à sa base avec le tronc de jonction inférieur, à l'aide duquel ce système se relie à celui du métathorax (c); enfin le tronc d'origine de ce premier système abdominal donne aussi naissance à une branche qui ne se trouve pas représentée dans les groupes dont il vient d'être question, et qui pénètre

dans la patte postérieure : on la nomme *trachée crurale postérieure (d)*.

Le système dépendant des stigmates mésothoraciques présente, de même que le précédent, un renflement vésiculaire à sa base (e), et les deux tubes connectifs supérieurs qui le relient aux systèmes trachéens voisins en naissent par un tronc commun (f). La branche postérieure de celui-ci ne se porte pas directement en arrière pour déboucher dans le système métathoracique, mais serpente entre les muscles de cette région, y forme plusieurs anses (g), et chemin faisant reçoit du système prothoracique une branche anastomotique très considérable (h). La trachée connective inférieure qui se porte de ce système mésothoracique au système métathoracique, ou abdominal antérieur, est aussi très longue et très flexueuse (i); ainsi que nous l'avons déjà dit, elle se confond en arrière avec la trachée commissurale inférieure de ce dernier système, laquelle semble, par conséquent, en être une simple branche. Enfin, le tronc d'origine donne naissance inférieurement à la trachée crurale moyenne (j), qui s'enfonce dans la patte correspondante, et à un gros tronc supplémentaire (k)

(a) Strauss, *loc. cit.*, fig. 4, trachées connectives n° 29 et 30, trachée génitale z.
(b) *Loc. cit.*, fig. 4, trachées n° 25 et 26.
(c) *Loc. cit.*, fig. 4, trachée n° 23 à o.
(d) *Loc. cit.*, fig. 4 et 6, trachée n° 24.
(e) *Loc. cit.*, fig. 6, n° 11.
(f) *Loc. cit.*, fig. 5, n° 17.
(g) *Loc. cit.*, fig. 4, trachée h, l; fig. 4, trachée e, f et n; fig. 4, trachée n.
(h) *Loc. cit.*, fig. 4, trachée c, i.
(i) *Loc. cit.*, fig. 6, n° 18 ; fig. 4, trachée o, n° 23.
(j) *Loc. cit.*, fig. 7, n° 20.
(k) *Loc. cit.*, fig. 6, n° 19.

tuent de chaque côté du dos une série de sacs pneumatiques disposés transversalement. Ce mode d'organisation se voit chez

qui semble être un dédoublement de cette branche, et qui se porte en arrière pour aller s'anastomoser avec la trachée crurale postérieure (a), et constituer ainsi entre ce système et le suivant un troisième tube de jonction ou une trachée connective accessoire.

Le système trachéen prothoracique se complique un peu plus, et son tronc d'origine est très dilaté en forme de poche (b). Deux tubes analogues aux canaux connectifs partent de sa partie antérieure pour pénétrer dans la tête et s'y ramifier (c) ; on les nomme *trachées céphaliques*, et il est à noter que celles de la paire supérieure se réunissent entre elles sur la ligne médiane pour donner naissance à un tronc frontal inférieur (d). Le tronc connectif supérieur et postérieur (e), au lieu de déboucher dans la trachée d'origine du système suivant, s'anastomose, comme nous l'avons déjà vu, avec le canal de jonction méso-métathoracique supérieur (f). La quatrième trachée de ce système (g), ou tronc de jonction postéro-inférieur, se comporte de la même manière et va déboucher dans la trachée de jonction correspondante placée entre les sys-

tèmes méso et métathoraciques (h). Enfin, un troisième tronc connectif postérieur naît également du système protothoracique. La trachée crurale antérieure (i), accompagnée d'une branche accessoire (j), descend dans la patte correspondante sans se bifurquer comme celle du système précédent, et l'analogue de la branche anastomotique de celle-ci naît directement de la trachée d'origine. Cette trachée connective accessoire (k) se dirige en arrière et va s'anastomoser avec la branche crurale du système mésothoracique, puis descend dans la patte de la seconde paire (l). Ainsi, dans le thorax, il y a de chaque côté du corps trois séries de canaux anastomotiques longitudinaux, au lieu de deux, comme dans l'abdomen. Enfin, dans les deux systèmes antérieurs dont il vient d'être question, les trachées commissurales supérieures manquent et paraissent être remplacées par des branches qui se rendent aux élytres (m). On voit donc que, malgré la grande complication apparente de l'appareil respiratoire de ces Insectes, la disposition en est réellement assez simple, et que les mêmes parties, à peu de chose près, s'y retrouvent

(a) Strauss, *loc. cit.*, fig. 6 t, s.
(b) *Loc. cit.*, fig. 4, 5 et 6, n° 1.
(c) *Loc. cit.*, fig. 4, 5 et 6, n° 1.
(d) *Loc. cit.*, fig. 14, trachées n°s 1 et 2.
(e) *Loc. cit.*, fig. 1.
(f) *Loc. cit.*, fig. 4, n° 13, c, i.
(g) *Loc. cit.*, fig. 4 i, i, et k, l.
(h) *Loc. cit.*, fig. 6, n° 14.
(i) *Loc. cit.*, fig. 6. Cette anastomose avec la trachée mésothoracique n° 18 se voit en g.
(j) *Loc. cit.*, fig. 4 et 5, n° 3.
(k) *Loc. cit.*, fig. 4, n° 4.
(l) *Loc. cit.*, fig. 6, n° 15.
(m) *Loc. cit.*, fig. 6 h et fig. 7.
(n) *Loc. cit.*, fig. 4, trachée de l'élytre n° 12.

II.

les Orthoptères de la famille des Acridiens ou Locustes, les OEdipodes et les Truxales, par exemple (1).

Enfin ce système de poches pneumatiques peut se développer principalement aux dépens de canaux de jonction longitudinaux qui occupent les côtés de l'abdomen, et quelquefois toute la série de ces conduits se trouve confondue en un seul grand réservoir à air, disposition qui se voit chez le Bourdon et

d'anneau en anneau. Quant aux vésicules, elles naissent sur presque toutes les trachées de distribution qui partent des divers troncs dont il vient d'être question, et elles forment des rangées ou des grappes suivant le mode d'origine de rameaux ou de ramuscules qui les constituent.

(1) M. Marcel de Serres a donné une bonne figure de l'ensemble de l'appareil trachéen des TRUXALES (a). On y voit, de chaque côté du corps, un tube longitudinal principal formé par les tubes de jonction qui unissent entre eux les trachées d'origine tout près des stigmates, et dans chaque anneau deux branches transversales qui partent de ce canal latéral. L'une de celles-ci se bifurque pour fournir : 1° une trachée qui s'anastomose avec sa congénère, et forme ainsi la commissure dorsale; 2° une branche qui se renfle pour constituer une grosse vésicule, laquelle se renverse en dehors et se trouve reliée aux vésicules voisines par d'autres tubes anastomotiques situés à son extrémité oppo-

sée. L'autre branche, qui représente la trachée commissurale inférieure, reste simple, et forme, en s'anastomosant avec ses voisines, une seconde série d'arcades connectives longitudinales. Enfin, dans les deux premiers anneaux du thorax, on remarque des poches aériennes encore plus grandes et dirigées longitudinalement.

Dans l'appareil respiratoire de l'OEdipode, dont M. Léon Dufour a donné une figure, la disposition des grands canaux de jonction et des vésicules est à peu près la même; mais les anastomoses se compliquent davantage sur la ligne médiane entre les deux moitiés du système trachéen (b). M. Burmeister a décrit sommairement l'appareil vésiculaire d'une autre espèce de la même famille, la grande Sauterelle verte (c); M. Carus en a donné des figures (d).

Chez les Sphinx et les autres Lépidoptères, Newport compte quatre poches aériennes de chaque côté de l'abdomen (e).

(a) Marcel de Serres, Observations sur les usages du vaisseau dorsal (Mém. du Muséum, t. IV, pl. 15). — Cette figure se trouve reproduite en partie dans l'Atlas de la grande édition du Règne animal de Cuvier, INSECTES, pl. 2, fig. 2.

(b) Léon Dufour, Recherches anatomiques et physiologiques sur les Orthoptères, etc. (Mém. de l'Acad. des sciences, Sav. étrang., t. VII, pl. 1, fig. 1).

(c) Burmeister, Handbuch der Entomologie, t. I, p. 192.

(d) Carus, Tabulæ anatomiam comparativam illustrantes, pars VII, pl. 8, fig. 9 à 20.

(e) Newport, On the Respiration of Insects (Philos. Trans., 1836, p. 533).

l'Abeille (1). D'autres fois c'est seulement la portion antérieure de ce canal latéral qui se dilate, et chez les Mouches, où ce mode d'organisation s'observe, il naît ainsi de chaque côté de la base de l'abdomen un énorme réservoir que M. Léon Dufour compare à un aérostat (2).

Il est aussi à noter que chez quelques Insectes une portion du système capillaire terminal de l'appareil trachéen prend un très grand développement, et donne naissance à un singulier enchevêtrement de vaisseaux aérifères dont les usages ne sont pas encore bien connus (3).

(1) Newport a fait voir que, chez le Bourdon terrestre, le sac pneumatique résultant de la dilatation de l'ensemble des canaux de jonction de chaque côté de l'abdomen est pyriforme et très volumineux en avant. Ce sac est au contraire tubulaire postérieurement, et il communique avec son congénère par une série de canaux anastomotiques transversaux qui sont également très dilatés à leur base (a). On trouve aussi une figure de l'appareil respiratoire des Bourdons dans l'Atlas anatomique de Carus (b). La disposition de ces parties est à peu près la même chez l'Abeille (c).

(2) M. Léon Dufour a constaté l'existence d'une paire de ces grandes poches pneumatiques, ou ballons, chez les Cuculides, les Tipulaires, les Tabaniens, ainsi que chez divers Diptères appartenant à d'autres familles. Ainsi, parmi les Stratiomydes, on les trouve dans les genres *Stratiomys* et *Ephippium*, tandis qu'ils manquent dans les genres *Sargus*, *Chrysomyia* et *Vappo*. Les Asiliques, les Anthrax, les Dolichopodes, les Syrphides, les Astrides, les Muscides calyptrées, etc., en sont pourvus, tandis que les Empides, les Bombyliens, les Leptides, les Muscides acalyptrées et les Hippobosques en sont privés (d).

M. Blanchard a donné une très belle figure de l'appareil trachéen de la Mouche de la viande; seulement il l'a représenté coloré par une injection dont le vaisseau dorsal est également rempli (e).

(3) M. Léon Dufour a donné le nom de *trachées parenchymateuses* aux capillaires trachéens qui se trouvent réunis ainsi en masse.

Chez les Priones, ces vaisseaux constituent dans la cavité thoracique une couche épaisse (f).

(a) Newport, *On the Respiration of Insects* (Philos. Trans., 1836; p. 533, pl. 36, fig. 2).
(b) Carus, *Tab. anatom. compar.*, pars VII, pl. 8, fig. 253.
(c) Swammerdam, *Biblia Naturæ*, t. I, p 473, pl. 17, fig. 9.
— Brandt et Ratzbourg, *Medizinische Zoologie*, 1829, Bd. II, tab. 25, fig. 30.
— Blanchard, *Atlas du Règne animal* de Cuvier, INSECTES, pl. 107, fig. 1.
(d) L. Dufour, *Recherches sur les Diptères* (loc. cit., p. 190).
(e) Atlas de la grande édition du *Règne animal* de Cuvier, INSECTES, pl. 160, fig. 1.
(f) Léon Dufour, *Recherches sur les Carabiques* (Ann. des sciences nat., 1826; t. VIII, p. 23).

§ 12. — D'après le mode d'organisation que je viens de faire connaître, on voit que les Insectes sont des Animaux conformés essentiellement pour la vie aérienne; mais de même que dans la classe des Crustacés, où nous avons vu le type de l'Animal aquatique se modifier exceptionnellement pour donner naissance à des espèces terrestres, on rencontre dans ce groupe zoologique un certain nombre d'Animaux qui, au lieu d'être terrestres, comme tous les autres, sont destinés à vivre dans l'eau, et dans ce cas il n'y a cependant rien de changé quant au plan général de l'organisme; il existe comme d'ordinaire un appareil trachéen pour la respiration, seulement cet appareil se modifie plus ou moins profondément pour s'approprier aux conditions biologiques exceptionnelles dans lesquelles il est appelé à fonctionner.

Il n'y a que fort peu d'Insectes qui vivent dans l'eau lorsqu'ils sont à l'état parfait, et ceux qui présentent cette particularité sont tous obligés de venir à la surface du liquide pour puiser dans l'atmosphère la provision d'air nécessaire à l'entretien de la respiration. Les seules modifications organiques qui se remarquent alors ont pour but de faciliter cette prise d'air, et quelques Insectes se servent à cet effet de leurs élytres comme d'une sorte de cloche, ou bien de leurs antennes, dont les poils retiennent des globules de gaz et portent ce fluide sous le thorax, où une rainure le conduit jusqu'aux stigmates (1).

Chez les Nèpes, ces amas de trachées capillaires occupent l'intérieur de deux poches qui se trouvent dans la même région du corps, et chez les Ranatres il existe des espèces de panaches capillaires analogues, mais placés à nu dans la cavité du thorax (a).

(1) C'est à l'aide de manœuvres de cette nature que les Coléoptères du genre HYDROPHILE transportent l'air de la surface de l'eau jusqu'à leurs stigmates. Pour cela, l'Insecte élève au-dessus du liquide dans lequel son corps reste plongé l'extrémité d'une de ses antennes qui est renflée et garnie de petits poils imbibés de matières grasses, de manière à ne pas être mouillés au contact de l'eau. Des

(a) Léon Dufour, *Recherches sur les Hémiptères*, p. 253.

D'autres fois ce résultat s'obtient à l'aide d'instruments plus parfaits, qui sont susceptibles de se porter assez loin au-devant du fluide dont ils sont chargés d'effectuer l'introduction dans l'organisme, et qui constituent des tubes aspirateurs.

Enfin, chez d'autres Insectes, la vie devient complétement aquatique : l'air n'arrive plus directement de l'atmosphère dans l'appareil trachéen ; celui-ci ne s'ouvre pas à l'extérieur, et l'absorption de l'oxygène nécessaire à l'entretien de la vie se fait par l'intermédiaire de branchies. Mais je dois ajouter que c'est seulement chez des Insectes dont les métamorphoses

bulles d'air y restent adhérentes, et l'Hydrophile replie ensuite cet appendice sous son thorax, où des poils de même nature retiennent une couche mince d'air, laquelle s'étend jusqu'aux stigmates. Ce mécanisme respiratoire a été étudié avec soin par Nitzsch, entomologiste allemand qui écrivait au commencement du siècle actuel (a).

D'autres Coléoptères aquatiques, les DYTISQUES, quand ils veulent respirer, amènent à la surface de l'eau l'extrémité postérieure de leur corps, et soulèvent un peu leurs élytres, qui sont légèrement bombés, et qui, en se rabattant ensuite sur l'eau, emprisonnent au-dessous d'eux une petite couche d'air. Or, les stigmates sont placés sur les côtés de la face supérieure de l'abdomen, et par consé-

quent ces ouvertures se trouvent mises ainsi en rapport avec l'air retenu ainsi sous les élytres comme sous une cloche (b).

Chez les GYRINS, appelés vulgairement des *Tourniquets*, l'extrémité postérieure du corps est garnie de poils enduits de graisse qui retiennent une bulle d'air quand l'animal, après avoir élevé l'anus au-dessus de l'eau, vient à plonger (c).

On connaît aussi d'autres Coléoptères qui ont la faculté de rester sous l'eau pendant très longtemps, les BLEMUS, par exemple, et l'on a fait diverses hypothèses pour se rendre compte de cette particularité de mœurs ; mais le mécanisme de leur respiration n'est pas encore expliqué d'une manière satisfaisante (d).

(a) Nitzsch, *Ueber das Athmen der Hydrophilen* (Archiv für die Physiologie, von Reil, 1811, Bd. X, p. 440, pl. 9).
(b) Frisch, *Beschreib. von allerlei Insecten*, 1753, 2ᵉ partie, p. 30.
— Rösel von Rosenhof, *Der Monatlich-Herausgegebenen Insecten-Belustigung*, Bd. II, ch. II, Wasser-Insecten, p. 15.
— De Geer, *Mémoire pour servir à l'histoire des Insectes*, t. II, p. 140. Ailleurs cet entomologiste décrit très bien ces manœuvres, mais en les attribuant à l'Hydrophile (Op. cit., t. IV, p. 168).
— Voyez aussi : Olivier, *Encyclop. méthod.*, INSECTES, t. VI, p. 299.
— Lacordaire, *Introduction à l'entomologie*, t. II, p. 85, etc.
(c) Voyez Latreille, *Règne animal* de Cuvier, 2ᵉ édit., t. IV, p. 429.
(d) Audouin, *Observations sur un Insecte qui passe une grande partie de sa vie sous la mer* (Nouv. Annales du Muséum, 1834, t. III, p. 117).

ne sont pas achevées que ce mode de respiration s'observe,
et que ces Animaux, arrivés à l'état parfait, sont toujours
pourvus de stigmates pour le passage direct de l'air du dehors
jusque dans la profondeur de leur organisme, lors même qu'ils
conserveraient quelques vestiges d'un appareil branchial, ce
qui, du reste, est très rare.

Appareil
aspirateur.

§ 13. — Les tubes aspirateurs sont en général des organes,
empruntés à quelque autre appareil physiologique, et leur
mode de constitution varie beaucoup. Les seuls Insectes adultes
qui en présentent sont des Punaises aquatiques appartenant

Nèpes
et
Ranatres.

aux genres Nèpe et Ranatre. Chez ces Hémiptères, les stigmates sont oblitérés dans toute la portion antérieure et moyenne
du corps, et il n'en existe qu'une seule paire qui soit perforée.
Celle-ci est située dans une espèce de cloaque qui loge l'anus
et qui est creusé à l'extrémité postérieure de l'abdomen. Un
long tube corné en part, et c'est par l'intermédiaire de cet
instrument que l'Animal aspire l'air à la surface de l'eau. Mais
ce tube n'est pas une création organique nouvelle dont la Nature
aurait enrichi l'économie de ces Insectes aquatiques. Il est
constitué par les appendices dont la région anale du corps est
ordinairement pourvue ; seulement ces appendices, au lieu
d'être employés à composer un aiguillon, comme chez l'Abeille,
une tarière, comme chez les Ichneumons, ou des crochets
copulateurs, comme chez les Scarabées, s'allongent en forme
de sondes cannelées, et les deux demi-cylindres ainsi formés,
étant rapprochés par leur face concave, donnent naissance à un
tube dont la longueur est parfois très considérable (1).

(1) Ce tube aspirateur caudal a été
décrit sommairement par Degeer (a),
mais c'est à M. Léon Dufour qu'on
doit la connaissance de ses rapports
avec l'appareil trachéen (b).

(a) De Geer, *Mémoires pour servir à l'histoire des Insectes*, 1773, t. III, p. 367, pl. 18, fig. 1.
(b) Léon Dufour, *Recherches sur les Hémiptères*, pl. 18, fig. 196 (extrait des *Mémoires de l'Académie des sciences, Sav. Étrang.*, t. IV).

Ces tubes bivalves ne se rencontrent jamais chez des larves aquatiques ; mais celles-ci sont souvent pourvues d'un instrument analogue dont le mode de construction est différent : telle est, par exemple, l'espèce de pipette rétractile qui termine l'abdomen de quelques larves vermiformes appartenant à l'ordre des Diptères. Le tube aspirateur de ces Animaux se compose d'une série de cylindres creux qui s'emboîtent les uns dans les autres et qui sont susceptibles de rentrer ou de sortir, et par conséquent de s'allonger ou de se raccourcir comme le fait un tube de télescope. L'appareil trachéen y débouche par les deux stigmates situés à l'extrémité postérieure des deux gros canaux longitudinaux qui constituent les grandes voies de communication de ce système de conduits aérifères, et la portion terminale de ce siphon est formée par le rebord labial commun qui entoure ces orifices et qui se prolonge en manière de trompe. Quant à la portion basilaire de ce tube rétractile, elle consiste en un certain nombre des derniers anneaux de l'abdomen, qui, au lieu d'être élargis comme d'ordinaire pour loger les viscères, sont devenus très étroits et très allongés (1).

(1) Tantôt la trompe caudale ainsi constituée est simple à son extrémité, et sa longueur est médiocre, comme cela se voit chez les larves du *Psychoptera paludosa*, dont Lyonnet a fait connaître la structure (a). D'autres fois elle est susceptible de s'allonger si démesurément, que l'animal, tout en restant au fond de l'eau, peut aller puiser l'air à la surface du liquide, bien que celui-ci ait une profondeur égale à plus de dix fois la longueur de son corps. Réaumur, à qui l'on doit beaucoup d'observations intéressantes sur ces larves, les appelle des *Vers à queue de rat* (b), et les entomologistes modernes les rapportent aux genres *Eristalis* et *Helophilus* de la famille des Syrphiens.

Chez d'autres larves de Diptères, ce tube aspirateur est moins long, mais se termine par une couronne de lamelles pétaliformes qui s'étalent à la surface de l'eau et permettent à ces Insectes d'y rester suspendus. Swammerdam a fait l'anatomie d'une de ces larves du genre STRATIOMYS, et a représenté les deux grosses trachées

(a) Lyonnet, *Recherches sur l'anatomie et les métamorphoses de différentes espèces d'Insectes*, p. 182, pl. 18, fig. 1-3.
(b) Réaumur, *Mémoires pour servir à l'histoire des Insectes*, t. IV, p. 443, pl. 30.

§ 14. — L'appareil branchial qui se développe chez quelques larves aquatiques, et qui permet à ces Insectes de respirer sans venir à la surface de l'eau et en utilisant l'oxygène tenu en dissolution dans ce liquide, varie dans sa forme, mais consiste le plus ordinairement en expansions foliacées ou frangées dans l'épaisseur desquelles des trachées en grand nombre viennent se ramifier.

C'est surtout chez les larves de quelques Éphémères que la structure de ces organes est facile à étudier. Ainsi que Swammerdam l'a constaté, ces larves ont le dos garni en dessus de deux séries longitudinales de feuilles membraneuses qui flottent librement dans le liquide ambiant. A l'intérieur de leur corps on trouve, de même que chez l'Insecte adulte, deux gros tubes trachéens longitudinaux qui envoient des branches de distribution dans toutes les parties de l'organisme et qui débouchent latéralement dans une série de tubes analogues aux trachées d'origine; mais ceux-ci, au lieu d'aller s'ouvrir extérieurement par les stigmates, comme d'ordinaire, pénètrent dans les feuilles branchiales et s'y ramifient (1). L'appareil trachéen

longitudinales qui vont déboucher à la base de la trompe caudale (a).

Chez les larves de Cousins un tube analogue, formé seulement par un prolongement des bords de l'orifice commun des stigmates, fait saillie à peu de distance de l'extrémité postérieure du corps, et chez le même Insecte à l'état de nymphe cet organe se trouve remplacé par une paire de

tubes analogues qui naissent des stigmates thoraciques (b). Dans d'autres genres, la trompe caudale, au lieu d'être unique, se compose de deux branches : chez divers Tipulaires, tels que les Chironomus, par exemple (c).

(1) Voyez la figure représentant l'organisation intérieure de la larve de l'Éphémère dans les ouvrages de Swammerdam (d) et quelques autres

(a) Swammerdam, *Hist. gén. des Insectes*, p. 103, pl. 2, et *Biblia Naturæ*, pl. 39, fig. 3, et pl. 40, fig. 1.

(b) Swammerdam, *Biblia Naturæ*, pl. 31, fig. 5, 7 et 8.
— Voyez aussi Réaumur, *Op. cit.*, t. IV, pl. 43, fig. 2 à 12.
— De Geer, *Op. cit.*, t. VI, pl. 17, fig. 2, 5 et 8; et la plupart des ouvrages élémentaires d'entomologie où ses figures ont été souvent reproduites.

(c) Réaumur, *Op. cit.*, t. V, pl. 5, fig. 3 et 4.

(d) Swammerdam, *Biblia Naturæ*, pl. 24, fig. 1.

se compose donc de tubes qui sont fermés aux deux bouts, et qui se ramifient d'une part à l'intérieur du corps, d'autre part vers le dehors, dans l'épaisseur des appendices respiratoires. Or, ces vaisseaux clos sont remplis d'air comme les trachées ordinaires, mais les gaz ne peuvent s'y renouveler directement, et c'est seulement par filtration à travers leurs parois que l'échange peut s'effectuer entre le fluide ainsi emprisonné et les gaz du milieu ambiant. Du reste, par la même raison que l'oxygène de l'air passe des cavités pulmonaires dans les vaisseaux sanguins pour se dissoudre dans le fluide nourricier des Animaux supérieurs, et que l'acide carbonique dissous dans ce même sang se dégage pour aller se répandre dans l'air extérieur, l'oxygène qui est en dissolution dans l'eau dont les branchies de l'Éphémère sont baignées doit pouvoir pénétrer dans les cavités aériennes creusées dans ces organes, et y remplacer l'acide carbonique qui en sort pour se dissoudre dans l'eau ambiante. C'est donc encore ici un phénomène de dissolution, mais s'opérant en sens inverse de celui dont la respiration pulmonaire nous a offert l'exemple (1).

Les branchies des Insectes peuvent affecter deux formes principales : tantôt elles sont foliacées, comme nous venons de les voir chez les larves d'Éphémères, d'autres fois elles con-

Branchies foliacées ou filiformes d'autres larves.

entomologistes, où le système de trachées n'a pas été mis à découvert, mais s'aperçoit à travers les téguments de l'animal : celles données par MM. Carus, Bowerbank et Verloren, par exemple (a).

(1) Ce mode de renouvellement des gaz respirables dans l'intérieur des vaisseaux branchiaux des Insectes a été étudié par Dutrochet, et expliqué d'une manière satisfaisante par cet habile observateur (b).

(a) Carus, *Entdeckung eines einfachen vom Herzen aus beschleunigten Blutkreislaufes in den Larven netzflüglicher Insecten.* Leipzig, 1827, pl. 3, fig. 2.
— Bowerbank, *Observ. on the Circulation of Blood in Insects* (Entomological Magazine, 1833, vol. 1, pl. 2).
— Verloren, *Mém. sur la circulation dans les Insectes* (Mém. de l'Acad. de Bruxelles, Sav. étrang., 1844, t. XIX, pl. 1).
(b) Dutrochet, *Du mécanisme de la respiration des Insectes* (Mém. pour servir à l'hist. anat. et physiol. des Végétaux et des Animaux, t. II, p. 447).

II.

sistent en filaments réunis en houppes ; mais toujours leur structure est la même quant au fond, car chez tous ces Animaux elles consistent en une expansion cutanée très délicate, dans l'intérieur de laquelle des trachées se ramifient de façon à ne se trouver séparées du fluide respirable extérieur que par une lame mince de tissu perméable dont la surface est très étendue (1).

(1) Comme exemple de branchies trachéennes foliacées, je citerai les appendices lamelleux qui sont fixés à l'extrémité de l'abdomen chez les larves des Libelluliens du genre *Agrion* (a), et chez quelques nymphes de Tipules du genre *Corethra* (b).

Comme exemple de branchies trachéennes fasciculées, on peut choisir les touffes de filaments qui garnissent le dessus du corps dans toute sa longueur chez une Chenille qui, au lieu de vivre sur les arbres comme la plupart des larves de Papillons, se tient dans l'eau et appartient au genre *Hydrocampa* (c).

Ces deux formes de l'appareil branchial se rencontrent soit séparément, soit réunies, chez beaucoup de larves de Névroptères.

Dans la famille des ÉPHÉMÉRINES, on trouve des variations assez grandes dans la disposition de cet appareil, qui d'ailleurs occupe toujours la face dorsale de l'abdomen, et s'insère aux six ou sept premiers anneaux de cette portion du corps.

Ainsi, dans la plupart des espèces du genre *Chloe*, chaque branchie consiste en une petite feuille ovalaire glabre et à bords entiers, dans l'épaisseur de laquelle on voit une trachée se ramifier (d).

Dans le genre *Potamanthus*, ces organes ont la même forme, mais se garnissent de petits poils (e).

Dans le *Chloe bioculata* ils se composent de deux feuilles, dont une rudimentaire (f).

Chez le *Palingenia virgo*, les deux feuilles deviennent presque de la même grandeur, et leurs bords se garnissent d'une frange trachéenne (g).

Chez l'Éphémère vulgaire, ces feuilles deviennent très étroites, et portent l'une et l'autre une bordure de longs filaments trachéens, de façon à avoir l'aspect de petits panaches à barbes simples (h).

Enfin, chez les *Bœtis*, une de ces

(a) Réaumur, *Op. cit.*, t. VI, pl. 38, fig. 3 et 4.
(b) Réaumur, t. V, pl. 6, fig. 9 et 10.
(c) De Geer, *Op. cit.*, t. 1, p. 524, pl. 37, fig. 3, 5 et 6.
(d) Pictet, *Histoire naturelle des Névroptères, monographie des Éphémérines*, 1845, p. 92, pl. 34, fig. 6.
(e) Pictet, *Op. cit.*, pl. 29, fig. 8 et 9.
(f) Verloren, *Mém. sur la circulation dans les Insectes (Acad. de Bruxelles, mémoires couronnés*, t. XIX, pl. 1).
(g) Réaumur, *Mém. pour servir à l'histoire des Insectes*, t. VI, pl. 42, fig. 10.
— Pictet, *Op. cit.*, pl. 9, fig. 4.
(h) De Geer, *Mém. pour servir à l'histoire des Insectes*, t. II, pl. 16, fig. 1, 3.
— Pictet, *Op. cit.*, pl. 2, fig. 4.

Il est aussi à noter que la position de ces organes peut varier aussi sans que ces modifications paraissent avoir une grande influence sur l'exercice de la fonction. Mais ce qu'il importe davantage de signaler ici, c'est le mode de perfectionnement de l'appareil branchial, dont on rencontre quelques exemples dans la classe des Insectes.

§ 15. — Dans l'immense majorité des cas, les branchies de ces Animaux sont situées à l'extérieur et sont complétement

Branchies intestinales.

deux feuilles est de forme ovalaire, mais l'autre se trouve remplacée par une houppe de tubes trachéens (a).

Parmi les Névroptères dont les larves sont pourvues de branchies fasciculées, je citerai également la *Perla bipunctata* et quelques autres grandes espèces que M. Pictet (de Genève) a étudiées avec beaucoup de soin. La grande trachée de jonction qui longe de chaque côté l'abdomen de ces larves communique du côté externe avec quatre tubes, lesquels se rendent à autant de faux stigmates (c'est-à-dire de stigmates imperforés), et y donnent naissance à une multitude de petites branches disposées autour de chacun de ces points et faisant saillie au dehors en manière de houppes. Les filaments composant ces faisceaux de trachées sont terminés en cæcums et logés chacun dans une petite gaîne cutanée qui, au premier abord, pourrait être confondue avec les poils ordinaires, mais qui devient facile à reconnaître quand on l'observe au microscope. Les trois premières paires de ces houppes respiratoires sont sus-

pendues à la face inférieure du thorax, d'anneau en anneau, et la quatrième est située à la base des soies caudales qui terminent l'abdomen (b).

Dans la famille des PHRYGANIDES, on trouve aussi ces divers degrés de complication de l'appareil respiratoire aquatique. Quelques espèces sont abranches (ex. : *Rhyacophila umbrosa*). D'autres sont pourvues de petits cæcums branchiaux qui naissent isolément dans presque toute la longueur de l'abdomen, en dessus comme en dessous, mais en plus grand nombre sur le troisième et le quatrième anneau de cette région, où l'on en voit jusqu'à six paires (ex. : *Phryganea pellucida*, *P. rhombica*, etc.). Enfin d'autres encore (le *Rhyacophila vulgaris*, par exemple) portent des appendices analogues , mais tantôt réunis en paquets ou houppes, tantôt disposés comme les barbes d'une plume sur une tige basilaire (c). M. Pictet n'a observé ces branches que dans la région abdominale , mais M. Léon Dufour en a constaté aussi l'existence sur le thorax chez une

(a) De Geer, *Op. cit.*, t. II, pl. 18, fig. 1 et 3.
— Pictet, *Op. cit.*, p. 94, pl. 17, fig. 1.
(b) Pictet, *Histoire naturelle des Insectes Névroptères*, famille des PERLIDES, p. 85, pl. 3, fig. 2, 3 et 4.
(c) Pictet, *Recherches pour servir à l'histoire et à l'anatomie des Phryganides*, in-4, 1834, p. 94, pl. 3, fig. 5 ; pl. 4, fig. 6, 7, 14, 21, 22, 23 ; pl. 5, fig. 12 à 15 ; pl. 8, fig. 4 a ; pl. 9, fig. 2 a, etc.

nues, disposition qui rappelle ce que nous avons vu aussi chez les Crustacés inférieurs ; mais dans quelques cas l'appareil respiratoire des jeunes Insectes semble avoir besoin d'être protégé, comme cela a lieu chez les Crustacés supérieurs, et alors il devient intérieur et se loge dans une cavité où l'eau aérée peut se renouveler facilement. Seulement ici la chambre respiratoire qui l'héberge n'est pas une création organique nouvelle introduite dans la structure de l'Insecte, pour répondre à ce besoin physiologique, mais s'obtient à l'aide d'un simple emprunt fait à un appareil voisin. Effectivement, de même que chez les Tuniciens parmi les Mollusques, c'est dans l'intérieur du tube digestif que les branchies trouvent abri ; mais, au lieu de se cacher dans la cavité pharyngienne, elles se retirent à

grande larve d'*Hydropsiche*, et a bien fait voir la manière dont les trachées se distribuent dans l'intérieur de ces franges cutanées (a).

Une des formes les plus simples de l'appareil branchial se voit chez les Névroptères du genre SIALIS. Sept paires de filaments ou lanières grêles et pointues sont insérées d'anneau en anneau sur les parties latérales et supérieures de l'abdomen, et ces appendices se composent d'une membrane tégumentaire extrêmement fine garnie de poils et entourant une trachée qui s'y ramifie et qui naît du grand tronc de communication situé sur les côtés du corps. Ces organes respiratoires paraissent susceptibles

de servir aussi comme des rames pour la natation (b).

Chez quelques Larves du genre NÉMOURA (*N. cinerea*, par exemple), l'appareil branchial se trouve réduit à une rangée transversale de six petits cæcums membraneux qui sont suspendus au premier anneau du thorax ; mais dans d'autres espèces du même genre (telles que la *N. trifasciata* et *N. variegata*), ces organes manquent complétement, et la respiration aquatique se fait par la peau seulement (c).

Il en est de même pour les larves de diverses espèces de PERLES qui sont complétement abranches, mais qui ont la peau très fine (exemples : *P. virescens*, *P. flava*, etc.).

(a) Léon Dufour, *Description et anatomie d'une larve à branchies externes d'Hydropsiche* (*Ann. des sc. nat.*, 3ᵉ série, 1847, t. VIII, p. 347, pl. 15, fig. 1, 6 et 7).

(b) De Geer, *Mém. pour servir à l'histoire des Insectes*, t. II, 2ᵉ partie, p. 724, pl. 23, fig. 9 et 13.

— Pictet, *Mém. sur le genre Sialis* (*Ann. des sc. nat.*, 2ᵉ série, 1836, t. V, p. 76, pl. 3, fig. 1 et 5).

— Léon Dufour, *Recherches anatomiques sur la larve à branchies extérieures du Sialis lutarius* (*Ann. des sc. nat.*, 3ᵉ série, t. IX, p. 95, pl. 1, fig. 1 et 5).

(c) Pictet, *Mém. sur les larves de Nemoures* (*Ann. des sc. nat.*, 1832, t. XXVI, p. 375, pl. 14, fig. 2).

l'extrémité opposée de l'intestin et se logent dans la cavité du rectum. C'est donc par l'anus que l'eau nécessaire à l'entretien de la respiration leur arrive, et c'est aux parois du gros intestin qu'elles se trouvent suspendues.

Ce singulier mode d'organisation se rencontre chez les larves des Névroptères du genre Libellule, et c'est à Réaumur que la découverte en est due. Cet observateur habile remarqua que ces larves ont l'habitude de dilater leur anus et de recevoir dans leur intestin un volume considérable d'eau, puis quelque temps après de rejeter ce liquide au dehors pour en aspirer ensuite une nouvelle gorgée, et que ces mouvements alternatifs se répètent à de courts intervalles. Réaumur a vu aussi que la cavité où l'eau s'introduit de la sorte est en rapport avec de nombreuses trachées, et les recherches des anatomistes de l'époque actuelle nous ont appris que ces vaisseaux aérifères y constituent des branchies semblables à celles qui chez d'autres larves garnissent l'extérieur de l'abdomen (1).

Larves de Libellules.

(1) Cette respiration anale a lieu chez les larves et les nymphes des Libellules proprement dites et des Æshnes, mais n'existe pas chez les Agrions, qui appartiennent à la même famille et sont confondus avec les précédents sous la dénomination vulgaire de *Demoiselles*. Réaumur a bien fait connaître la conformation de l'ouverture anale qui sert d'entrée à la chambre respiratoire de ces Insectes, et qui est garnie de cinq pièces mobiles dont trois l'entourent immédiatement, et s'écartent ou se rapprochent alternativement pour la dilater ou la fermer. Ce célèbre entomologiste a vu aussi que la cavité dans laquelle l'anus s'ouvre est susceptible de se resserrer ou de s'agrandir beaucoup, et fait l'office d'une pompe qui serait tour à tour aspirante et foulante (*a*).

Cuvier a donné plus récemment une description anatomique sommaire de cet appareil respiratoire, et y a reconnu l'existence de branchies (*b*).

Mais c'est dans ces dernières années seulement que l'on a étudié attentivement la structure intérieure de cette chambre branchiale, et c'est principalement aux recherches anato-

(*a*) Réaumur, *Mém. pour servir à l'histoire des Insectes*, t. VI, p. 393 et suiv., pl. 36, fig. 8 et 9; pl. 37, fig. 11).

(*b*) Cuvier, *Mémoire sur la manière dont se fait la nutrition dans les Insectes* (*Mém. de la Soc. d'hist. nat. de Paris*, an VII, p. 49, pl. 4, fig. 5 et 6; et *Journal de physique*, 1799, t. XLIX, p. 343, pl. sans numéro, fig. 5 et 6).

Branchies
accessoires
chez quelques
Insectes
parfaits.

§ 16. — Jusque dans ces derniers temps on n'avait rencontré des branchies trachéennes que chez des Insectes à l'état de larves ou de nymphes, et l'on avait toujours vu ces organes disparaître de l'organisme quand les métamorphoses s'achèvent. Mais un entomologiste habile dont j'aurai souvent à citer les travaux, G. Newport (1), a découvert récemment chez un Névroptère

miques de Suckow (a) et de M. Léon Dufour (b) que la connaissance en est due.

L'intestin rectum de ces Insectes est extrêmement développé, et ses parois sont parcourues par six bandes musculaires longitudinales qui portent chacune une double série de lamelles transversales formées par des replis de la membrane muqueuse intestinale et logeant des trachées dans leur intérieur. Le nombre de ces feuillets branchiaux varie suivant les espèces. Ainsi chez les Æshnes on n'en compte qu'une vingtaine par rangée, tandis que chez la *Libellula depressa* il y en a plusieurs centaines ; tantôt elles sont glabres (chez l'*Æshna innominata* et la *Libellula depressa*), tantôt bordées d'une frange papilleuse (chez l'*Æshna grandis*), et les trachées qui se ramifient en grand nombre dans l'épaisseur de ces lames branchiales envoient des appendices dans chacun des filaments dont leur frange marginale se compose. Enfin, tous ces canaux aérifères naissent des deux grosses trachées longitudinales qui occupent comme d'ordinaire les côtés du corps, et qui fournissent dans la partie pos-

térieure de l'abdomen une multitude de branches transversales destinées aux parois du rectum. C'est par les mouvements de dilatation et de contraction de l'abdomen que l'eau est attirée dans cette vaste chambre respiratoire ou en est expulsée. Enfin, quand ces Insectes arrivent à l'état parfait et sont destinés à la vie terrestre, tout cet appareil branchial s'atrophie, et la cavité de l'intestin rectum, contractée sur elle-même, présente la disposition ordinaire dans cette classe d'Animaux.

Il est encore à noter qu'il existe chez ces larves une paire de stigmates thoraciques ; mais ces orifices ne paraissent pas avoir des fonctions importantes à remplir, car Réaumur a constaté qu'on peut huiler ces orifices sans nuire à l'animal, tandis que chez les Insectes à respiration aérienne cette opération détermine toujours l'asphyxie (c); et d'ailleurs M. Léon Dufour a vu que ces larves pouvaient être emprisonnées sous l'eau pendant plusieurs jours sans qu'il en résultât pour elles aucun inconvénient.

(1) La plupart des travaux de G. Newport sont consignés dans les

(a) Suckow (de Mannheim), *Respiration der Insekten*, insbesondere über die Darmrespiration der Æshna grandis (*Zeitschrift für die organische Physik*, von Heussinger, 1828, Bd. II, p. 25, pl. 1, fig. 7, 8 et 9).
(b) Léon Dufour, *Recherches anatomiques et physiologiques sur les larves des Libellules* (Ann. des sc. nat., 3ᵉ série, t. XVII, p. 65, pl. 3, 4 et 5).
(c) Réaumur, *loc. cit.*, p. 399.

adulte, appelé *Pteronarcys regalis*, des appendices cutanés dont la structure est la même que celle des branchies de quelques larves du même ordre. Ce sont de petites houppes dont chaque brin loge une trachée et dont le tissu est très délicat. Newport considère donc ces organes comme étant aussi des branchies, et il fait remarquer que ces Insectes se tiennent ordinairement sur le bord des eaux, où leur corps est souvent mouillé. Cependant, tout en reconnaissant l'analogie anatomique qui existe entre ces filaments branchiaux et les organes de respiration aquatique des Perles et des Éphémères, il me paraît probable qu'ils ne servent que peu à l'entretien de la vie, et que les Ptéronarcys adultes ne sont pas des Animaux amphibies, mais respirent essentiellement à l'aide des stigmates dont leur appareil trachéen est pourvu (1).

§ 17. — Le mécanisme de la respiration aérienne des Insectes est facile à comprendre. La cavité abdominale, qui loge la plus grande partie de l'appareil trachéen, est susceptible de se contracter et de se dilater alternativement, soit par le jeu des divers anneaux dont son squelette se compose, et dont la disposition est telle qu'ils peuvent rentrer plus ou moins profondément les uns dans les autres, soit par l'effet du rapprochement et de l'écartement alternatifs des deux arceaux supérieur et inférieur dont ces mêmes anneaux sont formés. Quand le corps de l'Insecte se resserre, les trachées sont comprimées

Mouvements respiratoires des Insectes.

Transactions philosophiques de la Société royale de Londres, de 1832 à 1853. Il naquit à Canterbury en 1803, et mourut à Londres en 1854.

(1) Les PTÉRONARCYS sont des Insectes très voisins des Perles, qui se trouvent dans l'Amérique septentrionale, et qui, à l'état de larves ou de nymphes, vivent au fond de l'eau.

Chez l'adulte, on trouve treize paires de houppes branchiformes disposées en huit groupes à la surface inférieure du thorax et de la portion antérieure de l'abdomen. Chaque touffe se compose de 20 à 50 filaments à peu près, et les trachées qui y pénètrent proviennent directement des gros troncs voisins (a).

(a) Newport, *On the Anatomy and Affinities of Pteronarcys regalis* (*Philos. Trans.*, p. 425 pl. 13, fig. 3 et 5).

et l'air en est chassé; mais lorsque la cavité viscérale qui loge les trachées reprend sa capacité première ou se dilate davantage, ces canaux s'agrandissent, et l'air dont ils sont remplis, se raréfiant par suite de cet agrandissement, ne fait plus équilibre à l'air extérieur avec lequel il communique par l'intermédiaire des stigmates; cet air extérieur se précipite donc alors dans l'intérieur des tubes respiratoires, et l'inspiration s'effectue (1).

Les mouvements respiratoires des Insectes s'accélèrent ou se ralentissent suivant les besoins de l'Animal. En général, on en compte entre trente et cinquante par minute (2).

Jeu des stigmates.

Dans l'état de repos, les stigmates sont béants et l'air arrive librement dans toutes les trachées chaque fois que la cavité viscérale se dilate; mais, ainsi que je l'ai déjà dit, ces orifices peuvent se fermer, et les Insectes possèdent ainsi la faculté de

(1) Quelques expériences de Comparetti tendraient à faire penser que l'appareil trachéen peut jouer un rôle actif dans l'inspiration (a); mais la dilatation des vaisseaux aérifères ne paraît être en réalité qu'une conséquence de l'élasticité de leurs parois, et ne pouvoir s'opérer qu'à la suite de leur compression. — Dernièrement, M. Williams a attribué à ces tubes une faculté contractile et a pensé que le mouvement d'expiration en est une conséquence; mais rien dans leur structure ne vient à l'appui de cette hypothèse (b).

(2) Storg, qui fut un des premiers à s'occuper de ce phénomène, compta 20 inspirations par minute chez un Sphinx, espèce de gros papillon crépusculaire (le *Deilephila euphorbiæ*), 25 chez la Sauterelle verte, et de 20 à 35 chez un Lucane cerf-volant (c).

M. Burmeister évalue le nombre de ces mouvements à 20 ou 25 chez les Libellules (d).

Mais tout cela varie, surtout suivant l'état de repos ou d'activité de l'individu. Ainsi Newport a trouvé chez le Sphinx 15 inspirations quand l'animal était tranquille, et jusqu'à 42 lorsqu'il s'agitait. Chez l'Abeille, il a vu le nombre des inspirations varier de 40 à 120 par minute, et chez un autre Hyménoptère de la même famille, l'*Anthophora retura*, il en a compté jusqu'à 240 par minute (e).

(a) Comparetti, *Observationes anatomicæ de aure interna comparata*, p. 290. Pavie, 1789.
(b) Williams, *On the Mechanism of Aquatic Respiration*, etc. (*Ann. of Nat. Hist.*, 2ᵉ série, 1854, t. XIII, p. 135).
(c) Storg, *Disquis. physiol. circa respirat. Insect. et Verm.*, p. 27, 46 et 66.
(d) Burmeister, *Handbuch der Entomologie*, t. I, p. 419.
(e) Newport, *On the Temperature of Insects* (*Philos. Trans.*, 1837, p. 311).

suspendre à volonté toute communication entre leur appareil respiratoire et le milieu ambiant. Nous verrons plus tard comment cette clôture des réservoirs pneumatiques peut être utilisée dans le mécanisme du vol ; mais il est une autre circonstance dans laquelle ce phénomène joue un rôle dont je dois faire mention ici.

En faisant, il y a une vingtaine d'années, des expériences sur l'action que le gaz acide sulfhydrique exerce sur les Charançons et quelques autres Insectes nuisibles à l'agriculture, j'ai souvent remarqué que si l'on place ces Animaux dans de l'air mêlé à une faible proportion de ce fluide délétère, ils s'y asphyxient plus lentement que dans de l'air qui en contient beaucoup, mais y meurent plus vite. Or ce résultat qui, au premier abord, me semblait difficile à comprendre, s'explique par la faculté que les Insectes possèdent de suspendre à volonté la communication entre leurs trachées et l'air extérieur. Quand mes Charançons étaient placés dans de l'air peu altéré par la présence de l'acide sulfhydrique, ils continuaient à respirer jusqu'à ce que le gaz délétère introduit dans leur organisme eût produit son effet toxique, et ils mouraient empoisonnés. Mais lorsque je les plongeais dans de l'air fortement chargé d'hydrogène sulfuré, la sensation désagréable produite par le contact de ce gaz sur les lèvres des stigmates en déterminait immédiatement la contraction. Mes Charançons cessaient alors d'introduire ce poison dans leur corps et s'asphyxiaient seulement par l'épuisement de la provision d'oxygène renfermée dans l'intérieur de leur appareil respiratoire, accident qui a pour eux des suites beaucoup moins graves que n'en offre l'intoxication par l'acide sulfhydrique, pourvu qu'au bout d'un jour ou deux l'air respirable leur soit rendu.

Le mécanisme à l'aide duquel l'occlusion des stigmates s'obtient est souvent assez compliqué, et varie non-seulement d'une espèce à une autre, mais parfois aussi dans les diverses régions

II. 25

du corps d'un même Insecte. Ainsi chez le Hanneton, où ces organes ont été étudiés avec un soin minutieux par M. Strauss-Durckheim, les stigmates de la première paire donnent dans une espèce de vestibule ou *caisse* dont le fond se continue avec la trachée d'origine correspondante, à l'aide d'une fente ventrale, ou *stigmate accessoire*, qui se trouve compris entre les deux branches d'une sorte de pince formée par un prolongement corné du bord supérieur du péritrème ; un petit muscle s'étend de l'extrémité libre des deux branches élastiques de cette pince au bord inférieur du cadre stigmatique, et, en se contractant, les rapproche de façon à serrer la partie étranglée qu'elles embrassent et à fermer le passage (1). Les stigmates suivants ont une structure encore plus complexe : le vestibule communique avec la trachée d'origine par un orifice entouré d'un cadre intérieur qui porte deux petites pièces cornées triangulaires dont le jeu est disposé de façon à pousser un repli du bord postérieur de ce tube élastique contre la lèvre antérieure de l'ouverture et à la fermer (2). Ailleurs une valvule en

(1) Dans l'état de repos, les bords de la boutonnière qui fait communiquer le vestibule trachéen avec la portion suivante de la trachée d'origine sont maintenus écartés par l'élasticité des branches de cette fourche péritrémienne, et le petit *muscle constricteur du stigmate*, qui rapproche ces baguettes cornées, s'insère inférieurement à une apophyse du bord du cadre ou péritrème (*a*).

(2) Les deux pièces cornées qui constituent ce petit appareil obturateur, auquel M. Strauss applique le nom d'*épiglotte*, sont de forme triangulaire et s'articulent sur le cadre stigmatique intérieur par un des angles de leur base ; elles se rencontrent par leur sommet, et le côté compris entre ce sommet et l'angle articulaire longe le bord de la lèvre postérieure de la boutonnière trachéenne. Des fibres musculaires insérées le long de leur côté opposé et étendues de l'une à l'autre, rapprochent les angles restés libres, ce qui détermine un mouvement de bascule dans chacun de ces petits leviers et les pousse en avant contre la paroi postérieure de la trachée d'origine à laquelle elles sont contiguës. Cette paroi est de la sorte appliquée contre la lèvre opposée de l'ori-

(*a*) Strauss, *Considérations sur l'anatomie comparée des Animaux articulés*, p. 324, pl. 6, fig. 6 à 8.

forme de paupière s'applique contre le bord concave de l'orifice étroit du stigmate accessoire ou interne, et se trouve pourvue d'un muscle releveur aussi bien que d'un sphincter et d'un muscle abaisseur, mode de structure que Newport a fait connaître chez le Sphinx (1).

§ 18. — D'après le grand développement que l'appareil de la respiration acquiert chez les Insectes, nous pouvons prévoir que cette fonction doit s'exercer avec beaucoup d'activité chez ces Animaux. En effet, comparativement à la quantité pondérale de matière organique dont leur corps se compose, ils font une très grande consommation d'oxygène; mais l'intensité de leur travail respiratoire est sujette à des variations considérables, et l'étude de ces différences jette beaucoup de lumière sur les rapports qui existent entre la combustion physiologique et l'activité vitale. Du reste, ce n'est pas le moment de traiter ces questions, et nous y reviendrons lorsque nous aurons terminé cette revue des instruments de la respiration dans les diverses classes du Règne animal.

Activité respiratoire des Insectes.

§ 19. — Pour terminer ce que j'avais à dire de ces organes chez les Entomozoaires, il me reste encore à parler de la petite

Classe des Myriapodes.

fice, de façon que la communication entre la caisse ou vestibule trachéen et le tronc d'origine se trouve interrompue (a).

(1) Chez ces Insectes, le stigmate externe a la forme d'une fente pratiquée dans le disque membraneux qui occupe le péritrème, et au fond du vestibule qui fait suite à cette ouverture se trouve une autre fente en forme de croissant dont le bord antérieur est concave et le bord postérieur arrondi.

C'est ce dernier bord qui fait office de valvule et qui est mis en mouvement par les muscles mentionnés ci-dessus. Son muscle élévateur se recourbe et va prendre un point d'appui sur les téguments communs au-dessus et en arrière du stigmate. Le sphincter est peu développé, et son action est aidée par la contraction d'un muscle rétracteur du stigmate qui s'insère à l'angle inférieur de la boutonnière et en rapproche les bords (b).

(a) Strauss, *loc. cit.*, pl. 6, fig. 9 et 10.
(b) Newport, *On the Respiration of Insects* (*Philos. Trans.*, 1836, pl. 536, pl. 36, fig. 6 et 7; pl. 37 G, stigmate interne; n° 25, muscle rétracteur; n° 27, muscle élévateur de la valvule).

classe des Myriapodes, groupe qui pendant longtemps a été confondu avec celui des Insectes, et qui a pour représentants principaux les Scolopendres et les Iules. Mais je serai bref. En effet, chez ces Animaux, l'appareil de la respiration est conformé de la même manière que chez les Insectes; il se compose d'une double série de petits systèmes de trachées qui naissent d'autant de stigmates, et ces orifices sont distribués dans toute la longueur du corps.

Iules.

Chez les Iules, les stigmates sont très petits et difficiles à voir; ils se trouvent à la face ventrale, sur le bord antérieur de chacun des anneaux, en dehors de l'insertion des pattes (1), et ils donnent naissance à un faisceau de trachées qui se distribuent directement aux organes voisins sans se ramifier ni s'anastomoser entre elles.

Glomeris.

Dans le genre *Glomeris*, qui appartient aussi à l'ordre des Myriapodes Chilognathes ou Diplopodes, la disposition de l'appareil respiratoire est à peu près la même, si ce n'est que les trachées sont rameuses (2).

---

(1) Treviranus avait pris pour des stigmates les orifices des glandes odoriférantes qui se trouvent sur les flancs de chaque anneau des Iules (a). Mais M. P. Savi, de Pise, après avoir constaté la véritable nature de ces appareils sécréteurs, a découvert les stigmates près de la base du bouton qui porte les pattes (b), et M. Burmeister a confirmé les résultats obtenus par ce zoologiste (c).

(2) M. Brandt, de Saint-Pétersbourg, a trouvé que chez le *Glomeris marginata* les stigmates, sous la forme de petites fentes très difficiles à apercevoir, sont placées au côté externe de la base des pieds, et donnent naissance chacun à une trachée qui se divise presque aussitôt en deux branches pour se distribuer d'une part aux membres, d'autre part aux viscères. Ce zoologiste décrit aussi deux troncs trachéens longitudinaux qui, situés à la face ventrale, longent la chaîne ganglionnaire, et qui naîtraient des trachées d'origine de la première

(a) C.-R. Treviranus, *Vermischte Schriften anatomischen und physiologischen Inhalts*, Bd. II, p. 42, pl. 8, fig. 4.
(b) Savi, *Memorie scientifice, decade prima*, 1828, p. 63, pl. 2, fig. 9.
(c) Burmeister, *Die Respirations Organe von Iulus und Lepisma (Isis*, 1834, p. 134, pl. 4, fig. 1-3).

Chez les Géophiles, on trouve aussi une paire de stigmates Géophiles. sur chacun des anneaux pédifères du corps, et par conséquent le nombre de ces orifices est au moins de quatre-vingts et parfois dépasse trois cents (1) ; mais chez les Scolopendres et Scolopendres. les Lithobies il y en a beaucoup moins. Sauf quelques irrégularités, on ne les rencontre que de deux anneaux en deux anneaux, et l'on n'en compte en tout que de sept à dix paires (2). Chez les Scutigères, ces orifices sont refoulés jusque sur la ligne Scutigères. médiane du dos (3).

Quant aux trachées, leur disposition se rapproche davantage Disposition
des
trachées. de ce qui existe chez la plupart des Insectes, car en général les divers systèmes de tubes aérifères sont reliés entre eux par des troncs anastomotiques tant transversaux que longitudinaux. Quelquefois, au contraire, non-seulement ces canaux manquent, mais le tronc d'origine du système fait également

---

paire ; mais il me paraît probable que ces tubes sont des trachées anastomotiques analogues aux trachées connectives des Insectes (a).

(1) Gervais, *Hist. nat. des Insectes aptères*, par Walckenaer, t. IV, p. 13.

(2) Treviranus, à qui l'on doit une anatomie des Lithobies, a constaté l'existence de stigmates au-dessus des pattes des 1re, 3e, 5e, 8e, 10e, 12e et 14e paires. Les systèmes de trachées qui naissent de ces orifices sont indépendants les uns des autres (b).

Chez les Scolopendres proprement dites, la position des stig-

mates est à peu près la même, mais on en compte neuf paires, lesquelles sont placées au-dessus de la base des pattes des 3e et 4e paires, puis de deux anneaux en deux anneaux, jusqu'à l'extrémité postérieure du corps (c).

Dans les genres *Branchiostoma* et *Heterostoma* de Newport, il y a dix paires de stigmates.

(3) Les stigmates de ces Myriapodes sont situés au fond d'une petite entaille pratiquée au milieu du bord postérieur des pièces tergales (d).

(a) Brandt, *Beiträge zur Kenntniss des innern Baues von Glomeris marginata (Archiv für Anat. und Phys.*, von Müller, 1837, p. 323, pl. 12, fig. 4 et 5).
(b) Treviranus, *Vermischte Schriften*, Bd. II, p. 30, pl. 4, fig. 7, et pl. 6, fig. 6.
(c) Van der Höven, *Over het getal der Luchtgaten, bij Scolopendra (Tijdschrift voor Natuurlijke Gescheidenis en Physiologie*, 1839, t. V, p. 332, pl. 6, fig. 1 et 3).
(d) Newport, *Monograph of the Class Myriapoda, order Chilopoda (Trans. of the Linnean Society*, t. XIX, p. 300, pl. 33, fig. 37).
— Marcel de Serres, *Suite des observations sur les usages du vaisseau dorsal*, etc. (*Mém. du Muséum*, 1819, t. V, p. 116).

défaut, en sorte que les différentes trachées de distribution dont chacun de ces groupes se compose naissent isolément d'un pore particulier pratiqué dans une membrane qui ferme le stigmate. Enfin ces derniers organes, au lieu d'être comme d'ordinaire de simples fentes bivalves entourées d'un petit cadre ou péritrème corné, sont alors formés par un petit disque criblé (1).

Mouvements
respiratoires. Quant au mécanisme des mouvements inspiratoires et expiratoires chez les Myriapodes, il ne doit différer que peu de ce que nous avons vu chez les Insectes. Chez les Scolopendres, la cavité viscérale est susceptible de se contracter ou de se dilater comme l'abdomen de la plupart des Insectes, par le jeu des deux segments constitutifs de chaque anneau du squelette tégumentaire aussi bien que par les mouvements de ces anneaux l'un sur l'autre. Mais chez les Iules, où les pièces solides de ce squelette sont unies de façon à former partout des cercles complets, les changements de capacité de la chambre viscérale ne peuvent se produire que dans la direction de l'axe du corps. Du reste, les phénomènes de la respiration n'ont été que peu étudiés dans cette classe d'Animaux.

(1) Newport, en faisant connaître cette particularité de structure, a séparé du genre Scolopendre les espèces qui la présentent, et a donné à ce nouveau groupe le nom de *Heterostoma*. La plupart de ces Myriapodes anormaux habitent les régions tropicales (a).

(a) Newport, *Monograph of the Class Myriapoda* (*Trans. of the Linn. Soc.*, vol. XIX, p. 413, pl. 40, fig. 8).

TREIZIÈME LEÇON.

Organes de la respiration chez les Vertébrés à respiration aquatique. Appareil branchial des Batraciens et des Poissons. — Mécanisme de la respiration chez ces Animaux. — Adaptation de l'appareil branchial à la respiration aérienne.

§ 1. — Dans le grand embranchement des Vertébrés la respiration doit toujours se localiser plus ou moins complétement et s'effectuer à l'aide d'organes spéciaux, dont le mode de conformation diffère en général beaucoup de ce que nous avons vu chez les animaux Invertébrés; mais, en créant ces instruments physiologiques, la Nature s'est montrée fidèle aux tendances que j'ai signalées à votre attention en ouvrant ce cours. Effectivement c'est d'abord par voie d'emprunts, et sans introduire dans les parties empruntées aucune modification particulière, qu'elle constitue l'appareil de la respiration, puis en appropriant d'une manière spéciale à ce service nouveau des parties de l'organisme déjà affectées à d'autres usages. Mais lorsque les instruments imparfaits obtenus de la sorte ne suffisent plus aux besoins de l'organisme, la Nature a recours à des créations, et elle forme *ad hoc* des parties nouvelles; enfin elle introduit de plus en plus complétement dans les divers actes de cette fonction la division du travail, ce principe puissant de perfectionnement dont nous retrouverons partout l'influence. Nous verrons aussi que la tendance à l'économie se révèle également dans le choix des emprunts à faire ou des organes à créer, pour constituer ces instruments, et que c'est en copiant, pour ainsi dire, ce qu'elle a déjà fait chez beaucoup d'Invertébrés, que la Nature produit l'appareil respiratoire des Vertébrés inférieurs; mais ici les résultats obtenus de la sorte cessent bientôt de suffire aux besoins de la vie, et des instruments plus puissants ne tardent pas à entrer en jeu.

Tendances générales de la Nature.

Respiration
diffuse.

Ainsi chez quelques Vertébrés, pendant les premiers moments de la vie, la respiration est seulement diffuse, et s'opère par la surface générale du corps, sans qu'aucune portion de la peau soit particulièrement appropriée à ce service d'échange des gaz entre le fluide respirable et le fluide nourricier. Les têtards de Grenouille, pendant les premières heures qui suivent la naissance, nous offrent un exemple de cette respiration cutanée que nous avons déjà rencontrée chez un grand nombre d'Animaux inférieurs (1). Mais cet état de choses, qui ne se

Localisation
de
la respiration.

rencontre que très rarement dans l'embranchement des Vertébrés, n'est jamais permanent dans cette grande division du Règne animal, et bien que la surface cutanée puisse continuer parfois à prendre une certaine part dans le travail respiratoire, ce travail se localise toujours plus ou moins complétement, et a pour siége essentiel un appareil spécial dont la disposition varie suivant que l'Animal doit faire usage de l'air atmosphérique ou de l'air tenu en dissolution dans l'eau. Dans le premier cas, il est pourvu de *poumons*, ainsi que cela se voit chez les Grenouilles et les autres Batraciens à l'état adulte, chez les Reptiles, chez les Oiseaux et chez les Mammifères; dans le second cas, il respire à l'aide de *branchies*, comme cela a lieu chez les Poissons et chez les Batraciens à l'état de larves.

Respiration
buccale.

§ 2. — Chez les Vertébrés les plus dégradés, c'est par voie d'emprunt que l'appareil branchial est formé; mais les parties ainsi détournées de leur destination ordinaire pour devenir des instruments spéciaux de respiration sont modifiées dans leur

---

(1) Dugès a constaté qu'au moment de la naissance du Têtard, les branchies ne sont représentées que par un petit tubercule arrondi, placé de chaque côté de la tête, en avant de la fente cervicale; mais dès le deuxième jour après l'éclosion, ce tubercule se transforme en un appendice trifide qui devient un organe spécial de respiration (a).

(a) *Recherches sur l'ostéologie et la myologie des Batraciens à leurs différents âges*, 1835, p. 80, pl. XII, fig. 61-64.

structure et adaptées d'une manière particulière à ce service nouveau. Il est également à noter que la marche suivie par la Nature pour la formation de ces organes d'emprunt est la même que celle dont nous l'avons déjà vue faire usage chez les Mollusques inférieurs.

En effet, chez l'Amphyoxus, ce Vertébré à sang incolore dont il a déjà été question dans une des précédentes leçons (1), et dont j'aurai souvent à parler dans la suite de ce cours, l'appareil respiratoire est formé à l'aide d'une portion du canal alimentaire, et offre la plus grande ressemblance avec le sac branchial des Tuniciers de la famille des Ascidies (2). La cavité buccale ou pharyngienne de ce singulier Animal acquiert de très grandes dimensions, et ce sont les parois mêmes de ce vestibule digestif qui sont le siége du travail respiratoire. Une série de grands canaux sanguins disposés verticalement la garnissent de chaque côté, et entre ces canaux se trouvent des fentes disposées en manière de boutonnières dont les bords sont garnis de cils vibratiles. Enfin, l'espèce de cage ainsi constituée est suspendue dans la chambre viscérale commune, et l'eau qui arrive dans la bouche passe par ces fentes pour pénétrer dans cette dernière cavité et pour être ensuite expulsée au dehors par un orifice pratiqué dans la paroi inférieure de l'abdomen, à quelque distance en avant de l'anus, et destiné aussi à l'évacuation des produits de la génération. Le courant qui traverse ainsi la portion antérieure du tube digestif y amène des matières alimentaires et les dirige vers l'estomac, en même temps qu'il fournit aux branchies l'oxygène nécessaire à l'entretien de la vie ; et par conséquent on voit que chez l'Amphyoxus, de même que chez les Molluscoïdes, ce sont les cils vibratiles des parois de la cavité buccale qui constituent à la fois les agents mécaniques de la respiration et les prin-

Amphyoxus.

(1) Voyez tome I, page 93.　　　(2) Voyez ci-dessus, page 17.

II.　　　　　　　　　　　　　　　　26

cipaux organes d'ingurgitation pour la préhension des aliments (1).

§ 3. — Chez les autres Vertébrés, il y a toujours un
degré de plus dans la division du travail, et, bien que la portion

(1) La bouche de l'AMPHYOXUS est entourée d'appendices pectiniformes, ou cirres, que l'on avait d'abord pris pour des branchies (a) ; mais ces espèces de barbillons ne sont que peu vasculaires, et c'est dans une grande poche membraneuse formant vestibule au tube digestif que la respiration s'effectue.

La portion antérieure de la cavité buccale, ou la bouche proprement dite, est séparée de l'arrière-bouche par un repli de la membrane muqueuse, et ses parois sont garnies de digitations qui portent des cils vibratiles et ont été désignées par M. Müller sous le nom d'organes rotatoires. Ces cils déterminent un courant d'avant en arrière et envoient l'eau dans l'arrière-bouche (ou canal branchial, Müller). Cette dernière cavité se prolonge jusque vers le milieu du corps de l'animal, et se trouve soutenue par une espèce de charpente composée d'un nombre considérable de petits arcs costiformes, très étroits, qui sont réunis entre eux par leur extrémité supérieure et consolidés par des traverses placées d'espace en espace, de façon à constituer de

chaque côté une sorte de grille à barreaux presque verticaux (b).

La membrane muqueuse de la bouche, qui est revêtue de cils vibratiles, recouvre ces arcs costiformes, et laisse entre chacun d'eux une fente qui fait communiquer la chambre pharyngienne avec la chambre viscérale ou cavité abdominale, dans laquelle tout l'appareil digestif se trouve suspendu (c).

Le nombre des fentes branchiales varie avec l'âge, mais chez l'adulte il s'élève à plus de cent ; et si l'on observe au microscope un Amphyoxus vivant placé dans de l'eau colorée par de l'indigo, on voit que le courant établi par les cils vibratiles des parois buccales dirige une portion des particules de cette matière tinctoriale dans l'estomac, dont l'ouverture œsophagienne se trouve au fond de l'arrière-bouche, et l'autre partie à travers les fentes en question jusque dans la cavité abdominale. Là il n'y a plus de vibration ciliaire, mais l'eau mise en mouvement par l'appareil buccal continue à se diriger en arrière et s'échappe au dehors par le pore abdominal situé à la face inférieure du ventre (d).

(a) Costa, Cenni zoologici, p. 49, art. BRANCHIOSTOMA LUBRICUS. Napoli, 1834.
(b) Voyez Retzius, Berichte d. Akad. der Wissensch. zu Berlin, 1839, p. 197.
— Goodsir, On the Anatomy of Amphyoxus lanceolatus (Trans. of the Roy. Soc. of Edinb., 1841, vol. XV, p. 254).
(c) Rathke, Bemerkungen über den Bau des Amphyoxus lanceolatus, p. 17. Königsberg, 1841.
(d) Voyez Müller, Ueber den Bau und die Lebenserscheinungen des Branchiostoma lubricum (Costa), Amphyoxus lanceolatus (Yarrell), pl. 1, fig. 2 ; pl. 3, fig. 4 ; pl. 3, fig. 8, etc. Berlin, 1842.
— Quatrefages, Mémoire sur le Branchiostome ou Amphyoxus (Ann. des sc. nat., 1845, 3e série, t. IV, p. 203).
— De Martino, Sull' anatomia del Branchiostoma (Giorn. dell' Inst. Lombardo, t. XIII, Milano, 1846).

antérieure du canal digestif ait encore à contribuer d'une manière plus ou moins importante à la formation de l'appareil de
la respiration, ce n'est jamais dans ses parois que cette fonction
a son siége : elle est toujours l'apanage d'organes particuliers
situés en dehors de cette cavité. Mais, soit que ces organes
consistent en branchies, soit qu'ils affectent la forme de poumons, toujours ils sont en connexion intime avec la chambre
buccale, et c'est en traversant cette chambre que le fluide
respirable leur arrive toutes les fois qu'ils sont logés à l'intérieur du corps, et qu'ils ne flottent pas librement dans le fluide
ambiant.

On voit donc que, sous le rapport des connexions anatomiques
de l'appareil respiratoire avec les autres systèmes organiques,
il existe des tendances différentes dans chacun des trois em-
branchements supérieurs du Règne animal. Chez les Annelés,
c'est essentiellement à l'appareil locomoteur que les instruments
de la respiration se trouvent liés, et ils n'ont presque jamais des
rapports intimes avec le tube digestif; dans l'embranchement
des Mollusques, les poumons, aussi bien que les branchies, sont
d'ordinaire placés dans le voisinage de l'anus, et, lorsque ces
organes acquièrent un abri protecteur, celui-ci leur est presque
toujours fourni par une cavité où l'intestin ainsi que les conduits génito-urinaires viennent déboucher, c'est-à-dire une
espèce de cloaque. Jamais, chez les Mollusques proprement
dits, ni chez les Annelés, le fluide respirable ne traverse la
chambre buccale pour arriver à l'appareil respiratoire (1),
tandis que dans l'embranchement des Vertébrés cette chambre
forme toujours une portion du canal inspirateur ; toujours le
plancher du pharynx est perforé pour le passage de l'eau ou
de l'air qui doit se rendre aux branchies ou aux poumons, et

Connexions
anatomiques
de
cet appareil.

(1) Les Molluscoïdes, comme nous
l'avons déjà vu, diffèrent des Mollusques proprement dits sous ce rapport, et ressemblent davantage aux
Vertébrés.

les organes essentiels de la respiration sont, pour ainsi dire, appendus à ce plancher dont la charpente est formée d'un système particulier de parties dures, ou cartilages, que les anatomistes désignent sous le nom d'*appareil hyoïdien*.

§ 4. — Les branchies des Vertébrés, les mêmes que celles des Mollusques et des Annelés, peuvent être situées à l'extérieur du corps et flotter librement dans le liquide ambiant, ou bien être cachées dans une chambre dont les parois les protégent contre tout froissement et dont la cavité communique avec le dehors, de façon que le fluide respirable puisse y pénétrer et s'y renouveler facilement. Mais dans l'un et l'autre cas elles sont portées sur l'appareil hyoïdien dont il vient d'être question.

Système
hyoïdien. Chez les Vertébrés à respiration aquatique, celui-ci est toujours très développé, et consiste en un os ou un cartilage médian et inférieur qui est placé à la base de la langue et qui porte de chaque côté plusieurs branches en forme d'arceaux. Les arcs hyoïdiens se dirigent parallèlement en dehors, puis remontent vers la base du crâne, de façon à embrasser en dessous et sur les côtés l'arrière-bouche, dont ils forment le plancher, et ils laissent entre eux des espaces vides ou fentes par lesquelles la cavité buccale communique avec la cavité située au-dessous et ménagée entre la charpente dont je viens de parler et les téguments de la région cervicale du corps.

Branchies
extérieures. C'est à l'extrémité supérieure des arcs de l'appareil hyoïdien, et par conséquent à l'arrière de la tête, sur les côtés du cou, que prennent naissance les branchies extérieures. On trouve ces organes chez tous les BATRACIENS pendant le jeune âge, et chez plusieurs de ces Animaux pendant toute la durée de la vie. Chez les Grenouilles, les Crapauds et les autres Batraciens Anoures, ainsi que chez les Salamandres, leur existence n'est que transitoire; chez les Protées, les Axolotls, les Sirènes et les Mésobranches, elle est au contraire permanente. Cette cir-

Classe
des
Batraciens.

constance a valu à ces Animaux le nom de Batraciens Pérennibranches.

La forme la plus simple de l'appareil branchial externe se
voit chez les *têtards* ou les larves de la Grenouille, qui, dans
la première période de leur vie, sont privées de membres et
ressemblent à des Poissons. Au moment de la naissance, ces
Animaux sont dépourvus de tout instrument spécial pour la
respiration, et cette fonction s'exerce, comme je l'ai déjà dit,
par la surface de la peau. Mais dès le deuxième jour de leur
existence, la respiration cesse d'être cutanée seulement et tend
à se localiser dans des organes spéciaux qui se développent de
chaque côté de la région cervicale (1). Ce sont d'abord de simples bourgeons de la peau; mais ces appendices s'allongent
rapidement et constituent des filaments cylindriques dont l'enveloppe tégumentaire, d'une grande délicatesse, est garnie de
cils vibratiles (2), et dont l'intérieur est gorgé de sang venant
des vaisseaux situés sur le bord externe des arcs hyoïdiens.

(1) Ces franges ont été décrites pour
la première fois par Swammerdam ;
mais ce grand naturaliste pensait
qu'elles servaient à la natation et ren-
traient dans l'intérieur pour constituer les branchies (a).

Rösel les représenta d'une manière
plus exacte (b).

Home a donné des figures de divers
états de l'appareil branchial externe
chez le têtard de la Grenouille (c) ;

mais le développement en a été étudié avec beaucoup plus de soin par
Rusconi (d).

(2) Les courants déterminés dans
l'eau ambiante par ces cils ont été observés, il y a plus de cinquante ans,
par Steinbach (e). Gruithuisen (f) et
Huske (g) en parlent aussi ; mais ce
phénomène a été étudié d'une manière beaucoup plus complète par
M. Sharpey (h).

(a) Swammerdam, *Biblia Naturæ*, vol. II, p. 815, tab. 48, fig. 12.
(b) Rösel von Rosenhof, *Hist. nat. Ranarum nostralium*, 1758, pl. 2, fig. 18 ; pl. 14, fig. 10 ;
pl. 18, fig. 1 et 2.
(c) Home, *Observ. on the Changes the Ovum of the Frog undergoes during the Formation of
the Tadpole (Philos. Trans.*, 1825, pl. 7, fig. 1, 2, 3).
(d) M. Rusconi, *Développement de la Grenouille commune.* In-4, Milan, 1826.
(e) Steinbach, *Analekten neuer Beobachtungen und Untersuchungen für die Naturkunde.* Fürth.,
1802, p. 46.
(f) Gruithuisen, *Medicinisch-chirurg. Zeitung.* Salzburg. 1819, Bd. II, p. 447.
(g) Huschke, *Isis*, 1826, p. 625.
(h) Sharpey, *Edinb. Med. and Surg. Journ.*, 1830, vol. XXXIV, p. 113, article CILIA, dans
Todd's *Cyclop. of Anat.*, vol. I, p. 628.

Chez les têtards de la Rainette ou Grenouille des arbres, ces branchies ne se développent que peu et ne forment de chaque côté de la tête qu'un seul filament simple. Mais chez les Grenouilles proprement dites et les Crapauds, elles deviennent promptement bifides ou trifides, et, lorsque leur développement est complet, on voit de chaque côté du cou une houppe de couleur rougeâtre, composée de cinq à sept filaments semblables à autant de petits doigts de gant (1).

La structure des branchies externes se perfectionne chez les larves de la Salamandre terrestre (2) et chez les larves des

(1) Les branchies commencent à se former de très bonne heure chez l'embryon de la GRENOUILLE ; mais, à l'époque de la naissance, ces organes ne sont pas encore développés de façon à pouvoir jouer un rôle notable dans la respiration. Vers la soixante-dixième heure de l'incubation, Rusconi les a vus apparaître sous la forme d'une paire de petits tubercules simples dont les bords deviennent promptement lobulés. C'est à cet état que le Têtard quitte les enveloppes de l'œuf, et c'est après la naissance seulement que les appendices cervicaux prennent de l'extension et que le sang commence à circuler dans leur intérieur (a). Dugès, qui a suivi avec soin leur développement, a trouvé aussi qu'au moment de l'éclosion ces organes ne sont représentés que par un petit tubercule arrondi, situé de chaque côté de la tête, au-devant de la fente cervicale ; mais dès le deuxième jour, ce tubercule s'est transformé en un appendice trifide dont chaque filament constitue une branchie, et du troisième au quatrième jour ces appendices vasculaires se bifurquent (b) ; mais leur existence est tout à fait éphémère, car presque aussitôt leur développement achevé, ils commencent à s'atrophier, et, en général, dès le troisième jour après la naissance, la branchie externe du côté droit a disparu, et celle du côté gauche, fort réduite, cesse d'être bien visible le lendemain (c).

(2) Les larves des SALAMANDRES terrestres, ou Salamandres proprement dites, éclosent et acquièrent leurs branchies extérieures dans l'intérieur du corps de leur mère, et souvent ces organes sont même déjà atrophiés au moment de la naissance. Chez la Salamandre tachetée, ils sont plus persistants que chez la Salamandre noire des Alpes, et le jeune animal les conserve tant qu'il habite dans l'eau, mais il les perd très promptement quand il sort de ce liquide pour vivre à terre. Schreibers

(a) Rusconi, Développement de la Grenouille, p. 13, pl. 2, fig. 19, 20, 21, et pl. 3, fig. 22-25.
(b) Dugès, Rech. sur l'ostéologie et la myologie des Batraciens, p. 79 et suiv., 1834 (extrait des Mém. de l'Acad. des sciences, Sav. étrang., t. VI).
(c) Rusconi, Op. cit., p. 15, pl. 3, fig. 24 et 25.

Tritons ou Salamandres aquatiques, ainsi que chez les Batraciens Pérennibranches. Chacun de ces organes se compose
d'une tige portant une ou deux séries d'appendices filiformes,
tantôt simples, tantôt rameux, et constitue une sorte de
panache vasculaire dont la surface, garnie de cils vibratiles,
est très étendue. Il existe trois de ces branchies de chaque côté
du cou, et pendant la vie elles se font remarquer, en général,
par leur couleur rouge qui est due au sang contenu dans leur
intérieur (1).

a trouvé qu'on pouvait même prolonger beaucoup l'existence de ces appendices respiratoires en tenant les
larves de la Salamandre tachetée
emprisonnées dans une eau convenablement aérée. Chez l'embryon de
la Salamandre noire, les panaches
branchiaux atteignent deux fois la
longueur de ceux de la Salamandre
tachetée, et ont jusqu'à 15 ou 18 millimètres de long (a). Au sujet de la
conformation de ces appendices, on
peut consulter aussi les observations
de MM. Siebold, Funke, Gravenhorst, etc. (b).

(1) Chez les larves des TRITONS, ou
Salamandres aquatiques, vulgairement
appelées Lézards d'eau, les branchies
extérieures ne consistent d'abord qu'en
trois paires de filaments simples;

quelques jours après l'éclosion, des
digitations commencent à s'y montrer
et augmentent en nombre à mesure
que l'organe s'accroît; il en résulte
une double rangée de filaments ou
folioles disposées parallèlement. Les
branchies deviennent ainsi pectiniformes; elles sont fixées par leur
base à l'extrémité des trois premiers
arcs branchiaux, et les appendices
qui garnissent leur bord inférieur
diminuent de longueur de la base
au sommet de l'organe. Celles de la
première paire sont insérées un peu
au-dessus de la suivante et celles de la
troisième paire sont les plus petites.
On en trouve de bonnes figures dans
les ouvrages de Rusconi (c).

Il est aussi à noter que les cils vibratiles dont la surface de ces bran-

(a) Schreibers, Ueber die specifische Verschiedenheit des gefleckten und des schwarzen Erd-
Salamanders (Isis, 1833, p. 529).
(b) Funke, De Salamandræ terrestris vita, evolutione, formatione tractatus, 1827, p. 35,
pl. 3.
— Siebold, Observationes de Salamandris et Tritonibus. In-4, Berolini, 1828, fig. 1, 2 et 3.
— J. Gravenhorst, Deliciæ Musei zoologici Vratislaviensis, fasc. 1, 1829, p. 103, pl. 15,
fig. 7, 8 et 9.
— Rathke, Beiträge zur Geschichte der Thierwelt, 1820, t. I, tab. 2, fig. 5.
— Lereboullet, Anatomie comparée de l'appareil respiratoire dans les Animaux vertébrés.
Thèse, Strasbourg, 1838, p. 113.
(c) Descrizioni anatomica degli organi della circulazione delle larve delle Salamandre aqua-
tiche, in-4, 1817, fig. 2, 4 et 7, et Amours des Salamandres aquatiques, 1821, p. 63, pl. 3,
fig. 1 à 4.
— Dugès, Op. cit., pl. 16, fig. 19 à 24.

Chez les Batraciens Anoures, les branchies externes n'ont qu'une existence très courte. Ainsi, chez le têtard de la Grenouille, elles disparaissent vers le septième jour ; mais la respiration n'en continue pas moins à être aquatique, car déjà à cette

chies est couverte chez les jeunes larves disparaissent par les progrès de l'âge, et qu'à l'époque où elles vont s'atrophier, la couche épidermique qui revêt ces appendices se compose de cellules squamiformes (a).

Les branchies externes des MÉNO-BRANCHES sont conformées à peu près de la même manière que celles des larves du Triton ; elles consistent en trois paires de grands panaches vasculaires à franges retombantes (b).

Chez la SIRÈNE, ces organes ressemblent davantage encore à des plumes ; le bord supérieur de leur tige étant garni, comme le bord inférieur, d'une série d'appendices à bords frangés, disposition que Cuvier a comparée à celle de certaines feuilles désignées par les botanistes sous le nom de tripinnatifides (c).

Chez les PROTÉES, les branchies externes consistent aussi en trois paires de petits panaches tripinnés (d).

Enfin, chez l'AXOLOTL, que beaucoup de zoologistes désignent aujourd'hui sous le nom générique de Sirodon (e), les branchies sont composées chacune d'une tige en forme de lanière qui est assez large à sa base, mais très effilée vers le bout, et qui est garnie sur ses deux bords d'une frange vasculaire à brins très grêles et allongés. Celles de la troisième paire sont les plus grandes, et toutes sont pourvues à leur base d'un appareil musculaire destiné à les mettre en mouvement (f).

M. Weinland a décrit dernièrement un mode d'organisation très extraordinaire de l'appareil branchial chez les larves d'une sorte de Rainette de Venezuela qui porte ses œufs sur le dos, logés dans une grande poche cutanée, et qui a reçu le nom de Nota-

---

(a) T. Williams, art. ORGANS OF RESPIRATION, dans Todd's Cyclopædia of Anatomy and Physiology. Supplem., 1855, p. 278.

(b) Harlan, Observ. on the genus Salamandra (Ann. of the New-York Lyceum of Nat. Hist. vol. 1, p. 222, pl. 16).

— Mayer, Analecten für Vergleichende Anatomie, 1835, p. 82.

— Duvernoy, Atlas du Règne animal de Cuvier, REPTILES, pl. 41, fig. 2.

(c) Recherches anatomiques sur les Reptiles douteux, p. 163, pl. XI, fig. 1 (dans Humboldt et Bonpland, Rech. d'obs. de zool., t. II, 1811).

— Hunter, voyez Owen, On the Structure of the Heart on the Perennibranchiate Batrachia (Trans. of the Zool. Soc., vol. 1, pl. 31, fig. 1).

— Duméril et Bibron, Erpétologie, pl. 96, fig. 1, 1 a.

(d) Schreibers, A Historical and Anatomical Description of a Doubtful Amphibious Animal of Germany (Philos. Trans., 1801, pl. 16).

— Cuvier, loc. cit., p. 178.

— Voyez aussi Delle Chiaje, Ricerche anatomico-biologiche sul Proteo serpentino, 1840, pl. 5, fig. 3.

(e) Cuvier, loc. cit., pl. 12, fig. 1 à 4.

— Calori, Sull' anatomia delle Axolotl (Mem. dell' Acad. di Bologna, 1852, t. III, p. 313, tab. 23, fig. 8 ; tab. 24, fig. 11, 16, etc.).

(f) Wagler, Descript. et icones Amphibiorum, 1830.

époque d'autres organes de même nature se sont développés à l'intérieur du corps et sont entrés en fonction (1).

§ 5.— Ces branchies internes ont pour charpente les arceaux cartilagineux à l'aide desquels l'appareil hyoïdien embrasse de chaque côté le fond de l'arrière-bouche, et, comme nous l'avons déjà vu, forme autour de cette cavité une sorte de cage dont les barreaux placés transversalement supportent en dessous les vaisseaux qui portent le sang aux branchies externes (2). Une

delphis ovifera (a). Ce zoologiste a trouvé que les larves encore renfermées dans les enveloppes de l'œuf, mais déjà bien développées, portent de chaque côté du cou deux appendices filiformes qui naissent des arcs hyoïdiens, et qui, au lieu de se terminer par des filaments, comme les branchies externes ordinaires, présentent à leur extrémité un grand disque membraneux en forme de cloche ; des vaisseaux sanguins venant des arcs hyoïdiens longent ces cordons et se ramifient sur le disque terminal appendu ainsi de chaque côté du cou (b).

(1) Beaucoup d'auteurs, en parlant de ces métamorphoses, disent que les panaches branchiaux du Têtard rentrent sous l'opercule pour constituer les branchies intérieures ; mais cela n'est pas : ils s'atrophient et disparaissent lorsque ces dernières se sont déjà développées.

(2) Chez les têtards de Grenouille (c), ainsi que chez la plupart des autres Batraciens, tels que les Crapauds (d), les Tritons (e), les Salamandres (f), l'Amphiuma (g), les Sirènes (h) et l'Axolotl (i), il existe de chaque côté quatre de ces arcs hyoïdiens dont le tissu est cartilagineux (j) ; mais chez les Protées on n'en trouve que trois paires (k). Leur bord supérieur ou interne, qui est concave et qui concourt à former le plancher de la bouche, est garni de petits tubercules. Nous aurons à revenir sur la structure de cet appareil lorsque

(a) Weinland, Ueber den Beutelfrosch (Müller's Archiv für Anat. und Physiol., 1854, p. 449, pl. 17, fig. 1).

(b) Weinland, loc. cit., p. 457, pl. 18, fig. 5.

(c) Cuvier, Recherches sur les ossements fossiles, pl. 252, fig. 8-11.

(d) Dugès, Recherches sur l'ostéologie et la myologie des Batraciens, pl. 13, fig. 75.
— Vogt, Untersuchungen über die Entwicklungs Geschichte der Geburtshelfer Kröte (Alytes obstetricans, in-4, 1842, pl. 1, fig. 31).

(e) Siebold, Observationes quædam de Salamandris, pl. 1, fig. 17.

(f) Rusconi, Descrizione anatomica degli organi della circulazione della larve delle Salamandre aquatiche, 1817, pl. 1, fig. 5.
— Martin Saint-Ange, Rech. anat. et phys. sur les organes transitoires et les métamorphoses des Batraciens (Ann. des sc. nat., 1831, t. XXIV, pl. 19, fig. 2, etc.).

(g) Cuvier, Sur le genre de Reptiles Batraciens nommé AMPHIUMA (Mém. du Muséum, 1827, t. XIV, pl. 2, fig. 1 et 9).

(h) Cuvier, Ossements fossiles, pl. 255, fig. 1 et 7, et Reptiles douteux, pl. 4, fig. 7.

(i) Cuvier, Sur les Reptiles douteux, pl. 4, fig. 14.
— Rusconi, Descriz. di un Proteo femina (Giorn. di fisica di Pavia, 1826, t. XIX, pl. 5, fig. 4).
— Calori, Sull'anatom. dell'Axolotl, pl. 3, fig. 14 (ext. des Mém. de l'Inst. de Bologne, 1852, t. III).

(j) Cuvier, Ossements fossiles, pl. 255, fig. 14 et 16, et Reptiles douteux, pl. 3, fig. 6 à 8.

(k) Rusconi, Op. cit. (Giorn. di fisica, 1826, t. XIX, pl. 5, fig. 5).

multitude de petits appendices filiformes ramifiés en houppes, comme autant d'arbuscules, prennent naissance le long du bord convexe et externe de chacun de ces arcs (1). La surface des franges ainsi constituées est recouverte d'une couche mince d'épithélium à cellules squamiformes (2), et le sang arrive en abondance dans ces appendices par l'intermédiaire des vaisseaux dont il vient d'être question. Enfin un grand repli de la peau du cou se prolonge en manière de voile ou d'*opercule* au-dessous de ces franges, et constitue la paroi externe d'une cavité qui sert à les loger (3).

Chambre respiratoire.

nous étudierons le squelette, et quant aux muscles qui le font mouvoir, il sera plus facile d'en donner une idée lorsque j'aurai décrit cet appareil chez les Poissons, sujet qui sera traité dans une autre partie de cette leçon.

(1) L'arc branchial antérieur ou externe porte une seule rangée de ces petites houppes branchiales ; mais sur chacun des arcs des deux paires suivantes il y en a deux rangées, et comme elles sont très serrées les unes contre les autres, elles se placent alternativement un peu plus en avant ou en arrière, de façon qu'au premier abord chaque rangée paraît double. Enfin, les arcs postérieurs ou de la quatrième paire n'ont qu'une seule rangée de houppes presque rudimentaires, et leur développement a lieu plus tard que celui des trois paires précédentes (a).

La conformation de ces appendices vasculaires a été décrite et figurée avec soin par Van Hasselt (b).

On peut consulter aussi à ce sujet la dissertation de Steinheim (c), et surtout l'ouvrage de Rusconi (d). Voyez aussi l'important travail de Rathke (e).

(2) Ces branchies internes n'ont pas de cils vibratiles comme les branchies externes (f).

(3) Les voiles cutanés, qui constituent le plancher et les parois externes des chambres branchiales ne sont libres que sur une très petite étendue de leur bord postérieur ; partout ailleurs la peau de l'opercule se continue avec les téguments des parties voisines du corps. Les orifices résultant de la discontinuité d'une petite portion des parois externes de ces cavités sont par conséquent très petits et se trouvent à la partie inférieure et postérieure de la région cervicale. Chez la Grenouille à l'état d'embryon, les fentes pharyngiennes sont d'abord presque à nu ; mais le repli operculaire qui en garnit le bord antérieur ne tarde pas à les recouvrir, et les ouvertures laissées de chaque

(a) Rusconi, *Développement de la Grenouille*, p. 53.
(b) Van Hasselt, *Dissert. inaug.*, *exhibens observationes de metamorphosi quarumdam partium Ranæ temporariæ.* Groningue, 1820.
(c) Steinheim, *Die Entwickelung der Frösche.* Hambourg, 1820, pl. 1, fig. 28, etc.
(d) Rusconi, *Développement de la Grenouille commune.* Milan, 1826, p. 52, pl. 4, fig. 24, 22.
(e) Rathke, *Anatom. Philos. Untersuch. über den Kiemenapparat.* Dorpat, 1832, pl. 4, fig. 3.
(f) T. Williams, *Organs of Respiration* (Todd's *Cyclop. Suppl.*, p. 280).
— Leydig, *Lehrbuch der Histologie*, p. 382 (1857).

Ce sont là les branchies internes des Têtards : elles sont séparées des branchies externes par la peau ; mais, en réalité, tant sous le rapport anatomique qu'au point de vue de la physiologie, elles ne forment avec elles qu'un seul et même appareil. Effectivement, ce sont les mêmes vaisseaux sanguins qui constituent en quelque sorte la tige de chacun de ces panaches dont la portion terminale fait saillie au dehors, pour devenir

côté du cou, derrière le bord postérieur de ce voile, se réunissent bientôt en dessous du cou, de façon à se confondre et à ne constituer extérieurement qu'un petit trou unique placé tantôt sur la ligne médiane, tantôt un peu à gauche (a). C'est dans l'intérieur de la grande cavité sous-pharyngienne ainsi constituée que les membres antérieurs de la Grenouille commencent à se développer (b), et il est aussi à noter que le plancher membraneux de cette chambre respiratoire est garni d'un large muscle à fibres transversales dont les contractions servent à déterminer l'expulsion de l'eau qui a traversé l'appareil hyoïdien et qui s'échappe au dehors par l'orifice expirateur situé, comme je l'ai déjà dit, sous la gorge (c).

Chez les TRITONS, les fentes operculaires ne se confondent pas de la même manière, et il existe de chaque côté du cou un de ces orifices dont la direction est à peu près verticale et dont les dimensions sont considérables (d).

Chez les CÉCILIES, il existe aussi dans le jeune âge un trou respiratoire de chaque côté du cou, et M. Müller, à qui la découverte de ce fait est due, a constaté aussi l'existence de franges branchiformes situées au-dessous et naissant des arcs hyoïdiens; ces trous, comme d'ordinaire, communiquent avec la bouche (e).

En général, les voiles operculaires recouvrent simplement l'appareil hyoïdien sans contracter avec le bord externe des arceaux aucune adhérence, et de façon à laisser indivise la chambre branchiale ; mais, chez les larves de la SALAMANDRE TERRESTRE, il n'en est pas de même : le bord externe de ces arceaux est soudé à la peau dans une grande partie de son étendue. Inférieurement, les deux chambres branchiales se confondent et débouchent au dehors par une fente commune qui occupe presque toute la largeur du corps (f).

Chez la plupart des Batraciens à branchies transitoires, les ouvertures operculaires s'oblitèrent lorsque la

(a) Voyez Van Hasselt, *Op. cit.*, pl. 3, fig. 2.
— Dugès, *Recherches sur l'ostéol. et la myol. des Batraciens*, p. 81.
— Baer, dans la *Physiologie de Burdach*, t. III, p. 167.
— Rusconi, *Développement de la Grenouille*, p. 52.
(b) Voyez Rathke, *Anatomisch-philosophische Untersuchungen über den Kiemenapparat und das Zungenbein der Wirbelthiere*, pl. 4, fig. 3.
(c) Dugès, *Op. cit.*, pl. 13, fig. 80.
(d) Rusconi, *Descriz. anatom. delle Salamandre aquat.*, fig. 4.
(e) *Ann. des sc. nat.*, t. XXV, p. 89 (1831), et *Isis*, t. XXIV, p. 710 (1831).
(f) Voyez Lereboullet, *Anat. comp. de l'appareil respiratoire*, p. 113.

une branchie extérieure, tandis que la portion basilaire se trouve cachée sous les téguments communs et forme la branchie intérieure.

L'espace ménagé de chaque côté du cou, entre l'appareil hyoïdien et le repli operculaire de la peau, constitue donc ici une chambre respiratoire; l'eau y arrive de la bouche par les fentes qui existent entre les arcs hyoïdiens, et, après avoir baigné les branchies internes, elle s'échappe au dehors par l'ouverture située sous le bord postérieur du voile cutané qui constitue la paroi externe et inférieure de la cavité branchiale (1).

Chez les Batraciens à branchies externes persistantes, la disposition de la portion basilaire ou interne de l'appareil respiratoire est à peu près la même, mais les arcs hyoïdiens ne portent

respiration cesse de s'effectuer à l'aide de ces organes; mais dans quelques espèces elles persistent : ainsi, chez le MENOPOMA, on trouve de chaque côté du cou un orifice qui donne dans le pharynx, et cependant il n'y a ni branchies externes ni traces de ramuscules vasculaires sur les arcs hyoïdiens dont le bord externe est parcouru par de gros vaisseaux seulement et ne porte pas d'appendices (a). Dans le genre *Amphiuma* il y a également une paire d'orifices cervicaux (b).

(1) Un fait très important pour la théorie de la formation de la cavité respiratoire a été constaté il y a quelques années, et fait voir que la ressemblance entre les têtards de Grenouille et l'Amphyoxus est plus grande qu'on ne serait porté à le supposer au premier abord. C'est l'existence d'une communication libre entre le fond de cette chambre et la cavité abdominale pendant les premiers temps de la vie du Têtard. Il en résulte que la chambre branchiale des Batraciens semblerait être une dépendance de la cavité abdominale avec laquelle elle est confondue chez l'Amphyoxus (c). Nous verrons bientôt que certains Poissons présentent une disposition analogue, et je reviendrai sur ce sujet en traitant de la formation des cavités viscérales chez les embryons de Vertébrés, lorsque je ferai l'histoire de la reproduction des Animaux.

(a) Barton, *A Memoir concerning an Animal of the Class of Reptilia or Amphibia, which is known in the United States by the names of Alligator and Hell-Bender.* In-8, Philad., 1812, p. 8, fig. 2.
— Voyez surtout les figures anatomiques de Hunter, publiées dans le *Catalogue de la collection du collège des chirurgiens de Londres*, par M. Owen, 1834, t. II, pl. 23.
(b) Harlan, *Dissection of a Batracian Animal* (Philos. Mag., 1824, vol. LXIII, p. 325).
— Cuvier, *Sur le genre de Reptiles Batraciens nommé* AMPHIUMA (Mém. du Muséum, 1827, t. XIV, pl. 2, fig. 2, 4 et 5).
(c) Voyez Lambotte, *Mémoire sur les modifications que subissent les appareils sanguins et respiratoires dans les métamorphoses des Batraciens Anoures* (*l'Institut*, 1837, t. V, p. 292).

pas d'appendices vasculaires le long de leur bord convexe, comme chez les Batraciens Anoures, et par conséquent il n'y a pas de branchies internes. Sous ce rapport, les Protées, les Sirènes, les Ménobranches et les Axolotls, ressemblent donc pendant toute la durée de la vie à ce que les têtards de Grenouille sont pendant la première semaine de leur existence ; seulement leurs branchies externes, au lieu d'être très simples, comme chez ces derniers Batraciens, acquièrent un degré de perfectionnement bien plus considérable (1).

§ 6. — En résumé, nous voyons donc que les Vertébrés inférieurs nous offrent quatre sortes d'instruments pour la respiration aquatique :   *Résumé.*

(1) C'est chez la SIRÈNE que la portion basilaire de l'appareil respiratoire est la plus imparfaite. Le repli operculaire est à peine ébauché, de façon que les fentes branchiales pratiquées au plancher de la cavité buccale, entre les arcs hyoïdiens, sont tout à fait à découvert. On en voit trois de chaque côté du cou, et c'est à l'extrémité supérieure de leur bord antérieur que naissent les branchies. Celles-ci, également au nombre de trois de chaque côté, sont fixées à l'extrémité des arcs hyoïdiens (a).

Chez les PROTÉES, les fentes branchiales sont également au nombre de trois paires, et restent à découvert, faute de voile operculaire bien constitué ; mais chez l'AXOLOTL (b), où l'on en compte quatre paires, elles sont cachées sous un repli cutané qui constitue un opercule membraneux comme chez les têtards de Grenouille. Les arcs branchiaux de ce Batracien Pérennibranche sont garnis d'une crête membraneuse qui occupe la place des appendices vasculaires des branchies internes des Grenouilles et des Poissons, mais qui ne porte aucun réseau vasculaire, et qui, par conséquent, n'est pas un organe de respiration ; les troncs vasculaires suivent le bord externe de ces arcs sans s'y diviser, et c'est seulement lorsqu'ils sont parvenus dans les branchies extérieures qu'ils se ramifient. Ces branchies proprement dites sont en forme de houppes chevelues et au nombre de trois de chaque côté ; mais il y a quatre paires d'arcs, et ceux de la troisième et de la quatrième paire se réunissent à leur extrémité pour porter la branchie postérieure.

(a) Cuvier, *Sur les Reptiles regardés encore comme douteux*, p. 163.
(b) Cuvier, *Reptiles douteux*, p. 178.
— Carus, *Tabulæ anatomiam comparativam illustrantes*, pars VII, pl. 5, fig. 5.
— Calori, *Sull'anatomia dell'Axolotl*, p. 47 et suiv.; pl. 2, fig. 1 ; pl. 3, fig. 11 et 16, et pl. 3, fig. 18, 19 et 20 (extrait des *Mém. de Bologne*, t. III, 1852).

La peau chez les têtards de Grenouille, pendant les premiers instants de la vie.

Les parois de la cavité buccale chez l'Amphyoxus.

Des branchies cervicales externes chez les têtards de Grenouille, pendant une seconde période très courte de leur vie; chez les Tritons, pendant toute la durée de l'état de larve; et chez les Protées, les Axolotls, les Sirènes, pendant toutes les périodes de l'existence de ces Animaux.

Enfin, des branchies cervicales internes chez les têtards des Grenouilles et autres Batraciens Anoures, lorsque ces Animaux sont un peu plus développés, mais que leurs métamorphoses sont encore inachevées.

C'est cette dernière forme de l'appareil branchial qui est la plus parfaite : elle ne remplit qu'un rôle transitoire dans la classe des Batraciens ; mais elle se retrouve chez tous les Poissons proprement dits, et dans cette classe les instruments respiratoires ainsi constitués fonctionnent pendant toute la vie.

Du reste, les organes que nous venons de passer en revue ne suffisent jamais aux besoins de la respiration chez les Batraciens adultes ; lorsque ces Animaux arrivent à l'état parfait, des organes de respiration aérienne viennent s'adjoindre ou se substituer aux branchies. Mais, pour ne pas séparer ici l'étude des choses qui se ressemblent, je passerai maintenant à l'examen des organes respiratoires des Poissons, me réservant de revenir à l'histoire des Batraciens lorsque je traiterai des Vertébrés Pulmonés.

Classe
des
Poissons.

§ 7. — Dans la classe des Poissons on ne rencontre presque jamais de vestiges d'un système branchial extérieur. Chez l'embryon des Plagiostomes, il existe bien de chaque côté de la région cervicale un paquet d'appendices vasculaires qui naissent de l'appareil hyoïdien et qui constituent des branchies externes fort semblables à celles des têtards de la Grenouille ; mais ces organes disparaissent avant la naissance et ne reçoivent jamais le contact du fluide respirable (1). Enfin, chez le *Lepidosiren paradoxus*, animal qui est rangé parmi les Poissons par la plupart des zoologistes, mais qui semble être en réalité un intermédiaire entre le type ichthyologique et le type batracien, M. Peters, de Berlin, a découvert des rudiments d'un appareil

(1) Monro fut le premier à signaler l'existence de ces organes qui consistent en filaments vasculaires appendus de chaque côté du cou entre les fentes operculaires. Il les observa chez un fœtus de Raie et en donna une figure (a). Bloch a décrit sous le nom de *Squalus ciliaris* un fœtus de Squale qui portait encore des branchies extérieures (b); mais c'est à Rudolphi et à Macartney qu'on doit les premières notions précises sur ces organes transitoires (c). D'autres faits du même ordre ont été recueillis par M. Rathke (d), par M. Thomson (e) et par M. Müller (f); enfin c'est dans un travail spécial publié sur ce sujet par M. F. Leuckart que l'on trouve le plus de renseignements (g).

Ces branchies externes, tout en étant comparables à celles des Batraciens, diffèrent cependant de ces organes à certains égards. Ainsi elles ne proviennent pas de l'extrémité des arcs hyoïdiens comme celles-ci, mais naissent des lamelles branchiales elles-mêmes. Elles consistent en une multitude de filaments grêles et simples qui sont disposés en une série marginale et passent à travers l'orifice des ouïes pour flotter librement au dehors. On en compte par conséquent, de chaque côté, cinq paquets; mais quelquefois aussi on voit des filaments analogues appendus au bord antérieur des évents ou fentes temporales, particularité qui a été observée chez le *Mustelus* par Rathke, et chez l'*Acanthias* par Leuckart. Il est aussi à noter que ces branchies transitoires ne sont pas garnies de cils vibratiles comme le sont les branchies extérieures des Batraciens (h).

On a constaté l'existence de cet appareil transitoire chez l'embryon dans

(a) Monro, *The Structure and Physiology of Fishes explained*, 1785, p. 88, tab. 14.
(b) Bloch, *Syst. ichth.*, 1800, tab. 31.
(c) Rudolphi, *Ueber den Olm.* (*Isis*, 1817, p. 1019).
— Macartney, *Sur la structure des branchies dans les fœtus de Squales* (*Journ. de phys.*, 1818, t. LXXXVI, p. 157, pl. 1, fig. 23).
(d) Rathke, *Entwicklungsgeschichte des Haifische und Rochen* (*Beiträge zur Geschichte der Thierwelt*, Abtheil. IV, p. 4, 1827, pl. 1, fig. 1, 2 ; pl. 2, fig. 1).
— J. Davy, *Sur la Torpille* (*Research. Physiolog. and Anat.*, vol. I, 1839, p. 57, pl. 3, fig. 3, 4).
(e) Leuckart, *Untersuchungen über die äusseren Kiemen der Embryonen von Rochen und Hayen*. In-8, mit 5 Tafeln. Stuttgart, 1836.
(f) Allen Thompson, *On the Development of the Vascular System of the Fœtus of Vertebrated Animals* (*Edinburgh new Philos. Journ.*, 1830, t. X, p. 97).
(g) Müller, *Ueber den glatten Hai des Aristoteles* (*Mém. de l'Académie des sciences de Berlin pour* 1840, p. 250).
(h) Leydig, *Lehrb. der Histologie*, p. 383, fig. 201 (1857).

analogue (1). Mais dans toute la grande division des Poissons osseux on ne voit rien de semblable, même chez l'embryon, et c'est l'appareil branchial interne qui seul se constitue. Cet appareil a la plus grande analogie avec celui des Grenouilles, seulement il est plus perfectionné. Ce que j'ai déjà dit de ce dernier suffira donc pour en donner une idée générale; mais, pour en bien connaître la structure et le mécanisme, il est nécessaire d'en faire une étude plus attentive.

Poissons
osseux.

Pour simplifier l'exposé des faits, je ne parlerai d'abord que des Poissons osseux, laissant de côté pour le moment les Raies, les Squales et les autres Poissons à squelette cartilagineux, chez

les genres *Scyllium* (a), *Carcharias* (b), *Sphyræna* (c), *Mustelus* (d), *Sclache* (e), *Alopias* (f), *Acanthias* (g), *Spinax* (h) et *Scymnus* (i), parmi les Sélaciens; *Pristis* (j) et *Rhinobates* (k), dans la famille des Squatinoraies; *Torpille* (l) et *Raie* proprement dite, dans la division des Raiens.

(1) Ce sont trois petits appendices digitiformes situés de chaque côté du cou, au-dessus des ouïes et des nageoires thoraciques; les vaisseaux qui y distribuent le sang sont en conti-

nuité avec les troncs dont les arcs hyoïdiens sont garnis (m). Je dois ajouter cependant que M. Gray, ayant eu l'occasion d'observer un de ces animaux à l'état vivant, n'a pu apercevoir, même à la loupe, aucun indice de l'existence d'un appareil capillaire respiratoire dans ces appendices, dont la couleur est la même que celle du reste de la peau, et il pense que ce ne sont pas des branchies, mais des annexes des nageoires placées au-dessous (n).

(a) Exemples : *S. catulus.* Voyez Thompson, *Op. cit.* (*Edinb. new Philos. Journ.*, t. X, p. 97).
— *S. canicule.* Voyez Müller, *Op. cit.*
(b) Voyez Leuckart, *Op. cit.*, p. 24, pl. 2, fig. 1, et pl. 5, fig. 1.
(c) Exemple : *S. tiburo.* Voyez Leuckart, *Op. cit.*, p. 23, pl. 3, fig. 1.
(d) Rathke, *Op. cit.*, p. 17, pl. 1, fig. 1, 2 et 10.
(e) Thompson, *loc. cit.*, pl. 2, fig. 7.
(f) Müller, *Op. cit.*, p. 250.
(g) Exemple : *Acanthias vulgaris*, Leuckart, *Op. cit.*, p. 16, pl. 1, fig. 1.
(h) Ex. : *Spinax niger*, Müller, *loc. cit.*, p. 250.
— Leydig, *Lehrb. der Histologie*, p. 383.
(i) Ex. : *Scymnus lichia*, Müller, *loc. cit.*
(j) Ex. : *Pristis antiquorum*, Lichtenstein, cité par Rudolphi (*Isis*, 1817, p 1019, et par Müller, *Op. cit.*, p. 251).
(k) Rathke, *Op. cit.*, pl. 2, fig. 1.
(l) Rudolphi, *loc. cit.*
— Chierghin, cité par Rudolphi.
— J. Davy, *loc. cit.*, pl. 3, fig. 3 et 4.
— Leuckart, *Op. cit.*, pl. 4, fig. 1.
(m) Peters, *Ueber den Lepidosiren annectens, verwandten Fisch von Quellimane* (Müller, *Archiv*, 1845, p. 1, pl. 1, fig. 1 et 2).
(n) J. Gray, *Observ. on a Living Lepidosiren in the Cristal Palace*, 1857.

lesquels le mode de conformation de l'appareil respiratoire s'éloigne plus ou moins de la forme typique et dominante dans cette classe d'Animaux.

§ 8. — Les branchies sont logées, comme nous l'avons déjà dit, dans une grande cavité, ou *chambre respiratoire*, qui est pratiquée de chaque côté de la région cervicale. Elle est bornée en arrière par les os de l'épaule, ou *os en ceinture*, qui, en partant de la partie postérieure du crâne, viennent se réunir sous le cou, entre les branches de la mâchoire inférieure, et qui portent les nageoires thoraciques ; en haut et en avant, elle est séparée de l'arrière-bouche par l'appareil hyoïdien, et en dehors elle a pour paroi un grand prolongement des joues, qui s'étend de la base du crâne et de la mâchoire inférieure jusque sur les os en ceinture, et qui constitue l'appareil operculaire (1). Elle

Chambre respiratoire.

(1) La grandeur de la chambre respiratoire, constituée de la sorte de chaque côté de la tête, varie beaucoup, ainsi que la position des ouïes, qui en occupent l'extrémité postérieure. Chez la Carpe, la Tanche, le Hareng, etc., sa capacité est peu considérable, et les ouïes sont placées à peu de distance des yeux. Elle est beaucoup plus vaste proportionnellement chez les Blennies (a), les Uranoscopes (b), les Balistes (c), les Anguilles (d), etc. Enfin cette cavité prend un développement énorme chez la Baudroie, où les nageoires pectorales et les ouïes se trouvent refoulées jusque vers la partie postérieure de l'abdomen (e) ; aussi chez ce Poisson, les rayons branchiostéges sont-ils d'une longueur très considérable (f). Dans un autre genre de la famille des Pectorales pédiculées (Cuv.), auquel on a donné le nom de *Halieutœa*, les ouïes sont reportées encore plus loin vers l'arrière du corps (g).

Il est aussi à noter que, par suite de la courbure à angle obtus ou même à angle aigu des arcs hyoïdiens dont se compose la paroi interne de la chambre branchiale, cette cavité se trouve divisée en deux portions assez distinctes : l'une, inférieure, qui descend obliquement d'arrière en avant et s'ouvre directement en dehors par le moyen de la fente sous-operculaire ; l'autre, supérieure, qui remonte en

(a) Voyez l'*Atlas du Règne animal* de Cuvier, POISSONS, par M. Valenciennes, pl. 77, fig. 1.
(b) *Loc. cit.*, pl. 17, fig. 1, 2, 3.
(c) *Loc. cit.*, pl. 112, fig. 2.
(d) *Loc. cit.*, pl. 109, fig. 1.
(e) *Loc. cit.*, pl. 84, fig. 1.
(f) Voyez Rathke, *Anatomisch-philosophische Untersuchungen über den Kiemenapparat und das Zungenbein der Wirbelthiere*. In-4, 1832, pl. 1, fig. 1.
(g) Voyez Cuvier et Valenciennes, *Histoire naturelle des Poissons*, t. XII, pl. 366.

II. 28

est partout tapissée par une membrane muqueuse qui se continue tant avec la peau qu'avec la tunique buccale. Enfin, elle communique librement avec la bouche par les fentes hyoïdiennes, et avec l'extérieur par l'espace vide qui existe entre le bord postérieur de l'appareil operculaire et les os en ceinture. Quelquefois aussi un canal s'étend de sa partie antérieure jusqu'au sommet de la tête et y débouche au dehors, en arrière des yeux, par des orifices nommés *évents;* mais ces trous ont plus de rapport avec la déglutition qu'avec le mécanisme de la respiration (1).

Appareil
hyoïdien.

§ 9. — L'appareil hyoïdien présente un très grand développement et une structure fort compliquée. Sa partie antérieure et médiane sert de base à la langue et se trouve suspendue entre les branches de la mâchoire inférieure par une chaîne de pièces osseuses qui remontent de chaque côté, entre la bouche et les

dedans sous la base du crâne, et qui, en général, ne communique avec le dehors que par l'intermédiaire de la portion inférieure déjà mentionnée.

Enfin je dois ajouter encore que les ichthyologistes donnent le nom d'*isthme* à la cloison, en général étroite, qui sépare en avant et en dessous les deux chambres branchiales.

(1) Les évents des Poissons ne doivent pas être confondus avec ceux des Cétacés; ils ont, il est vrai, des usages analogues, mais ils en diffèrent complétement sous le rapport de leur nature anatomique : ils n'ont pas de connexions avec les fosses nasales, et il serait plus juste de les assimiler à une trompe d'Eustache qui, au lieu d'aboutir dans la caisse du tympan,

déboucherait directement au dehors. On trouve ces conduits chez la plupart des Poissons de la grande division des Sélaciens ou Plagiostomes et chez la plupart de ceux auxquels M. Agassiz a donné le nom de *Ganoïdes,* tels que les Esturgeons, les Planirostres et les Polyptères. Ils manquent chez les *Scaphirhynchus,* qui sont très voisins des Esturgeons, ainsi que chez les Carcharias, les Lamies et les Marteaux, parmi les Squales (*a*).

Chez les Cyclostomes, il existe un évent unique qui fait communiquer la bouche avec le dehors, mais qui n'a pas de relation directe avec l'appareil branchial. Nous y reviendrons en parlant des organes de succion.

(*a*) Voyez Geoffroy Saint-Hilaire, *Histoire naturelle des Poissons du Nil : du Polyptère (Descript. de l'Égypte,* édit. in-8, t. XXIV, *Hist. nat.,* p. 161, pl. 5, fig. 2).
— Cuvier, *Anatomie comparée,* t. IV, 1ᵉ partie, p. 402.
— Müller, *Mém. sur les Ganoïdes (Ann. des sc. nat.,* 3ᵉ série, t. IV, p. 21).

joues, jusque vers la base du crâne, et s'attachent de chaque côté à la face interne de la charpente osseuse de la partie latérale de la tête. Les arcs branchiaux naissent d'un prolongement du corps ou portion médiane de l'hyoïde, en arrière de ces branches de suspension, et suivent la même direction : on en compte quatre de chaque côté ; ils embrassent le fond de l'arrière-bouche et remontent jusque sous la base du crâne, où ils vont d'ordinaire s'appuyer sur d'autres pièces osseuses qui dépendent également de l'appareil hyoïdien et qui sont désignées sous le nom d'os *pharyngiens supérieurs* (1). Enfin cette charpente est terminée en arrière par une sixième paire de branches qui servent à soutenir le fond de l'arrière-bouche, et qui se relient en arrière aux os de l'épaule par l'intermédiaire de membranes ; elles sont opposées aux os pharyngiens supérieurs et ont reçu le nom d'os *pharyngiens inférieurs*. Il est aussi à noter que chaque arc branchial est composé de deux portions d'inégale longueur, placées bout à bout et articulées de façon à pouvoir se redresser ou se rapprocher, et par conséquent à pouvoir agrandir ou resserrer l'espace compris entre la base de l'appareil hyoïdien et la voûte de la cavité buccale située au-dessus (2).

(1) Quelquefois l'extrémité supérieure de l'appareil hyoïdien, au lieu d'être fixée par des ligaments et des muscles à la base même du crâne, se trouve refoulée un peu plus en arrière et suspendue sous les premières vertèbres cervicales. Ce déplacement est complet dans le genre *Murenophis* ; mais chez le *Trichiurus lepturus* la moitié antérieure de l'appareil branchial se trouve encore sous le crâne, et la moitié postérieure est placée sous la colonne vertébrale (a).

Une disposition analogue se remarque chez les Poissons cartilagineux (b).

(2) Nous reviendrons sur l'étude de cette partie du squelette, lorsque nous aurons à nous occuper d'une manière

(a) Brühl, *Anfangsgründe der vergleichenden Anatomie aller Thierklassen*, 1847, p. 116.
— Voyez Van der Hoeven, *Dissert. inaug. de sceleto Piscium*. In-8, 1822, pl. 1, fig. 3.
— Carus, *Erläuterungstafeln zur vergleichenden Anatomie*, Heft 2, pl. 3, fig. 15.
— Brühl, *Op. cit.*, pl. 15, fig. 1, etc.
— Laurillard, *Atlas du Règne animal* de Cuvier, POISSONS, pl. 5, fig. 1 et 2.

Le bord interne et concave de ces arcs branchiaux forme le plancher de la bouche, et porte en général des crochets, des

spéciale de l'ostéologie. Mais il ne sera pas inutile d'entrer ici dans quelques détails relatifs à la composition de cet appareil ; et pour en suivre facilement la description, il serait bon d'avoir sous les yeux quelques-unes des figures anatomiques qui ont été données par divers auteurs (a). En effet, la structure du système des pièces hyoïdiennes est très compliquée, et à moins d'en avoir une connaissance exacte, il serait difficile de comprendre le mécanisme des mouvements respiratoires des Poissons. Il me paraît nécessaire d'indiquer aussi la synonymie de ces os, car les noms sous lesquels on les désigne varient suivant les livres dans lesquels on en traite, et il en est résulté une grande confusion dans cette partie de la nomenclature anatomique.

Pour se rendre bien compte du plan de structure de l'appareil hyoïdien des Poissons, il faut remarquer d'abord que ce système est composé d'un certain nombre d'anneaux incomplets ou *segments* dont la composition est assez uniforme, et que ces segments, placés à la file, sont unis entre eux à leur partie inférieure. L'ensemble de cet assemblage de pièces osseuses constitue donc

une sorte de colonne longitudinale ou de tige médiane portant de chaque côté une série de branches ascendantes qui s'élèvent à peu près parallèlement et laissent entre elles des espaces vides ; enfin l'extrémité supérieure de ces branches tend à s'attacher aux parois osseuses de la partie supérieure de la cavité buccale. Ainsi les caractères essentiels de l'un quelconque de ces segments hyoïdiens seront applicables à tous les autres ; et après les avoir fait connaître, il suffira d'indiquer les modifications secondaires dues soit à des avortements ou à des adjonctions de parties complémentaires, soit à des particularités de forme.

La série des pièces médianes et impaires, qui forme en quelque sorte la base de cet appareil, est constituée par des os qui se représentent mutuellement, mais qui ont reçu des dénominations différentes, suivant qu'ils appartiennent au premier segment, partie à laquelle les anatomistes réservent d'ordinaire le nom d'*hyoïde*, ou qu'ils dépendent de la portion branchifère de ce même système. Ainsi on appelle *corps de l'os hyoïde*, ou *basihyal* (b), la pièce médio-inférieure du premier segment, et *os sym-*

(a) On peut se servir presque indifféremment de celles publiées dans les ouvrages suivants :
— Cuvier et Valenciennes, *Histoire des Poissons*, t. 1, p. 349, pl. 2, fig. 6 ; pl. 3, fig. 6 et 7.
— Laurillard, *Atlas du Règne animal* de Cuvier, POISSONS, pl. 4, fig. 1, 2, 3.
— Geoffroy Saint-Hilaire, *Philosophie anatomique*, t. 1, pl. 3, fig. 81 à 85, et pl. 10, fig. 116.
— Agassiz et Vogt, *Anatomie des Salmones*, pl. F, fig. 1, 2 et 3 (extrait des *Mémoires de la Société des sciences naturelles de Neuchâtel*, 1845, t. III).
— Bakker, *Icones ad illustrandum Piscium osteographiam*, 1822, pl. 6, fig. 3 à 9.
— Rosenthal, *Ichthyotomische Tafeln*, 1812, pl. 2, fig. 4 et 14, etc.
— Brühl, *Anfangsgründe der vergleichenden Anatomie*, 1847, pl. 4.
(b) Owen, *Lectures on the Compar. Anatomy of Vertebrate Animals*, 1re partie, 1846, p. 115.

tubercules ou des filaments cornés qui empêchent les aliments de passer par les fentes qu'ils laissent entre eux. Ces fentes sont

branchiaux (a), pièces de conjugaison des arcs branchiaux (b), copulæ (c) ou osselets basibranchiaux (d), celles des segments suivants ; quelquefois même on applique aux deux premiers des noms particuliers (e). Je préférerai les appeler tous basihyaux, en les distinguant par des numéros d'ordre suivant le segment hyoïdien dont ils dépendent.

Les branches latérales de cet appareil se répètent également de segment en segment et sont en réalité homologues ; mais ici encore les noms changent suivant qu'il est question de tel ou tel segment. En général, on appelle cornes de l'hyoïde, les branches du segment antérieur ; arcs branchiaux, les branches des quatre segments suivants, et os pharyngiens inférieurs, celles du sixième et dernier segment. Ces noms spéciaux sont d'un usage commode, et par conséquent je les emploierai ici, tout en insistant sur l'analogie fondamentale des parties que l'on distingue de la sorte entre elles.

Le plus ordinairement, chacune de ces branches est formée de quatre pièces placées bout à bout, et l'os le plus important qui entre dans leur composition a été nommé : cératohyal, quand il appartient au premier segment hyoïdien ; cératobranchial (f), quand il dépend de l'un des quatre segments suivants, et pharyngien inférieur (g), quand il se trouve au dernier rang dans la série. Pour faciliter la lecture des ouvrages d'anatomie, j'ajouterai que les os cératobranchiaux sont appelés os pleureaux inférieurs par Geoffroy Saint-Hilaire (h), et pièces branchiales principales par Duvernoy (i).

Chacun de ces os cératohyaux est réuni à la pièce basilaire correspondante par une pièce que l'on peut appeler hypobranchiale ou hypohyale, et que l'on trouve désignée aussi sous les noms de : pièce articulaire inférieure (j), d'os thyriaux, d'os aryténoïdaux (k), etc.

A l'extrémité opposée des pièces cératohyales se trouve un autre os que l'on appelle épibranchial ou épihyal, suivant qu'il appartient à tel ou

---

(a) Duvernoy, Anatomie comparée de Cuvier, 2ᵉ édit., t. VII, p. 264.
(b) Duvernoy, loc. cit., p. 256.
(c) Brühl, Op. cit., p. 112.
(d) Owen, Op. cit., p. 116.
(e) Ainsi, dans la nomenclature de Geoffroy Saint-Hilaire, le premier os basibranchial est appelé basihyal, et le second urohyal (Philos. anat., t. I, pl. 8); mais il est à noter que ce ne sont pas les pièces qui portent ces mêmes noms dans l'ouvrage de M. Owen.
(f) Owen, Op. cit., p. 116.
Il ne faut pas confondre le cératohyal de cet auteur avec le cératohyal de Geoffroy, car cette dernière pièce est une des deux hypohyales (voyez Philosophie anatomique, t. I, pl. 8).
(g) Cuvier, Histoire des Poissons, t. I, p. 355.
(h) Philosophie anatomique, t. I, p. 217.
(i) Anatomie comparée de Cuvier, 2ᵉ édit., t. VII, p. 256.
(j) Duvernoy, loc. cit.
(k) Dans la nomenclature de Geoffroy Saint-Hilaire, l'une de ces pièces est appelée apohyal ; la deuxième et la troisième, os thyrial antérieur et os thyrial postérieur ; la quatrième, os aryténoïdal. (Philos. anatom., t. I, pl. 8.)

ordinairement au nombre de cinq : une première paire se trouve entre les branches de suspension, ou cornes de l'hyoïde, et la

tel segment, ou bien encore *pièce articulaire supérieure, surarticulaire* (a), *pleuréal supérieur* (b), etc.

Enfin la quatrième et dernière pièce constitutive de chaque branche hyoïdienne sert d'ordinaire à articuler tout le système avec les parties voisines de la charpente osseuse de la tête. Celle du premier segment est appelée en général *os styloïde* (c) ou *stylhyal* (d), et celles des segments suivants, *os pharyngiens supérieurs* (e), mais il aurait été peut-être préférable de les désigner toutes sous le nom d'*os arthrodhyaux*.

Telle est la composition pour ainsi dire normale d'un segment hyoïdien ; mais il arrive souvent que le nombre de ses pièces constitutives se trouve augmenté, et l'on peut facilement se convaincre que ces complications dépendent tantôt d'un phénomène de dédoublement, par l'effet duquel une certaine pièce, au lieu de rester simple, se trouve représentée par deux ou plusieurs pièces analogues ; tantôt de l'adjonction de pièces complémentaires qui sont surajoutées aux os essentiels, et d'autres fois encore de certains emprunts faits aux parties voisines du squelette.

Il arrive aussi très souvent qu'un ou plusieurs des segments hyoïdiens n'arrivent pas au terme normal de perfectionnement indiqué ci-dessus,

et manquent d'un certain nombre des éléments anatomiques dont je viens de faire l'énumération. Il est à remarquer qu'en général ces avortements se montrent dans la portion inférieure de l'appareil, plutôt que dans la partie terminale des branches, et que les pièces dont l'existence est la plus constante sont les os cératohyaux. Enfin c'est d'avant en arrière que le développement s'effectue dans l'ensemble du système, et les derniers segments sont les moins complets aussi bien que les moins grands.

Le segment antérieur, ou l'hyoïde proprement dit de la plupart des auteurs, est en général beaucoup plus développé que les segments branchifères. D'ordinaire, sa portion basilaire porte en avant une pièce médiane complémentaire qui fait saillie de façon à servir de charpente à la langue, et qui a reçu le nom d'*os lingual*. Les branches latérales, ou cornes de l'hyoïde, sont très grandes et s'articulent avec le basihyal à l'aide de deux pièces *hypohyales* qui sont trapues et placées côte à côte. Le *cératohyal* ainsi que l'*épihyal* sont larges, et portent une série d'appendices grêles appelés *rayons branchiostéges*, sur la disposition desquels nous aurons bientôt à revenir. L'os *arthrodhyal* ou *stylhyal*, qui termine chacune de ces cornes, est une petite pièce styliforme

(a) Duvernoy, *Anat. comp.* de Cuvier, 2ᵉ édit., t. VII, p. 256.
(b) Geoffroy Saint-Hilaire, *loc. cit.*
(c) Cuvier, *Histoire des Poissons*, t. I, p. 349.
(d) Geoffroy Saint-Hilaire, *Philosophie anatomique*, p. 147.
(e) Cuvier, *Histoire des Poissons*, t. I, p. 355.
M. Owen les appelle *os pharyngobranchiaux*.

première paire d'arcs branchiaux, et la cinquième paire entre le quatrième arc et les os pharyngiens inférieurs. Mais il arrive

qui s'articule avec la face interne de l'un des os de la région temporale (en général le temporal, quelquefois le tympanal). Quelquefois un ligament qui unit le stylhyal aux parties voisines de la tête paraît s'ossifier plus ou moins complétement et donner naissance à un os suspenseur accessoire, disposition qui a été signalée par M. Rathke chez les Ostracions et quelques autres Poissons de la division des Plectognathes (a). Enfin, il est aussi à noter que l'on voit souvent suspendu sous la portion médio-basilaire de ce segment hyoïdien un autre os qui est dirigé en arrière vers la ceinture scapulaire, et qui est désigné généralement sous le nom d'*urohyal* (b), mais qui me paraît dépendre d'un autre système ostéologique, comme je l'expliquerai plus tard, et qui a été appelé os *épisternal* par Geoffroy Saint-Hilaire.

Il arrive souvent que certaines parties de ce premier segment hyoïdien soient frappés d'un arrêt de développement, et ne s'y trouvent qu'à l'état rudimentaire ou disparaissent complétement.

Ainsi, chez le *Murenophis*, l'arc hyoïdien antérieur n'est représenté que par une seule paire d'osselets très grêles qui sont suspendus dans les chairs et qui correspondent aux cératohyaux.

Chez la Baudroie, les branches latérales sont assez bien développées, mais les hypobranchiaux manquent, ainsi que toutes les pièces basilaires, de sorte que les cératohyaux se rencontrent sur la ligne médiane.

Chez l'Alose, les hypobranchiaux existent, mais le basihyal manque, de façon que ces deux pièces latérales se réunissent sur la ligne médiane, où elles s'articulent avec un os lingual.

Le basihyal manque aussi chez le Cycloptère, les Diodons, les Tétrodons, etc.

Le lingual fait défaut chez un plus grand nombre de Poissons : par exemple, chez les Silures (c), les Gades, les Trigles, le *Zeus faber*, les Cottes, les Balistes, les Chétodons, les Tétrodons, etc.

Quant à l'urohyal, il manque également ou n'existe qu'à l'état rudimentaire chez les Tétrodons, les Diodons (d), les Syngnathes, l'Uranoscope (e).

Comme exemple de Poissons chez lesquels ce premier segment hyoïdien se développe d'une manière complète,

(a) Rathke, *Anat. Philos. Untersuch. über den Kiemenapparat*, p. 5.
(b) Queue de l'os hyoïde, Cuvier, *Histoire des Poissons*, t. I, p. 350.
— *Urohyal*, Duvernoy, *loc. cit.*, t. VII, p. 250.
(c) Voyez Brühl, *Op. cit.*, p. 111, pl. 4, fig. 19.
(d) Voyez Bakker, *Icones ad illustrandum Piscium osteographiam*, pl. 6, fig. 3, 8 et 9.
(e) Pour plus de détails à ce sujet, on peut consulter :
— Rathke, *Op. cit.*
— Duvernoy, *Op. cit.*, t. VII, p. 255 et suiv.
— Brühl, *Op. cit.*, p. 109.
— Stannius et Siebold, *Handbuch der Zootomie*, 1854, 2ᵉ édit., t. II, p. 80 et suiv.

aussi que la membrane muqueuse dont toutes ces parties sont revêtues se prolonge sans interruption entre ces deux dernières

je citerai la Perche (a), la Carpe (b) et la Truite (c).

Les segments hyoïdiens suivants présentent à peu près la même composition ; seulement les diverses pièces qui les constituent sont beaucoup plus grêles. Les os basibranchiaux sont petits et forment une chaîne médiane. Quelquefois ils existent dans toute la longueur du système et même au delà, car il peut s'en former une accessoire qui se prolonge en manière de queue entre les branches du sixième segment ou os pharyngien inférieur, comme cela se voit chez le Hareng (d), les Truites (e). Mais, en général, il en est autrement, et ces pièces médianes manquent dès le cinquième ou même le quatrième segment, et alors les branches latérales des derniers segments se réunissent directement sur la ligne médiane à l'aide d'une lame cartilagineuse, comme cela se voit chez les Trigles (f), ou viennent prendre appui sur l'os basibranchial du troisième segment hyoïdien (g). Enfin, chez l'*Aulostoma chinense*, poisson de la famille des Bouche-en-flûte, il

n'existe qu'un seul de ces osselets médians qui dépend du premier segment branchial et se prolonge entre les branches du second, mais les trois derniers segments hyoïdiens manquent complétement de basibranchiaux (h); et, chez les Murénophis, cette portion médiane de l'appareil branchial avorte entièrement, de sorte que les arcs branchiaux sont flottants dans les chairs (i).

Les pièces hypohyales, quoique grêles et cylindriques, sont ordinairement bien développées dans les deux premiers segments branchifères; mais en général elles manquent complétement sur le quatrième de ces segments ainsi que sur le segment suivant ou segment pharyngien, et il arrive souvent que celles des arcs branchiaux deviennent triangulaires et s'avancent beaucoup en chevauchant au-dessus des segments précédents, disposition qui se remarque déjà chez la Perche (j), mais qui se prononce beaucoup plus chez les Trigles (k). Quelquefois celles du dernier segment branchifère paraissent s'être confondues sur la ligne

(a) Voyez Cuvier, *Histoire des Poissons*, t. I, pl. 3, fig. 6.
(b) Voyez Brühl, *Anfangsgründe der vergleichenden Anatomie*, pl. 4, fig. 17.
(c) Agassiz et Vogt, *Anatomie des Salmones*, pl. D, fig. 20 et 21 ; pl. F, fig. 1, 2 et 3.
(d) Voyez Rosenthal, *Ichthyotomische Tafeln*, pl. 4, fig. 13.
(e) Voyez Agassiz et Vogt, *Op. cit.*, pl. F, fig. 1 et 2.
— Brühl, *Op. cit.*, pl. 4, fig. 7.
(f) Voyez Geoffroy Saint-Hilaire, *Philos. anat.*, t. I, pl. 8, fig. 82.
— Brühl, *Op. cit.*, pl. 4, fig. 27.
(g) Exemple : le *Silurus glanis*. Voyez Rosenthal, *Op. cit.*, pl. 0, fig. 7.
— Brühl, *Op. cit.*, pl. 9, fig. 7.
(h) Rathke, *Anat. philos. Untersuch. über den Kiemenapparat und das Zungenbein der Wirbelthiere*, pl. 1, fig. 4.
(i) Rathke, *Op. cit.*, pl. 1, fig. 3.
(j) Voyez Cuvier, *Histoire des Poissons*, t. I, pl. 3, fig. 6, 7.
(k) Voyez Brühl, *Op. cit.*, pl. 4, fig. 26.

branches de l'appareil hyoïdien, et alors le nombre des fentes pharyngiennes ou branchiales, comme on voudra les appeler,

médiane, de façon à simuler un os basibranchial (a). Il est aussi à noter que les hypobranchiaux, au lieu d'être grêles et écartés entre eux, comme d'ordinaire, peuvent parfois s'élargir et se rapprocher de façon à former avec les pièces basilaires une espèce de plastron, disposition qui tend à se produire chez les Trigles et devient très marquée chez les Silures. Quelquefois aussi toutes les pièces basilaires de l'appareil hyoïdien, sans être très élargies, se trouvent comme disséminées dans l'épaisseur d'une grande plaque cartilagineuse qui constitue également une sorte de plastron sous-pharyngien, ainsi que cela a lieu chez l'*Orthragoriscus mola* (b).

Les pièces cératobranchiales ne varient que très peu dans leur forme, si ce n'est dans le segment terminal, où elles forment, ainsi que nous l'avons déjà dit, un des os pharyngiens, et concourent à constituer l'appareil digestif. Nous ne nous y arrêterons donc pas ici.

Les épibranchiaux, qui font suite aux cératobranchiaux, ressemblent en général beaucoup à ceux-ci et forment avec eux un coude très prononcé, mais mobile.

Les arcs branchiaux ainsi constitués sont garnis, comme nous le verrons bientôt, d'une double série pectini-

forme de petits appendices dont la charpente est cartilagineuse et semble représenter, en miniature, les rayons branchiostéges des cornes hyoïdiennes.

Enfin les pièces arthrodbyales qui représentent ici les stylhyaux des cornes du premier segment varient beaucoup dans leur forme, et servent à réunir entre eux les divers arcs branchiaux, ainsi qu'à fournir des points d'attache aux ligaments et aux muscles à l'aide desquels l'appareil branchial se trouve fixé à la base du crâne. Souvent tous ces osselets, ou au moins plusieurs d'entre eux, portent des pièces complémentaires dont nous aurons à nous occuper plus spécialement quand nous étudierons l'armature buccale. Il arrive aussi parfois que ces pièces restent plus ou moins cartilagineuses et se confondent entre elles ou avortent en partie (c). Enfin, elles peuvent donner naissance à une réunion de cellules dont j'aurai à parler dans la suite de cette leçon (d).

En général, les os pharyngiens inférieurs servent à la mastication, et, comme je l'ai déjà dit, appartiennent à l'appareil digestif plutôt qu'à l'appareil respiratoire (e); mais quelquefois ces branches hyoïdiennes postérieures sont représentées par une cinquième paire d'arcs branchiaux. Cette disposition se remarque chez

(a) Exemple : le *Silurus glanis*. Voyez Brühl, *Op. cit.*, pl. 4, fig. 19.
(b) Voyez Wallenberg, *Observationes anatomicæ de Orthragorisco mola*, fig. 3 (*Diss. inaug.*, Lugd. Batav., 1840).
(c) Exemple : le *Brochet*. Voyez Agassiz, *Poissons fossiles*, t. V, pl. K, fig. 14.
— Brühl, *Anfangsgr. der vergl. Anat.*, pl. 4, fig. 8.
(d) Chez les *Anabas* et les autres Pharyngiens labyrinthiformes.
(e) Cuvier, *Histoire des Poissons*, t. I, p. 349, pl. 3, fig. 6, 7.

II.

se trouve réduit à quatre de chaque côté de la tête, disposition qui se voit chez le Cycloptère Lump, par exemple. Quelquefois

le LEPIDOSIREN, et j'ajouterai que, chez ce singulier animal, les arcs branchiaux ne sont articulés ni avec le corps de l'hyoïde, ni avec des pièces pharyngiennes supérieures, et se trouvent suspendus seulement dans les parties molles des parois latérales et inférieures du pharynx. On retrouve les analogues des cornes antérieures de l'hyoïde, mais toutes les pièces médio-basilaires de l'appareil manquent (a).

Chez les ESTURGEONS, qui établissent à certains égards le passage entre les Poissons osseux et les Plagiostomes ou Poissons cartilagineux ordinaires, l'appareil hyoïdien présente le même plan général d'organisation que dans les espèces dont il vient d'être question ; mais on remarque généralement une uniformité plus grande dans la conformation de ses divers segments. Ainsi, chez l'*Acipenser sturio*, le segment antérieur, ou hyoïdien proprement dit des auteurs, diffère à peine, par son aspect, des segments branchiaux, et ceux-ci, à leur tour, ressemblent presque en tout au segment postérieur ou pharyngien, de sorte

que le système se compose de six paires d'arcs développés à peu près au même degré et réunis sur une chaîne médio-basilaire composée de six noyaux osseux (b). Quelquefois ces pièces médianes sont confondues entre elles et ne dépassent pas le quatrième segment hyoïdien (c).

Chez le *Callorhynchus*, la disposition de cet appareil est à peu près la même ; seulement les pièces épibranchiales et arthrobranchiales sont très élargies et s'appuient les unes sur les autres en forme de toiture (d).

Chez les SQUALES, l'appareil hyoïdien est porté presque en entier sous la partie antérieure de la colonne vertébrale (e), et les pièces basibranchiales manquent souvent dans toute la portion moyenne de la série des segments, et ce sont les pièces épibranchiales qui terminent les arcs supérieurement; mais, du reste, il est facile d'y reconnaître le même plan d'organisation que chez les Poissons osseux (f).

Dans la famille des RAIES, cet appareil se modifie davantage, et, de même que chez les Squales, les arcs branchiaux sont

(a) Voyez Bischoff, *Lepidosiren paradoxa* (*Anatomische Untersuch. und Beschreibung*, Leipz. 1840), et *Description anatomique du Lepidosiren paradoxa* (*Ann. des sc. nat.*, 1840, 2ᵉ série, t. XIV, p. 135).
— Owen, *Description of the Lepidosiren annectens* (*Trans. of the Linnean Society of London*, vol. XVIII, p. 346).
(b) Voyez Brühl, *Anfangsgr. der vergl. Anat.*, pl. 13, fig. 2.
(c) Exemple : l'*Acipenser ruthenus*. Voyez Molin, *Sullo scheletro dell Acipenser ruthenus*, pl. 1, fig. 4.
(d) Voyez Müller, *Vergl. Anat. der Myxinoiden*, pl. 5, fig. 2.
— Agassiz, *Recherches sur les Poissons fossiles*, t. 1, pl. j, fig. 12.
— Brühl, *Op. cit.*, pl. 13, fig. 8.
(e) Carus, *Erläuterungstafeln zur vergleichenden Anatomie*, p. 2, tab. 3, fig. 15.
— Agassiz, *Op. cit.*, t. 1, pl. K, fig. 1.
(f) Voyez Rathke, *Ueber den Kiemenapparat*, pl. 2, fig. 1.
— Brühl, *Op. cit.*, pl. 15, fig. 1, 8, 11.

aussi le nombre des arcs branchiaux n'atteint pas le chiffre normal. Ainsi, chez la Baudroie et chez le Diodon, il n'en existe

hérissés sur le bord externe par une série de prolongements qui rappellent beaucoup les rayons branchiostéges (a) et qui acquièrent ici des usages importants, ainsi que nous le verrons bientôt.

Quant à la charpente branchiale des Cyclostomes, elle s'éloigne davantage des types dominant dans cette classe, et il sera plus commode d'en faire l'étude quand nous aurons à nous occuper spécialement des organes respiratoires de ces Poissons anormaux.

Pour compléter ce que j'ai dit au commencement de cette leçon sur l'appareil hyoïdien des têtards de BATRACIENS, je crois devoir présenter ici quelques détails dont il m'aurait été difficile de rendre compte avant que d'avoir fait connaître le plan d'organisation de cette portion du squelette chez les Poissons.

Chez la GRENOUILLE à l'état de larve, le système hyoïdien ressemble beaucoup à celui des Sélaciens, mais il est plus ramassé. Sa portion basilaire est occupée par un grand plastron, à la partie antérieure duquel s'articulent deux cornes hyoïdiennes courtes et élargies en dedans ; il se compose d'une pièce médiane et antérieure qui paraît représenter le basihyal, et d'une

paire de pièces postérieures qui ont de la ressemblance avec l'urobranchial. Enfin, de chaque côté, ces dernières pièces s'articulent avec quatre arcs branchiaux qui se soudent entre eux à leur extrémité externe (b). La disposition de cet appareil est à peu près la même chez les Crapauds (c). Mais chez les têtards du TRITON la portion basilaire, au lieu de constituer une large plaque, est étirée en longueur, et se compose d'un basihyal qui s'articule en avant avec les cornes hyoïdiennes, et en arrière avec deux paires de stylets hypobranchiaux et un long stylet urobranchial. La première pièce hypobranchiale porte le premier cératobranchial ; les trois arcs branchiaux suivants naissent du second hypobranchial, et les quatre arcs ainsi disposés s'unissent entre eux par leur extrémité externe, comme chez les têtards de Grenouille (d).

Chez la Sirène, le premier segment hyoïdien se complète davantage, car chaque corne se compose de deux os : un cératohyal et un épihyal (e). L'appareil hyoïdien de l'Axolotl (f) se rapproche plus de celui des larves de Triton. Le même type se retrouve chez le Protée (g); seulement

(a) Voyez Agassiz, Poissons fossiles, t. III, pl. H, fig. 1.
— Brühl, Anfangsgr. der Vergl. Anat., pl. 16, fig. 4 et 6.
(b) Voyez Martin Saint-Ange, Recherches anatomiques et physiologiques sur les organes transitoires et la métamorphose des Batraciens (Ann. des sc. nat., 1831, t. XXIV, p. 409, pl. 25, fig. 1, 2 et 3).
(c) Dugès, Recherches sur l'ostéologie et la myologie des Batraciens, pl. 13, fig. 75 et 76.
— Dugès, Op. cit., pl. 15, fig. 114.
(d) Martin Saint-Ange, Op. cit., pl. 20, fig. 1.
(e) Cuvier, Recherches anatomiques sur les Reptiles regardés encore comme douteux, pl. 4, fig. 7.
(f) Cuvier, Op. cit., pl. 4, fig. 14.
(g) Cuvier, Op. cit., pl. 3, fig. 7 et 8.

que trois paires. Enfin, dans le Cuchia, Poisson anguilliforme du Gange, dont on a formé le genre *Amphipnous*, cet appareil est réduit davantage encore, et il n'existe de chaque côté que trois fentes pharyngiennes (1).

J'ajouterai que la grandeur de ces fentes par lesquelles l'eau passe de la bouche dans la chambre respiratoire est sujette à varier, suivant que les arcs sont libres dans toute leur longueur ou unis entre eux, dans une étendue plus ou moins considérable, par des prolongements de leur tunique muqueuse. Ainsi, dans les Saumons et l'Alose, les fentes sont complètes; dans la Carpe, elles sont notablement plus courtes que les arcs branchiaux; chez les Tétrodons, les Balistes, elles sont encore plus courtes; chez les Lophobranches et les Coffres, elles ont à peine le tiers de la longueur des arcs, et chez la Murène commune (2) elles ne consistent qu'en une série de trous ronds (3).

les arcs branchiaux, comme nous l'avons déjà vu, sont réduits au nombre de trois paires.

Ainsi, chez les Batraciens, le système hyoïdien ne se compose en tout que de cinq ou quelquefois de quatre segments, et ne présente pas les analogues des os pharyngiens inférieurs du type ichthyologique.

(1) Taylor, *On the Respiration Organs and Air Bladder of certain Fishes of the Ganges* (*Edinburgh Journal of Science*, New Series, 1831, vol. V, p. 45).

(2) *Muræna Helena*, L.

(3) En général, la grandeur de ces ouvertures diminue d'avant en arrière; la plus antérieure a la forme d'une large fente, et la dernière ne consiste souvent qu'en un trou oblong ou rond. On remarque aussi que les dimensions de ces passages varient suivant que la chambre branchiale est ouverte plus ou moins largement au dehors: ainsi, dans l'Alose, ils sont fort grands, tandis que dans l'Anguille commune ils sont très étroits. Quelquefois leurs bords sont lisses, chez la Baudroie, par exemple; mais le plus souvent ils sont garnis en dessus d'appendices dont la forme et la consistance varient suivant les espèces : tantôt ce sont des papilles assez courtes (comme chez les Cyprins), d'autres fois des tubercules dentiformes plus ou moins complexes (exemples : la Perche et le Maquereau), et d'autres fois encore des lames étroites et allongées disposées comme des dents de peigne (exemples : Hareng et Alose). Ainsi que je l'ai déjà dit, nous reviendrons sur la disposition et la structure de cette armature lorsque nous étudierons le système dentaire.

§ 10. — L'appareil operculaire qui forme la paroi externe de la chambre respiratoire, et qui descend comme une sorte de volet sur les branchies, pour s'appuyer en arrière contre la grande ceinture osseuse formée par les os de l'épaule, n'est pas simplement membraneux, comme chez les Batraciens ; il est pourvu d'une charpente osseuse très développée, qui se compose de deux portions distinctes, quoique unies entre elles, savoir : l'opercule et les rayons branchiostéges.

L'opercule est une lame osseuse, formée de plusieurs pièces, qui prend naissance sur les os de la face situés entre le crâne et l'articulation de la mâchoire inférieure, qui de là s'étend en arrière vers la ceinture scapulaire, et qui est articulée de façon à pouvoir s'élever et s'écarter de cette ceinture, ou se rabattre contre elle, comme une porte se rabat sur son chambranle (1).

Les rayons branchiostéges sont des tiges osseuses très grêles qui s'appuient par leur extrémité antérieure sur les cornes antérieures ou arcs suspenseurs de l'appareil hyoïdien, et qui se recourbent ensuite en arrière à peu près parallèlement au bord inférieur de l'opercule. Leur nombre est ordinairement de 7, mais s'élève parfois jusqu'à 30, comme cela se voit dans le genre *Élops* (2), et dans d'autres cas se trouve réduit à 3 seu-

---

(1) La pièce principale est l'*os operculaire*, qui s'articule avec le crâne et avec le bord postérieur de l'os de la face nommé *préopercule* par Cuvier et *tympanal* par Geoffroy Saint-Hilaire ; une autre pièce, appelée *sousoperculaire*, est située le long du bord inférieur de l'operculaire, et une troisième, nommée *interoperculaire*, complète cet appareil en avant et en bas (a).

Le sous-operculaire manque chez les Silures (b).

(2) M. Valenciennes a trouvé de 29 à 35 rayons branchiostéges chez ces Poissons, dont la région jugulaire présente aussi une anomalie remarquable : savoir, l'existence d'un os impair situé dans l'isthme et soutenant une sorte de poche au fond de laquelle s'avancent en dessous les premiers rayons (c).

(a) Voyez Cuvier, *Histoire des Poissons*, t. I, p. 345, pl. 3, fig. 1.
— Geoffroy, *Philosophie anatomique*, t. 1, p. 38, pl. 1, fig. 8.
(b) Cuvier, *Règne animal*, t. II, p. 290.
(c) Cuvier et Valenciennes, *Histoire naturelle des Poissons*, t. XIV, p. 320.
— Agassiz, *Recherches sur les Poissons fossiles*, t. V, pl. G, fig. 1.

lement, ainsi qu'il est facile de s'en assurer chez la Carpe. La peau qui recouvre l'opercule s'étend sur cette rangée de baguettes, comme le taffetas sur les baleines d'un parapluie, et se déploie ensuite sur leur extrémité libre pour se continuer avec la membrane muqueuse dont la face interne de l'appareil operculaire est revêtue (1). C'est donc entre les deux lames

(1) C'est dans la famille des Anguilli-formes que cette portion de l'appareil operculaire prend le plus de dévelop-pement; chez ces Poissons, les rayons contournent d'ordinaire l'opercule en arrière et en dessus aussi bien qu'en dessous, et reviennent jusque sous le crâne (a). Il est aussi à noter qu'en général la portion basilaire de l'oper-cule formée par les os operculaire, sous-operculaire et interoperculaire, est plus développée proportionné-ment à la portion soutenue par les rayons branchiostéges chez les Pois-sons dont les ouïes sont largement ouvertes, et que le contraire a lieu chez ceux dont les ouïes sont peu fendues (b).

En général, les rayons branchio-stéges sont nombreux et très grêles ; mais, chez le *Polyptère*, ils sont rem-placés par une seule paire de plaques osseuses qui occupent presque tout l'espace compris entre les branches de la mâchoire inférieure (c).

Il en est de même chez les Poissons fossiles des genres *Megalichthys* et *Chelonichthys* (d).

Le nombre des rayons varie beau-coup, même chez des espèces appar-tenant à la même famille naturelle.

On en compte :

Trois chez la Carpe (e), la Brême (f), la Loche (g), l'Épinoche, etc. ;

Quatre chez les Nasons ;

Cinq chez les Sidjans, les Anabas, les Gobies, les Labres, le Trio-don (h) ;

Six chez les Percoïdes du genre *Cirrhites*, les Mulles (i), les Trigles (j),

(a) Voyez les figures de cet appareil chez l'Anguille commune :
— Wagner, *Icones zoologicæ*, tab. 18, fig. 5.
(b) Duvernoy, *Anatomie comparée* de Cuvier, 2ᵉ édit., t. VII, p. 241.
(c) Agassiz, *Poissons fossiles*, t. II, 2ᵉ partie, p. 44, pl. c, fig. 3.
(d) Agassiz, *Op cit.*, t. II, pl. 63, fig. 2.
— Agassiz, *Op. cit.*, t. V, pl. D, fig. 2.
Pour l'appareil operculaire du *Murenophis*, voyez Wagner, *Op. cit.*, pl. 18, fig. 4.
— Brühl, *Op. cit.*, pl. 8, fig. 4.
La même disposition se voit chez le *Sphagebranchus rostratus* (Wagner, *loc. cit.*, fig. 3).
(e) Voyez Cuvier et Valenciennes, *Histoire des Poissons*, t. XVI, p. 27. — Je renverrai à cet ouvrage pour tous les détails numériques relatifs aux rayons branchiostéges, et je me bornerai à indi-quer ici quelques figures où ces os sont représentés.
— Brühl, *Op. cit.*, pl. 4, fig. 18.
(f) Voyez Rosenthal, *Ichthyotomische Tafeln*, 1812, pl. 2, fig. 11.
(g) Voyez Weber, *De aure et auditu hominis et animalium*, 1820, pl. 2, fig. 17 et 18.
(h) Voyez Dareste, *Observ. sur l'ostéologie du Triodon macroptère* (*Ann. des sc. nat.*, 3ᵉ série, t. XII, pl. 1, fig. 1).
(i) Brühl, *Op. cit.*, pl. 7, fig. 2.
(j) Brühl, *Op. cit.*, pl. 7, fig. 1.

du grand voile, formé par ce repli des téguments communs, que se trouvent logés tous les rayons branchiostéges ainsi que l'opercule, et c'est l'espace compris entre le bord postérieur de ce repli et la ceinture scapulaire qui constitue l'*ouverture des ouïes* ou orifice expirateur de la chambre respiratoire. Quelquefois les deux fentes ainsi disposées se confondent sur la ligne médiane et forment sous la gorge une ouverture unique (1); mais en général elles sont séparées par la portion

Ouïes.

les Chabots, les Vomers (*a*), les Gymnètres, les Rubans, les Muges, les Athérines, les Anarrhiques (*b*), les Baudroies (*c*) batracoïdes, les Pleuronectes, les *Lepadogaster*, etc.;

Sept chez les diverses divisions du grand genre PERCHE de Linné (*d*); les Scorpènes, les Sciènes (*e*), les Dorades ou Coryphènes (*f*), les Gades (*g*), etc.;

Huit chez les Corégones (*h*), les Aloses (*i*), les Remoras ou Échénéis (*j*), les Lépidoptes (*k*);

Dix chez les Exocets;

Onze ou douze chez les Truites (*l*), le Saumon (*m*);

Quatorze ou quinze chez les Poissons de la famille des Brochets (*n*);

Seize chez les Silures (*o*);

Enfin vingt-cinq chez la *Murenophis colubrina*, bien que chez la Murène commune il n'y en ait que sept (*p*).

(1) Dans les genres *Symbranchus*, de la famille des Anguilles, les deux chambres branchiales sont unies en dessous et communiquent en dehors par un seul trou percé sous la gorge (*q*); mais, du reste, elles sont construites comme d'ordinaire (*r*).

Il en est de même chez les Alabès, qui ne diffèrent que peu des précé-

(*a*) Voyez Agassiz, *Poissons fossiles*, t. V, pl. M.
(*b*) Voyez Carus, *Erläuterungstafeln zur vergleichenden Anatomie*, 2ᵉ partie, pl. 7, fig. 2.
(*c*) Voyez Agassiz, *Poissons fossiles*, t. IV, pl. K.
(*d*) Voyez Agassiz, *Op. cit.*, t. IV, pl. L, fig. 2.
(*e*) Voyez Kuhl, *Beitr. zur Zool. und vergl. Anat.*, 1820, pl. 9.
(*f*) Voyez Carus, *Op. cit.*, pl. 7, fig. 1.
(*g*) Voyez Bakker, *Osteographia Piscium*, pl. 2, fig. 1, etc.
(*h*) Voyez Rosenthal, *Op. cit.*, pl. 5, fig. 13.
(*i*) Voyez Cuvier et Valenciennes, t. XX, p. 395. — Dans la figure que M. Agassiz a donnée de ce Poisson, on ne voit que les six premiers rayons (*Poissons fossiles*, t. V, pl. L).
(*j*) Voyez Agassiz, *Poissons fossiles*, t. V, pl. G, fig. 2.
(*k*) Dans la figure que M. Agassiz a donnée du squelette de ce Poisson, les six premiers rayons seulement sont visibles (*Op. cit.*, t. V, pl. D, fig. 1).
(*l*) Voyez Agassiz, *Op. cit.*, t. V, pl. D, fig. 1).
(*m*) Rosenthal et Vogt, *Anatomie des Salmones* (*Mém. de Neuchâtel*, t. III, pl. 3, fig. 1 et 3).
(*n*) Voyez Agassiz, *Op. cit.*, pl. 6, fig. 1.
(*o*) Voyez Agassiz, *Poissons fossiles*, t. V, p. 60, pl. k, fig. 13, 14.
(*p*) Cuvier, *Règne animal*, t. II, p. 348.
(*q*) Voyez l'*Atlas du Règne animal* de Cuvier, POISSONS, pl. 109, fig. 3 a.
(*r*) Voyez Rathke, *Ueber den Kiemenapparat*, pl. 4, fig. 1.

inférieure de la ceinture scapulaire qui s'avance jusque sous la mâchoire inférieure. Parfois aussi elles sont rejetées tout à fait sur les côtés de la région cervicale, par suite de l'extension continue des téguments entre l'appareil operculaire et l'épaule, dans toute la portion inférieure du corps (1). Enfin il existe aussi des variations très considérables dans la grandeur de ces orifices, suivant que le bord postérieur de l'appareil operculaire reste libre dans la totalité ou dans une partie plus ou moins réduite de son étendue (2); mais ce sont là des modifications dont j'aurai plus tard à faire ressortir l'importance, et, par conséquent, je ne m'y arrêterai pas davantage en ce moment (3).

Branchies.   § 11. — Les branchies consistent d'ordinaire en lamelles triangulaires étroites, allongées et de couleur rouge, qui adhèrent par leur base au bord externe et convexe des arcs branchiaux et ont leur pointe dirigée vers la paroi externe de la chambre respiratoire. Ces appendices sont rangés parallèle-

dents (a), et chez l'*Amphipnous*, qui, jusqu'en ces derniers temps, était confondu avec les Symbranches (b).

Dans le genre MONOPTÈRE, qui appartient à la même famille, les deux orifices sont également réunis en une fente transversale sous la gorge, mais séparés par une cloison médiane (c).

(1) Chez les Anguilles, elles se prolongent très loin en arrière et s'ouvrent par un trou ou une espèce de tuyau sous les nageoires pectorales, et, ainsi que je l'ai déjà dit, les orifices branchiaux sont portés beaucoup plus loin de la tête chez la Baudroie et

quelques autres Poissons de la même famille (voyez ci-dessus, page 217).

(2) Elles sont très petites chez les Mormyres, les Lophobranches et les Plectognathes.

(3) J'ajouterai seulement ici que chez l'embryon la fente des ouïes et le voile operculaire produit par le développement de la lèvre antérieure de cet orifice précèdent, dans l'ordre des formations, les autres fentes du système hyoïdien, de sorte que celles-ci ne se montrent pas à découvert, ainsi que cela a lieu chez les Poissons cartilagineux (d).

(a) Cuvier, *Règne animal*, t. II, p. 354.
(b) Taylor, *Op. cit.* (*Edinb. Journ. of Science*, 1831, t. V, p. 45).
(c) Cuvier, *loc. cit.*, p. 253.
(d) Vogt, *Embryologie des Salmones*, p. 130.
— Agassiz, *Histoire naturelle des Poissons d'eau douce de l'Europe centrale*, 1842.

ment en séries, comme des dents de peigne, suivant la longueur des arcs, et ils forment presque toujours deux rangées sur chacun de ceux-ci. Leur surface est occupée par un prolongement de la membrane muqueuse de la bouche, qui présente ici une grande délicatesse de structure, et forme une multitude de plis ou petits feuillets très fins, serrés les uns contre les autres et disposés transversalement (1). A l'intérieur, chaque lamelle est soutenue par une tige osseuse ou cartilagineuse qui en occupe le bord interne, et qui, en général, est garnie d'une série de dentelures disposées comme les dents d'un râteau et dirigées vers le bord opposé de la lamelle (2). Enfin, des

(1) Rosenthal, *Ueber die Struktur der Kiemen.* (*Verhandl. der Gesell. naturfors. Freunde in Berlin*, B. I, pl. 1, fig. 1, 1819).

(2) Les tigelles qui constituent la charpente des lamelles branchiales, et qui représentent dans cette portion de l'appareil hyoïdien les rayons branchiostéges dont les cornes du premier segment de ce système sont garnies, varient beaucoup dans leur disposition, et M. Lereboullet, qui en a fait une étude attentive, signale les différences suivantes.

Elles sont osseuses dans la Carpe, le *Cyprinus erythrophthalmus*, le *Cantharus brama*, le Saumon et l'Alose; en partie osseuses et en partie cartilagineuses chez la Tanche et le *Mugil cephalus*; cartilagineuses chez la Perche, la Baudroie, la Brême, le Barbeau, le Brochet, etc.; enfin chez la Chimère elles sont représentées par un ligament seulement.

Elles n'occupent pas toujours les lamelles dans toute leur longueur: ainsi chez le *Cantharus brama* elles s'arrêtent à la moitié, et chez le *Cot-*

tus groenlandicus, le *Cyprinus nasus* et le *Cyclopterus lumpus*, à environ une ligne de la pointe de ces appendices.

En général, elles n'ont que la moitié de la longueur des lamelles (exemples : Barbeau, Brochet, Diodon, Tétrodon, Esturgeon, etc.); mais quelquefois elles en occupent presque toute la longueur, ainsi que cela se voit chez l'Anabas et le Lump; d'autres fois elles sont très étroites, comme chez le Saumon.

Ordinairement elles sont un peu épaissies à leur bord interne et ressemblent à une lame de couteau ou à une faux (exemples : Alose, Trigle, Saumon, Tanche, etc.); mais quelquefois elles sont minces partout (exemples : Brochet, Anguille, Lump, etc.). Tantôt elles sont très effilées (comme dans la Muque, la Baudroie et le Silure); d'autres fois mousses, ainsi que cela se voit chez la Tanche, le Barbeau, etc.

Enfin elles sont simples chez la Perche, le Barbeau, le Brochet, etc.; mais d'autres fois leur bord interne

vaisseaux sanguins, en nombre très considérable, se ramifient en réseau serré près de la surface de la membrane délicatement plissée qui revêt chaque lamelle, et communiquent avec des trous vasculaires logés dans une rainure qu'offre dans toute sa longueur la face externe de chacun des arcs branchiaux (1).

Le nombre de ces lamelles est en général très considérable : ainsi on en a compté dans une même rangée environ 55 chez le Goujon, 96 chez la Tanche, 106 chez le Barbeau, et 135 chez la Carpe. Aussi l'étendue de la surface respiratoire qui reçoit le contact de l'eau est-elle énorme, comparée au volume de l'appareil branchial (2).

Les lamelles d'une même rangée, quoique serrées les unes

est garni de dentelures : chez le Saumon, l'Alose et l'Esturgeon, par exemple (a).

M. Alessandrini a donné de bonnes figures de ces appendices chez l'*Orthragoriscus* (b).

(1) Cette membrane branchiale est garnie d'une couche de cellules épithéliques ovoïdes à noyaux distincts, et ne porte jamais de cils vibratiles ; elle est extrêmement mince, et le réseau vasculaire situé au-dessous est très serré. Nous reviendrons sur la distribution et l'origine de ses vaisseaux sanguins lorsque nous étudierons l'appareil circulatoire des Poissons.

Pour plus de détails sur la structure des lamelles branchiales, je renverrai à un mémoire important de M. Ales-

sandrini (c), aux observations de M. Lereboullet, consignées dans sa thèse citée ci-dessus, et à l'article sur *les organes de la respiration*, publié récemment par M. Williams (d). Ce dernier a donné des figures des plis ou feuillets transversaux des lamelles (fig. 235), dont il évalue le nombre à 700 chez l'Anguille, à 900 chez le Turbot, à 1000 chez la Morue, et à 1400 chez le Saumon. M. Hyrtl compte de 1400 à 1600 de ces replis sur chaque lamelle pectiniforme chez l'Esturgeon (e).

(2) Quelques naturalistes ont cherché à évaluer l'étendue de cette surface respiratoire ; mais, en ce qui concerne les Poissons osseux, ces calculs n'ont conduit à aucun résultat sérieux.

(a) Lereboullet, *Anatomie comparée de l'appareil respiratoire dans les Animaux vertébrés*, p. 143.
(b) Alessandrini, *De Piscium apparatu respirationis, tum specialim Orthragorisci (Novi Comment. Acad. scient. Instituti Bononiensis*, 1839, t. III, p. 363, pl. 32, fig. 1 à 8).
(c) Alessandrini, *Op. cit.* (*Ibid.*, 1839, t. III, p. 259, pl. 31 à 34).
(d) Todd's *Cyclopædia of Anatomy and Physiology* (Supplem., p. 286).
(e) *Medicin. Jahrb. des Oesterreichisch Staates*, 1838, p. 232.

contre les autres, sont presque toujours libres entre elles ou réunies seulement par paires. Dans l'Espadon, au contraire, elles sont unies jusque près de leur extrémité par une multitude de petites traverses, de façon à constituer une sorte de réseau ou de treillage à claire-voie, à peu près comme dans les branchies de la plupart des Mollusques acéphales, mais étant rigides au lieu d'être flexibles (1).

Chez quelques autres Poissons osseux, tels que les Syngnathes et les Hippocampes, que Cuvier a réunis dans l'ordre des Lophobranches, ces lamelles, au lieu de s'unir comme chez les Espadons, se subdivisent et donnent naissance chacune à des filaments disposés en houppes à peu près comme chez les têtards de Grenouille (2).

En général, les quatre paires d'arcs branchiaux sont garnies

---

(1) Cette disposition singulière a été indiquée d'une manière vague par Schelhammer (a) et par Walbaum (b). Voyez les figures que M. Valenciennes en donne (c).

Il est aussi à noter que les deux feuillets branchiaux de chaque arc hyoïdien sont séparés entre eux jusqu'à leur base, disposition qui avait été remarquée par Aristote et qui lui a fait dire que chez les Espadons les branchies sont doubles et au nombre de huit (d).

(2) Cuvier a donné une très bonne description de ces branchies (e), et, quelques années après, Tiedemann a publié un travail spécial sur le même sujet (f).

La structure des lamelles branchiales des Lophobranches a été étudiée aussi par Rathke. Les lamelles ne sont soutenues que par une tige ligamenteuse courte et mince, le long de laquelle s'attache la membrane branchiale qui forme des plis très larges dont l'étendue augmente de la base à la pointe; et comme ces plis contournent les bords de la tige pour se rejoindre presque de chaque côté, il en résulte que l'ensemble de la lame a la forme d'une massue ou cône renversé (g).

Chez le *Lepidosiren paradoxa*, les

(a) *Descriptio anatomica Xiphiæ Piscis*, dans l'*Amphitheatrum zootomicum* de Valentini, p. 103.

(b) *Beschreibung eines Schwerdtfisches* (*Lübecksche Anzeigen*, 1778, n° 48).

(c) Atlas de la grande édition du *Règne animal* de Cuvier, Poissons, pl. 51, fig. 2 a, 2 b, 2 c.

(d) Aristote, *Histoire des Animaux*, liv. II, chap. 13, édit. Camus, t. I, p. 85.

(e) *Leçons d'anatomie comparée*, t. IV, p. 18.

(f) *Sonderbare Kiemenbildung bei Nadelfischen* (Meckel's *Archiv*, 1816, Bd. II, p. 110).

(g) Rathke, *Anatomisch-philosophische Untersuchungen über den Kiemenapparat und das Zungenbein der Wirbelthiere*, 1832, p. 50, pl. 4, fig. 2.

de la sorte par des appendices respiratoires conjugués, et par conséquent il existe de chaque côté de la tête quatre branchies bisériales, c'est-à-dire composées de deux rangées de lamelles (1). Mais souvent aussi le dernier de ces arcs ne porte qu'une seule série de ces appendices, et il n'existe, par conséquent, que trois paires de branchies complètes ou bisériales, et une demi-branchie ou branchie unisériale (2). Quelquefois chez la Baudroie, par exemple, cette dernière branchie postérieure manque, et l'on ne compte en tout que trois branchies bisériales de chaque côté (3). Enfin, l'appareil respiratoire peut être réduit encore davantage et ne consister qu'en deux branchies complètes et une branchie uni-

arcs branchiaux sont également garnis de petites touffes de filaments vasculaires très courts (a); et chez le *Lepidosiren annectens*, où ces appendices sont insérés isolément, ils ont une structure tripinnatifide (b) et ressemblent beaucoup aux branchies de certains Batraciens, tels que les Sirènes.

(1) Heussinger avait annoncé l'existence de trois rangées de ces lamelles sur le premier arc branchial chez l'*Heterobranchus* (c), mais M. Lereboullet s'est assuré qu'il ne s'en trouve seulement que deux séries, comme d'ordinaire (d).

(2) Comme exemple de Poissons ayant trois branchies complètes et une demi-branchie, je citerai les Scares, les Scorpènes, les Chabots, la plupart des Labroïdes, les Sébastes, les Apistes, les Chironectes, les Polyptères, les Gobiésoces, les *Lepidogaster* et les *Leparis* (e).

(3) Cette particularité chez la Baudroie a été notée par Artedi et par Cuvier (f).

Rathke a signalé l'existence de trois branchies seulement chez les Diodons et les Tétrodons (g). M. Owen cite aussi les genres *Batrachus*, *Monopterus* et *Cotylis*, comme ayant le même nombre de branchies (h).

(a) Bischoff, *Descript. anatom. du Lepidosiren* (*Ann. des sc. nat.*, 1840, 2ᵉ série, t. XIV, p. 135, pl. 8, fig. 2).

(b) Owen, *Descript. of the Lepidosiren annectens* (*Trans. of the Linn. Soc.*, vol. XVIII, p. 345, pl. 26, fig. 2).

(c) *Bericht von der Kœnigl. Zool. Anstalt.* Würtzburg, 1826, t. I, p. 42.

(d) Lereboullet, *Anatomie comparée de l'appareil respiratoire dans les Animaux vertébrés*, 1838, p. 133.

(e) *Ichthyol.*, 1738, pl. 63.

(f) Cuvier, *Règne animal*, t. II, p. 201.

(g) Rathke, *Ueber den Kiemenapparat*, p. 49.

— Owen, *Lectures on the Comp. Anat. and Physiol. of the Vertebrate Animals*, vol. I, p. 262.

(h) Owen, *Descript. of the Lepidosiren annectens* (*Trans. of Linn. Soc.*, vol. XVIII, p. 346, pl. 26, fig. 2).

sériale, ainsi que cela a lieu dans un genre voisin des Baudroies, que Cuvier a désigné sous le nom de *Malthée* (1) ; ou n'offrir même que deux paires de branchies dont une presque rudimentaire, ainsi que cela se voit dans le Cuchia du Gange, ou *Amphipnous* (2).

D'autres fois, au contraire, le nombre des branchies est plus considérable que d'ordinaire, car indépendamment des appendices respiratoires dont les arcs hyoïdiens sont garnis, on trouve accolée à la surface interne de l'opercule une *branchie accessoire*, qui se compose d'une rangée de lamelles analogues à celles des branchies ordinaires. Cet organe se rencontre chez l'Esturgeon, la Chimère et les Lépisostées ; mais c'est à tort que l'on en a annoncé l'existence chez beaucoup de Poissons osseux ordinaires, qui, de même que ceux dont il vient d'être question, portent souvent à la partie supérieure de la chambre respiratoire un petit appareil vasculaire plus ou moins semblable à une branchie par son apparence, mais ne recevant pas comme celle-ci du sang veineux dans son intérieur (3).

[marginal note] Branchies accessoires.

[marginal note] Pseudo-branchies.

(1) La demi - branchie occupe, comme d'ordinaire, le dernier rang dans la série (*a*). Chez le Lepidosiren, la disposition des branchies est la même, si ce n'est qu'il existe en avant une demi-branchie accessoire, comme nous le verrons bientôt plus en détail.

(2) Chez ce Poisson singulier il existe quatre arcs branchiaux ; mais celui de la première paire est uni au suivant par la membrane muqueuse et ne porte pas de branchie. Les arcs de la deuxième paire sont garnis d'une frange branchiale à filaments longs et grêles. Les arcs de la troisième paire portent seulement un tissu dont le bord est frangé ou denticulé chez les grands individus. Enfin le quatrième arc est dépourvu de branchies comme le premier, et uni à l'arc précédent par la membrane tégumentaire commune ; de sorte qu'il n'existe de chaque côté que trois fentes hyoïdiennes et deux branchies, dont l'une presque rudimentaire. Ainsi que nous le verrons bientôt, le Cuchia présente dans la structure de son appareil respiratoire une autre anomalie qui lui a valu son nom générique d'*Amphipnous* (*b*).

(3) L'existence de pseudo-branchies, ou branchies accessoires, fixées aux

(*a*) Owen, *Lect. on the Comp. Anat. of the Vertebrate Animals*, p. 262.
(*b*) Taylor, *On the Respiratory Organs of certain Fishes of the Ganges* (Brewster's *Edinburgh Journal of Science*, New Series, 1834, vol. V, p. 45).

Tantôt les deux rangées de lamelles qui garnissent chaque arc branchial sont complétement séparées entre elles, et il

parois de la cavité respiratoire de divers Poissons, a été signalée vers la fin du siècle dernier par Broussonnet (a). La disposition de ces organes avait été ensuite mieux décrite par Rosenthal(b), et Meckel a publié une liste assez longue des espèces chez lesquelles il en avait constaté l'absence (c); mais la structure de ces organes et leurs relations avec le système circulatoire ne sont bien connues que par les travaux de M. J. Müller, publiés en partie dans son grand ouvrage sur les Myxinoïdes (d), et en partie dans un mémoire sur les Ganoïdes (e).

Ce naturaliste habile distingue avec raison les branchies operculaires, ou *branchies accessoires*, qui reçoivent une portion du sang veineux envoyé par le cœur à l'appareil respiratoire, des organes plus ou moins branchiformes qui sont fixés d'ordinaire à la voûte de la chambre branchiale et qui ne reçoivent que du sang artériel destiné à passer ensuite dans l'artère ophthalmique. M. Müller réserve à ces derniers organes, qu'il compare à un *rete mirabile*, le nom de *pseudo-branchies*.

Pour bien saisir la valeur de cette distinction, il est bon d'étudier d'abord ces derniers organes chez le Lépisostée, où l'on trouve à la fois une branchie accessoire fixée à la face interne de l'opercule, et une pseudo-branchie. La première est très développée et reçoit, comme les branchies ordinaires, un rameau de l'artère branchiale. La pseudo-branchie, beaucoup plus petite, mais également pectiniforme, est située tout auprès, et ne reçoit que le sang qui a déjà respiré dans la branchie accessoire et qui se rend à l'œil (f).

La disposition de ces deux organes branchiformes est la même chez l'Esturgeon.

Chez le Scaphirhynque, la branchie accessoire existe aussi, mais la pseudo-branchie manque.

Chez le Planirostre, qui a beaucoup d'affinité avec l'Esturgeon, c'est au contraire la branchie accessoire qui manque et la pseudo-branchie qui existe.

C'est aussi à ce dernier organe que M. Müller assimile les organes branchiformes qui se rencontrent à la voûte de la cavité respiratoire de beaucoup de Poissons osseux, et qui ont été pendant longtemps confondus avec les branchies accessoires. Ils affectent d'ordinaire la forme d'une petite branchie unisériée située au-devant de l'extrémité supérieure du premier arc branchial, et se voient très bien chez les Pleuronectes, les Sciènes et beaucoup d'autres Acanthoptérygiens. D'autres fois ils sont formés de lobes vasculaires qui, au lieu d'être à nu, sont recouverts par la membrane muqueuse de la cavité branchiale, disposition qui se

(a) Broussonnet, *Ichthyologie*, 1re décade, 1782.
(b) Rosenthal, *Ueber die Struktur der Kiemen*. (*Verhandlungen der Gesellschaft Naturforschender Freunde*, in Berlin, 1839, Bd. I, p. 1).
(c) Meckel, *Anatomie comparée*, t. X, p. 218.
(d) Müller, *Mémoires de l'Académie de Berlin*, 1839, t. XXVI, p. 213.
(e) *Mém. de Berlin*, 1844, t. XXXII, et *Ann. des sc. nat.*, 3e série, t. IV, p. 17.
(f) Voyez Müller, *Sur les Ganoïdes* (loc. cit., pl. 2, fig. 1; pl. 3, fig. 2).

arrive même qu'elles sont disposées d'une manière alterne dans ces séries géminées (1); mais d'autres fois elles sont unies entre elles par un tissu fibreux qui s'étend plus ou moins loin de leur base vers leur extrémité libre. Ainsi, chez la Perche, cette connexion entre les deux séries pectiniformes de chaque arc occupe environ un sixième de la longueur des lamelles; mais elle s'étend jusqu'au tiers chez la Carpe et l'Anguille, jusqu'à la moitié chez le Barbeau, le Saumon et l'Alose, et les deux tiers chez l'Esturgeon (2).

rencontre chez le Brochet, la Carpe, la Morue, etc. (a); mais dans les deux cas leur vaisseau efférent constitue l'artère ophthalmique, et le sang y arrive à l'état artériel par des vaisseaux qui ont déjà traversé les branchies proprement dites.

Les pseudo-branchies manquent chez les Mormyres, les Loches, les Silures, les Gymnotes, les Murènes, les Murénophis, les Polyptères, etc. On trouve dans l'ouvrage de Meckel une longue liste des espèces chez lesquelles ces organes, que cet anatomiste appelle branchies accessoires, se voient à nu et offrent une structure pectiniforme (b). Les lamelles ou filaments qui les composent sont rarement au nombre de cinquante (exemples : Scares, Cluses), et parfois on n'en compte qu'une dizaine (exemple : Blennies). Voyez à ce sujet Rosenthal (c), Meckel (d) et Müller sur les Myxinoïdes.

Dans le LEPIDOSIREN, qui a beaucoup d'affinité avec les Poissons du genre Lépisostée, la branchie accessoire ou operculaire est très développée et se trouve portée sur un arc hyoïdien, au-devant de la première fente pharyngienne; mais les deux arcs suivants ne portent pas de franges vasculaires, et il n'y a de branchies que sur les arcs des trois dernières paires : ainsi, quoique le nombre des arcs branchiaux soit plus élevé que chez les Poissons ordinaires, et que les branches correspondantes aux os pharyngiens inférieurs soient branchifères, le nombre total de ces organes est moins élevé que chez l'Esturgeon ou le Lépisostée, et n'est que de quatre, y compris la branchie accessoire, analogue à la branchie operculaire de quelques Poissons ordinaires (e).

(1) Exemples : le *Diodon atinga,* le *Cyclopterus lumpus,* le *Tetrodon hispidus.*

(2) Nous reviendrons bientôt sur la disposition de ce connectif branchial, à l'occasion du mécanisme de la respiration chez les Poissons.

(a) Müller, *Sur les Myxinoïdes (Mémoires de Berlin,* 1839, pl. 3, fig. 12, 13, etc.; pl. 4, fig. 1, 2, 3).
(b) Meckel, *Anatomie comparée,* t. X, p. 218.
(c) Rosenthal, *Ueber die Strukt. der Kiemen (loc. cit.).*
(d) *Op. cit.,* p. 423.
(e) Owen, *Description of the Lepidosiren annectens (Trans. Linn. Soc.,* 1841, vol. XVIII, r. 316, pl. 26, fig. 1, 2).

Enfin, chez la Chimère, les lamelles des deux séries de chaque branchie sont unies jusqu'à leur extrémité, de façon à simuler une série unique ; la cloison qui les unit dépasse même leur bord externe (1), et j'insiste sur ces faits parce qu'ils nous permettront de comprendre facilement les liens qui existent entre la structure des organes respiratoires des Poissons osseux et celle des mêmes organes des Poissons cartilagineux.

§ 12. — En effet, l'appareil branchial n'est pas toujours *Branchies fixes des Poissons cartilagineux.* conformé de la même manière, et Broussonnet, naturaliste du siècle dernier, a fait voir qu'il existe sous ce rapport deux formes principales, d'après lesquelles on peut diviser cette classe en deux sections (2). Nous venons de voir que, chez les Poissons osseux, les branchies sont suspendues librement au plafond de la chambre respiratoire, dont la cavité indivise communique au dehors par une seule ouverture expiratrice. Chez les Raies et les Squales, au contraire, chaque fente pharyngienne débouche dans une chambre particulière dont les parois sont tapissées par des lamelles branchiales adhérentes dans toute leur longueur, et il existe extérieurement pour chacune de ces cavités un orifice expirateur spécial. Ces *branchies fixes*, comme Cuvier les appelle, par opposition aux branchies libres des Poissons ordinaires, se rencontrent chez les Cyclostomes aussi bien que chez les Sélaciens, et semblent au premier

(1) Chez la Chimère, il y a quatre fentes pharyngiennes, et l'appareil hyoïdien se compose de quatre arceaux ; mais il n'y a que trois branchies complètes, précédées d'une branchie operculaire ou accessoire et suivies d'une branchie unisérialaire attachée au quatrième arc, qui lui-même est uni au pharyngien inférieur.

(2) Les différences signalées par Broussonnet (*a*) constituent les principaux caractères d'après lesquels Cuvier a divisé les Poissons cartilagineux en Chondroptérygiens à branchies fixes et Chondroptérygiens à branchies libres (*b*) ; mais cette classification n'est pas naturelle et doit être abandonnée aujourd'hui.

(a) Broussonnet, *Mém. pour servir à l'histoire de la respiration des Poissons* (*Mém. de l'Acad. des sciences*, 1785, p. 174).
(b) Cuvier, *Le Règne animal distribué d'après son organisation*, t. II, p. 377.

abord différer complétement de tout ce que nous avons rencontré jusqu'ici ; mais une comparaison plus attentive fera voir que la différence est en réalité fort légère (1).

(1) Ainsi que nous l'avons déjà vu (a), l'appareil hyoïdien des PLAGIOSTOMES ou Sélaciens, c'est-à-dire des Squales et des Raies, ne diffère que peu de celui des Poissons osseux, si ce n'est qu'il est refoulé plus en arrière et suspendu sous la région cervicale de la colonne vertébrale (b) ; mais la charpente solide de l'appareil operculaire manque complétement ou se trouve réduite à un état tout à fait rudimentaire et représenté seulement par quelques petits rayons branchiostéges, comme cela se voit chez l'Ange (c).

Nous reviendrons sur l'étude de l'appareil hyoïdien de ces Poissons en traitant de leur squelette, et ici je me bornerai à indiquer les principales modifications qui s'y remarquent.

Chez les SQUALES du genre *Galeus*, dont l'appareil respiratoire a été étudié avec beaucoup de soin par M. Rathke (d), le segment antérieur, ou lingual, du système hyoïdien est très développé, et se compose, comme d'ordinaire, d'une portion basilaire et de deux cornes. La portion basilaire, ou corps de l'hyoïde, est formée par une grande pièce cartilagineuse dont la moitié antérieure un peu spatuliforme

paraît représenter l'os lingual des Poissons osseux, et dont la partie postérieure constitue une fourche à deux branches, lesquelles s'articulent latéralement avec les cornes, et postérieurement avec le segment hyoïdien suivant. Chacune des cornes ou branches latérales de ce premier segment se compose de deux pièces cartilagineuses correspondantes au cératohyal et à l'épihyal des Poissons osseux. Par leur extrémité supérieure, ces cornes s'articulent avec la base du crâne, de façon à compléter la ceinture jugulaire, et elles portent un petit nombre de baguettes courtes, et pour la plupart branchues, qui représentent les rayons branchiostéges. Deux de ces appendices, qui naissent près de l'angle articulaire des cornes, se recourbent l'un vers l'autre de façon à ceindre l'orifice efférent de la branchie située tout auprès, et sont garnis de prolongements pectiniformes dirigés en arrière (e). Les cinq segments suivants qui correspondent aux quatre arcs branchiaux et aux os pharyngiens inférieurs des Poissons osseux sont conformés à peu près de la même manière que les cornes du premier segment. On y distingue de chaque côté une pièce cératobranchiale et une

(a) Voyez ci-dessus la note de la page 226.
(b) Voyez Van der Hoeven, *Dissert. inaug. de sceleto Piscium*, 1822, fig. 3.
— Wagner, *Icones zoologicæ*, pl. 20, fig. 5.
— Agassiz, *Poissons fossiles*, t. I, pl. K, fig. 1.
(c) Brühl, *Anfangsgründe der vergleichenden Anatomie*, pl. 15, fig. 1.
(d) H. Rathke, *Atlas du Règne animal* de Cuvier, POISSONS, pl. 5, fig. 1 et 2.
Rathke, *Anatomisch-philosophische Untersuchungen über den Kiemenapparat und das Zungenbein der Wirbelthiere*. In-4, Dorpat, 1832.
(e) Voyez Rathke, *Op. cit.*, pl. 2, fig. 1.
— Brühl, *Anfangsgründe der vergleichenden Anatomie*, pl. 15, fig. 7 (d'après Rathke).

II.

Pour s'en convaincre, il suffit de se représenter ce que serait l'appareil respiratoire d'un Poisson osseux quelconque, si les deux séries de lamelles dont chaque arc hyoïdien est garni, au

pièce épibranchiale, mais les deux moitiés du segment ainsi constituées ne sont pas reliées directement entre elles par une pièce basihyale médiane et impaire; celle-ci est représentée par une paire de baguettes cartilagineuses dirigées en arrière et en dedans, qui ne se rencontrent pas. Enfin, le système est complété en arrière par une grande pièce médiane qui peut être désignée sous le nom de *plaque urobranchiale*, et qui me paraît correspondre à l'urohyale des Poissons osseux, mais qui, au lieu d'aller s'articuler avec le segment lingual, comme chez ceux-ci, s'interpose entre les branches des segments postérieurs de cet appareil. J'ajouterai que toutes les pièces cératobranchiales d'un même côté s'appuient les unes sur les autres au moyen d'un prolongement postérieur de leur extrémité interne, et que les pièces basibranchiales des quatrième et cinquième segments s'appuient sur la plaque impaire dont il vient d'être question, laquelle s'articule.directement avec les deux derniers cératobranchiaux. Enfin, il est encore à noter que le bord externe des arcs branchiaux de ces Poissons porte une série de baguettes cartilagineuses (*a*) qui s'avancent en manière

de cloisons entre les poches branchiales et se dirigent vers l'opercule membraneux, où l'on trouve aussi le long du bord externe de la cloison interbranchiale un petit arc cartilagineux sous-cutané (*b*).

La conformation de l'appareil hyoïdien est à peu près la même chez les Squales du genre ACANTHIAS, si ce n'est que le basihyal est réduit à une traverse cartilagineuse grosse et courte (*c*).

Chez les RHINOBATES, le premier segment tout entier devient très grêle, tandis que la pièce urobranchiale se développe beaucoup; mais, du reste, la disposition du système hyoïdien est à peu près la même que dans les genres précédents, et la portion basilaire manque toujours dans sa partie moyenne (*d*).

Mais dans le genre CENTRINA il en est autrement, car tous les segments sont complétés en dessous par des pièces médianes, et les arcs branchiaux des deux premières paires sont pourvus d'un basibranchial impair (*e*).

Chez le Squale griset, qui appartient au genre *Hexanthus* de Rafinesque, ou *Notidamus* de Risso, les rayons qui garnissent les arcs branchiaux prennent un grand développement et

(*a*) Rathke, *Op. cit.*, pl. 2, fig. 2.
— Brühl, *Op. cit.*, pl. 15, fig. 16.
(*b*) Rathke, *Op. cit.*, pl. 2, fig. 1, *g g*.
(*c*) Rathke, *Op. cit.*, pl. 3, fig. 3.
— Wagner, *Icones zootomicæ*, tab. 20, fig. 5.
— Brühl, *Op. cit.*, pl. 15, fig. 1.
(*d*) Rathke, *Op. cit.*, pl. 3, fig. 5.
(*e*) Carus, *Erläuterungstafeln zur vergleichenden Anatomie*, Heft 2, tab. 3, fig. 15.
— Brühl, *Op. cit.*, pl. 15, fig. 8 (d'après Carus).

lieu de rester libres, comme chez le Brochet, étaient réunies comme chez la Chimère, mais avec cette seule différence que la cloison médio-branchiale qui les accole de la sorte ne se terminerait pas à leur bord externe et se prolongerait au delà pour aller se souder à la paroi opposée ou operculaire de la chambre respiratoire. Cette chambre serait alors subdivisée en cinq cavités complétement distinctes, et ce serait sur les parois antérieure et postérieure de chacune de celles-ci que se verraient les lamelles branchiales sous la forme de replis parallèles et saillants, mais adhérents dans toute leur étendue (1).

ont une ressemblance frappante avec les rayons branchiostéges des cornes hyoïdiennes des Poissons osseux (a).

Mais chez d'autres Plagiostomes ils s'amoindrissent et prennent la forme de dents de peigne. Quelquefois ces traverses interbranchiales sont unies à l'arc sous-cutané par leur extrémité externe, et constituent une sorte de grillage : chez l'Ange, ou *Squatina vulgaris*, par exemple (b).

Il est aussi à noter que chez ces Poissons le premier arc branchial est suspendu à la base du crâne par un ligament (c).

Dans la famille des RAIES, l'appareil hyoïdien ressemble beaucoup à ce que nous venons de voir chez les Sélaciens, mais il est plus ramassé. Le basihyal est représenté par une bande cartilagineuse très grêle, et les cornes qui s'y relient ne diffèrent pas notablement des arcs branchiaux suivants; un ligament les rattache à la base du crâne. Les cératobranchiaux des quatre segments suivants s'appuient sur une grande plaque urobranchiale ; enfin les pièces correspondantes aux os pharyngiens inférieurs, ou pièces cératobranchiales du sixième segment hyoïdien, forment ici deux arcs-boutants qui unissent l'ensemble du système à la ceinture scapulaire (d).

(1) C'est à raison de la forme tabulaire des branchies des Raies et des Squales que le prince Charles Bonaparte (e) a substitué le mot d'*Elasmobranchii* (ἐλασμος, table, et βράγχια, branchies) à celui de *Plagiostomes* employé par M. Duméril (f), et de *Sélaciens* que Cuvier avait donné à ces Poissons (g).

(a) Voyez Alessandrini, *Observationes super intima branchiarum structura Piscium cartilagineorum* (*Novi Comment. Acad. Scient. Instit. Bononiensis*, t. IV, pl. 26).
(b) Laurillard, *Atlas du Règne animal* de Cuvier, Poissons, pl. 5, fig. 3.
(c) Voyez Kuhl, *Beiträge zur vergleichenden Anatomie*, pl. 8, fig. 1.
(d) Agassiz, *Poissons fossiles*, t. III, pl. H, fig. 1 (*Trygon*).
— Brühl, *Op. cit.*, pl. 16, fig. 4 et 6 (*Raja elevata*).
(e) Ch. Bonaparte, *A New Systematic Arrangment of Vertebrated Animals* (*Trans. of the Linn. Soc.*, vol. XVIII, p. 288).
(f) Duméril, *Zoologie anatomique*, 1806, p. 105.
(g) Cuvier, *Règne animal*, 1re édit., 1817, t. II, p. 121.

Or, c'est précisément là le mode d'organisation qui se rencontre chez les Raies, les Squales et les autres Poissons cartilagineux dont se compose l'ordre des Sélaciens. Seulement dans le Poisson osseux modifié comme nous venons de l'imaginer, la dernière de ces chambres particulières aurait seule un orifice externe et les autres seraient fermées en dehors; tandis que chez les Poissons à branchies fixes, dont nous avons ici à nous occuper, chacune d'elles possède son orifice expirateur. Effectivement, au lieu de ne trouver de chaque côté de la gorge qu'une seule ouverture des ouïes, on en voit cinq, qui sont disposées en série longitudinale.

Chez les Sélaciens, il y a donc de chaque côté cinq poches respiratoires, ou, en d'autres mots, cinq branchies en forme de sacs, ouvertes du côté de la bouche par les fentes hyoïdiennes ou pharyngo-branchiales, et du côté de la peau par les fentes operculaires. Mais les matériaux organiques de cet appareil sont les mêmes que chez les Poissons osseux où il y a quatre branchies pectiniformes précédées d'une branchie accessoire : seulement le mode de groupement des séries de lamelles branchiales est différent; et, pour bien comprendre cette différence, il suffit de jeter les yeux sur la formule suivante, dans laquelle chacune de ces demi-branchies se trouve représentée par une lettre italique (b), et leur mode de groupement pour constituer dans les deux types des branchies complètes est indiqué par des accolades correspondantes à une lettre capitale B pour chacun de ces organes.

Poissons osseux. . . B. ac.   B¹   B²   B³   B⁴

$b.$ $b.$ | $b.$ $b.$ | $b.$ $b.$ | $b.$ $b.$ | $b.$

Sélaciens . . . . . .   B¹   B²   B³   B⁴   B⁵

La première branchie des Sélaciens est donc représentée, chez les Poissons osseux, par la branchie accessoire ou operculaire et par la première série des lamelles de la branchie pectiniforme double suspendue à l'arc branchial antérieur ; la seconde branchie est composée de la série postérieure des lamelles de ce même premier arc hyoïdien et de la série antérieure des lamelles du second arc ; puis ainsi de suite, jusqu'à la dernière poche branchiale, qui ne présente de lamelles qu'à sa partie antérieure. Il y a donc ici, de même que chez les Poissons à branchies libres, seulement quatre branchies complètes, c'est-à-dire doubles, et une branchie simple ; mais la branchie simple des Sélaciens est la dernière de la série, tandis que chez les Poissons osseux elle est la première, c'est-à-dire la branchie accessoire (1).

(1) Les cloisons transversales qui séparent entre elles les cavités respiratoires des Sélaciens, et qui représentent, comme nous l'avons déjà vu, la série des connectifs branchiaux des Poissons ordinaires offrent assez d'épaisseur et ont pour charpente les rayons cartilagineux dont les arcs branchiaux sont garnis. On y trouve aussi beaucoup de fibres musculaires sur la disposition desquelles nous aurons bientôt à revenir, et du tissu cellulaire ou conjonctif (a). Par leur bord externe elles adhèrent à la peau, qui tient lieu d'opercule et qui présente à la partie externe ou inférieure de chaque chambre branchiale une fente servant d'orifice expirateur. Chez les Squales, les ouvertures des ouïes constituées de la sorte au nombre de cinq paires, se voient sur les côtés de la région cervicale, entre la tête et les nageoires pectorales ; mais chez les Raies, où ces organes locomoteurs se développent horizontalement en forme d'ailes et s'avancent plus ou moins de chaque côté de la tête, ces orifices sont refoulés à la face inférieure du corps. Les évents qui débouchent au dehors dans la région temporale, et qui se voient chez la plupart des Squales, ainsi que chez les Raies, communiquent directement avec la bouche et servent à l'évacuation de l'eau ingurgitée, quand ce liquide ne doit pas traverser les chambres respiratoires. Enfin les lamelles vasculaires qui constituent les branchies et qui adhèrent dans presque toute leur longueur aux cloisons dont il vient d'être question, sont longues, étroites et très délicates. Elles sont très nombreuses, et l'étendue de la surface respiratoire est augmentée encore par une multitude de petits plis transversaux formés par la membrane muqueuse qui constitue ces appendices foliacés. Schneider a compté environ cinquante de ces feuillets dans chaque demi-branchie chez la Raie commune, et évalue à 160 le nombre de subdivisions ou rides parallèles dont chaque face de

(a) Alessandrini, *Observ. super intima branchiarum structura Piscium cartilagineorum (Nov. Comment. Acad. Bononiensis*, t. IV, p. 331, pl. 17, 19 et 20, fig. 1).

Dans l'ordre des Cyclostomes, ou des Poissons suceurs, l'appareil respiratoire se compose de sacs branchiaux comme chez les Sélaciens; mais le nombre de ces chambres, au lieu d'être de cinq seulement comme chez ces derniers, s'élève à six ou sept. Il y a souvent aussi des modifications plus ou moins importantes dans la disposition des orifices à l'aide desquels ces cavités reçoivent ou évacuent le fluide respirable (1).

Chez les Ammocètes, qui sont des Cyclostomes à l'état de larves (2), chaque sac branchial communique directement avec le pharynx par une fente très large et s'ouvre au dehors par un orifice situé sur le côté du cou ; il n'y a donc à cet égard rien de particulier, si ce n'est que chaque série d'ouvertures des ouïes se compose de sept trous, au lieu de cinq, comme cela se voit chez les Sélaciens (3).

---

ces lames est garnie ; enfin, estimant à $\frac{1}{64}$ de pouce carré l'étendue de la surface de ces plis dont il vient d'être question, il calcule que la totalité de la surface respiratoire s'élève à plus de 15 pieds carrés (a).

(1) L'anatomie des Cyclostomes a été étudiée principalement par M. Duméril, M. Rathke et M. J. Müller (b).

(2) La transformation des Ammocètes en Lamproies, et la production d'Ammocètes par ces dernières, ont été constatées récemment par M. Auguste Müller (c).

Le mot *Ammocète* doit donc cesser d'être employé comme nom générique, mais peut être conservé pour désigner les larves des Cyclostomes, de la même manière que l'on donne le nom de *têtards* aux larves des Batraciens.

(3) Lorsque nous étudierons le développement des Poissons, nous verrons que le système hyoïdien se compose aussi de sept segments dans les très jeunes embryons de quelques Poissons osseux, tels que la Brême (d), et probablement de tous ces animaux,

---

(a) Voyez Lereboullet, *Anatomie comparée de l'appareil respiratoire*, p. 151.
(b) Duméril, *Dissertation sur la famille des Cyclostomes*, suivie d'un *Mémoire sur l'anatomie des Lamproies*, in-8, 1812, p. 45.
— Rathke, *Bemerkung über den innern Bau des Querders und des Kleinen Neunauges (Beiträge zur Geschichte der Thierwelt*, 1827, t. IV, p. 66).
— *Bemerkungen über den innern Bau der Pricke*. In-4, Danzig, 1825.
— *Ueber den Kiemenapparat und das Zungenbein*, p. 87 et suiv.
— J. Müller, *Vergleichende Anatomie der Myxinoiden, der Cyclostomen mit durchbohrtem Gaumen*, in-fol., Berlin, 1835, etc. (extrait des *Mémoires de l'Académie de Berlin* pour 1834, 1837, 1838, 1839 et 1843).
(c) A. Müller, *Ueber die Entwickelung der Neunaugen (Archiv für Anat. und Physiol.,* von J. Muller, 1856, p. 323), et *Ann. des sc. nat.*, 1856, 4e série, t. V, p. 375.
(d) Baër, *Untersuchungen über die Entwickelungsgeschichte der Fische*, p. 27.

Chez les Bdellostomes, la disposition des organes respiratoires est à peu près la même que chez les Ammocètes; seulement les simples fentes qui, chez ces derniers, font communiquer chaque poche branchiale tant avec l'extérieur qu'avec le pharynx, se trouvent remplacées par un tube membraneux. Il est aussi à noter que ces sacs, qui ont la forme de disques, sont souvent réduits au nombre de six (1).

Chez les Lamproies à l'état parfait, les sept paires de sacs branchiaux débouchent au dehors par des trous, comme chez les Ammocètes; mais au lieu de communiquer directement avec le tube digestif, elles reçoivent l'eau par l'intermédiaire d'un tube inspirateur unique qui, à son entrée au fond de la cavité buccale, se trouve logé sur la ligne médiane du cou, au-dessous de l'œsophage. Ce conduit membraneux se termine en cul-de-sac, et présente de chaque côté une série de sept ouvertures qui donnent chacune dans le sac branchial correspondant. Il représente, par conséquent, sous la forme d'un tronc unique,

mais que le dernier segment, au lieu de se développer comme les autres, s'atrophie et disparaît promptement. Chez les Cyclostomes le contraire paraît avoir lieu, et de là l'augmentation dans le nombre des fentes interbranchiales ou des orifices des ouïes, comparé à ce qui se voit chez les Sélaciens.

Il est aussi à noter que, chez les Ammocètes, ou larves de Cyclostomes, les lamelles branchiales sont libres vers leur extrémité externe, surtout aux deux bouts de la série formée par les poches, et que, sous ce rapport aussi, ces jeunes Poissons établissent le passage entre les autres Cyclostomes et les Poissons osseux.

Pour la disposition générale de cet appareil, on peut consulter les ouvrages de Rathke (a).

(1) Ce nombre varie non-seulement d'une espèce à une autre, mais quelquefois aussi entre les deux côtés du corps d'un même individu.

Les orifices expirateurs, auxquels les zoologistes appliquent quelquefois le nom de *stigmates*, emprunté à la nomenclature entomologique, sont situés très loin de la tête, vers le tiers antérieur du corps (b). Ils ont la forme de petits trous ronds, et les canaux qui s'y rendent sont dirigés obliquement en bas et en arrière (c).

(a) Rathke, *Op. cit.*
(b) J. Müller, *Op. cit.* (*Beiträge zur Geschichte der Thierwelt*, t. IV, p. 84, pl. 2, fig. 7 et 8).
(c) Müller, *Op. cit.*, pl. 7, fig. 1, 2 et 3.

les six ou sept paires de tubes qui, chez les Bdellostomes, se trouvent interposées entre le pharynx et les branchies (1).

Enfin, chez les Myxines, où le nombre des sacs branchiaux est ordinairement de six seulement (2), chacun de ces organes communique avec le pharynx par un tube membraneux, comme chez les Bdellostomes, et porte aussi du côté externe un tube expirateur; mais celui-ci, au lieu de s'ouvrir directement au dehors, se dirige en arrière et se réunit à ses congénères du même côté pour constituer avec eux un tronc unique qui s'ouvre près de la ligne médiane, à la face ventrale du corps (3): disposition qui a valu à ces Poissons le nom générique de *Gastrobranches* (4). Il existe donc ici, pour les conduits expi-

(1) L'entrée de ce tube inspirateur est garnie en dessus de quatre papilles pointues dirigées en avant, et se trouve entourée d'un cartilage assez épais que Meckel compare aux rudiments d'un larynx. On y remarque aussi un appareil valvulaire composé de deux replis semi-lunaires dont le bord libre est dirigé en arrière, et de deux autres replis membraneux plus petits qui sont dirigés vers le pharynx ; ces dernières soupapes paraissent destinées à empêcher le passage des aliments du canal digestif dans le canal inspirateur, et les autres à empêcher le reflux de l'eau de l'appareil respiratoire dans la bouche. Les sacs branchiaux ont la forme de poches allongées, et leurs orifices expirateurs sont également pourvus d'un appareil valvulaire. Les lamelles branchiales sont serrées les unes contre les autres, et adhèrent dans toute leur longueur aux parois du sac qui les renferme (a).

On ne sait pas encore comment la portion antérieure de l'œsophage qui, chez l'Ammocète, tient lieu du tube inspirateur, se sépare de celui-ci quand la Lamproie achève son développement.

(2) M. Lereboullet en a trouvé sept paires dans l'individu qu'il a disséqué (b) : ces sacs ont la forme de disques, et c'est de leur centre que partent les tubes respiratoires (c).

(3) Bloch, *Systema Ichthyologiæ*.

(4) L'orifice du côté droit débouche directement à la surface du corps;

(a) Pour l'appareil respiratoire de la LAMPROIE DE RIVIÈRE (*Petromyzon fluviatilis*, L.), voyez Rathke, *Bemerkungen über den innern Bau der Pricke*. In-4, Danzig, 1825, pl. 1, fig. 1 à 8. Pour la GRANDE LAMPROIE (*P. marinus*, L.), voyez : Home, *Lectures on Compar. Anat.*, pl. 46. — Carus, *Erläuterungstafeln zur vergl. Anat.*, ou *Tab. Anatom. compar. illustr.*, pars VII, tab. 4, fig. 2, 3 et 6.

(b) Lereboullet, *Anatomie comparée de l'appareil respiratoire dans les Animaux vertébrés*, p. 141.

(c) Voyez, pour la conformation de l'appareil branchial des Myxines :
— Schneider, *Systema Ichthyologiæ* de Bloch, 1801, pl. 104.
— Home, *Lectures on Compar. Anat.*, pl. 47, fig. 2.
— Müller, *Vergleichende Anatomie der Myxinoiden* (*Mém. de l'Acad. de Berlin*, 1834, pl. 3, fig. 6 à 12).

rateurs, une modification analogue à celle que le système des canaux inspirateurs nous a présentée chez les Lamproies ; seulement, au lieu d'un tube inspirateur unique, nous trouvons ici deux tubes expirateurs. Ce mode de conformation a aussi pour résultat de ramener les Myxines au type normal des Poissons osseux, quant au nombre des ouvertures des ouïes, car ces orifices se trouvent réduits à deux, comme chez les Poissons à branchies fixes, bien qu'il y ait ici à l'intérieur une série de six ou sept paires de chambres respiratoires, tout comme chez les autres Poissons à branchies fixes et à orifices expirateurs multiples.

Il est aussi à noter que, chez les Cyclostomes, la charpente solide qui est fournie d'ordinaire aux branchies des Poissons, tant cartilagineux qu'osseux, par l'appareil hyoïdien, manque presque entièrement (1). Mais, chez la plupart de ces Poissons suceurs, les organes de la respiration sont soutenus par une sorte de cage extérieure résultant de l'union d'une série de tigelles cartilagineuses développées entre la peau et les espaces que les poches branchiales laissent entre elles. Cette charpente est très développée chez les Lamproies, mais manque chez les Myxines ; elle joue un rôle important dans le mécanisme de la respiration, et elle semble correspondre à la

mais celui de gauche se réunit à un canal qui naît de l'œsophage, entre les deux derniers sacs branchiaux, et descend verticalement jusqu'à la face ventrale du corps. L'orifice expirateur du côté gauche, plus grand que son congénère, est donc commun au tube expirateur et au canal œsophago-cutané. Ce canal particulier existe aussi chez les Bdellostomes, mais reste isolé et débouche au dehors dans le stigmate respiratoire correspondant. Il me paraît probable que le canal œsophago-cutané n'est autre chose

que les vestiges de l'une des dernières branchies dont la portion fondamentale aurait avorté.

(1) Le système hyoïdien n'est représenté chez les Cyclostomes que par un cartilage lingual dont il sera question ailleurs, et quelquefois par une série de petites bandes ligamenteuses situées du côté interne des poches branchiales, disposition qui se voit chez les Ammocètes, mais cesse d'être bien marquée chez ces Poissons, lorsqu'ils sont parvenus à l'état adulte.

portion externe des tiges interbranchiales qui se voient chez les Plagiostomes et se trouvent réduites à de simples vestiges chez les Poissons osseux (1).

§ 13. — Le mécanisme à l'aide duquel l'eau se renouvelle dans l'intérieur de l'appareil respiratoire est facile à comprendre. C'est par la bouche que l'inspiration a lieu; puis, à l'aide d'un mouvement analogue à celui de la déglutition, la gorgée de liquide introduite dans cette cavité en est expulsée, mais au lieu de descendre vers l'estomac, comme dans la déglutition proprement dite, elle passe à travers les ouvertures pharyngo-branchiales pratiquées de chaque côté au plancher de l'arrière-bouche. L'eau ainsi poussée dans la cavité respiratoire descend entre les branchies, en baigne la surface, puis est expulsée au dehors par les ouvertures des ouïes. Lorsque la chambre branchiale doit se remplir de la sorte, les arcs branchiaux, qui

---

(1) Dans la Lamproie, cette cage branchiale se compose d'une bande médiane qui s'étend sous la gorge, depuis l'arrière-bouche jusqu'au cœur, et donne naissance de chaque côté à des branches d'une forme assez compliquée, qui remontent sur les côtés jusqu'à la colonne vertébrale, en contournant l'appareil respiratoire et en fournissant, chemin faisant, des prolongements à l'aide desquels ces tigelles se réunissent entre elles de distance en distance. Une première paire de ces arcs sous-cutanés, plus simple que les autres, est située au-devant de la première branchie; les suivantes sont placées entre les poches branchiales et envoient des prolongements pour en cadrer les orifices de ces organes. Enfin, à l'arrière de ce système de pièces solides, se trouve une sorte de capsule cartilagineuse qui loge le cœur. Il est aussi à noter que ces arcs sous-cutanés sont composés de plusieurs pièces disposées en chaîne, et tantôt soudées entre elles, d'autres fois unies par un tissu ligamenteux seulement (a).

(a) Voyez à ce sujet Duméril, *Dissertation sur la famille des Poissons Cyclostomes, suivie d'un Mémoire sur l'anatomie des Lamproies*, p. 28.
— Schulze, *Ueber die ersten Spuren des Knochensystems (Deutsches Archiv für die Physiologie, von Meckel*, 1818, t. IV, p. 344 et suiv.).
— Rathke, *Bemerkungen über den innern Bau der Pricke*. In-4, 1825, pl. 1, fig. 1 et 2.
— Meyer, *Ueber den Bau von Petromyzon marinus (Analecten für vergleichende Anatomie*, 1835, p. 2, pl. 1 et 2).
— Born, *Observ. anatom. sur la Grande Lamproie (Ann. des sc. nat.*, 1828, 1re série, t. XIII, p. 12, pl. 1, fig. 2).
— Carus, *Tabulæ Anatomiam comparativam illustrantes*, pars VII, tab. 4, fig. 2 et 3.

d'abord étaient rapprochés les uns des autres, s'écartent entre eux et ouvrent les pertuis qui les séparent (1). Ces mouvements sont dus principalement à l'action de muscles qui sont

(1) Le mécanisme de la respiration des Poissons a été l'objet de recherches intéressantes faites, il y a un siècle et demi, par Duverney (a), et plus récemment par M. Duméril (b) ; mais c'est surtout à M. Flourens qu'on est redevable de la connaissance exacte de toute la série de mouvements à l'aide desquels le renouvellement de l'eau s'opère dans la cavité branchiale de ces Animaux.

« Si l'on examine un Poisson qui respire dans l'eau, dit ce physiologiste, on distingue bientôt les deux mouvements principaux qui constituent sa respiration, et que Duverney a si bien marqués. Dans l'un, toutes les parties de l'appareil, la bouche, la gorge, l'arcade palatine, les opercules, les rayons et la membrane branchiostéges, les arcs branchiaux, s'élargissent et se dilatent ; l'eau entre par la bouche, et c'est l'inspiration. Dans l'autre, toutes ces parties se resserrent, se rapprochent, se rétrécissent ; l'eau, pressée de toutes parts, sort par l'ouverture des ouïes, et c'est l'expiration. » Mais tous ces mouvements ne composent pas à eux seuls tout le mécanisme respiratoire, dont la partie la plus importante consiste dans le développement des branchies.

« Pour mieux suivre ce mécanisme du mouvement des branchies dans tous ses détails, ajoute M. Flourens, j'ai successivement enlevé sur plusieurs Tanches et sur plusieurs Carpes, soit l'opercule d'un seul côté, soit les deux opercules, et comme ces ablations n'ont pas empêché ces Poissons de survivre durant plusieurs jours, j'ai pu répéter et varier avec tout le soin convenable mes observations. J'ai donc vu que, pendant la respiration, les branchies : 1° s'écartent et se rapprochent tour à tour les unes des autres ; 2° qu'elles s'écartent l'une de l'autre en se portant en avant et qu'elles se rapprochent en se portant en arrière ; 3° que, dans leur rapprochement, elles ne vont jamais jusqu'à se toucher et gardent toujours une certaine distance entre elles ; 4° qu'au contraire les deux feuillets de chaque branchie, après s'être brusquement détachés et écartés, se réappliquent promptement et complétement l'un sur l'autre ; 5° que les branchies sont continuellement agitées d'un double mouvement d'extension et de raccourcissement alternatifs, d'une part, et de rotation d'arrière en avant et d'avant en arrière, de l'autre ; et 6° que les lames ou franges de chaque feuillet, après s'être écartées, se rapprochent et vont quelquefois jusqu'à se toucher (c). »

(a) Duverney, *Mém. sur la circulation du sang chez les Poissons qui ont des ouïes et sur leur respiration* (Œuvres anatomiques, t. II, p. 496, et Mém. de l'Acad. des sc., 1701, p. 235).
(b) Duméril, *Mém. sur le mécanisme de la respiration des Poissons* (Magasin encyclopédique, 1808, t. I, p. 186).
(c) Flourens, *Expériences sur le mécanisme de la respiration des Poissons* (Ann. des sc. nat., 1830, t. XX, p. 9 et suiv.).

fixés à l'extrémité supérieure de ces arcs et qui les attachent à la base du crâne; ils les tirent en dehors et en avant, et sont désignés par les anatomistes sous le nom de *muscles abducteurs des branchies*. D'autres faisceaux musculaires situés à la partie inférieure de l'appareil hyoïdien, et étendus, les uns entre sa portion basilaire et ses branches, les autres entre celles-ci et les os en ceinture de l'épaule, concourent au même résultat, et pendant que les fentes pharyngiennes s'élargissent de la sorte, la cavité située au delà, c'est-à-dire la chambre respiratoire, s'agrandit par suite de la dilatation de sa paroi externe ou operculaire (1).

(1) Cuvier a décrit avec beaucoup de soin les divers muscles de l'appareil respiratoire chez la Perche. Les *muscles abducteurs des branchies* sont au nombre de quatre de chaque côté de la tête, et se dirigent obliquement en bas et en arrière pour aller s'insérer chacun à l'arc branchial correspondant, sur une apophyse que présente le bord supérieur de la pièce épibranchiale (*a*). MM. Agassiz et Vogt, en décrivant ces muscles chez les Salmonés, les désignent sous le nom de *muscles releveurs superficiels*, pour les distinguer de trois faisceaux qui se rendent également de la base du crâne aux pièces pharyngiennes supérieures de l'appareil hyoïdien ; enfin ces naturalistes mentionnent aussi sous le nom d'*attracteurs* deux petits faisceaux musculaires qui ne s'attachent pas au crâne, mais qui, en partant de la ligne médiane, vont se fixer aux deuxième et troisième arcs branchiaux

et concourent à les tirer en avant, ce qui agrandit les fentes pharyngiennes (*b*).

Chez les Cyprins, il n'y a que trois muscles abducteurs des branchies, et dans la Baudroie un seul (*c*).

Des *muscles élévateurs des plaques pharyngiennes*, qui servent plus spécialement à suspendre l'extrémité supérieure de l'appareil hyoïdien au crâne, concourent aussi à tirer les arcs branchiaux un peu en avant, et peuvent être classés également parmi les dilatateurs des fentes pharyngiennes (*d*).

Les muscles antagonistes de ceux-ci occupent la même région, et ont été appelés *muscles abducteurs supérieurs des branchies*, ou *transverses supérieurs* (*e*). Chez la Perche, ils sont au nombre de trois, et vont de chaque pièce pharyngienne à la portion voisine de l'arceau (*f*). La disposition de ces muscles est à peu près la même

(a) Voyez *Histoire des Poissons*, par Cuvier et Valenciennes, t. 1, p. 410, pl. 5, n° 30, et *Anat. comp.*, t. VII, p. 277.
(b) Agassiz, *Anatomie des Salmonés*, p. 68, pl. H, fig. 5, et pl. J, fig. 4 et 10.
(c) Duvernoy, *Leçons d'anatomie comparée* de Cuvier, t. VII, p. 278.
(d) Cuvier, *Anatomie comparée*, t. VII, p. 281.
(e) Cuvier, t. 1, p. 413.
(f) Cuvier, *loc. cit.*, pl. 5, n° 39.

Nous avons déjà vu que, chez les Poissons osseux, l'appareil operculaire se compose de deux parties : une espèce de volet mobile suspendu au-dessous et en arrière de la région temporale du crâne, et appelé *opercule* proprement dit, ou battant operculaire; puis un rideau extensible qui descend de ce volet jusque dans la gorge, et qui est soutenu par une série de baguettes nommées *rayons branchiostéges*. Le battant de l'opercule est mis en mouvement par deux muscles antagonistes qui se portent du crâne à la partie supérieure de l'os operculaire, et se distinguent en releveur et en abaisseur (1). Quand ce

chez le Congre. Chez la Truite on n'en distingue que deux (*a*).

Les *muscles abducteurs inférieurs*, ou *obliques propres* (Cuvier), sont quatre paires de faisceaux charnus qui se portent des pièces basibranchiales aux arcs correspondants, et sont logés en partie dans le canal creusé le long de la portion inférieure de chacune de ces branches (*b*).

La dilatation des fentes pharyngiennes est déterminée aussi par les *muscles coraco-pharyngiens*, qui s'attachent à la portion coracoïdienne des os en ceinture, et à l'os pharyngien inférieur ou arc hyoïdien postérieur (*c*); par le *muscle abducteur impair des os pharyngiens*, qui s'étend transversalement entre ces arcs postérieurs et par quelques autres faisceaux dont la disposition est moins constante.

Les muscles qui, en agissant sur la portion inférieure de l'appareil hyoïdien, tendent à fermer les fentes pha-

ryngiennes, sont placés au-dessus des obliques propres, et se portent transversalement de la portion basilaire du système hyoïdien au bord postérieur des arcs branchiaux.

Chez les SÉLACIENS, l'articulation en genou, résultant de la réunion des pièces cératobranchiales et épibranchiales, est pourvue d'un muscle propre qui occupe l'angle rentrant formé par ces deux portions de l'arc branchial et qui sert à rapprocher celles-ci (*d*). Ce mouvement a pour conséquence d'élever le plancher de la bouche et de resserrer les parois des sacs branchiaux.

(1) Le *muscle releveur* ou *abducteur de l'opercule* est situé à la face externe de cet appareil, dans la fosse temporale, et peut se composer d'un ou de plusieurs faisceaux. Le *muscle adducteur* ou *abaisseur de l'opercule* s'attache à la face interne et supérieure de l'operculaire, en arrière de l'articulation de cet os avec le crâne (*e*).

(*a*) Cuvier, *Anatomie comparée*, t. VII, p. 279.
(*b*) Cuvier et Valenciennes, *Histoire des Poissons*, t. I, pl. 6, fig. 3, n° 38.
(*c*) Cuvier, *Op. cit.*, pl. 5, n°s 36 et 37.
(*d*) Alessandrini, *De Piscium cartilagineorum branchiis*, pl. 28 *d*, et pl. 29 (*Novi Comment. Acad. Bononiensis*, t. IV).
(*e*) Cuvier et Valenciennes, *Histoire des Poissons*, pl. 6, fig. 2, n°s 25 et 26.

battant s'élève, sa partie inférieure s'écarte des branchies de façon à augmenter la largeur de la cavité respiratoire, et il entraîne avec lui les rayons branchiostéges situés au-dessous de son bord inférieur; mais la dilatation de la portion inférieure de l'opercule est déterminée aussi par les mouvements propres de ces rayons et par ceux des cornes hyoïdiennes auxquelles ils sont suspendus, mouvements qui sont produits par des faisceaux musculaires fixés à ces os et à la mâchoire inférieure (1).

Pendant que les branchies s'écartent de la sorte et que l'eau

(1) Les cornes de l'hyoïde sont tirées en avant et en bas par une paire de muscles appelés *géni-hyoïdiens*, qui partent de la partie antérieure et interne de la mâchoire inférieure et s'insèrent sur la face externe des branches du segment hyoïdien antérieur; quelquefois ils envoient même des fibres sur les rayons branchiostéges, et parfois ils sont réunis antérieurement en un seul faisceau médian : chez le Turbot, par exemple.

Deux autres muscles beaucoup plus petits, et croisés en forme d'X, se portent du basihyal sur les rayons branchiostéges de la première paire, et, en se contractant, les abaissent (*a*). Enfin il existe aussi une couche plus ou moins épaisse de fibres charnues, qui se portent d'un rayon à l'autre, ou des derniers rayons à la face interne du battant de l'opercule, et constituent un *muscle constricteur de l'opercule membraneux*. Cuvier en a donné de bonnes figures chez la Perche (*b*), et il a signalé le grand développement que ces muscles pren-

nent dans le Lump, où ils s'étendent d'une corne hyoïdienne à l'autre (*c*). Il est à noter que les faisceaux qui sont situés près du bord postérieur de l'opercule concourent à maintenir ce bord appliqué contre les os en ceinture pendant le premier moment de la dilatation de la chambre réparatrice, et agissent de la sorte comme des muscles inspirateurs, quoique le rôle principal de cette ceinture charnue soit de rabattre l'opercule et de pousser ainsi l'eau hors de la cavité branchiale.

M. Remak a décrit dernièrement un muscle marginal qui garnit le bord du repli cutané dont l'opercule est revêtu, et qui sert à rétrécir l'ouverture des ouïes (*d*).

Les muscles moteurs de l'appareil hyoïdien des têtards de BATRACIENS ressemblent beaucoup à ceux des Poissons. Le grand muscle constricteur de la gorge dont il a été question ci-dessus (page 211) correspond à l'ensemble des faisceaux qui chez ces derniers s'étendent entre les rayons branchiostéges; il se développe davan-

(*a*) Cuvier, *Op. cit.*, pl. 6, fig. 1, n° 29.
(*b*) Cuvier et Valenciennes, *Op. cit.*, pl. VI, fig. 2, n° 28.
(*c*) Cuvier, *Anatomie comparée*, 2ᵉ édit., t. VII, p. 245.
(*d*) Remak, *Bemerkungen über die äusseren Athemmuskeln der Fische* (Müller's *Archiv für Anat. und Physiol.*, 1843, p. 190).

est appelée de la bouche dans la chambre respiratoire, par suite de l'agrandissement de celle-ci, les lamelles dont ces organes sont composés s'écartent aussi entre elles de façon à faciliter le renouvellement du liquide ambiant sur toute l'étendue de leur surface. Ces mouvements sont le résultat du mode d'organisation compliqué de la cloison qui est placée entre les deux séries de lamelles dont chaque branchie complète est formée, et qui se compose de faisceaux musculaires et de tissus élastiques (1). Enfin l'eau s'échappe au dehors par les ouïes, à mesure que les branchies se rapprochent et que le battant de

lage chez les têtards des Batraciens Anoures (a) que chez les Urodèles, dont la respiration branchiale est extérieure (b). Les muscles qui, chez les Poissons, se portent du basihyal aux rayons, paraissent être représentés ici par des faisceaux charnus qui se portent du segment antérieur de l'hyoïde aux arcs branchiaux de la première paire (c). Il y a aussi les analogues des abducteurs inférieurs dont il a été question ci-dessus et des muscles géni-hyoïdiens (d). Enfin les muscles élévateurs se retrouvent également ici sous la forme d'un faisceau qui s'étend de l'apophyse orbitaire du cartilage crânien à l'extrémité des cornes hyoïdiennes, et d'un muscle appelé masto-branchial parce qu'il se porte de la région mastoïdienne du crâne à l'extrémité des arcs branchiaux (e).

(1) Cet appareil musculaire, dont l'existence avait été signalée par Walbaum (f), a été étudié d'une manière approfondie par M. Alessandrini (g) et par Duvernoy (h).

Chez l'Esturgeon, où il est très développé, la cloison interlamellaire (ou diaphragme branchial, Duvernoy) s'étend extérieurement jusqu'aux trois quarts des filaments et ne les laisse libres que dans leur portion terminale; enfin, elle loge dans son épaisseur une multitude de petits muscles qui partent des côtés de l'arc branchial, et vont s'insérer au milieu du bord libre de la cloison, de façon à tirer sur celle-ci et à déterminer ainsi le rapprochement de la portion terminale des lamelles situées des deux côtés et qui sont en connexion avec ce bord (i).

Dans le Congre, ces muscles sont

(a) Dugès, Rech. sur l'ostéologie et la myologie des Batraciens, p. 148, pl. 13, fig. 80 et 81.
(b) Dugès, Op. cit., pl. 15, fig. 118.
(c) Dugès, Op. cit., pl. 15, fig. 114.
— Martin Saint-Ange, pl. 19, fig. 1 à 4.
(d) Dugès, pl. 15, fig. 14.
(e) Dugès, Op. cit., pl. 15, fig. 14.
(f) Dans son édition de l'Ichthyologie d'Artedi, 1789, p. 42.
(g) Alessandrini, De Piscium apparatu respirationis tum speciatim Orthragorisci (Novi Commentarii Acad. scient. Instit. Bononiensis, 1839, t. III, p. 359, pl. 32 et 34).
(h) Duvernoy, Du mécanisme de la respiration des Poissons (Ann. des sc. nat., 1839, 2e série, t. XII, p. 65).
(i) Duvernoy, loc. cit., pl. 5, fig. 1, 2, 3.

l'opercule redescend en même temps que les rayons branchiostéges redeviennent parallèles.

Chez les Sélaciens, le mécanisme de la respiration est à peu près le même que chez les Poissons à branchies libres, si ce n'est que l'opercule, représenté seulement par les parois molles des diverses chambres branchiales, n'y contribue que peu. Les arcs branchiaux s'écartent et se rapprochent par le jeu de muscles assez semblables à ceux dont il vient d'être question. J'ajouterai cependant qu'un muscle sous-cutané enveloppe l'ensemble de l'appareil respiratoire, et constitue un *constricteur commun* des branchies très puissant. Enfin d'autres fibres musculaires transverses entourent les orifices branchiaux et servent à en déterminer la fermeture.

La disposition de ces agents mécaniques est aussi à peu près la même chez les Cyclostomes : la contraction des cavités respiratoires est déterminée principalement par un constricteur commun, et leur dilatation est produite par l'élasticité de la cage cartilagineuse qui renferme l'ensemble de cet appareil (1).

également très développés, bien que le connectif ou diaphragme branchial n'occupe qu'environ le tiers de la longueur des lamelles (a). Il en est de même chez le Poisson Lune, ou *Orthragoriscus*, où leur disposition est un peu différente (b). L'écartement des lamelles paraît être dû à l'élasticité des cartilages dont leur charpente est formée, et à l'action d'un petit muscle transversal placé à leur base, au-dessus du point d'appui que leur fournit un tube dépendant de l'arc branchial, et désigné par M. Alessandrini sous le nom de *canal hydrophore* (c).

Chez les Sélaciens, ces muscles interbranchiaux sont très développés, et s'étendent en éventail sur les tigelles cartilagineuses qui naissent du bord antérieur des arcs branchiaux pour s'avancer jusqu'à la paroi externe de la chambre respiratoire (d). Il y a aussi chez ces Poissons une espèce de ressort cartilagineux qui garnit le bord des replis branchiaux et les maintient écartés entre eux (e).

(1) Les orifices branchiaux sont en-

(a) Duvernoy, *loc. cit.*, pl. 6, fig. A.
(b) Duvernoy, *loc. cit.*, pl. 6, fig. B.
(c) Alessandrini, *loc. cit.*, pl. 34.
— Carus, *Tabulæ Anatom. comp. illustr.*, pars VII, pl. 4, fig. 10 (d'après Alessandrini).
(d) Duvernoy, *loc. cit.*, pl. 6, fig. C et D.
(e) Voyez Williams, art. ORGANS OF RESPIRATION, in Todd's *Cyclopædia*, p. 290, fig. 238.

§ 14. — Parfois les Poissons ne se bornent pas à renouveler Inspiration
d'air gazeux. ainsi l'eau aérée dont leurs branchies sont baignées, on les voit aussi venir, à la surface du liquide ambiant, prendre dans l'atmosphère des gorgées d'air. Or cette manœuvre ne leur est pas inutile et concourt souvent à l'entretien du travail respiratoire. Nous savons, en effet, par les expériences de Spallanzani (1) et de quelques autres physiologistes (2), que les branchies de ces animaux sont susceptibles d'absorber l'oxygène gazeux aussi bien que l'oxygène dissous dans l'eau, et l'observation journalière nous fait voir qu'en cas d'insuffisance de la provision du principe comburant contenu dans le liquide où ils se trouvent confinés, ils peuvent souvent la compléter à l'aide d'une certaine quantité d'air puisé directement dans l'atmosphère (3).

tourés d'un petit cadre cartilagineux, et pourvus aussi de muscles constricteurs analogues à ceux des Sélaciens.

Le mécanisme de la respiration chez la Lamproie a été étudié avec détail par Mayer, de Bonn (a). Mais, pour la disposition des faisceaux musculaires, je renverrai de préférence aux figures qui accompagnent le beau travail de M. Müller sur les Cyclostomes (b).

(1) Voyez tome Ier, page 517.

(2) MM. de Humboldt et Provençal ont fait aussi quelques expériences directes sur ce sujet : « C'est, disent-ils, un privilége que la Nature a accordé à la plupart des Animaux munis de branchies, de pouvoir respirer à la fois dans l'eau et dans l'air. Ils ne suspendent pas leur respiration lorsque, sortant de l'eau, on les expose à l'air. Ils absorbent l'oxygène gazeux, comme le fait un Reptile muni de poumons. Il est connu que l'on engraisse des Carpes en les nourrissant suspendues dans l'air et en leur mouillant de temps en temps les ouïes avec de la mousse humide pour empêcher qu'elles ne se sèchent. » Ces expérimentateurs ont constaté qu'il y a alors absorption d'oxygène et dégagement d'acide carbonique, mais que la surface générale du corps ne contribue pas sensiblement à la production de ces résultats (c).

(3) Sylvestre a vu des Poissons vivre très bien dans de l'eau nouvellement bouillie ou distillée, quand on leur permettait de venir à la surface; tandis que, placés sous des récipients exactement remplis d'eau et sans con-

(a) Mayer, Analecten für Vergleichende Anatomie, 1835.
(b) Müller, Vergleichende Anatomie der Myxinoïden, pl. 7, fig. 2, 9 et 10.
(c) Humboldt et Provençal, Recherches sur la respiration des Poissons (Mém. de la Société d'Arcueil, t. II, p. 397).

II.

Adaptation
des branchies
à la respiration
aérienne.

En général, cependant, la respiration aérienne est nulle ou insignifiante chez les Poissons, et presque tous ces Animaux périssent même très promptement lorsqu'on les retire de l'eau pour les exposer à l'air. Quelques-uns, au contraire, sont destinés à demeurer plus ou moins longtemps à terre (1), et il n'est pas sans intérêt de voir que la Nature, fidèle toujours à ce principe d'économie dont il a déjà été question si souvent dans nos leçons, rend certains Poissons propres à ce genre de vie en modifiant légèrement la structure de leur appareil branchial, de la même manière que nous l'avons vue faire pour les Crustacés qui sont conformés pour vivre à terre au lieu d'habiter dans l'eau, comme les autres Animaux de leur classe.

Effectivement, dans la plupart des cas, la faculté de respirer aussi dans l'air ne tient pas à l'existence d'un organe comparable à un poumon, ni à l'activité de la respiration cutanée, mais seulement à une disposition qui maintient les branchies dans un état d'humidité nécessaire à l'exercice de leurs fonctions (2). Ce résultat est obtenu à l'aide d'un réservoir placé au-dessus des branchies et composé de cellules de forme irrégulière, ménagées entre des lamelles foliacées dont les os pharyngiens supérieurs sont garnis (3). Une structure de ce genre se ren-

tact avec l'air extérieur, ils moururent dans l'espace de dix-huit à dix-neuf heures. Il a trouvé aussi que les Poissons renfermés dans une quantité limitée d'eau contenue dans un vase ouvert à l'air s'y asphyxient, lorsqu'à l'aide d'un diaphragme à claire-voie on les empêche de remonter vers la surface (a).

(1) Théophraste, le disciple et le successeur d'Aristote, parle de Poissons de l'Inde qui sortent des rivières et restent à sec pendant un certain temps, et des observateurs modernes ont non-seulement constaté que l'Anabas des marais du Bengale et de Java se comporte de la sorte, mais ils ont même attribué à cet animal une habitude plus singulière encore, celle de grimper aux arbres (b).

(2) Voyez tome Ier, page 519.

(3) C'est chez l'ANABAS que cet appareil singulier présente le plus de développement et de complication.

(a) Sylvestre, Mém. sur la respiration des Poissons (Bulletin de la Société philomatique, 1791, t. I, p. 17).

(b) Daldorf, Nat. Hist. of Perca scandens (Trans. Linn. Soc., 1797, vol. III, p. 62).

contre chez l'Anabas, le Gourami et plusieurs autres Poissons que Cuvier a réunis dans une famille naturelle sous le nom de *Pharyngiens labyrinthiformes*, et l'on sait que toutes les espèces

Les branchies de ce Poisson sont petites ; mais la chambre respiratoire remonte très haut sur les côtés de la tête, et se trouve partagée par une cloison membraneuse en deux loges, dont la supérieure est occupée par une masse foliacée que l'on a comparée à un chou frisé ou à l'os ethmoïde de l'homme. Celle-ci est formée par une multitude de lames diversement contournées qui naissent des os pharyngiens supérieurs correspondants aux deux premiers arcs branchiaux. Ces lames sont recouvertes d'une membrane riche en vaisseaux sanguins, et la cavité qui les renferme débouche au-dessus des branchies par un orifice étroit. Le liquide qui s'accumule dans les interstices de cette masse spongieuse, quand le Poisson est dans l'eau, doit s'y conserver lorsque celui-ci va à terre, et maintenir de l'humidité autour des branchies (a).

Chez l'OSPHROMÈNE GOURAMI, poisson qui paraît être originaire de la Chine, mais qui est acclimaté à l'île de France et a été transporté aussi à Cayenne, la masse labyrinthiforme des os pharyngiens supérieurs est également très grande (b) ; mais chez les Polyacanthes (c), les Colysa (d), les Trichopodes et les Macropodes (e), qui appartiennent à la même famille, cet appareil est moins développé et moins compliqué ; enfin, chez les SPIRO-BRANCHES il est réduit à deux petites lames simplement recourbées (f).

Les OPHICÉPHALES, poissons de l'Inde qui sortent aussi volontiers de l'eau et restent longtemps à sec, ont également la chambre branchiale divisée en deux étages et la loge supérieure pourvue d'anfractuosités nombreuses dépendantes des os pharyngiens et propres à retenir l'eau (g). Après la pluie, on les rencontre parfois en grand nombre dans les champs, à des distances considérables de toute rivière ou marais, et cette circonstance a donné lieu à l'opinion populaire que ces Animaux tombent des nues (h). La structure de leurs cellules épibranchiales a été étudiée d'une manière plus précise par M. Peters (i).

Des habitudes analogues ont été

(a) Cuvier et Valenciennes, *Histoire des Poissons*, t. VII, p. 205, et *Atlas du Règne animal*, Poissons, pl. 73, fig. 2).
— Taylor a décrit aussi la structure de ce Poisson, qu'il désigne, d'après Hamilton, sous le nom de *Cotus cabojius* (Brewster's *Edinb. Journ. of Sc.*, 1834, p. 36).
(b) Cuvier, *loc. cit.*, pl. 205, fig. 5.
— Valenciennes, *Atlas du Règne animal* de Cuvier, POISSONS, pl. 73, fig. 3.
(c) Cuvier, *loc. cit.*, pl. 205, fig. 4.
— Valenciennes, *loc. cit.*, fig. 4.
(d) Cuvier, *loc. cit.*, pl. 205, fig. 3.
(e) Cuvier, *loc. cit.*, pl. 205, fig. 2.
(f) Cuvier, *loc. cit.*, pl. 205.
— Valenciennes, *Atlas du Règne animal*, POISSONS, pl. 73, fig. 5.
(g) Cuvier, *loc. cit.*, p. 398, pl. 206.
— Valenciennes, *Atlas du Règne animal*, pl. 73, fig. 6.
(h) Hamilton, *An Account of the Fishes of the river Ganges*, 1822, p. 68.
(i) Peters, *Ueber das Kiemengerüst der Labyrinthfische* (Müller's *Archiv*, p. 427).

de ce groupe jouissent de la faculté de rester hors de l'eau pendant un temps plus ou moins long.

La structure singulière de l'appareil respiratoire qui a été découvert par Geoffroy Saint-Hilaire chez un Poisson Siluroïde du Nil, auquel ce naturaliste a donné le nom de *Heterobranchus*, me paraît devoir être assimilée à celle dont il vient d'être question chez les Anabas et le Gourami. Des appendices arborescents naissent de l'extrémité supérieure des arcs branchiaux de la deuxième et de la quatrième paire, et forment de grosses touffes logées dans une cavité pratiquée au-dessus des branchies, à la partie postérieure et supérieure de la chambre respiratoire. Ces organes sont garnis d'une membrane riche en vaisseaux sanguins, et peuvent ainsi concourir à multiplier les points de contact entre le fluide nourricier et le fluide respirable ; mais il est probable qu'ils servent surtout à maintenir de l'humidité autour des branchies lorsque ces Poissons viennent à terre, et l'on sait que ceux-ci peuvent vivre hors de l'eau pendant plusieurs jours. Une disposition toute semblable a été découverte plus récemment chez un Siluroïde du Gange, nommé *Magur* (1).

constatées chez le Hassor (ou *Doras Hancockii*, Cuv.). Parfois ces Poissons émigrent par troupes très nombreuses à travers champs, à des distances considérables, pendant la nuit ; mais on ne sait pas s'ils ont quelque particularité de structure semblable à ce que nous venons de signaler chez les Pharyngiens labyrinthiformes, ou chez d'autres Siluroïdes dont nous avons maintenant à parler (a).

(1) L'appareil dendroïde qui surmonte les organes de la respiration chez le HARMOUT du Nil, ou Hétérobranche (*Silurus anguillaris* de Hasselquist), ne consiste pas en lames chicoracées, mais en tiges rameuses. Geoffroy Saint-Hilaire, qui avait d'abord considéré ces appendices comme des branchies (b), en a publié dans le grand ouvrage sur l'Égypte (c) de très belles figures qui sont dues au crayon de Cuvier (d). Heussinger les a décrits d'une manière inexacte (e), et M. Le-

(a) Hancock, *Notes on Some Fishes and Reptiles from Demerara* (Zool. Journ., vol. III, p. 240).
(b) *Bulletin de la Société philomatique*, 1804, n° 62.
(c) Poissons, pl. 17, fig. 8 et 9 ; reprod. *Atlas du Règne animal*, Poissons, pl. 104, fig. 2 a, 2 b.
(d) Voyez Valenciennes, *Histoire des Poissons*, t. XV, p. 353.
(e) Voyez Meckel, *Anatomie comparée*, t. X, p. 253.

D'autres Poissons dont l'appareil respiratoire, sans présenter aucune annexe, est seulement protégé contre une prompte dessiccation par l'étroitesse de l'ouverture des ouïes, peuvent aussi sortir de l'eau et rester à sec impunément pendant plusieurs heures : l'Anguille commune est dans ce cas; et l'on a remarqué que les espèces qui périssent très promptement lorsqu'on les

reboullet a constaté qu'au lieu d'être des appendices solides, comme le pensait Geoffroy, ce sont des organes vasculaires (a).

Le Harmout a quatre arcs branchiaux comme les Poissons ordinaires, mais ces arcs ne portent de lamelles branchiales que le long de leur portion inférieure correspondante à la pièce cératobranchiale, et dans leur portion supérieure ces lamelles sont remplacées par une expansion membraneuse à bord dentelé qui, rudimentaire au quatrième arc, est très développée aux trois premiers arcs et protège les arborisations fixées sur le deuxième et le quatrième de ces arcs, Ces appendices dendroïdes semblent devoir être considérés comme analogues aux organes désignés sous le nom de pseudo-branchies. L'arbuscule fixé au deuxième arc est le plus petit, et se divise tout de suite en deux grosses branches dont la supérieure se subdivise bientôt en trois rameaux. Celui qui surmonte l'angle du quatrième arc branchial est beaucoup plus grand; il naît par deux racines qui, après s'être réunies en un gros tronc, se divisent en une multitude de

rameaux très courts. Ces organes ont une texture fibro-élastique, et Cuvier a pensé qu'ils pouvaient servir à la manière de cœurs aussi bien que de branchies, et concourir à pousser le sang dans le système artériel (b).

On a trouvé ces organes dans toutes les espèces du genre Hétérobranche ou *Clarias*, mais moins développés que chez le Harmout (c). Par exemple, chez le Clarias Magur ou *Macropteronotus Magur*, du Gange (d), où ces arbuscules pharyngiens naissent des deux arcs branchiaux intermédiaires et reçoivent le sang par de nombreux rameaux de l'artère branchiale. Il serait utile de comparer avec soin les rapports vasculaires de ces parties à ceux des pseudo-branchies, dont il a déjà été question, car il est probable que ce sont des organes du même ordre.

Du reste, les mœurs des Magurs sont en rapport avec le mode d'organisation que je viens de signaler, car lorsque l'eau vient à manquer dans les marais ou les fossés qu'ils habitent, ces Poissons s'enfoncent dans la terre humide (e).

(a) Lereboullet, *Anatomie comparée de l'appareil respiratoire*, p. 137.
(b) Cuvier, *Anatomie comparée*, 2e édit., t. VII, p. 187.
(c) Valenciennes, *Hist. des Poissons*, t. XV, p. 352.
(d) Taylor, *On the Respir. Organs of certain Fishes* (Brewster's Edinb. Journal of Science, 1834, vol. V, p. 33).
(e) Valenciennes et Cuvier, *Histoire des Poissons*, t. XV, p. 382.

retire de l'eau ont généralement les ouïes très fendues et les branchies mal protégées (1). Des expériences directes montrent aussi que la dessiccation résultant d'une évaporation peu abondante peut être une cause de mort pour ces animaux (2); mais, ainsi que je l'ai déjà dit, l'affaissement de leurs lamelles branchiales est aussi une circonstance qui contribue à déterminer leur asphyxie, lorsqu'au lieu d'être plongés dans un milieu dense, comme l'eau, ils sont placés dans un fluide aériforme (3).

§ 15. — Du reste, ces moyens d'adaptation de l'appareil branchial d'un Animal vertébré à la vie aérienne ne paraissent se prêter qu'à une respiration très bornée; et, lorsque les besoins de l'organisme deviennent plus grands, la Nature a recours ici, comme chez les Invertébrés, à la création d'instruments nouveaux, destinés essentiellement à agir sur l'air atmosphérique : ce sont les poumons. Nous verrons plus tard que certains Poissons présentent des organes qui ont au moins beaucoup de ressemblance avec ces instruments spéciaux de la respiration aérienne (4); mais c'est chez les Batraciens adultes, ainsi que chez les Reptiles, les Oiseaux et les Mammifères qu'ils existent d'une manière normale, et c'est chez ces Animaux qu'il faut les étudier d'abord.

---

(1) Broussonnet a fait remarquer que les Anguilles et les autres Poissons qui se tiennent ordinairement dans la vase ont la cavité respiratoire très grande, et y conservent de l'eau plus long-temps que les autres espèces (a). Du reste, ces Animaux ne paraissent avoir qu'une respiration peu active, et c'est principalement pendant la nuit, et quand il y a de la rosée, qu'ils viennent à terre pour se transporter d'une mare à une autre.

(2) W. Edwards, *De l'influence des agents physiques sur la vie*, p. 118.

(3) Flourens, *Expér. sur le mécanisme de la respiration des Poissons* (*Ann. des sc. nat.*, t. XX, p. 5, 1830).

(4) Je traiterai de la vessie natatoire des Poissons dans la 15e leçon.

(a) Broussonnet, *Mémoire pour servir à l'histoire de la respiration des Poissons* (*Mém. de l'Acad. des sc.*, 1785, p. 182).

QUATORZIÈME LEÇON.

De l'appareil respiratoire des Vertébrés terrestres. — Du tube inspirateur ou système trachéen. — Des poumons et de leurs annexes chez les Reptiles et chez les Mammifères.

§ 1. — Chez tous les Vertébrés terrestres, l'appareil respi-Disposition
générale
de l'appareil
respiratoire.ratoire est formé sur le même plan général ; on y rencontre divers degrés de perfectionnement, mais partout ce sont, à peu de chose près, les mêmes organes qui le constituent. Partout aussi la division du travail est portée très loin dans cette fonction importante, et les divers actes nécessaires à son accomplissement s'exécutent à l'aide de trois séries d'instruments particuliers, savoir :

L'organe qui reçoit à la fois le sang et l'air, qui met ces deux fluides en rapport, et qui est par conséquent le siége de la respiration ;

Les conduits à l'aide desquels l'air peut arriver dans cet organe et en sortir librement ;

Enfin, les organes mécaniques qui déterminent soit l'entrée, soit la sortie du fluide respirable.

Nous pourrions considérer aussi comme une quatrième série d'organes concourant à l'exécution du travail respiratoire, les conduits qui amènent le sang au poumon, où ce liquide doit rencontrer l'air, et les organes moteurs qui en déterminent le renouvellement dans ce même viscère ; mais ces parties appartiennent toujours à un autre appareil physiologique, à l'appareil de la circulation, et il serait prématuré d'en traiter ici.

La partie fondamentale de l'appareil respiratoire de tous ces Animaux se compose de Poumons, ou poches membraneuses, à cavités simples ou multiples, dont les parois sont creusées d'une multitude de canaux pour le passage du sang, et dont l'intérieur reçoit l'air qui est destiné à vivifier ce fluide nourricier. Ces poumons sont au nombre de deux. Leur développement est d'ordinaire à peu près égal, mais parfois l'un reste plus ou moins rudimentaire, tandis que l'autre acquiert des dimensions considérables. Enfin ils sont toujours logés dans la grande cavité du corps qui renferme le cœur et tous les principaux viscères ; aussi, lorsque la partie antérieure ou thoracique de cette cavité se trouve séparée de la tête par un cou, ainsi que cela a lieu le plus souvent, sont-ils placés très loin de la cavité buccale, par l'intermédiaire de laquelle ils reçoivent cependant toujours l'air du dehors. Cette dernière cavité ne communique pas seulement avec l'extérieur, comme chez les Poissons, par l'ouverture labiale qui lui est propre : chez tous les Vertébrés à respiration pulmonaire, les fosses nasales, dont les narines forment l'entrée, s'ouvrent aussi en arrière à la voûte du palais, et, par conséquent, c'est indifféremment par la bouche proprement dite ou par le nez que l'air arrive dans l'arrière-bouche ou pharynx. Les fosses nasales, la bouche proprement dite et l'arrière-bouche, constituent donc en quelque sorte le vestibule de l'appareil respiratoire ; mais ce sont des conduits d'emprunt seulement, et c'est au fond de cette dernière cavité que se trouve l'entrée des voies aériennes proprement dites. Là on voit toujours, derrière la base de la langue, une ouverture qui mène aux poumons, et qui est appelée *glotte*. Un tube, dont la longueur varie beaucoup, naît de cet orifice, se prolonge sous l'œsophage (1) et porte l'air à l'organe respiratoire : c'est la *trachée-artère*. Sa portion antérieure est d'ordinaire renflée et constitue l'organe vocal connu sous le nom de *larynx;* quelquefois il se termine aux poumons sans s'être divisé;

(1) Ou devant ce conduit, quand l'Animal est dans la position verticale.

mais le plus souvent il se bifurque pour se porter à droite et à gauche dans ces organes, et l'on donne le nom de *bronches* à chacune de ces divisions ainsi qu'aux ramifications ultérieures que le tube respiratoire peut offrir.

La série des organes qui servent à mettre les poumons des Vertébrés en communication avec l'atmosphère sont donc les fosses nasales et la bouche, l'arrière-bouche, l'ouverture de la glotte et le système trachéen, c'est-à-dire, le larynx, la trachée proprement dite et les bronches.

Quant aux organes moteurs qui entrent dans la composition de l'appareil respiratoire de ces animaux, ce sont d'ordinaire les parois de la cavité qui logent les poumons, c'est-à-dire, le *thorax* ou portion antérieure de la grande chambre viscérale du tronc.

Examinons maintenant tour à tour chacune de ces parties constitutives de l'appareil respiratoire, et voyons comment elles se modifient pour remplir de mieux en mieux les usages auxquels la Nature les destine.

§ 2. — Les conduits respiratoires qui portent l'air du dehors jusqu'aux poumons sont tapissés partout par une membrane muqueuse, assez semblable à celle dont la bouche est revêtue. Elle est pourvue d'une couche épaisse de cellules épithéliques à cils vibratiles, et elle est traversée par les conduits excréteurs d'une multitude de follicules ou glandules mucipares qui sont logées au-dessous et qui versent à sa surface les produits de leur sécrétion (1). Les parois de ces conduits sont ainsi continuelle-

Constitution des conduits aérifères.

(1) Les cils vibratiles de la membrane muqueuse trachéenne ont été observés chez l'Homme et les autres Mammifères aussi bien que chez les Reptiles et les Oiseaux (a) ; ce sont des appendices filiformes d'une ténuité extrême qui naissent de la surface libre de grandes cellules épithéliques, de forme conique, disposées parallèlement et portées sur une couche d'autres cellules analogues, mais ovoïdes et en voie de développement. Celles-ci à leur tour reposent sur une membrane basilaire dont la structure paraît être homogène (b). Le nombre de cils dépendants de chaque cellule

(a) Voyez Sharpey, *Cilia* (Todd's *Cyclop. of Anat. and Physiol.*, t. I, p. 632).
(b) Voyez Kölliker, *Éléments d'histologie*, traduit par MM. Béclard et Sée, p. 508, fig. 237.

II.

ment lubrifiées par des liquides. On comprend donc facilement que les voies aériennes ne servent pas seulement à conduire le fluide respirable dans l'intérieur de l'organe où la respiration a son siége, mais concourent puissamment à maintenir cet instrument dans les conditions nécessaires à l'exercice de ses fonctions. En effet, nous avons déjà vu que la dessiccation d'une membrane est une entrave considérable à son action comme surface absorbante, et que les organes de la respiration, pour remplir leurs fonctions, doivent toujours être maintenus dans un état convenable d'humidité. Or, le courant d'air qui se renouvelle sans cesse dans l'intérieur des poumons pourrait, dans bien des cas, déterminer une évaporation trop abondante, et par suite une dessiccation dangereuse dans les parois des cavités pulmonaires, si ce fluide n'y arrivait déjà chargé de vapeur aqueuse; et pour le saturer ainsi d'humidité, il suffit de

Influence de ces tubes sur l'état hygrométrique de l'air inspiré.

serait, suivant Valentin, de 10 à 22; mais, d'après Williams, il s'élèverait à 50, et les dimensions de ces cellules sont très petites, de façon que le nombre de ces appendices mobiles doit être presque incalculable (a). En effet, les cellules en question n'ont guère plus de $0^{mm},0054$ à $0^{mm},009$ en diamètre. Valentin estime que chez le Lapin il existe 400,000 cils vibratiles par ligne carrée, c'est-à-dire sur une surface égale à $4^{mm},8$ carrés (b); mais chez l'Homme ces appendices épithéliques sont plus nombreux, et, d'après les évaluations de M. Harting, il y en aurait sur les parois de la trachée près d'un milliard et demi (c). Mais des calculs de ce genre ne peuvent donner

que des résultats très incertains et servent seulement à montrer que le nombre de ces organes moteurs microscopiques est très considérable.

Les mouvements vibratiles de ces cils déterminent dans les liquides dont la muqueuse trachéenne est baignée des courants dirigés vers l'orifice de l'appareil respiratoire, et en saupoudrant avec de la poudre de charbon des portions de cette membrane placées sous le microscope, on a vu que le déplacement de ces corpuscules le déplacement de ces corpuscules déterminé de la sorte pouvait être de 6 ou 7 millimètres par minute (d). Enfin leur activité peut persister pendant très longtemps après la mort générale de l'individu : ainsi, chez l'Homme, on

(a) Williams, *Organs of Respiration* (Todd's *Cyclopædia of Anat. and Physiol.*, Supplem., p. 259).
(b) Valentin, *Flimmerbewegung* (Wagner's *Handwörterbuch der Physiologie*, t. I, p. 500).
(c) Harting, *Recherches micrométriques sur le développement des tissus et des organes du corps humain.* In-4, Utrecht, 1845, p. 50.
(d) Bioner, *Die Richtung und Wirkung der Flimmerbewegung auf der Respirationsschleimhaut des Menschen, Kaninchen, und Hundes* (Verhandlungen der Phys. Med. Gesellschaft in Würtzburg, 1850, t. I, p. 209).

lui faire lécher, pour ainsi dire, une surface humide avant son entrée dans le poumon. Ce résultat, comme on le voit, est obtenu à l'aide des conduits respiratoires, et la connaissance de leur influence sur l'état hygrométrique de l'air inspiré nous permettra de comprendre l'utilité de quelques-unes des modifications anatomiques que ces conduits nous offrent chez les divers Vertébrés dont l'étude nous occupe en ce moment.

Chez les Animaux qui vivent dans l'eau ou dans des endroits très humides, comme les Grenouilles et les autres Batraciens, et qui n'ont pas une température notablement plus élevée que celle du milieu ambiant, l'air inspiré doit être déjà très chargé de vapeur aqueuse, avant son entrée dans l'organisme, et ne doit enlever que peu d'humidité en passant dans les poumons : chez

a vu ce mouvement ciliaire soixante-huit heures après le décès (a).

M. Virchow a trouvé aussi que l'action des alcalis ranime ce mouvement lorsqu'il est près de s'éteindre (b).

Il est également à noter que, dans l'état normal, l'épithélium des voies aériennes ne présente aucun phénomène de mue, mais qu'à l'état pathologique il y a souvent desquamation et renouvellement des cellules épithéliques de la muqueuse respiratoire, à peu près de même que pour la muqueuse intestinale et la peau.

J'ajouterai encore que des cils vibratiles garnissent également la membrane muqueuse qui tapisse les fosses nasales, cavités que l'on peut considérer comme constituant la première portion des canaux aériens ; mais

que ces appendices épithéliques disparaissent dans l'arrière-bouche pour se montrer de nouveau dans le larynx, et se continuer jusqu'à l'extrémité des tubes bronchiques proprement dits. Ils manquent sur les cordes vocales, où l'épithélium est pavimenteux (c).

Les cryptes ou les glandules de la membrane muqueuse trachéenne sont les plus nombreuses et les plus développées à la partie dorsale du tube respiratoire, où elles sont logées à la surface externe de la tunique musculaire.

Nous reviendrons sur la structure de ces follicules lorsque nous traiterons des organes sécréteurs en général.

On peut consulter à ce sujet les recherches de M. Schultz (d).

(a) Gosselin, Sur la durée des mouvements vibratiles chez un supplicié (Comptes rendus de la Société de biologie, 1854, t. II, p. 57).
(b) Virchow, Ueber die Erregbarkeit der Flimmerzellen (Arch. für pathol. Anat. und Physiol., 1854, t. VI, p. 133).
(c) Rheiner, Die Ausbreit. des Epithelium im Kehlkopf (Verhandl. der Phys. med. Gesellschaft in Würtzburg, 1852, t. III, p. 222).
(d) E. Schultz, Disquisitiones de structura et textura canalium æriferorum. Lipsiæ, 1850.

eux il n'y aurait donc aucune utilité à ce que le fluide respirable passât dans un long conduit avant que d'arriver à cet organe, et nous verrons qu'effectivement le porte-vent de l'appareil pulmonaire se trouve réduit à sa plus simple expression. Mais les Animaux qui respirent dans un air sec, et surtout ceux qui, à raison de la température de leur corps, augmentent beaucoup la capacité de saturation dans l'air dont leurs poumons se remplissent, sont placés dans des conditions toutes différentes, et doivent, plus que tous les autres, avoir besoin de protéger la surface de la membrane respirante contre cette cause de dessiccation. Nous pouvons donc prévoir que chez les Mammifères, mais surtout chez les Oiseaux, la Nature, pour répondre à ces besoins physiologiques, aura allongé beaucoup le conduit par lequel l'air arrive jusque dans les poumons, et nous allons voir qu'effectivement il en est ainsi (1). La nécessité de l'humectation de l'air inspiré n'est pas la seule condition biologique qui commande l'allongement de ce conduit, mais en général le développement des voies respiratoires est en rapport avec le

(1) Comme exemple des Mammifères dont l'appareil trachéen est très court, on peut citer le Marsouin (a), le Dugong (b) et la Baleine (c); mais les Cétacés, comme chacun le sait, tout en respirant l'air comme les autres Animaux de leur classe, vivent dans l'eau presque à la manière des Poissons.

Pour fixer les idées relativement à la brièveté de ce tube chez les Cétacés, j'ajouterai que chez un Dugong long d'environ 3 mètres 1/2, examiné par M. Ruppell, la trachée n'avait pas tout à fait 14 centimètres de long (d), et que dans un fœtus de Baleine disséqué par M. Eschricht ce tube était moins long que le larynx (e). Enfin, chez un Cachalot long de plus de 5 mètres, la trachée avait, d'après Jackson, environ 22 centimètres de long sur près de 11 centimètres de large (f).

(a) Voyez Albers, *Icones ad illustrandum Anatomen comparatam*, pl. 5, fig. 3.
(b) Voyez Carus, *Tabulæ Anatom. comp.*, pars VII, pl. 8, fig. 1.
(c) Voyez Eschricht, *Undersögelser over Hvaldyrene*, 1845, 3ᵉ série, p. 16, fig. sans numéro. — *Zoologisch-anatomisch-physiologische Untersuchung über die Nordischen Wallthiere*, 1849, in-fol., t. I, p. 103, fig. 22 et 23.
(d) Rüppell, *Beschreibung des im rothen Meeres vorkommenden Dugong* (*Museum Senckenbergianum*, t. I, p. 106).
(e) Eschricht, *Op. cit.*, p. 105, fig. 27 et 31.
(f) Jackson, *Dissection of a Spermaceti Whale and three other Cetaceans* (*Boston Journ. of Nat. Hist.*, vol. V, p. 149).

besoin que l'animal peut avoir de préparer de la sorte le fluide respirable.

§ 3. — Chez les Animaux dont la respiration est faible et lente, cette fonction peut être suspendue momentanément sans qu'il en résulte aucun trouble physiologique; mais chez les Animaux où elle s'exerce avec une grande rapidité, il en est autrement : à tous les instants l'air doit pouvoir entrer avec facilité dans les poumons et en sortir de même; par conséquent, les voies respiratoires doivent être toujours libres. Or, la portion antérieure du tube digestif, qui sert de vestibule aux conduits aérifères, doit aussi livrer passage aux aliments, et lorsque ceux-ci doivent y séjourner longtemps, soit à raison de la lenteur de la déglutition, soit à cause de la mastication qu'ils doivent y subir, l'entrée de l'air serait nécessairement interrompue par le seul fait de leur présence dans la cavité buccale, si la division du travail ne s'établissait pas, au moins momentanément, entre les instruments affectés au service de la digestion et de la respiration. Une des conditions de perfectionnement des voies aériennes sera donc l'indépendance de la portion préhensile ou masticatoire de la cavité buccale et de la portion de cette même cavité où viennent aboutir les fosses nasales et où s'ouvre la glotte.

Communication de la glotte avec l'extérieur.

Ces considérations physiologiques nous permettront de comprendre facilement la raison d'être de la plupart des modifications que nous offrent les voies aériennes chez les divers Vertébrés à respiration pulmonaire.

Chez les Batraciens et la plupart des Reptiles où la division du travail, dont il vient d'être question, n'est pas commandée par les besoins d'une respiration active, les arrière-narines sont percées dans la voûte du palais, à très peu de distance de l'ouverture de la bouche; et, par conséquent, lorsque celle-ci est fermée, c'est en traversant d'avant en arrière cette cavité dans presque toute sa longueur que l'air arrive des fosses nasales à la glotte, située comme d'ordinaire au fond de l'ar-

Rapports de la glotte avec les fosses nasales.

rière-bouche. La première condition à remplir pour assurer le jeu régulier des voies aériennes semble donc devoir être une proximité plus grande entre les arrière-narines et la glotte.

Effectivement, lorsque l'on compare entre eux les Reptiles, on voit que, chez les Animaux les plus élevés de cette classe, la position des arrière-narines n'est plus la même que chez les Batraciens ; ces orifices se sont reculés de plus en plus vers le fond de l'arrière-bouche et se trouvent enfin placés directement au-dessus de la glotte, de façon à laisser libre, pour le travail digestif, toute la portion antérieure de la cavité buccale. Ce mode de conformation se voit aussi chez les Oiseaux et les Mammifères, mais coïncide chez ces derniers avec un degré de plus

Perfectionnem. de l'arrière-bouche

dans le perfectionnement organique, résultat qui s'obtient par l'établissement d'une cloison mobile entre la portion antérieure et masticatoire de la cavité buccale et la portion profonde de cette cavité où l'air doit toujours passer, ou, en d'autres mots, entre la bouche proprement dite et l'arrière-bouche ou pharynx.

Voile du palais.

Cette séparation s'obtient à l'aide d'un grand repli de la membrane muqueuse buccale qui naît du bord antérieur des arrière-narines et qui descend comme un rideau jusque sur la base de la langue : c'est le *voile du palais*, organe dont nous aurons à nous occuper plus longuement lorsque nous étudierons le mécanisme de la déglutition, mais dont il était essentiel de signaler ici le jeu dans l'appareil respiratoire.

Les Crocodiles, qui, tout en ayant une respiration plus active que la plupart des Reptiles, vivent presque toujours dans l'eau, nous offrent un premier exemple de ce mode de séparation entre la bouche et l'arrière-bouche : un grand repli de la membrane muqueuse, tendu en travers et fixé au-devant des arrière-narines, constitue chez ces Animaux un voile du palais très incomplet, il est vrai, mais suffisant pour leur permettre de respirer par les fosses nasales lorsqu'ils tiennent leur vaste bouche ouverte sous l'eau, comme cela leur arrive d'ordinaire quand ils guettent leur proie (1).

Mais c'est chez les Mammifères surtout que l'indépendance de l'arrière-bouche est nécessaire à l'exercice régulier de la respiration, car dans cette classe d'Animaux les aliments ne sont pas avalés directement, ainsi que cela se voit chez les Reptiles et les Oiseaux, mais sont retenus pendant assez long-temps dans la bouche pour y subir l'action triturante des dents. Chez ces Animaux, où la respiration a toujours une grande acti-vité, l'entrée de l'air se trouverait donc interrompue pendant toute la durée du travail masticatoire, si le voile du palais ne fermait la bouche en arrière tant que cette cavité est occupée par les aliments, et n'empêchait ceux-ci d'obstruer le passage entre les arrière-narines et la glotte. Aussi chez tous les Mam-mifères, et chez eux seulement, existe-t-il un voile du palais bien constitué ; les Oiseaux, ainsi que la plupart des Reptiles, sont complétement dépourvus de cet organe, et dans la classe des Mammifères ce n'est plus un simple repli membraneux, comme chez les Crocodiliens : c'est une soupape garnie de muscles nombreux et disposée de façon à fonctionner avec une grande perfection.

Chez la plupart des Animaux de ce groupe, la déglutition du bol alimentaire, préparé par la mastication et imbibé par la salive, se fait si rapidement, que l'interruption momentanée de la respiration occasionnée par le passage de ce bol dans l'arrière-bouche ne présente aucun inconvénient. Mais chez quelques-uns de ces Animaux, où l'ingurgitation de la proie se fait d'une

(1) Il est aussi à noter que l'hyoïde forme à la base de la langue une saillie transversale qui s'applique contre ce voile palatin et concourt à compléter la clôture de l'arrière-bouche (a).

(a) Voyez Hunter, *Observations posthumes*, publiées par M. Owen dans le Catalogue du Musée du Collége des chirurgiens (*Descriptive and Illustrated Catalogue of the Physiological Series of Compa-rative Anatomy contained in the Museum of the R. College of Surgeons in London*, vol. II, p. 164, pl. 28, fig. 1).

manière un peu différente, et où la bouche est toujours remplie d'eau, l'existence d'un simple voile suspendu entre cette cavité et le pharynx ne suffit plus, et l'indépendance des voies aériennes et des voies digestives est rendue plus complète. Ainsi, chez le Marsouin, par exemple, la glotte est très saillante au fond du pharynx et remonte jusqu'auprès des arrière-narines, où le voile du palais en embrasse les bords de façon à établir la continuité entre cet organe et les fosses nasales sans obstruer de chaque côté le passage réservé pour les aliments (1).

(1) Cette disposition remarquable du larynx a été observée par Ray et par Teyson, vers le milieu du XVIIᵉ siècle (a), mais n'a été étudiée avec soin qu'à une époque beaucoup plus rapprochée de nous. Hunter a été le premier à en donner une bonne description (b), et l'on peut consulter aussi avec avantage, à ce sujet, les ouvrages de Cuvier, de Camper, d'Albers et de plusieurs autres anatomistes (c).

L'épiglotte est très grande et embrasse les bords de la glotte, dont la forme varie chez les divers Cétacés, mais dont l'élévation au-dessus des parties voisines des parois du pharynx est toujours très considérable. Le grand développement du voile du palais ou des parties qui le représentent, mentionné ci-dessus, paraît exister chez tous les Cétacés proprement dits ou *Souffleurs*; mais la disposition de la partie terminale des fosses nasales varie un peu chez ces Animaux. Chez le Marsouin, ces deux cavités s'unissent postérieurement en un canal unique qui se termine par un trou arrondi dans lequel le sommet du larynx s'engage; un muscle sphincter très puissant garnit les bords de ce voile palatin tubulaire, et saisit en dessous le bourrelet qui entoure la glotte de façon à unir très solidement

(a) Ray, *Account of the Dissection of a Porpess* (Philos. Trans., 1671, t. VI, nº 76, p. 2276). — Teyson, *Phocæna, on the Anatomy of a Porpess, dissected at Gresham College*, 1680, in-4 (reproduit dans *The Dublin Philosophical Journal*, 1825, t. II, p. 496).

(b) Hunter, *Observations sur la structure des Baleines* (*Trans. philos.*, 1787, et Œuvres, t. IV, p. 470).

(c) Cuvier, *Leçons d'anatomie comparée*, t. III, p. 716, et t. IV, p. 601, 2ᵉ édit. — Camper, *Observ. sur la structure intérieure et le squelette de plusieurs espèces de Cétacés*, 1820, p. 150, pl. 48, fig. 1 à 4. — Eschricht, *Untersuchung über die Nordischen Wallthiere*, t. I, p. 115, fig. 26, 27, etc. — Jackson, *Dissection of a Spermaceti Whale* (Boston Journ. of Nat. Hist., vol. V, p. 149). — Rudolphi, *Einige anatomische Bemerkungen über Balæna rostrata* (Mém. de l'Acad. de Berlin, 1821, p. 27; pl. 5; fig. 2). — G. Sandifort, *Bijdragen tot de Ontleedkundige Kennis der Wallwischen* (Nieuwe Verhandelingen der erste Klasse von het Neerlandsche Instituut, 1831, t. III, p. 123). — Albers, *Icones ad illustrandum Anatomen comparatam*, fascic. 2, 1822, pl. 6. — Wagner, *Icones zootomicæ*, 1841, pl. 7, fig. 32. — Voyez aussi la figure de cet organe chez le Marsouin, que j'ai donnée dans la grande édition du *Règne animal* de Cuvier, MAMMIFÈRES, pl. 98.

§ 4. — Chez la plupart des Batraciens, les voies respiratoires ne consistent guère que dans les parties d'emprunt dont je viens de parler, et les poumons naissent presque directement de la glotte, qui est située comme d'ordinaire au plancher de l'arrière-bouche, immédiatement en arrière de l'appareil hyoïdien (1).

Système trachéen des Batraciens.

entre elles la portion nasale et la portion trachéenne du conduit aérifère (a). Nous aurons à revenir sur ce sujet en étudiant le mécanisme de la déglutition.

Il est à noter que cette disposition ne se rencontre pas chez les CÉTACÉS HERBIVORES. Ainsi, chez le Dugong, le larynx ne s'élève pas en forme de cône sur le plancher du pharynx, et l'épiglotte est rudimentaire (b). La disposition de ces parties est à peu près la même chez le Lamentin d'Amérique (c).

Chez l'Éléphant, le voile du palais descend aussi plus bas que chez la plupart des Mammifères ; il embrasse étroitement le bord supérieur de la glotte, et permet ainsi à l'animal d'aspirer facilement par sa trompe lors même que sa bouche est ouverte (d).

Je décrirai cet organe avec plus de détails lorsque je traiterai de la déglutition.

On remarque une disposition analogue chez le Chameau et quelques autres grands Ruminants, et les connexions qui s'établissent ainsi entre les fosses nasales et la glotte sont rendues complétement indépendantes de la bouche, excepté au moment de la déglutition (e). Chez le Cheval, le bord inférieur de ce rideau musculaire embrasse aussi la base de l'épiglotte (f).

Chez le CAPYBARA (*Hydrochœrus capybara*), le voile du palais présente une disposition très remarquable, et ne laisse pour le passage des aliments qu'un orifice fort étroit (g) ; mais ce mode de structure a plus de rapport avec le mécanisme de la déglutition qu'avec la respiration, et j'en renverrai par conséquent la description à la leçon dans laquelle je traiterai de la première de ces fonctions.

(1) L'appareil hyoïdien des Batraciens adultes est beaucoup moins développé que celui des mêmes animaux lorsqu'ils sont encore à l'état de têtards et qu'ils respirent à l'aide de branchies. Ainsi, chez la Grenouille, les arcs branchiaux s'amoindrissent et

(a) Voyez Hunter, *Observ. posthumes* publiées par M. Owen (*Descript. and Illustr. Catalogue of the Physiol. Series of Compar. Anat. of the Mus. of the College of Surgeons*, t. II, p. 163, pl. 29, fig. 1, et pl. 30).

(b) Home, *Particulars respecting the Anatomy of the Dugong* (*Philos. Trans.*, 1820, p. 319). — Owen, *Notes descript. of the principal Viscera of the Dugong* (*Proceedings of the Zool. Soc.*, 1838, t. VI, p. 36).

(c) Stannius, *Beitr. zur Kenntniss der Amerikanischen Manati's* (*Zur Gesch. der Naturwissenschaftlichen Institute der Univ. Rostock*, 1846, p. 30, pl. 4, fig. 8).

(d) Cuvier, *Anatomie comparée*, 2e édit., t. IV, p. 600.

(e) Savi, *Memorie scientifiche, decade prima*, 1828, p. 154, pl. 6, fig. 2.

(f) Voyez Collin, *Traité de physiologie comparée des Animaux domestiques*, t. I, p. 490.

(g) Voyez Morgan, *On the Anatomy of Some Organs of Deglutition in the Capybara* (*Trans. of the Linnean Society of London*, 1833, t. XVI, p. 465, pl. 28, 29, 30).

Ainsi, chez les Protées, l'Amphiuma et les Tritons (1), la fente sous-pharyngienne donne dans une petite cavité à parois membraneuses, très courte, disposée en manière de croissant et portant les poumons suspendus à ses angles, de façon que ces organes semblent naître directement de l'arrière-bouche.

Chez la Sirène (2) et l'Axolotl, ce petit vestibule s'allonge en

finissent par disparaître complétement; les cornes deviennent grêles et s'allongent ; enfin les pièces médianes se confondent entre elles de façon à former un grand bouclier jugulaire, et les deux prolongements qui se remarquaient aux angles postérieurs de ce plastron grandissent et constituent deux pièces distinctes qui me paraissent représenter les os pharyngiens inférieurs des Poissons. La série de ces transformations a été étudiée par Cuvier et par plusieurs autres naturalistes (a). Chez les Tritons, les changements sont moins considérables, et chez l'adulte l'appareil hyoïdien se compose non-seulement d'un premier segment, ou des cornes antérieures, et du corps de l'hyoïde, ou pièce basilaire médiane, mais aussi d'une paire de *cornes postérieures* formées par les arcs cératobranchiaux de la première paire et les deux pièces hypobranchiales qui de chaque côté réunissent cet arc à la pièce basi-

laire (b). Ici ce sont par conséquent les trois derniers segments qui disparaissent.

(1) Cuvier a reconnu que, chez l'AM- PHIUMA, il y a également absence (ou du moins état rudimentaire) de tout l'appareil trachéen (c). On y aperçoit cependant des vestiges d'un cartilage laryngo-trachéen sous la forme de deux bandes longitudinales étroites (d).

Cuvier a trouvé que chez le PRO- TÉE il n'y a point de larynx proprement dit, mais seulement un petit trou sur le fond du pharynx, lequel donne dans une cavité commune en forme de croissant dont les angles se prolongent pour constituer les poumons (e).

La disposition de l'appareil pulmonaire est à peu près la même chez les Tritons ou Salamandres aquatiques (f).

(2) Chez la SIRÈNE, il existe dans les parois de la trachée quelques rudiments d'anneaux cartilagineux qui avaient échappé aux recherches

(a) Cuvier, *Recherches sur les ossements fossiles*, édit. in-8, t. X, p. 287, pl. 252, fig. 8 à 21.

— Dugès, *Recherches sur l'ostéologie et la myologie des Batraciens*, p. 95 et suivantes, pl. 13, fig. 75 à 79.

— Martin Saint-Ange, *Rech. sur les organes transit. et la métamorph. des Batraciens* (*Ann. des sc. nat.*, 1834, t. XXIV, p. 416, pl. 25, fig. 1 à 6).

(b) Dugès, *Op. cit.*, p. 174, pl. 15, fig. 13 et 14.

— Martin Saint-Ange, *Op. cit.*, pl. 19, fig. 1 à 15.

(c) Cuvier, *Recherches sur les Reptiles regardés encore comme douteux*, p. 43.

— Configliachi et Rusconi, *Del Proteo anguino di Laurenti monographia*, 1819, p. 78.

(d) Henle, *Vergleichend-anatomische Beschreibung des Kehlkopfs*, p. 8, pl. 1, fig. 8.

(e) Cuvier, *Mém. sur le genre de Reptiles Batraciens nommé* AMPHIUMA (*Mém. du Muséum*, 1827, t. XIV, p. 12).

(f) Voyez Townson, *Tracts and Observations in Natural History*, pl. 2, fig. 1 (1799).

forme de tube à parois membraneuses (1) et constitue une trachée rudimentaire qui, chez les Salamandres, se bifurque inférieurement, tout en restant rudimentaire (2).

Chez les Grenouilles et les Crapauds, la glotte s'ouvre dans une cavité arrondie à parois cartilagineuses qui représente la portion supérieure de la trachée, à laquelle on a donné le nom de larynx, et qui communique avec les poumons par deux tubes ou bronches membraneuses et très courtes (3).

Les Pipa seuls font exception à la règle relative de la brièveté extrême du système trachéen; de même que les Grenouilles, ils manquent de trachée proprement dite, mais ils ont des bronches d'une longueur assez considérable, et nous ne connaissons rien

Cuvier (a), mais dont la présence a été signalée par M. Lereboullet (b).

Chez le MENOPOMA, la paroi antérieure de la trachée est également soutenue par des cerceaux fibro-cartilagineux peu distincts qui tendent à se réunir en dessus par des branches étroites (c).

(1) Voyez Calori, *Sull'anatomia dell'Axolotl* (*Mém. de l'Inst. de Bologne*, 1852, t. III, pl. 3, fig. 11).

(2) On trouve même dans ces bronches rudimentaires des vestiges d'anneaux cartilagineux (d).

(3) Les poumons de ces Batraciens Anoures sont renflés dès leur origine, et, à raison de la brièveté extrême du

système trachéen, ils paraissent naître presque directement de l'arrière-bouche. Cette disposition a été constatée non-seulement chez les Grenouilles (e) et les Crapauds (f), mais aussi dans d'autres genres du même ordre : chez les Pelobates (g), les Bombinators (h), les Cystignathes ou Doryphores (i) et les Rainettes (j), par exemple.

Quant à la conformation de l'os hyoïde et du larynx, on remarque chez les Batraciens des variations nombreuses dont il sera question lorsque nous étudierons ces parties chez les Vertébrés supérieurs, à l'occasion de l'histoire de la voix.

(a) Cuvier, *Recherches anatomiques sur les Reptiles regardés encore comme douteux*, p. 23.
(b) Lereboullet, *Anatomie comparée de l'appareil respiratoire*, p. 76.
(c) Mayer, *Analecten für vergleichende Anatomie*, p. 76.
— Henle, *Op. cit.*, p. 8, pl. 1, fig. 10 et 11.
(d) Funke, *De Salamandræ terrestris vita tractatus*, p. 21.
— Henle, *Op. cit.*, pl. 1, fig. 16 à 18.
(e) Voyez Roesel, *Historia naturalis Ranarum nostratium*, pl. 4, fig. 3.
— Henle, *Op. cit.*, pl. 1, fig. 40.
(f) Voyez Roesel, *Op. cit.*, pl. 19, fig. 3 et 5.
— Mayer, *Analecten für vergleichende Anatomie*, pl. 4, fig. 3.
— Henle, *Op. cit.*, pl. 1, fig. 19.
(g) Idem, *ibid.*, pl. 1, fig. 28.
(h) Idem, *ibid.*, pl. 1, fig. 34.
(i) Mayer, *Op. cit.*, pl. 3, fig. 8.
(j) Henle, *Op. cit.*, pl. 1, fig. 52.

dans l'histoire physiologique de ces Batraciens qui puisse nous expliquer la cause de cette anomalie (1).

§ 5.—Dans la grande division naturelle des Vertébrés Allantoïdiens, comprenant les Reptiles, les Oiseaux et les Mammifères, le système trachéen se perfectionne beaucoup; non-seulement ces conduits s'allongent, mais leur structure se complique et leurs parois, au lieu d'être presque entièrement flasques et membraneuses (2), se trouvent soutenues par une charpente solide développée dans leur épaisseur.

Cette charpente, suspendue à l'appareil hyoïdien (3), se

---

(1) Les bronches sont beaucoup moins longues chez le Pipa mâle que chez la femelle (a). Chez le *Leptopus oxydactylus*, ou *Dactylethra capensis*, Cuv., qui appartient à la même famille, le système trachéen est rudimentaire, comme chez la plupart des Batraciens (b).

(2) On trouve des vestiges d'une charpente solide, non-seulement dans les parois de la trachée de beaucoup de Batraciens, mais aussi jusque dans les poumons de quelques-uns de ces Animaux. M. Henle a constaté que chez le Crapaud commun (*Bufo cinereus*), il en existe sur le col un peu rétréci de chaque poumon, et que chez les *Eugystoma* ces pièces solides s'étendent jusque vers le milieu de la paroi interne de ces organes (c). Dans le genre *Menopoma*, on rencontre des anneaux cartilagineux assez bien con-

stitués sur les bronches (d), et chez le *Xenopus* (e), ainsi que chez le Pipa (f), ces tubes en sont garnis du côté interne. Chez le *Xenopus*, ces pièces solides forment même sur un point de chaque bronche un anneau complet.

(3) L'appareil hyoïdien des Reptiles, des Oiseaux et des Mammifères, ressemble beaucoup à celui des Batraciens adultes, et forme toujours dans la région pharyngienne un arc suspenseur par l'intermédiaire duquel l'appareil respiratoire se trouve rattaché au crâne; mais ici le système de pièces osseuses est destiné surtout à servir de base à la langue, et c'est en traitant des organes de la digestion que j'en ferai connaître la disposition. Je me bornerai donc à dire en ce moment que cet appareil se compose presque toujours d'une portion mé-

---

(a) Breyer, *Observationes anat. circa fabricam Ranæ pipæ.* In-4, 1811, tab. 2, fig. 4.
— Henle, *Op. cit.*, pl. 2, fig. 23.
(b) Mayer, *Analecten für vergleichende Anatomie*, pl. 3, fig. 7.
(c) Henle, *Vergleichend-anatomische Beschreibung des Kehlkopfs.* Leipzig, 1839.
(d) Henle, *Op. cit.*, pl. 1, fig. 10 et 11.
(e) Idem, *ibid.*, pl. 2, fig. 1.
(f) Idem, *ibid.*, pl. 2, fig. 21.
— C. Mayer, *Beiträge zu einer anatomischen Monographie der Rana pipa* (*Nova Acta Acad. Nat. curios.*, 1825, t. XII, p. 542).

compose d'une série de pièces cartilagineuses disposées transversalement et ceignant plus ou moins complétement la tunique
muqueuse de la trachée, comme autant de cerceaux. Une
couche dense de tissu fibreux enveloppe ces anneaux, les
réunit entre eux, et constitue en dehors de la membrane muqueuse de la trachée une tunique élastique d'un blanc brillant ;
souvent cette couche acquiert une texture très compacte et ressemble à du tissu ligamenteux (1). Enfin, chez les Mammifères,
les Oiseaux et quelques Reptiles, des fibres musculaires viennent
s'y ajouter et s'attacher aux cartilages dont il vient d'être
question, de façon à les faire mouvoir quand elles se contractent. L'utilité de cette charpente est évidente : elle empêche
le tube respiratoire de s'aplatir sous la pression exercée, soit
par les parties voisines, soit par l'atmosphère lorsque le thorax
se dilate, et elle maintient une communication toujours libre
entre les poumons et l'air extérieur. Cependant elle laisse à la
trachée toute sa flexibilité et elle permet à cet organe de se
prêter aux mouvements de courbure que le cou doit exécuter,
car les anneaux qui le composent ne sont liés entre eux que
par un tissu élastique.

Ce mode d'organisation nous permet de comprendre et de
rattacher aux principes généraux déjà annoncés une disposition

diane, ou corps, et d'une paire de cornes,
ou arcs suspenseurs, quelquefois aussi
d'une paire de cornes accessoires (a),
mais n'atteint jamais le degré de développement auquel il arrive chez les
Vertébrés Anallantoïdiens, c'est-à-dire
les Batraciens et les Poissons.

(1) Cette couche élastique se trouve
immédiatement sous la membrane
muqueuse, et l'on y distingue chez
l'Homme deux variété de fibres, les
unes blanches, les autres jaunes. Ces
dernières sont les plus développées à
la partie dorsale de la trachée, où elles
affectent une direction longitudinale,
et sont disposées par faisceaux qui paraissent souvent s'anastomoser entre
eux. Des fibres longitudinales analogues, mais en moindre nombre, constituent une couche mince dans tout
le reste de l'étendue des tubes aériens.
D'autres fibres, de la variété blanche,
s'étendent entre les arceaux cartilagineux.

(a) Voyez Geoffroy Saint-Hilaire, *Philosophie anatomique*, t. I, pl. 4.

de l'appareil respiratoire qui se remarque chez les Serpents et qui s'éloigne de ce que l'on voit chez la plupart des Reptiles : savoir, la longueur considérable de la trachée chez ces Animaux, où les poumons ne semblent pas devoir être mieux protégés contre l'influence desséchante de l'air que chez les Sauriens. Chez les Serpents, la déglutition de la proie ne s'effectue d'ordinaire qu'avec une grande lenteur, et pendant la durée de cette opération laborieuse l'Animal a souvent besoin de renouveler la provision d'air contenue dans ses poumons; il faut donc que les poumons naissent assez loin en arrière de la partie du tube digestif qui, se trouvant fortement distendue par le passage de la proie vers l'estomac, comprimerait ces organes et empêcherait l'air d'y passer, et qu'une communication libre soit maintenue entre leur cavité et l'extérieur, lors même que l'arrière-bouche se trouve obstruée. Or, la trachée étant très longue et fortement charpentée, ne s'aplatit pas sous la pression que les aliments exercent sur les parties molles d'alentour, et la glotte, au lieu d'être placée au fond de l'arrière-bouche, comme d'ordinaire, est susceptible de s'avancer entre les branches libres de la mâchoire inférieure et de venir saillir au dehors, de façon à aller puiser directement de l'air dans l'atmosphère, au lieu de recevoir ce fluide seulement par l'intermédiaire des fosses nasales et de la bouche (1).

(1) Chez quelques Serpents aquatiques, l'ouverture de la glotte est même placée près du bord antérieur de la mâchoire, de façon que l'animal n'a besoin, pour respirer, que d'élever l'extrémité de son museau hors de l'eau. Cette particularité a été signalée par Rudolphi chez le *Pelamis bicolor* (a).

Il est aussi à remarquer que l'allongement de la trachée signalé ci-dessus est en général moins marqué chez les Serpents venimeux qui tuent instantanément leur proie que chez ceux qui l'étouffent seulement dans leurs replis avant de l'avaler. Ainsi la trachée est très longue chez le Python (b) et la Couleuvre (c), tandis qu'elle est

(a) Voyez Carus, *Traité élémentaire d'anatomie comparée*, t. II, p. 207.
(b) Voyez la belle figure anatomique donnée par M. Jacquart dans son *Mémoire sur les organes circulatoires du Python* (Ann. des sc. nat., 1856, 4e série, t. IV, pl. 9).
(c) Voyez Milne Edwards, *Éléments de zoologie*, 2e édit., t. III, p. 205, fig. 356.

Chez les autres Reptiles, où la température du corps étant toujours à peu près la même que celle du milieu ambiant, la capacité hygrométrique de l'air n'augmente pas lors du passage de ce fluide du dehors jusque dans la cavité respiratoire, et où les particularités physiologiques dont je viens de parler ne se rencontrent pas, le système aérifère n'est que médiocrement développé, et chez presque tous les Animaux de cette classe il ne se ramifie que peu ou point dans l'intérieur des poumons (1). Chez les Serpents et plusieurs Sauriens, la trachée ne se divise même pas en bronches et s'ouvre directement dans les poumons, bien que parfois elle s'y continue sous la forme d'un ruban fibro-cartilagineux, comme incrusté dans les parois de ces poches membraneuses (2).

Chez certaines Tortues, la trachée proprement dite se bifurque vers la moitié de la longueur des voies aériennes (3), et chacune des bronches ainsi constituées s'enfonce dans le poumon correspondant pour s'ouvrir dans les divers compartiments de cet organe, mais sans s'y ramifier et à l'aide de simples orifices pratiqués dans ses parois et maintenus béants par des arceaux cartilagineux (4).

---

très courte chez le Crotale (a) ; mais cette tendance souffre de nombreuses exceptions.

(1) Ainsi les bronches manquent tout à fait chez les Scinques et le Gecko ; elles sont extrêmement courtes chez les Lézards, les Stellions, les Caméléons, etc.

(2) Il est aussi à noter que chez les Ophidiens la distinction entre la portion laryngienne et la portion trachéenne du tube aérifère est peu marquée. La disposition des pièces cartilagineuses présente des variations

d'une importance secondaire que M. Henle a très bien fait connaître dans sa belle monographie du larynx, ouvrage auquel je renverrai pour plus de détails à ce sujet (b).

(3) Chez la Tortue grecque la bifurcation de la trachée a lieu plus tôt, et ce tube n'a qu'un quart environ de la longueur de chaque bronche ; l'autre extrême se voit chez la Tortue Couï, où la trachée est d'un quart plus longue que les bronches (c).

(4) Voyez Bojanus, *Anat. Testudinis europææ*, tab. 29, fig. 175.

(a) Voyez Carus, *Tabulæ Anatomiam comparativam illustrantes*, pars VII, pl. 5, fig. 1.
(b) Henle, *Vergl. anat. Beschr. des Kehlkopfs*, pl. 3.
(c) Voyez Duvernoy, *Anatomie comparée de Cuvier*, t. VII, p. 89.

Chez les Crocodiliens, ce système de tubes aérifères se perfectionne davantage ; la trachée est plus longue que les bronches, et, dans l'intérieur du poumon, ces tubes donnent naissance à un grand nombre de rameaux (1).

Mais c'est chez les Vertébrés à sang chaud que la division des canaux aérifères est portée au plus haut degré. Là chaque bronche se ramifie dans l'intérieur du poumon, comme les racines d'un arbre se ramifient dans le sol, et l'air n'arrive dans les cavités respiratoires qu'après avoir traversé des tubes capillaires, à parois humides, dont la disposition rappelle la forme du chevelu des racines des plantes.

§ 6. — Les anneaux de l'appareil trachéen varient un peu dans leur mode de conformation. Ainsi, le plus ordinairement, ils sont cartilagineux ; mais quelquefois ils acquièrent une texture osseuse chez la plupart des grands Oiseaux, tels que le Cygne et le Héron, par exemple (2).

Tantôt ils constituent des anneaux complets, d'autres fois ils sont interrompus en arrière ; et ces différences s'observent non

---

(1) La trachée des Crocodiles fait un coude plus ou moins grand avant de se bifurquer. Perrault a figuré cette disposition chez le Crocodile du Nil (a), et chez le Crocodile à casque, où elle est beaucoup plus prononcée (b) ; mais Meckel a constaté qu'elle n'existe pas chez le Caïman (c) ; il ne l'a pas rencontrée non plus chez le Crocodile à museau effilé, et Duvernoy pense qu'il peut y avoir à cet égard des variations suivant les sexes (d).

Le diamètre de la trachée est éga-lement sujet à des variations considérables chez les Reptiles. Ainsi, chez un Gecko de l'Inde, le *Platydactylus guttatus*, elle est très large ; mais chez le *Platydactylus vittatus*, elle est moitié moins grosse (e).

Chez le Caméléon, elle est beaucoup plus étroite, et, chez la plupart des autres Sauriens, sa circonférence n'atteint pas à un sixième de celle que ce tube présente chez le *P. guttatus* (f).

(2) Chez les Reptiles, ces anneaux sont quelquefois presque membra-

(a) Perrault, *Mémoire pour servir à l'histoire naturelle des Animaux*, 3ᵉ partie, pl. 25, fig. 1.
(b) *Op. cit.*, 2ᵉ partie, pl. 65.
(c) Meckel, *Anatomie comparée*, t. X, p. 325.
(d) Duvernoy, *Anatomie comparée* de Cuvier, t. VII, p. 90.
(e) Meckel, *Op. cit.*, t. X, p. 318.
— Duvernoy, *Op. cit.*, t. VII, p. 92.
(f) Meckel, *loc. cit.*, p. 318.

seulement d'un animal à un autre dans la même classe, mais aussi dans les diverses régions du tube respiratoire chez le même individu.

Ainsi, chez les Serpents, la trachée est en général garnie de cerceaux incomplets dans toute sa portion postérieure; mais à la partie antérieure de ce tube ces arcs tendent à se fermer, et ils y constituent souvent des anneaux complets (1). Du reste, presque toujours dans cet ordre de la classe des Reptiles, les

Charpente trachéenne des Reptiles.

neux, comme chez les Batraciens: chez le Gecko d'Égypte, par exemple (a); mais d'autres fois ils sont tous osseux, ainsi que cela se voit chez le Stellion du Levant.

Les anneaux trachéens sont en général cartilagineux chez les Oiseaux de petite taille et osseux chez les grands (b); mais cela souffre quelques exceptions : ainsi chez le Grèbe huppé (Podiceps cristatus), le Gros-Bec, etc., ils sont osseux en totalité, tandis que chez la Foulque (Fulica atra) ils sont cartilagineux et très flexibles. Chez les Goëlands, ils sont même mous et à peine cartilagineux. Enfin dans le Casoar de la Nouvelle-Hollande, qui est un des Oiseaux les plus gros, la charpente de la trachée offre si peu de consistance, que ce tube s'affaisse comme une veine (c).

Dans la classe des Mammifères, on cite le Dugong comme ayant des cerceaux trachéens osseux (d). Barclay et

Neill ont trouvé aussi les anneaux des bronches osseux dans l'intérieur du poumon chez le Beluga ou Delphinapterus albicans (e).

(1) Ainsi, chez les Pythons, le quart antérieur de la trachée est garni d'anneaux complets (au nombre de 30 environ), mais qui sont très faibles supérieurement et paraissent comme brisés (f). Les cerceaux antérieurs sont complets aussi chez les Crotales.

Dans le Pelamis bicolor les cerceaux constituent, dans cette portion de la trachée, des anneaux ouverts seulement par une fente à peine visible (g).

Dans quelques Serpents, tels que le Tortrix scytale et l'Eryx tauricus, ils sont presque fermés dans toute la longueur de la trachée proprement dite.

Pour plus de détails à ce sujet, voyez les observations consignées par Duvernoy dans la 2e édition des Leçons d'anatomie comparée de Cuvier, t. VII, p. 94 et suivantes.

(a) Meckel, Anatomie comparée, t. X, p. 324.
(b) Tiedemann, Zoologia zu seinen Vorlesungen entworfen, 1810, t. II, p. 65.
(c) Duvernoy, Anatomie comparée de Cuvier, t. VII, p. 74.
(d) Rüppell, Beschr. des im rothen Meere vorkommenden Dugong (Museum Senckenbergianum, t. I, p. 106).
(e) Barclay et Neill, Account of a Beluga, or White Whale, killed in the Firth of Forth (Mem. of the Wernerian Society, vol. III, p. 388).
(f) Retzius, Anatomisk undersökning öfver några delar af Python bivittatus (Kongl. Vetenskaps Acad. Handlingar för, 1831, p. 81).
(g) Lereboullet, Anat. comp. des org. respir., p. 74.

II.

cerceaux trachéens deviennent de plus en plus rudimentaires postérieurement et semblent se perdre peu à peu sur les parois du sac pulmonaire, ainsi que nous le verrons dans quelques instants, lorsque nous aurons à nous occuper de la structure de ce dernier organe.

Les anneaux trachéens sont également incomplets chez quelques Sauriens, tels que les Geckos (1) et les Caméléons; mais chez la plupart des Reptiles de cet ordre, ils sont fermés dans toute la longueur du tube respiratoire, ou incomplets dans une petite étendue seulement, dispositions dont les Crocodiles nous offrent des exemples (2).

(1) Chez le *Gecko guttatus*, la trachée est entièrement membraneuse à sa face dorsale ; en dessous, elle est garnie d'environ 40 arceaux cartilagineux, étroits et rapprochés. Parvenue entre les poumons, elle débouche dans ces organes sans se bifurquer, pour former des bronches (a).

Chez le *Gecko fimbriatus*, la partie antérieure de la trachée est dilatée de façon à constituer une cavité infundibuliforme très remarquable (b).

(2) Il existe à cet égard une multitude de degrés intermédiaires, et souvent les anneaux sont fermés en arrière dans toute la longueur de la trachée, sans y laisser d'espace vide occupé par des membranes : chez les Iguanes et le Monitor, par exemple ; tandis que chez d'autres Sauriens plusieurs de ces anneaux sont si incomplets en dessus, qu'ils laissent dans cette partie de la charpente de la trachée un vide considérable. Chez les Crocodiles, l'espace membraneux ainsi constitué s'étend depuis le premier jusqu'au neuvième anneau, ou même plus loin, suivant les espèces (c). Chez les Caméléons, il présente le plus de largeur vers le milieu de la trachée, tandis que chez le Gecko d'Égypte il n'existe qu'à la partie postérieure de ce tube (d).

Une autre particularité de structure, dont la signification physiologique n'est pas connue, a été signalée chez le Caméléon commun : l'existence d'un petit sac membraneux fixé à la partie antérieure et inférieure de la trachée, derrière le larynx (e).

(a) Duvernoy, *Anatomie comparée* de Cuvier, t. VII, p. 92.
(b) Tiedemann , *Ueber einen beim gefranzten Gecko oder Wanderkletterer entdeckten Luftbehälter* (Meckel's *Deutsches Archiv für Physiologie*, 1818, Bd. IV, p. 549, tab. 5, fig. 3 et 4).
— Meckel, *Beiträge zur Geschichte des Respirationssystems der Amphibien* (*Deutsches Archiv für die Physiol.*, t. V, p. 223).
(c) Voyez Henle, *Vergleichend-anatomische Beschreibung des Kehlkopfs*, pl. 5, fig. 4, 13 et 14.
(d) Voyez Meckel, *Anatomie comparée*, t. X, p. 319.
(e) Vallisnieri, *Istoria del Cameleonte Africana* (*Opera omnia*, 1715, vol. I, p. 416).
— Treviranus, *Die Erscheinungen und Gesetze des Organischen Lebens*, 1831, t. I, p. 253.

Dans l'ordre des Chéloniens, les bronches aussi bien que la trachée sont, en général, garnies d'anneaux complets (1), et le nombre de ces pièces solides est plus élevé que chez la plupart des Sauriens (2).

(1) Chez les Tortues marines, les anneaux manquent dans la partie postérieure des bronches : chez le Caouane, par exemple, ces tubes deviennent simplement fibro-membraneux dans la seconde moitié de leur longueur. Dans l'intérieur des poumons des Chéloniens les cerceaux deviennent incomplets et très irréguliers. Il est aussi à noter que les anneaux trachéens sont plus rapprochés et plus résistants chez les Tortues terrestres que chez les Tortues marines.

On a remarqué également qu'à leur point d'insertion dans les poumons, les bronches présentent chez les Chéloniens une dilatation assez notable.

(2) Chez les Sauriens, le nombre des anneaux de la trachée varie entre 20 (chez le Caméléon nain) et 80 (chez le Crocodile à museau effilé).

On en compte environ :

30 chez le Caméléon ordinaire ;
40 chez le Scincus ocellatus et le Polychrus marmoratus ;
50 chez le Dragon, le Stellion, le Gecko, etc. ;
60 chez le Lézard ocellé et le Galéote ;
70 chez l'Iguane, le Monitor et les Caïmans.

Le nombre des anneaux bronchiques est en général peu élevé. Chez le Lézard ocellé, on n'en compte que 6 à chacun de ces tubes, mais chez les Caïmans à museau de Brochet il y en a 18 ; chez le Crocodile à museau effilé, environ 30, et une quarantaine chez le Monitor à deux bandes.

Dans l'ordre des Chéloniens, il y a aussi de grandes variations à cet égard. Ainsi, chez les Émydes, on compte environ 90 anneaux (chez l'*Emys clusa*, ou *Cistudo carolina*), 50 à la trachée et 40 pour chaque bronche ; chez l'*E. serrata*, 60 à la trachée et plus de 30 à chaque bronche).

Chez la Tortue franche (*Ch. Midas*), 40 anneaux trachéens et 25 anneaux bronchiques.

Chez le Caouane (*Chelonia couana*), 30 trachéens et 25 bronchiques.

Chez la Tortue grecque (*Testudo græca*), 20 trachéens et 25 bronchiques.

Chez les Serpents, ces nombres sont beaucoup plus élevés ; mais, ainsi que je l'ai déjà dit, une portion plus ou moins considérable de la série des pièces trachéennes se trouve d'ordinaire enchâssée dans la paroi du sac pulmonaire lui-même, et par conséquent ne concourt pas à la formation du tube respiratoire proprement dit. Quoi qu'il en soit, on en compte environ :

100 chez la Couleuvre ;
150 chez les Amphisbènes ;
200 chez les Vipères, les *Naja*, etc. ;
300 chez le *Crotalus durissus* et le *Trigonocephalus tigrinus* ;
350 chez le Python tigré.

Chez les Oiseaux, la trachée proprement dite est très longue. En général, on n'y trouve que 70 à 80 anneaux ; mais chez divers Palmipèdes le nombre s'en élève beaucoup. Il y en a environ :

120 chez le Canard commun ;
130 chez la Mouette ;

§ 7. — Dans la classe des Oiseaux, le tube respiratoire présente toujours un très grand développement, et quelquefois même, malgré la longueur considérable du cou chez ces Animaux, il ne trouve pas assez de place pour se loger sans se replojer sur lui-même et former une ou deux anses avant que de se terminer aux poumons. Cette disposition se voit dans la plupart des espèces du grand genre Alector parmi les Gallinacés, chez quelques Grues parmi les Échassiers; enfin chez le Cygne sauvage et quelques autres espèces de la même famille, où l'anse trachéenne se loge dans l'épaisseur du sternum (1).

En général, la trachée des Oiseaux est arrondie, mais un peu aplatie d'avant en arrière; quelquefois cependant elle est entière-

140 chez le Canard musqué ;

150 chez l'Oie ;

160 à 170 chez le Cygne domestique ;

190 chez le Nandou , ou Autruche d'Amérique;

210 chez l'Autruche d'Afrique ;

200 chez le Pélican ;

350 chez la Grue et le Flamant.

(1) Cette disposition remarquable de la trachée a été étudiée par plusieurs naturalistes , parmi lesquels je citerai Parsons, Latham et Yarrell (a). Tantôt, chez le Coq de bruyère, ou *Tetrao urogallus*, par exemple, la trachée forme une anse vers le milieu du cou, au-dessus du jabot (b); d'autres fois une anse semblable, mais qui prend naissance à la base du cou, descend au-devant des muscles de la poitrine, sous la peau, puis remonte au-dessus du sternum pour pénétrer dans le thorax. Cette disposition se voit dans le Pénélope MARAIL, chez la femelle aussi bien que chez le mâle (c) ; mais il est beaucoup plus développé dans quelques autres Gallinacés , tels que le Parraque (d) et le HOAZIN, ou *Opisthocomus cristatus*, où du reste elle n'existe que chez le mâle. Dans cette dernière espèce , l'anse trachéenne descend au-devant de l'abdomen jusqu'auprès du bassin, et s'y recourbe de façon à y former un double repli (e).

(a) Parsons, *An Account of some peculiar Advantages in the Structure of the asperæ Arteriæ of several Birds*, etc. (*Philos. Trans.*, 1766, t. LVI).

— Latham, *An Essay on the Trachea or Windpipes of various Kinds of Birds* (*Trans. of the Linn. Soc.*, 1798, vol. IV, p. 90).

— Yarrell, *Observ. on the Trachea of Birds* (*Trans. of the Linn. Soc.*, vol. XV, p. 378).

— Yarrell, *On the Organs of Voice in Birds* (*Linn. Trans.*, 1829, vol. XVI, p. 305).

(b) Bloch, *Ornithologische Rhapsodien* (*Beschäft. der Berl. Gesells. Naturf. Freunde*, Bd. IV, pl. 18, fig. 2).

— Latham, *Op. cit.*, pl. 9, fig. 1.

— Yarrell, *Op. cit.* (*Linn. Trans.*, t. XVI, pl. 21, fig. 1).

(c) Latham, *Op. cit.*, pl. 9, fig. 2.

(d) Idem, *ibid.*, pl. 9, fig. 3.

(e) Idem, *ibid.*, pl. 10, fig. 1.

ment cylindrique, et ces variations coïncident ordinairement avec la plus ou moins grande solidité de sa charpente. Là où ces anneaux sont ossifiés, comme chez le Cygne et le Héron,

Chez le PAUXI, les anses de la trachée sont placées de la même manière, mais sont encore plus contournées (a).

Perrault avait depuis longtemps signalé une conformation analogue, quoique moins prononcée, chez le Hocco, où la trachée se dilate et s'aplatit beaucoup dans le point de courbure, et où la longueur de l'anse varie beaucoup suivant les individus (b).

Dans une espèce de PINTADE (le Numidia cristata), il existe aussi une anse trachéenne, mais qui est plus courte et descend seulement entre les branches de la fourchette, dont l'extrémité inférieure se dilate en forme de capsule pour l'encapuchonner (c).

Enfin, d'autres fois encore, l'anse formée par la trachée se loge dans une cavité particulière creusée dans l'épaisseur du sternum.

Ainsi chez la DEMOISELLE DE NUMIDIE (Ardea virgo), la trachée, avant de pénétrer dans le thorax, forme entre les clavicules une anse simple qui

descend plus ou moins bas dans l'intérieur du sternum, disposition qui a été très bien figurée par Perrault (d) et par Yarrell (e).

Dans la GRUE, la trachée se replie ainsi deux fois dans la cellule osseuse qui occupe les deux tiers du bréchet (f). Chez la Spatule, l'anse est moins développée (g), ainsi que chez une espèce de Grue de l'Afrique méridionale, l'Anthropoides Stanleyanus de Vigors (h).

Dans le CYGNE SAUVAGE ou Cygne à bec noir, le Cygne de Bewick (i) et le Cycnus buccinator de l'Amérique septentrionale (j), la même disposition se fait remarquer. Chez le Cygne noir, l'anse ne pénètre pas dans le sternum. Enfin le Cygne à bec jaune ne présente aucune trace de cette disposition.

Chez une espèce d'OIE de la Nouvelle-Hollande (Anas semipalmata), ces courbures de la trachée, logées dans l'épaisseur du sternum, s'allon-

(a) Daubenton, Sur la disposition de la trachée-artère de différentes espèces d'Oiseaux (Mém. de l'Acad. des sciences, 1784, p. 369).
— Latham, pl. 11, fig. 1 et 2.
(b) Perrault, Mém. pour servir à l'histoire naturelle des Animaux, t. I, p. 230, pl. 34, fig. L.
— Voyez aussi Yarrell, Op. cit. (Trans. Linn. Soc., t. XVI, pl. 20, fig. 1 et 2).
(c) Yarrell, Op. cit. (Trans. Linn. Soc., t. XV, pl. 9).
(d) Perrault, loc. cit., t. II, p. 12, pl. 36.
(e) Yarrell, loc. cit., t. XV, pl. 10.
— Voyez aussi Wagner, Icones zootom., pl. 9, fig. 16.
(f) Bloch, Ornithol. Rhapsodien (loc. cit., pl. 16).
(g) Parsons, loc. cit., pl. 10, fig. 4.
— Latham, pl. 12, fig. 4.
— Carus, Traité élémentaire d'anatomie comparée, pl. 16, fig. 11.
(h) Yarrell, Op. cit., t. XVI, pl. 19.
(i) Idem, ibid., t. XV, pl. 11.
— Latham, loc. cit., pl. XII, fig. 1.
— Naumann, Zwei Arten Singschwäne in Deutschland (Archiv für Naturgesch., von Wiegmann, 1838, Bd. 1, p. 361, pl. 8, fig. 1 d et 2 h).
(j) Yarrell, Descr. of the Organ of Voice in a new Species of Wild Swan (Trans. of the Linn. Soc., 1824, t. XVII, p. 2, pl. 1, fig. 5).

ou formés d'un cartilage très dur, comme chez le Coq et le Paon, elle est cylindrique; tandis que dans les espèces où le tissu de ces anneaux est mou, comme chez les Pigeons et la plupart des Passereaux, elle s'aplatit plus ou moins (1). Il est aussi à noter qu'elle ne conserve pas toujours le même diamètre dans toute sa longueur; souvent elle est évasée par le haut (2), et d'autres fois elle présente vers le milieu une ou deux dilatations plus ou moins remarquables; on trouve aussi à sa terminaison une sorte de caisse qui offre une structure assez compliquée et qui constitue un larynx inférieur. Mais toutes ces parties sont destinées à intervenir dans la production ou les modulations de la voix et n'influent que peu sur la

gent et se compliquent encore davantage (a).

Il est aussi à noter que, chez les TORTUES terrestres, on remarque dans les bronches une disposition semblable à former des anses dans l'intérieur du thorax (b), et que les Crocodiles offrent quelque chose d'analogue; mais chez ces Animaux à sang froid l'utilité de ce grand développement du tube inspirateur est moins facile à saisir que chez les Oiseaux (voyez ci-dessus, page 266).

(1) Comme exemples d'Oiseaux à trachée cylindrique, je citerai encore le Paon, le Coq de bruyère, parmi les Gallinacés; le Canard, le Cygne, la Cigogne, le Butor, le Héron, parmi les Échassiers; la Pie-grièche écorcheur, et le Bruant commun, parmi les Passereaux.

Ce tube est, au contraire, toujours

plus ou moins aplati chez les Oiseaux de proie et la plupart des Oiseaux de petite taille.

Enfin, dans plusieurs espèces, la trachée, aplatie dans presque toute son étendue, devient cylindrique vers son extrémité inférieure, et y perd même presque toute sa flexibilité; cette disposition se remarque chez les Rapaces diurnes, le Corbeau, la Corneille, les Perroquets, etc. Chez le Cygne à bec jaune, elle est déprimée en avant, mais cylindrique à sa partie postérieure.

(2) La trachée est élargie vers son extrémité antérieure chez les Corbeaux, les Pies, les Coucous, les Faisans, les Courlis, les Grues, etc. Chez l'*Anas glacialis*, elle se dilate beaucoup vers son extrémité postérieure, dans le voisinage du larynx inférieur (c).

(a) Yarrell, *Op. cit.* (*Trans. of the Linn. Soc.*, t. XV, pl. 13 et 14).
(b) Blasius, *Anatome Animalium*, 1681, pl. 30, fig. 3.
— Parsons, *loc. cit.*, pl. 10, fig. 6.
(c) Sabine, *Mem. on the Birds of Greenland* (*Trans. of the Linn. Soc.*, 1817, t. XII, p. 556, pl. 30, fig. 3 et 4).

respiration; par conséquent, je ne m'y arrêterai pas en ce moment (1). Je me bornerai aussi à indiquer l'existence d'un sac charnu très gros qui se trouve vers le bas de la trachée du Casoar de la Nouvelle-Hollande, car les usages de cet organe ne sont pas connus (2).

Il est aussi à noter que dans la classe des Oiseaux les anneaux de la trachée sont complets et enchâssés dans une membrane fibreuse très élastique; enfin qu'ils sont rapprochés les uns des autres et échancrés en avant ainsi qu'en arrière, de façon à pouvoir s'engrener réciproquement, et exécuter des mouvements de flexion très étendus sans que leur mobilité diminue en rien la résistance de la charpente ainsi constituée (3). On

(1) Ainsi, dans le Harle, on voit chez le mâle deux de ces dilatations, dont une très développée (a). Chez le Tadorne, il y en a également deux, mais moins grandes, et chez d'autres Canards, tels que la Double Macreuse (*A. fusca*), il y en a une seule. Pour plus de détails sur ce sujet, je renverrai à l'*Anatomie comparée* de Meckel, tome X, p. 381 et suiv. On trouve de bonnes figures de beaucoup de trachées de diverses formes dans le Mémoire de Latham déjà cité (b).

(2) Chez le Casoar de la Nouvelle-Hollande, la trachée présente une anomalie singulière : vers sa partie moyenne, plusieurs de ses anneaux sont fendus en avant, et l'orifice ainsi formé donne dans une grande poche à parois membraneuses et élastiques (c). Chez le Casoar à casque, ou *Emeu*, rien de semblable ne s'observe.

(3) Ces anneaux sont disposés de façon que chacune de ces pièces recouvre les deux anneaux voisins dans une moitié de sa circonférence, et en soit recouverte dans l'autre moitié de son étendue. Ainsi, sur une des faces du tube, tous les anneaux qui, dans la série, correspondront aux numéros impairs, par exemple, emboîteront ceux qui correspondent aux numéros pairs et glisseront sur leur

(a) Carus, *Tabulæ Anatom. compar.*, pars VII, tab. 6, fig. 2.
(b) Latham, *An Essay on the Trachea or Windpipes of various Kinds of Birds* (*Trans. of the Linn. Soc.*, vol. IV, pl. 13 à 16).
— Voyez aussi Bloch, *Ornithologische Rhapsodien* (*Beschäftigungen der Berlinischen Gesellschaft Naturforchender Freunde*, 1779, Bd. IV, p. 579, et *Schrif. der Berl. Ges. Nat. Fr.*, 1782, p. 372).
— Yarrell, *Linn. Trans.*, vol. XV, pl. 5, et vol. XVI, pl. 24, fig. 2.
(c) Fremery, *On the Trachea of the Egyptian Tantalus* (*Trans. of the Linn. Soc.*, t. XVI, p. 499). — Brooks, *Specimen zoologicum sistens observ. præsertim osteologicas de Casuario Novæ Hollandiæ*, 1819, p. 72.
— Knox, *Observ. on the Anat. Struct. of the Cassowary of New-Holland* (*Edinb. Journal of Sciences*, vol. X, p. 132, pl. 4, fig. 1).
— Siebold et Stannius, *Manuel d'anatomie comparée*, t. II, p. 349.
— Carus, *Tabulæ Anatom. compar. illustr.*, pars VII, pl. 6, fig. 2.

y aperçoit aussi une tunique musculaire très délicate qui entoure complétement ce tube (1).

Les bronches qui, chez les Oiseaux, naissent presque toujours à l'entrée de la cavité thoracique (2), ne sont en général garnies que de demi-anneaux mous et flexibles, reliés entre eux par une membrane très mince, et il est à remarquer que la portion cartilagineuse de leurs parois regarde toujours en dehors, la portion membraneuse en dedans. Quelquefois cependant ces anneaux sont complets comme ceux de la trachée, et parfois aussi ils sont unis entre eux de façon à constituer un

surface externe ; tandis que dans l'autre moitié de leur circonférence ils seront reçus dans le segment correspondant des anneaux pairs et glisseront sur leur face interne. Ce mécanisme a été très bien représenté par Perrault chez la Demoiselle de Numidie (a). Chez les petits Oiseaux chanteurs, les anneaux de la trachée sont étroits et placés simplement bout à bout; mais la membrane fibreuse qui les unit est très élastique et se prête à des allongements très considérables, comme nous le verrons en traitant de la voix de ces Animaux.

(1) Ces fibres musculaires sont striées, tandis que celles qui se trouvent dans les parois de la trachée des Mammifères (dans l'intervalle laissé par les extrémités des cerceaux) appartiennent à l'autre variété (b).

(2) Le Colibri présente à cet égard une exception remarquable : la trachée se bifurque à la région moyenne du cou, et les bronches, qui descendent parallèlement jusque dans le thorax, sont pourvues chacune de plus de quarante anneaux cartilagineux complets. Rien de semblable ne se voit chez les Oiseaux-Mouches (c).

Je ne connais pas d'autre exemple de cette division prématurée de la trachée dans la classe des Oiseaux, mais une disposition qui s'en rapproche a été constatée chez quelques Oiseaux d'eau. Ainsi chez les Pingouins et les Pétrels, une cloison divise intérieurement ce tube en deux conduits. Chez le Manchot, cette cloison règne dans presque toute la longueur de la trachée ; chez les Pétrels, elle n'existe que dans la moitié inférieure de ce tube ; enfin, chez le Garrot (Anas clangula), on en trouve des vestiges (d).

(a) Mém. pour servir à l'histoire des Animaux, t. II, pl. 36, fig. Ω □.
(b) Williams, art. ORGANS OF RESPIRATION, in Todd's Cyclop., Suppl., p. 276.
(c) Meckel, Anatomie comparée, t. X, p. 377.
(d) Voyez Jæger, Theilung der Luftröhre durch eine Scheidewand bei der Fettgans, Aptenodytes demersa (Meckel's Archiv für Anat. und Physiol., 1832, p. 48).
— Meckel, Anatomie comparée, t. X, p. 430.
— Carus, Tabulæ Anatom. compar., pars VII, pl. 7, fig. 1.

tube rigide (1). Le plus souvent la charpente solide disparaît presque complétement dès que la bronche a pénétré dans les poumons, et la portion terminale de ces tubes est alors simplement membraneuse ; on remarque seulement un petit nombre de pièces cartilagineuses qui garnissent le bord de l'orifice des premiers rameaux bronchiques et les maintiennent béants (2). Dans beaucoup de cas on aperçoit aussi très facilement des fibres musculaires dans les parois de la portion intrapulmonaire et membraneuse des bronches (3). Quelquefois on en distingue également dans l'intervalle que les anneaux incomplets de la

(1) Ainsi, chez le Cygne, les arceaux bronchiques sont unis entre eux par des lames cartilagineuses ou même osseuses qui ne permettent pas leur rapprochement (a).

Comme exemple d'Oiseaux dont les cartilages bronchiques forment des anneaux complets, je citerai la Cigogne blanche (b). Chez le Butor, l'espace membraneux compris entre leurs extrémités libres est, au contraire, très large (c).

Chez le Cormoran, les extrémités de ces bandes cartilagineuses sont roulées en dedans de façon à former dans chaque bronche deux canaux cylindriques apparents du côté interne (d). Une disposition analogue, mais beaucoup moins prononcée, s'observe chez le Canard ordinaire (e).

(2) Geoffroy Saint-Hilaire a considéré ces arceaux bronchiques comme

étant les représentants des arcs branchiaux des Poissons, qu'il appelait *os pleureaux* (f) ; mais ce rapprochement n'est pas admissible.

Ces cartilages n'avaient été signalés d'abord que dans le Casoar, le Cygne, l'Oie et les Canards (g) ; mais M. Lereboullet en a constaté l'existence dans l'Aigle commun, le Faucon, la Buse, le Grand-Duc, le Corbeau, la Corneille, le Coucou, le Pivert, l'Ara bleu, le Perroquet amazone, le Coq domestique, le Paon, le Coq de bruyère, le Pigeon ramier, l'Outarde, le Héron, le Butor et la Bécasse. Ce savant pense même que leur existence est générale dans toute la classe, et que c'est le peu d'épaisseur de ces arceaux, chez les petites espèces, qui les a fait échapper aux recherches des anatomistes (h).

(3) D'après les observations de

(a) Duvernoy, *Anatomie comparée de Cuvier*, t. VII, p. 81.
(b) Idem, *ibid.*, p. 77.
(c) Idem, *ibid.*, p. 77.
(d) Idem, *ibid.*, p. 80.
(e) Idem, *ibid.*, p. 85.
(f) Geoffroy Saint-Hilaire, *Philosophie anatomique*, t. I, p. 390, pl. 7 et 8, fig. 75, 80 et 85.
(g) Cuvier, *Anatomie comparée*, t. VII, p. 112. — Tiedemann, *Zoologie*, p. 608.
(h) Lereboullet, *Anatomie comparée de l'appareil respiratoire*, p. 56.

portion supérieure de ces tubes laissent sur un des côtés; et il existe toujours dans le larynx inférieur un appareil musculaire plus ou moins compliqué, mais dont les fonctions se rapportent à la production de la voix.

Les pièces solides de la charpente des conduits aérifères sont aussi unies entre elles par d'autres fibres élastiques, blanches et brillantes, qui sont disposées par faisceaux et étendues entre les anneaux, sous la membrane muqueuse. Ce tissu sert à raccourcir les bronches, et il est surtout développé sur le plan musculaire transversal qui occupe l'un des côtés du tube respiratoire, ainsi que dans le voisinage de la bifurcation de la trachée. On le retrouve dans les poumons jusque dans les dernières ramifications bronchiques (1).

Quant au mode de division des bronches dans l'intérieur du poumon des Oiseaux, nous y reviendrons quand nous étudierons la structure intime de ces derniers organes.

Dans la classe des Mammifères le système trachéen est également très développé et très compliqué dans sa structure. Les anatomistes le comparent, avec raison, à un arbre creux dont le tronc serait représenté par la trachée-artère ; les racines, par les bronches et leurs nombreuses divisions. La membrane muqueuse ou tunique interne de ce vaste système de tubes se continue sans interruption depuis l'arrière-bouche jusqu'à son extrémité; mais sa tunique externe ou fibreuse, qui est très dense

Système trachéen des Mammifères.

M. Rainey, ces fibres seraient composées de tissu élastique seulement et ne seraient jamais de nature musculaire, tandis que sur la trachée les fibres musculaires entourent presque complétement le tube aérifère (a).

(1) Les anatomistes ne sont pas bien

fixés quant à la nature de ces fibres, dont l'élasticité persiste après la mort. Reisscissen les assimile à celles qui constituent la tunique moyenne ou élastique des artères et à celles qui existent dans l'utérus (b).

(a) Rainey, *On the minute Anatomy of the Tongue of the Bird* (*Medico-chir. Trans.*, 1846, t. XXXII, p. 49).
(b) Reisscissen, *De fabr. pulm. comment.*, p. 12 et 13.

et d'un blanc brillant, s'affaiblit peu à peu et disparaît presque dans les dernières ramifications. Les arceaux qui en soutiennent les parois et qui sont logés dans l'épaisseur de la tunique externe, n'entourent d'ordinaire que les parties inférieures (1) et latérales de la trachée (2), et ne forment le plus souvent dans les bronches que des plaques irrégulières (3) qui deviennent

(1) Ou antérieure, quand la position du corps est verticale, comme chez l'Homme.

(2) Chez quelques Mammifères, les cerceaux n'occupent que la moitié de la circonférence de la trachée, et disparaissent des bronches dès que celles-ci pénètrent dans les poumons : par exemple, chez l'Alouatte, parmi les Singes. Chez d'autres, au contraire, ces cerceaux entourent complétement la trachée : ainsi, chez le Maki, ils constituent des anneaux entiers dans toute la portion extrapulmonaire des bronches aussi bien qu'à la trachée (a). Chez les Galéopithèques, ils se touchent par leurs extrémités au commencement de la trachée, mais sont incomplets dans les bronches, et chez les Roussettes ils ne sont complets que dans la première portion de la trachée, et laissent ensuite un espace vide qui devient de plus en plus large jusqu'au point d'immersion du tube aérien dans les poumons, où ils cessent d'exister.

Chez l'Éléphant, les anneaux tra-

chéens sont également presque complets (b).

Chez le Cochon domestique, le Pécari, le Cheval, le Kanguroo géant, etc., leurs extrémités se recouvrent, et chez le Cochon sont quelquefois bifurquées.

Chez les Baleines, on a trouvé les anneaux incomplets sur la ligne médiane ventrale (c).

Enfin, chez la plupart des Cétacés, ces anneaux sont complets et se soudent même souvent entre eux sur une partie de leur circonférence, de façon à former une spirale irrégulière; ainsi que cela se voit chez le Stellère (d), le Dugong (e) et le Lamentin (f).

Chez le *Pedeste cafer*, de même que chez les Baleines, les anneaux sont divisés sur la ligne médiane ventrale (g), et ces faits acquièrent un nouveau degré d'intérêt lorsqu'on se rappelle que, d'après les recherches de Fleischmann, les cerceaux trachéens se composeraient d'abord de deux moitiés distinctes chez le Cheval, le Renard et le Lièvre (h).

(3) Chez quelques Mammifères, on

(a) Voyez Carus, *Tabulæ anatom. compar.*, pars VII, pl. 9, fig. 1.
(b) Voyez Perrault, *Mém. pour servir à l'histoire naturelle des Animaux*, t. III, pl. 22, fig. 0.
(c) Voyez G. Sandifort, *Bijdragen tot de Ontleedkundige Kennis der Walvisschen*, pl. 1, fig. 1 ; pl. 3, fig. 1 et 3 (*Mém. de l'Institut Néerlandais*, 1831, t. III).
(d) Voyez Stiller, *De bestiis marinis*, p. 314 (*Novi Comment. Acad. Petropolit.*, 1749, t. II).
(e) Voyez Home, *Particulars respecting the Anatomy of the Dugong* (*Philos. Trans.*, 1820, pl. 29, fig. 1, et *Lect. on Comp. Anat.*, t. IV, pl. 51, fig. 1).
(f) Stannius, *Beitr. zur Kenntniss der Amerikanischen Manati's*, pl. 2, fig. 9 à 11.
(g) Voyez Biancoui, *Specimina zoologica Mozambicana*, MAMMALIA, pl. 5, fig. 10.
(h) Fleischmann, *Einiges über den Gang der Ausbildung der Luftröhre* (Meckel's *Deutsch. Arch. für die Physiol.*, 1823, t. VIII, p. 65).

de plus en plus petites et plus rares à mesure que ces tubes se ramifient, et qui disparaissent complétement dans les petites divisions. Ainsi Reisseissen, anatomiste à qui l'on doit d'importants travaux sur la structure des poumons (1), a constaté que, chez l'Homme, il n'existe plus aucune trace de ces cartilages lorsque les bronches se trouvent réduites à une demi-ligne de diamètre (2). Il est aussi à noter qu'à chaque bifurcation des gros rameaux bronchiques on rencontre un cerceau plus complet que les autres, et destiné, comme les pièces dont il a déjà été question chez les Oiseaux, à maintenir béantes les ouvertures de ces tubes.

L'espace que les cerceaux laissent d'ordinaire entre leurs extrémités, à la face supérieure de la trachée (3), est occupé par des fibres musculaires qui sont disposées transversalement, de façon que le diamètre de ce conduit peut être diminué par leur contraction (4). Dans les bronches, lorsque les anneaux carti-

trouve dans les bronches des anneaux complets qui sont disposés avec assez de régularité : chez le Mouton et le Lièvre, par exemple (a) ; mais, en général, cette portion de la charpente trachéenne ne présente qu'une structure très dégradée.

(1) REISSEISSEN, médecin à Strasbourg, publia ses premières observations dans une thèse inaugurale intitulée : *De pulmonis structura*, 1803. Peu de temps après il adressa à l'Académie de Berlin un travail plus étendu sur le même sujet, qui fut couronné et publié par extraits conjointement avec un mémoire de Sœmmering, sous le titre suivant : *Ueber die Structur, die Verrichtung und den Gebrauch der Lungen*, in-8, Berlin, 1808. Enfin l'ouvrage de cet anatomiste fut publié en entier par les soins de Rudolphi. Ce livre est intitulé : *De fabrica pulmonum commentatio*, cum tab. VI (Berol., 1822, fol.)

(2) Meckel pense qu'il faut évaluer à un tiers de ligne seulement les bronches où les cartilages ont complétement disparu (*Manuel d'anat.*, t. III, p. 515).

(3) Ou face postérieure de la trachée, chez l'homme et les autres Mammifères dont la position est verticale.

(4) L'influence de ces muscles transversaux sur le calibre de la trachée est augmentée par leur mode d'insertion sur les arceaux cartilagineux, car ils se fixent plus ou moins loin du bord dorsal et libre de ces pièces solides, à la face interne de celles-ci. Cette disposition, qui se remarque chez

(a) Home, *Lectures on Compar. Anat.*, t. VI, pl. 13, fig. 6 et 7.

lagineux sont remplacés par de simples plaques, ces fibres contournent entièrement le tube aérifère, et dans la portion terminale de ceux-ci elles se continuent encore de façon à former autour de la membrane muqueuse une tunique contractile.

Dans cette classe d'animaux, la trachée n'a pas de dilatations, comme cela se voit si fréquemment chez les Oiseaux ; elle est à peu près cylindrique, et n'offre, à son point de bifurcation, aucune disposition propre à la production des sons ; mais le larynx, qui en surmonte l'extrémité antérieure, est très développé et présente une structure très compliquée, ainsi que nous le verrons quand je ferai l'histoire de la voix (1). La longueur de

l'homme, est beaucoup plus prononcée chez quelques Mammifères, tels que le Bœuf et la plupart des autres Ruminants. Chez l'Ours, ces fibres s'attachent à la face externe des arceaux et recouvrent près de la moitié de la circonférence du cylindre trachéen. Mais dans les bronches elles sont en rapport avec la tunique muqueuse (a).

(1) Le LARYNX n'est en réalité que la portion supérieure du tube trachéen dont le développement est devenu plus considérable et la structure plus complexe, afin de l'approprier à la production des sons. Les pièces solides qui en forment la charpente ont beaucoup d'analogie avec les arceaux trachéens ordinaires ; elles en sont les représentants, et c'est à tort que Geoffroy Saint-Hilaire les a considérées comme les analogues des osselets constitutifs de l'appareil branchial des Poissons. En effet, chez les Batraciens, on voit le larynx se former en arrière de cet appareil et coexister avec un système hyoïdien complet.

Il serait prématuré de décrire ici avec détail la structure de cet organe vocal, et pour le moment nous n'avons à l'envisager que dans ses rapports avec le mécanisme de la respiration. Je me bornerai donc à ajouter que c'est un tube court et large qui forme le sommet du conduit trachéen. Un anneau qui diffère peu des cerceaux de la trachée, et qui a reçu le nom de *cartilage cricoïde*, en occupe la base, et porte sur son bord supérieur deux pièces appelées *cartilages aryténoïdes*, lesquelles semblent être formées par le démembrement d'un second anneau laryngien. Un troisième segment (supérieur chez l'Homme et antérieur chez les Quadrupèdes) se développe davantage et chevauche sur les précédents ; il constitue en général une espèce de bouclier saillant en avant et ouvert du côté du dos : on l'appelle *cartilage thyroïde*. Il est surmonté d'un appendice lamelleux et valvulaire (l'*épiglotte*), et il donne attache par sa face interne à deux replis qui vont

(a) Cuvier, *Anatomie comparée*, 2ᵉ édit., t. VII, p. 49.

ce tube respiratoire est, en général, proportionnée à celle du cou, et il se porte en ligne presque droite de l'arrière-bouche aux poumons ; mais chez l'Aï on y remarque une disposition qui rappelle les anses dont nous avons déjà signalé l'existence chez divers Oiseaux. En effet, chez ce Paresseux, la trachée se prolonge dans l'intérieur du thorax jusque vers l'extrémité postérieure du poumon, puis se recourbe deux fois sur elle-même avant que de se diviser en bronches (1).

Un petit Rongeur de l'Afrique australe, l'Helamys, ou *Pedetes cafer*, présente une autre anomalie de structure que nous avons également rencontrée chez un Oiseau, et qui tend aussi à augmenter l'étendue de la surface des parois du tube inspirateur : à très peu de distance du larynx, la trachée est partagée en deux canaux par une cloison médiane, comme si les deux bronches, longtemps avant de se séparer, existaient déjà, accolées l'une à l'autre (2).

se terminer sur les cartilages aryténoïdes et qui constituent les cordes vocales. Ces replis sont garnis de muscles, et leurs lèvres peuvent se rapprocher de façon à rétrécir le passage de l'air ou même à l'interrompre momentanément. Pour plus de renseignements sur la structure du larynx, je renverrai aux traités descriptifs sur l'anatomie humaine et aux ouvrages de Fabricius d'Aquapendente, de Cuvier, etc. (a).

(1) La trachée de l'Aï se porte d'abord en arrière jusque dans le voisinage du diaphragme, puis se courbe à gauche et revient en avant vers la racine du poumon droit, où elle se coude de nouveau pour descendre et se bifurquer (b). Rien dans les mœurs de cet animal ne nous permet de deviner l'utilité de cette anomalie dont on ne connaît pas d'autres exemples dans la classe des Mammifères.

(2) Il est aussi à noter que les arceaux cartilagineux de la trachée sont divisés sur la ligne médiane inférieure, dans la portion antérieure et non divisée de ce tube. Cette disposition est

(a) Fabricius de Aquapendente, *De larynge vocis instrumento* (Opera omnia, p. 208 et suiv.). Dans les planches qui accompagnent cette dissertation on trouve des figures du larynx de plusieurs animaux.

— Cuvier, *Anatomie comparée*, 2ᵉ édit., t. VIII, p. 726 et suiv.

— Henle, *Vergleichend-anatomische Beschreibung des Kehlkopfs*. In-4, 1839.

(b) Daubenton (Buffon, MAMMIFÈRES, t. VIII, p. 319, pl. 294, fig. 3).

— Meckel, *Beiträge zur Anatomie des Aï* (Beiträge zur Vergleichenden Anatomie, 1ʳᵉ partie, t. II, p. 134, fig. 1).

— Carus, *Tabulæ anatom. compar. illustr*, pars VII, pl. 9, fig. 3.

Enfin, je dois signaler encore ici une disposition particulière des voies respiratoires chez la Baleine : un canal qui accompagne la trachée en dessous et se perd dans la poitrine, s'ouvre dans le pharynx par trois ou quatre orifices situés de chaque côté de la glotte. Du reste, on ne peut former aucune conjecture plausible sur les usages de ce singulier appendice (1).

D'ordinaire, la trachée des Mammifères se termine par une simple bifurcation, mais quelquefois elle donne naissance à trois bronches, dont une se porte à gauche et deux à droite. Ce mode de conformation s'observe chez la plupart des Ruminants (2), chez le Cochon (3), le Pécari (4), le Marsouin (5), le Delphinaptère (6), le Narwal (7) et les Baleines (8).

connue depuis longtemps (a), mais a été étudiée dernièrement avec plus d'attention par M. Calori qui, en collaboration avec M. Bianconi, de Bologne, a publié une bonne monographie anatomique de l'Helamys (b).

(1) M. Roussel de Vauzèmes, qui a fait connaître l'existence de ce système, a décrit aussi deux poches musculomembraneuses situées sur les côtés du cartilage thyroïde ; mais ces réservoirs ne débouchent pas dans le larynx et paraissent être en communication avec les évents (c).

(2) L'existence d'une bronche accessoire a été constatée chez le Veau par Ruysch.

Meckel a trouvé la même disposition chez la Brebis, la Chèvre, le Chamois, les Chevrotains, les Chameaux et les Lamas.

(3) Meckel, loc. cit., p. 458.

(4) Daubenton, Mammifères de Buffon, pl. 301.

(5) Albers, qui a donné une très bonne figure du système trachéen du Marsouin (Delphinus phocœna, L.), représente la bronche accessoire comme étant presque aussi grosse que la bronche principale, située du même côté (d).

(6) Dans un Epaulard blanc disséqué par Barclay et Neill, la bronche accessoire naissait vers la moitié de la longueur de la trachée (e).

(7) Meckel, Anatomie comparée, t. X, p. 449.

(8) Chez le Baleinoptère à ventre

(a) Otto, cité par Meckel, Anatomie comparée, t. X, p. 478.
— Carus, loc. cit., pl. 9, fig. 2.
(b) Bianconi, Specimina zoologica Mozambicana, MAMMALIA, tab. 6, fig. 18.
(c) Roussel de Vauzèmes, Recherches anatomiques faites sur un fœtus de Baleine (Ann. des sc. nat., 1834, 2ᵉ série, t. II, p. 125).
(d) J.-A. Albers, Icones ad illustrandam anatomen comparatam, fasc. 2, 1822, pl. 5, fig. 8.
(e) Barclay et Neill, Account of a Beluga (Mem. of the Wernerian Society, t. III, p. 387).

Quant à la forme des cerceaux trachéens, à leur nombre, à la distance à laquelle ils s'étendent sur les bronches, il existe chez les divers Mammifères des variations très grandes; mais ces faits particuliers n'offrent pas assez d'intérêt pour nous arrêter longtemps (1), et je me bornerai à dire, afin de fixer un peu les idées à ce sujet, que chez l'Homme on compte en général à la trachée de 17 à 20 de ces pièces solides, mais qu'on en trouve environ :

32 chez l'Ours,
45 chez le Chat,
70 chez le Bœuf et le Mouton,
110 chez le Chameau,
et plus de 200 chez la Girafe,

tandis que chez le Dugong il n'y en a que 7.

plissé, la bronche accessoire, située comme d'ordinaire du côté droit, est très grosse et se détache de la trachée vers le tiers inférieur de ce tube (a); mais chez le fœtus de Baleine décrit par M. Eschricht, elle était très grêle et prenait naissance tout près de l'origine de la bronche principale, de façon à avoir presque l'apparence d'être une des divisions de celle-ci (b).

(1) Il existe beaucoup de variations dans le calibre du tube trachéen comparé à sa longueur et à la taille de l'animal. Ainsi, chez le Marsouin, la trachée est à peine deux fois aussi longue que large; chez le Dugong, elle est encore plus courte, et chez un Stellère (*Rytina*), long de 8 mètres, elle avait plus de 12 centimètres de diamètre (c).

Le développement relatif de la por-

tion trachéenne et de la portion bronchique est aussi très différent chez les divers Mammifères. Meckel évalue de la manière suivante la longueur de la trachée, en prenant celle des bronches pour unité.

Marsouin	$1\frac{1}{2}$
Tatou	2
Homme	3
Hérisson	4
Maki, Pécari, etc.	5
Cochon	7
Singes	6 à 9
Chien, Blaireau, Bœuf	9
Cerf	10
Hyène	11
Ane	15
Cheval, Chameau, Lama	30 (d)

Quant à la forme des arceaux trachéens, je me bornerai à ajouter que souvent ces bandes transversales sont un peu renflées, de façon à donner à la trachée un aspect noueux, et que

(a) Voyez le système trachéen de la *B. rostrata* figuré par G. Sandifort, *Bijdragen tot de Ontleedkundige Kennis der Walvisschen*, pl. 1, fig. 1 et 2 (*Mém. de la première classe de l'Institut Néerlandais*, 1831, t. III).

(b) Eschricht, *Ueber die Nordischen Wallthiere*, p. 106, fig. 31.

(c) Steller, *De bestiis marinis* (*Novi Comment. Acad. Petrop.*, t. II, p. 314).

(d) Meckel, *Anatomie comparée*, t. X, p. 451 et suiv.

§ 8. — En résumé, nous voyons donc que, chez tous les Vertébrés à respiration aérienne, le canal trachéen se compose d'un tube simple à son extrémité antérieure, plus ou moins divisé postérieurement, et formé de deux couches principales, savoir : une tunique interne composée d'une membrane muqueuse et de son revêtement épithélique ; puis une tunique externe scléreuse, constituée par des fibres élastiques et logeant dans son épaisseur un système de pièces solides, cartilagineuses ou osseuses, qui affectent une disposition annulaire. Une couche plus ou moins épaisse de tissu conjonctif (ou tissu cellulaire des anciens anatomistes) unit ce tube fibro-cartilagineux aux parties d'alentour, et des fibres musculaires se développent aussi à la surface de celui-ci. Enfin, d'autres éléments anatomiques accessoires, tels que des faisceaux fibreux et des glandules, s'interposent entre les deux tuniques fondamentales de façon à en rendre la structure plus complexe (1). Du reste, ce qui carac-

chez le Phoque elles sont alternativement rétrécies vers le milieu et élargies aux deux bouts, ou élargies au milieu et rétrécies vers les extrémités libres, de manière à se correspondre par les bords, qui sont tour à tour concaves et convexes (a).

(1) Ainsi, dans la trachée de l'Homme, on trouve : 1° la couche épithélique avec ses cils vibratiles ; 2° la couche muqueuse qui repose sur une pellicule homogène dont l'épaisseur n'est que d'environ $\frac{1}{100}$ de millimètre; 3° une couche de fibres élastiques jaunes, disposées longitudinalement, qui se réunissent en manière de réseau, couche qui acquiert le plus d'épaisseur sur la paroi postérieure du tube, là où les cartilages manquent ; 4° une couche mince de tissu conjonctif

qui unit les parties précédentes à la tunique scléreuse ; 5° la gaine scléromusculaire, formée par une couche de fibres élastiques dans l'épaisseur de laquelle sont logés, en avant et sur les côtés, les cartilages trachéens, et en arrière des fibres musculaires lisses disposées pour la plupart transversalement et fixées à la face interne de l'extrémité libre des cartilages par de petites expansions tendineuses, mais dont quelques-unes, situées plus profondément que les autres, sont dirigées transversalement ; 6° enfin, une couche de tissu conjonctif mêlé de fibres élastiques qui unit la trachée aux parties voisines de l'organisme. Les glandules sont logées en partie sous la couche de fibres élastiques de la muqueuse, en partie sous la tunique

(a) Lobstein, *Observations d'anatomie comparée sur le Phoque à ventre blanc*, p. 24.

II.

térise surtout ce tube aspirateur, c'est sa flexibilité, qui lui permet de se prêter aux divers mouvements de l'Animal, et l'élasticité de ses parois, qui assure un libre passage pour le fluide respirable.

Poumons. § 9. — Les poumons, dont la structure doit maintenant nous occuper, consistent, comme nous l'avons déjà vu, en deux organes creux suspendus à l'extrémité des voies aériennes, recevant l'air dans leur cavité par l'intermédiaire de ces conduits, et logeant dans leurs parois un nombre considérable de vaisseaux sanguins dans lesquels le fluide nourricier vient se mettre en rapport avec l'atmosphère. Leur structure varie beaucoup, et, pour bien saisir les rapports que ces différentes modifications peuvent avoir entre elles, il est bon de se représenter d'abord ces organes d'une manière théorique.

scléro-musculaire ou entre les cartilages ; leurs orifices se montrent à la surface libre de la muqueuse, sous la forme d'une multitude de petits pores. Un réseau de vaisseaux sanguins capillaires superficiel se déploie en mailles polygonales sur la tunique élastique, et d'autres vaisseaux plus gros se dirigent pour la plupart longitudinalement dans l'épaisseur des parois trachéennes. J'ajouterai encore que les cartilages, dont l'épaisseur est de 1/3 à 1 millimètre, occupent à peu près les deux tiers de la circonférence du canal, et ont en général de 4 à 6 millimètres de hauteur. Souvent deux de ces arceaux sont réunis dans une partie de leur longueur, et parfois aussi ils paraissent bifurqués vers le bout. Le dernier de la série se prolonge inférieurement en forme d'éperon entre les deux branches de la trachée qui constituent les bronches. Le nombre de ces arceaux varie entre 16 et 20. La bronche gauche en présente 10 ou 12, la bronche droite 5 ou 6 avant de se ramifier. Les pièces cartilagineuses qui les représentent dans la portion suivante de l'arbre bronchique sont oblongues et constituent des segments de cerceaux anguleux s'enchevêtrant réciproquement. Elles deviennent de plus en plus petites à mesure que les bronches se ramifient ; et ainsi que je l'ai déjà dit, elles disparaissent complètement dans les divisions terminales de ce système de canaux aérifères. Pour plus de détails à ce sujet, je renverrai aux traités d'anatomie descriptive du corps humain et aux ouvrages spéciaux sur l'histologie (a). On pourra consulter aussi avec avantage une dissertation de M. Schultz (b).

(a) Voyez Kölliker, Éléments d'histologie, p. 511.
(b) E. Schultz, Disquisitiones de structura et textura canalium aeriferorum. Dorpat, 1850.

Dans sa forme la plus simple, le poumon des Vertébrés peut être considéré comme une dilatation de la tunique muqueuse qui tapisse le tube trachéen et qui se termine en cul-de-sac. C'est donc une sorte de vessie ou de poche membraneuse qui termine ce tube; mais la membrane muqueuse qui la forme, et qui y devient d'une grande finesse, y perd son épithélium vibratile, et n'y présente à sa surface qu'une couche mince de tissu épithélique granulaire (1). Extérieurement elle se trouve revêtue par une couche de tissu conjonctif élastique en continuité avec celui de la charpente solide du système trachéen; enfin cette seconde tunique, qui acquiert parfois à la surface de l'organe une consistance assez grande, est, en général, recouverte par

(1) Des observations incomplètes avaient fait croire à divers anatomistes que l'épithélium à cils vibratiles s'étendait dans toutes les parties de l'appareil pulmonaire; mais on sait aujourd'hui, à n'en pas douter, que ce tissu ne se rencontre pas sur les parois des petites subdivisions terminales ou cellules où la respiration a principalement son siége. Là on ne trouve plus aucune trace de cils vibratiles, et la membrane basilaire de la muqueuse pulmonaire est revêtue seulement d'une couche épithélique excessivement mince, sur la structure de laquelle les micrographes ne sont pas d'accord : suivant les uns, ce serait un épithélium pavimenteux ordinaire, à cellules polygonales (a); suivant d'autres, ce serait une espèce particulière de tissu épithélique pour laquelle le nom d'*épithélium hyalin* a été proposé (b); et il est aussi plusieurs auteurs récents qui en rejettent complétement l'existence (c). Mais par l'examen de diverses préparations faites par M. Mandl, je suis porté à croire que c'est une lamelle de granulins épithéliques analogues à de très jeunes cellules de tous les tissus du même ordre qui, dans l'état normal, ne se développent pas de façon à former des plaques squamiformes, mais qui sont susceptibles de revêtir ce caractère dans divers états pathologiques. Nous reviendrons sur cette question lorsque nous étudierons plus spécialement la structure des cellules pulmonaires de l'Homme.

(a) Addison, On the ultimate Distribution of the Air-Passages and the Formation of the Air-Cells of the Lungs (Philos. Trans., 1842, p. 162). — Adriani, Dissert. anat. inaug. de subtiliori pulmonum structura. In-8, Utrecht, 1847, p. 102.
(b) Kölliker, Éléments d'histologie humaine, p. 517.
— Williams, Organs of Respiration (Todd's Cyclop. of Anat. and Physiol., Supplem., p. 271). — Rainey, On the Minute Anatomy of the Lung of the Bird (Medico-chirurgical Transactions, 1849, vol. XXXII, p. 47).
(c) Todd et Bowman, The Physiological Anatomy and Physiology of Man, 1856, t. II, p. 394.

une lame membraneuse, appelée *plèvre*, qui se continue sur les parties voisines et qui appartient à la classe des membranes séreuses. Toutes ces parties, d'une minceur extrême, sont étroitement unies entre elles, et c'est entre la tunique interne ou muqueuse, et la tunique externe ou séreuse, que sont logés les canaux où le sang circule pour subir à travers la première de ces membranes l'influence de l'air contenu dans l'intérieur du sac ainsi constitué.

Ici l'étendue de la surface de contact par laquelle l'air agit sur le sang est donc déterminée par la grandeur du sac pulmonaire; mais lorsque la respiration doit augmenter de puissance, elle se développe davantage, et ce résultat peut s'obtenir de deux manières.

L'un de ces procédés de perfectionnement de l'organe respiratoire consiste dans la formation de plis de la tunique muqueuse, plis qui s'avancent plus ou moins dans l'intérieur de la cavité du sac, à la manière de cloisons, et partagent cette cavité en plusieurs loges.

Les parois des chambres constituées de la sorte se hérissent, à leur tour, d'autres replis cloisonnaires qui, dirigés dans divers sens, se rencontrent entre eux, comme l'avaient déjà fait les premiers, et subdivisent encore la cavité ainsi circonscrite en un certain nombre de compartiments ou cellules dont les parois, à leur tour, peuvent porter d'autres cloisons plus petites et se garnir par conséquent d'alvéoles. Enfin, ces loges pariétales pourront se diviser et se subdiviser encore par le même procédé, et, par suite de cette multiplication de replis cloisonnaires, la cavité primitivement simple du sac pulmonaire pourra se transformer en un nombre presque incalculable de petites cellules qui toutes communiqueront avec l'extérieur par le système trachéen, et ressembleront par leur structure à ce sac lui-même tel qu'il était primitivement.

On comprend facilement que l'augmentation de la surface

respiratoire puisse être obtenue aussi par le développement, non pas de cloisons intérieures, mais de bosselures saillantes ou de prolongements verruciformes, creux, s'élevant sur les parois du sac pulmonaire, comme ces gros plis convexes, appelés *bouillons*, que les femmes portent souvent comme ornements sur diverses parties de leur costume. En effet, si ce sac, au lieu de grandir uniformément sur tous les points, croît d'une manière inégale, les parties qui restent stationnaires constitueront bientôt des espèces de cloisons entre les bosselures dont les parois du sac se garnissent, et ces bosselures, en s'allongeant, formeront des loges qui, en bourgeonnant à leur tour, acquerront la forme de grappes creuses.

Ainsi, soit par le développement endogène de replis cloisonnaires, soit par la production exogène de bosselures ou de tubercules pariétaux creux, le sac primitivement simple se trouve transformé en un assemblage de loges ou cellules naissant les unes des autres, et offrant par leur réunion une grande étendue de surface pour recevoir le contact du fluide respirable et y présenter le fluide nourricier destiné à en subir l'influence vivifiante. En effet, l'air doit pénétrer facilement de la trachée dans ces loges, et lorsque les cloisons qui les constituent ne sont pas très multipliées, on comprend que, pour maintenir les communications libres, il puisse suffire de donner au bord de chacune de celles-ci un certain degré d'élasticité, de façon à les empêcher de s'affaisser, résultat qui s'obtient facilement par le développement de la portion correspondante de la tunique fibreuse ou élastique, dont la membrane muqueuse est revêtue extérieurement. Mais lorsque la respiration doit arriver au plus haut degré de puissance, et que, par conséquent, la subdivision de la cavité pulmonaire est poussée aussi loin que possible par la multiplicité des divisions pariétales, ces dispositions ne suffisent plus pour assurer la distribution régulière et rapide de l'air dans toutes les parties de l'organe ; et l'on voit alors le poumon se perfectionner par l'adjonction d'un système de tubes aérifères disposés de façon à assurer cette distribution jusque dans les derniers compartiments de ce système de cellules, et constitués à l'aide de prolongements des bronches et de leurs ramifications.

Au reste, ce passage entre ces poumons simplement loculaires des Animaux inférieurs et les poumons à bronches ramifiées des Animaux à grande respiration, ne se fait pas d'une manière brusque, et en étudiant les nuances que les Reptiles nous offrent à cet égard, on trouve l'explication des moyens à l'aide desquels la transformation s'opère. Effectivement, avant que le système trachéen se soit perfectionné de la sorte, on voit le bord libre des cloisons intercellulaires s'élargir et se raffermir dans le voisinage immédiat de la bronche; puis ce rebord s'étale, et prend la forme d'un ruban dont l'extrémité antérieure fait suite aux parois de ce tube, et dont les côtés se continuent aussi, d'autre part, avec les bords épaissis des cloisons intercellulaires anciens, de façon à constituer tout un système de ramifications qui par sa disposition rappelle l'aspect de la charpente d'une feuille avec sa nervure principale, ses nervures secondaires et ses nervicules de plus en plus multipliées. Ces rubans se recourbent parfois de façon à simuler de petites gouttières; puis on voit leurs bords se rapprocher et se toucher de manière à transformer la gouttière en un tube fendu longitudinalement. Enfin, de cette forme à celle que nous offre l'arbre bronchique à son état parfait, il n'y a qu'un pas : la soudure des bords de cette fente, et par cela même transformation des bords des cloisons intercellulaires ainsi canaliculés en tubes dont l'extrémité supérieure se continue avec le conduit trachéen et dont l'extrémité inférieure débouche dans les cellules pulmonaires.

Tels sont, en effet, les divers degrés par lesquels la Nature passe de la poche pulmonaire simple d'un Vertébré à petite respiration, comme le sont la plupart des Batraciens, aux poumons complexes des Mammifères. Mais pour bien graver dans la mémoire ces vues générales, et pour en établir l'exactitude, il ne suffit pas de les énoncer brièvement, comme je viens de le faire, il faut les étayer d'un certain nombre d'exemples.

§ 10. — Chez les Batraciens inférieurs, les poumons consistent en deux sacs membraneux, de forme ovoïde, dont la paroi est sillonnée seulement par quelques vaisseaux sanguins. Dans les Protées, par exemple, la cavité de ces organes n'est divisée par aucune cloison; elle est ouverte à son extrémité antérieure pour l'entrée de l'air, et les vaisseaux sanguins qui en garnissent les parois sont peu abondants (1).

Dans les Tritons, les poumons ont des parois plus vasculaires, mais n'offrent également aucune trace de divisions cellulaires dans leur cavité (2).

Dans la Sirène, où ces sacs ont à peu près la même disposi-

Poumons.
des
Batraciens.

---

(1) Cuvier décrit de la manière suivante ces organes : « Ceux-ci ne sont que deux canaux membraneux très minces terminés par un léger renflement; il n'y a dans leur intérieur aucune division en cellules, et l'on n'aperçoit que très peu de vaisseaux sur leurs parois (a). » Les poumons de ces Batraciens sont en réalité plus vasculaires que ne le pensait cet habile anatomiste (b), et ressemblent à des sacs étroits et légèrement renflés inférieurement plutôt qu'à des tubes.

(2) Cuvier s'est assuré de l'absence de divisions dans les sacs pulmonaires des TRITONS, ou Salamandres aquatiques (c); mais le développement du réseau vasculaire est beaucoup plus considérable dans les parois de ces organes que chez les Batraciens dont il vient d'être question, ainsi qu'on peut facilement s'en assurer en y observant au microscope la circulation chez des animaux vivants (d). Chez les Salamandres terrestres, les poumons ont au contraire une structure cellulaire qui se distingue même à l'extérieur (e).

(a) Cuvier, Recherches anatomiques sur les Reptiles regardés encore comme douteux, p. 43.
(b) Delle Chiaje, Ricerche anatomico-biologiche sul Proteo serpentino. In-fol., Neapoli, 1840, p. 17, pl. 4, fig. 1.
(c) Cuvier, Anatomie comparée, t. VII, p. 144.
(d) Voyez une figure des capillaires pulmonaires de la Salamandre aquatique publiée par MM. Prévost et Dumas dans le Précis élémentaire de physiol. de Magendie, 1825, 2e édit., t. II, pl. 1.
(e) Townson, Observ. physiologicæ de Amphibiis, 1795, pars II, pl. 1. — Funke, De Salamandræ terrestris vita tractatus, p. 21, pl. 2, fig. 6 et 8. — Rathke, Beiträge zur Geschichte der Thierwelt, t. I, pl. 1, fig. 2, 3 et 5.

tion que chez les Protées, et s'étendent depuis la base du cou jusqu'à l'extrémité de l'abdomen, on aperçoit dans leur intérieur quelques cloisons qui naissent des parois et circonscrivent dans le voisinage de celles-ci quelques loges ou cellules largement ouvertes et de forme irrégulière (1).

Dans les Crapauds, et surtout dans les Grenouilles, les cloisons se multiplient davantage dans l'intérieur des poumons (2),

(1) Les poumons des Sirènes sont deux longs sacs cylindriques qui s'étendent jusqu'à l'extrémité postérieure de l'abdomen, où ils se replient même en avant. On n'y trouve pas de grandes cloisons intérieures, mais leurs parois sont garnies d'un réseau saillant et lâche qui circonscrit un nombre considérable de petites fossettes en forme d'alvéoles (a).

Chez l'Axolotl, la face interne des sacs pulmonaires est également garnie d'un réseau à mailles lâches, mais assez saillantes (b). Il est aussi à noter que ces organes sont très riches en vaisseaux sanguins, mais sont beaucoup moins longs que chez la Sirène, et ne s'étendent que dans les deux tiers antérieurs de la longueur de l'abdomen (c).

Chez l'Amphiuma et le Menopoma, la structure des poumons se complique davantage. Ainsi, chez l'Amphiuma, on trouve à l'intérieur de chacun de ces sacs un certain nombre de gros cordons élastiques qui les cerclent transversalement à des distances de 3 à 5 millimètres, et qui se réunissent entre eux par de nombreuses branches rameuses disposées de façon à intercepter une multitude de cellules très petites. Cette structure aréolaire est surtout très développée dans la moitié antérieure de l'organe (d). Chez le Menopoma, les cellules pulmonaires sont plus grandes (e).

(2) Les poumons de la Grenouille, comme je l'ai déjà dit, sont suspendus presque directement à la face inférieure du pharynx, et se prolongent assez loin dans l'abdomen, de chaque côté du corps (f). Ils sont très renflés dès leur origine et sont à peu près pyriformes : leur volume est considérable quand ils sont distendus ; mais leur tissu est si élastique, qu'en se resserrant ils peuvent se réduire à une petite masse de quelques millimètres de circonférence. Leur surface présente une multitude de petites facettes

(a) Cuvier, Reptiles douteux, p. 22.
— Voyez aussi Owen, On the Structure of the Heart in the Perennibranchiate Batrachia (Trans. of the Zool. Soc., vol. 1, pl. 31, fig. 2).
— Rusconi, Amours des Salamandres, pl. 5, fig. 8.
(b) Cuvier, Op. cit., p. 34.
(c) Calori, Sull'anatomia dell' Axolotl, p. 66, pl. 3, fig. 11, et pl. 4, fig. 20 (extrait des Mémoires de l'Institut de Bologne, 1831, t. III).
(d) Duvernoy, Anatomie comparée de Cuvier, 2e édition.
(e) Harlan, Observ. on the Genus Salamandra (Ann. of the Lyceum of Nat. Hist. of New-York, 1824, t. I, p. 228), et Med. and Phys. Researches, p. 160.
(f) Voyez Roesel, Historia naturalis Ranarum, pl. 5, fig. 1 et 6 ; pl. 1, fig. 1.

et chez les Pipa ce mode de perfectionnement de l'appareil respiratoire est porté encore plus loin (1).

§ 11. — Dans la plupart des Sauriens (2), les poumons sont aussi des sacs à cavité unique, mais dont les parois sont garnies d'une multitude de petites cloisons, à peu près de même grandeur, qui se rencontrent de façon à circonscrire des alvéoles de forme irrégulière, mais dont la disposition rappelle celle des cellules des gâteaux de l'Abeille (3). Ces fossettes et les cloisons pariétales qui les forment sont, en général, plus développées dans le voisinage du point où la bronche vient déboucher

Poumons des Reptiles Sauriens.

polygonales légèrement bombées, qui correspondent aux principales divisions intérieures et sont délimitées aussi par les grosses branches vasculaires. Les cellules intérieures sont de plusieurs ordres; les plus grandes, dont la disposition générale a été assez bien représentée par M. Marshall Hall (a), ont des parois latérales assez saillantes, et leur fond ou paroi externe est subdivisée en alvéoles plus petits par d'autres cloisons d'une grande ténuité que M. Mandl a très bien figurées dans la deuxième livraison de son grand ouvrage sur l'histologie (b).

Les ramifications principales de l'espèce de réseau septal où se trouvent les gros vaisseaux sanguins semblent devoir être assimilées à des dépendances du système trachéen, car on y voit, de même que dans les bronches des Vertébrés supérieurs, une bande de tissu épithélique à cils vibratiles, tandis que dans le reste de l'étendue de la surface respirante les cils manquent et sont remplacés par du tissu épithélique granulaire ou par une couche hyaline seulement (c).

Chez les CRAPAUDS, la conformation des poumons est à peu près la même (d); mais chez le BOMBINATOR les cellules sont beaucoup plus grandes (e).

(1) Chez le PIPA, les poumons sont divisés intérieurement par des cloisons multipliées dont les bords sont garnis de cils fins, mais assez résistants (f).

(2) La conformation intérieure des poumons chez les Sauriens a été étudiée avec soin par Meckel (g).

(3) Voyez la figure que Carus a donnée de l'intérieur des poumons de l'Ameiva (h).

(a) Marshall Hall, *A critical and experimental Essay on the Circulation of the Blood*, 1831, pl. 6 et 7.
(b) Mandl, *Anatomie microscopique*, t. II, pl. 37, fig. 12.
(c) Voyez Rainey, *On the Lungs of Birds* (Med. chir. *Trans.*, vol. XXXII, p. 54).
(d) Roesel, *Hist. nat. Ranarum*, pl. 19, fig. 5.
(e) Roesel, *Op. cit.*, pl. 23, fig. 27.
(f) Breyer, *Observ. anatom. circa fabricam Ranæ Pipæ*, 1811, p. 16, tab. 2, fig. 4, n° 7.
(g) Meckel, *Ueber das Respirationssystem der Reptilien* (Deutsches Archiv für die Physiologie, 1818, Bd. IV, p. 60).
(h) Carus, *Tabulæ anatom. compar. illustr.*, pars VII, tab. 5, fig. 2.

II.

dans le poumon par une large ouverture à rebord cartilagineux, et elles deviennent plus rares et plus superficielles vers l'extrémité postérieure de cet organe. En général, les mailles formées par les rebords des cellules alvéolaires largement ouvertes ne présentent rien de particulier, si ce n'est que, chez la plupart de ces animaux, le bord libre des cloisons intercellulaires s'épaissit et se consolide davantage le long d'une ligne qui se continue avec la bronche, et forme ainsi un cordon ou ruban fibreux, d'où partent, à angle droit, des cordons secondaires. Chez les Geckos et les Agames, les cellules ainsi constituées deviennent très profondes du côté interne des poumons (1). Enfin, chez d'autres Sauriens, tels que des Iguanes, des cloisons plus grandes divisent profondément ou même d'une manière complète la cavité pulmonaire en deux ou plusieurs grandes loges dont les parois sont à leur tour réticulées (2).

Les poumons du Caméléon ordinaire présentent une structure anormale, qu'il est bon de noter en passant, car elle semble conduire à une disposition remarquable de l'appareil respiratoire des Oiseaux, dont nous aurons bientôt à parler. En effet, ces organes, au lieu d'avoir la forme de sacs simples, ou seulement bossués à l'extérieur, sont munis de nombreux appendices vésiculeux qui constituent autant de poches aériennes secondaires et qui s'avancent entre les viscères jusque vers la partie postérieure de l'abdomen. Les poumons eux-mêmes offrent aussi une complication plus grande que ceux des Reptiles dont il a été question

(1) Meckel, loc. cit., pl. 2, fig. 1 et 2.

(2) Voyez les figures que Meckel a données de cette disposition chez l'Iguana delicatissima, le Chamœleo pumilus et le Tupinambis bengalensis, dans son travail sur le système respiratoire des Reptiles (a).

(a) Meckel, Op. cit. (Deutsches Archiv für die Physiologie, 1818, Bd. IV, p. 60, tab. 5, fig. 3, 4, 5).

jusqu'ici, de grandes cloisons intérieures les divisent longitudinalement en trois compartiments (1).

Ici nous trouvons donc réunis les effets produits par les deux
procédés de perfectionnement signalés il y a quelques instants.
L'augmentation de la surface vasculaire de la cavité respiratoire est déterminée non-seulement par le développement de
replis cloisonnaires intérieurs, mais aussi par la formation de
bouillons à sa surface extérieure, lesquels, en s'agrandissant,
cessent bientôt d'être convexes seulement et se transforment
en petits sacs accessoires appendus aux parois du sac pulmonaire principal. J'insiste sur cette disposition parce qu'elle nous
permettra de bien comprendre le mode de constitution de l'appareil respiratoire chez les Vertébrés supérieurs.

§ 12. — Les poumons des Serpents ressemblent beaucoup, par
leur mode de structure, à ceux des Reptiles dont il vient d'être
question; mais ils présentent quelques particularités remarquables. Ainsi ces deux organes, au lieu de se développer également,
comme chez les autres Reptiles, diffèrent en général beaucoup
entre eux par leur volume. Dans quelques espèces, l'un de ces

*Poumons
des
Ophidiens.*

---

(1) Cette conformation singulière
des poumons chez le Caméléon ordinaire fut constatée en 1669 par Perrault (a).

C'est à tort que Vallisnieri décrit
les appendices pulmonaires comme
étant terminés par des canaux qui
iraient s'ouvrir dans la peau (b), erreur
qui a été relevée par Treviranus (c).
Meckel a constaté que, chez le *Chamœleo pumilus*, cette structure n'existe

pas, et les poumons ne consistent
qu'en deux poches simples; mais il
a trouvé des appendices analogues sur
le bord des poumons du Gecko frangé
(*Ptyodactylus fimbriatus*, Dumér.) et
du Gecko marbré de la Guyane (*Polychrus marmoratus* de Merrem) (d).

M. Studiati a donné récemment
une bonne figure des poumons du
Caméléon d'Afrique (e).

(a) *Mémoires pour servir à l'histoire naturelle des Animaux* (*Recueil de l'Acad. des sciences,*
1.* partie, p. 52, pl. 6, fig. P, Q).
(b) Vallisnieri, *Istoria del Cameleonte Africano*, 1715 (*Op. fisico-mediche*, vol. I, p. 385).
(c) Treviranus, *Die Erscheinungen und Gesetze des Organischen Lebens*, 1831, t. II, p. 247.
(d) Meckel, *Beiträge zur Geschichte des Respirationssystems der Amphibien* (*Deutsches Archiv
für die Physiol.*, Bd. V, p. 226).
(e) Studiati, *Miscellanea di osservazioni zootomiche* (*Mém. de l'Acad. de Turin*, 2* série,
vol. XV, tab. 1).

organes est d'un tiers ou de moitié plus court que l'autre; ailleurs il est réduit à l'état rudimentaire (1), et quelquefois même il avorte complétement et l'on n'en découvre aucun vestige; de sorte que l'appareil respiratoire des Ophidiens, au lieu de se composer de deux poumons, comme d'ordinaire, se trouve réduit à un seul sac dont la longueur est d'ailleurs considérable, car il s'étend jusque dans la partie postérieure de l'abdomen (2).

(1) L'existence de ce poumon rudimentaire a été constatée d'abord par Nitzch (a). Mais Townson avait déjà reconnu que, chez l'*Anguis fragilis*, il existe deux poumons bien développés (b).

(2) Dans quelques Serpents, les deux poumons sont presque d'égale longueur : par exemple, chez le SHELTOPUSIK ou *Pseudopus Pallasii*, Cuv., et chez les BOAS, où celui de gauche est cependant un peu moins grand que son congénère (c).

Chez d'autres, le poumon gauche est d'un tiers ou une demie plus petit que le poumon droit. Exemples :

Le PYTHON TIGRÉ (P. *molurus*, Gray) et l'ORVET , où le poumon gauche est à peine moitié aussi long que le droit (d).

D'autres Serpents ont encore deux sacs pulmonaires distincts fixés à côté l'un de l'autre à l'extrémité inférieure de la trachée ; mais l'un de ces organes est rudimentaire et long seulement de quelques lignes : par exemple,

les AMPHISBÈNES , l'*Eryx turcicus*, dont le poumon droit est rudimentaire , l'ACANTHOPHIS (A. *cerastinus*, Wagler) (e) et le ROULÉAU (*Tortrix scytale*). Schlegel avait dit que dans cette dernière espèce il n'existe qu'un seul poumon (f), mais la présence du poumon gauche à l'état rudimentaire a été constatée par M. Lereboullet (g).

Chez d'autres Ophidiens , le poumon rudimentaire, au lieu d'être situé à côté du poumon principal, comme chez les précédents, est collé derrière les derniers anneaux de la trachée et s'ouvre dans son congénère par un orifice particulier. Cette disposition se voit dans la Couleuvre à côllier, la Vipère hémachate (*Sepedon hœmachates*, Merr.) et le Serpent à lunettes (*Naja tripudians*, Dumér.).

Chez le Crotale, il existe à peine quelques vestiges de ce poumon rudimentaire (h) , et chez la Vipère commune, ainsi que chez le Trigonocéphale fer-de-lance, l'orifice trachéen, qui semble annoncer l'existence d'un

(a) Nitzch, *Commentatio de respiratione Animalium*, 1808, p. 15.
(b) Townson, *Tracts and Observations in Natural History and Physiology*, 1799, p. 111.
(c) Meckel, *Ueber das Respirationssystem der Reptilien.* (*Deutsches Archiv für die Physiologie*, 1818, Bd. IV, p. 60, pl. 2, fig. 7).
(d) Voyez Jacquart, *Mém. sur les organes de la circulation du Serpent Python* (*Ann. des sc. nat.*, 1855, 4ᵉ série, t. IV, pl. 9).
(e) Voyez Wagner, *Icones zootomicæ*, pl. 16, fig. 24.
(f) Schlegel, *Essai sur la physionomie des Serpents*, t. II, p. 7.
(g) Lereboullet, *Anatomie comparée de l'appareil respiratoire*, p. 81.
(h) Carus, *Tabulæ anatom. compar. illustr.*, pars VII, pl. 5, fig. 1.

Cette anomalie semble être, en quelque sorte, commandée par la forme étroite et allongée du corps de ces Reptiles, et l'atrophie du poumon porte tantôt à droite, tantôt à gauche.

Sous le rapport du développement de la surface respiratoire, les poumons des Serpents tiennent le milieu entre ce qui se voit chez les Batraciens inférieurs et les Lacertiens. Mais le système trachéen tend à y acquérir un nouveau degré d'importance et offre un sujet d'étude très instructif pour celui qui cherche à se rendre compte de la manière dont la Nature procède dans le perfectionnement de cette portion de l'appareil respiratoire.

Le poumon de ces Reptiles est un grand sac très allongé dont les parois sont, en général, simplement membraneuses, lisses et peu riches en vaisseaux sanguins dans toute leur portion postérieure et même moyenne, mais présentent dans le voisinage des bronches une structure aréolaire. L'étendue de cette portion celluleuse du poumon varie suivant les espèces, et les locules qui s'y remarquent sont tantôt très superficielles et d'une constitution fort simple, tandis que d'autres fois elles deviennent très profondes et se compliquent de façon à constituer autour de la

second poumon, se voit encore, mais ce dernier organe ne forme plus une poche distincte.

Enfin, on ne découvre plus aucune trace du poumon accessoire chez la plupart des autres Serpents venimeux : par exemple, l'*Echidna arietans*, Merrem; l'*Elaps lemniscatus*,Schn.; le *Bucephalus typus*, ou *Dispholidus Lalandii*,Duvernoy; l'*Hydrophis schistosus*, Dumér., et le *Pelamis bicolor* (a), le *Typhlops crocotatus*, ou *T. reticulatus*, Dumér. (b), et plusieurs au-

tres Ophidiens qui appartiennent pour la plupart à la division des Serpents venimeux. Pour plus de détails à ce sujet, je renverrai au mémoire de Meckel que j'ai déjà cité, et à l'ouvrage de M. Schlegel (c); mais, comme le fait remarquer M. Lereboullet, il est possible que dans quelques espèces signalées comme n'ayant qu'un seul poumon, il y ait en réalité des vestiges d'un second poumon qui, en raison de sa petitesse, aurait échappé à l'attention de ces naturalistes (d).

(a) Lereboullet, *Op. cit.*, p. 82.
(b) Meckel, *Op. cit.* (*Deutsches Archiv für die Physiol.*, t. IV, pl. 2, fig. 8).
(c) Schlegel, *Op. cit.*, t. I, p. 53, et t. II, p. 52, 105, etc.
(d) Lereboullet, *Op. cit.*, p. 82.

cavité centrale une couche spongieuse fort épaisse, disposition qui est portée très loin chez quelques espèces du genre Boa (1).

Le bord libre des cloisons qui séparent entre elles ces cellules superficielles est en général épaissi, et offre dans le voisinage de la bouche l'aspect d'un ruban fibreux dont les bords se continuent avec les mailles des aréoles voisines. Souvent on distingue dans la partie antérieure de cette bande des vestiges d'un certain nombre de cerceaux cartilagineux, et dans quelques espèces elle prend tout à fait l'aspect d'un tube trachéen qui serait ouvert longitudinalement et étalé (2). Ainsi dans le *Boa constrictor*, la bronche du grand poumon se continue très loin dans cet organe, sous la forme d'un demi-canal qui est soutenu par des plaques cartilagineuses transversales analogues aux anneaux trachéens, et qui donne naissance à droite et à gauche à une multitude de branches secondaires dont les ramifications se perdent peu à peu entre les cellules d'alentour. Enfin, dans d'autres Serpents, la trachée elle-même présente une disposition analogue, et la portion celluleuse du poumon est constituée aux dépens de la partie membraneuse qui se trouve placée entre les extrémités des cerceaux cartilagineux. En effet, non-seulement cette portion membraneuse se dilate beaucoup, mais elle se

---

(1) Dans une préparation du poumon du *Boa aquatica* (*Eunectes murinus* , Wagler) faite par Cuvier et conservée au Muséum d'histoire naturelle, cette structure est très remarquable ; mais la couche celluleuse est en général mince, ainsi que Meckel l'a représentée chez l'individu qu'il a figuré comme étant de la même espèce, sous le nom de *Boa murina* (a) : du reste, il paraît y avoir à cet égard des différences très grandes suivant les espèces, et les déterminations spécifiques des Serpents qui ont servi aux travaux des anatomistes sont en général trop incertaines pour que l'on puisse en parler avec confiance. Ce serait un travail comparatif à faire.

(2) Cette structure se voit très bien dans la figure que Carus a donnée d'une portion de poumon d'un Boa (b).

(a) Meckel, *Op. cit. (Deutsches Archiv für die Physiol.*, t. IV, pl. 2, fig. 7).
(b) Carus, *Tabula anatom. compar. illustr.*, pars VII, pl. 5, fig. 3.

couvre aussi de réticulations en continuité avec ces bandes transversales de la charpente trachéenne (1).

Ainsi se trouve réalisée la disposition que j'ai indiquée il y a quelques instants, comme établissant un premier passage entre les poumons simplement vésiculaires et les poumons à système bronchique arborescent. En effet, si par la pensée on se repré-

(1) Chez les CROTALES, ou Serpents à sonnettes, presque toute la portion celluleuse du sac pulmonaire est constituée par la bande membraneuse de la trachée, qui a pris un très grand développement et qui est couverte d'un réseau de tissu élastique en connexion avec les cerceaux cartilagineux situés en face. Effectivement, l'orifice qui donne dans le poumon rudimentaire, et qui se trouve à l'endroit où la trachée doit se terminer, est placé vers l'extrémité inférieure de cette portion cellulaire, et par conséquent c'est la partie située plus en arrière, et dont les parois sont simplement membraneuses, qui correspond au poumon ordinaire (a).

Chez les TRIGONOCÉPHALES, c'est également la portion membraneuse de la trachée qui forme, par son extension et son réseau fibreux, la partie aréolaire du sac pulmonaire; à peu de distance en arrière du cœur, la série des cerceaux trachéens s'arrête ainsi que le réseau qui en dépend, et alors les parois de ce sac ne consistent plus qu'en une membrane à surface unie (b).

Chez la VIPÈRE BONDISSANTE (Echidna arietans, Merrem), la por-

tion intrapulmonaire de la trachée se continue assez loin, et porte des cerceaux dont les bords sont saillants et rapprochés de façon à constituer par leur enchevêtrement un tube simplement fendu suivant sa longueur (c). Une disposition analogue a été observée chez le Xenodon severus (d).

Chez la COULEUVRE A COLLIER, la trachée se dilate aussi pour former l'extrémité antérieure du poumon, et la série de cerceaux qui s'avance dans l'intérieur de ce sac présente à quelque distance l'orifice bronchique du poumon rudimentaire.

Chez le HERPÉTODRYAS (ou Couleuvre flagelliforme), la trachée se dilate de la même manière avant le point de séparation du conduit aérien entre les deux poumons, mais ne porte presque plus de réseaux cartilagineux dans cette portion intrapulmonaire dont les parois sont aréolées comme dans le reste de la moitié antérieure du grand sac pulmonaire, disposition qui se voit dans la figure donnée par Meckel (e).

Chez l'HYDROPHIS PELAMIS, la trachée se dilate dès son origine et présente dans sa portion molle une struc-

(a) Voyez Carus, Tabulæ anatom. compar. illusir., pars VII, pl. 5, fig. 1.
(b) Duvernoy, Anatomie comparée de Cuvier, t. VII, p. 140.
(c) Duvernoy, loc. cit.
(d) Schlegel, loc. cit.
(e) Meckel, loc. cit., pl. 2, fig. 6. Physionomie des Serpents, t. I, p. 54, et t. II, p. 84.

sente les bandes aponévrotiques rameuses de la paroi pulmonaire d'un Boa développées un peu plus et ayant leurs bords rapprochés, puis soudés, c'est-à-dire offrant la même série de changements qui s'observent dans la trachée des Serpents, on verra ce tube se continuer au milieu de la masse cellulaire du poumon sous la forme d'un conduit rameux dont les dernières branches se perdraient peu à peu. Dans l'ordre des Ophidiens ce nouveau degré de perfectionnement ne se rencontre pas, mais chez les Crocodiliens nous en verrons bientôt des exemples, et chez les Vertébrés supérieurs la portion tubulaire des voies

ture celluleuse très développée ; arrivée au niveau du cœur, elle se rétrécit pour constituer un canal très étroit ; puis elle se dilate de nouveau pour former un sac fort spacieux dont le bout s'étend jusqu'à l'anus (a). Une disposition analogue se remarque chez le TYPHLOPS CROCOTATUS, où la série des cerceaux trachéens se prolonge jusqu'à une petite distance du fond du sac pulmonaire (b).

D'autres fois la trachée, au lieu de se changer peu à peu en un poumon, n'aboutit pas à l'extrémité antérieure de cet organe, mais latéralement à quelque distance du sommet de ce sac. Ainsi, chez l'HÉTÉRODON TACHETÉ, le poumon se prolonge en avant de l'insertion de la bronche en un appendice conique qui s'avance jusque près de la glotte (c).

Lorsque les deux poumons sont bien développés, les bronches ne se continuent pas de la même manière sur les parois de ces deux organes, et la bande lamellifère formée par le prolongement intrapulmonaire de l'appareil trachéen est, en général, rudimentaire d'un côté. Ainsi, chez l'*Eryx turcicus*, Daud. (*E. jaculus*, Dum.), où ces deux organes ont presque la même grandeur, la bronche ne se continue que dans le poumon droit, et celle de gauche, garnie seulement de six à huit cerceaux, se termine à son embouchure dans le poumon correspondant.

Du reste, il existe de nombreuses variations dans l'étendue de la portion réticulée du sac pulmonaire, dans le développement de la portion simplement membraneuse qui termine cet organe, dans la disposition de son réseau vasculaire, etc. Pour plus de détails à ce sujet, je renverrai au travail de Meckel que j'ai déjà cité (d), à la thèse de M. Lereboullet et aux additions faites à l'*Anatomie comparée* de Cuvier, par Duvernoy.

(a) Schlegel, *Physionomie des Serpents*, t. 1, p. 54.
(b) Meckel, *loc. cit.*, pl. 2, fig. 8.
(c) Duvernoy. *Leçons d'anatomie comparée* de Cuvier, 2ᵉ édit., t. VII, p. 138.
(d) Meckel, *Ueber das Respirationssystem der Reptilien* (*Deutsches Archiv für Phys.*, Bd. IV, p. 60), et *Beiträge zur Geschichte des Respirationssystems der Amph.* (*loc. cit.*, 1849, vol. V, p. 213).

aériennes deviendra distincte des parties voisines jusque dans des subdivisions de la cavité pulmonaire qui, par leur petitesse, échapperaient à notre vue si nous n'ajoutions à notre œil de puissantes lentilles convergentes.

§ 13. — Dans l'ordre des Chéloniens, les poumons ressemblent un peu, par leur structure intérieure, à ce que nous avons déjà vu chez le Caméléon, mais se compliquant davantage et se rapprochant par d'autres caractères de ce que nous trouverons chez les Oiseaux. En effet, ces organes, au lieu d'être suspendus librement dans la chambre vésicale, comme chez tous les Batraciens, les Ophidiens et les Sauriens, sont adhérents aux parois de cette cavité, disposition qui existe aussi chez les Oiseaux, mais ne se rencontre nulle part ailleurs dans l'embranchement des Vertébrés. Mais, ce qui est plus important à noter pour nous, c'est la division intérieure des poches pulmonaires et le mode de distribution du système trachéen dans leur intérieur.

En effet, les poumons des Tortues sont divisés par des cloisons transversales en plusieurs compartiments ou poches secondaires disposées en deux séries, de chaque côté de la bronche correspondante qui suit le bord interne de l'organe dans toute sa longueur, et qui présente une série de trous pour communiquer avec ces cavités. Chacune de ces poches secondaires reçoit donc l'air directement du système trachéen et présente dans son intérieur une multitude de cellules irrégulières résultant de la réunion de cloisons qui partent de ses parois ou qui naissent les unes des autres. Enfin, le bord de ces cellules est garni d'un cordon ligamenteux qui se continue avec le tissu fibreux de la portion terminale de la bronche, et qui empêche les cloisons dont elles sont formées de s'affaisser et de s'opposer au passage de l'air (1). On voit donc que chacune de ces

Poumons des Tortues.

(1) Chez la Tortue grecque et les autres Tortues terrestres, chaque bronche pénètre dans le poumon, à quelque distance de l'extrémité anté-

II.

40

poches secondaires ressemble au sac pulmonaire tout entier d'un Pipa ou d'un Caméléon, et que si les fils ligamenteux dont il vient d'être question s'élargissaient et se transformaient en tubes, ainsi que nous l'avons vu pour la bronche principale chez quelques Serpents; le poumon des Chéloniens, au lieu de recevoir un seul système de rameaux bronchiques, comme celui qui résulterait du développement des canaux trachéens des Serpents ou des Sauriens ordinaires, en recevrait plusieurs et se composerait d'un certain nombre de groupes de cellules distribuées autour d'autant de tubes aérifères distincts, groupes qui, tout en étant soudés entre eux de façon à former en apparence une seule masse spongieuse, constituent en réalité autant d'organites comparables chacun au poumon simple d'un Batracien. Les Tortues ne nous offrent aucun exemple de ce genre

rieure de cet organe, et s'y continue jusque vers son extrémité opposée sans changer notablement de diamètre; mais, chemin faisant, elle présente dix ou douze larges orifices qui débouchent latéralement dans les cellules aériennes (a).

Chez les Tortues de mer, les bronches se comportent à peu près de la même manière; mais leur diamètre diminue peu à peu, et leurs parois, soutenues par des cerceaux cartilagineux bien développés dans toute leur moitié antérieure, présentent en arrière un beaucoup plus grand nombre de trous qui répondent chacun à une des divisions secondaires du poumon.

Ces poches ou chambres secondaires sont, par conséquent, plus nombreuses chez les Tortues de mer que chez les Tortues de terre. Les grandes cellules qui forment la série externe et qui constituent à elles seules la majeure partie des poumons sont au nombre de quatorze chez la Caouane (*Chelonia caouana*), et de sept ou huit seulement dans la Coui (*Testudo radiata*) et l'Émyde d'Europe (b). Chaque grande cellule est à son tour subdivisée en cellules plus petites de troisième, de quatrième et même de cinquième ordre, par des cloisons membraneuses, et se trouve ainsi partagée en un grand nombre de petites loges polygonales à parois membraneuses. Chez les Chélonées, le réseau ainsi constitué est à mailles plus serrées que chez les Tortues de terre; mais le tissu qui la forme paraît être plus compacte et moins propre à être le siége d'une respiration active.

(a) Voyez Duvernoy, *Atlas du Règne animal* de Cuvier, REPTILES, pl. 2, fig. 2.
(b) Bojanus, *Anatome Testudinis Europææ*, pl. 20, fig. 174 et 175.

de complication; mais dans la classe des Mammifères nous le rencontrerons, et nous verrons chacun de ces groupes de cellules y former un lobule distinct.

Mais avant de passer à l'étude de ce mode de structure, il nous reste à examiner le mode de conformation des poumons chez les Reptiles les plus élevés en organisation, les Crocodiliens, que l'on range dans l'ordre des Sauriens, mais qui diffèrent beaucoup des Lézards et de tous les autres Sauriens ordinaires.

Poumons
des
Crocodiliens.

§ 14. — Chez les Crocodiles, la bronche, au lieu de déboucher brusquement dans un grand sac membraneux, comme chez les Lacertiens, ou de se dilater pour constituer ce sac, comme nous l'avons vu chez divers Ophidiens, se continue sous la forme d'un tube dans l'intérieur de cet organe et y conserve même jusqu'à une certaine distance ses cerceaux cartilagineux, puis devient simplement membraneuse et présente plusieurs grandes ouvertures; enfin, elle perd peu à peu sa forme primitive pour se confondre avec les cavités cellulaires dont elle est entourée. Celles-ci forment cinq groupes ou systèmes indépendants les uns des autres qui reçoivent l'air chacun par un orifice bronchique particulier, et qui doivent être considérés comme des divisions secondaires du poumon, subdivisées à leur tour par une multitude de cloisons de divers ordres naissant les unes des autres et terminées par des bords libres un peu épaissis dont l'assemblage constitue un réseau fort complexe à mailles arrondies. L'épaisseur de l'agglomération de cellules ainsi constituée est très considérable, et au premier abord il est difficile d'en reconnaître le mode de constitution; mais avec un peu d'attention on voit que le tout ressemble, par ses caractères essentiels, à ce qui existe chez les Chéloniens, sauf la multiplicité des compartiments et la complication plus grande des passages ménagés pour la distribution de l'air dans l'intérieur de l'appareil.

§ 15. — Si, laissant de côté, pour le moment, la classe des Oiseaux, nous passons maintenant à l'examen des poumons des Mammifères représentés par l'Homme, nous aurons sous les yeux les exemples du dernier terme de la série de modifications que j'ai indiquées en abordant l'étude de la constitution des instruments employés à la respiration aérienne dans l'embranchement des Animaux vertébrés ; série dont les termes inférieurs nous ont été présentés par les Batraciens et les Reptiles. Les anatomistes qui s'occupent uniquement de l'étude du corps humain sont encore partagés d'opinion sur la structure de ces organes ; mais, en prenant pour point de départ l'organisation du poumon des Reptiles, il devient facile, ce me semble, de s'en former une idée exacte.

Les anciens, peu habiles dans l'art des dissections, pensaient que les bronches allaient se terminer dans une masse charnue qu'ils appelaient *parenchyme*, et aujourd'hui encore on emploie fréquemment ce nom pour désigner la substance du poumon, mais on n'y attache plus le même sens. Effectivement, vers le milieu du xvii⁰ siècle, Malpighi, en étudiant au microscope et à l'aide d'injections la structure du tissu pulmonaire, reconnut que ces organes sont composés d'une multitude de cellules de formes variables, dans l'intérieur desquelles l'air pénètre, mais ne se mêle pas directement au sang, comme on le supposait jadis ; que c'est dans l'épaisseur de leurs parois que sont creusés les vaisseaux où ce liquide circule, et que les cavités aérifères ainsi disposées sont formées par la continuation amincie de la membrane de la trachée. Il considéra donc les cellules pulmonaires comme étant constituées par la portion terminale des canaux bronchiques qui aurait perdu la forme tubulaire pour donner naissance à des sinus ou à des vésicules membraneuses (1).

(1) Malpighi décrit ces cellules comme étant tantôt orbiculaires, tantôt anguleuses, et d'autres fois sinueuses, comme s'ouvrant les unes

En effet, rien n'est plus facile à constater que cette constitution cellulaire des poumons, découverte par Malpighi. Pour mettre cette structure en évidence à la surface du poumon de l'Homme ou d'un Mammifère quelconque, il suffit d'insuffler cet organe, et, pour la reconnaître dans toutes les parties de ce viscère, il suffit de faire dessécher celui-ci après l'avoir ainsi distendu, puis d'en couper des tranches minces que l'on examine ensuite au microscope (1).

dans les autres et comme étant analogues, sauf le volume, aux cellules du tissu conjonctif situé entre les lobules (a). Bartholin arriva, vers la même époque, à une opinion semblable (b). Willis alla plus loin, et compara les cellules pulmonaires à des ampoules groupées autour des ramuscules terminaux des bronches comme les grains de raisin sont suspendus à leurs pédoncules (c).

(1) L'étude anatomique des cellules pulmonaires, chez les Mammifères, présente d'assez grandes difficultés. Le procédé employé par Malpighi, et le plus généralement suivi par ses successeurs, consiste dans l'insufflation du poumon et la dessiccation de cet organe, dont on coupe ensuite des tranches minces pour les observer au microscope. L'objection que l'on y fait que la dessiccation déforme les parties constituées par les ramifications les plus délicates des bronches me semble n'avoir que peu de valeur quand il s'agit d'examiner seulement la disposition générale des cavités aérifères; mais il est très difficile de faire ces coupes dans la direction convenable

pour mettre à nu l'intérieur d'un des tubes bronchiques jusqu'à son extrémité, et en général les sections obliques ou transversales ne montrent qu'une agglomération confuse de cavités irrégulières. Reisseissen a employé un autre procédé, savoir : l'injection lente et bien ménagée du mercure dans le système bronchique, et l'observation de la manière dont ce liquide se distribue dans les parties terminales de ces tubes près de la surface du poumon. Cette méthode d'investigation a été également mise en usage par MM. Bazin, Lereboullet, Duvernoy, Addison, etc., et donne d'assez bons résultats, surtout chez les Animaux très jeunes ; mais pour avoir une idée complète et exacte de la structure du poumon, ces procédés sont insuffisants ; j'en dirai autant des préparations insufflées de parties de poumons dont le système sanguin capillaire a été préalablement rempli par une injection fine et colorée. M. Rossignol, qui a publié un travail remarquable sur la structure de ces organes, recommande particulièrement pour cette injection un mélange

(a) Malpighi, *De pulmone*, epist. ad Borellium, 1661 (*Opera omnia*, p. 320 et 327).
(b) *De pulmonum substantia et motu* (Malp. *Opera omnia*, p. 355).
(c) Willis, *De respirationis organis et usu* (*Opera omnia*, t. II, *De medicamentorum operatio-nibus in corpore humano*, pars II, p. 8, pl. 3, fig. 1).

Si, au lieu de procéder de la sorte, on suit, par la dissection, le canal trachéen qui s'enfonce dans le parenchyme pulmonaire, on s'aperçoit que la bronche ne se continue pas longtemps sous la forme d'un simple tube, mais se divise bientôt en deux ou plusieurs grosses branches qui, chez l'Homme, par exemple, correspondent à autant de grandes divisions du poumon séparées par des scissures profondes et connues des anatomistes sous le nom de *lobes*. Les rameaux ainsi constitués se bifurquent à leur tour, puis donnent naissance à de nouveaux ramuscules, jusqu'à ce que, de division en division, ils se résolvent en une espèce de chevelu comparable aux racines touffues d'une plante,

d'essence de térébenthine avec un sixième de vernis de copal et du vermillon porphyrisé, que l'on pousse lentement dans l'artère pulmonaire, de façon à la faire revenir par les veines (a); mais les résultats obtenus de la sorte laissent encore beaucoup à désirer.

Quelques anatomistes ont eu recours à l'emploi d'un alliage fusible dont on remplit les cellules aériennes, afin de mouler l'intérieur de ces cavités, dont on détruit ensuite la substance par l'immersion de la préparation dans une dissolution concentrée de potasse; mais ce procédé ne paraît offrir aucun avantage, et, pour l'étude de la plupart des questions relatives à la structure intime des poumons de l'Homme et des animaux supérieurs en général, je crois devoir donner la préférence au mode de préparation mis en usage dans ces derniers temps par M. Mandl.

Ce physiologiste injecte de la géla-tine bien transparente dans la trachée, de façon à remplir les cellules pulmonaires et à les amener à leur état de distension ordinaire; puis il laisse la préparation se solidifier, et il en coupe des tranches extrêmement minces qu'il place dans un peu d'eau sur le porte-objet du microscope. La gélatine, en absorbant de l'eau, reprend son volume primitif, et par conséquent les cavités qui la contiennent se trouvent ramenées à leur forme et à leur grandeur naturelles. On peut obtenir ainsi des préparations d'une transparence très grande et n'offrant qu'une seule couche de cellules. Enfin, lorsqu'on veut examiner la disposition des vaisseaux capillaires dans l'épaisseur des parois des cellules pulmonaires, M. Mandl a trouvé que la substance la meilleure pour l'injection de ces canaux était du sang mêlé à un peu de chlorure de sodium et de gélatine (b).

(a) Rossignol, *Recherches sur la structure intime du poumon*, p. 16 (*Mém. des concours et des Savants étrangers publiés par l'Académie de médecine de Bruxelles*, 1847, t. I).

(b) Mandl, *Anatomie microscopique*, t. II, p. 324 et p. 331, et *Recherches sur la structure intime des poumons* (*Gazette hebdomadaire de médecine*, 1857, t. IV, p. 389).

mais dont chaque brin est toujours un tube en continuité avec la bronche correspondante et par l'intermédiaire de celle-ci avec la trachée-artère elle-même. Les grosses branches de cette sorte d'arbre aérifère ont la même structure que le tronc bronchique pulmonaire ; on y remarque encore une charpente cartilagineuse, mais, ainsi que je l'ai déjà fait remarquer, les pièces dont celle-ci se compose perdent bientôt la forme de cerceaux, deviennent irrégulières, petites, très espacées, puis finissent par disparaître complétement lorsque le diamètre du tube se trouve réduit à environ 1 ou 2 millimètres. La tunique musculaire et la membrane muqueuse se continuent bien au delà sans changer de caractère ; mais, arrivés à un certain degré de division, les ramuscules bronchiques cessent d'avoir l'apparence tubulaire, et semblent se perdre dans un groupe de cellules irrégulières dont l'assemblage constitue d'ordinaire un petit compartiment du parenchyme pulmonaire assez distinct, et porte le nom de *lobule* (1).

§ 16. — Il serait difficile de se rendre bien compte du mode de formation d'un poumon constitué de la sorte, si la Nature n'avait qu'un seul procédé organogénique, et n'employait dans la construction des Mammifères que les moyens de perfectionnement dont nous avons vu les résultats en étudiant l'appareil respiratoire des Batraciens et de la plupart des Reptiles. Mais il n'en est pas ainsi. Les considérations théoriques que j'ai exposées en abordant l'histoire de cet organe nous ont conduits à reconnaître à *priori* que l'augmentation de l'étendue de la surface pulmonaire

Mode de formation des poumons des Mammifères.

(1) L'indépendance des cellules appartenant à différents lobules a été constatée vers le commencement du siècle dernier par Helvétius et par Haller (a). Malpighi et ses contemporains paraissaient croire que toutes les cellules du poumon communiquent entre elles. Helvétius compare chaque lobule au sac pulmonaire tout entier chez la Grenouille.

(a) Helvétius, *Observations sur le poumon de l'Homme* (Mém. de l'Académie des sciences, 1718, p. 18).

— Haller, *Elem. physiol.*, t. III, p. 171, etc.

sous un même volume pouvait être obtenue de deux manières : soit par un développement centripète de cloisons intérieures qui naîtraient des parois du sac respiratoire ; soit par la formation d'ampoules à la surface extérieure de ce même sac qui, au lieu de grandir en conservant sa simplicité primitive, se transformerait en une multitude de cellules secondaires réunies entre elles comme les grains de raisin dans une grappe. Or, dans la classe des Mammifères, ces deux modes de constitution concourent pour produire les poumons, et c'est par suite du développement centrifuge que les divisions appendiculaires dont je viens de parler sous les noms de *lobes* et de *lobules* s'établissent.

Pour s'en convaincre, il suffit d'observer ces organes chez de jeunes embryons lorsqu'ils sont en voie de formation. Effectivement, on voit alors que chaque poumon cesse bientôt d'être un sac membraneux à parois lisses terminant le tube bronchique, comme chez la Grenouille, et se couvre de boursouflures qui, en grandissant, deviennent autant d'ampoules ou vésicules dont la cavité est en communication avec le système primitif de canaux aérifères. Ces vésicules augmentent rapidement en nombre, et, au lieu de rester simples, se couvrent bientôt d'autres ampoules qui à leur tour deviennent boursouflées sur certains points, de façon à donner naissance à des agglomérations de cellules dépendantes les unes des autres. Pendant que ce bourgeonnement centrifuge s'opère, la face interne de ces vésicules se garnit aussi de prolongements cloisonnaires qui s'avancent plus ou moins dans leur cavité et qui y donnent une structure alvéolaire. Lorsque nous étudierons l'embryologie des Vertébrés supérieurs, nous examinerons avec plus de détail ce travail organogénique (1) ; mais, d'après

(1) Nous verrons alors qu'il existe la plus grande analogie entre le mode de développement des poumons et des glandes en grappe. C'est dans la profondeur d'une masse de tissu organisateur, ou *blastème*, que les bronches ainsi que les cellules se forment, et la substance qui se trouve entre les am-

le peu de mots que je viens d'en dire, on peut voir que le poumon des Mammifères se compose d'abord d'un tube bronchique rameux dont chaque ramuscule se termine en un cul-de-sac ou vésicule pulmonaire primitive qui, par un développement à la fois endogène et exogène, se fractionne intérieurement en alvéoles pariétaux et s'entoure de nouvelles vésicules secondaires ou tertiaires. Il en résulte donc qu'autour de chaque terminaison bronchique on trouve une agglomération de cellules qui ne sont pas des ampoules seulement, mais aussi des alvéoles pariétaux, et que le poumon se compose de la réunion de tous ces petits systèmes de cavités indépendants les uns des autres et appendus aux ramuscules de l'arbre bronchique.

Le poumon d'un Mammifère n'est donc pas un poumon simple comme celui du Batracien, mais un poumon multiple dont chaque lobulin représente jusqu'à un certain point le sac pulmonaire unique qui termine l'une et l'autre bronche chez les Vertébrés inférieurs (1).

poules ainsi constituées les relie entre elles, et, en se développant, constitue le tissu conjonctif et la tunique membraneuse extérieure dont il sera bientôt question sous le nom de *plèvre*. Pour plus de détails sur le mode de formation des poumons chez l'embryon des Vertébrés supérieurs, je renverrai aux observations de MM. Baer,

Rathke, Reichert, Bischoff, Mandl, etc. (a).

(1) Dans ces dernières années, on a étudié avec beaucoup plus de succès qu'on ne l'avait fait jusqu'alors le mode de terminaison des bronches et la constitution des cellules dont se compose le parenchyme pulmonaire.

Malpighi, ainsi que je l'ai déjà dit,

(a) Baër, *Ueber die Entwickelungsgeschichte der Thiere*, t. I, p. 61.
— Rathke, *Ueber Entwickelung der Athmungswerkzeuge bei den Vögeln und Säugethieren* (*Nova Acta Acad. Nat. curios.*, 1828, t. XIV, p. 161, et trad. en français dans le *Répertoire général d'anatomie* de Breschet, t. VII, p. 28).— *Ueber die freiheste Form und die Entwickelung des Venensystems und der Lungen beim Schafe* (Meckel's *Archiv für Anat. und Physiol.*, 1830, p. 70, pl. 1, fig. 1, 2, 4 et 5), et l'article sur le développement de l'embryon, dans le *Traité de physiologie* de Burdach, t. III, p. 487.
— Reichert, *Das Entwickelungsleben im Wirbelthiere*, p. 74.
— Bischoff, *Traité du développement de l'Homme et des Mammifères*, trad. par Jourdan, p. 335 et suiv. (*Encyclopédie anatomique*, t. VIII).
— Remak, *Untersuchungen über die Entwickelung der Thiere*, p. 55, pl. 6, fig. 75, 78, 79 et 82.
— Longet, *Traité de physiologie*, t. II, 2ᵉ partie, p. 205, fig. 29.
— Mandl, *Anatomie microscopique*, t. II, p. 318, pl. 37, fig. 1 4, et *Recherches sur la structure intime des poumons* (*Gazette hebdomadaire de médecine*, 1857, t. IV, p. 431). .

II.

Pour simplifier l'étude, très difficile, de la structure intime des poumons des Mammifères, je considérerai donc d'abord un de ces *pulmonites* seulement.

considérait ces cellules comme formées par autant de sinus ou ampoules résultant de la terminaison des ramuscules bronchiques, et Willis, exagérant cette idée, a représenté ces ramuscules entourés de petites vessies sphériques de façon à simuler une grappe de raisin (*a*).

Enfin Reisseissen, tout en adoptant ce qui est essentiel dans les vues de Malpighi, crut pouvoir établir que les bronches ne se dilatent pas à leur extrémité, mais se terminent par des cæcums ou culs-de-sac dont le diamètre n'excède pas celui du tube qui les fournit, de sorte que les cellules pulmonaires ne seraient en réalité qu'un amas de cavités formées par les cæcums terminaux et non modifiées des ramuscules bronchiques (*b*), opinion qui a été soutenue plus récemment par Meckel, Duvernoy, M. Bazin et M. Lereboullet (*c*).

Cette manière de concevoir le mode de constitution des cavités aérifères des poumons n'avait pas été adoptée par tous les anatomistes de nos jours. Ainsi Magendie a insisté sur la distinction à établir entre les cellules pulmonaires et les bronches (*d*).

Mais c'est depuis peu d'années seulement que l'on sait en quoi ces différences consistent réellement, et les observations publiées par M. Addison et par M. Rainey, ainsi que les recherches de M. Rossignol et de quelques autres anatomistes, prouvent que la disposition des parties cavitaires du poumon n'est pas tout à fait celle décrite par Reisseissen. En effet, le canal bronchique, après avoir changé de texture et avoir pénétré dans le lobule, s'y dilate en une cavité dont la forme cesse bientôt d'être tubulaire (*e*). Cette dilatation est plus facile à étudier chez le Chat que chez l'Homme, et n'est pas une vésicule, mais plutôt une poche rameuse dont les parois,

(a) Voyez ci-dessus, page 317.

(b) Reisseissen, *De pulmonis structura*, p. 6 (1803).

(c) Meckel, *Manuel d'anatomie descriptive*, t. III, p. 517.
— Duvernoy, *Fragments sur les organes de la respiration dans les Animaux vertébrés (Comptes rendus*, 1839, t. VIII, p. 13).
— Bazin, *Structure des poumons* (*Comptes rendus*, 1836, t. II, p. 284 et 515), et *Rapport sur le Mémoire de M. Bazin, par Blainville* (*Ann. des sc. nat.*, 1839, 2ᵉ série, t. XII, p. 443).
— Lereboullet, *Anatomie comparée de l'appareil respiratoire dans les Animaux vertébrés*, p. 28.

(d) Magendie, *Mém. sur la structure du poumon de l'Homme* (*Journal de physiologie*, 1821, t. I, p. 78).

(e) Voyez Addison, *On the Ultimate Distribution of the Air Passages and the Formation of the Air-Cells of the Lungs* (*Philos. Trans.*, 1842, p. 157).
— Rainey, *On the Minute Structure of the Lungs and the Formation of Pulmonary Tubercule* (*Trans. of the Med. Chir. Soc. of London*, 1845, vol. XXVIII, p. 584, pl. 28, fig. 1). — *On the Minute Anatomy of the Emphysematous Lung* (*Op. cit.*, vol. XXXI, p. 299). — *On the Minute Anatomy of the Lung of the Bird* (*Op. cit.*, 1849, vol. XXXII, p. 47).
— Rossignol, *Recherches sur la structure intime du poumon de l'Homme et des principaux Mammifères* (*Mém. des concours*, publiés par l'Académie de médecine de Belgique, t. I, Bruxelles, 1847).

§ 17. — Jusque dans ces derniers temps la plupart des anatomistes pensaient que la transformation des bronches en cellules
pulmonaires n'était due qu'à un changement de forme, et admet-

d'abord lisses et continues, ne tardent pas à devenir comme variqueuses, puis à prendre une texture aréolaire et à se cribler d'orifices en connexion avec les cellules d'alentour, lesquelles ne sont d'ailleurs que des dépendances ou prolongements irréguliers de ce même système de cavités.

M. Addison a été conduit à penser que, dans le jeune âge, les prolongements intralobulaires des canaux bronchiques sont de simples tubes ramifiés, et que les loges ou alvéoles dont ils s'entourent sont des espèces de poches herniaires développées sur les points les moins résistants de leurs parois par la pression de l'air, au moment des premières inspirations (a). En effet, cette disposition simplement arborescente de la portion terminale des voies aériennes avait été observée par Rathke chez un embryon de Cochon (b), et par M. Bazin chez un fœtus de Lapin (c). Mais les observations de M. Rainey prouvent que les cellules existent avant que la respiration ait commencé, et que, par conséquent, elles ne sauraient devoir leur origine à la cause mécanique indiquée ci-dessus (d). Il est vrai qu'elles sont alors moins grandes et moins distinctes qu'à un âge plus avancé, et c'est peut-être parce que Reisseissen employait prin-

cipalement pour ses recherches des poumons d'enfants nouveau-nés, qu'il n'a injecté que ces conduits rameux sans en apercevoir les divisions alvéolaires.

Peu de temps après la publication des travaux remarquables de M. Rainey, dont il vient d'être question, la structure du parenchyme pulmonaire a été l'objet de nouvelles recherches de la part de Moleschott, qui, tout en différant d'opinion sur quelques détails de structure dont il sera question plus loin, confirme les résultats généraux obtenus par ce physiologiste, et combat les idées émises peu de temps avant par Bourgery au sujet de l'existence de canaux anastomotiques dans le parenchyme pulmonaire (e).

C'est aussi vers cette époque que M. Rossignol, de Bruxelles, publia un mémoire important sur la structure intime des poumons, et il résuma de la manière suivante ses observations :

Les cavités aériennes du lobule sont constituées : 1° par les ramifications successives de la bronche lobulaire, ramifications qui affectent toutes les directions, aussi bien centripètes que centrifuges, s'entrecroisent dans tous les sens sans jamais s'anastomoser, deviennent de plus en plus courtes

(a) Addison, Op. cit. (Philos. Trans., 1842, p. 162).
(b) Rathke, Ueber die Entwickelung der Athemwerkzeuge (Nova Acta phys. med., vol. XIV, p. 200, pl. 17, pl. 10).
(c) Comptes rendus, 1836, t. II, p. 570.
(d) Rainey, Op. cit. (Med. Chir. Trans., vol. XXVIII, p. 589).
(e) Moleschott, De Malpighianis pulmonum vesiculis (dissert. inaug., Heidelb., 1845), et Ueber die letzten Endigungen der feinsten Bronchien (Holländische Beiträge zu den Anat. und Physiol. Wissenschaften, 1846, t. I, p. 7).

taient avec Resseissen que ces cellules n'étaient autre chose
que les portions terminales de ces tubes devenues plus ou
moins polygonales par leur compression réciproque. Mais

et plus nombreuses à mesure qu'elles
proviennent d'un ordre de division
plus élevé, et enfin se dilatent brusquement sous forme d'*entonnoirs* ; 2° par
des séries d'alvéoles qui tapissent les
parois internes de ces entonnoirs et
des derniers tubes bronchiques qui les
précèdent. La distribution des tubes
aériens dans le lobule pulmonaire,
quoique très variée, est telle que chacun de ces tubes, avec toutes les ramifications qui en proviennent et les
infundibulums qui les terminent, est
destiné à former une partie distincte
de son parenchyme, une sorte de petit
lobulin contenu dans le premier et
n'ayant aucune communication directe
avec les parties voisines.

Chacun des infundibulums, ou ter-
minaisons des tubes bronchiques, représente par conséquent un petit sac
de forme plus ou moins conique, ayant
sa surface interne cloisonnée par de
nombreux alvéoles, n'ayant qu'une
seule ouverture de communication
avec l'air extérieur, et ne recevant
qu'un seul rameau artériel. Il est donc,
sur une plus petite échelle, l'image ou
la reproduction exacte du poumon des
Reptiles, et, en particulier, des Batraciens. En sorte que le poumon de
l'Homme, envisagé sous ce point de
vue, peut être défini comme l'assemblage, la concentration d'innombrables
petits poumons semblables à ceux des

Reptiles et reliés entre eux au moyen
d'un grand arbre bronchique commun (*a*).

En 1847, un jeune médecin hollandais, M. Arius Adriani, publia comme
thèse inaugurale un excellent travail
sur le sujet dont nous nous occupons
ici, et, en se fondant soit sur ses propres recherches, soit sur les préparations faites par M. Schroder van der
Kolk et par M. Harting, il donna des
cellules pulmonaires une description
plus exacte que ne l'avaient fait ses devanciers (*b*).

Les recherches plus récentes de
M. Kölliker s'accordent aussi avec
tout ce que j'ai dit ci-dessus touchant
la structure intime du poumon (*c*).

Enfin, au moment de mettre cette
feuille sous presse, j'ai eu l'occasion
d'examiner des préparations faites par
M. Mandl d'après le procédé indiqué
ci-dessus (page 318), et de confirmer
l'opinion que je m'étais formée au
sujet de la disposition générale des
cellules pulmonaires. M. Mandl vient
de publier dans la dernière livraison
de son grand ouvrage sur l'histo-
génèse les résultats de ses recherches ;
j'aurai souvent l'occasion de le citer,
et je me bornerai à ajouter ici que ce
micrographe distingué assimile aussi
chaque petit système de cavités ou cellules en communication avec un ramuscule bronchique au sac pulmonaire

---

(*a*) Rossignol, *Recherches sur la structure intime du poumon.*
(*b*) Adriani, *Dissertatio inauguralis de subtiliori pulmonum structura.* In-8, Utrecht, 1848.
(*c*) Kölliker, *Mikrographische Anatomie*, p. 315, et *Éléments d'histologie humaine*, 1856, p. 543 et suiv.

on sait maintenant qu'il n'en est pas ainsi. Le ramuscule bronchique, arrivé dans l'intérieur de son lobule, change de structure aussi bien que de forme, et s'y comporte à peu près de la même manière que nous avons vu la trachée elle-même se comporter, lorsque chez les Reptiles supérieurs ce tube se dilate pour constituer le sac pulmonaire. En effet, la membrane muqueuse amorphe qui forme les parois du canal aérien cesse alors de porter des cils vibratiles, et se revêt seulement d'une couche mince d'épithélium rudimentaire d'un aspect hyalin ou granulaire et d'une minceur extrême (1). La tunique muscu-

tout entier de la Grenouille, ou tout au moins à une des grandes loges dont l'intérieur de ce sac se compose.

(1) Ces changements dans la texture des canaux aériens, lors de leur arrivée dans les lobules ou parenchyme pulmonaire, avaient échappé aux investigations de Reisseissen et des partisans de sa doctrine touchant la nature purement bronchique des cellules du poumon ; ils avaient été aperçus par un anatomiste anglais, M. Addison (a), qui a insisté sur la distinction à établir entre les tubes bronchiques extra-lobulaires et les canaux que les voies aériennes forment dans l'intérieur des lobules, canaux qu'il désigne sous le nom de conduits intralobulaires (*lobular passages, or intralobular ramifications*) ; mais leur existence et leur nature ont été nettement établies pour la première fois dans un travail très remarquable d'un chirurgien du même pays, M. Rainey, dont j'ai déjà eu l'occasion de citer les recherches. Cet observateur a reconnu que chez l'Homme l'épithélium à cils vibratiles dont la muqueuse bronchique est revêtue s'arrête brusquement vers le point où le tube aérien n'a plus chez l'Homme qu'environ 2 millimètres en diamètre, et plonge dans un lobule pour s'y perdre au milieu des cellules pulmonaires. M. Rainey a été même amené à penser que les parois des conduits intralobulaires et des cellules qui entourent ces conduits sont même tout à fait dépourvues d'épithélium (b), et cette opinion est partagée par quelques micrographes, M. Rossignol (c), ainsi que MM. Todd et Bowman, par exemple (d) ; mais l'existence d'une couche mince de tissu épithélique dans toutes ces cavités a été depuis lors rendue, très probable par les recherches de M. Schroder van der Kolk, que son disciple, M. Adriani, nous a fait connaître, ainsi que par les observations de MM. Moleschott, Kölliker, Schultz, Williams, etc. Seulement les micrographes ne sont pas d'accord sur la nature du tissu épi-

(a) Addison, *Op. cit.* (*Philos. Trans.*, p. 158).
(b) Rainey, *On the Lung of the Bird* (*Med. Chir. Trans.*, t. XXXII, p. 48).
(c) Rossignol, *Op. cit.*
(d) Todd and Bowman, *The Physiological Anatomy and Physiology of Man*, t. II, p. 390.

laire se perd aussi presque complétement vers ce point (1), et la bronche présente une dilatation qui a été prise par quelques observateurs pour sa portion terminale, mais qui n'est en

théliques dont les parois des dernières divisions du système de cavités aérifères se trouvent revêtues. Suivant MM. Addison, Adriani, Schultz (a), Kölliker (b), ce serait de l'épithélium ordinaire; suivant M. Williams, ce serait de l'épithélium *hyalin* à granules obscurément délimités (c). Enfin, suivant M. Mandl, il n'y aurait dans les cellules pulmonaires que des granules d'une petitesse extrême et assez semblables à des noyaux de cellules épithéliques naissantes et arrêtées dans leur développement (d).

Cette dernière opinion me paraît la mieux fondée. Effectivement, dans les préparations que j'ai eu l'occasion d'étudier, je n'ai pu apercevoir sur les parois des cellules pulmonaires proprement dites aucune trace des compartiments pavimenteux figurés par M. Adriani. Sur les parois des ramuscules bronchiques transversaux l'épithélium avec ses caractères ordinaires se voit très bien; mais, de même que MM. Rainey et Mandl, je n'ai pu apercevoir dans les parois des cellules qu'une membrane d'une délicatesse très grande (épaisse d'environ 1/10° de millimètre, d'après ce dernier auteur), tout à fait transparente et parsemée seulement d'une foule de

corpuscules dont les plus gros, mesurés par M. Mandl, ne paraissaient pas avoir plus d'un centième de millimètre. Ce physiologiste est porté à croire que ces corpuscules seraient des noyaux de cellules épithéliques naissantes qui ne se développeraient que dans certains cas pathologiques, et produiraient alors des squamules. Ce sont peut-être les mailles du réseau capillaire que l'on aura prises pour des plaques d'épithélium pavimenteux; mais je dois ajouter que, suivant M. Kölliker, l'absence de l'épithélium observée par divers physiologistes serait due à des altérations cadavériques. Du reste, lors même qu'une couche de ce genre existerait, elle serait d'une ténuité si grande, que sa présence n'influerait que très peu sur la puissance absorbante des cellules pulmonaires, et la question n'a pas, au point de vue physiologique, autant d'importance qu'on serait disposé à y accorder au premier abord.

(1) La plupart des anatomistes pensent que les fibres musculaires cessent complétement d'exister sur les dernières ramifications bronchiques, ainsi que dans l'épaisseur des parois utriculaires du poumon; et, en effet, l'observation microscopique ordinaire n'en

(a) E. Schultz, *Disquisitiones de structura et textura canalium aeriferorum*, 1850, p. 34.

(b) Addison, *Op. cit.* (*Philos. Trans.*, 1842, p. 162).

— Adriani, *De subtil. pulmon. struct.*, p. 61, pl. 2, fig. 12.

— Schröder van der Kolk, *Over den Oorsprong en de Vorming von Tubercula pulmonum* (*Nederlandsch Lancet*, 1852, 3° série, n° 1 et 2).

— Kölliker, *Éléments d'histologie humaine*, p. 518.

(c) Williams, art. ORGANS OF RESPIRATION (Todd's *Cyclopædia of Anat. and Physiol.*, 1855, p. 269).

(d) Mandl, *Anatomie microscopique*, t. II, p. 327.

réalité que la cavité centrale du lobulin, laquelle se continue sous la forme d'un conduit à parois bossuées ou mieux alvéolées, et se confond bientôt avec les cellules d'alentour, résultant du bourgeonnement de ces mêmes parois et de l'entrecroisement de cloisons membraneuses qui subdivisent les cavités périphériques ou terminales de chacun de ces petits systèmes. Il y a continuité dans les membranes qui constituent les tubes bronchiques extralobulaires, les canaux qui font suite à ces tubes dans l'intérieur des lobules, et qui peuvent être appelés *passages intralobulaires* ou *vestibules lobulinaires*, et les cellules du parenchyme environnant (1). On peut même, par la pensée, ramener tout ce système de cavités à des dépendances de l'arbre bronchique dont les dernières divisions, au lieu de s'allonger en tubes cylindriques, seraient très courtes, ramassées, plus ou moins étranglées à leur origine et pourvues de parois creusées d'alvéoles vésiculaires; mais on s'en formerait une idée inexacte si, à l'exemple de Reisscissen, on n'y voyait qu'un assemblage de tubes bronchiques dont les portions les plus reculées, terminées en culs-de-sac, seraient entièrement semblables, sauf le volume, à la portion trachéenne des tubes aérifères. On se représenterait d'une manière plus vraie la

révèle pas l'existence. Mais en ayant recours à certaines réactions chimiques, M. Moleschott a été conduit à admettre la présence de fibres de cette nature mêlées à des fibres de tissu élastique. Les premières, traitées par l'acide nitrique, puis par l'ammoniaque, prennent une couleur jaune très belle due à la formation d'un xanthoprotéate d'ammoniaque, caractère que ne possède pas le tissu élastique (*a*).

(1) Ce sont ces cavités centrales de chaque petit système de cellules que M. Rossignol appelle l'*entonnoir*, et que M. Mandl désigne sous le nom de *cavités terminales*, réservant le nom d'*utricules* ou de *vésicules terminales* pour les ampoules et les alvéoles qui sont groupés autour de ces espèces de vestibules et qui en sont des dépendances. Souvent les anatomistes appelèrent aussi ces cellules terminales, les *vésicules de Malpighi*.

(*a*) Moleschott, *Ueber die letzten Endigungen der feinsten Bronchien* (*Holländische Beiträge*, 1848, t. I, p. 18).

structure de cet appareil, si l'on comparait chaque lobulin du poumon de l'Homme à l'ensemble du poumon d'un Saurien ou à l'une des poches secondaires du poumon d'une Tortue, dont toutes les parties seraient réduites à de très petites dimensions. Ici, de même que chez les Reptiles, le tube bronchique, en devenant poumon, perd sa forme cylindrique et ses cils vibratiles, se revêt d'une nouvelle sorte de tissu épithélique rudimentaire, et bourgeonne irrégulièrement de façon à constituer une sorte de poche rameuse dont les parois sont percées de trous donnant dans des appendices vésiculaires, et sont en outre hérissées de cloisons superposées en divers sens et réunies entre elles de façon à constituer des alvéoles à parois alvéolées. Les cavités rameuses qui font immédiatement suite aux canalicules bronchiques sont, en général, cylindriques; mais les cellules d'alentour sont polyédriques, et souvent les cloisons qui les séparent entre elles semblent être de simples lamelles ou expansions membraneuses plutôt que le résultat de la soudure des tuniques de deux vésicules ou culs-de-sac distincts (1). Il est également à remarquer que ces cloisons intercellulaires ne paraissent être jamais ou presque jamais de simples brides, mais consistent en des prolongements ou replis intérieurs de la membrane pariétale, de façon que chaque cellule ne communique d'ordinaire, d'une part, qu'avec la cavité qui la précède du côté des bronches, et d'autre part avec les cellules auxquelles elle donne elle-même naissance;

(1) Voyez les figures théoriques de ces alvéoles dans le mémoire de M. Rossignol, pl. 1, fig. 1 et 2, reproduites en partie dans l'ouvrage de MM. Todd et Bowman, ainsi que dans l'article déjà cité par M. Williams. En général, on représente ces alvéoles d'une manière trop régulière; mais on peut se former une idée assez exacte de leur configuration par les coupes transversales dont les contours ont été figurés par M. Mandl (a).

(a) Mandl, Anatomie microscopique, t. II, pl. 38, et Recherches sur la structure intime des poumons (Gazette hebdomadaire de médecine, 1857, t. IV, p. 394, fig. 3 et 4).

par conséquent, à moins qu'il n'existe quelques perforations dans les cloisons intercellulaires, l'air ne peut passer des unes dans les autres qu'en suivant une seule route et en avançant ou en reculant dans le système de cavités dont l'ensemble est ramifié comme les racines d'une plante (1).

(1) Quelques anatomistes pensent que les cellules pulmonaires ne sont pas seulement réunies en séries rameuses, mais qu'elles s'anastomosent aussi latéralement entre elles dans l'intérieur d'un même lobule, de façon à permettre le passage de l'air dans tous les sens et à constituer une masse spongieuse plutôt que des canaux ramifiés à parois sacculées ou alvéolées. Ainsi M. Rainey a observé des perforations dans les cloisons intercellulaires du Kanguroo, et M. Williams pense que dans l'intérieur des lobules il en est de même chez l'Homme (a). Cette opinion s'accorderait assez bien avec celle de Bourgery. En effet, cet auteur décrit le parenchyme pulmonaire de chaque lobule comme étant formé ni par des tubes ou des ampoules, ni par des alvéoles perforés, mais par des canaux entrelacés en divers sens et communiquant entre eux d'une manière très compliquée ; il a désigné ces conduits anastomosés sous le nom de *canaux labyrinthiques*, et les a représentés dans une des planches de son grand ouvrage (b).

Mais cette manière de se rendre compte de l'aspect du tissu pulmonaire ne me semble pas être l'expression de la vérité, et lorsqu'on étudie la structure du poumon chez les Crocodiles, où les cellules, au lieu d'être microscopiques, ont de grandes dimensions, on s'aperçoit bientôt combien il est facile de se tromper sur la disposition des communications que ces cavités ont entre elles. Là aussi, par un examen superficiel, on croirait aisément à l'existence d'anastomoses multiples entre les cellules adjacentes; mais, en y regardant de plus près, on voit que chaque alvéole ne communique réellement que d'une part avec la cavité dont il est une dépendance, et d'autre part avec les alvéoles ou cellules plus ou moins nombreuses qui naissent de ses propres parois, de façon que ces loges ne communiquent entre elles que par l'intermédiaire de la première. Or, il me paraît en être de même dans l'intérieur de chaque lobule du poumon de l'Homme et des autres Mammifères; seulement ces séries de cellules ouvertes les unes dans les autres se ramifient dans tous les sens, et leurs ramifications s'enchevêtrent de manière à rendre leurs connexions fort difficiles à suivre. Quelquefois peut-être la cloison située entre deux cellules dépendantes de

(a) Rainey, *On the Lungs of Birds* (Med. Chir. Trans., vol. XXXII, p. 53).
— Williams, *Organs of Respiration* (Todd's Cyclop., Suppl., p. 269).
(b) Bourgery, *Traité complet de l'anatomie de l'Homme*, t. IV, p. 57 et suiv., pl. 7, fig. 6.
— Voyez aussi *Gazette médicale*, 1842.

II.

Lobulins
ou
pulmonites.

Notre poumon se compose donc essentiellement d'un système de cavités branchues dont la tige, les gros rameaux et les
ramuscules principaux sont représentés par des tubes, et dont
les dernières ramifications sont formées par des séries de
petites chambres concaténées s'ouvrant les unes dans les autres
par des orifices plus ou moins resserrés, et ayant leurs parois
bossuées pour donner naissance à d'autres locules ou alvéoles
comparables à autant de petits culs-de-sac. Les dernières portions des conduits intralobulaires, devenues moniliformes ou
irrégulièrement gibbeuses, ne se distinguent plus des cellules
dont elles sont entourées, et ces cellules ne présentent l'aspect
de vésicules qu'à la surface du poumon, là où une de leurs parois
reste libre et se bombe lorsque sa cavité vient à être distendue
par de l'air ou par une injection. Ailleurs ces cellules affectent
la forme de petites loges polygonales dont les parois se réunissent sous divers angles, et manquent plus ou moins complètement dans les points où sont ménagés les orifices de communication de ces cavités les unes avec les autres ou avec les
canaux bronchiques. Les dimensions des cellules varient ainsi

rameaux différents peut se perforer et
établir des anastomoses latérales de
ce genre ; mais cela me semble être
une disposition accidentelle plutôt que
le mode d'organisation normal.

Du reste, tous les micrographes s'accordent aujourd'hui à nier l'existence
des canaux labyrinthiques décrits par
Bourgery (a), et à n'admettre autour de
chaque ramuscule bronchique qu'une
agglomération de cellules ou d'alvéoles
de divers ordres.

J'ajouterai encore que, d'après Hunter, les cellules du poumon des Cétacés communiqueraient toutes entre
elles (b), et que Meckel a décrit de la
même manière les poumons du Marsouin (c). Suivant Mayer, ce serait à
la surface des poumons des Dauphins
que les ramuscules bronchiques communiqueraient entre eux (d). Mais
M. Bazin nie l'existence d'anastomoses
bronchiques chez ces Animaux comme
chez les autres Mammifères (e).

(a) Voyez Giraldès, *Sur la terminaison des bronches* (*Bulletins de la Société anatomique*, 1839,
p. 16).
(b) Hunter, *Philos. Trans.*, 1781.
(c) *Anatomie comparée*, t. X, p. 453.
(d) Mayer, *Beiträge zur Anatomie des Delphins* (Treviranus, *Zeitschr. für Physiol.*, t. V, p. 119).
(e) Bazin, *Sur l'enveloppe propre des poumons* (*Ann. d'anat. et de phys.*, t. I, p. 348).

que leur nombre. M. Rochoux évalue à plus de dix-sept le nombre de celles qui sont groupées autour de chaque rameau terminal des bronches (1), et M. Kölliker leur assigne de 1/3 à 1/9 de millimètre en diamètre dans le poumon de l'Homme (2).

§ 18. — Les divers groupes de cellules vésiculaires ou alvéolaires qui entourent ainsi chaque ramuscule terminal de l'arbre trachéen ne communiquent pas entre eux, si ce n'est par l'intermédiaire de leurs pédoncules bronchiques. Ils constituent donc toujours autant de lobulins particuliers; mais dans les parties profondes du poumon ils s'enchevêtrent souvent de façon à être difficiles à délimiter. Près de la surface de cet organe, au contraire, ces pulmonites sont réunis seulement par petites grappes qui constituent autant de *lobules* particuliers, et qui, le plus souvent, sont séparés entre eux par une couche de tissu conjonctif assez dense, de façon à rester bien distincts et à se montrer au dehors sous la forme de petits compartiments polyédriques (3). Dans le jeune âge il existe aussi du tissu conjonctif entre les principales divisions

Lobules pulmonaires.

---

(1) *Notice sur la structure et quelques maladies des poumons* (*Comptes rendus de l'Acad. des sc.*, 1844, t. XIX, p. 1448).

(2) Les dimensions assignées à ces cellules par MM. Addison (a), Bowman (b) et Kölliker, varient (c); mais, ainsi que le fait remarquer avec raison M. Mandl, les différences observées tiennent en partie au plan plus ou moins rapproché de la périphérie du système d'utricules composant le lobulin dans lequel la section a été

faite (d). En effet, chaque loge secondaire est subdivisée tout autour, ou sur certains points, par des cloisons qui n'en occupent pas toute la largeur et qui circonscrivent des alvéoles de troisième ordre dont le fond peut être subdivisé encore de la même manière, et ainsi de suite. Cependant l'étude des dimensions de ces cavités respiratoires n'est pas sans intérêt, et nous aurons bientôt l'occasion d'y revenir.

(3) Cette disposition a été très bien représentée par M. Adriani (e).

(a) Addison, *Op. cit.* (*Philos. Trans.*, 1842, p. 163).
(b) Todd and Bowman, *Physiological Anatomy*, t. II, p. 392.
(c) Kölliker, *Éléments d'histologie*, p. 514.
(d) Mandl, *Anatomie microscopique*, t. II, p. 324, et *Recherches sur la structure des poumons* (*Gazette hebdomadaire*, t. IV, p. 390, etc.).
(e) Adriani, *De subtil. pulmon. struct.*, pl. 2, fig. 1. — (Cette figure a été reproduite par M. Kölliker dans ses *Éléments d'histologie*, p. 515, fig. 240.)

d'un même lobule ; mais par les progrès du développement, ces agrégats de cellules se rapprochent et se soudent ensemble (1).

Structure
des parois
des cellules.

Toutes ces parties sont d'une délicatesse extrême, mais leur texture est cependant plus compliquée qu'on ne serait porté à le supposer au premier abord. Ainsi le tissu élastique qui revêt la trachée et les bronches se continue autour des canaux intra-lobulaires et dans l'épaisseur des parois des cellules pulmonaires. Il y forme des faisceaux qui sont le plus développés autour des orifices de communication intercellulaires, ainsi que le long des lignes de rencontre des cloisons et sur les bords libres de ces parois, de façon à constituer une sorte de charpente dans l'intérieur aussi bien qu'à la surface des lobules (2).

(1) Mandl, *Mém. sur la structure des poumons* (*Archives générales de médecine*, 1846, vol. suppl., p. 265).

(2) Beaucoup d'anatomistes considèrent ces fibres comme étant en partie au moins de nature musculaire, et les assimilent aux fibres musculaires lisses. Les observations de M. Rossignol tendent à établir qu'ils sont composés seulement de tissu élastique, et que les fibres musculaires se trouvent dans les parois des tubes bronchiques seulement (a).

Mais les expériences de M. Moleschott, dont il a déjà été question (voyez ci-dessus, page 327), me portent à croire que les fibres musculaires ne font pas complétement défaut dans la portion terminale du système aérifère.

Quoi qu'il en soit à cet égard, ce sont des fibres de tissu élastique qui jouent le principal rôle dans la constitution des parois membraneuses des cellules pulmonaires. Ainsi ces fibres sont les seuls tissus qui, dans ces organes, résistent à l'action dissolvante de la potasse caustique, et en traitant par ce réactif des préparations convenablement disposées, M. Moleschott a bien constaté leur présence dans les parois des utricules ou alvéoles pulmonaires (b).

On peut d'ailleurs les distinguer très bien dans des préparations fraiches ; elles se montrent en plus grande abondance aux angles des cellules, mais on en voit aussi des fascicules sur les autres parties des parois de ces petites cavités (c), et M. Mandl pense que la plus grande partie de la substance des cloisons interloculaires en est formée. Ce physiologiste fait remarquer aussi que la proportion de ces

(a) Remak, *Ueber die elastischen Lungenfasern* (*Verhandl. der Physikalisch-medicinischen Gesellschaft in Würzburg*, 1852, t. II, p. 310).
(b) Moleschott, *Op. cit.* (*Holländische Beiträge*, t. I, p. 17).
(c) Kölliker, *Traité d'histologie*, p. 517, fig. 241.

Les vaisseaux sanguins qui serpentent entre ces groupes de cellules s'y terminent par un réseau capillaire creusé dans l'épaisseur des parois interloculaires, ainsi que nous le verrons plus en détail lorsque nous étudierons le mode de distribution du sang dans les diverses portions de l'organisme (1). On trouve aussi des vaisseaux lymphatiques et des nerfs dans les espaces intercellulaires; mais ce n'est pas ici le lieu de nous en occuper.

Enfin, chaque poumon constitué par l'assemblage de ces ramifications bronchiques et de leurs lobules celluleux se trouve

Tuniques pulmonaires.

fibres élastiques augmente beaucoup avec l'âge (a).

Il est également à noter que l'on trouve souvent des dépôts de pigment noir dans l'épaisseur des cloisons qui séparent les cellules pulmonaires. Cette matière colorante existe toujours en grande abondance dans les poumons de la Grenouille (b), et se rencontre en petite quantité chez l'Homme à l'âge viril (c) ; chez les vieillards, elle forme souvent des accumulations considérables.

(1) C'est sur les parois des alvéoles pulmonaires seulement que le réseau capillaire dépendant de l'artère pul-

monaire est d'une grande richesse. Ainsi, lorsqu'on pousse une injection colorée dans cette artère, on voit que les tubes bronchiques restent presque incolores jusqu'au point où leurs parois commencent à présenter des alvéoles, tandis que ces alvéoles se montrent couverts d'un réseau vasculaire très serré (d).

Pour plus de détails sur ce sujet, je renverrai aux ouvrages de MM. Rainey, Rossignol, Adriani, Heale, Kölliker, Mandl, etc. (e), et j'ajouterai seulement que l'on aperçoit dans les parois des capillaires des corpuscules fusiformes ou noyaux cellulaires (f).

(a) Mandl, *Anatomie microscopique*, t. II, p. 324.
(b) Leydig, *Lehrbuch der Histologie*, p. 375.
(c) Moleschott, *Op. cit.* (*Holländ. Beitr.*, t. I, p. 19).
— Kölliker, *Éléments d'histologie*, p. 518.
(d) Natalis Guillot , *Recherches anatomiques et pathologiques sur les amas de charbon produits pendant la vie dans les organes respiratoires de l'Homme* (*Archives générales de médecine*, 1845, 4ᵉ série, t. VII).
(e) Rainey, *On the Minute Structure of the Lungs* (*Med. Chir. Trans.*, 1845, vol. XXVIII, p. 587).
— Rossignol, *Op. cit.*, p. 38 (*Mém. des concours de l'Académie de médecine de Belgique*, t. I).
— Adriani, *De subtil. pulmon. struct.*, p. 49, pl. 1.
— Heale, *Researches on the Distribution on the Blood Vessels, etc., in the Lungs* (*Abstracts of the Papers communicated to the Roy. Soc. of London*, 1853, vol. VI, nᵒ 96, p. 315).
— Kölliker, *Éléments d'histologie*, p. 519, fig. 242.
(f) Williams, *Organs of Respiration* (*Todd's Cyclopædia, Suppl.*, p. 272).
— Mandl, *Op. cit.*, p. 328.

revêtu extérieurement par une tunique séreuse, la *plèvre*, qui y adhère assez fortement à l'aide d'une couche mince de tissu conjonctif, et qui se continue sur les parois de la cavité thoracique où ces organes sont logés, de façon à encapuchonner chacun d'eux une seconde fois, mais sans que les deux surfaces contiguës de cette double enveloppe contractent entre elles aucune adhérence. La plèvre passe sur les espaces interlobulaires sans s'enfoncer ; mais en général elle plonge profondément entre les divers groupes de lobules dépendants d'un même rameau bronchique secondaire, et divise ainsi les poumons en plusieurs portions séparées que l'on appelle des *lobes*. Chez l'Homme, le poumon gauche n'offre qu'une seule scissure de ce genre, et se compose par conséquent de deux lobes seulement ; mais celui de droite en présente deux et se trouve par conséquent divisé en trois lobes.

Lobes pulmonaires.

§ 19. — Les poumons, étant pour les Mammifères des instruments physiologiques d'une très grande importance, présentent dans cette classe d'animaux une très grande fixité, quant à leur mode de structure, et n'offrent même dans leur forme que des modifications légères. Toujours ces organes sont pairs et libres dans la cavité thoracique, sauf dans le point où les bronches et les vaisseaux sanguins y pénètrent, ce qui a lieu sur leur face interne, à quelque distance de leur sommet ; ils se moulent en quelque sorte sur les parois de cette cavité, et ils ont, en général, à peu près la forme d'un cône dont le sommet arrondi serait dirigé vers le cou, et dont la base tronquée obliquement de dedans en dehors et un peu concave serait appliquée contre le diaphragme. Leurs dimensions varient suivant les espèces, et celui du côté droit est, en général, notablement plus grand que celui du côté gauche. Les différences les plus considérables que l'on y remarque tiennent à l'absence ou à la présence et au nombre des scissures ou replis de la plèvre dont il vient d'être question.

Conformation des poumons chez les divers Mammifères.

En effet, il est des Mammifères chez lesquels les poumons ne sont pas divisés de la sorte en lobes : par exemple, le Cheval, l'Éléphant, le Rhinocéros, l'Hippopotame, le Lamentin et le Dugong. Chez d'autres, où les poumons sont également composés d'un seul lobe, on y remarque des scissures incomplètes qui semblent indiquer une tendance à se diviser de la sorte : le Marsouin, le Lama, le Phoque du Groënland et la Chauve-Souris commune ont les poumons creusés d'une ou de deux fentes de ce genre (1), et d'autres fois ces organes, unilobés à gauche, sont multilobés à droite. Ainsi, chez les Écureuils, les Rats et plusieurs autres Rongeurs, ils sont indivis à gauche et partagés en quatre lobes à droite. Du reste, le nombre de ces lobes varie beaucoup; il est toujours plus grand au poumon droit qu'au poumon gauche; il change parfois chez les espèces d'un même genre (2), et il n'est même pas constant chez tous les individus d'une même espèce.

On remarque cependant, à cet égard, certaines tendances qui

(1) Chez le Paresseux (*Bradypus tryctilus*), où les poumons sont uni-lobés, on voit aussi une fissure à droite (a).

(2) Ainsi, chez la plupart des Singes du genre Guenon, il y a quatre lobes à droite et deux à gauche ; mais chez la Guenon Patas et le Macaque (b), le Lémur (c), etc., il y en a un de plus à gauche. Chez le Lérot, le Loir et le Muscardin, le poumon gauche est in-divis, mais le droit est composé de quatre lobes dans les deux premières espèces, tandis que chez le dernier il n'en offre que trois. Chez le Cochon de Siam, il y a deux lobes à gauche et trois à droite ; mais chez le Sanglier, de même que chez le Pécari (d), où le poumon gauche est divisé de la même manière, le poumon droit est quadri-lobé. Enfin, chez le Hérisson à longues oreilles, où le poumon droit est à quatre lobes comme chez le Hérisson ordinaire, le poumon gauche est tri-lobé, au lieu d'être unilobé comme chez ce dernier Insectivore.

Ces variations sont encore plus fré-quentes chez des genres voisins : ainsi, chez les Musaraignes, les Desmans, les Taupes, les Ascalaphes, il y a quatre lobes à droite et un seul à gauche ; mais chez les Chrysochlores, il y en a

(a) Carus, *Tabulæ anatom. compar. illustr.*, pars VII, pl. 9, fig. 3.
(b) Daubenton, voyez Buffon, *Œuvres*, t. XXVIII, p. 268, pl. 42 A, édit. in-8.
(c) Daubenton, *loc. cit.*, pl. 301.
(d) Carus, *Tabulæ anatom. compar. illustr.*, pars VII, pl. 9, fig. 1.

diffèrent dans les grandes familles naturelles. Ainsi, chez les Quadrumanes, il y a le plus ordinairement quatre lobes à droite et deux seulement à gauche. Le nombre quatre est également prédominant du côté droit chez les Carnassiers, mais beaucoup de ces Mammifères ont trois lobes du côté gauche (1). Enfin, chez les Rongeurs, ces divisions se multiplient parfois davantage encore : ainsi chez le Porc-Épic on a trouvé six lobes à droite et cinq à gauche, et ces lobes sont en outre partagés en deux par des scissures incomplètes. Chez le Paca, Meckel compte même sept lobes au poumon droit, tandis que le poumon gauche n'en offre que quatre (2).

§ 20. — La couche de tissu élastique qui existe entre la plèvre pulmonaire et le parenchyme celluleux n'est, en général, que peu développée ; mais elle offre quelquefois une épaisseur et une densité si considérables, qu'elle forme autour de chaque poumon une tunique particulière bien distincte : chez le Marsouin et l'Éléphant, par exemple. On en aperçoit

trois seulement à droite et deux à gauche.

Il y a même lieu de croire que chez quelques Mammifères le nombre des scissures des poumons peut varier chez les divers individus d'une même espèce. Ainsi, chez le Phoque commun, Perrault trouva le poumon incomplétement partagé en deux lobes de chaque côté (a). Daubenton n'observa qu'un seul lobe de chaque côté (b), et Cuvier en signala deux à droite et un seul à gauche (c). Dans le Phoque à ventre blanc (P. monacus) disséqué par Lobstein, c'était au contraire le poumon gauche qui présen-

tait une scissure, qui, du reste, était peu profonde (d).

(1) Ainsi, chez le Chien et le Chat, il y a quatre lobes à droite et trois à gauche ; chez le Tigre, le Putois, le Blaireau, l'Ours, etc., il n'y en a que deux à gauche, et chez le Coati on n'en trouve que trois à droite et deux à gauche.

(2) Pour plus de détails à ce sujet, on peut consulter le tableau inséré dans l'Anatomie comparée de Cuvier, et dressé par Duvernoy d'après ses observations propres ainsi que celles de Meckel (Op. cit., t. VII, p. 456).

(a) Perrault, Mém. pour servir à l'histoire naturelle des Animaux, t. I, p. 169.
(b) Buffon, Œuvres, édit. in-8, t. XXVII, p. 342, pl. 397.
(c) Cuvier, Anatomie comparée, 1re édit., t. IV, p. 345, et 2e édit., t. VII, p. 495.
(d) Lobstein, Observ. d'anat. comp. sur le Phoque à ventre blanc, p. 25.

aussi des traces très évidentes chez le Bison d'Amérique, l'Ours blanc, etc.; mais, en général, elle est rudimentaire, à moins d'être développée d'une manière accidentelle et maladive (1).

§ 21. — Nous avons vu que, chez l'Homme, les cellules de chaque lobule constituent un système distinct et ne communiquent avec celles des autres lobules que par l'intermédiaire des troncs bronchiques communs, dont ces lobules sont des dépendances. Il en est évidemment de même chez presque tous les Mammifères, mais quelques anatomistes pensent que les Cétacés font exception à cette règle : ainsi Hunter a cru reconnaître que l'air peut passer librement de cellule à cellule dans toutes les parties du poumon de ces Animaux, et les observations de Meckel tendent à faire admettre l'existence de ces communications directes entre toutes les parties de l'organe

---

(1) Cette tunique élastique paraît avoir été aperçue dans le poumon de l'Homme par un anatomiste du XVIᵉ siècle, Colombo, qui considérait la plèvre pulmonaire comme étant composée de deux feuillets (a); mais l'existence en avait été niée par Winslow, Haller, etc. (b), et les auteurs modernes n'en faisaient mention que chez les Cétacés, en la confondant avec la plèvre elle-même, lorsque M. Bazin en a fait l'objet de nouvelles études (c).

M. Moleschott, en attaquant les autres tissus par une solution de potasse caustique, a mis en évidence un réseau de fibres élastiques dans la plèvre pulmonaire de l'Homme (d). Enfin M. Rossignol a constaté que cette tunique ou *membrane propre* ne forme pas une capsule générale pour chaque poumon, mais enveloppe chaque lobule séparément. L'indépendance de ces tuniques lobulaires se voit le plus facilement chez le Bœuf (e).

(a) Colombo, *De re anatomica*, 1562, lib. XV, p. 414.
(b) Haller, *Elem. physiol.*, t. I, p. 257.
(c) Bazin, *Structure de la membrane scléraire sous-posée à la plèvre pulmonaire* (*Ann. franç. et étrang. d'anat. et de physiol.*, t. I, p. 29, pl. 1), et *Sur l'enveloppe propre du poumon* (même recueil, t. I, p. 317).
— Voyez aussi à ce sujet :
— Tyson, *Phocœna*, 1680, et *Dublin Philos. Journ.*, t. II.
— Steller, *De bestiis marinis* (*Novi comment. Acad. Petropol.*, 1749, t. II, p. 317).
— Rapp, *Die Cetaceen zoologisch-anatomisch dargestellt*, 1837, p. 150.
— M. Mayer a considéré cette enveloppe comme étant en partie de nature musculaire chez le Dauphin (*Beiträge zur Anatomie des Delphins*, dans le *Zeitschr. für Physiol.* de Treviranus, t. V, p. 118).
(d) Moleschott, *Op. cit.* (*Holländ. Beitr.*, t. I, p. 18).
(e) Rossignol, *Recherches sur la structure intime des poumons*, p. 65.

chez le Marsouin ; mais les recherches plus récentes de M. Bazin semblent prouver que le mode de terminaison des voies aériennes est le même chez cet animal que chez les autres Mammifères (1).

Grandeur des cellules pulmonaires.

§ 22. — Le degré de ténuité des divisions intérieures de l'organe respiratoire est sujet aussi à quelques variations. Ainsi Meckel a remarqué que, chez les Paresseux, les Fourmiliers et surtout chez les Tatous , les cellules pulmonaires sont très grandes (2). Chez les Rats et les autres Rongeurs, elles sont au contraire fort petites (3). Il paraîtrait aussi que, dans l'espèce humaine , les dimensions en varient suivant l'âge et les sexes. Ces cavités sont plus petites, et par conséquent, sous un volume égal, le parenchyme pulmonaire offre une surface plus étendue chez la femme que chez l'homme , et dans la vieillesse leur capacité augmente, tandis que dans la jeunesse elles sont moins grandes qu'à l'âge mûr (4). On a cru remarquer aussi que les

(1) Voyez ci-dessus la note de la page 330.

Je dois ajouter que chez un Baleinoptère à bec désigné par M. W. Vrolik, des trous ou des sinus, que cet anatomiste compare à ceux des Oiseaux, se trouvaient à la surface du poumon (a); mais il me paraît présumable que cette disposition était le résultat d'un état pathologique.

(2) Meckel, *Anatomie comparée*, t. X, p. 474.

(3) Chez les Kanguroos, ces cellules sont aussi très petites (b). Il en est de même chez les Cétacés, ainsi que l'a constaté Hunter (c). Mais il paraîtrait, d'après les observations de Home, que chez le Dugong celles situées près de la surface ont les dimensions doubles de celles situées profondément (d).

(4) Ce fait, observé depuis longtemps par Magendie (e) et par plusieurs autres anatomistes (f) , a été constaté aussi par M. Rossignol. Voici les di-

(a) Vrolik, *Note sur l'anatomie d'un Baleinoptère à bec* (Ann. des sc. nat., 1838, 2ᵉ série, t. IX, p. 75).
(b) Rainey, *On the Lungs of the Bird* (Med. Chir. Trans., t, XXXII, p. 53).
(c) Hunter, *Œuvres*, t IV, p. 469.
(d) E. Home, *Particulars respecting the Anatomy of the Dugong* (Philos. Trans., 1820, p. 349).
(e) Magendie, *Mém. sur la structure du poumon de l'Homme, sur les modifications qu'éprouve cette structure dans les divers âges*, etc. (Journal de physiologie, 1821, t. I, p. 78).
(f) Hourmann et Dechambre, *Recherches cliniques pour servir à l'histoire des maladies des vieillards* (Archives générales de médecine, 1835, 2ᵉ série, t. VIII, p. 422, pl. 1, fig. 4 à 5).
— Addison, *On the Air Cells of the Lungs* (Philos. Trans., 1842, p. 162).
— Moleschott, *De Malpighianis pulmonum vesiculis*, p. 36.

cellules sont, en général, plus petites et plus vasculaires vers la portion centrale du poumon que près de la surface de cet organe (1). Enfin, il importe également de noter que les modifications amenées par l'âge se prononcent plus fortement

mensions que ce dernier assigne aux alvéoles pulmonaires de moyenne grandeur, qui sont les plus nombreux :

	mm
Chez les fœtus de 5 à 6 mois . . .	
Enfants nouveau-nés.	0,03
— de 1 an à 1 an 1/2. .	0,05
— 3 à 4 ans.	0,10
— 5 à 6 ans.	0,12
— 10 à 15 ans. . . .	0,14
Adultes de 18 à 20 ans . . .	0,17
— 25 à 30 ans . . .	0,20
— 35 à 40 ans . . .	0,23
— 50 à 60 ans . . .	0,25
Vieillards de 70 à 80 ans . . .	0,30
Chien.	0,34
Chèvre	0,10
Cheval	0,12
Chat	0,13
Rat.	0,16
Veau.	0,20
	0,25

Les différences entre le maximum et le minimum de ces dimensions sont assez grandes. Ainsi les extrêmes sont, chez les enfants nouveau-nés, de 0,07 et 0,03; chez l'adulte de vingt-cinq ans, 0,28 et 0,20, et chez les vieillards, 0,40 et 0,25; chez la Chèvre, le maximum est 0,13, et le minimum 0,06.

Le même auteur estime les dimensions des infundibulums, en moyenne, à 0,35 pour le fond, et 0,12 pour l'orifice chez les enfants de trois ans, 0,70 et 0,35 chez l'homme de quarante ans, 0,85 et 0,45 chez le vieillard de soixante-douze ans (a).

Les observations récentes de M. Mandl s'accordent très bien avec ces résultats. En effet, ce physiologiste a trouvé que ces vestibules de lobulins, ou *cavités terminales*, sont beaucoup plus petits dans les jeunes animaux que dans les adultes; plus petits aussi chez l'enfant que chez l'homme adulte, et plus grands chez le vieillard que dans l'âge viril. Ainsi, par exemple, ces cavités mesurent :

	mm		mm
Chez le Veau, de	0,1	à	0,2
Chez le Taureau, de	0,4	à	0,5
Chez l'Agneau, de.	0,1	à	0,2
Chez le Bélier, de.	0,2	à	0,3

Chez un enfant de 7 ans, de. . 0,3 à 0,6
Chez un homme de 26 ans, près de 1 millim.

Enfin, chez les vieillards les dimensions de ces cavités deviennent encore plus considérables. M. Mandl n'a pas trouvé de différences marquées suivant les sexes; mais il a reconnu que chez les Animaux châtrés les cavités pulmonaires sont en général plus grandes que chez les individus qui n'ont pas subi cette opération (b).

(1) Cette différence a été observée par M. Rainey (c) ainsi que par M. Moleschott (d); mais M. Rossignol pense que dans l'état normal elle n'existe pas (e).

(a) Rossignol, *Op. cit.*, p. 50.
(b) Mandl, *Anatomie microscopique*, t. II, p. 325.
(c) Rainey, *On the Minute Structure of the Lungs* (*Med. Chir. Trans.*, 1845, t. XXVIII, p. 585).
(d) Moleschott, *De Malpighianis pulmonum vesiculis*, 1845, et *Ueber die letzten Endigungen der feinsten Bronchien* (Holländ. Beitr., t. I, p. 16).
(e) Rossignol, *Op. cit.* (*Mém. cour. de l'Acad. de méd. de Belgique*, t. I, p. 49).

dans le lobe inférieur de nos poumons que dans le lobe supérieur (1).

§ 23. — Nous voyons donc que les poumons, de même que les conduits chargés de mettre ces organes en relation avec l'atmosphère, se perfectionnent de plus en plus lorsqu'on passe de la classe des Batraciens au groupe naturel formé par les Ophidiens et les Sauriens ordinaires, de ceux-ci aux Chéloniens, puis aux Crocodiliens, et qu'on arrive enfin à la classe des Mammifères. L'étendue de la surface vasculaire et absorbante que ces sacs membraneux offrent au contact du fluide respirable augmente à mesure que les divisions se multiplient à leur intérieur, et les cellules dont ils se composent deviennent d'autant plus petites que leur puissance fonctionnelle augmente. Mais chez tous ces Animaux l'appareil pulmonaire est conformé d'après un même type fondamental, et, pour y rencontrer des modifications profondes, il nous faudra passer à l'examen de la structure des Oiseaux, qui sont, de tous les Animaux, ceux dont la respiration est la plus active, et qui deviendront l'objet de nos études dans la prochaine leçon.

(1) M. Mandl a trouvé chez un homme bien portant, mort par accident, les cavités terminales ou vestibules des lobulins larges de 1 millimètre dans le lobe inférieur du poumon et larges de 5 à 6 dixièmes de millimètre dans le lobe supérieur. Il fait remarquer aussi que cette inégalité dans les dimensions des cavités aériennes s'accorde avec les différences qui s'observent au moyen de l'auscultation entre les parties supérieures et inférieures du thorax (a).

(a) Mandl, Anatomie microscopique, t. II, p. 325.

QUINZIÈME LEÇON.

Appareil respiratoire des Oiseaux : poumons ; réservoirs aériens. — Organes pneumatiques des Poissons ; poumons du Lépidosiren, etc.; vessie natatoire des Poissons ordinaires.

§ 1. — Nous avons vu, dans la dernière leçon, que chez les Batraciens, les Reptiles et les Mammifères, l'appareil respiratoire consiste essentiellement en un système de cavités, fermé de toutes parts, si ce n'est en avant, où l'air y pénètre par l'ouverture de la glotte, et que ce fluide ne peut jamais passer librement des poumons dans les autres parties du corps.

Respiration double des Oiseaux.

Chez les Oiseaux il en est autrement. Vers le milieu du xvi⁰ siècle, Coiter vit que leurs poumons sont perforés, et déjà depuis fort longtemps on savait qu'il existait dans leurs os des cavités occupées par de l'air seulement (1). En 1651, l'illustre Harvey, ayant étudié d'une manière plus complète l'anatomie de ces Animaux, trouva que les orifices pratiqués à la surface des organes principaux de la respiration con-

(1) COITER, né à Groningue en 1534, était un des disciples de Fallope, et tout en s'occupant avec ardeur de l'anatomie humaine et de l'art de guérir, il étudia sérieusement l'anatomie des Animaux. Ses observations sur l'organisation de l'appareil respiratoire des Oiseaux sont consignées dans un ouvrage sur la structure du corps humain et sur divers points de zootomie, publié en 1573 (a). Mais la découverte de Coiter n'était pas entièrement nouvelle. En effet, Blumenbach (b) a fait remarquer que l'absence de moelle dans les os des Oiseaux, et l'état de vacuité de ces organes, sont des faits qui n'avaient pas échappé à l'attention des anciens écrivains sur l'art de la fauconnerie, car l'empereur Frédéric II, qui régna au commencement du xiii⁰ siècle, en fait mention dans son *Traité sur la chasse* (c).

(a) Coiter, *De Avium aspera arteria, pulmonibus*, etc. (*Externarum et internarum principalium humani corporis partium tabulæ atque anatomicæ exercitationes*, in-fol., 1573, p. 131).
(b) Blumenbach, *Handbuch der vergleich. Anat.*, 1805, p. 252.
(c) *Reliqua librorum Frederici imperatoris de arte venandi cum Avibus*, édit. Schneider, 1788, t. 1, p. 39.

duisent dans de grandes cellules à parois membraneuses, qui sont logées dans l'abdomen et qui sont des réservoirs à air (1). Enfin, un siècle plus tard, un autre physiologiste anglais, J. Hunter, et un anatomiste hollandais, fort habile, Pierre Camper, constatèrent que l'air, après avoir traversé les poumons, se répand non-seulement dans ces poches, mais aussi jusque dans l'intérieur des os (2). Ils virent, l'un et l'autre, qu'en soufflant dans les cavités dont les os sont creusés, on gonfle les poumons, et qu'en poussant de l'air dans la trachée,

(1) Les observations capitales de Harvey sur la structure des poumons des Oiseaux sont brièvement mentionnées dans son ouvrage sur la génération (a), et avaient été exposées d'une manière plus complète dans un écrit sur la respiration, qui n'a pas été publié et qui a été probablement détruit lorsque la populace de Londres pilla le logement que ce grand physiologiste occupait au palais de Whitehall, à titre de médecin du roi Charles 1er.

A la suite de la découverte de Harvey, il convient de citer aussi avec éloge les observations sur les réservois aériens de divers Oiseaux, faites vers la même époque par les premiers membres de l'Académie des sciences de Paris (b).

(2) La question de priorité entre Hunter et Camper a fait naître beaucoup de discussions ; mais il me paraît évident que ces deux anatomistes célèbres s'occupaient en même temps de l'étude des organes respiratoires des Oiseaux, et sont arrivés, chacun de leur côté, à la découverte des faits dont il est ici question. Effectivement les observations de Hunter sur les réceptacles aériens des Oiseaux, commencées en 1758, parurent en 1774 dans les *Transactions philosophiques de la Société royale de Londres* (c), et celles de Camper, sur le même sujet, furent publiées la même année dans un recueil hollandais intitulé : *Verhandeling von Bataafsche Genootschte* (1774). Ces dernières furent ensuite insérées dans les *Mémoires des savants étrangers pour 1773*, imprimés en 1776 (d).

Les divers écrits de Camper sur ce sujet ont été ensuite réunis dans le troisième volume des Œuvres de cet anatomiste (e).

(a) Harvey, *Exercitationes de generatione Animalium*, 1651, exercit. 3, p. 5.
(b) Perrault, *Description anatomique de huit Autruches* (Mém. pour servir à l'histoire des Animaux, t. I I, p. 142).
— Méry, *Sur l'anatomie des Pintades* (Hist. de l'Acad. des sciences, t. I, p. 151).
(c) J. Hunter, *An Account of certain Receptacles of Air in Birds, which communicate with the Lungs and are lodged both among the fleshy Parts and in the hollow Bones of those Animals* (Philos. Trans., 1774, t. LXIV, et Œuvres, t. IV, p. 250).
(d) Camper, *Mém. sur la structure des os dans les Oiseaux* (Académie des sciences, Mém. des savants étrangers pour 1773, Paris, 1776, t. VII, p. 328).
(e) Œuvres de Camper qui ont pour objet l'histoire naturelle, la physiologie et l'anatomie comparée, 1803, t. III, p. 459 et suiv.

on peut faire sortir ce fluide par un trou pratiqué préalablement dans une partie éloignée du squelette : dans l'humérus ou le fémur, par exemple (1).

Ainsi il existe chez les Oiseaux un vaste système de cavités pneumatiques ajoutées aux poumons, et le fluide nourricier subit l'influence du fluide respirable non-seulement dans l'intérieur de ces organes, comme chez le Reptile ou le Mammifère, mais aussi sur une multitude d'autres points disséminés dans l'économie. Indépendamment de la respiration pulmonaire, il y a ici une respiration profonde presque diffuse, et c'est pour indiquer cette particularité, tout à la fois anatomique et physiologique, qu'en caractérisant la classe des Oiseaux, Cuvier appelle ces Animaux des *Vertébrés à respiration double* (2).

(1) Depuis la publication des découvertes de Camper et de Hunter, la science n'est pas restée stationnaire, et, parmi les travaux dont la structure de l'appareil respiratoire des Oiseaux a été l'objet, je citerai principalement les recherches de Merrem, Girardi, Valacarne, Nitzsch, Tiedemann, Fula, Macartney, Colas, Retzius, Jacquemin, Lereboullet, Owen, Natalis Guillot, Sappey et Rainey (a).

(2) Cuvier paraît s'être formé une idée un peu exagérée de l'importance de la respiration profonde des Oiseaux:

(a) Merrem, voyez Schneider, *Ueber die Luftwerkzeuge der Vögel* (Samlung vermischter Abhandlungen zur Aufklärung der Zoologie, 1784, p. 323).
— Girardi, *Saggio di osservazioni anatomiche intorno agli organi della respirazione degli Uccelli* (Mem. di mathematica e fisica della Società Italiana, Verona, 1784, t. II, 2ᵉ partie, p. 732).
— Malacarne, *Conferma delle osserv. anat. intorno agli org. della respir. degli Uccelli* (Mem. della Soc. Ital., Verona, 1788, t. IV, p. 18).
— Nitzsch, *Commentatio de respiratione Animalium*, 1808, p. 9 et suiv.
— Tiedemann, *Anatomie und Naturgeschichte der Vögel* (Zoologie, 1810, t. II, p. 604 et suiv.).
— Fuld, *Dissert. de organis quibus Aves spiritum ducunt* Wurzbourg, 1816.
— Macartney, art. BIRDS (Rees's Cyclopædia).
— Colas, *Essai sur l'organisation du poumon des Oiseaux* (Journal complémentaire du Dictionnaire des sciences médicales, 1825. t. XXIII, p 97 et 290).
— Retzius, *Några ord om Fogellungornes verkliga byggnad* (Mém. de l'Acad. de Stockholm, 1831, p. 159, pl. 3 ; *Nova Acta Acad. Nat curios.*, t. XIX, p. 285).
— Jacquemin, *Mémoire sur la pneumaticité des Oiseaux*.
— Lereboullet, *Anatomie comparée de l'appareil respiratoire dans les Animaux vertébrés*, 1838.
— Owen, art. AVES (Todd's Cyclop. of Anat. and Physiol., 1836, t. I, p. 342), et Anatomy of the Southern Apteryx (Trans. of the Zool. Soc. of London, t. II, p. 276).
— N. Guillot, *Mém. sur l'appareil respiratoire des Oiseaux* (Ann. des sc. nat., 1846, 2ᵉ série, t. V, p. 25).
— Sappey, *Recherches sur l'appareil respiratoire des Oiseaux*. In-4, 1847.
— Rainey, *On the Minute Anatomy of the Lung of the Bird* (Medico-Chirurgical Transactions, 1849, t. XXXII, p. 47).

§ 2. — Les poumons des Oiseaux n'ont qu'un petit volume; ils occupent la partie supérieure du thorax et adhèrent à la voûte ou paroi dorsale de cette cavité (1); ils ont la forme d'un demi-ellipsoïde, et leur surface inférieure, ou ventrale, est plane ou légèrement concave, tandis que leur surface supérieure, ou dorsale, est convexe et se moule exactement sur les parties correspondantes des parois thoraciques, de façon à présenter, le long de son bord externe ou vertébral, des sillons transverses là où les côtes font saillie dans la cavité viscérale, et à former, dans les espaces intercostaux, des saillies qui ressemblent à des lobes; mais chacun de ces organes ne constitue en réalité qu'une seule masse et ne se trouve pas divisé en lobes, comme chez la plupart des Mammifères (2). Une couche mince de tissu connectif (ou tissu cellulaire, pour me servir du terme généralement employé par les anatomistes français) unit cette surface à la paroi dorsale, ou voûte du thorax, et l'on n'y aperçoit aucune

il pensait que l'air se répand dans toutes les parties du corps de ces animaux (a), ce qui n'a pas lieu; mais, en limitant le sens de l'expression employée par ce grand naturaliste, on peut la conserver pour indiquer la différence fondamentale qui existe entre l'appareil respiratoire des Mammifères et celui des Oiseaux. La définition qu'il donne de la classe des Oiseaux, quand il dit que ce sont des Vertébrés à circulation et à respiration doubles (b), reste donc parfaitement exacte.

(1) Cette particularité dans la disposition des poumons chez les Oiseaux

a été notée par l'empereur Frédéric II (c).

(2) Le nombre de ces prolongements lobiformes des poumons varie suivant l'étendue de l'espace occupé par ces organes et le nombre des côtes contre lesquelles ils s'appliquent. Ainsi on en compte :

4 chez le Coq ;

5 chez l'Aigle commun, le Tétras, la Tourterelle, la Grue et l'Autruche ;

6 chez le Canard ;

7 chez le Cygne, le Héron, l'Outarde, le Casoar à casque et l'Aptéryx ;

8 chez le Casoar de la Nouvelle-Hollande (d).

(a) Cuvier, *Anatomie comparée*, 1805, 1ʳᵉ édition, t. IV, p. 327 et 332.
(b) Cuvier, *Règne animal*, 2ᵉ édit., t. I, p. 301.
(c) *Op. cit.*, p. 46.
(d) Voyez Duvernoy, *Anatomie comparée* de Cuvier, t. VII, p. 25.
— Owen, *On the Anatomy of the Southern Apteryx* (Trans. of the Zool. Soc., t. II, p. 278).

ouverture; mais à la face opposée de ces organes il existe cinq orifices qui les font communiquer avec les poches aériennes situées à l'entour.

La bronche pénètre obliquement dans le poumon, vers le tiers antérieur de sa surface plane ou inférieure, et, aussitôt après, perd presque complétement ses anneaux cartilagineux, et se dilate de façon à augmenter en diamètre d'environ un tiers. La portion intrapulmonaire du tronc primitif, réduite ainsi à ses parois membraneuses, continue à suivre la même direction, diminue de calibre à mesure que des branches s'en détachent, et se bifurque inférieurement pour aller déboucher au dehors par deux orifices situés vers la partie postérieure du bord externe du poumon. Les canaux secondaires qui en partent sont ordinairement au nombre de onze, et naissent de deux séries de trous pratiqués avec beaucoup de régularité de ses deux côtés, savoir, quatre le long de son côté interne, et sept placés à la file les uns des autres le long de son côté externe. Tous ces troncs secondaires se portent directement vers la périphérie du poumon, et, parvenus à la surface de cet organe, fournissent à leur tour une double série de canaux de troisième ordre qui se répandent sur cette surface ; ceux-ci, libres du côté externe où leurs parois sont très délicates, mais adhérentes par leur paroi opposée, sont criblés de petits trous de ce côté, et y donnent naissance à une multitude de canalicules ou tubes de quatrième ordre qui en partent à angle droit et s'enfoncent perpendiculairement dans le poumon pour en constituer le parenchyme (1).

Mode
de distribution
des
bronches.

(1) Ce mode de division et de distribution des bronches a été étudié avec beaucoup de soin par M. Sappey, et très bien représenté dans les figures du poumon du Canard, qui accompagnent son travail (a).

Cet auteur donne le nom de *bron-* *ches costales* aux divisions qui naissent sur la paroi externe du tronc aérifère et qui se dirigent vers la face dorsale du poumon. Elles y apparaissent sur une ligne courbe dirigée d'avant en arrière, qui occupe à peu près le milieu des deux tiers posté-

(a) Sappey, *Recherches sur l'appareil respiratoire des Oiseaux*, p. 5, pl. 1, fig. 1 et 2.

D'autres canalicules, semblables aux précédents par leur forme et leurs dimensions, naissent directement des troncs générateurs de ce système de tubes capillaires. Les uns et les autres présentent sur leurs parois des fossettes et des cloisons irrégulières qui y donnent l'aspect d'un tissu aréolaire. Enfin ils se confondent avec ce tissu caverneux et constituent ainsi par leur enchevêtrement le parenchyme ou substance celluleuse du poumon.

On voit donc que la disposition de l'arbre bronchique est très différente dans les deux classes des Mammifères et des Oiseaux,

rieurs de cette surface convexe, et elles se portent en rayonnant vers la moitié interne de la circonférence de l'organe. Chemin faisant, elles fournissent chacune une série de bronches disposées presque comme les dents d'un peigne. Les ramifications de la première bronche costale naissent principalement de la paroi antérieure de ce tube et se distribuent dans la portion antérieure du poumon. Celles de la seconde bronche costale naissent le long de son bord postérieur et se dirigent en sens opposé pour se rendre au bord interne du poumon. Les rameaux des cinq bronches costales suivantes ont la même direction, mais proviennent du bord antérieur de ces tubes, et de même que les précédentes, se subdivisent plusieurs fois à la surface du poumon, dont ils occupent toute la portion interne et dorsale.

Les bronches qui naissent du côté interne du système trachéen ont reçu le nom de *bronches diaphragmatiques*, et gagnent la surface antérieure ou sternale du poumon. Elles sont au nombre de quatre. La première se dirige en avant et en dehors, de façon à contourner le point d'immersion du système aérifère et à envoyer les rameaux qui naissent de sa paroi antérieure, en dedans, en avant et en dehors, dans toute la portion antérieure du poumon. La seconde bronche diaphragmatique est petite et se dirige en dedans et un peu en arrière. Enfin, les deux dernières marchent côte à côte vers l'extrémité postérieure du poumon, et, chemin faisant, donnent naissance chacune à une série de bronches superficielles centrifuges : celles de la troisième bronche diaphragmatique se dirigent en dedans, et celles de la quatrième en dehors.

M. Owen, en décrivant la structure du poumon de l'Aptéryx, ne mentionne que quatre troncs bronchiques principaux. Trois de ces tubes correspondent aux bronches diaphragmatiques dont il vient d'être question, et le quatrième représente le tronc d'origine de tout le système des bronches costales (a).

(a) Owen, *On the Anatomy of the Southern Apteryx* (*Trans. of the Zool. Soc.*, vol. II, p. 275, pl. 51, fig. 4 et 5).

et que ces différences tiennent à trois choses : au passage de quelques tubes aérifères à travers les poumons et à leur ouverture au dehors de cet organe dans d'autres réservoirs, au mode de division des bronches intrapulmonaires, enfin à la direction des canalicules bronchiques. Chez les Mammifères, c'est par des bifurcations irrégulières que les bronches se ramifient de plus en plus à mesure qu'elles s'éloignent de leur point d'origine. Chez les Oiseaux, le mode de division de ces tubes n'est pas dichotomique, mais penniforme; chaque tronc, soit primitif, soit secondaire, donnant naissance latéralement à des conduits qui en partent comme les barbes d'une plume ou les poils d'une brosse. Enfin, chez les Mammifères, toutes les parties du système bronchique se dirigent du centre anatomique du poumon, c'est-à-dire du point d'immersion du tronc primitif dans cet organe, vers sa surface, et les divisions en deviennent de plus en plus ténues à mesure qu'elles se rapprochent de cette surface; tandis que, chez les Oiseaux, le système de tubes n'est centrifuge que dans sa portion basilaire; les troncs secondaires arrivent à la surface de l'organe, et les divisions ultérieures, suivant une marche récurrente, deviennent centripètes. L'arbre bronchique, au lieu de continuer à se développer au dehors, se replie donc sur lui-même, et n'envoie le chevelu de ses racines que vers l'intérieur de la masse formée par l'ensemble de ce système de ramifications.

Chez les Oiseaux, de même que chez les Mammifères, la membrane muqueuse des bronches change de caractères anatomiques en arrivant à la partie terminale des voies aériennes; elle y perd son épithélium vibratile et n'est plus recouverte que d'une couche extrêmement mince de tissu épithélique hyalin (1). Les parois des canalicules ainsi constituées sont criblées de

(1) M. Rainey, à qui l'on doit la connaissance de ce fait, pensait que l'épithélium disparaissait complètement là où les cils vibratiles cessent

trous qui débouchent dans une couche plus ou moins épaisse de cellules irrégulières, et celles-ci constituent, dans le parenchyme pulmonaire, une multitude de petits compartiments polygonaux, comparables à des lobules (1). Mais il paraîtrait, d'après les observations de M. Rainey, que les parois de ces cellules ne sont pas continues, que leur membrane pariétale est perforée dans chacun des espaces correspondants aux mailles du réseau vasculaire logé dans leur épaisseur, et que, par conséquent, les cavités aériennes constituent dans chaque lobule une masse spongieuse où les vaisseaux sanguins baignent dans le fluide respirable par tous les points de leur circonférence, au lieu d'être en contact avec ce fluide par leurs deux surfaces opposées seulement, ainsi que cela a lieu chez les Mammifères (2). Il est aussi à noter que ces cavités sont d'une ténuité extrême, et

d'exister (a); mais la présence d'une couche épithéliale hyaline dans la partie terminale du système cavitaire du poumon a été reconnue chez les Oiseaux aussi bien que chez les Mammifères par M. Williams (b).

(1) Cette disposition se voit très bien dans les figures qui accompagnent le travail de M. Rainey (c), et a été observée de nouveau par M. Mandl, qui en rend compte dans les termes suivants : « En employant le mode de préparation suivi pour les poumons des Mammifères (voy. ci-dessus, page 318), nous avons obtenu des résultats satisfaisants. Même à de faibles grossissements, on voit la cavité centrale de la bronche communiquer latéralement avec des cavités et des vésicules dont la configuration est complétement analogue à celle observée dans les Mammifères. On peut même constater ici, ce qui est difficile dans les Mammifères, le rapport direct de la bronche avec la cavité pariétale. Cette cavité présente à sa surface de nouvelles cavités analogues à ce que nous avons vu dans l'embryon, et qui, à leur tour, communiquent avec d'autres cavités pour se terminer par une cavité terminale pourvue de ses vésicules terminales (d). »

(2) Retzius avait déjà insisté sur l'absence de vésicules ou culs-de-sac à l'extrémité des ramuscules bronchiques chez les Oiseaux, et sur l'anastomose de ces canalicules entre eux (e); mais il ne paraît pas avoir employé

(a) Rainey, On the Minute Anatomy of the Lung of the Bird (Trans. of the Medico-Chirurg. Soc. of London, vol. XXXII, p. 47, pl. 1).
(b) Williams, Organs of Respiration (Todd's Cyclop., Supplem., p. 277).
(c) Rainey, Op. cit., pl 1, fig. 1 et 2.
(d) Mandl, Anatomie microscopique, t. II, p. 329.
(e) Retzius, Op. cit. (Mém. de l'Acad. des sciences de Stockholm, 1831, p. 166).

l'on voit, par conséquent, que tout est disposé ici pour donner à la surface respirante, sous un volume déterminé, le plus d'étendue possible (1).

Le tissu élastique qui revêt extérieurement les canaux bronchiques, et qui se résout en tissu conjonctif ordinaire, unit entre elles toutes les parties dont il vient d'être question, ainsi que les vaisseaux sanguins destinés à mettre le fluide nourricier en rapport avec le fluide respirable dans l'intérieur des poumons. Ce même tissu conjonctif s'étend en couches membraniformes à la surface de ces organes et les soude aux parties correspondantes des parois thoraciques. Enfin une membrane séreuse analogue à la plèvre les recouvre du côté sternal et se continue sur les organes voisins (2).

Les deux branches terminales du tronc bronchique primitif, que nous avons vues déboucher au dehors par des trous situés vers la partie inférieure du poumon, ne sont pas les seules qui se terminent de la sorte. Il existe, à la surface inférieure et libre de chaque poumon, trois autres orifices de même nature. Le premier se trouve vers le sommet ou angle antérieur de ces organes, et

---

des grossissements assez forts pour bien apercevoir les mailles signalées par M. Rainey (a).

(1) Suivant M. Rainey, ces cellules n'auraient souvent en diamètre que $\frac{1}{700}$ de pouce anglais (c'est-à-dire environ 0^m,002), et seraient en général plus petites que les vaisseaux capillaires sanguins qui les entourent (b).

(2) M. Natalis Guillot considère la couche membraniforme qui unit la surface costale des poumons aux parois de la cavité thoracique comme étant aussi une plèvre (c). M. Sappey, au contraire, nie l'existence d'une plèvre non-seulement sur la surface costale, mais aussi à la surface sternale des poumons des Oiseaux (d). La vérité me paraît se trouver entre ces deux opinions extrêmes, et les divergences des anatomistes à cet égard tiennent, ce me semble, à la manière dont ils définissent les tuniques séreuses plutôt qu'à la nature même des choses. C'est aussi de la sorte que la plèvre pulmonaire a été décrite par Fuld (e).

(a) Rainey, loc. cit., p. 50.
(b) Idem, ibid., p. 51.
(c) N. Guillot, ibid., p. 54.
(d) Op. cit., Mém. sur l'appareil respir. des Oiseaux (Ann. des sc. nat., 3e série, t. V, p. 33).
(e) Fuld, De organis quibus Aves spiritum ducunt, p. 12.

communique avec l'extrémité de la première des quatre branches que nous avons vues naître du côté interne du tronc bronchique primitif, et que l'on a nommées *bronches diaphragmatiques* parce que toutes se dirigent vers la surface inférieure ou diaphragmatique du poumon, tandis que les sept conduits du même ordre, dont l'origine se voit le long du côté externe du même tronc, gagnent la face supérieure, et ont été appelés pour cette raison *bronches costales*. Les deux autres orifices bronchiques sont placés dans le voisinage du point d'immersion de la bronche dans le poumon, et dépendent l'un et l'autre de la troisième bronche diaphragmatique qui se dirige en arrière pour distribuer ses rameaux à toute la portion postérieure et inférieur du poumon.

Réservoirs pneumatiques.

§ 3. — La membrane muqueuse qui constitue la tunique interne de ces canaux ne se termine pas aux bords des orifices dont je viens d'indiquer la position, mais se continue au delà et va constituer les parois de tout un système de poches ou réservoirs à air qui forment la portion accessoire de l'appareil respiratoire des Oiseaux.

L'existence de ces singuliers appendices du système pulmonaire des Oiseaux, comme je l'ai déjà dit, avait été signalée, vers le milieu du xviie siècle, par Harvey (1), et la disposition en avait été étudiée par le célèbre anatomiste et architecte Claude Perrault (2), par Hunter (3), par Girardi et par plusieurs autres naturalistes; mais la description que Cuvier en donna dans ses belles Leçons d'anatomie comparée (4) jeta beaucoup d'in-

(1) Voyez ci-dessus, page 342.
(2) Perrault, *Descript. anat. de huit Autruches, Mém. pour servir à l'hist. nat. des Animaux*, 2e part., p. 113 (*Acad. des sc.*, t. III, 1732).
(3) *OEuvres*, t. IV, p. 250.
(4) Cuvier considérait ce système de cavité comme étant formé de deux sortes de cellules dont les unes ne contiennent que de l'air, et les autres renferment les divers viscères; pour lui, la poche péritonéale qui renferme les intestins était donc une portion de cet appareil, et il pensait que l'air arrive ainsi dans toutes les parties du corps de l'Oiseau. (*Leçons d'anat. comp.*, 1re édit., t. IV, p. 327.)

certitude sur les résultats obtenus par ses devanciers, et c'est depuis quelques années seulement que, grâce aux travaux de MM. Colas, Jacquemin, Owen, Natalis Guillot et Sappey, ce point de la science a été complétement élucidé (1).

Ces réservoirs sont des sacs membraneux d'une grande délicatesse de structure, qui ressemblent un peu aux appendices dont les poumons du Caméléon commun sont pourvus, mais qui acquièrent un énorme développement (2). On les a comparés aussi à la portion membraneuse du poumon des Serpents; et en effet, si la portion aréolaire de cet organe se perfectionnait et devenait complétement cellulaire, l'appareil respiratoire des Ophidiens, comme celui des Oiseaux, se composerait de deux parties bien distinctes : un poumon à texture cellulaire, suivi d'un grand réservoir aérien à parois simplement membraneuses. Mais ces analogies, tout en offrant de l'intérêt parce qu'elles montrent comment la Nature tend à se répéter dans les modifications qu'elle imprime aux divers types organiques, sont trop éloignées pour nous arrêter longtemps ici.

§ 4. — Les poches aériennes des Oiseaux, au nombre de neuf (3), sont indépendantes les unes des autres, et ne reçoivent

---

(1) Voyez ci-dessus la note n° 1 de la page 343.

(2) Cette ressemblance est rendue encore plus frappante par le mode de développement des réservoirs aériens des Oiseaux chez l'embryon. En effet, M. Rathke a constaté que, dans le principe, ces poches membraneuses ne sont que de petits appendices qui bourgeonnent de la surface du poumon (a).

(3) Les anatomistes ne s'accordent pas sur le nombre des réservoirs aé-

riens, parce que les uns considèrent certaines parties de cet appareil pneumatique comme constituant des sacs distincts, tandis que d'autres regardent ces mêmes parties comme étant des divisions ou dépendances des sacs voisins. Mais, pour lever toute incertitude à cet égard, il suffit de prendre pour guide les connexions de ce système appendiculaire avec les canaux bronchiques, et de considérer comme appartenant à un même sac plus ou moins subdivisé toutes les cavités aéri-

(a) Rathke, Ueber die Entwickelung der Athmenwerkzeuge bei den Vögeln und Säugethieren (Nova Acta Acad. Nat. curios., 1828, t. XIV, p. 189, et Répert. d'anat. de Breschet, t. VII, p. 29).

Réservoir
claviculaire.

l'air que par l'intermédiaire des cinq orifices bronchiques que nous avons vus exister à la surface de chaque poumon. L'une d'elles, impaire et médiane, communique avec les deux poumons par le trou bronchique dépendant de la troisième bronche diaphragmatique et situé près du bord inférieur du poumon. Elle est logée, en majeure partie, au-devant du thorax, entre la trachée et les clavicules, où elle repose sur les téguments communs de la base du cou, et l'on peut la désigner sous le nom de *réservoir claviculaire* (1). Les autres poches respiratoires sont paires et disposées symétriquement des deux côtés du corps, de façon à ne communiquer chacune qu'avec le poumon du même côté, à l'aide d'un trou bronchique particulier.

Réservoirs abdominaux.

Les deux plus importantes sont les *réservoirs abdominaux :* elles s'étendent de chaque côté de l'abdomen, depuis le bord postérieur du poumon jusque dans le bassin, et lorsqu'elles sont distendues par l'insufflation, elles se présentent sous la forme de

fères qui reçoivent l'air par le même orifice bronchique. C'est la règle qui a été suivie par M. Sappey, et que j'adopte ici.

Perrault a décrit et figuré ces cellules chez l'Autruche, mais d'une manière fort incomplète; il n'a pas représenté les poches cervicales, mais il en compte cinq de chaque côté du corps; les deux premières de ces poches sont des dépendances du réservoir claviculaire, et les deux dernières, qu'il nomme *cloacales*, paraissent être des appendices postérieurs du prolongement sus rachidien que nous avons vu naître des réservoirs cervicaux et se continuer jusqu'au coccyx (a).

Dans le travail de M. Natalis Guillot, plusieurs de ces poches sont très bien figurées chez le Coq b); mais pour suivre facilement la description qui en sera donnée ici, il est bon d'avoir aussi sous les yeux les belles planches dans lesquelles M. Sappey a représenté cet appareil chez le Canard (c), ou bien encore l'*Atlas anatomique* de Carus, où les parties principales de cet appareil ont été figurées aussi d'une manière très instructive (d).

(1) M. Sappey appelle cette poche le *réservoir thoracique*; mais cette dénomination tend à donner des idées fausses et à introduire de la confusion dans l'exposé du mécanisme de la respiration; car, ainsi que nous le

(a) Perrault, *Mém. pour servir à l'histoire naturelle des Animaux*, t. II, p. 144.
(b) N. Guillot, *Op. cit.* (*Ann. des sc. nat.*, 1846, 3ᵉ série, t. V, pl. 3 et 4).
(c) Sappey, *Monographie de l'appareil respiratoire des Oiseaux*, pl. 3 et 4.
(d) Carus, *Tabulæ anatom. compar. illustr.*, pars VII, tab. 6, fig. 1.

deux énormes sacs membraneux qui, en dehors, s'appliquent contre les parois de la cavité viscérale, et qui, du côté interne, recouvrent la masse formée par les intestins (1). L'air y arrive par la branche terminale supérieure du tronc bronchique principal, dont l'orifice est situé, comme nous l'avons déjà vu, près du bord postérieur du poumon.

De chaque côté de la cavité viscérale on trouve deux autres sacs qui sont placés en avant du réservoir abdominal, et qui occupent les parties latérales et postérieures du thorax. On leur a donné le nom de *réservoirs diaphragmatiques*, et on les distingue entre eux par leur position. Le *réservoir diaphragmatique antérieur* (2) est adossé au poumon correspondant et séparé du réservoir suivant par une cloison membraneuse qui peut être considérée comme un diaphragme (3); il communique avec les voies aériennes par l'orifice de la troisième branche diaphragmatique, qui se voit près du point d'immersion de la bronche primitive dans la substance du poumon (4). Les *réservoirs diaphragmatiques postérieurs* (5) sont situés entre les précédents et

Réservoirs diaphragmatiques.

verrons bientôt, le réservoir en question n'est pas renfermé dans la pompe thoracique, et fonctionne d'une manière toute différente de ceux qui y sont contenus. Je préfère donc le désigner sous le nom de *réservoir claviculaire*, qui, d'ailleurs, indique mieux sa position.

Dans l'atlas de Carus, ce réservoir est appelé *premier sac aérifère*. M. N. Guillot le désigne sous le nom de *réservoir intra-laryngien*.

(1) L'aspect de ces poches abdominales, quand elles sont distendues par de l'air, est bien représenté dans les planches de M. Natalis Guillot (a). Leur position se voit aussi très bien dans les planches de Carus (b) et de M. Sappey (c).

(2) Voyez Sappey pl. 3, fig. 1, n° 3). M. N. Guillot désigne les réservoirs diaphragmatiques sous le nom de *réceptacles sous-costaux* (d).

(3) Voyez la leçon suivante.

(4) Quelquefois cet orifice est double.

(5) Ou second réceptacle sous-costal de M. N. Guillot (e).

(a) N. Guillot, *Op. cit.*
(b) Carus, *Op. cit.* (*Ann. des sc. nat.*, t. V, pl. 3, fig. 1, b¹).
(c) Sappey, *Op. cit.*, pl. 6, fig. 1 D (*quartus magnus saccus aeriferus*).
(d) *Op. cit.*, pl. 3, fig. 1 et 2, n° 5.
(e) Voyez Sappey, *Op. cit.*, pl. 3, fig. 1, a⁴.
— N. Guillot, *Op. cit.*, pl. 3, fig. 1, n° 4.
— Carus, *Op. cit.*, pl. 6, fig. 1 C.

les réservoirs abdominaux ; ils sont plus développés que les antérieurs, mais très petits comparativement aux poches abdominales : ils dépendent de la deuxième branche terminale du tronc
bronchique primitif, qui s'ouvre au bord inférieur du poumon,
non loin de l'orifice abdominal du système aérifère. Enfin, les

Réservoirs
cervicaux. réservoirs de la quatrième paire, appelés *réservoirs cervicaux*,
sont placés à la partie antérieure des poumons, de chaque côté
de la base du cou ; ils sont séparés du réservoir claviculaire par
la trachée, l'œsophage et les veines jugulaires, et en dehors ils
sont recouverts par la peau (1).

    Ainsi, des neuf poches dont il vient d'être question, trois sont
situées en avant des poumons, quatre au-dessous de ces organes, et deux tout à fait en arrière ; de sorte qu'on peut les distinguer en réservoirs antérieurs (les deux cervicaux et le claviculaire), moyens (les quatre diaphragmatiques) et postérieurs
(les deux abdominaux). Il est aussi à noter que les réservoirs
moyens sont renfermés dans le thorax, ainsi que le poumon ;
tandis que les réservoirs antérieurs et postérieurs sont placés en
dehors de cette chambre respiratoire et se trouvent séparés de
l'atmosphère par les parois flexibles de l'abdomen ou de la
région cervicale, circonstance sur laquelle j'insiste parce qu'elle
influe beaucoup, comme nous le verrons bientôt, sur le mécanisme de la respiration des Oiseaux.

Structure
de ces poches. § 5. — Ces divers sacs sont formés par une membrane fine,
transparente et peu résistante, qui est en continuité avec la
tunique muqueuse des bronches, mais qui ressemble bien moins
à celle-ci qu'à une membrane séreuse, et notamment au péritoine, dont les intestins sont revêtus. On n'y aperçoit que peu
de vaisseaux sanguins, et dans divers points on distingue à la
surface externe des parois de ces réservoirs une couche de tissu

(1) Voyez Sappey (*Op. cit.*, pl. 3,   *supra-laryngiens* (*Op. cit.*, p. 52,
fig. 1, nº 1). M. N. Guillot décrit ces   pl. 3, fig. 1 à 3). Elles n'ont pas été
poches sous le nom de *réservoirs*   figurées par M. Carus.

élastique qui constitue une tunique fibreuse; mais celle-ci n'est pas continue et ne paraît exister que sur les parties superficielles des réservoirs antérieurs (1).

Les réservoirs diaphragmatiques constituent des sacs fermés de toutes parts, excepté à leur embouchure bronchique, et ne donnent naissance à aucun prolongement notable. Mais il n'en est pas de même des réservoirs antérieurs et postérieurs; ceux-ci sont pourvus d'appendices plus ou moins développés et débouchent dans les cavités dont le système osseux est creusé.

Ainsi les réservoirs abdominaux donnent naissance, de chaque côté du corps, à un prolongement qui, s'étalant sur la face supérieure des reins, passe entre les apophyses transverses des vertèbres sacrées, et remonte d'arrière en avant, le long de la face supérieure de la colonne vertébrale, jusque dans la région dorsale (2). Deux autres appendices naissent de la

Communications avec les cellules des os.

(1) Nous examinerons les relations de ces poches avec les organes musculaires voisins, lorsque nous étudierons le mécanisme de la respiration chez les Oiseaux.

(2) Ce prolongement dorsal du réservoir abdominal constitue le sac aérifère que M. N. Guillot a décrit avec beaucoup de détails sous le nom de *réservoir abdominal supérieur* ou *supra-rénal*. Il s'étend depuis la dernière côte jusqu'au bord inférieur du rein, et recouvre cet organe en s'appuyant du côté interne contre les vertèbres; il communique avec les cellules creusées dans ces os ; enfin il donne naissance à un appendice qui traverse le trou obturateur pour aller se loger dans la région supérieure de la cuisse et communiquer avec l'inté-

rieur du fémur. Chez les Gallinacés, les Rapaces diurnes, le Cygne, etc., ces réservoirs surrénaux sont très développés; mais chez l'Autruche ils n'existent pas et sont remplacés par des dépendances de la portion susrachidienne des réservoirs cervicaux.

La portion principale des réservoirs abdominaux (ou *réservoirs abdominaux inférieurs*, N. Guillot) forme, de chaque côté de la cavité abdominale, une grande vessie très extensible qui est séparée de sa congénère par la masse formée par les intestins et le mésentère (a). Le péritoine les recouvre et y adhère intimement ; mais il n'existe aucune communication entre la cavité viscérale tapissée par cette membrane séreuse et le système pneumatique.

(a) Voyez N. Guillot, *Op. cit.*, pl. 3, fig. 1, b¹. — Sappey, *Op. cit.*, pl. 3, fig. 1, n° 5, et fig. 2, n° 4; pl. 4, fig. 3, n° 5.

partie postérieure de chacun de ces réservoirs, et sortent du bassin pour entourer l'articulation de la cuisse avec la hanche. Enfin, les parois de ces prolongements sont perforées dans divers points où celles-ci adhèrent aux os d'alentour, et transmettent ainsi l'air dans les cavités dont le fémur, les os iliaques, le coccyx et les vertèbres sacrées sont creusés.

Le réservoir claviculaire, subdivisé intérieurement par plusieurs replis cloisonnaires, fournit de chaque côté un prolongement sous-pectoral qui sort du thorax par un pertuis situé derrière la clavicule coracoïdienne et se termine en cul-de-sac sous le tendon du muscle grand pectoral ; un autre prolongement sort du thorax un peu plus en avant, et se divise ensuite en deux branches, dont l'une s'étale sous l'omoplate, et dont l'autre occupe le creux de l'aisselle et va se terminer à un orifice pratiqué dans l'humérus, sous la partie interne de la tête de cet os. D'autres trous, situés dans diverses parties de ce réservoir impair, laissent passer l'air dans les cavités dont le sternum, les côtes, les clavicules et les omoplates sont creusés (1).

(1) Le réservoir claviculaire présente, comme on le voit, une structure très complexe et se compose :

1° D'une grande cellule médiane (a) qui est en rapport avec la trachée, l'œsophage, les poumons et les réservoirs cervicaux par sa paroi supérieure ; avec le sternum et les clavicules par sa paroi inférieure ; avec les téguments du cou par sa partie antérieure ; avec les clavicules et les côtes du côté externe, et avec le cœur et les poches diaphragmatiques, par sa paroi postérieure. Elle communique avec les deux poumons, et ses dimensions sont très considérables chez le Coq, le Dindon, le Paon, le Rossignol et le Tarin, mais décroissent chez le Faucon, les Perdrix, etc.

2° Une portion appendiculaire extra-thoracique, dont la partie principale occupe la région axillaire et se compose d'une série de cellules, communique avec la cellule médiane par une ouverture placée de chaque côté de celle-ci, dans le voisinage des vaisseaux qui se rendent à l'aile, entre le muscle coraco-brachial et le muscle troisième pectoral (b). Elle se prolonge jusqu'à l'humérus pour communiquer

(a) Voyez Sappey, *loc. cit.*, pl. 3, fig. 1, n° 2, et fig. 3, n° 2.
(b) Voyez N. Guillot, *loc. cit.*, pl. 3, fig. 1, a², et pl. 4, a³.

Enfin, de chaque côté de la base du cou, les réservoirs cervicaux donnent naissance à un prolongement tubulaire qui suit, jusque sous le crâne, le trajet de l'artère vertébrale dans le canal osseux incomplet pratiqué à la base des apophyses transverses. Du côté externe, ces conduits fournissent, au niveau des six dernières vertèbres cervicales, autant d'appendices qui s'avancent entre les muscles postérieurs du cou et s'y renflent en forme de grosses ampoules. Enfin, du côté interne, ces tubes pneumatiques sont percés de trous qui conduisent l'air dans l'intérieur des vertèbres correspondantes ; et à la hauteur de chaque trou de conjugaison, il en part un petit appendice qui pénètre dans le canal rachidien, pour y constituer avec ses congénères un canal médian, lequel est superposé à la moelle épinière et sert à conduire l'air jusque dans la cavité arachnoïdienne. Au niveau de la première vertèbre dorsale, ce conduit médian pénètre d'ordinaire dans cet os et s'y termine ; mais l'air qu'il y verse va au delà, et, à l'aide de petits sacs placés entre les vertèbres dorsales, se répand dans l'intérieur de tous ces os (1). Quelque-

avec les cavités dont cet os est creusé, et elle fournit en arrière un sac sous-scapulaire qui s'étale entre les côtes et les os de l'épaule. Chez le Paon, ce système de cellules offre un développement très grand ; mais, chez l'Autruche, le sac huméral manque.

3° Un appendice sous-pectoral qui passe derrière la clavicule coracoïdienne et se loge sous le tendon du muscle grand pectoral (a).

(1) Les réservoirs cervicaux se composent chacun d'une portion basilaire ou vestibulaire, et d'une portion appendiculaire.

La portion vestibulaire consiste en un sac pyriforme qui naît de la bronche diaphragmatique antérieure et qui est logé à la base du cou, entre l'œsophage et la colonne vertébrale (b).

La portion appendiculaire naît de la base de la portion vestibulaire, et constitue un vaste système de canaux et de diverticulums en connexion avec les vertèbres. Dans la région cervicale, un conduit part du réservoir cervical, suit l'artère vertébrale à travers la série des trous pratiqués à la base des apophyses transverses, et se termine à la base du crâne. Au niveau des six dernières vertèbres cervicales, ce conduit aérifère donne nais-

(a) Voyez Sappey, Rech. sur l'appareil respirat. des Oiseaux, pl. 4, fig. 3, D.
(b) Voyez Sappey, loc. cit., pl. 3, fig. 1, 2 et 3, n° 1.
— N. Guillot, loc. cit. (Ann. des sc. nat., 3ᵉ série, t. V, pl. 3 et 4, a³).

II. 46

fois aussi, comme cela se voit dans l'Autruche, les conduits latéraux dont nous avons déjà indiqué la disposition dans la région cervicale, au lieu de se terminer à la base du cou, remontent au-dessus du rachis, dans les gouttières vertébrales, et s'y prolongent en arrière jusqu'au coccyx, pour aller se terminer dans les cuisses et y communiquer avec le fémur.

§ 6. — A l'aide de ces dispositions compliquées, l'air passe non-seulement des poumons dans les sacs respiratoires dont ces organes sont entourés, mais presque toujours jusque dans l'intérieur de la plupart des os du squelette, où ce fluide remplace la moelle dont les os des autres Vertébrés sont remplis (1).

sance à autant de diverticulums qui se portent au-dessus, entre les muscles postérieurs du cou, et y forment une série de petites poches, lesquelles, par leur ensemble, simulent un canal longitudinal. Ces cellules sus-vertébrales sont très développées chez les Palmipèdes (a), mais rudimentaires dans les autres divisions de la classe des Oiseaux. Enfin, des orifices pratiqués à la face interne des prolongements tubulaires sus-mentionnés versent l'air, d'une part, dans les cellules des vertèbres, et d'autre part, dans l'intérieur du canal rachidien par les trous de conjugaison.

Dans la région dorsale, les prolongements du réservoir cervical présentent, en général, une disposition différente. Là il n'existe pas, comme au cou, une paire de canaux débouchant dans les cavités dont les diverses vertèbres sont creusées ; mais une série de petites poches qui lient entre elles les cellules aérifères de ces divers os. L'air pénètre donc du réservoir cervical

dans la première vertèbre du dos, puis dans un petit sac intercostal qui le transmet aux cellules creusées dans la seconde vertèbre ; d'où ce fluide passe dans un second sac intercostal, puis dans la deuxième vertèbre, et ainsi de suite jusqu'à la dernière vertèbre du dos.

Chez l'Autruche, la portion dorsale de ce système de cavités pneumatiques est beaucoup plus développée; car, de même qu'à la région cervicale, il existe deux conduits latéraux qui vont se loger dans les gouttières vertébrales, s'étendent jusqu'à l'extrémité du coccyx et envoient des prolongements dans la cuisse, où ils s'anastomosent avec les cellules du fémur (b).

(1) Dans le jeune âge, les os des Oiseaux sont aussi remplis par cette matière grasse ; mais, par les progrès du développement, les sucs médullaires sont résorbés, et les os se creusent de cavités de plus en plus grandes que l'air vient remplir (c).

(a) Voyez Sappey, loc. cit., pl. 4, fig. 1, c, c, c.
(b) Sappey, Op. cit., p. 33.
(c) Voyez les observations sur le développement de ces cellules aériennes chez le Canard, dans le mémoire de Jacquemin (Nova Acta Acad. Nat. curios., t. XIX, p. 322).

En général, les os de la jambe et du pied, ainsi que ceux de l'avant-bras et de la main, ne reçoivent pas d'air dans leur intérieur; les vertèbres et le sternum, au contraire, en contiennent presque toujours, mais il existe beaucoup de variations quant à l'extension de ce système aérifère dans les autres parties du squelette, et l'on remarque, d'ordinaire, un certain rapport entre son développement dans les diverses régions du corps, et le rôle plus ou moins actif de ces parties dans la locomotion.

Ainsi chez l'Autruche où les ailes ne servent plus au vol, l'humérus, qui chez les Oiseaux ordinaires est toujours rempli d'air, manque complétement de cavités pneumatiques (1), et le fémur est au contraire creusé de cellules.

Chez les grands voiliers, tels que les Oiseaux de proie diurnes, et beaucoup d'Échassiers et de Palmipèdes, les os des cuisses ainsi que ceux du bras sont remplis d'air, et chez le Pélican, la Frégate et le Fou on en trouve dans toutes les parties du squelette, si ce n'est dans les phalanges des pattes; mais chez le Calao, ce fluide pénètre même dans ces derniers os (2).

(1) L'absence de cellules aérifères dans l'humérus de l'Autruche a été signalée par Hunter et vérifiée par plusieurs autres anatomistes (a); mais il paraîtrait que chez le Nandou cet os présente quelques cavités pneumatiques (b), et que chez le Casoar les cellules aérifères y sont très développées (c).

(2) Chez le Vautour fauve, les cellules aérifères sont moins développées dans le fémur que dans l'humérus; mais l'air se répand de cet os dans de petits réservoirs situés autour de l'articulation du genou, et pénètre de là dans l'os de la jambe. Le métatarse et les phalanges paraissent même avoir aussi des cavités pneumatiques. La disposition du système aérifère paraît être à peu près la même chez les autres Rapaces diurnes; mais chez les Hiboux, les trous pneumatiques sont moins grands et moins nombreux (d).

Chez les Palmipèdes, les cavités

(a) Hunter, Sur les réceptacles aériens des Oiseaux (Œuvres, t. IV, p. 254).
— Jacquemin, Op. cit. (Nova Acta Acad. Nat. curios., t. XIV, p. 315).
(b) Idem, ibid.
(c) Idem, ibid., p. 316.
(d) Idem, ibid., p. 207 et suiv.

Chez les Oiseaux nageurs, qui ne volent que peu ou point et qui sont mal conformés pour la marche, les os ressemblent au contraire davantage à ceux des animaux vertébrés des autres classes; il est même à noter que chez les Pingouins aucun de ces organes ne communique avec l'appareil respiratoire (1).

La communication entre la portion centrale de l'appareil pulmonaire et les parties les plus éloignées du vaste système de cavités pneumatiques qui s'étend ainsi au loin dans le corps des aérifères des os sont, en général, moins développées que chez les Rapaces. Chez la Cigogne Marabout, l'air ne pénètre pas dans les jambes et les pieds (*a*); mais, chez le Pélican et la Frégate, les os du pied, ainsi que tous ceux de l'aile, sont pourvus de cavités pneumatiques (*b*). Hunter n'a trouvé de ces cellules ni dans l'humérus, ni dans le fémur, chez la Bécasse (*c*).

Chez les Perroquets, les os du pied paraissent manquer de cellules pneumatiques (*d*); mais, chez les Calaos, l'air pénètre dans le tibia, les os du tarse et les phalanges du pied, ainsi que dans tous les os de l'aile (*e*).

(1) Le défaut complet de pneumaticité dans le squelette de ces Oiseaux a été constaté chez le *Spheniscus demersa* par M. Jacquemin (*f*), et chez un *Aptenodytes* par M. Owen (*g*).

Pour la description détaillée des voies par lesquelles l'air se répand dans les diverses parties du squelette, on peut consulter l'ouvrage de Nitzsch (*h*) et le mémoire de Jacquemin inséré dans le XIXe volume des *Actes de l'Académie des curieux de la Nature*, de Bonn. Cet auteur a donné une figure du squelette de la Frégate, où les ouvertures pneumatiques des divers os sont représentées (pl. 61).

Je me bornerai à ajouter ici que les réservoirs cervicaux fournissent l'air aux vertèbres cervicales, aux vertèbres dorsales et aux côtes; que le réservoir claviculaire et ses dépendances conduisent ce fluide aux clavicules, aux côtes sternales, aux omoplates et à l'humérus, d'où il se répand dans les autres os de l'aile; enfin, que c'est par l'intermédiaire des réservoirs abdominaux que l'air arrive dans les cellules pneumatiques du sacrum, des vertèbres coccygiennes, des os iliaques et du fémur. Les réservoirs diaphragmatiques ne communiquent pas avec le système osseux.

(*a*) Jacquemin, *loc. cit.*, p. 321.
(*b*) Hunter, *Op. cit.* (*Œuvres*, t. IV, p. 254).
(*c*) Idem, *ibid.*
(*d*) Jacquemin, *Op. cit.*, p. 306.
(*e*) Owen, *Anatomy of the Concave Hornbill* (*Proceed. of the Zool. Soc.*, 1833, p. 103).
(*f*) Jacquemin, *Op. cit.*, p. 318.
(*g*) Owen, art. AVES (Todd's *Cyclop. of Anat. and Physiol.*, t. I, p. 343).
(*h*) Nitzsch, *Osteografische Beiträge zur Naturgeschichte der Vögel.* In-8, 1811.
— Voyez aussi Nitzsch, *Ueber die Pneumaticität und einige andere Merkwürdigkeiten des Skeletts der Kalaos* (Meckel's *Archiv für Anat. und Physiol.*, 1826, p. 619).

Oiseaux est si facile, que ces Animaux peuvent continuer à respirer après l'occlusion complète de la trachée, si en amputant une de leurs ailes on met la cavité de l'humérus en rapport direct avec l'air extérieur. L'expérience a été faite par Hunter et par plusieurs autres physiologistes (1).

§ 7. — Il paraîtrait que, chez quelques Oiseaux, l'air ne pénètre pas seulement des poumons dans l'intérieur des os, mais se répand par d'autres ouvertures des réservoirs pneumatiques jusque dans les cellules du tissu connectif sous-cutané. Ainsi quelques anatomistes assurent que, chez les Pélicans, l'air arrive dans les interstices situés entre les muscles et la peau par l'intermédiaire des poches sous-scapulaires (2), et Cuvier signale aussi l'existence de cette diffusion du fluide respirable dans toutes les parties du corps chez le Kamichi-Chiaia (3) ;

Cavités
pneumatiques
accessoires.

(1) Les expériences de Hunter sur ce sujet datent de 1758, mais ne furent publiées qu'en 1774.

Dans une première expérience, ce physiologiste, après avoir ouvert l'abdomen d'un Coq et introduit une canule dans l'un des réservoirs aériens, lia la trachée-artère, et vit que la respiration continua. L'animal mourut seulement par suite de l'inflammation résultant de l'opération.

Sur un autre Coq, il amputa l'aile de façon à mettre à découvert les cavités pneumatiques de l'humérus, puis il lia la trachée. L'animal ne vécut que peu de temps, mais assez cependant pour montrer que la respiration pouvait se faire par cette voie.

Des résultats analogues, mais moins marqués, furent obtenus en opérant sur le fémur (a).

A une époque plus récente, ces expériences ont été répétées et variées par Albers. Ainsi, ce physiologiste est parvenu à faire vivre un Coq pendant plusieurs heures en liant la trachée, après avoir adapté à l'extrémité tronquée de l'humérus une vessie contenant de l'oxygène (b).

(2) Cette disposition, observée d'abord par Méry (c), a été constatée aussi par M. Owen chez le Fou, aussi bien que chez le Pélican (d).

(3) Le Kamichi-Chiaia, chez lequel Cuvier a constaté cette disposition, est un Échassier du Paraguay (e).

(a) Hunter, Sur les réceptacles aériens des Oiseaux (Œuvres, t. IV, p. 255).
(b) Albers, Beiträge zur Anatomie und Physiologie der Thiere, 1802, p. 109. — Voyez aussi G. Vrolik, Camper's und Hunter's Gedanken über den Nutzen der Röhrenknochen bey Vögeln (Reil's Archiv für die Physiol., 1805, t. VI, p. 469).
(c) Observations sur la peau d'un Pélican (Mém. de l'Académie des sciences, 1730, p. 433).
(d) Owen, Notes on the Anat. of the Red-Backed Pelican (Proceedings of the Zool. Soc., 1835, p. 9, et art. Aves, Todd's Cyclop., vol. I, p. 343).
(e) Cuvier, Règne animal, t. I, p. 537.

mais ces dispositions anomales n'ont pas encore été étudiées d'une manière suffisante, et dépendent peut-être d'un état pathologique, ainsi que j'en ai vu des exemples chez les Tortues (1).

Quant à l'air que l'on trouve dans les cavités des os de la tête et dans l'intérieur des plumes, il ne provient pas de l'appareil pulmonaire et ne joue aucun rôle notable dans la respiration; par conséquent, je me bornerai à dire que ce fluide arrive dans les lacunes cellulaires des os de la tête, soit par les fosses nasales et les sinus qui en dépendent, soit par la trompe d'Eustache et la caisse du tympan (2), et qu'il pénètre directement du dehors dans la tige tubulaire des plumes (3).

§ 8. — Tels sont les instruments essentiels de la respiration dans les divers groupes naturels du Règne animal; mais, pour

(1) M. Haro ayant annoncé que les Tortues ont un mode de respiration analogue à celui des Oiseaux, et que l'air passe des poumons dans des cavités sous-cutanées chez ces Reptiles (a), j'ai répété les expériences de ce physiologiste, et, dans un premier essai, j'ai obtenu des résultats assez semblables à ceux qu'il avait indiqués; mais, en multipliant mes observations, je ne tardai pas à reconnaître que cela dépendait de perforations pathologiques, et que dans l'état normal les poumons de ces animaux sont des poches à parois closes, comme chez les autres Reptiles.

(2) L'air qui pénètre dans la caisse par la trompe d'Eustache (b) se répand dans les parties voisines du crâne par diverses cavités et un canal que Nitzsch a appelé *siphonium*, le conduit de la caisse du tympan dans l'intérieur de la mâchoire inférieure (c). Il paraîtrait que parfois ce fluide se répand ensuite dans des cellules situées entre les muscles de la face, et jusque sous les yeux, dans un réservoir que les Oiseaux gonflent lorsqu'ils sont en colère (d). Chez les Toucans, les cellules pneumatiques sont extrêmement développées dans les os maxillaires supérieurs; mais ces cavités sont également indépendantes de l'appareil pulmonaire (e).

(3) Quelques auteurs ont avancé que l'air contenu dans les tuyaux des

(a) Haro, *Mém. sur la respiration des Grenouilles, des Salamandres et des Tortues* (Ann. des sc. nat., 1842, 2ᵉ série, t. XVIII, p. 43 et suiv.).
(b) Hunter, *Description des réceptacles aériens des Oiseaux* (Œuvres, t. IV, p. 254).
(c) Nitzsch, *Ueber die Pneumatischen Knochen der Vögel* (Osteografische Beiträge zur Naturgeschichte der Vögel, p. 30).
(d) Voyez Jacquemin, *Op. cit.*, p. 296.
(e) Owen, *Obs. on the Anatomy of the Toucan* (in Gould's Monograph of the Ramphastidæ, in-fol., 1834).

compléter l'étude comparative de l'appareil pulmonaire dans l'embranchement des Vertébrés, il nous reste encore à examiner un organe sur la nature duquel les zoologistes ne sont pas d'accord : la poche pneumatique qui se rencontre chez beaucoup de Poissons, et qui est désignée d'ordinaire sous le nom de

VESSIE NATATOIRE.

§ 9. — En passant en revue les diverses classes de l'embranchement des Vertébrés, nous avons trouvé que, chez les Mammifères, les Oiseaux et les Reptiles, la respiration est pulmonaire à toutes les périodes de la vie; que chez les Batraciens elle est successivement ou tout à la fois branchiale et pulmonaire, et que chez les Poissons elle est essentiellement branchiale. Les différentes manières dont cette fonction s'exerce semblent donc, au premier abord, établir des lignes de démarcation nettement tracées entre ces différents groupes zoologiques, et dans la plupart des cas, en effet, les caractères fournis par les poumons ou les branchies ne laissent aucune incertitude quant au classement de ces animaux. Mais lorsqu'on examine les choses de plus près, on voit que la Nature a établi ici, comme presque partout ailleurs, des passages graduels entre les divers types organiques, et que des poumons, ou tout au moins des organes fort analogues à des poumons, peuvent coexister avec les branchies

Liaison de la classe des Poissons à celle des Batraciens.

plumes y arrive de l'intérieur du corps par le trou qui donne passage aux vaisseaux sanguins du bulbe de ces appendices (a); mais cette assertion n'est pas fondée (b). C'est par l'orifice situé à l'extrémité supérieure de la portion tubulaire de la plume, et appelé *ombilic supérieur*, que la communication s'établit entre la cavité de ces appendices tégumentaires et l'extérieur (c).

(a) Gerardi, *Op. cit.* (*Mém. de la Soc. ital. de Vérone*, t. II, p. 246).
— Malacarne, *Op. cit.* (*Mém. de la Soc. ital. de Vérone*, t. IV, p. 31).
— Blumenbach, *Handb. der Vergl. Anat.*, p. 255.
— Treviranus, *Biologie*, t. I, p. 229.
— Jacquemin, *Ann. des sc. nat.*, p. 278.
(b) Nitzsch, *Commentatio de respiratione Animalium*, 1808, p. 12.
(c) Sappey, *Recherches sur l'appareil respiratoire des Oiseaux*, p. 56 et suiv.

chez quelques Poissons aussi bien que chez les Batraciens inférieurs.

Vessie natatoire. On sait, depuis longtemps, qu'il existe chez beaucoup de
Poissons une grosse vessie aérifère qui occupe la partie supérieure de la cavité viscérale, et qui est généralement désignée
sous le nom de *vessie natatoire*. Un des premiers naturalistes
qui en ait étudié la structure, Needham, remarqua que les
vaisseaux sanguins s'y distribuent en abondance, et il pensa que
ce réservoir devait servir à mettre le fluide nourricier en rapport
avec l'air (1). Cuvier, frappé de la grande ressemblance qui

(1) Needham, dont j'aurai à citer
les travaux lorsque je traiterai de la
génération, et dont les travaux datent
du milieu du XVIIᵉ siècle, fut, je crois,
le premier à faire connaître l'existence
du canal pneumatique par lequel la
vessie aérifère communique souvent
avec le canal digestif (*a*). Borelli et
beaucoup d'autres physiologistes pensaient que cette vessie sert au Poisson
comme un appareil hydrostatique, en
lui permettant de faire varier le poids
spécifique de son corps, suivant qu'il
comprime plus ou moins l'air contenu
dans ce réservoir (*b*). Cette dernière
opinion est assez généralement adoptée et a fait donner à cet organe le
nom de *vessie natatoire*. Cependant,
depuis quelques années, plusieurs observateurs ont été conduits à y attribuer un rôle plus ou moins important
dans la respiration. Ainsi, vers la fin
du siècle dernier, Fischer de Moscou,
qui publia un travail spécial sur ce
sujet, considérait aussi la vessie natatoire comme étant un organe analogue au poumon, et comme pouvant
servir à la respiration, bien qu'ayant
principalement à remplir des usages
purement physiques dans le mécanisme des mouvements (*c*). Plus récemment, Treviranus, tout en attribuant à cette vessie d'autres usages
dont il sera question ailleurs, admet
qu'elle est un instrument accessoire
de respiration (*d*), et cette dernière
partie de son opinion a été soutenue
également par M. Löven, M. Bellengeri, etc. (*e*).

Je dois ajouter que Vicq d'Azyr
considérait la vessie aérienne des
Poissons comme étant une sorte d'estomac accessoire (*f*), et que l'on y a
trouvé parfois de l'eau (*g*); mais, d'a-

(*a*) Needham, *Disquisitio anatomica de formato fœtu*, Amsterd., 1668, p. 172 (et dans la
Bibliotheca anatomica de Manguet, t. I, p. 713 et suiv.).

(*b*) Borelli, *De motu animalium*, p. 210.

(*c*) Fischer, *Versuch. über die Schwimmblase der Fische*, 1795, p. 69.

(*d*) Treviranus, *Ueber die Verrichtung der Schwimmblase bey den Fischen* (*Vermisch. Schriften*,
t. II, 2ᵉ partie, p. 156).

(*e*) Löven, *Afhandling. om Fiskars, Amphibiers och Fåglars respiration*. Lund, 1830, p. 23.
— Bellengeri. Voyez *Atti della terzia riunione degli scienziati italiani tenuta in Firenze*, 1841,
p. 388.

(*f*) Vicq d'Azyr, *Deuxième Mémoire pour servir à l'hist. anat. des Poissons* (*Mém. de l'Acad.
des sciences*, Sav. étrang., 1773, t. VII, p. 241).

(*g*) Bloch. Voyez Treviranus, *Op. cit.* p. 163.

existe entre ce réceptacle chez quelques espèces de Poissons et les poumons membraneux des Batraciens à branchies persistantes, paraissait disposé aussi à considérer ces organes comme étant analogues (1). Mais, d'un autre côté, on savait, par les recherches de Perrault (2) et de plusieurs autres naturalistes, que souvent la vessie natatoire ne communique pas avec le tube digestif et se trouve complétement fermée. On avait constaté aussi des relations fort singulières entre cette vessie et l'appareil auditif (3); de sorte qu'il régnait beaucoup d'incertitude sur l'exactitude de ces rapprochements, lorsque la découverte d'un animal fort remarquable, le *Lepidosiren*, qui semble tenir autant du type Poisson que du type Batracien, est venue susciter des recherches plus étendues à ce sujet, et fournir de nouveaux éléments pour la discussion de la question.

§ 10. — Chez le Lepidosiren, qui, aux yeux de beaucoup de naturalistes des plus éminents, est un véritable Poisson (4),

Poumons
des
Lepidosiren.

près l'ensemble des faits connus, on ne saurait hésiter à y voir un organe destiné spécialement à opérer l'excrétion de certains gaz; peut-être aussi, dans quelques cas, l'absorption d'autres fluides aériformes. Quant aux usages de cet organe dans le mécanisme de la locomotion, nous nous en occuperons quand nous étudierons cette dernière fonction.

(1) Après avoir décrit les poumons du Protée, Cuvier ajoute : « Quand on songe combien il y a peu de différence entre de tels poumons et les vessies aériennes fourchues de certains Poissons cartilagineux, on ne peut guère se défendre de l'idée que ces vessies n'aient quelque analogie avec les sacs pulmonaires de ces derniers Reptiles (a). »

(2) Les observations anciennes de Perrault et de Redi sur ce sujet (b) ont été depuis lors étendues à un grand nombre de Poissons.

(3) Voyez à ce sujet les recherches de Weber, Breschet, et de M. Valenciennes (c).

(4) Le LEPIDOSIREN PARADOXA, dé-

(a) Cuvier, *Recherches anatomiques sur les Reptiles regardés encore comme douteux par les naturalistes, faites à l'occasion de l'Axolotl*, 1807, p. 43, insérées dans le *Recueil des observations de zoologie et d'anatomie comparée* de MM. de Humboldt et Bonpland, p. 191.
(b) Perrault, *Mécan. des Anim.*, 2e partie, chap. 3, dans les *Essais de physique*, t. III, p. 115.
— Redi, *De animalculis vivis quæ in corporibus Animalium vivorum reperiuntur observationes*, p. 256 et suiv. (1628).
(c) Weber, *De aure Animalium aquatilium*, 1820.
— Breschet, *Rech. anat. et physiol. sur l'organe de l'ouïe des Poissons* (extrait des *Mém. de l'Acad. des sciences*, *Sav. étrang.*, t. V).
— Valenciennes, *Histoire des Poissons*, t. XVI, p. 31, etc.

II.

47

l'appareil branchial est très développé, mais il existe au plancher du pharynx une glotte qui s'ouvre dans une trachée

couvert dans les marais des rives de l'Amazone par M. Natterer, ressemble beaucoup à une Anguille par sa forme générale (a). Son corps est couvert d'écailles imbriquées, ses membres sont représentés par deux paires d'appendices filiformes qui ne peuvent servir efficacement ni à la marche ni à la nage, et il est pourvu d'une grande queue comprimée en forme de rame et garnie tout autour d'une nageoire membraneuse médiane. L'anatomie en a été étudiée avec beaucoup de soin par M. Bischoff, et a montré que, par le squelette, cet animal ressemble aux Poissons bien plus qu'aux Batraciens, tandis que par la structure des organes de la respiration et de la circulation, il ne diffère que peu des Batraciens pérennibranches; aussi M. Bischoff, attribuant à ces derniers caractères le plus de valeur, rangeait-il le Lepidosiren à côté de l'Amphiuma et du Menopoma (b).

Vers la même époque, M. Owen fit connaître une seconde espèce qui a été trouvée en Afrique (dans la Gambie), et qui vit à sec dans des trous, lorsque les eaux se retirent des marécages. Cet anatomiste lui donna le nom de *Lepidosiren annectens*, et tout en y reconnaissant l'existence de poumons, il arriva à cette conclusion que ce n'était pas un Batracien, mais un véritable Poisson, et se rapprochait des Poissons Sauroïdes des genres Polyptère et Lépisostée (c). Cet animal a été plus récemment distingué du Lepidosiren sous le nom générique de *Protopterus*.

Depuis lors, la question des affinités zoologiques des Lepidosiren a été agitée par beaucoup de naturalistes et n'est pas encore complétement résolue, mais les arguments en faveur de la nature ichthyologique de ce singulier animal semblent prévaloir, et, quoi qu'il en soit à cet égard, on sait aujourd'hui que la présence ou l'absence de poumons ne peut pas être considérée comme un caractère absolu pour séparer entre elles les deux classes de Vertébrés anallantoïdiens : les Batraciens et les Poissons. Parmi les auteurs qui ont soutenu l'opinion de M. Bischoff, je citerai M. Valentin, Bibron, Duvernoy, M. Vogt et M. Melville (d).

Enfin, parmi ceux qui considèrent le Lepidosiren comme étant un Poisson, je citerai MM. Hyrtl, Owen, Peters, Müller, etc. (e).

(a) Natterer, *Lepidosiren paradoxa* (Ann. der Wiener Museums des Naturgesch., 1837, p. 165).

(b) Bischoff, *Lepidosiren paradoxa anatom. unters. und beschrieben*, in-4, Leipzig, 1840; et Ann. des sc. nat., 1840, 2ᵉ série, t. XIV, p. 116.

(c) Owen, *Description of the Lepidosiren annectens* (Trans. of the Linn. Soc., 1841, vol. XVIII, p. 327).

(d) M. Melville, *British Associat. Trans. of the Sections*, 1847, p. 78.
— Vogt, Ann. des sc. nat., 1845, 3ᵉ série, t. IV, p. 31, note.
— Duvernoy, *Cours d'histoire naturelle des corps organisés* (Revue zoologique de Guérin, 1846, p. 55).

(e) Hyrtl, *Lepidosiren paradoxa Monographie*. In-4, Prague, 1845.
— Peters, *Ueber einen dem Lepidosiren annectens* (Muller's Arch. für Anat. und Physiol., 1845, p. 4).
— Müller, *Mém. sur les Ganoïdes* (Ann. des sc. nat., 3ᵉ série, t. IV, p. 31).
— Valentin, *Ueber die Organisation der trabiculæ carneæ in der Schwimmblase des Lepisosteus* (Repertorium für Anat. und Physiol., 1840, t. V, p. 392).

membraneuse dont l'extrémité postérieure débouche dans deux grandes poches également membraneuses : celles-ci s'étendent jusqu'en arrière du cloaque ; leurs parois présentent une structure aréolaire, et des branches du vaisseau qui porte le sang veineux aux branchies viennent s'y ramifier. Elles présentent, en un mot, tous les caractères de véritables poumons, et ont même la plus grande ressemblance avec les poumons des Batraciens pérennibranches (1).

Chez le Bichir du Nil, ou Polyptère, animal sur la nature ichthyologique duquel il ne saurait y avoir aucune incertitude, on trouve aussi, appendus à l'œsophage, deux sacs membraneux qui reçoivent l'air dans leur intérieur par un orifice pratiqué à la paroi inférieure de l'œsophage. L'une de ces vessies aériennes est petite, mais l'autre s'étend dans toute la longueur de l'abdomen ; leurs parois sont membraneuses, et si elles ne présentent pas intérieurement des divisions cellulaires, on y aperçoit au moins des plis très fins disposés parallèlement en séries ; enfin des vaisseaux qui viennent des derniers arcs branchiaux y portent du sang en abondance (2).

Vessie
pneumatique
du
Polyptère.

(1) Chez le *Lepidosiren annectens*, la glotte est située près du bord postérieur d'un cartilage thyroïde rudimentaire, à quelques lignes en arrière de l'isthme du gosier, et la trachée ou conduit pneumatique est un tube membraneux large et court, dont l'extrémité postérieure se dilate pour se continuer avec les poumons par deux larges orifices latéraux. Ces derniers organes sont de grands sacs membraneux qui sont dilatés à leur extrémité antérieure et se rétrécissent graduellement pour se terminer en pointe près du cloaque. Ils adhèrent aux parois supérieures de l'abdomen et sont recouverts par le péritoine ; leur extrémité antérieure est divisée en quatre ou cinq petits lobes, et leur surface intérieure est cellulaire, comme dans les poumons des Serpents (a). La disposition de l'appareil pulmonaire est à peu près la même chez le *Lepidosiren paradoxa* (b).

(2) Les sacs aériens du POLYPTÈRE sont pourvus d'une tunique musculaire et n'adhèrent pas aux parois de l'abdomen comme la vessie natatoire de la plupart des Poissons ; la fente qui les fait communiquer tous deux

(a) Owen, *Op. cit.* (*Trans. Linn. Soc.*, vol. V, p. 317, pl. 26, fig. 1 et 2).
(b) Bischoff, *Op. cit.* (*Ann. des sc. nat.*, t. XIV, p. 136, pl. 9, fig. 2).

La ressemblance entre les poumons du Lepidosiren et les vessies natatoires du Bichir est donc très grande ; mais lorsque nous étudierons la marche du fluide nourricier dans l'organisme de ces animaux, nous verrons que chez le Lepidosiren une quantité considérable de sang veineux arrive aux poumons sans avoir respiré dans les branchies, tandis que chez le Bichir l'appareil branchial étant plus complétement développé, tout le sang veineux qui part du cœur se met en rapport avec l'eau aérée pendant son passage à travers ces organes, et c'est par conséquent du sang déjà artérialisé qui se distribue aux sacs aérifères comme aux autres parties du corps. Pour l'anatomiste, ces organes sont donc évidemment les homologues ou représentants organiques des poumons ; mais, pour le physiologiste, ils ont perdu en grande partie les caractères essentiels de l'organe spécial de la respiration aérienne.

Vessie pneumatique du Lépisostée.

Chez le Lépisostée, les deux sacs que nous venons de retrouver chez le Polyptère, comme chez le Lepidosiren, sont remplacés par une grande vessie membraneuse impaire, qui débouche également à la partie inférieure de l'œsophage par une ouver-

avec l'œsophage est garnie d'un muscle sphincter, et ne se trouve pas à la partie supérieure de ce tube, comme l'avait dit Geoffroy, mais à la face ventrale. Les artères de cette vessie naissent des dernières veines branchiales de chaque côté du corps, et ses vaisseaux efférents versent le sang dans la veine cave moyenne, où débouchent aussi les veines du foie (a).

M. Leydig a trouvé que ces poches ont une tunique charnue composée de fibres striées disposées en deux couches. La tunique muqueuse présente, à sa surface interne, des plis nombreux qui paraissent être dus à des vaisseaux sanguins. Enfin l'épithélium forme deux couches et porte des cils vibratiles (b).

(a) Voyez Geoffroy Saint-Hilaire, *Histoire naturelle et Description anatomique du Polyptère* (*Mém. du Muséum*, t. I, p. 57, et *Histoire naturelle des Poissons du Nil*, dans le grand ouvrage sur l'Égypte, p. 167, pl. 30, fig. 8).
— Müller, *Ueber den Bau und die Grenzen der Ganoïden* (*Mém. de l'Acad. de Berlin*, 1844, p. 150, pl. 6, fig. 1 et 2).
(b) Leydig, *Histologische Bemerkungen über den Polypterus bichir* (*Zeitschr. für Wissensch. Zool.*, 1854, t. V, p. 64).

ture comparable à une glotte, et qui présente à sa surface interne une structure aréolaire très remarquable (1).

Chez le Gymnarchus et l'Amia la dégradation de ces organes et leur transformation en une vessie natatoire se prononcent davantage. De même que chez le Lépisostée, il n'existe qu'un sac aérien unique ; mais celui-ci occupe la portion dorsale de la cavité abdominale, et communique au dehors par un orifice pratiqué à la paroi supérieure de l'œsophage (2). Les connexions

Vessie
de l'Amia, etc.

(1) Le sac aérien du LÉPISOSTÉE est très long et n'a pas une tunique musculaire complète comme celui du Polyptère, mais ses parois sont garnies d'une multitude de faisceaux musculaires qui font saillie dans sa cavité et déterminent l'existence de grandes cloisons intercellulaires. Indépendamment des trabécules ainsi constituées, il paraît exister une structure aréolaire vasculaire très développée. L'orifice de cette vessie membraneuse est une fente longitudinale pratiquée dans la paroi supérieure de l'œsophage. Dans sa partie postérieure, elle est libre, et une ligne tendineuse, qui en longe la paroi inférieure, la divise en deux moitiés presque symétriques (a). M. Valentin, qui a fait une étude spéciale de la structure de cet organe, pense qu'il ne doit pas être considéré comme l'analogue d'un poumon.

(2) C'est sous le nom de *poumon* que la vessie aérienne du GYMNARCHUS NILOTICUS a été décrite par Erdl (b).

L'anatomie en a été faite ensuite avec plus de détail par M. Förg et par Duvernoy (c).

On n'aperçoit dans cet organe aucune division symétrique, comme chez le Lépisostée, et c'est par un canal long de 5 à 6 millimètres qu'il communique avec l'œsophage, à peu de distance des branchies; sa cavité n'est libre qu'au milieu et se trouve divisée en une multitude de cellules de chaque côté, de façon à y offrir une structure spongieuse. On ne connaît pas bien l'origine de ses vaisseaux afférents; mais les veines se réunissent en un tronc qui se rend au cœur. Il paraîtrait que ce Poisson peut vivre à terre dans des trous.

Chez l'AMIA, poisson des marais de

(a) Voyez Agassiz, *Proceedings of the Zool. Soc.*, 1834, p. 119.
— Valentin, *Ueber die Organisation der trabiculæ carneæ in der Schwimmblase des Lepisosteus spatula* (Repert., 1840).
— Vander Hoeven, *Ueber die Zellige Schwimmblase des Lepisosteus* (Müller's *Archiv für Anat. und Phys.*, 1841, p. 221, pl. 10, fig. 1).
— Müller, *Mém. sur les Ganoïdes* (loc. cit.).
(b) *Bibliothèque universelle de Genève*, 1847, t. V, p. 80, où le nom de cet anatomiste a été transformé en celui de Munchner, faute qui se trouve reproduite dans les *Annales des sciences naturelles*, 3e série, t. VIII, p. 381.
(c) Förg, *Remarques sur l'appareil pulmonaire du Gymnarchus niloticus* (Ann. des sc. nat., 3e série, t. XX, p. 351).
— Duvernoy, *Note additionnelle* (Ann. des sc. nat., t. XX, p. 354, pl. 5, fig. 1).

anatomiques de cette vessie pneumatique ne sont donc plus les mêmes que celles des poumons chez le Lepidosiren et les Vertébrés supérieurs ; mais le passage entre ces deux modes d'organisation nous est offert par quelques Poissons très voisins de l'Amia, les Érythrins, chez lesquels l'orifice de la vessie natatoire se trouve placé sur le côté de l'œsophage (1). Il est aussi à noter que, chez ces divers Poissons, la vessie aérienne présente à son intérieur une structure celluleuse à peu près comme le poumon de divers Batraciens et Reptiles, mais que le sang n'y

la Caroline, la vessie natatoire, tout en étant impaire, est fourchue en avant, de façon à embrasser l'œsophage ; sa paroi inférieure est lisse et simplement membraneuse ; mais, dans sa partie supérieure et de chaque côté, elle est divisée en un grand nombre de cellules dont les parois sont garnies de ramifications vasculaires d'une grande finesse. Sa communication avec l'œsophage se fait par un conduit large et court qui naît de sa partie antérieure, près de la bifurcation, et qui débouche à la paroi supérieure du tube digestif par un orifice oblong à lèvres épaisses (a).

(1) La vessie natatoire des ÉRY-THRINS est médiane et impaire, mais se compose de deux poches placées bout à bout et donnant l'une dans l'autre. C'est la poche postérieure qui correspond au sac aérien des Amia et des Gymnarchus ; par sa partie anté-rieure elle communique avec l'œso-phage, au moyen d'un conduit cylindrique assez long qui aboutit à une papille saillante. La face interne de ses parois est finement réticulée, mais les aréoles et les cellules qui le garnissent semblent être dues essentiellement à des trabécules tendineuses et disparaissent peu à peu vers l'arrière de cet organe. La poche antérieure est arrondie et adhère par des ligaments aux apophyses de la troisième et de la quatrième vertèbre, à peu près comme chez les Cyprins. Il est aussi à noter que la vessie natatoire des Érythrins se compose d'une tunique interne muse queuse et d'une tunique externe fibreuse d'un blanc argenté (b).

Chez les MACRODONS, qui appartiennent aussi à la famille des Éry-thrinoïdes, la forme de la vessie natatoire est la même, mais ses parois ne sont pas celluleuses à l'intérieur (c).

(a) Cuvier, Règne animal, t. II, p. 327.
— Valenciennes, Histoire des Poissons, t. XIX, pl. 578.
— Franque, Afferuntur nonnulla ad Amiam clavam accuratius cognoscendam, dissert. inaug. Berolini, 1847, p. 8, fig. 4.
(b) Valenciennes, Histoire des Poissons, t. XIX, p. 485, pl. 588, fig. 1, 1 a, 1 b.
— Jacobi, Dissert. inaug. de vesica aerea Piscium, cum appendice de vesica aerea cellulosa Erythrini. Berol., 1840.
— Müller, Op. cit. (Arch. für Anat. und Physiol., 1841, p. 227).
(c) Valenciennes, loc. cit., p. 506, pl. 588, fig. 2.

arrive plus par l'intermédiaire des vaisseaux de l'appareil branchial et y est porté par des branches de l'artère aorte ventrale. Ce sac aérifère mérite donc, encore moins que la vessie natatoire du Polyptère, de porter le nom de poumon, organe dont il semble être cependant toujours le représentant anatomique.

§ 11.—La vessie natatoire, située au-dessus du tube digestif et adhérant à la paroi dorsale de la cavité abdominale, communique au dehors par l'intermédiaire de l'œsophage et de la bouche chez beaucoup d'autres Poissons, la plupart des Malacoptérygiens abdominaux et apodes, par exemple. En général, un tube membraneux part de sa partie inférieure pour aller déboucher dans l'œsophage, tout près du pharynx (1). Mais la position de l'orifice qui semble tenir lieu de glotte devient très variable et se trouve parfois refoulée en arrière jusqu'au fond de l'estomac : chez le Hareng, par exemple. Quelquefois aussi le canal qui relie la vessie aérienne au tube digestif n'existe que dans le jeune âge, et s'oblitère par les progrès du développement (2). Dans ce cas, l'air ne peut plus se renouveler dans

(1) Voyez la figure de cet appareil dans les *Tabulæ anatom. compar.* illustr. de Carus, pars vii, pl. 4, fig. 1.

(2) L'existence d'un canal pneumatique chez l'embryon de Poissons dont la vessie natatoire est fermée chez l'adulte, est un fait très important pour la détermination anatomique de cet organe. Ce mode de développement a été observé d'abord chez la Perche par M. Baër. La vessie natatoire est, dans le principe, un simple appendice du tube intestinal, et quelques jours

après l'éclosion, le canal qui l'unit à celui-ci s'oblitère, puis s'atrophie et disparaît (a). Duvernoy a trouvé que, chez la Pœcilie de Surinam, la vessie natatoire communique aussi avec l'œsophage chez le fœtus, bien qu'elle en soit complétement séparée chez l'adulte (b). Mais il est à noter que ce réservoir, tout en se constituant comme une dépendance du tube digestif, paraît avoir dans les premiers temps de son développement une cavité indépendante de cet appareil (c).

(a) Baër, *Entwickelungsgeschichte der Fische*, p. 38.

—Beobachtung über die Entstehungsweise der Schwimmblasen ohne Ausführungsgang (Bulletin scientifique de l'Académie de Pétersbourg, 1836, t. I, p. 15).

(b) Duvernoy, *Observations pour servir à la connaissance du développement de la Pœcilie de Surinam* (Ann. des sc. nat., 1844, 3ᵉ série, t. 1, p. 313, pl. 17, fig. 11).

(c) Vogt, *Embryologie des Salmones*, p. 176 (Agassiz, *Histoire naturelle des Poissons d'eau douce de l'Europe centrale*).

l'intérieur de ce réceptacle, et le rôle de cet organe dans la respiration semble devoir être nul. Enfin, chez un très grand nombre de Poissons, la vessie natatoire est complétement fermée dès le principe, et les gaz qui s'y trouvent sont le produit d'un travail sécrétoire qui a son siége dans des glandes vasculaires appelées *corps rouges*, dont ses parois sont garnies (1).

Ce serait nous éloigner de nos études actuelles que de parler ici de toutes les modifications de structure que la poche pneumatique des Poissons présente, lorsqu'elle est ainsi déchue des fonctions que ses représentants exercent chez les Vertébrés supérieurs et qu'elle est employée à d'autres usages (2). Mais

(1) Les premiers naturalistes qui se sont occupés de l'étude de la vessie natatoire des Poissons ont été partagés d'opinions sur l'origine des gaz contenus dans cet organe. Needham en attribua la formation à une sécrétion, lors même que la vessie natatoire communique au dehors (a). Redi, au contraire, pensait que ces fluides y arrivaient du dehors (b). Enfin, Perrault montra que ces opinions étaient conciliables jusqu'à un certain point, et que la première explication était applicable aux Poissons dont la vessie natatoire est close, tandis que la seconde convient pour ceux dont la vessie natatoire communique avec l'extérieur par l'intermédiaire du canal digestif (c).

Kœlreuter a donné plus tard de nouvelles preuves de la production de ces gaz par sécrétion (d).

(2) Pour compléter les notions données ci-dessus, je crois cependant devoir ajouter quelques détails sur l'histoire anatomique de la vessie natatoire.

Cet organe existe chez la plupart des Acanthoptérygiens, des Malacoptérygiens abdominaux, des Ganoïdes, des Anguilliformes, des Lophobranches, des Plectognathes et des Sturioniens.

Elle manque chez tous les Sélaciens et les Cyclostomes;

Chez les Chimères, parmi les Sturioniens;

Chez les Môles, dans l'ordre des Plectognathes;

Chez le Cuchia, parmi les Anguilliformes;

Chez les Équilles, parmi les Malacoptérygiens abdominaux;

Chez les Lepidogaster, les Echeneis, parmi les Malacoptérygiens subbrachiens;

Chez les Loricaires, dans la famille des Siluroïdes; les Notoptères, les

(a) *Disquisitio de formato fœtu*, 1668, p. 172, etc.
(b) Redi, *Op. cit.*
(c) *Œuvres div. de physique et de mécanique*, t. II, p. 383.
(d) Kœlreuter, *Observationes in Gado Lota institutæ* (*Novi Comm. Petrop.*, 1774, t. XIX, p. 430).

je crois devoir ajouter que les gaz contenus dans son intérieur présentent, dans le rapport de leur composition chimique, quel-

Chirocentres, dans la famille des Harengs ; les Saïris, les Stomias et dans la famille des Brochets ; les Aulopes, les Saures, les Scopèles et Odontostomes, dans la famille des Salmones ;

Chez les Baudroies et les Malthées, dans la famille des Acanthoptérygiens à pectorales pédonculées ;

Chez la plupart des Gabioïdes ;

Chez les Gymnètres ;

Chez le Thon et le Maquereau vulgaire ;

Chez les Scorpènes, les Sébastes, les Chabots ;

Et chez quelques Percoïdes, tels que les Vives, l'Uranoscope, le *Polynemus paradiseus* et le Rouget ou *Mullus barbatus*.

Une liste nombreuse des espèces chez lesquelles la présence ou l'absence de cet organe a été constatée se trouve dans la thèse de Huschke (a).

D'ordinaire cette vessie est logée à la partie dorsale de l'abdomen, entre les reins et l'appareil digestif ; et, au lieu d'être flottante, comme chez le Lépisostée et le Polyptère, elle adhère fortement aux parois de cette cavité ; parfois elle s'étend aussi plus ou moins loin dans la queue.

Chez les Brochets, les Saumons, etc., elle est fixée aux parties voisines par des membranes seulement ; mais souvent elle adhère d'une manière très

intime à la colonne vertébrale. Ainsi, chez les Cyprins, elle est si bien unie à des prolongements de la deuxième vertèbre, qu'on ne peut l'en détacher sans la déchirer. On remarque aussi des connexions intimes entre sa partie antérieure et la quatrième vertèbre chez l'*Oligopus ater* (b), et chez les Loches elle se trouve même renfermée dans une capsule solide dépendante de ces os (c).

Elle est recouverte plus ou moins complétement par le péritoine, et ses parois sont formées de deux tuniques principales plus ou moins distinctes : l'une interne, très mince, de la nature des tissus muqueux, et garnie d'un épithélium dont les caractères varient ; l'autre externe, fibreuse, d'un blanc argenté, élastique et souvent très épaisse, est constituée principalement par une substance gélatineuse connue sous le nom d'*ichthyocolle*, ou colle de poisson. La tunique fibreuse se divise ordinairement en deux couches : l'une, d'un blanc bleuâtre, assez résistante ; l'autre, molle et d'un aspect satiné. Elle se compose de fibres roides et fusiformes mêlées à du tissu conjonctif. Parfois on y observe aussi des feuillets pellucides qui sont pourvus d'un noyau et qui s'enroulent facilement, chez le *Salmo salvelinus*, par exemple (d).

(a) *Dissert. inaug. quædam de organorum respiratoriorum in Animalium serie metamorphosi generatim scripta, et de vesica natatoria Piscium quæstio*. Ienæ, in-8, 1818.

(b) F. de Filippi, *Ueber die Schwimmblase des Oligopus ater* (Zeitschrift für Wissensch. Zool., 1856, t. VII, p. 170).

(c) Voyez Weber, *De aure et auditu Hominis et Animalium*, pl. 6, fig. 43 à 48.

(d) Franzius, *Naturhistorische Reiseskizzen* (Zeitschr. für Wissensch. Zool., 1851, t. III, p. 337).

ques variations importantes à noter. Lorsque la vessie natatoire communique assez librement avec l'extérieur, de façon à pouvoir

Enfin l'épithélium qui revêt la tunique interne se compose de cellules ovoïdes et dépourvues de cils vibratiles chez tous les Poissons osseux ordinaires, mais est cilié chez l'Esturgeon et le Polyptère (a).

Il est aussi à noter que, chez quelques Poissons, la vessie natatoire est pourvue d'une tunique musculaire plus ou moins développée. M. Czermak a constaté la propriété contractile de ces fibres par l'excitation électrique (b). Cette tunique charnue manque chez quelques espèces, le Cobitis fossilis, par exemple, etc. ; mais elle est très développée chez d'autres, telles que le Polypterus bichir. Chez l'Esturgeon elle est mince, et chez le Brochet elle n'occupe que la face inférieure de la vessie. Enfin, chez le Chondrostoma nasus, les fibres musculaires forment des bandes disposées en spirale, et chez le Trigla hirundo et le Dactyloptera volitans elles constituent latéralement des bandes très fortes (c).

La forme de la vessie pneumatique varie beaucoup : tantôt elle est simple et conique, comme cela se voit chez le Brochet (d), le Saumon (e), etc. ; ovoïde chez l'Esturgeon (f) ; fusiforme comme chez le Hareng (g) et le Polyodon ou Spatulaire (h) ; ovalaire, comme chez plusieurs Labres et chez les Silures (i) ; en forme de cœur, comme chez les Pimélodes (j) ; ou cylindrique et terminée en avant par deux grosses cornes, comme chez le Spare (k).

D'autres fois elle présente vers le milieu un étranglement plus ou moins prononcé, de façon à paraître composée de deux sacs placés bout à bout, mode de conformation qui nous est offert par les Cyprins (l).

Chez la plupart des Poissons de la famille des Gymnotes (les Carapus, Sternarchus et Sternopygus), il existe aussi deux vessies natatoires placées à la suite l'une de l'autre et communiquant entre elles par un canal étroit (m) ; mais il paraît que chez le Gymnote électrique il n'y en a qu'une.

(a) Leydig, Anatomisch-histologische Untersuchungen über Fische und Reptilien, 1853, p. 89, et Lehrbuch für Histologie des Menschen und der Thiere, 1857, p. 375 et suiv.
(b) Czermak, Vorläufige Mittheilungen über die Schwimmblase von Esox lucius (Zeitschrift für Wissenschaftliche Zoologie, 1850, t. II, p. 124).
(c) Leydig, Op. cit., p. 378.
(d) Fischer, Versuch über die Schwimmblase der Fische. In-8, 1795, pl. 1, fig. 1.
(e) Peyer, Descript. anat. Salmonis (Valentini Theatrum zootomicum, pl. 71, fig. 1).
(f) Voyez Brandt et Ratzeburg, Medizinische Zoologie, t. II, pl. 4, fig. 5 et 7.
(g) Brandt et Ratzeburg, Op. cit., t. II, pl. 8, fig. 1.
(h) Alb. Wagner, De spatulorium anatome, dissert. inaug. Berolini, 1848, fig. 4.
(i) Brandt et Ratzeburg, Op. cit., pl. 6, fig. 3 et 4.
(j) Cuvier, Anatomie comparée, 1re édit., t. V, pl. 52, fig. 3.
(k) Weber, Op. cit., pl. 7, fig. 62.
(l) Voyez Petit, Histoire de la Carpe (Mém. de l'Académie des sciences, 1733, pl. 15, fig. 1, et pl. 15 bis, fig. 2 et 3).
— Fischer, Op. cit. (vessie natatoire de la Tanche, pl. 1, fig. 2).
— Carus, Tabulæ anatom. compar. illustr., pars VII, pl. 4, fig. 1 (vessie natatoire du Barbeau).
(m) Reinhardt, Ueber die Schwimmblase in der Familie Gymnotini (Archiv für Naturgeschichte, 1854, t. I, p. 169).

recevoir souvent de l'air atmosphérique dans son intérieur, on la trouve remplie d'azote mêlé à de l'oxygène en faible propor-

Il est d'ailleurs à noter que les dimensions de celle-ci sont très considérables (a).

Chez quelques Poissons, ces divisions sont plus nombreuses : ainsi on trouve la vessie natatoire formée d'une série de trois poches chez quelques Labres (b), chez les Phycés, dans la famille des Gades, et chez le Catastome macrolépidote, parmi les Cyprins (c .

Elle est même divisée en quatre poches dans une espèce de Siluroïde nommée *Pimelodus pangasius* (d).

Dans les Trigles, l'étranglement se prononce suivant la direction opposée, de façon à déterminer la bifurcation de la portion antérieure de la vessie et l'existence de trois lobes à sa partie postérieure.

Ailleurs cet organe, tout en restant impair dans sa portion antérieure, se divise postérieurement en deux sacs placés parallèlement ; et chez le Lieu ou *Gadus pollachius*, ainsi que chez le Mugil (e) , une bifurcation analogue se remarque en avant aussi bien qu'en arrière.

Enfin, cette séparation entre ses deux moitiés se prononce davantage chez quelques Poissons, tels que le Tétrodon oblong, et devient parfois com-

plète, ainsi que nous l'avons déjà vu chez le Polyptère, et que cela a lieu aussi chez les *Pimelodus gagora*, où les deux vessies, placées côte à côte dans une capsule osseuse dépendante de la première vertèbre, sont l'une et l'autre complétement closes (f).

Il est aussi à noter que la vessie natatoire, au lieu d'affecter la forme d'une poche simple à un ou plusieurs compartiments, se complique quelquefois d'un certain nombre d'appendices dont la forme et les relations sont très remarquables.

Ainsi elle porte de chaque côté une série d'arbuscules touffus chez les Maigres et les Johnius de la famille des Sciénoïdes (g), des prolongements à bords déchiquetés chez les *Pogonias* (h), ou bien encore des cæcums simples, bifurqués ou multifides, comme cela se voit chez divers autres Sciénoïdes des genres *Corbs*, *Micropogon*, etc. (i).

La cavité de la vessie natatoire offre aussi des dispositions très variées. Tantôt elle est simple et ne présente ni divisions ni prolongements. D'autres fois elle constitue deux ou plusieurs chambres séparées par les étranglements dont il a déjà été ques-

(a) Humboldt , *Observations sur l'Anguille électrique* (*Recueil d'observations de zoologie et d'anatomie comparée*, 1804, p. 102).
— Valentin, *Beiträge zur Anatomie des Zitteraales* (*Neue Denkschriften der Allg. Schweizerischen Gesellschaft für die Gesammten Naturwissenschaften*, 1842, t. VI, p. 34).
(b) Rodi, *De animalculis vivis quæ in corporibus Animalium vivorum reperiuntur observationes*, pl. 3, fig. 4.
(c) Valenciennes, *Op. cit.*, t. XVII, p. 424.
(d) Taylor, *loc. cit.*, p. 37.
(e) Rodi, *Op. cit.*, pl. 5, fig. 2.
(f) Taylor, *loc. cit.*, p. 39.
(g) Cuvier et Valenciennes, *Histoire des Poissons*, t. V, pl. 139.
(h) Cuvier et Valenciennes, *loc. cit.*, pl. 139.
(i) Cuvier et Valenciennes, *loc. cit.*, pl. 138.

tion et à un peu d'acide carbonique ; mais chez les espèces où cet organe est fermé de toutes parts, on y trouve souvent de l'air très

tion, mais communiquant librement entre elles.

Mais, dans quelques espèces, les deux sacs placés bout à bout ne débouchent pas l'un dans l'autre. Ainsi, dans le *Bagrus filamentosus*, la vessie antérieure est complétement fermée (a).

D'autres fois encore, la cavité de la vessie tout entière ou de l'un des sacs dont elle se compose est subdivisée par des cloisons qui s'avancent dans son intérieur et y circonscrivent des loges ou des cellules plus ou moins nombreuses et compliquées. Ainsi, dans la Colise vulgaire, ou *Trichopolus colisa*, une cloison médiane divise la cavité de cet organe en deux moitiés. Il en est de même chez le *Silurus boalis*, etc. Chez l'*Anabas*, une séparation analogue existe dans la portion postabdominale de la vessie et loge dans son épaisseur les rayons interépineux de la nageoire anale, mais présente d'espace en espace des lacunes ou fenêtres qui font communiquer entre elles les deux loges ainsi limitées (b).

Chez d'autres Poissons, c'est transversalement que ces cloisons sont dirigées : par exemple, chez plusieurs Diodons. Chez le Pimélode chat (c), le *Platystoma fasciatum* (d), elles coexistent avec la cloison médiane.

Chez les Ophiocéphales, il n'existe qu'une de ces cloisons transversales (e) ; mais leur nombre est au contraire beaucoup plus grand, et la structure cellulaire qui en résulte est portée à un bien plus haut degré chez quelques autres Poissons dont il a déjà été question dans le texte, tels que les *Érythrins* et l'*Amia*.

La communication entre la vessie natatoire et la cavité digestive s'établit d'ordinaire à l'aide d'un tube étroit nommé *canal pneumatique*. Elle existe chez la plupart des Malacoptérygiens abdominaux et apodes, ainsi que chez les Esturgeons ; tantôt elle a lieu directement par une fente qui s'ouvre dans l'œsophage, d'autres fois par un canal pneumatique dont la longueur est souvent très considérable : chez la Carpe et le Barbeau (f), par exemple. Ce tube naît de l'extrémité antérieure de la vessie chez Brochets, les Saumons, etc. ; vers le tiers antérieur et sa face inférieure chez les Silures, et à sa partie moyenne chez l'Anguille, le Congre, etc. Chez les Cyprins et quelques autres Poissons à vessie divisée en deux poches médianes, le conduit pneumatique provient de la partie antérieure du sac postérieur, ainsi que nous l'avons déjà vu en parlant des Érythrins.

(a) Müller, *Beobachtungen über die Schwimmblase der Fische* (*Archiv für Anat. und Physiol.*, 1842, p. 310, et *Untersuchungen über die Eingeweide der Fische*, pl. 3, fig. 7 (*Mém. de l'Acad. de Berlin*, 1847).

(b) Taylor, dans Brewster's *Edinb. Journ. of Sciences*, 1831, p. 36.

(c) Cuvier, *Anatomie comparée*, t. V, pl. 52, fig. 3.

(d) Müller, *Untersuch. über die Eingeweide der Fische* (*Mém. de l'Acad. de Berlin*, 1846, pl. 4, fig. 9).

(e) Taylor, *loc. cit.*, p. 36.

(f) Voyez Carus, *Tabulæ anatom. compar. illustr.*, pars VII, pl. 2, fig. 1.

riche en oxygène, comme si l'animal avait la faculté d'y sécréter et d'y emmagasiner du fluide respirable pour subvenir aux

Quant à son orifice antérieur, nous avons vu qu'en général il se trouve à la paroi supérieure de l'œsophage. Quelquefois cet orifice est situé dans l'estomac : par exemple, chez l'Esturgeon, ainsi que chez l'Alose (a) et le Hareng (b). Lorsqu'il est très grand, comme chez le Polyptère, il est garni d'un sphincter que l'animal contracte pendant la déglutition, afin d'empêcher les aliments de pénétrer dans la vessie natatoire. D'autres fois il est si étroit, que le passage même de l'air doit être très difficile : chez l'Anguille, par exemple.

Enfin il n'existe ni canal pneumatique ni autre voie de communication entre cette vessie et l'extérieur chez un très grand nombre de Poissons. Ainsi, la vessie est close chez les Acanthoptérygiens, les Malacoptérygiens subbrachiens, les Lophobranches et les Plectognathes; de même que dans quelques espèces du groupe des Malacoptérygiens abdominaux et des Apodes, tels que l'Orphie dans la famille des Brochets, l'Argentine dans la famille des Salmones, et les Ophidies ou Donzelles, parmi les Anguilliformes.

Chez les Poissons où la vessie natatoire n'a pas d'ouverture, on trouve presque toujours dans son intérieur des glandes vasculaires appelées *corps rouges* ; quelquefois, cependant, ces organes manquent : par exemple, chez les Syngnathes, l'Holocentre et le Trigle perlon ; et il est aussi à noter

qu'on les rencontre quelquefois chez des espèces dont la vessie natatoire est ouverte : par exemple, chez l'Anguille.

Ces corps rouges paraissent être dus au grand développement et à la centralisation d'un système de vaisseaux capillaires qui existe à l'état diffus chez quelques autres Poissons dont la vessie natatoire débouche dans l'œsophage par un canal pneumatique. Ainsi, chez la Carpe, la membrane interne de la vessie est garnie presque partout de petites touffes de vaisseaux capillaires, et chez le Brochet ces appendices vasculaires deviennent plus grands et se réunissent en touffes radiées. Chez d'autres Poissons, ces touffes se rapprochent davantage sur divers points, et les vaisseaux qui s'y ramifient se réunissent en troncs pour se répandre ensuite en capillaires dans les parties voisines de la membrane muqueuse pariétale. Les parties ainsi constituées se font remarquer par leur couleur rouge intense, et sont de véritables ganglions vasculaires. Enfin, chez d'autres espèces, ces ganglions, au lieu d'être petits et multiples, se concentrent davantage encore et ne forment plus qu'une ou deux masses.

Ainsi, dans la Perche, les corps rouges sont petits, nombreux et dispersés irrégulièrement sur la moitié antérieure du plancher de la vessie aérienne.

Chez les Anguilles, au contraire,

(a) Needham, *Op. cit.*, pl. 7, fig. 3.
— Redi, *De animalculis vivis quæ in corporibus Animalium vivorum reperiuntur observationes*, pl. 4, fig. 1.
(b) Voyez Brandt et Ratzeburg, *Medizin. Zool.*, t. II, pl. 8, fig. 1.

besoins de la vie quand le principe comburant lui manquerait au dehors, à peu près de la même manière qu'il sécrète et dépose

il n'y en a que deux, de forme ovoïde, qui sont placés sur les côtés de l'orifice du canal pneumatique (a).

Chez la Morue, on ne trouve qu'un seul de ces organes composé de replis membraneux et très vasculaires (b).

Enfin, chez le Maigre, une grande partie du plancher de la vessie est recouverte par un de ces corps dont la surface est sillonnée de façon à rappeler les circonvolutions du cerveau, et dont la substance se compose de lamelles (c).

Pour plus de détails sur la conformation de la vessie natatoire, sur ses connexions avec la colonne vertébrale et sur la structure de ses ganglions vasculaires, on peut consulter les mémoires de De la Roche, MM. Rathke, Müller, etc. (d).

Les connexions qui existent entre la vessie natatoire de certains Poissons et l'appareil auditif ne peuvent guère être étudiées qu'à l'occasion de l'histoire des organes de l'ouïe ; mais afin de compléter autant que possible, ici, les notions les plus essentielles au sujet de cette poche aérienne, j'ajouterai que, parfois, des cordons ligamenteux, ou même des appendices tubuleux analogues à ceux que nous avons déjà vus naître de son pourtour, s'avancent jusque sous le crâne et s'y trouvent en rapport soit avec l'oreille elle-même, soit avec une chaîne d'osselet qui va aboutir dans le voisinage de cet organe (e).

Il est à noter aussi que la substance d'un blanc nacré qui se produit à la face interne de la vessie natatoire de plusieurs Poissons est extrêmement abondante chez quelques espèces, telles que les Argentines de la Méditerranée (f), et qu'on l'en extrait pour

---

(a) Voyez Monro, *Structure of Fishes*, pl. 15.
— Costa, *Fauna del Regno di Napoli*, tab. 54 bis, fig. 1, 2 et 3.
(b) Monro, *Op. cit.*, p. 28, pl. 15, fig. 4.
(c) Cuvier, *Sur le Maigre (Sciœna umbra)* (*Mém. du Muséum*, 1815, t. I, pl. 3).
(d) Delaroche, *Observations sur la vessie aérienne des Poissons* (*Ann. du Mus. d'hist. nat.*, 1809, t. XIV, p. 184).
— Rathke, *Bemerkung über die Schwimmblase einiger Fische* (*Beitr. zür Geschichte der Thierwelt*, 1827, t. III, p. 102), et *Zur Anatomie der Fische* (Müller's *Archiv*, 1838, p. 412, pl. 12), in-8.
— Berlach, *Symbolæ ad Anatomiam vesicæ natatoriæ Piscium*. Kœnigsberg, 1834, in-8.
— Cuvier, *Leçons d'Anatomie comparée*, 1846, 2° édit., t. VIII, p. 699 et suiv.
— Müller, *Beobachtungen über die Schwimmblase der Fische* (*Arch.*, 1842, p. 307), et *Ueber die Schwimmblase der Ophidien*, dans son *Mémoire sur les viscères des Poissons* (*Mém. de l'Acad. de Berlin*, 1843, p. 135).
(e) Voyez à ce sujet :
— Weber, *De aure et auditu Hominis et Animalium*. In-4, Lipsiæ, 1820.
— Breschet, *Recherches anatomiques et physiologiques sur l'organe de l'ouïe des Poissons* (extrait des *Mém. de l'Académie des sciences, Savants étrangers*, in-4, 1838, t. V).
— Valenciennes, *Histoire naturelle des Poissons*, t. XX, p. 44 (Observation sur la non-existence d'un canal entre la vessie natatoire des Clupes et l'appareil auditif de ces Poissons).
— Taylor, *Observ. sur la vessie natatoire des Silures, des Pimélodes*, etc. (Brewster's *Edinb. Journ. of Sciences*, 1831, p. 38).
— Quekett, *On a Peculiar Arrangement of the Blood Vessels in the Air Bladder of Fishes, with some Remarks on the Evidence which they Afford of the True Function of that Organ* (*Trans. of the Microscopical Society of London*, 1844, vol. I, p. 99).
(f) Cuvier et Valenciennes, *Hist. des Poissons*, t. XXI, p. 410.

dans son organisme de la graisse pour servir à l'entretien de la combustion respiratoire quand les aliments lui feront défaut (1).

en tapisser des bulles de verre, et fabriquer ainsi des perles artificielles.

Le tissu fibreux de la vessie natatoire des Esturgeons constitue presque sans préparation la substance connue sous le nom de *colle de poisson*, ou *ichthyocolle*.

(1) Priestley et Fourcroy ont été, si je ne me trompe, les premiers à étudier la nature chimique des gaz contenus dans la vessie natatoire des Poissons (*a*). Mais c'est principalement aux recherches de M. Biot (*b*), de Delaroche (*c*), de MM. de Humboldt et Provençal (*d*), d'Erman (*e*) et de Consigliachi, que l'on est redevable de la connaissance des variations dont la composition de ces fluides est susceptible (*f*).

M. Biot a analysé l'air de la vessie natatoire d'un grand nombre de Poissons de la Méditerranée, et l'a toujours trouvé composé principalement d'azote et d'oxygène, mais en proportions très variables; il n'y a rencontré l'acide carbonique qu'en quantité très faible, et jamais de l'hydrogène. Chez quelques Congres, c'était de l'azote presque pur, ne renfermant de l'oxygène que dans la proportion de 1/2 pour 100, tandis que chez d'autres individus de la même espèce la proportion d'oxygène s'est élevée à 78,9, et même

à 87,4 pour 100. Chez des Trigles, M. Biot a trouvé jusqu'à 91,9 pour 100 d'oxygène. Du reste, ce physicien célèbre a remarqué une certaine relation entre la composition de ces gaz et la profondeur à laquelle l'animal vit. En moyenne, la proportion d'oxygène n'a été dans ses expériences que de 27 centièmes chez les Poissons que l'on avait pêchés à de petites profondeurs, tandis qu'elle était de plus de 70 centièmes pour ceux que l'on avait pris à de grandes profondeurs. Delaroche est arrivé à des résultats analogues. Ainsi, en comparant des individus pris à moins de trente brasses de profondeur et d'autres individus de même espèce pris à plus de trente brasses, M. Biot a obtenu en moyenne, pour les premiers, 39,5, et pour les seconds 63,3 d'oxygène, sur 100 parties de gaz. Consigliachi a obtenu aussi des différences du même genre, quoique moins grandes, dans la composition de l'air de la vessie natatoire chez divers Poissons pris à des profondeurs différentes (*g*).

Il paraîtrait aussi, d'après les observations rapportées par Delaroche, que la richesse de ces gaz en oxygène est en général plus considérable chez les Poissons de grande taille que chez

(*a*) Fourcroy, *Observ. sur le gaz azote contenu dans la vessie natatoire de la Carpe* (*Annales de chimie*, 1790, t. I, p. 47).
(*b*) Biot, *Mém. sur l'air contenu dans la vessie natat. des Poissons* (*Mém. de la Soc. d'Arcueil*, 1807, t. I, p. 252).
(*c*) Delaroche, *Observ. sur la vessie aérienne des Poissons* (*Mém. du Muséum*, 1809, t. XIV, p. 211).
(*d*) Humboldt et Provençal, *Rech. sur la respiration des Poissons* (*Mém. de la Soc. d'Arcueil*, 1809, t. II, p. 400).
(*e*) Erman, *Untersuchungen über das Gas in der Schwimmblase der Fische* (*Annalen der Physik* von Gilbert, 1808, t. XXX, p. 113).
(*f*) Consigliachi, *Sull analisi dell' aria contenuta nella vesica natatoria dei Pesci*. Pavia, 1809.
(*g*) Idem, *ibid.*, p. 36.

§ 12. — La variabilité de la structure et des relations organiques de la vessie natatoire n'est pas le seul indice de son peu d'importance physiologique, souvent elle disparaît complétement; et bien que l'on remarque, en général, une certaine relation entre l'existence de cet appareil hydrostatique et les mouve-

les petits individus de même espèce. Il est aussi à noter que déjà, vers la fin du siècle dernier, Brodbelt avait trouvé beaucoup d'oxygène dans l'air de la vessie natatoire d'un grand Espadon (a).

Les expériences de MM. de Humboldt et Provençal sur des Poissons d'eau douce n'ont pas donné des proportions aussi fortes d'oxygène. En général, l'air de la vessie natatoire en contenait moins que l'air de l'atmosphère. Chez l'Anguille, ils ont trouvé 0,013 à 0,024 d'oxygène, et chez la Carpe, le terme moyen d'un grand nombre d'analyses a été : oxygène, 0,071 ; azote, 0,877 ; acide carbonique, 0,052. Le maximum d'oxygène était 0,107. Ces expérimentateurs ont cru remarquer que la proportion de ce gaz augmentait un peu chez des Tanches qu'ils tenaient renfermées dans de l'oxygène ; mais ils se sont assurés que, chez les mêmes Poissons placés dans de l'eau chargée d'un mélange d'hydrogène et d'oxygène, il n'y avait aucune trace d'hydrogène dans la vessie natatoire.

Les analyses nombreuses faites par Configliachi ont montré qu'en général la proportion d'azote est plus grande dans l'air de la vessie natatoire que dans l'atmosphère ; mais, dans quel-

ques cas, la quantité d'oxygène était très considérable : ainsi , chez des Pagres et des Pagelles, il en a trouvé de 30 à 40 pour 100 ; 48 pour 100 chez un Bar ; 65 et même 78 pour 100 chez des Umbrines, et jusqu'à 83 pour 100 chez des Caranx (b). Chez les Cyprins, au contraire, il n'a trouvé d'ordinaire qu'entre 3 et 10 pour 100 d'oxygène. Cet expérimentateur a été conduit à penser que la teneur d'oxygène varie suivant les saisons et se trouve plus élevée en automne qu'au printemps (c).

Les recherches d'Erman ont donné des résultats assez semblables à ceux dont il vient d'être question. Quelquefois la proportion d'oxygène est descendue à 0,3 pour 100 (chez le Brocendue), mais a varié le plus ordinairement entre 9 et 14 pour 100. Chez le Brochet, elle a atteint parfois 24 pour 100, et l'auteur n'a pu saisir aucune relation entre ces variations et les conditions biologiques des Poissons sur lesquels ses expériences ont porté (d).

Quelques auteurs ont annoncé qu'ils avaient trouvé de l'hydrogène dans la vessie natatoire de certains Poissons, tels que le Gymnote et les Mugils (e); mais la présence d'un gaz inflammable dans cet organe était probablement le résultat de quelque état pathologique.

(a) Brodbelt, *On the Elastic Fluid contained in the Air-Vessels of Fish* (Nicholson's *Journ. of Nat. Phil.*, 1797, t. I, p. 264).
(b) Humboldt et Provençal, *Op. cit.* (Mém. Soc. d'Arcueil, t. II, p. 26).
(c) Configliachi, *Op. cit* , p. 33.
(d) Erman, *Op. cit.* (Annalen der Physik, t. XXX, p. 130 et suiv.).
(e) Hancock, *Observ. on the Mullets of the Coast of Guinea*, etc., *with Remarks on the Air Bladder and Stomach in Fishes* (Quarterly Journ. of Scienc., Litt. and Arts, 1830, 2ᵉ série, t. VII, p. 125).

ments locomoteurs de l'animal, il est des cas où ni sa présence ni son absence ne semblent coïncider avec aucune particularité biologique. Ainsi, dans le Maquereau vulgaire, il n'y a pas de vessie natatoire, tandis que cet organe existe chez quelques autres espèces du même genre qui sont cependant si semblables au premier, qu'il est difficile de les en distinguer si l'on n'a pas recours à l'anatomie : le *Scomber pneumatophorus* de la Méditerranée, par exemple (1).

Le rôle de poumon, chez les Vertébrés à respiration branchiale, semble pouvoir être rempli aussi par d'autres organes qui se rencontrent chez quelques Poissons, et qui diffèrent trop des vessies natatoires ordinaires pour que l'on puisse les comparer anatomiquement à des poumons proprement dits.

Ainsi chez le *Saccobranchus singio*, Poisson voisin des Silures, qui habite le Gange, et qui paraît pouvoir vivre assez longtemps hors de l'eau, il existe, indépendamment de la vessie natatoire, une grande poche membraneuse située de chaque côté du corps, entre la rangée des apophyses épineuses et les muscles latéraux. Ces réceptacles, qui s'ouvrent dans la bouche, au-devant de la première branchie, reçoivent en abondance du sang par l'intermédiaire de l'artère du quatrième arc branchial, et contiennent de l'air dans leur intérieur (2).

Organes pneumatiques accessoires.

(1) L'existence d'une vessie natatoire dans le genre Maquereau a été constatée d'abord chez le *Scomber pneumatophorus*, par Delaroche (a). Une seconde espèce qui habite également la Méditerranée, et qui a reçu le nom de S. *Colias*, présente la même particularité (b).

(2) M. Wyllie, qui le premier fit connaître l'existence de ces poches, pensait qu'elles pouvaient servir à contenir de l'eau pour humecter les branchies lorsque l'animal vient à terre pour passer d'un fossé dans un autre (c) ; mais Taylor, qui a également observé ce Poisson à l'état

(a) Delaroche, *Mémoire sur les espèces de Poissons observées à Iviça (Ann. du Muséum*, 1809, t. XIII, p. 335).
(b) Cuvier et Valenciennes, *Histoire des Poissons*, t. VIII, p. 40.
(c) Wyllie, *On the Branchial Appendages of one of the Indian Siluridæ (Ann. of Nat. Hist.*, 1844, vol. VI, p. 509).

Quelque chose d'analogue se voit aussi chez les Poissons anguilliformes du Bengale dont j'ai déjà eu l'occasion de parler sous les noms de *Cuchia* ou d'*Amphipnous*. Derrière la tête on trouve de chaque côté du corps, sous la peau, une poche membraneuse à parois très vasculaires, qui reçoit du sang veineux venant des vaisseaux de l'appareil branchial et qui communique avec la bouche par un orifice situé entre les arcs branchiaux de la première paire et les cornes hyoïdiennes. L'animal a la faculté de distendre ces vessies avec de l'air qu'il y introduit par la bouche, et d'y retenir ce fluide à l'aide du muscle sphincter dont l'orifice de chacune de ces espèces d'abajoues est garnie ; on le voit venir de temps en temps à la surface de l'eau pour renouveler la provision d'air atmosphérique qu'il porte ainsi avec lui, et il mérite à tous égards l'épithète d'amphibie, car il respire à la fois l'air en nature et l'air en dissolution dans l'eau (1).

vivant, s'est assuré qu'elles sont remplies d'air (a).

Duvernoy a donné de bonnes figures de cet appareil singulier (b).

(1) Chez le Cuchia, il n'existe pas de vessie natatoire, et les deux poches respiratoires sont logées sur les côtés du cou, au-dessus de l'extrémité supérieure des arcs branchiaux, et forment, lorsqu'elles sont distendues par l'air, deux protubérances arrondies. Leur surface interne est lisse, mais très vasculaire. Une injection poussée dans l'artère branchiale se rend directement dans le réseau sanguin dont leurs parois sont garnies, et y arrive par les branchies des deuxième et troisième paires. Leurs vaisseaux efférents forment deux petits troncs qui vont déboucher dans les veines branchiales avant que celles-ci se recourbent en arrière pour constituer les racines de l'aorte. Les branchies, comme nous l'avons déjà dit, sont presque rudimentaires, et M. Taylor pense que les deux tiers du sang veineux lancé par le cœur arrivent directement à l'aorte par les crosses postérieures sans avoir subi l'influence de la respiration ni dans les branchies ni dans les poches aérifères dont il vient d'être question (c); aussi le sang est-il partout d'une teinte sombre, et ces Poissons n'ont-ils que des mouvements très lents.

(a) Brewster's *Edinb. Journ. of Sciences*, 1831, vol. V, p. 35.
(b) Duvernoy, *Cours d'hist. nat.* (*Revue zoologique* de Guérin, 1847, pl. 1).
(c) Taylor, *On the Respiratory Organs and Air Bladder of certain Fishes of the Ganges* (Brewster's *Edinb. Journ. of Sciences*, now series, vol. V, p. 42). On trouve aussi une analyse de ces observations dans les *Cours d'histoire naturelle* de Duvernoy, publiés dans la *Revue zoologique* de Guérin, 1846, p. 79.

§ 13. — Quelquefois aussi l'appareil branchial des Poissons trouve dans le canal digestif lui-même un auxiliaire. En effet, on a constaté que le *Misgurn*, ou Loche des étangs, avale réellement de l'air par la bouche et l'expulse ensuite par l'anus, mais après en avoir absorbé beaucoup d'oxygène et avoir substitué à ce gaz une certaine quantité d'acide carbonique (1). La mem-

(1) Erman a remarqué que ces Poissons viennent souvent à la surface de l'eau pour prendre dans l'atmosphère des gorgées d'air, et qu'à la suite de chaque mouvement de déglutition une bulle de gaz s'échappe de leur anus. Lorsque le Poisson était placé dans une petite quantité d'eau, ce phénomène devenait plus marqué, et quand la provision d'air contenu dans le canal digestif avait été renouvelée de la sorte, les mouvements de l'appareil branchial s'arrêtaient pendant quelque temps, (souvent pendant 10 ou 15 minutes), puis recommençaient et s'accéléraient peu à peu, jusqu'à ce que l'animal eût remonté de nouveau à la surface pour avaler un certain nombre de gorgées d'air. La respiration intestinale qui s'effectue de la sorte peut même suffire à l'entretien de la vie. En effet, Erman, ayant placé une Loche dans de l'eau privée d'air par l'ébullition et recouverte d'une couche d'huile, a vu que l'animal sortait souvent la tête au dehors pour renouveler la provision d'air contenu dans son canal alimentaire, et ne paraissait nullement incommodé de la privation du liquide respirable dont ses branchies sont baignées dans l'état ordinaire ; elle a vécu de la

sorte pendant plusieurs semaines, tandis que d'autres Poissons de la même espèce, placés dans les mêmes conditions, mais retenus au-dessous de la surface de l'eau, sont morts dans l'espace d'une heure. Erman a varié ces expériences de diverses manières, et il est arrivé toujours au même résultat quant à l'importance de la respiration intestinale du *Cobitis fossilis* (a).

Plus récemment M. Bischoff a étudié de nouveau ce singulier phénomène, et a constaté que l'air, après avoir traversé de la sorte le canal digestif des Loches, a perdu plus de la moitié de son oxygène. Il n'y a trouvé qu'environ 9 pour 100 de ce principe comburant (b).

Enfin M. Baumert a vérifié les résultats obtenus par les deux expérimentateurs que je viens de citer, et après avoir déterminé la proportion de l'oxygène absorbé par cette voie, il a dosé l'acide carbonique exhalé. Il a trouvé que ce gaz ne se rencontre qu'en proportions assez faibles dans l'air expulsé de l'intestin des Loches, mais est excrété en plus grande quantité que d'ordinaire par les branchies. Quelquefois même cette exhalation dépasse la quantité d'oxygène qui est

(a) Erman, *Untersuchungen über das Gas in der Schwimmblase der Fische, und über die Mitwirkung des Darmkanals zum Respirationsgeschäfte bei der Fischart Cobitis fossilis* (Annalen der Physik von Gilbert, 1808, t. XXX, p. 140 et suiv.).

(b) Bischoff, *Untersuchung der Luft, welche die Fischart Cobitis fossilis, von sich giebt.* (Journal für Chemie und Physik von Schweigger, 1818, t. XXII, p. 78).

brane muqueuse intestinale est donc ici le siége de phénomènes respiratoires, de la même manière que la peau devient un instrument de respiration chez d'autres animaux ; et cet emprunt physiologique nous rappelle celui dont les larves des Libellules nous ont déjà offert un exemple, car là aussi la respiration s'effectue en partie dans l'intérieur de l'intestin (1).

Les Tétrodons emmagasinent aussi de l'air dans une grande poche dépendante du tube digestif ; mais on ne sait pas si ce fluide y éprouve des changements dans sa composition chimique (2).

§ 14. — En résumé, nous voyons donc que le passage entre les deux modes de respiration, aquatique et aérienne, s'opère graduellement chez les Vertébrés du sous-embranchement des Anallantoïdiens, sans qu'il y ait à cet égard de différences nettement tranchées entre la classe des Poissons et celle des Batraciens. Mais, chez les derniers, la respiration pulmonaire ne manque jamais quand l'animal est arrivé à l'état adulte, et tend même à se substituer complétement à la respiration branchiale ; tandis que chez les Poissons la respiration est toujours essentiellement

introduit dans l'organisme par cette voie (a), et paraît être alimentée en partie par la respiration intestinale.

(1) Voyez ci-dessus, page 187.

(2) C'est de la sorte que les Tétrodons se gonflent le corps et hérissent les écailles spiniformes dont leur peau est garnie, habitude qui leur a fait donner le nom vulgaire de *Boursouflus*. Le sac pneumatique de ces Poissons occupe la face ventrale du corps, et n'est autre chose qu'une espèce de jabot formé par la dilatation d'une portion de l'œsophage. E. Geoffroy Saint-Hilaire, qui a été le premier à faire l'anatomie de ce singulier appareil (b), le considérait comme étant l'estomac, mais ce dernier organe existe plus en arrière ; du reste, les aliments, pour y arriver, doivent traverser le jabot pneumatique. Hunter a donné une très bonne figure de ce réceptacle (c).

(a) Baumert, *Chemische Untersuchungen über die Respiration des Schlammpeizgers. Cobitis fossilis (Annalen der Chemie und Pharmacie*, 1853, nouv. série, t. XII, p. 3 et suiv.).

(b) Geoffroy Saint-Hilaire, *Descript. des Poissons du Nil (Grand ouvrage sur l'Égypte*, édit. in-8, *Hist. nat.*, t. XXIV, p. 185, pl. 2, fig. 1 et 2).

(c) Voyez *Descript. and illustr. Catalogue of the Physiological Series of Comp. Anat. in the Museum of the Roy. Coll. of Surgeons*, t. III, 2e partie, pl. 47.

branchiale, et la respiration pulmonaire, dont on n'aperçoit même que rarement quelques traces, ne joue jamais qu'un rôle très accessoire : aussi les matériaux organiques qui constituent les poumons chez les Batraciens et chez les Vertébrés supérieurs sont-ils d'ordinaire employés à d'autres usages dans la classe des Poissons, et constituent le plus souvent un appareil hydrostatique plutôt qu'un instrument de respiration. En effet, la vessie natatoire, avons-nous dit, peut être considérée comme le représentant anatomique des poumons (1); mais, pour le physiologiste, elle ne mérite presque jamais d'en porter le nom, et ce serait introduire de la confusion dans nos études que de nous en occuper plus longtemps ici.

(1) Voyez, à ce sujet, les considérations présentées par M. Owen (a). Je dois ajouter cependant que plusieurs anatomistes, négligeant les formes intermédiaires dont il vient d'être question, ont été conduits à considérer la vessie natatoire comme pouvant représenter la trompe d'Eustache et la caisse du tympan (b).

(a) Owen, *Lectures on the Comp. Anatomy and Physiol. of the Vertebrate Animals, Fishes*, 1846, p. 279.

(b) Voyez Baer, *Unters. über die Entwickelungsgeschichte der Fische nebst einem Anhange über die Schwimmblase*, 1835, p. 50.

SEIZIÈME LEÇON.

Du mécanisme de la respiration chez les Vertébrés pulmonés. — Organes inspirateurs empruntés à l'appareil digestif chez les Batraciens et chez les Reptiles de l'ordre des Chéloniens. — Pompe thoracique des autres Reptiles, des Oiseaux et des Mammifères. — Des mouvements d'expiration. — Mécanisme de la dilatation du thorax. — Muscles moteurs de l'appareil respiratoire chez l'Homme et les autres Mammifères.

Mouvements
d'inspiration.

§ 1. — Les agents qui déterminent l'entrée de l'air dans l'appareil pulmonaire des Vertébrés sont toujours indépendants des organes qui sont le siége de la respiration ; le poumon est tout à fait passif dans l'inspiration, et se laisse seulement distendre par le fluide qui y pénètre sous l'influence des mouvements d'une sorte de pompe dont la constitution et le mode d'action varient.

Organes
moteurs.

Chez les uns, cet instrument mécanique est emprunté à l'appareil digestif, et consiste dans la cavité pharyngienne, qui, en exécutant des mouvements analogues à ceux de la déglutition, pousse des gorgées d'air dans la glotte et de là dans les poumons. C'est donc une sorte de pompe foulante.

Chez les autres, au contraire, les voies aériennes livrent seulement un passage libre à l'air, et l'entrée de ce fluide y est déterminée par le jeu d'une pompe aspirante constituée par la chambre viscérale, dont la cavité est susceptible de se dilater et de se contracter alternativement.

Pompe foulante
des
Batraciens.

§ 2. — Le premier de ces deux modes d'inspiration se voit chez les Batraciens. Là, en effet, les poumons sont logés, comme chez les autres Vertébrés, dans la chambre viscérale ; mais les parois de cette chambre manquent presque entièrement de charpente solide et ne peuvent s'écarter avec force de l'axe du corps, de façon à dilater la cavité qu'elles circonscrivent. Les côtes sont rudimentaires, et le thorax, qui n'est pas distinct de l'abdomen, est cloisonné dans presque toute son étendue par des parois molles et flexibles. Aussi suffit-il d'observer pendant quelques instants les mouvements respiratoires d'une Grenouille, pour se convaincre que ce n'est pas en attirant l'air dans leurs poumons que ces animaux l'y introduisent, mais en l'y poussant par un mécanisme analogue à celui de la déglutition. Pour cela ils dilatent leur pharynx en abaissant l'hyoïde qui occupe le plancher de cette cavité; l'air y pénètre librement par les narines, et s'y trouve ensuite emprisonné par le jeu d'un repli membraneux dont ces orifices sont garnis intérieurement et par l'application de la langue contre le palais. La contraction des muscles de la gorge pousse alors ce fluide en arrière, et la glotte s'ouvrant en même temps, au lieu d'avaler réellement cet air, ils le font passer dans leurs poumons et gonflent ceux-ci à la manière de vessies que l'on insufflerait. Après une contraction forte des parois de la poitrine, l'élasticité de la portion sternale de ces parois peut suffire pour faire rentrer un peu d'air dans ces organes; mais c'est essentiellement par des mouvements de déglutition que la respiration a lieu, et la preuve s'en obtient à l'aide d'une expérience très simple. Effectivement, pour empêcher une Grenouille de respirer, et pour la faire périr d'asphyxie au bout d'un certain temps, il suffit de lui maintenir la bouche ouverte, position dans laquelle les mouvements de déglutition ne peuvent s'effectuer. Il est facile de s'assurer aussi que l'ouverture de la cavité viscérale n'empêche pas la Grenouille de gonfler ses poumons, pourvu que la cavité pharyngienne puisse remplir ses fonctions ordinaires (1).

§ 3. — C'est aussi par des mouvements de déglutition que la majeure partie de l'air inspiré est poussée dans les poumons chez

Mécanisme
de l'inspiration
chez
les Tortues.

(1) Ce mode d'inspiration par déglutition a été observé chez la Grenouille par plusieurs des grands naturalistes du XVIIe siècle, tels que

les Tortues ; mais ici ce mode de respiration est nécessité par une disposition organique inverse de celle que je viens de signaler chez les Batraciens. En effet, la chambre viscérale, à la voûte de laquelle les poumons sont pour ainsi dire soudés, loin de manquer de parois rigides, est limitée en dessus et en dessous par deux espèces de boucliers osseux, la carapace et le plastron

Swammerdam (a) et Malpighi (b). Morgagni le décrit aussi (c), et les objections présentées par Brémond (d) ont été réfutées par Townson, à qui l'on doit une étude approfondie de ce point de mécanique animale (e). D'ailleurs l'expérience citée ci-dessus , qui a été faite d'abord par Herhold (f), puis par M. Duméril, est décisive. Aussi presque tous les physiologistes sont-ils d'accord à ce sujet. Mais je dois ajouter que les recherches de Rudolphi (g), et quelques nouvelles expériences, publiées il y a peu d'années par M. Haro, tendent à montrer que l'élasticité de la ceinture formée à la partie antérieure du thorax par le sternum et les os de l'épaule peut concourir aussi à faire rentrer de l'air dans les poumons, après que ce fluide en a été expulsé par une forte contraction des muscles d'alentour (h). Une respiration faible peut donc être entretenue de la sorte ; mais il me paraît évident que dans les circonstances ordinaires, c'est principalement, sinon uniquement, par déglutition que les mouvements d'inspiration s'effectuent chez les Batraciens.

On trouve dans l'ouvrage de Townson une description détaillée des muscles qui , chez la Grenouille et les Salamandres , interviennent dans la production de ces mouvements de déglutition et des expériences sur le mode d'action de chacun d'eux (i). On peut consulter aussi, pour la description anatomique de ces muscles, un travail de M. Martin Saint-Ange, que j'ai déjà eu l'occasion de citer (j).

Chez le Pipa, les muscles des parois abdominales ne présentent pas tout à fait la même disposition que chez les autres Batraciens, et un de ces organes a été considéré par quelques anatomistes comme constituant une sorte de diaphragme incomplet ; mais ils ne paraissent pas devoir jouer un rôle

(a) Swammerdam, *Tractatus de respiratione*, p. 85, et *Bibl. Nat.*, p. 809.
(b) Malpighi, *Opera posthuma*, 1697, p. 8.
(c) Morgagni, *Adversaria anatomica*, 1719, p. 159.
(d) Brémond, *Mém. de l'Acad. des sciences*, 1739.
(e) Townson, *Observationes physiologicæ de respiratione et absorptione*. Gotting., 1799. — *Tracts and Observations in Natural History and Physiology*. In-8, London, 1799.
(f) Herhold, *Sur la manière de respirer des Grenouilles* (*Bulletin de la Société philomatique*, an VII, t. II, p. 42).
— Duméril et Bibron, *Erpétologie générale*, t. VIII, p. 162.
(g) Rudolphi, *Anatomisch-Physiologische Abhandlungen*, 1802, p. 115 et suiv.
(h) Haro, *Mémoire sur la respiration des Grenouilles*, etc. (*Ann. des sc. nat.*, 1842, 2ᵉ série, vol. XVIII, p. 36).
(i) Townson, *Tracts*, etc., p. 21 et 42, pl. 1.
(j) Martin Saint-Ange , *Recherches anatomiques et physiologiques sur les organes transitoires et la métamorphose des Batraciens* (*Ann. des sc. nat.*, 1831, t. XXIV, p. 366, pl. 24 et 26).

sternal, qui ne jouissent que de peu de mobilité, et qui ne permettent pas l'agrandissement de la cavité ainsi circonscrite. Les mouvements des os de l'épaule et de quelques autres parties peuvent concourir à l'introduction de l'air, mais c'est principalement en avalant pour ainsi dire ce fluide que ces animaux singuliers s'en remplissent les poumons (1).

important dans le mécanisme de la respiration.

Il se compose de fibres qui naissent de la crête iliaque et se portent en haut et en dehors pour s'étaler en rayonnant sur la face postérieure des sacs pulmonaires et s'y fixer (a). Ces faisceaux charnus tirent les poumons en arrière et doivent pouvoir les dilater, mais leur action ne paraît avoir que peu d'effet.

(1) Ce point de ressemblance entre les Tortues et les Grenouilles a été mentionné par Morgagni (b) et est admis par presque tous les naturalistes actuels. D'autres mouvements peuvent cependant venir en aide à ceux de la déglutition, et si les anciens physiologistes leur attribuaient une importance trop grande, ce serait également à tort qu'on les négligerait tout à fait dans l'explication du mécanisme de l'inspiration chez les Chéloniens en général. Ainsi Tauvry avait remarqué que la capacité de la cavité viscérale où se trouvent les poumons augmente

chaque fois que la Tortue, après avoir rétracté ses pattes et sa tête sous sa carapace, les étend au dehors pour marcher, et il attribuait aux changements ainsi produits pendant la locomotion le renouvellement de l'air dans les poumons de cet animal (c). Mais les expériences de Townson prouvent que les mouvements respiratoires peuvent se continuer pendant le repos, soit que la Tortue ait ses membres rétractés ou étendus (d). On en a conclu que les mouvements des membres ne servaient pas à la respiration ; cependant les expériences récentes de M. Haro, tout en ayant conduit à des résultats que j'ai déjà eu l'occasion de réfuter (voy. p. 362), montrent que ces mouvements exercent réellement une influence assez notable sur ce phénomène, soit pour faire entrer de l'air dans la partie antérieure des poumons, lorsque les épaules se portent en avant, soit pour refouler ce fluide dans les cellules postérieures du même organe, lorsqu'elles se portent en arrière (e).

(a) Voyez Meyer, Beitr. zu einer Anat. Monogr. der Rana Pipa (Nova Acta Acad. Nat. curios., 1825, t. II, p. 538). — Meckel, Anatomie comparée, t. V, p. 229.
(b) Morgagni, Adversaria anatomica, t. V, animadv. 29, 1719.
(c) Histoire de l'Académie des sciences, 1699, p. 36.
(d) Townson, Tracts, etc., p. 91. Voyez aussi à ce sujet : — Trabucchi, Dissert. de mechanismo et usu respirationis, Vienne, 1768, p. 137 et suiv.'
(e) Haro, Mém. sur la respiration des Grenouilles, etc. (Ann. des sc. nat., 2e série, t. XVIII, p. 48).

Pompe
aspirante
thoracique
des
Vertébrés
supérieurs.

§ 4. — Chez les Ophidiens, les Sauriens, les Oiseaux et les Mammifères, les mouvements inspiratoires sont exécutés par les parois de la chambre pulmonaire et produisent un effet analogue à celui d'une pompe aspirante. La cavité qui loge les poumons s'agrandit, et si ces organes ne communiquaient pas avec l'atmosphère, il est évident que l'air enfermé dans leur intérieur se dilaterait d'autant ; mais, en se dilatant, la force élastique de ce fluide diminue, et, par suite, elle ne suffirait plus pour faire équilibre à la pression atmosphérique ; par conséquent, si la communication entre le poumon et l'extérieur devenait alors libre, l'air du dehors se précipiterait dans la cavité de cet organe et comprimerait l'air dilaté jusqu'à ce que celui-ci eût repris son volume primitif. L'équilibre serait ainsi rétabli entre la force élastique des gaz intrapulmonaires et la pression atmosphérique, et le volume de l'air appelé de la sorte dans le poumon correspondrait exactement à la quantité dont la cavité respiratoire se serait agrandie. Or, les effets que je viens d'analyser et de séparer en deux temps pour les rendre plus faciles à comprendre se produisent de même lorsque la communication reste toujours libre entre l'atmosphère ; seulement l'entrée du fluide externe s'effectue à mesure que la cavité respiratoire se dilate, et la différence de pression s'efface à mesure qu'elle se produit.

L'appareil inspirateur fonctionne donc à la manière d'un

Townson attribuait le gonflement des poumons à la contraction des muscles qui se portent obliquement de la carapace à la partie postérieure du plastron sternal (a). Mais Duvernoy a fait voir que ces muscles étaient essentiellement des agents d'expiration, et

M. Haro a constaté que leur influence sur l'entrée de l'air dans les poumons était très faible (b). Quant à l'analogie qui peut exister entre une portion de cet appareil musculaire et le diaphragme des Vertébrés supérieurs, nous y reviendrons en traitant de ceux-ci.

(a) Towson, *Tracts*, etc., p. 95, dissert. 3, pl. 1.
(b) Duvernoy, *Note sur la manière dont les Tortues respirent* (*Bullet. de la Soc. philomel.* an XIII, n° 97, t. III, p. 279, et *Anatomie comparée* de Cuvier, t. VII, p. 216).
— Haro, *loc. cit.*

soufflet qui serait dépourvu de soupape et qui ne communique-
rait avec l'atmosphère que par sa tuyère (1).

Cela étant posé, il est facile de comprendre que le résultat
de la dilatation de la chambre respiratoire doit être le même
lorsque les poumons adhèrent aux parois de cette cavité, comme
cela a lieu chez les Oiseaux, ou y sont suspendus librement
comme chez les Mammifères, les Sauriens et les Serpents. En
effet, aucune communication n'existe entre cette chambre

---

(1) Le mécanisme des mouvements
respiratoires de l'Homme a été l'objet
de nombreux travaux et a donné lieu
à des opinions très diverses qu'il serait
trop long de discuter ici. Galien prouva
par des expériences sur des Animaux
vivants que le gonflement des poumons lors de l'inspiration est dû à la
dilatation du thorax; mais l'illustre
physicien Boyle fut, je crois, le premier à bien expliquer les principes
sur lesquels repose le jeu de la pompe
thoracique, qu'il compare à un soufflet
renfermant une vessie représentée par
le poumon (a).

En 1669, Swammerdam montra
aussi que les poumons n'ont aucun
mouvement par eux-mêmes, et rendit
assez bien compte des mouvements du
diaphragme ainsi que du jeu des côtes (b). Mais il adopta les vues erronées
de Descartes, relativement à la cause de
l'entrée de l'air dans les voies respiratoires, et supposa que cela était une
conséquence d'une augmentation dans
la densité du fluide atmosphérique produite par l'élévation des côtes (c).

Peu de temps après, J.-A. Borelli
publia de nouvelles observations sur
le mécanisme de l'inspiration, et
tout en ajoutant à ce qui était déjà
connu, il introduisit dans la science
quelques erreurs graves au sujet de
l'action des muscles intercostaux (d).

Au commencement du XVIIIe siècle,
Hamburger présenta sur ce dernier
point des vues plus justes qui, mêlées
à de grandes erreurs, furent combat-
tues par ses contemporains (e); et vers
la même époque son principal anta-
goniste, le célèbre physiologiste de
Berne, Haller, fit de nombreuses
expériences sur les mouvements des
côtes et sur le rôle des divers muscles
dans la production des phénomènes
de la respiration : toutes les conclusions auxquelles il arriva ainsi ne sont
pas bien fondées, mais il a bien établi
quelques faits d'une grande importance, et son travail ne laisse pas que
d'avoir été très utile à la science (f).

On trouve aussi dans le deuxième
volume de son grand ouvrage de physiologie un exposé très complet de

---

(a) Boyle, Works, vol. I, p. 102.
(b) Swammerdam, Tractatus physico-anatomico-medicus de respiratione.
(c) Voyez Haller, sur le Circulus Cartesii (Elem. physiol., t. III, p. 299).
(d) Borelli, De motu Animalium, pars II, cap. 7, De respiratione, p. 94.
(e) Hamburger, Dissertatio de respirationis mechanismo atque usu genuino. Ienæ, 1727.
(f) Haller, De respiratione experimenta anatomica. Getting., 1746.

elle-même et l'extérieur, et si les poumons ne suivaient pas ses parois lorsqu'elle se dilate, il se produirait un vide entre celles-ci et la surface externe de ces organes. Les parois des cellules pulmonaires auraient alors à soutenir tout le poids de la colonne atmosphérique avec laquelle elles sont en rapport; mais comme elles sont très élastiques, elles doivent nécessairement céder à cette pression à mesure qu'elle s'exerce. La surface externe du poumon reste donc appliquée contre la surface interne du thorax, et toute dilatation de celui-ci entraînera nécessairement un agrandissement correspondant dans le système de cavités dont ces organes sont creusés.

Le mécanisme de l'inspiration repose donc tout entier sur deux choses : la dilatation de la cavité qui loge les poumons, et la clôture complète de cette cavité. Aussi, lorsque par suite d'une plaie pénétrante de la poitrine, l'air trouve un libre accès dans la chambre respiratoire elle-même, celle-ci a beau se dilater, l'inspiration ne se fait plus, et les poumons restent affaissés (1).

l'état des connaissances sur ce sujet au milieu du XVIIIe siècle (a).

En 1768, Trabucchi fit des expériences sur l'action des divers muscles de l'appareil respiratoire chez le Chien, etc. (b). Plus récemment, Magendie a fait quelques nouvelles observations sur le mécanisme de la dilatation du thorax (c).

Enfin, dans ces dernières années, plusieurs travaux importants ont été publiés sur le même sujet par MM. Beau et Maissiat, Sibson, Hutchinson et quelques autres physiologistes (d).

(1) Swammerdam a constaté, par des expériences sur des Animaux vivants, que le poumon cesse de se dilater dès que l'on fait aux parois du

(a) Haller, *Elementa physiologiæ corporis humani*, vol. II, p. 23, etc.
(b) Trabucchi, *Dissertatio de mechanismo et usu respirationis*. Viennæ, 1768.
(c) Magendie, *Précis élémentaire de physiologie*, 1825, 2e édit., t. II, p. 313 et suiv.
(d) Gerdy, *Mém. sur plusieurs points de la respiration* (Arch., 1835, 2e série, t. VII, p. 515).
— Beau et Maissiat, *Recherches sur le mécanisme des mouvements respiratoires* (*Archives générales de médecine*, 1842, 3e série, t. XV, p. 397 ; 1843, 4e série, t. I, p. 265 ; t. II, p. 357, et t. III, p. 249).
— Marcacci, *Sul mecanismo dei moti del petto osservazioni ed esperienze in alcuni Mammiferi* (*Miscell. med. chirurg.*, Pisa, 1843, 1re partie, p. 163).
— Pacini, *Sulla meccanica dei muscoli intercostali*, etc. (*Cimento*, 1847, t. IV, p. 473).
— Sibson, *On the Mechanism of Respiration* (*Philos. Trans.*, 1846, p. 501).
— Hutchinson, *On the Capacity of the Lungs*, etc. (*Trans. of the Medico-Chirurg. Soc. of London*, 1846, t. XXIX).

Ainsi, dès que l'on ouvre largement la poitrine d'un Chien ou d'un Lapin, par exemple, on voit que le renouvellement de l'air s'arrête dans les poumons et que l'asphyxie se déclare. Ce fait démontre également que les poumons sont, comme je l'ai déjà dit, tout à fait passifs dans les mouvements d'inspiration.

Pour bien nous rendre compte du mécanisme de ces mouvements, il nous faut donc étudier la structure de la chambre respiratoire ; et pour nous former une idée nette de la constitution de cette pompe aspirante , je choisirai d'abord un petit nombre d'exemples bien caractérisés.

§ 5. — Le premier type sur lequel j'appellerai l'attention nous est offert par les SERPENTS. Chez ces Reptiles, c'est la cavité commune du tronc qui loge les poumons , aussi bien que les organes de la digestion et de la génération ; tous ces viscères s'y trouvent entassés en quelque sorte pêle-mêle, et les leviers qui constituent la charpente des parois de cette chambre commune servent à la fois à produire les mouvements de respiration et de locomotion. Sous ce rapport, il n'y a donc aucune division du travail, et nous pouvons prévoir, par conséquent, que les instruments mis en usage seront très simples et fort imparfaits. Effectivement l'espèce de tige osseuse qui est formée par la colonne vertébrale, et qui règne dans toute la longueur du corps, donne attache, de chaque côté, à une série de petits arcs osseux qui jouissent de beaucoup de mobilité et qui descendent

Mouvements respiratoires des Serpents.

thorax une ouverture plus grande que celle de la glotte (a). Divers auteurs continuèrent encore à attribuer au poumon un mouvement inspiratoire propre (b) ; mais les expériences de Verheyen (c) , de Ferrein (d) et de quelques autres physiologistes, vinrent confirmer pleinement celles de Swammerdam, et aujourd'hui tous les observateurs sont d'accord sur ce point.

(a) Swammerdam, Tractatus de respiratione, 1667.
(b) Par exemple, Brémond, Expériences sur la respiration (Mém. de l'Acad. des sciences, 1739, p. 333).
(c) Verheyen, Corporis humani anatomia, p. 275.
(d) Ferrein , An pulmonum actio mechanica in exspiratione , 1738 (Collect. des thèses de Haller).

en se recourbant en forme d'arc autour de la masse viscérale, mais qui restent libres par leur extrémité inférieure, car l'os sternum, auquel ils vont se réunir chez la plupart des Vertébrés, manque dans cet ordre de la classe des Reptiles. Ces leviers ne sont autre chose que les côtes. Leur nombre est très considérable; ils règnent dans toute la longueur de l'abdomen; on en compte quelquefois plus de 300 paires (1), et elles sont articulées sur le rachis de façon à pouvoir se porter obliquement en avant et en dehors, ou en arrière et en dedans. Des plans charnus superposés et formant les muscles intercostaux externes et internes réunissent ces arcs osseux entre eux et vont se terminer inférieurement sur une lame aponévrotique qui complète en dessous les parois de la cavité viscérale. Enfin d'autres faisceaux musculaires s'élèvent de la partie dorsale de la colonne vertébrale sur la portion voisine de chaque côte et concourent à les mettre en mouvement. Lorsque l'animal rampe, on voit ces os se déplacer successivement : leur extrémité antérieure s'élève ou s'appuie sur le sol alternativement, et il est facile de comprendre que ces mouvements doivent modifier la forme et les dimensions de la cavité dans les parois de laquelle ces leviers sont enchâssés. Ainsi toutes les fois que les côtes se relèvent, leur extrémité inférieure s'écarte de la partie correspondante des côtes du côté opposé et augmente d'autant le diamètre transversal de la chambre viscérale où se trouvent les poumons. Lorsque les côtes se portent en arrière et en dedans, elles pressent au contraire sur ces organes, et resserrent la cavité abdominale (2).

(1) Chez la Couleuvre à collier, il y en a 167 paires; chez le Boa, 250 paires, et chez le Python améthyste, 320 paires (a). Nous examinerons ces particularités plus en détail lorsque nous nous occuperons de l'étude du squelette.

(2) C'est par ce procédé extrêmement simple que M. Sibson a pu bien analyser l'action des muscles, non-

(a) Voyez Cuvier, Leçons d'anatomie comparée, t. I, p. 221.

Le mécanisme des mouvements respiratoires est donc ici d'une simplicité extrême, et pour en comprendre le jeu, il suffit de voir quels sont les muscles qui agissent pour élever ou abaisser les côtes. Sur l'animal vivant cela n'est pas facile; mais pour constater leur mode d'action, on peut se contenter de simuler ces mouvements sur le cadavre par l'insufflation des poumons, et d'observer quels sont les muscles qui se relâchent lorsque la chambre viscérale est distendue ou contractée, car ce seront précisément ceux dont la contraction aurait concouru à déterminer le mouvement produit (1). Or, en agissant ainsi, on voit que les côtes de la première paire sont tirées en avant et en dehors par des muscles qui sont fixés à quelque distance de leur articulation rachidienne, et qui vont prendre leur point d'appui en haut et en avant sur la colonne vertébrale, à laquelle ces côtes sont suspendues. On désigne ces muscles sous le nom de *scalènes*, et il est facile de s'assurer que d'autres faisceaux charnus disposés d'une manière analogue agissent aussi de même sur les côtes suivantes, mais en prenant leur point d'appui en avant sur la

seulement dans les mouvements respiratoires des Serpents, mais aussi chez les Vertébrés supérieurs (a). Il est cependant à noter que, lorsque le déplacement des extrémités des muscles est peu considérable, il est souvent fort difficile d'arriver à des résultats bien nets.

(1) En général, ces mouvements de dilatation se font partiellement et ont seulement pour résultat de promener dans les différentes parties du sac pulmonaire les gaz qui s'y trouvent. Quand les choses se passent de la sorte, les narines de l'animal restent fermées; mais lorsque ces mêmes mouvements doivent déterminer une véritable inspiration, les narines s'ouvrent pour laisser entrer l'air. Suivant M. Schlegel, il y a d'ordinaire une trentaine de dilatations partielles du tronc entre deux inspirations (b).

Il est aussi à noter que, pendant la déglutition, lorsque la bouche du Serpent est obstruée par une proie volumineuse, la glotte vient saillir à l'extérieur, entre les deux branches de la mâchoire inférieure, ce qui permet à ces animaux de puiser l'air directement au dehors.

(a) Schlegel, *Physionomie des Serpents*, t. I, p. 53.
(b) Sibson, *On the Mechanism of Respiration* (*Philos. Trans.*, 1846, p. 501).

côte qui précède et qui a été déjà relevée ; ces dernières fibres, disposées obliquement de haut en bas et d'avant en arrière entre toutes les côtes, constituent les *muscles intercostaux externes*. Enfin d'autres muscles très petits se portent de la face externe, de chaque côté, à l'apophyse transverse de l'une des vertèbres placées un peu plus en avant, et en se contractant tendent aussi à relever l'extrémité inférieure de ces arcs osseux (1). Les agents moteurs qui déterminent la dilatation de l'espèce de pompe aspirante formée par la cavité viscérale sont donc ici les muscles scalènes, les muscles intercostaux externes et les muscles élévateurs des côtes. Les agents passifs qui transmettent et utilisent les mouvements de ces muscles sont les leviers constitués par les côtes et articulés avec la colonne vertébrale.

Expiration. Quant au mouvement inverse d'où résulte l'expulsion de l'air contenu dans les poumons, le mécanisme en est également facile à saisir. Le sac pulmonaire, à raison de son élasticité, tend à revenir sur lui-même et à se vider lorsqu'il a été distendu par l'air ; mais la force avec laquelle ses parois se resserrent n'est pas suffisante pour produire à elle seule le résultat voulu, et celui-ci est déterminé surtout par l'abaissement et le rapprochement des côtes. Lorsque ces os se portent en bas et en arrière, la cavité abdominale se rétrécit latéralement, et ses parois, venant à presser sur les poumons, en chassent l'air. Or, ces mouvements sont déterminés par la contraction d'une série de petits muscles étendus obliquement entre la face interne des côtes et la partie inférieure de la colonne vertébrale, ainsi que par l'action des muscles intercostaux profonds, dont les fibres croisent celles

(1) Les muscles moteurs des côtes ont été étudiés avec soin et figurés par Huebner chez le Boa (a), et par M. Sibson chez la Couleuvre (b).

(a) Huebner, *De organis motoriis Boæ caninæ*, dissert. inaug. Berolini, 1845, p. 20 et suiv. pl. 2, fig. 1-4.
(b) Sibson, *loc. cit.*, p. 501, pl. 23, fig. 1.

des muscles intercostaux externes, et se dirigent obliquement d'avant en arrière et de bas en haut (1).

§ 6. — Chez les Sauriens, la division du travail commence à se mieux établir ; les côtes n'interviennent plus comme leviers dans le mécanisme de la locomotion, et sont uniquement destinées à cloisonner la cavité viscérale ; aussi peuvent-elles le faire d'une manière plus complète. A cet effet, au lieu de se terminer par une extrémité libre, on les voit se continuer en dessous avec d'autres arcs qui semblent être, en quelque sorte, la répétition de chacune d'elles, et, dans toute la région thoracique, s'appuyer par l'intermédiaire de ceux-ci sur un ou plusieurs os placés sur la ligne médiane, du côté inférieur du corps, et constituant la partie du squelette nommée *sternum* (2).

La vertèbre en dessus, les côtes vertébrales, puis les côtes sternales latéralement, enfin le sternum en dessous, forment donc ici un anneau complet, et ces divers anneaux, constitués de la sorte et placés parallèlement les uns à la suite des autres, sont réunis entre eux par les vertèbres en dessus et le sternum en dessous, mais laissent de chaque côté une série des bandes vides qui sont occupées par les muscles intercostaux seulement. La chambre viscérale, ainsi murée, n'est pas divisée intérieurement en diverses chambres pour loger les différents ordres de viscères qui doivent y trouver place (3). Mais ses parois sont

---

(1) Les *muscles abaisseurs des côtes*, qui se portent de la face interne de ces os à quelque distance en arrière sur le corps d'une vertèbre, appartiennent en propre aux Serpents (*a*).

(2) Chez les Crocodiles, l'appareil sternal se continue jusqu'au bassin, et se trouve représenté, dans toute la portion abdominale du corps, par une bande fibro-cartilagineuse longitudinale qui porte de chaque côté une série de pièces costales (*b*).

(3) Chez les Crocodiles, on trouve quelques faisceaux musculaires qui partent du pubis pour aller se jeter sur le péritoine, et l'on peut les considérer comme étant l'analogue du muscle diaphragme ; mais leur action

(*a*) Voyez Sibson, *loc. cit.*, pl. 23, fig. 2.
(*b*) Voyez Carus, *Tabulæ anatom. compar. illustr.*, pars II, pl. 4, fig. 10.

partout suffisamment bien soutenues par leur charpente solide pour ne pas céder à la pression extérieure de l'atmosphère, et sont susceptibles de se dilater. Son agrandissement entraîne donc celui des sacs pulmonaires dont la cavité est en communication libre avec l'air extérieur.

Ce n'est pas ici le lieu d'étudier dans ses détails la constitution de la portion du squelette qui sert à transformer ainsi la cavité viscérale en une pompe aspirante, et je me bornerai à ajouter que l'agrandissement de la poitrine, chez ces Animaux, est due principalement à la direction et au mode de jonction des côtes vertébrales avec les côtes sternales : les premières sont dirigées obliquement en bas et en arrière, les autres en sens contraire, de façon à former avec elles un angle dont le sommet est dirigé en arrière ; les deux branches de l'espèce de V ainsi constitué sont susceptibles de se mouvoir, et lorsque les muscles scalènes et les intercostaux externes tirent les côtes en avant, l'angle qu'elles forment tend à s'effacer, et, par conséquent, les deux extrémités de ce levier articulé s'écartent l'une de l'autre : or, l'extrémité supérieure est attachée à la colonne vertébrale et l'extrémité inférieure au sternum ; il doit donc résulter de ce mouvement une augmentation dans la distance comprise entre ces deux portions des parois thoraciques, ou, en d'autres mots, un accroissement du diamètre vertical de la cavité viscérale (1).

dans le mécanisme de la respiration ne saurait être d'aucune importance (a), et chez tous les Reptiles, de même que chez les Batraciens, la cavité du corps constitue une grande chambre viscérale commune, sans cloisons intérieures.

(1) Ce jeu des côtes est surtout facile à constater chez le Caméléon, où l'angle formé par l'articulation des côtes vertébrales et des côtes sternales est très prononcé (b).

(a) Voyez Meckel, *Anatomie comparée*, t. V, p. 289.
(b) Voyez le mémoire de Sibson, *loc. cit.*, pl. 23, fig. 2.
— Voyez aussi la figure du squelette du Caméléon, publiée récemment par M. Blanchard (*Organis. du Règne animal*, REPTILES, SAURIENS, pl. 4, fig. 1).

§ 7. — Il existe une très grande ressemblance entre la disposition de la pompe respiratoire chez les Sauriens et chez les OISEAUX. Chez ceux-ci, le sternum prend un très grand développement, afin de fournir des points d'appui aux organes du vol; mais, par le jeu des côtes, cette espèce de bouclier qui constitue le plancher de la cavité thoracique est toujours susceptible de se rapprocher et de s'éloigner alternativement de la colonne vertébrale placée au-dessus, et cela avec plus de force même que chez les Reptiles. En effet, les côtes sternales sont osseuses au lieu d'être simplement cartilagineuses, et forment avec les côtes vertébrales une série de leviers articulés, comme des branches de compas, dont la charnière est très mobile (1).

Mais chez les Oiseaux, la charpente osseuse des parois de la cavité viscérale s'étend en général moins loin en arrière que chez les Reptiles, et cette différence coïncide avec un nouveau pas dans la division du travail physiologique, ainsi qu'avec un degré de plus dans la complication de l'appareil respiratoire. Effectivement, dans cette classe d'Animaux, la cavité viscérale tend à se diviser en deux chambres, dont l'une sera plus spécialement réservée au logement des poumons et du cœur, et dont l'autre sera destinée à contenir les organes de la digestion et de la génération. La séparation entre le thorax, ou chambre pulmonaire, et l'abdomen, ou chambre viscérale, ne s'établit que d'une manière très imparfaite à l'aide de cloisons membraneuses peu résistantes; mais l'espèce de *diaphragme* ainsi constitué présente déjà, de chaque côté, quelques faisceaux charnus, et peut être considéré comme une première ébauche de l'organe qui porte le même nom chez les Mammifères, et qui, chez ces

(1) Pour plus de détails sur le mécanisme de la dilatation du thorax des Oiseaux et le rôle des divers muscles qui meuvent les côtes, je renverrai au mémoire de Sibson, déjà cité (a).

(a) *On the Mechanism of Respiration* (*Philos. Trans.*, 1846, p. 507 et suiv., pl. 24 et 25).

derniers, devient un des principaux agents mécaniques de la respiration (1).

Les poumons des Oiseaux adhèrent, comme ceux des Tortues, à la voûte de la cavité thoracique, et par conséquent l'expansion des parois de cette cavité doit les dilater directement ; mais ce qu'il importe le plus de noter dans le mécanisme de la respiration de ces Animaux est le mode de renouvellement de l'air dans les grands réservoirs avec lesquels les poumons sont, comme nous l'avons déjà vu, en communication directe. Or, une portion seulement de ces réservoirs se trouve comprise avec les

---

(1) Le thorax des Oiseaux, ai-je dit, n'est pas séparé de l'abdomen par une grande cloison charnue, comme cela se voit chez les Mammifères ; mais le muscle diaphragme, tout en étant réduit à un état rudimentaire, existe et forme avec diverses expansions membraneuses un système de cloisons assez compliqué. On trouve d'abord, de chaque côté de la poitrine, un certain nombre de languettes musculaires qui ont été décrites par Perrault sous le nom de *muscles du poumon* (a), qui partent des angles antérieurs du sternum ainsi que de la face interne des côtes des troisième, quatrième, cinquième et sixième paires, se portent obliquement en haut et en dedans, s'étalent sur le poumon et s'y continuent sous la forme d'une large membrane aponévrotique. Celle-ci y adhère par sa face supérieure et va s'unir avec son congénère le long de la ligne médiane du dos, où elle contracte aussi des adhérences avec la colonne vertébrale ; enfin son bord postérieur est attaché à la face interne des deux dernières côtes, et elle est perforée au niveau des orifices bronchiques des poumons, aussi bien que pour le passage des bronches ; mais dans tous ces points elle adhère intimement au bord de ces orifices ou aux parois des tubes qui les traversent (b). La cloison ainsi formée, et que je désignerai sous le nom de *diaphragmite antérieur*, sépare donc la portion de la cavité thoracique où se trouvent les poumons de celle qui loge les autres viscères, ainsi que les réservoirs pneumatiques moyens et postérieurs ; et lorsque les fibres musculaires qui en garnissent les bords extérieurs viennent à se contracter, elle doit abaisser la partie correspondante des poumons, à laquelle sa surface supérieure est étroitement unie. Elle doit donc dilater ces organes et remplir les fonctions d'un agent inspirateur.

Une autre cloison de même nature, qu'on peut appeler le *diaphragmite*

(a) Perrault, *Mém. pour servir à l'histoire naturelle des Animaux*, t. III, p. 165. pl. 3 ; pl. 9, fig. 3 ; pl. 9,
(b) Voyez Sappey, *Recherches sur l'appareil respiratoire des Oiseaux*, pl. 1, fig. 1, etc.

poumons dans l'intérieur de la cavité thoracique, et le reste est situé en dehors de cette espèce de pompe, et n'est protégé contre la pression atmosphérique que par des parties molles et flexibles (1). Il en résulte, par conséquent, une certaine complication dans les mouvements de l'air contenu dans ce système de poches.

Enfin l'appareil diaphragmatique des Oiseaux, tout en étant fort réduit dans sa portion charnue, est en réalité fort complexe, et se compose de deux portions, ou *diaphragmites*, bien distinctes, l'une antérieure, l'autre postérieure; mais l'action de

thoraco-abdominal, s'étend verticalement depuis le rachis jusqu'au sternum (a) ; en arrière elle prend aussi des points d'attache sur le bassin, et en dessus elle se confond avec la base du diaphragmite antérieur ; sa face postérieure ou abdominale s'applique sur le foie, et sa face antérieure ou thoracique est soudée au péricarde dans toute sa portion inférieure et moyenne. Dans le reste de son étendue, elle est en rapport avec le réservoir diaphragmatique inférieur, et elle donne naissance à deux expansions fibreuses qui se portent transversalement en dehors, l'une à droite, l'autre à gauche, pour aller s'implanter sur le diaphragmite antérieur, entre la troisième côte et l'embouchure de la bronche, de façon à compléter la cavité comprise entre les deux diaphragmites et contenant les quatre réservoirs aérifères moyens. Dans la plus grande partie de son étendue, ce diaphragmite vertical, placé ainsi entre le thorax et l'abdomen, est formé par une

lame aponévrotique très mince ; mais du côté du rachis on y remarque des faisceaux de fibres musculaires qui se dirigent de la ligne médiane en dehors, et qui, en se contractant, doivent tendre et abaisser toute la cloison.

M. Sappey, à qui l'on doit une étude très approfondie de cet appareil, donne à chacune de ces cloisons le nom de *diaphragme*, et admet par conséquent que chez les Oiseaux il existe, non pas un seul diaphragme, comme chez les Mammifères, mais deux diaphragmes : un *thoraco-abdominal*, qu'il considère comme résultant du développement de la portion rachidienne ; l'autre, *pulmonaire*, qu'il compare à la portion costale de ce muscle (b). Cette manière de voir avait été présentée aussi plus anciennement par Bartholin (c).

Pour plus de détails à ce sujet, je renverrai à la *Monographie* de M. Sappey, et à un *Mémoire sur le diaphragme*, par M. Rouget (d).

(1) Voyez page 354.

(a) Voyez Sappey, *Op. cit.*, pl. 2, fig. 2 et 3.
(b) Sappey, *Recherches sur l'appareil respiratoire des Oiseaux*, p. 21.
(c) Bartholin, *De diaphragmatis structura nova*, 1676, et dans la *Bibl. anat.* de Manget, t. I, p. 814.
(d) Rouget, *Le diaphragme chez les Mammifères, les Oiseaux et les Reptiles*, p. 15 (extrait de la *Revue médicale de Paris*, 1851).

ces organes n'est pas aussi puissante que celle du diaphragme musculaire des Mammifères, et l'inspiration s'effectue principalement par le jeu des côtes.

Lorsque le thorax des Oiseaux, séparé de l'abdomen par la cloison diaphragmatique postérieure, vient à se dilater, l'air pénètre à la fois dans les cellules pulmonaires et dans les quatre réservoirs diaphragmatiques qui sont logés dans la même chambre respiratoire. Mais l'air qui se précipite dans ces organes ne provient pas seulement du dehors, car la cavité des poumons communique librement avec les grands réservoirs pneumatiques extra-thoraciques aussi bien qu'avec les trachées, et l'on voit ces poches s'affaisser à chaque mouvement d'inspiration. Du reste, on comprend facilement qu'il doit en être ainsi; car ni les réservoirs abdominaux, ni les réservoirs cervicaux, ne se trouvent séparés de l'atmosphère par des parois rigides, et par conséquent, lors de l'agrandissement des cavités thoraciques et de la dilatation de l'air contenu dans ces cavités, avec lesquelles ils communiquent largement, la pression exercée par l'atmosphère sur leurs parois ne se trouve plus contre-balancée par l'élasticité des gaz dont ils sont remplis. Cet excès de pression doit, par conséquent, déterminer le reflux de l'air de l'intérieur de ces poches dans la pompe aspirante que constitue le thorax, de la même manière que le poids de l'atmosphère agissant sur la colonne de gaz contenue dans la bouche et la trachée pousse ce fluide dans les bronches.

Lors du mouvement contraire, c'est-à-dire quand la capacité du thorax diminue, l'air est expulsé à la fois des poumons et des réservoirs diaphragmatiques : une portion de ce fluide s'échappe au dehors par les bronches, la trachée et le pharynx; une autre portion s'engage dans les réservoirs pneumatiques qui sont situés hors de cette cavité, c'est-à-dire dans les poches cervicales, claviculaires et abdominales. Effectivement, on voit alors l'abdomen et la base du cou se gonfler, et, à l'aide de quelques expériences sur des Animaux vivants, il est facile de s'assurer que ces mouvements sont dus à la sortie d'une portion de l'air contenu dans les réservoirs antérieurs et postérieurs (1).

Par exemple, si l'on plonge dans l'un de ces réservoirs la branche inférieure d'un tube à double courbure contenant un peu de mercure, de façon à constituer un manomètre à air libre, on verra le mercure s'élever dans la branche supérieure de l'instrument chaque fois que le thorax se resserre, et s'abaisser chaque fois que cette cavité se dilate (2).

Cet antagonisme entre les mouvements de la portion centrale ou thoracique de l'appareil respiratoire des Oiseaux et les portions périphériques ou extra-thoraciques peut se démontrer d'une manière encore plus simple. Si l'on ampute l'aile d'un Coq, qu'on ouvre la cavité pneumatique dont l'humérus est creusé, cavité qui communique avec les réservoirs aériens de la base du cou, et si l'on place la flamme d'une bougie devant l'ouverture ainsi pratiquée, on verra cette flamme attirée et repoussée alternativement par le courant d'air qui entre dans l'humérus au moment où le thorax se dilate, et qui en sort lorsque cette cavité se resserre. En obstruant la trachée, on rend cet effet plus marqué, car alors la totalité de l'air qui à chaque mouvement d'inspiration pénètre dans le thorax y arrive par les poches pneumatiques antérieures et l'ouverture de l'humérus. Un bruit de soufflet plus ou moins prononcé accompagne même ce mode singulier de respiration (3).

(1) Cet antagonisme, dans le jeu de la portion thoracique de l'appareil respiratoire et les grands sacs aériens de la base du cou et de l'abdomen, a été très bien observé par les anciens membres de l'Académie des sciences, lorsqu'en 1689 Méry fit, sous les yeux de cette compagnie, quelques expériences sur des Oiseaux vivants (a).

(2) Sappey, *Op. cit.*, p. 41.

(3) Idem, *ibid.*, p. 47.

(a) *Histoire de l'Académie des sciences*, t. II, p. 63. — Le nom de Méry n'est pas mentionné dans l'article relatif à cette expérience ; mais on voit, par un passage du mémoire de Brémond, lu à l'Académie en 1739, qu'elles appartiennent à ce physiologiste (voyez *Mém. de l'Acad. des sciences*, 1739, p. 350).

Mouvements
respiratoires
des
Mammifères.

§ 8. — C'est dans la classe des MAMMIFÈRES que l'espèce de pompe aspirante formée par la cavité thoracique arrive au plus haut degré de perfection : car non-seulement la cavité thoracique de ces Animaux est complétement séparée de la cavité abdominale par un diaphragme charnu, mais ses parois sont organisées de façon à pouvoir en déterminer l'agrandissement dans tous les sens.

Constitution
du thorax.

De même que chez les Reptiles, une série d'arcs osseux forment de chaque côté la portion principale de la charpente solide du thorax, et ces cerceaux sont articulés par paires à la

Côtes.

portion moyenne ou dorsale de la colonne vertébrale. Par leur extrémité opposée, les *côtes vertébrales*, ainsi disposées, se continuent avec des pièces cartilagineuses de même forme (1), et ces *cartilages costaux*, ou *côtes sternales*, vont pour la plupart s'unir au sternum, qui est étroit et semble répéter en dessous le rachis situé le long de la partie médiane de la voûte du thorax. Mais le sternum est toujours moins long que la portion dorsale de la colonne vertébrale dont les côtes dépendent; par conséquent, celles-ci ne trouvent à s'appuyer de la sorte que dans la partie antérieure et moyenne du thorax, et les cartilages de celles des dernières paires ne peuvent qu'aller joindre les précédentes ou rester libres par leur extrémité inférieure. On donne aux premières le nom de *vraies côtes*, et celles qui ne s'articulent pas directement avec le sternum sont désignées sous le nom de *fausses côtes*. Mais cette distinction n'a pas pour nous un grand intérêt, et ce qu'il nous importe surtout de noter, c'est qu'en général les côtes vertébrales et les côtes sternales ne sont pas unies sous un angle plus ou moins ouvert,

(1) Chez les Cétacés et la plupart des Édentés, les cartilages costaux deviennent osseux de très bonne heure. Meckel a trouvé les côtes sternales également osseuses chez l'Hippo-

potame (a). Mais il paraît y avoir, sous le rapport de la texture de ces côtes, beaucoup de variations suivant les individus.

(a) Meckel, *Anatomie comparée*, t. III, p. 448.

comme chez les Oiseaux (1), et constituent seulement des cerceaux courbes dont la convexité est dirigée en dehors et en arrière chez les Mammifères qui ont une position horizontale, ou en dehors et en bas chez l'Homme, qui se tient verticalement. Il est aussi à noter que les côtes de la première paire sont très courtes, et que les suivantes deviennent de plus en plus longues jusque vers le niveau de l'extrémité postérieure du sternum, puis se raccourcissent graduellement. Il en résulte que le sternum, fort rapproché du rachis à son extrémité antérieure, s'en éloigne beaucoup dans le voisinage de l'abdomen, et que la cavité du thorax a la forme d'un cône dont le sommet serait dirigé en avant vers le cou, et la base tronquée obliquement, de façon à se prolonger beaucoup plus loin du côté dorsal du corps que du côté ventral. Du reste, la forme générale de cette espèce de cage osseuse qui entoure la cavité thoracique varie aussi un peu suivant le degré de courbure des côtes, et son étendue est en partie subordonnée au nombre de ces os, nombre qui est sujet à des variations assez grandes. Ainsi, chez l'Homme on en compte 12 paires; chez quelques Mammifères, tels que certaines Chauves-Souris, on n'en trouve que 11 paires; mais en général il y en a 13, 14, 15 ou même 16 paires, et quelquefois davantage : ainsi le Cheval en a 18 paires, l'Éléphant 20 paires et l'Unau 23 paires. Lorsque le système costal se prolonge très loin vers le bassin, le sternum est en général très court, et par conséquent la base du cône formé par le thorax très oblique; disposition qui est portée à un très haut degré chez les Cétacés (2). Enfin le ster-

(1) Chez quelques Mammifères, les côtes sont au contraire coudées en forme de V, à peu près comme chez les Oiseaux : par exemple, chez le Marsouin (a) et le Dauphin (b).

(2) Hunter a trouvé que chez le *Balæna boops* il n'y a qu'une seule paire de côtes qui s'unissent au sternum, et onze paires de fausses côtes (c).

(a) Sibson, *On the Mecanism of Respiration* (Philos. Trans., 1846, pl. 26, fig. 7).
(b) Voyez Carus, *Tabulæ anatom. compar. illustr.*, pars II, pl. 6, fig. 14.
(c) Œuvres de Hunter, t. IV, p. 438.

II.

52

num lui-même se compose d'une série de petits os qui restent souvent distincts et mobiles les uns sur les autres, ainsi que cela se voit d'ordinaire chez les Ruminants et les Pachydermes, mais qui d'autres fois se soudent entre eux de façon à ne laisser qu'une seule ligne articulaire transversale, comme cela a lieu chez l'Homme (1).

En général, les côtes sont étroites et laissent entre elles un espace assez considérable ; quelquefois cependant elles se rencontrent et chevauchent même les unes sur les autres, comme cela se voit chez le Tatou noir (2). Mais, quoi qu'il en soit à cet égard, elles sont susceptibles de s'écarter ou de se rapprocher entre elles, et sont unies par deux couches de fibres musculaires obliques qui constituent, ainsi que nous l'avons déjà vu chez les Reptiles et les Oiseaux, des muscles intercostaux externes et internes.

Diaphragme.   La paroi abdominale ou postérieure du thorax est formée, comme nous l'avons déjà dit, par une grande cloison contractile appelée *diaphragme*, qui s'étend de la colonne vertébrale au sternum, et qui se fixe aussi au bord postérieur du système costal (3). Elle est constituée par des faisceaux de fibres muscu-

Cuvier a trouvé chez le Lamentin deux paires de vraies côtes et quatorze paires de fausses côtes (a).

Chez le Cheval, il y a huit paires de vraies côtes et dix paires de fausses côtes.

(1) Les autres particularités de structure que le sternum présente chez divers Mammifères n'ayant que peu d'influence sur le rôle de cet os dans les mouvements respiratoires, ne seront indiquées qu'à l'occasion de l'étude spéciale du squelette.

(2) Voyez Cuvier, *Ossements fossiles*, pl. 214, fig. 1.

(3) L'existence de cette cloison était connue d'Hippocrate, et le nom de *diaphragme* paraît y avoir été donné par Platon ; mais Galien est le premier qui ait eu une idée juste de sa structure et de ses usages dans la respiration. Vésale en donna une description assez bonne ; mais le travail le plus complet sur ce muscle est dû à Haller, et la figure qu'il en donna est très bonne (b).

(a) *Ann. du Mus. d'hist. nat.*, t. XIII, p. 292.
(b) Haller, *Iconum anatomicarum* fasc. 1, 1747.

laires qui, fixés à la portion lombaire de la colonne vertébrale, s'avancent vers le thorax et s'y épanouissent en une membrane aponévrotique, d'où une multitude d'autres fibres charnues rayonnent pour aller s'attacher au bord de la cage thoracique (1). La portion lombaire est connue sous le nom de *piliers du diaphragme*, et la portion aponévrotique est appelée *centre phrénique*; cette dernière forme, avec les fibres musculaires qui en partent, une sorte de grand voile tendu tout autour entre le thorax et l'abdomen. L'œsophage et les gros vaisseaux sanguins du tronc la traversent à l'aide d'espaces ménagés entre les faisceaux charnus des piliers et adhèrent aux bords de ces ouvertures. Quelques-unes des fibres des piliers s'entrecroisent même au-dessus de l'œsophage et s'y terminent de façon à embrasser ce tube sans concourir à la constitution de la portion cloisonnaire du diaphragme (2). Il en résulte que, du côté de l'abdomen, la clôture de la cavité thoracique est com-

(1) Ou se fixer un peu plus en arrière, sur les parois abdominaux, et s'y continuer avec les fibres du muscle transverse de l'abdomen, disposition qui se voit chez la Baleine jubarte et le Lamentin.

Chez l'Homme, quelques-unes de ses fibres présentent le même mode de terminaison.

(2) M. Rouget, qui a fait une étude spéciale du mode de distribution et des connexions des fibres charnues du diaphragme, a constaté que chez le Lapin la portion œsophagienne de ce muscle est parfaitement distincte du reste et constitue un véritable sphincter; mais, chez l'Homme, elle est peu développée et se trouve représentée seulement par quelques fibres qui se détachent des piliers pour aller se terminer sur l'œsophage. Nous aurons à revenir sur cette disposition, lorsque nous

étudierons les organes de la digestion.

Il est également à noter ici que, chez le Lapin, les fibres musculaires des piliers se continuent, chacune individuellement, avec une des fibres de la portion cloisonnaire du diaphragme par l'intermédiaire d'une des fibres aponévrotiques du centre phrénique, de sorte que ce muscle est bien évidemment de la nature de ceux que les anatomistes appellent *muscles digastriques*; seulement ici les fibres charnues de l'un des bouts (ou ventres) se trouvent étalées en éventail pour former la cloison, et celles du bout opposé sont réunies en faisceaux pour constituer les piliers, tandis que dans les muscles digastriques ordinaires les deux portions affectent cette dernière disposition. Chez les grands Mammifères, cette continuité entre les fibres des deux portions du diaphragme est

plète. J'ajouterai encore que la face antérieure ou pulmonaire de cette cloison contractile est convexe, tandis que sa face postérieure ou abdominale est concave, de façon qu'elle s'avance en forme de voûte, ou plutôt de dôme, dans l'intérieur de la chambre respiratoire, disposition qui est d'une haute importance dans le mécanisme de la respiration. La courbure de la voûte ainsi formée est surtout très grande chez les Mammifères dont les côtes se continuent fort loin vers le bassin, et cette conformation, qui a pour résultat d'augmenter l'étendue de la cavité abdominale du côté du sternum et de permettre aux poumons de se prolonger beaucoup au-dessus de la masse viscérale, et qui est très remarquable chez les Mammifères aquatiques, a son utilité dans le mécanisme de la natation (1).

Sommet du thorax.

Du côté antérieur, à la base du cou, le sommet de la chambre respiratoire livre passage à l'œsophage, à la trachée et aux vaisseaux sanguins ; mais toutes ces parties sont intimement réunies entre elles par du tissu connectif ainsi que par des expansions aponévrotiques, et des muscles dont nous aurons aussi à parler bientôt s'étendent de chaque côté du cou entre les côtes et la portion cervicale de la colonne vertébrale, de façon que, là comme partout ailleurs, la cavité du thorax, tout en se prolongeant un peu au delà des côtes de la première paire à la base du cou (2), se trouve complétement fermée.

moins évidente, à cause de l'entrecroisement de leur portion tendineuse dans le centre phrénique (a).

(1) Chez le Dugong, par exemple, les poumons s'étendent en arrière jusqu'au niveau de l'ombilic, mais n'occupent que la moitié dorsale du tronc,

et les viscères abdominaux s'avancent en dessous jusque vers la partie antérieure du thorax (b).

(2) Chez l'Homme, cette portion cervicale de la chambre thoracique est peu étendue ; mais, chez quelques Mammifères, elle acquiert des dimen-

(a) Rouget, Le diaphragme considéré chez les Mammifères, les Oiseaux et les Reptiles (Gazette médicale, 1851).
(b) Voyez Carus, Tabulæ anatom. compar. illustr., pars VII, pl. 8, fig. 1.

Enfin une membrane séreuse mince et transparente, la *plèvre*, en tapisse la surface interne et adhère à ses parois (1). Cette membrane se réfléchit aussi sur chacun des poumons pour se souder à la surface externe de ces organes. Elle constitue de la sorte de chaque côté du thorax une double poche qui encapuchonne le poumon correspondant. La surface externe du feuillet profond ou pulmonaire de cette double tunique est en contact avec la surface interne du feuillet externe ou costal, mais n'y adhère pas ; ces deux surfaces juxtaposées, parfaitement lisses, sont au contraire continuellement lubrifiées par un liquide séreux qui les rend glissantes, et elles sont éminemment propres à diminuer le frottement entre les poumons et les parois thoraciques lorsque ces parties viennent à se mouvoir. Sur la ligne médiane du corps, là où les sacs formés par les portions costales des plèvres se rencontrent, ces lames membraneuses s'adossent et constituent une cloison longitudinale qui, étendue entre les poumons, divise la chambre respiratoire en deux loges. Cette cloison a reçu le nom de *mé-*

Plèvre.

sions considérables. Ainsi, chez le Marsouin, animal dont le cou est très court et peu mobile, la cavité ainsi constituée par l'espace compris entre les muscles de cette région en avant et sur les côtés, la trachée en haut et les côtes de la première paire en arrière, est très grande et en forme d'entonnoir. Une portion considérable des poumons y est logée (a).

(1) L'existence de cette tunique pulmonaire était connue des anciens : Arétée en parle, et Galien en a donné une description succincte. Vésale, que l'on nomme à juste titre le restaurateur de l'anatomie, montra comment les deux sacs formés par les plèvres se réunissent pour constituer le médiastin (b). Enfin, Haller (c) démontra expérimentalement que la plèvre costale n'est pas séparée de la plèvre pulmonaire par un espace vide ou par de l'air, ainsi que l'avaient pensé Morgagni (d), Hales (e) et Hamburger (f); fait qui du reste avait déjà été annoncé par Swammerdam (g).

(a) Sibson, *On the Mechanism of Respiration* (Philos. Trans., 1846, p. 526).
(b) Vésale, *De humani corporis fabrica*, 1543.
(c) Haller, *De respir. exper. anatom.*, sect. 3, 1746.
(d) Morgagni, *Adversaria anatomica*, t. V, 1719.
(e) Hales, *Statique des Animaux*, p. 72.
(f) Hamburger, *De respirationis mechanismo et usu*, dissert., 1727.
(g) Swammerdam, *Tractatus physico-anatomico-medicus de respiratione*, 1667.

diastin, et, comme nous le verrons plus tard, elle loge entre ses deux feuillets le cœur et la tunique membraneuse de cet organe (1).

Dilatation du thorax chez l'Homme. § 9. — La chambre thoracique, ainsi constituée, est susceptible de s'agrandir, suivant ses trois dimensions, et pour bien comprendre le mécanisme de sa dilatation, il est nécessaire d'analyser les mouvements qu'elle exécute. Dans cette étude, je prendrai l'Homme pour exemple, et sans m'arrêter sur les points d'un intérêt secondaire au sujet desquels de nombreuses discussions se sont élevées parmi les physiologistes, je chercherai à faire bien saisir ce qu'il nous importe le plus de connaître.

Action du diaphragme. Dans l'état de repos, le diaphragme, avons-nous dit, s'élève en forme de dôme dans l'intérieur du thorax, et cette cloison se compose en majeure partie de fibres contractiles. Or ces fibres, lorsqu'elles entrent en action, se raccourcissent; par conséquent, leur contraction détermine une diminution dans l'arc de cercle qu'elles décrivent, et il en résulte un abaissement correspondant de la voûte qui constitue le plancher de la chambre respiratoire. Par conséquent aussi la contraction du diaphragme entraîne une augmentation dans le diamètre vertical de la cavité située au-dessus et une augmentation correspondante dans l'es-nique, occupé par les poumons. L'abaissement du centre phrénique lequel est en rapport avec la portion du thorax occupée par le cœur, est en général peu considérable; mais les fibres charnues qui se rendent de cette expansion tendineuse au bord inférieur de la cage thoracique, tendent à devenir droites au

(1) Galien a fait remarquer que la cloison verticale formée par le médiastin divise le thorax de façon que la respiration peut continuer d'un côté, lorsque du côté opposé elle est devenue impossible par suite d'une large plaie pénétrante qui laisse entrer l'air dans cette cavité (*a*).

(*a*) Galien, *Œuvres*, trad. par Daremberg, t. 1, p. 385.

moment de leur contraction, et, en se raccourcissant ainsi, agrandissent l'espace qui est situé entre les parties latérales de la voûte diaphragmatique et les côtes, en même temps qu'elles s'éloignent du sommet du cône qui représente le thorax. Or, la partie inférieure des poumons occupe précisément la portion de la cavité thoracique qui se dilate de la sorte, et il s'ensuit que le muscle diaphragme est un agent aspirateur puissant. Il est aussi à noter que l'abaissement de la voûte diaphragmatique exerce sur la capacité de la cavité abdominale située en dessous une influence contraire ; en se contractant, cette cloison refoule en bas et en avant les viscères en contact avec sa face inférieure, et comme les parois latérales et antérieure de l'abdomen sont extensibles, elles cèdent à la pression ainsi exercée, de telle sorte que l'action inspiratoire du diaphragme se traduit à l'extérieur par un gonflement du ventre.

§ 10. — Le jeu des côtes peut déterminer l'élévation de l'extrémité supérieure du sternum et contribuer aussi à l'augmentation du diamètre vertical de la chambre respiratoire. En effet, l'extrémité antérieure des côtes de la première paire à laquelle cet os est fixé descend beaucoup au-dessous du point d'articulation de leur extrémité postérieure avec la colonne vertébrale, et lorsque les muscles qui s'étendent de la portion cervicale de la colonne à ces mêmes côtes viennent à se contracter, ils en relèvent l'extrémité antérieure. Mais les diverses positions que les côtes peuvent prendre exercent surtout une influence importante sur la largeur du thorax et sur le diamètre antéro-postérieur de cette cavité. *Action des côtes.*

Dans l'état de repos, les côtes, avons nous dit, descendent très obliquement de la colonne vertébrale vers le sternum, et leur articulation avec cette colonne constitue une sorte de charnière. Quand les muscles dont ils sont pourvus se raccourcissent et les tirent en haut, ces cerceaux thoraciques peuvent donc se redresser, et en devenant moins oblique, leur extrémité *Augmentation du diamètre antéro-postér. du thorax.*

antérieure doit s'éloigner de la paroi postérieure de la cavité respiratoire. Or, cette extrémité est liée, comme nous l'avons vu, au sternum, qui constitue la paroi antérieure du thorax, et par conséquent aussi l'élévation des côtes doit porter cet os en avant et augmenter d'autant l'espace compris entre lui et la colonne vertébrale, ou, en d'autres mots, augmenter d'autant le diamètre antéro-postérieur de la chambre occupée par les poumons.

Chez l'Homme et la plupart des Mammifères, les côtes vertébrales sont soudées bout à bout avec les côtes sternales correspondantes, et ne présentent pas à leur point de jonction une articulation en charnière qui permette à ces dernières de se redresser et d'allonger ainsi les leviers interposés entre la colonne vertébrale et le sternum, comme cela a lieu chez les Oiseaux (1). Mais ici les côtes sternales ne sont pas osseuses, elles restent cartilagineuses, et conservent par conséquent une certaine flexibilité; or, cette flexibilité permet quelques légères variations dans leur degré de courbure, et lorsque les muscles inspirateurs tirent les côtes vertébrales en haut, cette courbure diminue effectivement un peu, ce qui entraîne un allongement correspondant dans la corde de l'arc décrit par la côte, ainsi modifiée, et par conséquent aussi un mouvement du sternum en avant. La flexibilité des cartilages costaux contribue donc à produire ici, en petit, un résultat analogue à celui que détermine chez les Oiseaux l'ouverture de l'angle formé par la réunion des portions vertébrale et sternale de chaque cerceau costal (2).

---

(1) Voyez ci-dessus, page 398.

(2) La diminution dans la courbure des côtes, due à l'élasticité de leurs cartilages dont il vient d'être question, contribue aussi à l'élargissement de la poitrine, la portion des arcs costaux qui se redresse ainsi étant dirigée de dedans en dehors aussi bien que d'avant en arrière. Voyez à ce sujet les figures théoriques données par Sibson (a).

(a) On the Mechanism of Respiration (Philos. Trans., 1846, p. 530).

§ 11. — L'augmentation dans le diamètre antéro-postérieur du thorax n'est pas le seul résultat obtenu par le jeu des côtes ; ces leviers sont disposés de façon à déterminer aussi la dilatation transversale de la chambre respiratoire. En effet, les côtes sont légèrement tordues, non loin de leur articulation vertébrale, et leur plan de courbure se trouve incliné en bas et en dehors. Il en résulte que la traction en haut, opérée sur le sommet de l'arc formé par chacun de ces os, tend à leur faire exécuter un mouvement de rotation autour de l'axe représenté par la corde de cet arc, et, en diminuant l'obliquité de leur plan de courbure, les écarte de la ligne médiane du corps.

Il est facile à comprendre aussi comment ces mouvements d'élévation et de rotation des côtes peuvent déterminer en même temps une certaine augmentation dans les espaces qui les séparent entre elles, et par suite un accroissement dans l'étendue des parois de la cavité thoracique. Si ces leviers formaient avec la colonne vertébrale un angle droit, et si cette colonne était elle-même une droite, les espaces intercostaux seraient partout égaux à la distance comprise entre leurs extrémités postérieures, et s'ils formaient au contraire avec le rachis un angle suffisamment oblique, ils se toucheraient, tout en restant parallèles entre eux. Par conséquent, lorsque, par l'action des muscles élévateurs des côtes cette obliquité diminue, leur écartement doit tendre à augmenter.

Ceci nous explique aussi pourquoi, lorsque le torse est redressé, la dilatation du thorax peut s'effectuer d'une manière plus complète que lorsque le dos est voûté et la colonne vertébrale fortement courbée en avant, fait que l'expérience journalière nous apprend à connaître, et que les médecins qui s'occupent d'hygiène ne doivent pas négliger. Effectivement les côtes sont presque toutes fixées par leurs deux extrémités, de façon à conserver toujours leur parallélisme général, et par conséquent, lorsqu'en s'élevant elles prennent une position horizontale, elles n'atteindront leur maximum d'écartement que là où elles formeront avec le rachis un angle droit ; or, cette condition ne sera réalisée que pour une seule d'entre elles à la fois, si le rachis présente une forte courbure en avant, et vers les deux extrémités de la série de ces os, leur élévation les placera sous ce rapport dans une position défavorable à la dilatation du thorax. L'effet produit sera, au contraire, d'autant plus grand, que la colonne se rapprochera davantage de la ligne droite, car alors un plus grand nombre de côtes formeront à la fois avec cette colonne un angle droit ou au moins un angle très ouvert (1).

(1) Il est bon de remarquer aussi que la courbure constante de la portion dorsale de la colonne vertébrale doit faire varier, dans les diverses régions du thorax, le degré d'écartement des côtes résultant du mouvement d'élévation de ces os. En effet, la concavité de la tige rachidienne étant dirigée en avant, les côtes doivent former avec celle-ci des angles dont le degré d'acuité varie suivant que ces leviers parallèles s'articulent avec la portion supérieure, la portion moyenne, ou la portion inférieure de l'arc de cercle ainsi constitué.

Dans le repos, les côtes attachées à la portion inférieure et moyenne de cet arc forment avec lui un angle plus ou moins aigu dont le sommet est dirigé en haut et en arrière ; par conséquent, lorsqu'en s'élevant, elles tendent à prendre une position horizontale, elles forment avec la colonne un angle qui se rapproche de l'angle droit, et elles s'écartent davantage entre elles.

Mais les côtes qui s'appuient sur la portion supérieure du même arc de cercle représenté par la colonne vertébrale ne se trouvent pas dans les mêmes conditions. La concavité du rachis y est dirigée en avant et en bas, et les côtes, en la rencontrant, forment avec cette tige osseuse un angle droit ou un angle plus ou moins aigu dont le sommet est dirigé en bas ; l'élévation de ces côtes doit donc tendre à diminuer encore l'ouverture de cet angle, et par conséquent aussi doit tendre à diminuer l'espace laissé entre ces os.

L'élargissement des espaces intercostaux qui résulte de l'élévation des côtes de la région moyenne et inférieure du thorax ne s'observe donc pas entre les côtes des premières paires, lorsque celles-ci exécutent les mêmes mouvements, et si l'on présentait d'une manière trop générale ce qui a été dit ci-dessus au sujet de l'influence de ces mouvements sur l'étendue des espaces intercostaux, on ne serait pas dans le vrai. L'élévation des côtes moyennes et inférieures est suivie de cet effet ; mais l'élévation des côtes supérieures détermine un résultat inverse, c'est-à-dire la diminution de la largeur des espaces intercostaux. Néanmoins l'effet total ainsi produit est une dilatation du thorax, car les espaces intercostaux qui s'agrandissent lors de

Il est aussi à noter que l'écartement des côtes entre elles, et par conséquent l'étendue des parois thoraciques, s'accroîtra davantage encore si pendant que les côtes de la partie moyenne et supérieure de la poitrine s'élèvent, celles de la portion inférieure du thorax s'abaissent. Or, c'est ce qui a effectivement lieu lors des grands mouvements inspiratoires, et les côtes des deux dernières paires étant flottantes, c'est-à-dire libres à leur extrémité antérieure, sont susceptibles d'un déplacement assez considérable. Elles peuvent en même temps s'écarter notablement de la ligne médiane, et nous rappellent, par leur disposition, l'appareil costal dont nous avons déjà étudié le jeu chez les Ophidiens.

Ainsi, en résumé, le plancher bombé de la chambre respiratoire peut s'aplatir et s'abaisser ; le sternum, qui en occupe la paroi antérieure, peut se porter en avant et s'éloigner du rachis ; enfin les côtes peuvent, par un mouvement de rotation, se relever et s'écarter de la ligne médiane du corps, en même temps qu'elles s'écartent entre elles par suite de l'ascension de celles qui avoisinent le sommet du thorax et de l'abaissement de celles qui occupent la partie inférieure de l'espèce de cage formée par ces os.

§ 12. — Tels sont les principaux mouvements qui concourent à effectuer la dilatation du thorax et à déterminer l'entrée de l'air dans les poumons. Dans tout ce que je viens d'en dire, je n'ai cherché qu'à en donner une idée générale, et pour nos études de physiologie comparée ces notions pourraient suffire ; mais le

l'élévation des côtes sont beaucoup plus nombreux et plus étendus que ceux pour lesquels le même mouvement détermine l'effet contraire. Pour bien saisir cette portion du mécanisme des mouvements inspiratoires, on peut s'aider utilement des figures théoriques données par M. Sibson dans le mémoire déjà cité (a), ou par M. Hutchinson (b).

(a) Sibson, On the Mechanism of Respiration (Philos. Trans., 1846, p. 512).
(b) Dans l'article THORAX (Todd's Cyclopædia of anatomy, vol. IV, p. 1047, fig. 678 et 679).

Influence
de la longueur
des côtes sur
l'effet produit.
mécanisme de la respiration chez l'Homme est un point si important, en hygiène et en médecine, qu'il me paraît utile d'entrer ici dans quelques détails de plus à ce sujet, et d'examiner de plus près la part que prend dans le phénomène de l'inspiration chacun des instruments dont l'ensemble constitue la pompe aspirante représentée par le thorax.

Les côtes, avons-nous dit, sont dirigées obliquement en avant et en bas, de sorte qu'en se relevant et en se rapprochant de la position horizontale, leur extrémité antérieure s'éloigne de la paroi postérieure du thorax et augmente d'autant le diamètre antéro-postérieur de cette cavité. En se relevant ainsi, elles restent à peu près parallèles entre elles, et il en résulte que l'effet utile produit par le mouvement de chacun de ces leviers doit être d'autant plus grand que sa longueur est plus considérable, ou, pour parler plus exactement, que l'effet augmente avec la longueur de la corde de l'arc formé par chacun de ces segments de cercle. Or, cette longueur varie beaucoup [1]; elle grandit rapidement de la première côte à la cinquième, et atteint son maximum à la huitième, pour décroître ensuite, surtout de la neuvième à la douzième. Il en résulte que, toutes choses égales d'ailleurs, l'augmentation dans le diamètre antéro-postérieur du thorax doit être plus considérable au niveau des côtes des septième, huitième et neuvième paires que vers

[1] La longueur absolue des côtes n'est pas en rapport exact avec la longueur de la corde de l'arc décrit par ces os chez l'Homme. Ainsi, la longueur absolue des côtes de la deuxième paire est presque le double de celle des côtes de la première paire, et cette longueur atteint son maximum à la sixième paire. La longueur de la corde de l'arc, ou, en d'autres mots, de la ligne droite idéale qui réunirait les deux extrémités de chacun de ces os, augmente de la première paire à la huitième, puis décroît jusqu'à la douzième dans les proportions suivantes : 200 : 375 : 510 : 600 : 690 : 710 : 750 : 790 : 775 : 700 : 590 : 375.
Voyez à ce sujet les observations de M. Hutchinson [a].

[a] Dans l'article THORAX déjà cité (Todd's Cyclopædia of Anat. and Physiol., vol. IV, p. 1028).

le sommet du thorax ou au niveau des dernières côtes. Et effectivement, dans les forts mouvements inspiratoires, on voit
que la partie inférieure du sternum qui correspond aux grandes
côtes dont il vient d'être question s'avance beaucoup plus que la
partie supérieure du même os (1).

Le degré de courbure des côtes influe également sur les
changements que les mouvements de chacun de ces os déterminent dans le diamètre transversal du thorax, et cette courbure, qui peut être mesurée par la longueur du sinus verse de
l'arc de cercle qu'ils décrivent, varie. Ce sinus verse, ou, ce
qui revient au même, la distance comprise entre le plan médian du thorax et la partie la plus saillante de la paroi latérale
de cette chambre respiratoire, augmente assez rapidement de
la première à la troisième côte, et atteint son maximum vers la
sixième, mais ne diffère que peu entre les côtes de la troisième
et de la neuvième paire.

Enfin l'angle formé par la jonction des côtes vertébrales avec
les côtes sternales et la longueur de cette portion cartilagineuse
et flexible des cerceaux thoraciques augmentent rapidement de
la quatrième à la septième côte, et par conséquent c'est dans
cette zone moyenne de la chambre respiratoire que l'élargisse-

Influence du degré de courbure des côtes.

---

(1) Gerdy, qui a étudié d'une manière particulière les mouvements du
sternum à l'aide d'une sorte de compas d'épaisseur, en distingue trois,
savoir :

1° L'ascension de cet os, qui, chez
l'Homme, est à peine sensible dans la
respiration calme, mais devient d'environ 1 pouce dans la respiration active.

2° La projection en avant, qui s'opère
sans que l'inclinaison de l'os change
notablement.

3° Le mouvement de bascule, ou
plutôt de rotation du sternum sur son
extrémité supérieure, qui augmente
la saillie de la partie inférieure de
cet os (a).

L'articulation qui subsiste longtemps
entre la pièce supérieure du sternum
et le reste de cet os influe sur ses mouvements, et permet une augmentation plus grande de la convexité de la
partie supérieure du thorax sous de
fortes inspirations.

(a) *Mém. sur plusieurs points de la respiration (Archives générales de médecine*, 1835, 2° série,
t. VII, p. 515).

ment de cette cavité, opéré à l'aide de l'élasticité des cartilages costaux, est le plus considérable (1).

Variations dans lec aractère des mouvements respiratoires.

§ 13. — La chambre thoracique, comme nous l'avons vu, est susceptible de s'agrandir dans tous les sens; mais, dans les mouvements respiratoires ordinaires, les divers organes qui peuvent concourir à la dilater de la sorte n'entrent pas tous en jeu, et une augmentation partielle de sa capacité est déterminée tantôt par les uns, tantôt par les autres, de sorte que chez différents individus ou chez le même individu, dans des conditions différentes, le mécanisme de l'inspiration peut varier beaucoup. Ainsi MM. Beau et Maissiat, qui ont fait de ce phénomène

(1) A raison de ces différences dans la direction de la portion de la tige rachidienne qui porte les diverses côtes, et de diverses autres considérations fondées sur le jeu de ces os, M. Sibson a jugé utile de les classer en trois catégories, savoir : un *groupe supérieur* ou *thoracique*, comprenant les côtes qui naissent de la portion supérieure de l'arc représenté par la colonne dorsale et qui forment avec celle-ci en arrière, et le sternum en avant, des anneaux complets dont les mouvements peuvent accroître l'étendue de l'aire de la chambre thoracique ; un *groupe inférieur* ou *diaphragmatique*, comprenant les fausses côtes qui s'articulent en arrière avec la portion inférieure de l'arc représenté par le rachis, qui sont libres à leur extrémité antérieure ou faiblement unies aux cartilages costaux précédents et qui suivent les mouvements du diaphragme ; enfin un *groupe intermédiaire neutre*, comprenant les côtes dont les cartilages sont soudés entre eux et prennent un point d'appui sur l'extrémité inférieure du sternum, dont le degré d'écartement n'est guère susceptible de changer dans l'inspiration ordinaire, et dont les mouvements suivent tantôt ceux du groupe thoracique, d'autres fois ceux du groupe diaphragmatique, selon que la respiration présente à un plus haut degré le type costo-supérieur ou le type abdominal. Chez l'Homme, le groupe thoracique se compose des cinq premières paires de côtes ; le groupe intermédiaire, des côtes des sixième, septième et huitième paires, et le groupe diaphragmatique, des fausses côtes des trois dernières paires, dont deux paires sont flottantes, c'est-à-dire libres en avant.

M. Sibson a étudié aussi à ce point de vue le système costal du Chien, de l'Ane, du Cochon et du Mouton, et y a signalé des différences dont il est nécessaire de tenir compte lorsqu'on veut étudier avec beaucoup de détails le mécanisme des mouvements respiratoires chez ces divers animaux (a).

(a) *On the Mechanism of Respiration* (*Philos. Trans.*, 1846, p. 501).

une étude spéciale, distinguent-ils avec raison trois sortes de mouvements respiratoires, suivant que la dilatation s'opère principalement à l'aide du diaphragme, de la portion inférieure du système costal, ou de la portion supérieure du thorax (1).

Dans le premier de ces trois sortes de mouvements respiratoires, auquel les physiologistes que je viens de citer donnent le nom de *respiration abdominale*, parce qu'il se traduit au dehors par un gonflement de l'abdomen, les parois latérales du thorax demeurent presque immobiles, et c'est essentiellement à la contraction du diaphragme qu'est due la dilatation de la cavité thoracique ; mais en même temps que celle-ci s'abaisse, les côtes flottantes situées auprès se portent un peu en dehors et en bas.

Respiration diaphragmatique.

Dans le mouvement inspiratoire que MM. Beau et Maissiat nomment *type costo-inférieur*, le diaphragme n'agit que peu, les parois de l'abdomen ne se gonflent pas, et le sommet du thorax reste presque immobile ; mais les côtes qui occupent la partie moyenne et inférieure de la poitrine se relèvent, poussent en avant la partie inférieure du sternum, et déter-

Respiration costo-inférieure.

(1) Ces physiologistes ont analysé avec un soin minutieux les mouvements variés et souvent fort complexes de l'appareil respiratoire (a), et l'on doit aussi beaucoup d'observations sur ce sujet à M. Hutchinson, qui, pour déterminer les changements de forme occasionnés par les mouvements respiratoires, traça sur un écran la silhouette de l'ombre projetée au moyen d'une lumière intense par le corps des individus soumis à son examen, d'abord dans l'état de repos, puis dans l'inspiration plus ou moins forcée, et à la suite d'une grande expiration. Il a pu noter ainsi les différences occasionnées par la position du corps et par le degré d'énergie des mouvements respiratoires ; ses recherches ont été instituées principalement en vue de la pathologie, mais elles sont également intéressantes pour la physiologie, et nous aurons à y revenir plus d'une fois dans le cours de ces leçons (b).

(a) Beau et Maissiat, *Recherches sur le mécanisme des mouvements respiratoires* (*Archives générales de médecine*, 1842, 3ᵉ série, t. XV, p. 397, et 4ᵉ série, t. I, p. 265 ; t. II, p. 257, et t. III, p. 249, 1843).
(b) Hutchinson, *On the Capacity of the Lungs and on the Respiratory Functions* (*Trans. of the Med.-Chir. Soc. of London*, 1846, vol. XXIX, p. 186).

minent surtout l'augmentation du diamètre transversal de la cavité thoracique au niveau des côtes de la septième paire et au-dessous.

Respiration
costo-supérieure

Enfin, dans l'inspiration suivant le *type costo-supérieur*, les côtes de la première paire et les suivantes entrent en jeu; elles exécutent un mouvement de rotation qui rend le plan de leur courbure moins oblique, et leur extrémité antérieure s'élève de façon à porter la partie supérieure du sternum en haut et en avant; la clavicule, qui prend son point d'appui sur ce dernier os, en suit le mouvement, et toute la partie supérieure de la poitrine s'élève et se gonfle ainsi, tandis que la portion inférieure de la cavité thoracique demeure à peu près immobile.

Ce dernier mode de respiration s'observe principalement chez les femmes, et s'exagère lorsque celles-ci se serrent outre mesure la taille dans des corsets qui s'opposent à toute dilatation dans la région inférieure du thorax (1).

(1) Quelques physiologistes pensent que c'est presque entièrement à l'emprisonnement de la taille dans un corset serré qu'il faut attribuer le caractère particulier des mouvements inspiratoires de la femme, et M. Sibson a constaté que la dilatation de la portion inférieure du thorax devient beaucoup plus considérable lorsque les personnes habituées à l'usage de ce genre de vêtement le quittent (a). Mais on sait depuis longtemps que la respiration commence à devenir costo-supérieure chez les petites filles longtemps avant que leur taille n'ait été emprisonnée dans un corset quelconque. Haller a vu que cette différence entre le mode de respiration des enfants des deux sexes commence à se prononcer dans la première année (b), et suivant MM. Beau et Maissiat, elle deviendrait en général bien distincte vers l'âge de trois ans (c). Mais, chez les petites filles observées par M. Sibson, la respiration costo-supérieure ne commençait à être bien prononcée que vers l'âge de dix à douze ans. Il est probable que la précocité plus ou moins grande de la puberté influe sur l'époque où la respiration prend le caractère féminin.

Le caractère des mouvements res-

(a) *On the Movements of Respiration in Disease* (Trans. Med.-Chir. Soc., 1848, vol. XXXI, p. 372).
(b) Haller, *Prælectiones academicæ*, t. V, p. 144.
(c) Beau et Maissiat, *Arch. de méd.*, 2ᵉ série, t. XV, p. 403.

L'inspiration costale inférieure a le plus ordinairement lieu chez l'Homme adulte, et se voit aussi chez quelques Mammifères, tels que le Chien.

L'inspiration est diaphragmatique ou abdominale chez les jeunes enfants de l'un et l'autre sexe, ainsi que chez le Cheval, le Chat et le Lapin.

C'est peut-être pour n'avoir pas accordé assez d'attention à ces différences, dans la manière dont s'effectuent les mouvements respiratoires, que les physiologistes ont été partagés d'opinion sur le rôle de quelques-unes des parties constitutives de la chambre thoracique. Ainsi Haller pensait que la première côte est la moins mobile de toutes, et la considérait comme restant presque fixe pendant l'inspiration (1), tandis que suivant Magendie, elle serait, au contraire, la plus mobile. L'opinion de Haller, fondée sur des expériences faites sur le Chien, où la respiration est essentiellement abdominale, est vraie si l'on ne tient compte que des mouvements ordinaires chez l'Homme adulte ou chez les très jeunes enfants, ainsi que chez la plupart des Mammifères ; mais c'est Magendie qui a raison, lorsqu'on prend en considération le mode d'inspiration costo-supérieure (2).

piratoires varie aussi dans les diverses maladies qui affectent, soit la perméabilité d'une portion du poumon à l'air atmosphérique, soit la mobilité de certaines parties des parois du thorax. M. Sibson a fait une étude très attentive de ces modifications et a employé à cet usage un instrument particulier qu'il appelle *spiromètre* portatif, pour mesurer le degré de dilatation des différentes parties du thorax (a).

On trouve aussi quelques détails intéressants sur les particularités que présentent les mouvements respiratoires de nos Animaux domestiques dans l'ouvrage publié récemment par M. Colin (b).

(1) Haller a fait beaucoup d'observations et d'expériences sur le jeu des diverses parties de la pompe thoracique, et a contribué plus que tout autre à nous éclairer sur ce sujet (c).

(2) Les observations de Magendie portent principalement sur l'étendue

(a) Sibson. *Op. cit.* (*Med. Chir. Trans.*, vol. XXXI, p. 351).
(b) Colin, *Traité de physiologie comparée des Animaux domestiques*, t. II, p. 120.
(c) Haller, *De respiratione*, p. 52 et suiv., 1746, et *Elem. physiol.*, t. III, p. 23.

Je dois faire remarquer aussi que le mode de dilatation du thorax peut changer chez le même individu, suivant que cette dilatation doitêtremédiocre, comme dans la respiration ordinaire, ou très grande, comme dans une inspiration forcée. Ainsi dans ce dernier cas, la respiration costo-inférieure de l'Homme participe du caractère de la respiration costo-supérieure de la femme, car le sternum s'élève en même temps qu'il s'avance, et la paroi antérieure de l'abdomen, au lieu de devenir plus saillante et plus bombée comme de coutume, devient concave parce qu'elle s'avance beaucoup moins que ne le fait le bord inférieur de la cage thoracique (1).

Les divers mouvements que nous venons de passer en revue sont chacun très petits ; mais de leur ensemble résulte, comme

des mouvements que permet l'articulation de l'extrémité postérieure des côtes avec la colonne vertébrale (a) ; il a fait voir que, si l'on détache du sternum l'extrémité antérieure des côtes, cette extrémité est susceptible de décrire de bas en haut un arc de cercle dont la longueur est plus grande pour les côtes de la première paire que pour les autres, et il a reconnu que ces côtes supérieures peuvent s'élever en totalité à une hauteur de près de 1 centimètre, mouvement qui ne s'opère dans aucune de celles des paires suivantes et qui dépend de l'absence du ligament interne de l'articulation vertébrale, ligament qui existe ailleurs. Or, cette élévation totale de la première côte doit concourir aussi à produire l'agrandissement de la portion supérieure du thorax, qui est si

remarquable dans la respiration féminine. Il est aussi à noter que l'extrémité antérieure de cette côte étant trémité antérieure de cette côte étant articulée d'une manière presque immobile avec le sternum, son élévation doit tendre non-seulement à élever l'extrémité correspondante de cet os, mais à porter en avant son extrémité inférieure.

M. Gerdy, après avoir distingué avec soin les divers genres de mouvements que les côtes sont susceptibles d'exécuter, a fait voir que les opinions en apparence contradictoires, émises par Haller et Magendie, sont chacune vraies en partie, mais deviennent fausses lorsqu'on les généralise trop (b).

(1) Voyez à ce sujet les silhouettes données par M. Hutchinson (loc. cit., p. 186, fig. 13).

(a) Magendie, Précis élément. de physiol., 2ᵉ édit., 1825, t. II, p. 314 et suiv.
(b) Gerdy, Mém. sur plusieurs points de la respiration (Archives générales de médecine, 1895, 2ᵉ série, t. VII, p. 526).

nous le verrons bientôt, un agrandissement très considérable dans la capacité de la cavité thoracique (1).

Quant aux muscles, c'est-à-dire aux puissances motrices, qui mettent ainsi en jeu les diverses parties de la charpente solide du thorax, je néglige à dessein d'en parler en ce moment, me réservant d'en traiter dans quelques instants, lorsque nous aurons complété l'étude des mouvements en sens opposés à l'aide desquels le renouvellement de l'air dans les poumons s'effectue, et que nous aurons passé en revue les mouvements expiratoires aussi bien que ceux destinés à dilater les cellules pulmonaires.

§ 14. — Le mécanisme de l'expiration est à peu de chose près le même chez tous les Vertébrés pulmonés. Dans les circonstances ordinaires, l'expulsion de l'air accumulé dans l'appareil respiratoire est déterminée principalement par l'élasticité des poumons, élasticité qui est due en majeure partie à la tunique fibreuse dont les bronches et leurs ramifications sont revêtues, et dont la portion périphérique constitue tout autour des poumons eux-mêmes une sorte de capsule plus ou moins développée (2). En effet, lorsque rien ne s'oppose à la sortie de l'air

Mécanisme de l'expiration.

---

(1) Chez l'Homme, M. Hutchinson a constaté que, dans la respiration ordinaire, le déplacement des côtes supérieures n'excède pas $\frac{4}{10}$ de ligne (moins d'un demi-millimètre) : mais que l'augmentation de la circonférence du thorax, mesurée au niveau des mamelles, était, dans les mêmes circonstances, d'environ 3 pouces (à peu près 76 millimètres), et que la dilatation des poumons était due principalement au diaphragme (a).

M. Valentin a trouvé que chez sept hommes (de dix-sept à trente-trois ans) la dilatation du thorax, dans les mêmes circonstances, était égale, terme moyen, à environ un huitième de la circonférence ($\frac{100}{127}$) (b), et variait entre $\frac{4}{7}$ et $\frac{4}{12}$. Il prenait les mesures au niveau du creux de l'estomac (c).

M. Simon, en prenant ses mesures à la hauteur des mamelles chez des hommes de 1^m,67 à 1^m,70 de haut, a trouvé que la dilatation du thorax, dans l'inspiration, était de 1/10e de sa circonférence (d).

(2) Voyez les observations de M. Bazin déjà citées, page 337.

(a) Hutchinson, *Op. cit.* (*Med. Chir. Trans.*, t. XXIX, p. 187 et 193).
(b) Valentin, *Lehrbuch der Physiologie des Menschen*, p. 518.
(c) Valentin, *Grundriss der Physiologie*, 1851, p. 256.
(d) Simon, *Ueber die Menge der ausgeathmeten Luft*, 1848.

dont les poumons sont gonflés, on voit ces organes se resserrer et n'occuper que peu de place, comparativement au volume qu'ils avaient au moment de leur distension.

Ainsi lorsque, après avoir incisé les flancs d'une Grenouille vivante, on fait saillir au dehors un des poumons, l'animal n'en continue pas moins à respirer, et par des mouvements de déglutition fait entrer de nouvelles quantités d'air dans ses organes respiratoires : le poumon affecte alors la forme d'une vessie bien gonflée; mais si l'on vient à en piquer les parois de façon à permettre à l'air de s'en échapper, on le voit aussitôt se resserrer, comme le ferait un ballon de caoutchouc, et se réduire à une petite masse qui a l'aspect d'un simple tubercule charnu. Le même effet se produit si l'on écarte violemment les bords de la glotte, et il est facile de s'assurer que dans les circonstances ordinaires la distension des poumons n'est maintenue que par l'occlusion de cet orifice. Or les parois flexibles de la cavité viscérale qui recouvrent ces organes ne doivent opposer aucun obstacle à ce mouvement de retrait, et, par conséquent, chez les Grenouilles le phénomène de l'expiration doit succéder à celui de l'inspiration par le seul fait de l'ouverture de la glotte et de l'élasticité des poumons.

Élasticité des poumons de l'Homme.

§ 15. — Chez les Animaux supérieurs, tels que les Mammifères, et notamment chez l'Homme, il en est de même; mais l'élasticité des poumons n'intervient pas seule dans les mouvements d'expiration, et les parois de la cavité thoracique contribuent souvent d'une manière active à l'expulsion de l'air.

Pour constater l'existence de cette propriété du tissu pulmonaire, il suffit d'ouvrir largement le thorax d'un animal vivant ou récemment mort. Tant que cette cavité reste intacte, les poumons la remplissent complètement et leur surface externe reste appliquée contre ses parois; mais dès que par une ponction pratiquée à ces parois on permet à l'atmosphère de presser également sur la surface externe et sur la surface interne ces espèces de vessies cloisonnées, on les voit s'affaisser ou plutôt se contracter et se vider presque complétement.

Cette expérience nous apprend aussi que l'élévation du diaphragme en forme de voûte dans l'intérieur de la cavité du thorax, chaque fois que ce muscle cesse de se contracter, est déterminée par l'espèce de succion que les poumons, à raison de l'élasticité de leur tissu, exercent sur cette cloison mobile. En effet, si l'on vide l'abdomen de façon à empêcher les viscères de presser contre la face concave de l'abdomen, on verra que le diaphragme, après s'être abaissé au moment de la contraction de ses fibres musculaires, remontera en manière de dôme dans le thorax, et que toutes ses parties resteront parfaitement tendues lorsque cette contraction cessera, pourvu que la cavité thoracique soit intacte; mais qu'il n'en est plus de même quand l'air trouve un libre accès entre la surface du poumon et cette cloison. Le diaphragme se contracte alors et se tend au moment où le raccourcissement de ses fibres charnues s'opère comme auparavant, mais dans son état de repos il reste flasque et ne remonte plus en forme de voûte.

Influence
de
cette élasticité
sur la position
du
diaphragme.

Ainsi l'élasticité des poumons contribue non-seulement à déterminer l'expulsion de l'air qui a servi à la respiration, mais rétablit le diaphragme dans la position qui lui est nécessaire pour agir efficacement dans les mouvements d'inspiration. L'abaissement de la voûte diaphragmatique est le résultat d'un mouvement actif des fibres constitutives de cette cloison; mais lors de son élévation son rôle est passif, et il ne fait que céder à l'aspiration exercée sur sa face thoracique par les parois élastiques des poumons.

Un physiologiste anglais, Carson, a cherché à évaluer la puissance ainsi développée par le tissu élastique des poumons, et ses expériences sont faciles à répéter. Pour cela on dénude et l'on coupe en travers la trachée d'un Chien ou d'un autre Mammifère récemment mort; puis on introduit dans le tronçon

Mesure
de cette force
élastique.

pulmonaire de ce conduit la branche inférieure d'un tube manométrique, que l'on assujettit à l'aide d'une ligature bien serrée; une petite colonne d'eau placée dans l'anse du manomètre se tient au même niveau dans les deux branches de cet instrument et y reste immobile tant que les parois du thorax sont intactes; mais dès qu'on vient à ouvrir cette cavité sans blesser les poumons, ceux-ci reviennent sur eux-mêmes, chassent une portion de l'air contenu dans leur intérieur, et celle-ci repousse le liquide du manomètre jusqu'à ce que la hauteur de la colonne contenue dans la grande branche de cet instrument au-dessus du niveau de celle contenue dans la petite branche fasse équilibre à la pression interne ainsi développée. Le physiologiste dont je viens de citer les expériences a trouvé de la sorte que la force élastique des poumons d'un Veau, d'un Mouton ou d'un Chien suffit pour contre-balancer le poids d'une colonne d'eau de 1 pied ou 18 pouces (1) de haut, et que celle des poumons du Chat et du Lapin est égale au poids d'une colonne d'eau de 6 à 10 pouces (2).

(1) Les expériences de Carson (a) datent de 1820, et ont été souvent répétées dans mes cours publics; mais l'élévation de la colonne du liquide contenu dans le tube manométrique est restée toujours inférieure à celle observée par ce physiologiste, ce qui dépendait peut-être de l'espace de temps écoulé depuis la mort des animaux dont provenaient les poumons employés. Le même sujet a été étudié plus récemment par M. Bérard (b).

M. Donders, qui a fait également des recherches sur la puissance de cette espèce de pompe foulante, distingue les effets dépendants de l'élasticité des tissus pulmonaires et ceux que l'on doit attribuer à la tonicité de ces mêmes tissus, propriété qui ressemble à la première, mais se perd après la mort. Dans les expériences de ce physiologiste, la force élastique des poumons a fait équilibre à une colonne d'eau dont la hauteur était de 80 millimètres lors d'une expiration ordinaire, et de 243 millimètres après une inspiration forcée. M. Donders évalue à une colonne de 20 millimètres d'eau les effets qui doivent être attribués à la tonicité des poumons et qui viennent s'ajouter à ceux produits par l'élasticité de ces organes (c).

(2) Mesures anglaises, c'est-à-dire de 0m,30 à 0m,45 environ. Le pouce anglais vaut à peu près 25 millimètres.

(a) Carson, On the Elasticity of the Lungs (Philos. Trans., 1820, p. 29, pl. 4).
(b) Bérard, Effets de l'élasticité des poumons (Arch. gén. de méd., 1830, 1re série, t. XXIII, p. 169).
(c) Donders, Beitr. zum Mechan. der Respir. (Zeitschr. für ration. Med., 2e série, t. III, p. 287).

§16.—La contraction des fibres musculaires qui garnissent les bronches doit tendre à diminuer aussi l'étendue des cavités occupées par l'air et à en chasser ce fluide. En effet, si l'on répète l'expérience de Carson, et qu'après avoir noté la hauteur à laquelle le liquide s'élève dans le tube manométrique par l'action de l'élasticité des poumons tirés du corps d'un Chien récemment mis à mort, on excite ces organes à l'aide d'un courant électrique, on voit la colonne du liquide monter de nouveau dans le manomètre et accuser une pression croissante qui se développe lentement, il est vrai, mais qui devient assez considérable, et qui est évidemment due à la contraction de la tunique musculaire des voies aériennes. Cette expérience a été faite par le docteur C. Williams et s'accorde avec les indices de contraction que l'on peut même voir à l'œil nu dans les gros tubes bronchiques sous l'influence de stimulants énergiques. J'ajouterai que M. Longet a constaté des phénomènes du même ordre en appliquant l'électricité aux nerfs pneumogastriques dont les rameaux animent les fibres musculaires des bronches. Du reste, ces contractions ne paraissent intervenir que peu dans le mouvement ordinaire de la respiration et se manifestent surtout dans des cas pathologiques dont nous n'avons pas à nous occuper ici (1).

Contractilité des bronches.

---

(1) Plusieurs anciens physiologistes admettaient aussi cette contractilité des bronches et de leurs ramifications, mais sans en avoir donné des preuves suffisantes : Boerhaave et Haller, par exemple (a). Weidemeyer fit à ce sujet des recherches expérimentales dont les résultats ne sont pas bien concordants ; mais il a vu parfois les petits tubes bronchiques se resserrer au point d'effacer presque complétement leur calibre, lorsqu'il les excitait par un courant électrique (b). Krimer a constaté aussi la contraction des fibres de la trachée sous l'influence des excitants mécaniques et de l'électricité (c).

Mais les résultats obtenus par ces expérimentateurs laissaient encore de l'incertitude dans l'esprit de beaucoup

(a) Haller, Boerhaave, *Prælectiones Academicæ*, t. V, pars I, p. 6, § 602, et *Notæ*.
(b) Weidemeyer, *Untersuchungen über den Kreislauf*, p. 70.
(c) Krimer, *Untersuchungen über die nächste Ursache des Hustens*, p. 42.

§ 17. — L'élasticité des parois thoraciques, et principalement des cartilages costaux, contribue aussi dans les circonstances ordinaires à déterminer le resserrement de la chambre respiratoire dès que l'effort dont dépend l'inspiration vient à cesser, et l'influence de cette force est surtout très grande quand la dilatation de cette cavité a été portée fort loin. Mais le mouvement respiratoire ne s'arrête pas toujours lorsque le thorax est revenu

de physiologistes, et ce sont surtout les recherches de M. Ch. Williams qui ont bien démontré l'existence de la contractilité dans le système bronchique. Pour constater et mesurer l'action des fibres musculaires du poumon chez le Chien, cet auteur s'est servi d'un manomètre disposé comme celui employé dans les expériences de Carson sur l'élasticité de ces organes, et mis en communication avec la trachée. Aussitôt après la mort de l'animal, les poumons furent retirés de la cavité thoracique, et lorsque l'équilibre se fut établi entre l'air contenu dans leur intérieur et la colonne de liquide renfermée dans le tube du manomètre, on fit passer un courant galvanique à travers les poumons. Aussitôt le liquide commença à monter lentement dans le manomètre et s'éleva d'environ 5 centimètres. Lorsqu'on interrompit le courant galvanique, la colonne de liquide s'abaissa lentement, et l'on put reproduire à plusieurs reprises ces mouvements; mais ils devenaient de plus en plus faibles, et au bout de trois ou quatre

minutes la force contractile de l'appareil trachéen paraissait être épuisée et ne se manifestait de nouveau qu'après un certain temps de repos. Dans d'autres expériences faites sur des fragments de tubes bronchiques, la contraction déterminée par le galvanisme fut mesurée au compas, et s'est trouvée être quelquefois d'un tiers de la longueur des pièces avant l'application du stimulant. La contraction musculaire de la trachée était également évidente lorsqu'on en provoquait la manifestation par l'action de stimulants mécaniques, et elle se perd chez les animaux qui ont succombé à l'influence de certains agents toxiques, tels que l'extrait de belladone ou de stramonium (a).

M. Longet, en faisant passer un courant galvanique transversal dans l'épaisseur de plusieurs rameaux du nerf pneumogastrique chez de grands animaux, tels que le Bœuf et le Cheval, a observé des contractions très manifestes jusque dans les ramuscules bronchiques d'un calibre assez petit (b).

(a) Ch. Williams, *Report of Experiments on the Physiology of the Lungs and Air Tubes* (Report of the Tenth Meeting of the Brit. Associat. for the Advancement of Science, Glasgow, 1840, p. 411).
(b) Longet, *Recherches expérimentales sur la nature des mouvements intrinsèques du poumon* (*Comptes rendus*, 1842, t. XV, p. 500).

à l'état de repos, et cette cavité peut être contractée davantage encore, ainsi que cela se voit dans une expiration forcée. Les côtes s'abaissent alors et se rapprochent d'autant plus entre elles, que la colonne vertébrale se recourbe davantage en avant.

Il est aussi à noter qu'à la suite d'une expiration forcée, l'élasticité des côtes tend encore à ramener ces leviers dans une certaine position, qui est celle du repos, et cette élasticité devient alors la cause d'un mouvement inspiratoire. C'est même sur la connaissance de ce fait que repose un des procédés de respiration artificielle mis en usage pour rappeler les noyés à la vie, procédé qui consiste à comprimer fortement le thorax de l'asphyxié au moyen d'un bandage, puis à laisser les parois de cette cavité libres, de façon qu'elles puissent reprendre leur position naturelle; en répétant alternativement ces deux manœuvres, on détermine un jeu de soufflet et l'on renouvelle l'air contenu dans les poumons.

§ 18. — Voyons maintenant quels sont les muscles qui mettent en mouvement les côtes, et qui constituent par conséquent, avec le diaphragme, les puissances motrices de l'appareil respiratoire.

Agents moteur de la pompe thoracique.

Ces agents sont loin d'avoir tous la même importance : les uns interviennent dans le jeu ordinaire de la pompe thoracique; les autres ne remplissent qu'un rôle secondaire et peuvent être considérés comme les auxiliaires des premiers. Je les rangerai donc en deux catégories, les muscles spéciaux de l'appareil respiratoire, et les muscles accessoires.

Parmi les premiers, il faut placer en première ligne les *muscles intercostaux*, et cependant il règne parmi les physiologistes la plus grande divergence d'opinion au sujet de leur mode d'action. Déjà du temps de Haller de longues discussions s'étaient élevées sur le rôle de ces organes, et plus récemment les mêmes points ont été souvent débattus de

Muscles spéciaux de l'appareil respiratoire.

nouveau (1); mais ici encore les dissidences tiennent en grande partie à ce que la plupart des auteurs n'avaient pas assez analysé les phénomènes dont ils s'occupaient, et arrivaient souvent à des conclusions fausses, parce qu'ils généralisaient trop quelques faits particuliers bien observés et qu'ils ne tenaient pas compte des autres éléments de la question.

Ces muscles cloisonnaires du thorax constituent, comme nous l'avons déjà vu, deux couches que l'on distingue avec raison sous le nom de *muscles intercostaux externes* et *muscles intercostaux internes*. Vésale, Sabatier et quelques autres anatomistes leur attribuaient les mêmes fonctions, et pensaient qu'ils devaient tous rapprocher les côtes entre lesquelles ils s'étendent. Mais l'expérience prouve qu'il en est autrement. Les fibres des muscles intercostaux externes qui occupent presque toute la longueur de la portion osseuse ou vertébrale des côtes, et

Muscles intercostaux externes.

(1) MM. Beau et Maissiat ont fait le relevé suivant des divergences d'opinion qui se sont produites à ce sujet :

1° Les muscles intercostaux externes et internes seraient l'un et l'autre *inspirateurs*, selon Borelli, Senac, Boerhaave, Winslow, Haller, Cuvier, etc.

2° Ces mêmes muscles seraient au contraire l'un et l'autre *expirateurs*, selon Vésale, Diemerbroeck et Sabatier.

3° Les intercostaux externes seraient *expirateurs*, et les internes *inspirateurs*, selon Bartholin.

4° Les intercostaux externes sont *inspirateurs*, et les internes *expirateurs* d'après Spigel, Vesling, Hamberger, etc.

5° Les intercostaux externes et internes seraient à la fois *inspirateurs* et *expirateurs*, suivant Mayer, Magendie, Bouvier, Burdach, Cruveilhier.

6° Les deux intercostaux agiraient de concert et seraient *inspirateurs* ou *expirateurs*, suivant le point dans lequel ils se contracteraient, selon Behrens.

7° Les deux intercostaux n'exécuteraient aucun mouvement ni d'*inspiration*, ni d'*expiration*, et serviraient seulement à compléter la clôture de la cavité thoracique, d'après Van Helmont, Arantius et Neucranzius (a).

A cette énumération déjà si longue il faudrait ajouter encore que, suivant M. Sibson, Hutchinson, Bérard, etc., les intercostaux externes sont essentiellement inspirateurs, et les internes

(a) Beau et Maissiat, *Recherches sur le mécanisme des mouvements respiratoires* (Arch. gén. de méd., 1843, 4e série, t. I, p. 269).

ne se prolongent pas sur les cartilages costaux dont la direction change, se dirigent très obliquement de haut en bas et d'arrière en avant ; or, plus les côtes s'abaissent, plus cette obliquité devient grande, et par conséquent plus la distance comprise entre leurs deux points d'attache devient considérable, bien que les leviers auxquels ils sont fixés se rapprochent. Il s'ensuit que la contraction de ces fibres doit tendre à produire un effet contraire, c'est-à-dire à relever les côtes jusqu'à ce que ces leviers aient pris une position telle que la fibre motrice forme avec eux un angle droit. Quelques figures géométriques rendent la démonstration de ce fait facile à comprendre, et d'ailleurs l'observation de ce qui se passe dans les mouvements des côtes, tant sur le cadavre que sur les animaux vivants, le démontre. Il est aussi à noter que le système de leviers formé par les côtes ayant des points d'appui sur la

expirateurs dans la portion correspondante aux côtes osseuses, mais inspirateurs dans la portion comprise entre les cartilages costaux.

Haller, qui lui-même a fait beaucoup de recherches sur le rôle des divers muscles dans la respiration, et qui en a traité longuement, a exposé les opinions variées professées par ses devanciers ou ses contemporains sur ce sujet (a).

Plus récemment, cette portion de la mécanique animale a été étudiée de nouveau par plusieurs physiologistes, parmi lesquels je citerai principalement MM. Beau et Maissiat, Sibson, Pacini et Hutchinson (b).

M. Bérard a eu l'occasion de confirmer par une observation sur l'Homme les vues présentées par Hamberger, Sibson, Hutchinson, etc., sur le rôle de la portion antérieure ou sternale des intercostaux internes comme muscles inspirateurs. Chez un malade dont le muscle grand pectoral était atrophié, il a vu le cartilage de la seconde côte monter et entraîner avec lui l'extrémité antérieure de la côte osseuse correspondante, chaque fois qu'il déterminait la contraction du muscle intercostal interne en appliquant près du sternum, sur le premier espace intercostal, l'excitateur de M. Duchenne (c).

(a) *Elementa physiologiæ corporis humani*, vol. III, p. 85 et suiv.
(b) MM. Beau et Maissiat, *Op. cit.*
— Pacini, *Sulla mecanica dei muscoli intercostali e reflessioni critiche sugli esperimenti fisiologici nelle funzioni meccanica animali* (*Cimento*, 1840, p. 473).
— Sibson, *On the Mechanism of Respiration* (*Philos. Trans.*, 1846, p. 501).
— Hutchinson, art. THORAX, in Todd's *Cyclopædia of Anatomy and Physiology*, vol. IV.
— Bérard, *Cours de physiologie*, t. III, p. 263 et suiv.
(c) Bérard, *Cours de physiologie*, t. III, p. 269.

colonne vertébrale, les changements de position que je viens d'indiquer comme amenant le rapprochement des points d'attache des muscles intercostaux externes, ne peuvent s'opérer que par suite de l'élévation des côtes.

Les muscles intercostaux externes sont donc des muscles élévateurs des côtes, et puisque l'élévation des côtes dilate le thorax, il faut en conclure que ce sont des muscles inspirateurs. En agissant seuls, ils tendraient à produire un mouvement d'inspiration, et leur action deviendra bien plus grande sur l'ensemble des parois thoraciques si, lorsqu'ils se contractent, les premières côtes sont tirées en haut et redressées par une puissance située au-dessus de ces leviers dans la région cervicale, ce qui a effectivement lieu, comme nous le verrons dans quelques instants.

Muscles
intercostaux
internes.

Les muscles intercostaux internes se composent également de fibres dirigées obliquement de haut en bas ; mais, au lieu de se porter en avant, ces fibres se portent en arrière, de façon à croiser les externes. Il en résulte que dans la portion cartilagineuse du système costal, là où les côtes sternales sont dirigées également en bas et en arrière, les muscles intercostaux internes doivent exercer sur ces leviers obliques une influence analogue à celle des muscles intercostaux externes sur la portion dorsale des côtes. A la partie antérieure du thorax les fibres charnues des muscles intercostaux internes peuvent donc agir comme des agents dilatateurs du thorax ; mais partout où les côtes sont inclinées en sens contraire, savoir dans toute la portion osseuse ou dorsale de la cage thoracique, c'est-à-dire dans la plus grande partie de l'étendue de ces mêmes muscles, ceux-ci doivent tendre à rapprocher les côtes, à les abaisser, et à diminuer par conséquent la capacité de la chambre respiratoire. Par conséquent encore, ce sont là des antagonistes des intercostaux externes, des muscles expirateurs; seulement il est à remarquer que ces organes, de même que les muscles intercostaux externes, sont placés dans des conditions très peu favorables à l'emploi utile de la force déployée, fait qui sera facile à établir lorsque nous étudierons les principes de la mécanique animale (1).

(1) Hamberger, un des contemporains de Haller, a construit une machine dans laquelle les côtes étaient représentées par des leviers articulés sur des pièces solides disposées comme le sont dans le thorax le rachis et le sternum. Ces leviers étaient réunis par des fils simulant les fibres des deux muscles intercostaux, et par le jeu de cette machine ce physiologiste faisait voir que les intercostaux externes sont des muscles inspirateurs, et les intercostaux internes des muscles expirateurs dans la portion correspondant aux côtes osseuses, mais inspirateurs dans la portion correspondant aux cartilages costaux (a). Ces résultats furent vivement combattus par Haller qui, pour des raisons qu'il serait trop long d'exposer ici, pensait que les intercostaux internes, de même que les externes, étaient essentiellement des agents de la dilatation du thorax. Aujourd'hui, presque tous les physiologistes sont d'accord pour adopter les vues exposées ci-dessus, et l'on trouve dans les mémoires de M. Sibson et de M. Hutchinson des figures théoriques qui aident beaucoup à l'intelligence de ce mécanisme et qui ont été reproduites dans plusieurs ouvrages élémentaires. Je dois dire cependant que MM. Beau et Maissiat ont été conduits à penser que les muscles intercostaux externes, aussi bien que les internes, sont ex-clusivement expirateurs et n'agissent que dans l'expiration violente. Ils se fondent sur ce fait que si l'on incise ces muscles sur toute leur longueur dans le sixième espace intercostal chez un Chien vivant, la côte située au-dessous n'en continue pas moins à s'élever dans l'inspiration, quoique n'ayant plus au-dessus d'elle un intercostal pour la tirer en haut, et que toute la partie inférieure du thorax continue aussi à se dilater autant que d'ordinaire (b). Mais, ainsi que l'a remarqué M. Debrou, cette expérience ne prouve en aucune façon que les muscles intercostaux externes ne soient pas inspirateurs; car toutes les côtes sont plus ou moins solidaires dans leurs mouvements, et la contraction des muscles intercostaux laissés intacts entre la septième et la huitième côte, ainsi que dans les espaces situés au-dessous, devait produire sur ces côtes, et par conséquent aussi sur la septième, les mêmes effets qu'avant la destruction des fibres situées dans le sixième espace intercostal. La persistance des mouvements d'inspiration dans la portion du thorax ainsi séparée des muscles inspirateurs qui agissent sur la portion supérieure de la poitrine est au contraire un argument en faveur de l'opinion qui attribue aux intercostaux externes le pouvoir d'élever les côtes (c).

(a) Voyez Haller, *De respiratione opuscula anatomica*, p. 50 et 92.
(b) Beau et Maissiat, *Op. cit.* (*Arch. de méd.*, 4ᵉ série, t. I, p. 275).
(c) Debrou, *Note sur l'action des muscles intercostaux* (*Gazette médicale*, t. XI, p. 344).

Muscles
scalènes.

§ 19. — Le rôle des muscles qui de chaque côté du cou descendent de la colonne vertébrale sur la portion antérieure du système costal est plus facile à saisir. Les anatomistes les désignent sous les noms de muscles *scalènes*, à cause de leur forme, ou de *costo-trachéliens*, à raison de leurs points d'attache.

Chez l'Homme, les faisceaux charnus qui les constituent sont fixés par leur extrémité supérieure aux apophyses transverses des six dernières vertèbres cervicales, et de là se portent obliquement en avant et en dehors, sur les côtes de la première paire, pour s'y insérer ainsi qu'à celles de la paire suivante (1). En se contractant, les scalènes doivent donc, ou infléchir le cou sur la poitrine, ou remonter les côtes supérieures vers le cou. Or, dans les circonstances ordinaires, ces côtes sont

(1) Chez l'Homme, les scalènes se composent chacun de deux portions assez distinctes auxquelles on donne les noms de muscles *scalène antérieur* et *scalène postérieur*. Le premier prend ses points d'appui à la base des apophyses transverses des quatre vertèbres cervicales qui suivent l'axis, et va s'attacher inférieurement au tubercule situé vers le milieu du bord supérieur de la première côte. Il agit donc sur cet os à une distance assez grande de son point d'appui sur le rachis et vers le sommet de l'arc qu'il décrit de chaque côté ; par conséquent, ce muscle est placé avantageusement pour faire exécuter à ce levier courbe un mouvement d'ascension et de rotation qui à la fois élève le sternum et élargit le sommet du thorax transversalement.

Le *scalène postérieur*, qui naît du sommet des apophyses transverses des six dernières vertèbres cervicales par autant de languettes distinctes, va s'insérer à la portion postérieure et externe des côtes des deux premières paires, et se trouve séparé du scalène antérieur par le passage de l'artère sous-clavière. Son action comme élévateur des côtes est analogue à celle du scalène antérieur.

On trouve de bonnes figures de ces muscles dans la plupart des ouvrages iconographiques sur l'anatomie humaine (a).

Lorsque la respiration est très laborieuse, c'est-à-dire que les poumons ne se dilatent que difficilement, il arrive souvent que les côtes deviennent moins mobiles que les vertèbres cervicales et que les scalènes, en se contractant, au lieu d'élever les parois thoraciques, inclinent le cou en avant

(a) Voyez Bourgery et Jacob, *Anatomie descriptive*, t. II, pl. 91 et 92.

plus faciles à déplacer que ne l'est la portion cervicale du rachis, à la flexion de laquelle d'autres muscles s'opposent, et par conséquent les scalènes tirent ces côtes en haut et leur font exécuter les mouvements de redressement et de rotation dont nous avons déjà vu l'influence sur la dilatation du thorax. Ce sont donc des muscles *inspirateurs*, et lorsque la portion supérieure de la poitrine se dilate beaucoup, comme dans la respiration féminine ou dans l'inspiration forcée chez l'Homme, il suffit de serrer entre les doigts la partie du cou occupée par ces organes pour les sentir se contracter chaque fois que les côtes s'élèvent (1).

Chez la plupart des quadrupèdes, où la portion antérieure du thorax, pressée contre les membres antérieurs par le poids du corps, ne se dilate que peu dans les mouvements d'inspiration ordinaire, les muscles scalènes sont en général d'une structure plus compliquée, et présentent, indépendamment des deux faisceaux qui existent chez l'Homme, une troisième portion qui descend beaucoup plus loin sur les parties latérales de la poitrine et va agir directement sur les côtes des quatrième, cinquième et sixième paires, pour les tirer en avant et agrandir ainsi dans les deux sens l'aire de la chambre respiratoire (2).

(1) Magendie a donné aux battements que l'on sent ainsi le nom de *pouls respiratoire*; mais il faut se rappeler que cela n'a rien de commun avec le pouls proprement dit (a).

(2) Ce muscle, que l'on peut appeler le *scalène inférieur*, est un dilatateur puissant de la portion supérieure ou diaphragmatique du thorax, et M. Sibson a remarqué qu'il est surtout très développé chez les Mammifères dont les cartilages costaux sont grêles et très flexibles, et chez lesquels les mouvements des côtes postérieures sont par conséquent susceptibles d'être très étendus. Ainsi ce muscle est très grand et très fort chez le Chien, où il va s'insérer aux côtes de la troisième, quatrième, cinquième, sixième et septième paire, et s'avance même jusque vers l'extrémité antérieure de la portion osseuse de plusieurs de ces leviers. M. Sibson a représenté ce muscle chez le Chien, la Loutre, le Phoque, le Veau et le Lapin (b), et l'on en trouve d'excellentes figures prises sur un très grand nombre d'autres Mammifères, dans le travail de Cuvier sur la myologie,

(a) Magendie, *Précis élémentaire de physiologie*, 2e édit., t. II, p. 323.
(b) Sibson, *Op. cit.* (*Philos. Trans.*, 1846, pl. 26 à 28).

Il est aussi à noter que chez les Cétacés, tels que le Marsouin, où le jeu des côtes est très étendu, et où le peu de flexibilité du cou permet le déploiement de beaucoup de force par les scalènes, ces muscles, tout en s'arrêtant sur les premières côtes, offrent un développement énorme, et contribuent puissamment à l'inspiration, non-seulement en redressant ces leviers coudés, mais en agrandissant la cavité qui, située à la base du cou, loge l'extrémité antérieure des poumons (1).

Muscles
surcostaux.

§ 20. — Il existe à la partie postérieure du thorax de l'Homme une série de petits muscles appelés *surcostaux*, qui se portent obliquement des apophyses transverses des vertèbres dorsales sur les côtes situées en dessous, et qui ressemblent beaucoup aux scalènes, ou plutôt à des faisceaux des muscles intercostaux externes qui, au lieu de s'insérer aux côtes par leur extrémité supérieure, iraient prendre leur point d'appui sur la colonne vertébrale (2). Chacun de ces muscles, en se contractant, élève la côte qui est attachée à son extrémité inférieure, et joue dans

publié après la mort de ce savant par les soins de Laurillard (a).

Chez le Cheval, les scalènes se terminent à la première côte, dont la mobilité est insignifiante, et ils ne contribuent par conséquent que peu ou point à la dilatation du thorax (b).

(1) Chez le Marsouin, on trouve en dedans des scalènes ordinaires, qui s'étendent des vertèbres cervicales à la première côte, un muscle très grand qui se porte de la base du crâne sur presque toute la longueur de cette même côte, et qui forme avec son congénère une sorte d'entonnoir

charnu, à l'intérieur duquel se trouve la cavité qui, située à la base du cou, loge une portion des poumons (c).

M. Sibson a signalé l'existence assez fréquente d'un faisceau charnu qui, chez l'Homme, serait l'analogue de ce scalène accessoire ou *scalène pleural*, et qui naîtrait de l'apophyse transverse de la septième vertèbre cervicale pour aller se fixer, à l'aide d'une mince expansion aponévrotique, sur toute la longueur de la première côte (d).

(2) Voyez Bourgery, *Anatom. descript.*, t. II, pl. 89, fig. 1, n° 7.

(a) Cuvier et Laurillard, *Anatomie comparée (Recueil de planches de myologie*, in-folio, 1849-55).
(b) Colin, *Physiol. comp. des Anim. domest.*, t. II, p. 128.
(c) Sibson, *Op. cit.* (*Phil. Trans.*, 1846, pl. 26, fig. 7).
(d) Sibson, *loc. cit.*, p. 534.

l'inspiration un rôle analogue à celui des agents moteurs dont il vient d'être question; aussi Sténon les désigna-t-il sous le nom de *muscles élévateurs des côtes* (1). Chez quelques Mammifères ils sont disposés d'une manière plus favorable à ce genre d'action qu'ils ne le sont chez l'Homme : dans le Phoque, par exemple (2).

Lorsque la colonne vertébrale de l'Homme est maintenue dans l'extension par l'action de ses muscles redresseurs, les faisceaux charnus qui ont été désignés par quelques anatomistes sous le nom de *muscle cervical descendant* (3) peuvent agir aussi comme élévateurs des côtes; en effet, ils s'étendent des tubercules postérieurs des cinq dernières vertèbres cervicales à l'angle supérieur des côtes (4). Mais ce muscle paraît manquer chez la plupart des Mammifères (5).

Muscle cervical descendant.

L'élévation des parois de la portion supérieure de la poitrine est aidée aussi par la contraction d'un certain nombre de faisceaux musculaires qui suivent la même direction que les surcostaux, mais qui vont prendre leur point d'appui plus loin en arrière, sur la crête formée par les apophyses épineuses des vertèbres (6), et qui ont été désignés sous le nom de *muscle*

Muscle dorso-costal.

---

(1) *Levatores costarum.* Muscle transverso-costien, Cuvier.

(2) Voyez Cuvier, *Myologie*, pl. 172, fig. 2.

(3) Ces faisceaux sont désignés sous le nom de *muscle cervical descendant* par Albinus (a), de *muscle accessoire du sacro-lombaire* par Sténon (b), et de *muscle transversaire grêle du cou* par Winslow, Cuvier, etc. (c). Aujourd'hui on les appelle souvent *faisceaux de renforcement du sacro-lombaire*, lequel est un muscle essentiel-

lement extenseur de la colonne vertébrale.

(4) Voyez Bourgery, *Anatomie descriptive*, pl. 89, fig. 2, n° 1.

(5) Cuvier, *Anatomie comparée*, t. I, p. 273.

(6) C'est-à-dire sur les apophyses épineuses des deux dernières vertèbres cervicales et des deux premières vertèbres dorsales, et aux ligaments interépineux correspondants. Par son extrémité inférieure, ce muscle s'insère à l'aide d'autant de digitations sur le

---

(a) Diemerbroeck, *Anatome corporis humani*, 1672.
— Albinus, *Historia musculorum Hominis*, 1754.
(b) Sténon, *Observ. anat. de musculis*, etc., 1664.
(c) Cuvier, *Leçons d'anatomie comparée*, t. I, p. 273.

II.

dorso-costal (**1**) ou *petit dentelé supérieur* (**2**). Chez quelques Mammifères, ces faisceaux charnus sont plus forts et plus nombreux que chez l'Homme (**3**).

Muscles
inspirateurs
accessoires.

Il est aussi un autre muscle qui parfois contribue à dilater le thorax, mais qui peut aussi produire un effet contraire, suivant que ce sont les fibres de sa partie inférieure ou supérieure qui se contractent : savoir, le *grand dentelé* ou *costo-scapulaire*, dont les points d'attache sont, d'une part la face externe des côtes, et de l'autre part le bord dorsal de l'omoplate. Dans les circonstances ordinaires il met en mouvement ce dernier os; mais lorsque l'épaule est maintenue fixe, il déplace au contraire les côtes, et alors son mode d'action varie suivant la direction de celles de ses fibres qui sont mises en action. Les faisceaux charnus de ce muscle qui, chez l'Homme, montent obliquement des côtes des huitième et neuvième paires à l'angle inférieur de l'omoplate, doivent élever la portion inférieure du système costal et remplir les fonctions de muscles inspirateurs ; mais ceux qui s'insèrent à la portion moyenne et supérieure du thorax doivent au contraire abaisser les côtes auxquelles ils vont s'attacher, car leur direction est oblique en sens inverse. Cette diversité d'action a été constatée expérimentalement chez quelques Quadrupèdes, par M. Sibson (**4**).

bord supérieur des quatre côtes qui suivent la première. L'action du muscle dorso-costal dans l'inspiration a été constatée expérimentalement par M. Sibson (*Op. cit.*, p. 521).

(1) Chaussier, Cuvier, etc.

(2) Voyez Bourgery, *Op. cit.*, pl. 87, fig. 1.

(3) Ainsi chez le Chien ils s'insèrent sur les sept côtes qui suivent la deuxième (*a*), et chez le Lion ils agissent directement sur dix paires de côtes (*b*).

(4) Ce physiologiste a constaté par ses expériences de vivisections que, chez le Chien et chez l'Ane, les faisceaux antérieurs du grand dentelé sont expirateurs, les faisceaux moyens neutres, et les faisceaux postérieurs inspirateurs (*c*).

(*a*) Voyez Cuvier et Laurillard, *Myologie*, pl. 116, fig. 1, n° 10.
(*b*) Voyez Cuvier et Laurillard, *Op. cit.*, pl. 149, fig. 1.
(*c*) Sibson, *Op. cit.* (*Philos. Trans.*, 1846, p. 520).

§ 24. — Indépendamment des muscles intercostaux externes, surcostaux, scalènes, cervical descendant et petit dentelé supérieur, qui sont les agents moteurs ordinaires de l'appareil costal dans l'inspiration, il est plusieurs autres muscles qui, dans la respiration laborieuse ou forcée, peuvent concourir à dilater le thorax.

Ainsi les *muscles sterno-mastoïdiens*, qui s'étendent obliquement de la base du crâne, derrière les oreilles, à l'extrémité supérieure du sternum, peuvent tirer cet os en haut lorsque la tête est maintenue dans une position fixe par les muscles de la nuque, et ils deviennent ainsi des muscles inspirateurs, surtout chez la femme, où la partie supérieure du thorax est appelée à se dilater beaucoup.

Les divers muscles qui élèvent les épaules et qui les portent en arrière peuvent aider aussi à l'inspiration, et la dilatation du thorax peut être augmentée encore par la contraction des muscles qui descendent de l'épaule, ou de la partie supérieure du bras, sur le devant de la poitrine, pour peu que les muscles qui fixent les membres supérieurs à la colonne vertébrale empêchent l'omoplate de s'abaisser au moment où l'effort respiratoire se produit.

L'entrée de l'air dans les voies respiratoires peut être aidée aussi par l'action de divers muscles qui tendent à maintenir béantes les parties terminales de ces conduits. Ainsi, toutes les fois que les mouvements inspiratoires s'activent, les narines se dilatent en même temps que la poitrine. Cela se voit très bien chez l'Homme et n'a pas échappé à l'attention des statuaires de l'ancienne Grèce (1), mais est surtout marqué chez le Cheval ; et, pour juger de l'importance de ce phénomène, il suffit d'observer ce qui se passe chez les individus dont les muscles

_____

(1) Voyez la tête de l'Apollon du Belvédère, qui est représenté encore ému de son combat avec le serpent Python.

dilatateurs des narines sont paralysés. Effectivement, quand ces muscles n'agissent plus, l'aile du nez s'affaisse souvent sous le poids de l'air extérieur au moment de la dilatation de la pompe thoracique, et alors les narines ne servent plus au passage de l'air vers les poumons (1).

Lorsque la respiration est extrêmement laborieuse, la bouche s'ouvre au moment de l'inspiration; mais, dans les circonstances ordinaires, le voile du palais tend à s'abaisser dans l'inspiration, de façon à clore le pharynx en avant et à isoler de la bouche le canal que l'air doit parcourir. Ce mouvement tout automatique est facile à observer, si l'on se place, la bouche béante, devant une glace; et ses effets sont bien connus des personnes qui ont l'habitude de souffler au chalumeau, car c'est à l'aide de la séparation ainsi établie entre la bouche et l'arrière-bouche qu'elles peuvent continuer à respirer de la manière ordinaire pendant que la bouche leur sert de réservoir à air et lance au dehors un jet continu (2).

Enfin, par suite de l'ensemble de mouvements automatiques coordonnés avec ceux qui dilatent le thorax, les lèvres de la glotte s'écartent pour livrer un passage plus facile à l'air; et lorsque les muscles du larynx qui ouvrent de la sorte cette fente sont paralysés, les fortes inspirations, au lieu d'activer la respi-

(1) M. Bérard cite le cas d'un matelot qui, atteint de paralysie faciale, était obligé de soulever sa narine avec les doigts lorsqu'il voulait inspirer l'air par la fosse nasale du côté affecté (a).

Les muscles qui dilatent les narines sont l'*élévateur commun de l'aile du nez et de la lèvre supérieure*, le triangulaire du nez et le *dilatateur de l'aile du nez* (b). L'occlusion des narines tend à se produire sous l'influence des contractions d'un autre petit muscle nommé *myrtiforme*.

(2) M. Stelling a observé aussi que le pharynx se dilate pendant l'inspiration et se resserre pendant l'expiration (c).

(a) Bérard, *Cours de physiologie*, t. III, p. 285.
(b) Voyez Bourgery, *Anatomie descriptive*, pl. 95.
(c) Stelling, *Sur les mouvements du larynx, etc.* (*Gaz. méd.*, 1843, p. 63).
— J.-C. Dalton, *Sur les mouvements de la glotte* (*Gazette hebdomadaire de médecine*, 1854, p. 1124).

ration, produisent quelquefois la suffocation, en déterminant l'occlusion de cet orifice (1).

§ 22. — Les muscles qui interviennent dans la production des mouvements d'expiration, et qui sont, par conséquent, les antagonistes de ceux que nous venons de passer en revue, sont, en première ligne, les *intercostaux internes*, dont le mode d'action nous est déjà connu.

Muscles
expirateurs.

Intercostaux
internes.

Les faisceaux musculaires qui se voient à la face interne du thorax, près de l'extrémité postérieure des côtes, et qui s'étendent entre ces os, peuvent être considérés comme de simples auxiliaires des intercostaux. En effet, ces faisceaux, que l'on désigne sous le nom de *muscles sous-costaux*, ressemblent aux intercostaux internes par la direction de leurs fibres, et tendent aussi à rapprocher et à abaisser les côtes (2).

Muscles
sous-costaux.

Il faut ranger de même, parmi les muscles expirateurs, le *triangulaire du sternum*, qui se trouve également à la face interne du thorax et qui remonte obliquement du sternum aux cartilages de la sixième paire et des trois paires précédentes (3). Effectivement, par leur contraction, ces faisceaux charnus abaissent

Muscle
triangulaire
du sternum.

---

(1) Ainsi, la section du nerf récurrent détermine assez souvent l'asphyxie chez les jeunes Chiens, dont les cartilages laryngiens sont très flexibles ; et lorsque, sur le cadavre, on pousse un courant d'air dans le larynx, ce fluide, en pressant sur le cul-de-sac formé par la face supérieure de chacune des lèvres de la glotte, abaisse et rapproche celle-ci de façon à amener quelquefois l'occlusion des voies respiratoires. Nous reviendrons sur ce sujet en traitant des fonctions des nerfs, et, pour le moment, je me

bornerai à renvoyer aux expériences de Legallois sur ce sujet (a).

Les muscles qui dilatent la glotte au moment de l'inspiration sont principalement les crico-aryténoïdiens postérieurs, ainsi que nous le verrons quand nous étudierons la structure et les mouvements du larynx, à l'occasion de l'histoire de la voix.

(2) Ils s'insèrent à la face interne des côtes, et leur nombre est variable (b).

(3) Voyez Bourgery, *Anatomie descriptive*, pl. 75.

(a) Legallois, *Œuvres*, t. I, p 169.
(b) Voyez Bourgery, *Op. cit.*, pl. 76.

ces cartilages et en augmentent l'obliquité, ce qui contribue, comme nous l'avons déjà vu, à diminuer la capacité de la cavité thoracique (1).

Chez beaucoup de Mammifères, l'abaissement des côtes et la constriction du thorax sont aidés aussi par un muscle qui ne se voit pas chez l'Homme, et qui se porte de la surface externe du sternum aux cartilages costaux des deux ou trois premières paires. On l'appelle tantôt *muscle sterno-costal externe* (2), tantôt *muscle transversal des côtes* (3), et d'autres fois on ne le distingue pas du *muscle droit de l'abdomen;* car chez quelques Quadrupèdes il s'étend jusqu'à l'abdomen, et son insertion postérieure se confond avec les fibres aponévrotiques de la partie voisine du muscle droit (4).

(1) Cette action, qui a été constatée par les expériences de Haller et de M. Sibson, est surtout marquée dans les faisceaux inférieurs de ce muscle, dont la direction est très oblique, tandis que les fibres des faisceaux supérieurs sont presque horizontales, ce qui les rend peu propres à abaisser les cartilages des côtes auxquelles ils se fixent.

Ce muscle est très développé chez le Chat (*a*).

(2) M. Straus-Durckheim l'appelle ainsi (*b*), mais Cuvier et Laurillard le désignent sous le nom de *muscle sterno-costien* (*c*).

(3) Voyez Lafosse, *Cours d'hippiatrique*, pl. 18, B. Colin, *Physiol. compar.*, p. 144.

(4) Cuvier, *Anatom. compar.*, t. I, p. 323.

Meckel, *Anatom. compar.*, t. VI, p. 201.

Ces muscles sont très développés chez quelques Quadrumanes, tels que les Papions (*d*) et les Ouistitis, où ils remontent obliquement de la partie inférieure du sternum sur les trois premières paires de côtes (*e*). Chez le Chien, leurs fibres naissent de la partie antérieure et latérale du sternum et des parties voisines des cartilages costaux de la deuxième et troisième paire, d'où elles convergent sur l'extrémité antérieure de la portion osseuse de la première côte (*f*). Chez la Loutre, ils sont en continuité directe avec les muscles droits de l'abdomen et s'étendent parallèlement de chaque côté du sternum dans toute la longueur du thorax (*g*). Leur disposition est à peu près la même chez le Bœuf (*h*).

(*a*) Voyez Straus-Durckheim, *Anatomie du Chat*, pl. 6, fig. 2.
(*b*) Straus-Durckheim, *Op. cit.*, p. 306.
(*c*) Cuvier, *Myologie*.
(*d*) Cuvier et Laurillard, *Myologie*, pl. 44, n° 18.
(*e*) Cuvier et Laurillard, *Op. cit.*, pl. 65, fig. 2.
(*f*) Cuvier et Laurillard, *Op. cit.*, pl. 116.
(*g*) Voyez Sibson, *loc. cit.*, pl. 28, fig. 12.
(*h*) Sibson, pl. 27, fig. 9.

Divers faisceaux charnus, qui se portent obliquement des dernières côtes sur les apophyses épineuses des vertèbres de la partie lombaire de la colonne vertébrale, et qui constituent le *muscle petit dentelé inférieur*, agissent aussi parfois comme constricteurs du thorax ; mais leur rôle est variable suivant le degré d'obliquité plus ou moins grand de leurs fibres, et chez quelques Mammifères ils tendent plutôt à dilater la chambre respiratoire. Du reste, leur rôle est toujours peu important dans le mécanisme de la respiration, et il serait trop long d'examiner ici les divers cas dans lesquels leur influence peut se faire sentir (1).

§ 23. — Les agents les plus puissants de l'expiration sont les grands muscles qui entourent la cavité abdominale et qui se

(1) Chez l'Homme, ce muscle, que l'on appelle aussi le *lombo-costal*, s'insère d'une part aux apophyses épineuses des quatre vertèbres comprises entre la dixième dorsale et la troisième lombaire ; et d'autre part, au bord inférieur des quatre dernières fausses côtes (a). La direction de ses fibres est donc oblique de bas en haut et d'arrière en avant ; aussi, en se contractant, abaisse-t-il les côtes inférieures. Lorsqu'il agit ainsi sur les côtes dont les mouvements sont solidaires, il doit jouer le rôle d'un constricteur du thorax ; mais lorsqu'il ne fait qu'abaisser les côtes flottantes, il doit les écarter des autres et augmenter par conséquent l'étendue des parois latérales du thorax. Il est également à noter que ce muscle peut intervenir aussi dans l'inspiration en empêchant ces côtes de céder à la traction exercée par le diaphragme.

M. Sibson a constaté que, chez le Lapin, ce muscle est au contraire tout à fait inspirateur, la direction de ses fibres étant telle qu'il écarte les côtes de la ligne médiane et élargit le thorax (b).

Enfin, le même expérimentateur a vu que chez les Solipèdes, où le muscle lombo-costal étend ses digitations sur les huit dernières paires de côtes, la contraction de ses divers faisceaux constitutifs produit des effets différents. Les faisceaux qui s'insèrent sur les côtes de la onzième paire sont expirateurs ; ceux qui sont fixés aux côtes des deux paires suivantes ne produisent pas d'effet bien marqué sur la capacité du thorax, et ceux qui s'attachent aux côtes des quatre dernières paires entrent en jeu pendant l'inspiration (c).

(a) Voyez Bourgery, *Anatomie descriptive*, pl. 85.
(b) Sibson, *Op. cit.* (*Philos. Trans.*, 1846, p. 525).
(c) Sibson, *loc. cit.*, p. 521.

fixent sur le bord inférieur du système costo-sternal. En effet, ces muscles, qui, en général, agissent simultanément, tirent le sternum et les dernières côtes en bas (ou en arrière, suivant que le corps est dans la position verticale, comme chez l'Homme, ou placé horizontalement, comme chez les Quadrupèdes); leur puissance est très considérable, et en se contractant ils compriment les viscères abdominaux et tendent ainsi à refouler le diaphragme dans la cavité thoracique (1). Lorsque la respiration affecte le type abdominal, c'est ce dernier effet qui est le plus marqué, tandis que dans la respiration dite costale c'est le premier qui est le plus considérable; enfin, dans les mouvements expiratoires violents, ces deux actions se produisent à la fois (2).

L'un de ces muscles, le *transverse* ou *lombo-abdominal*, qui chez plusieurs Mammifères, tels que le Chien, la Loutre et le Phoque, semble être une continuation du triangulaire du sternum (3), forme avec son congénère une sorte de sangle dont la partie antérieure est attachée des deux côtés à l'extrémité des côtes, et dont les contractions tendent à abaisser ces leviers. Chez l'Homme, il est moins développé, mais ses usages sont encore les mêmes, et dans les mouvements violents d'expiration il diminue notablement le diamètre transversal de la partie inférieure du thorax.

---

(1) Beau et Maissiat, *Op. cit.* (*Arch. gén. de médecine*, t. III, p. 250).

(2) Sibson, *loc. cit.*, p. 525.

(3) Chez l'Homme, les fibres de ce muscle se confondent aussi avec celles du triangulaire du sternum, vers la sixième côte, et se fixent en avant sur la ligne blanche ou médiane du ventre pour s'étendre de là à la face interne des cartilages des sept dernières côtes, puis, à l'aide d'une aponévrose, aux vertèbres de la région lombaire, et plus bas aux os des hanches ou à leurs ligaments. Ces fibres sont dirigées transversalement et elles constituent un constricteur commun de l'abdomen et du thorax (a).

(a) Voyez Bourgery, *Anatomie descriptive*, pl. 65, 66, 73, 75.

Les muscles *petits obliques*, qui recouvrent les transverses, se composent de fibres qui descendent obliquement d'avant en arrière, et qui tirent dans la même direction l'extrémité antérieure des côtes de la région diaphragmatique et leurs cartilages (1).

Les *obliques externes* envoient leurs digitations charnues sur la partie antérieure des huit dernières côtes. Ils abaissent aussi ces leviers et les tirent en avant (2).

Les *muscles droits* descendent verticalement du sternum et des cartilages costaux à l'arcade du pubis, et tendent également à abaisser toute la paroi antérieure de la poitrine, par conséquent ils doivent être rangés parmi les muscles expirateurs ; mais dans les circonstances ordinaires ils n'entrent pas en action (3).

(1) Le muscle *petit oblique*, ou *oblique interne* de l'homme, est placé sur les parties latérales de l'abdomen ; une partie de ses fibres charnues se fixent au bord inférieur des cartilages des quatre dernières côtes et semblent être une continuation du système des intercostaux internes. Plus bas, les fibres de ce muscle naissent d'une large aponévrose qui s'unit à son congénère sur la ligne blanche. Enfin les attaches de l'autre extrémité du petit oblique ont lieu sur les vertèbres lombaires par l'intermédiaire d'une grande lame aponévrotique, et sur le bord du bassin (a).

(2) Le muscle *grand oblique*, ou *oblique externe* de l'homme, s'attache, d'une part aux côtes, d'autre part à la ligne blanche qui l'unit à son congénère et au bassin. Ses fibres supérieures sont presque horizontales, les moyennes sont obliques de

haut en bas et de dehors en dedans, enfin les inférieures sont presque verticales (b).

Chez le Cheval, le muscle grand oblique est de tous les muscles abdominaux celui qui prend la plus grande part à l'expiration. Pour peu que la respiration de cet animal soit profonde, son action se traduit au dehors par une saillie qui s'étend de l'extrémité postérieure du sternum jusque vers la dernière côte, et qui est très apparente à travers la peau chez les individus maigres. La contraction du muscle petit oblique se manifeste aussi au dehors pendant l'expiration forcée ; mais son influence est moins grande que celle de l'oblique externe (c).

(3) Le muscle *grand droit*, ou *sterno-pubien*, prend son point d'appui sur le bord supérieur du pubis, et se fixe par son extrémité supérieure au sternum, aux cartilages des cinquième,

(a) Voyez Bourgery, *Op. cit.*, pl. 65.
(b) Voyez Bourgery, *Op. cit.*, pl. 67.
(c) Colin, *Physiologie comparée des Animaux domestiques*, t. II, p. 144.

Enfin, les *muscles sacro-lombaires* (1), qui, placés de chaque côté de la colonne vertébrale, se fixent à la face postérieure du bassin et à l'angle externe des six ou sept dernières côtes, concourent aussi dans quelques cas à abaisser les côtes (2); mais, comme ils agissent sur ces leviers tout près de leur point d'appui, ils ne sauraient jouer dans l'expiration un rôle bien important (3).

Parmi les auxiliaires secondaires des agents expirateurs, on doit ranger encore les muscles qui occupent le fond du bassin et y forment une sorte de plancher dont la contraction empêche les viscères abdominaux de descendre sous l'effort exercé par les parois latérales du ventre, et contribuent de la sorte à refouler le diaphragme vers le thorax (4).

Résumé.   § 24. — En résumé, nous voyons donc :

1° Que les principaux agents moteurs de l'espèce de pompe,

sixième et septième côtes, ainsi que sur l'extrémité de la portion osseuse de la cinquième côte (a).

Dans leurs expériences sur les Chiens, MM. Beau et Maissiat n'ont pas vu ces muscles se contracter même dans les mouvements d'expiration les plus violents (b).

Souvent, chez les Quadrupèdes, le muscle droit s'étend beaucoup plus loin sur la face antérieure du thorax. Ainsi, chez le Chat, il va s'insérer jusque sur la première côte (c).

(1) C'est de la portion fondamentale du muscle sacro-lombaire qu'il est ici question, et non des *faisceaux de renforcement*, qui constituent le cervical descendant, muscle dont l'action, comme nous l'avons déjà vu,

est très différente. (Voyez ci-dessus, page 437).

(2) Haller, *Elem. physiol.*, t. V, p. 59.

(3) MM. Beau et Maissiat n'ont pas été témoin de l'action de ce muscle dans l'expiration, et la révoquent en doute (d); mais M. Sibson a constaté ses contractions dans les mouvements de ce genre chez l'Ane (e).

Haller range également parmi les muscles expirateurs le *carré lombaire*; mais MM. Beau et Maissiat pensent qu'il n'intervient pas dans les mouvements respiratoires même les plus intenses (f).

(4) Ces muscles sont le sphincter de l'anus, le releveur de l'anus et l'ischio-coccygien (g).

(a) Voyez Bourgery, *Anatomie descriptive*, pl. 64.
(b) Beau et Maissiat, *Op. cit.* (*Arch. gén. de méd.*, t. III, p. 252).
(c) Voyez Straus, *Anatomie du Chat*, pl. 6, fig. 1.
(d) Beau et Maissiat, *loc. cit.*, p. 254.
(e) Sibson, *Op. cit.* (*Philos. Trans.*, p. 521).
(f) Beau et Maissiat, *loc. cit.*, p. 255.
(g) Voyez Bourgery, *Op. cit.*, pl. 104.

alternativement aspirante et foulante, constituée par le thorax de l'Homme et des autres Mammifères, sont, pendant l'inspiration :

Le diaphragme,

Les intercostaux externes,

La portion sternale des intercostaux internes,

Les surcostaux,

Les scalènes.

Que les auxiliaires de ces organes moteurs sont d'ordinaire :

Le petit dentelé supérieur,

Le sterno-mastoïdien,

et quelquefois même les muscles élévateurs de l'épaule, savoir :

L'angulaire de l'omoplate,

La portion supérieure du trapèze,

Le petit pectoral,

Et la portion inférieure du grand pectoral ;

Enfin, le grand dentelé.

2° Que les principaux muscles expirateurs sont :

Les intercostaux internes dans toute la portion osseuse des côtes,

Les sous-costaux,

Le triangulaire du sternum,

Le costo-sternal externe, lorsqu'il existe,

Les muscles obliques de l'abdomen,

Les transverses de l'abdomen.

Enfin, que l'action expiratrice de ceux-ci peut être aidée par la contraction du droit de l'abdomen, du sacro-lombaire, ainsi que de certaines portions du grand dentelé, du grand dorsal et des autres muscles abaisseurs de l'épaule ; par les muscles de la région anale ; ou même par le diaphragme, lorsque le foie et les autres viscères sont maintenus en place de façon à fournir un point d'appui solide à ce muscle, et à lui permettre d'agir comme élévateur sur les fausses côtes auxquelles son bord externe est attaché (1).

§ 25. — Dans ce qui précède il n'a été question que du jeu de la pompe thoracique; mais tout ce que j'ai dit des changements qui s'opèrent dans la forme et la grandeur de la poitrine est applicable aussi aux poumons. En effet, la surface externe de ces organes reste toujours en contact avec la face interne des parois du thorax, et la suit dans tous ses mouvements. Il serait donc inutile de nous arrêter longuement sur l'étude des modifications que l'inspiration et l'expiration déterminent dans le volume des poumons, et je me bornerai à faire remarquer que c'est surtout dans les parties antérieures et inférieures de ces organes que les déplacements ainsi produits sont les plus considérables. Le bord inférieur des poumons monte et descend alternativement, et la plèvre pulmonaire glisse sur la plèvre costale (2). On a appelé *locomotion des poumons* ces changements de rapports, et il est à noter que la respiration devient

(1) Ce mode d'action du diaphragme, opposé à celui que ce muscle exerce d'ordinaire, n'a pas échappé à l'attention de Galien (a) et a été décrit également par Vésale (b), mais était négligé par tous les physiologistes lorsque Magendie en a fait l'objet d'observations nouvelles (c). Plus récemment, ce point de la mécanique respiratoire a été examiné avec plus de soin par MM. Beau et Maissiat (d). Enfin, M. Bérard a fait remarquer que des effets analogues pouvaient être la conséquence du peu de mobilité du centre phrénique (e).

(2) M. Donders a fait récemment, sur les Lapins vivants et sur le cadavre de l'Homme, une série d'expériences relatives aux mouvements des poumons dans la respiration, et il en a conclu que le déplacement de ces organes s'opère dans deux sens : de haut en bas, et d'arrière en avant. Lors de l'inspiration, chaque vésicule pneumatique de la surface du poumon descend d'une quantité égale à la somme des extensions longitudinales de toutes les vésicules situées au-dessus, et se déplace en avant d'une quantité égale à la somme des extensions transversales

(a) Galien, *De anat. administr.*, lib. VIII, chap. II.
(b) Vésale, *De humani corporis fabrica*, lib. II, p. 290.
(c) Magendie, *Précis élémentaire de Physiologie*, t. II, p. 319, 2ᵉ édit.
(d) Beau et Maissiat, *Op. cit.* (*Arch. gén. de méd.*, t. II, p. 266 et suiv.).
(e) Bérard, *Cours de physiologie*, t. II, p. 210.

laborieuse lorsque des adhérences s'établissent entre les deux feuillets de la plèvre, comme cela se voit souvent dans les maladies inflammatoires de cette membrane, et mettent obstacle à ces mouvements.

§ 26. — Les muscles qui élèvent ou qui abaissent les côtes, et qui déterminent ainsi le jeu de la pompe respiratoire chez les Oiseaux, sont disposés à peu près de la même manière que chez les Mammifères. Il serait par conséquent inutile d'en donner ici la description (1).

§ 27. — Nous avons vu que les parois de la cavité thoracique sont mobiles dans toutes leurs parties, et que les mouvements respiratoires sont le résultat d'une multitude de mouvements

de toutes les vésicules situées entre elle et les parois postérieures du thorax. Il en résulte que les parties inférieures de ces organes subissent le plus grand déplacement en bas, et les bords antérieurs les plus grands déplacements en avant. Ces bords augmentent également en épaisseur pendant l'inspiration et éloignent le cœur de la paroi antérieure du thorax, de façon à maintenir cet organe dans ses rapports ordinaires avec les gros vaisseaux sanguins, malgré l'écartement qui s'opère entre les parois antérieure et postérieure du thorax. Il est aussi à noter que, dans l'expiration, la portion périphérique du diaphragme vient s'appliquer directement contre la paroi costale du thorax, à mesure que le bord inférieur du poumon remonte et efface ainsi momentanément la portion la plus déclive de la

chambre respiratoire. Dans les inspirations ordinaires, les poumons ne descendent guère au-dessous des côtes de la sixième ou de la septième paire; mais, dans une inspiration forcée, ils peuvent arriver jusqu'à la onzième côte. Dans les circonstances ordinaires, le cœur sépare complétement entre eux les deux poumons antérieurement, mais pendant l'inspiration forcée ces derniers organes se rencontrent par leur bord antérieur, de façon à s'interposer entre le premier et les parois du thorax (a).

(1) On trouve dans le mémoire de M. Sibson de bonnes figures de ces muscles chez le Cygne, le Faucon et la Poule (b). On peut consulter aussi à ce sujet la *Myologie de l'Apteryx*, par M. Owen (c).

J'ajouterai que les deux *diaphragmites*, ou cloisons membrano-muscu-

(a) Donders, *Die Bewegung der Lungen und des Herzens bei der Respiration* (Zeitschr. für ration. Med., 1853, 2e série, t. III, p. 39, et *Onderzoekingen gedaan in het physiologisch Laboratorium der Utrechtsche Hoogschool*, Jaar 5).
(b) Sibson, *On the Mechanism of Respiration* (Philos. Trans., 1846, pl. 24 et 25).
(c) Owen, *On the Anat. of the Apteryx Australis*, part II (Trans. of the Zool. Soc., t. III, pl. 32, 33 et 34).

partiels. Nous avons vu aussi que l'effet utile produit par chacun de ces mouvements partiels peut varier suivant les circonstances, et que chez l'Homme, par exemple, la dilatation des poumons est due, en majeure partie, à des portions de la pompe thoracique qui ne fonctionnent que peu chez la femme, et *vice versâ*. Cela indique déjà que ces mouvements, tout en étant coordonnés de façon à produire un même résultat, sont cependant, jusqu'à un certain point, indépendants les uns des autres et susceptibles de se suppléer mutuellement (1). Mais cette indépendance des

laires, qui se trouvent étendus entre le thorax et l'abdomen des Oiseaux (*a*) ont des rôles différents. Le diaphragmite pulmonaire, en se contractant, abaisse la paroi correspondante des bronches voisines, auxquelles il adhère, et agit aussi indirectement pour agrandir les vésicules pulmonaires situées au-dessus. Les contractions de cette cloison tendent aussi à agrandir les orifices par lesquels les poumons communiquent avec les poches pneumatiques. Le diaphragmite abdominal est convexe en avant, et, lors de sa contraction, il tend à se rapprocher de la forme d'une surface plane. Son action contribue donc à agrandir la portion voisine de la cavité thoracique qui est occupée par les réservoirs moyens ou diaphragmatiques; mais la tension de cette dernière cloison est déterminée par les mouvements du sternum bien plus que par la contraction des fibres musculaires dont elle est garnie (*b*).

(1) Il est à noter aussi que, dans la respiration normale, ces divers mouvements n'ont pas lieu simultanément, mais se succèdent dans un certain ordre. Ainsi, chez l'homme, c'est la contraction du diaphragme, décelée par le gonflement de l'abdomen, qui s'observe d'abord; puis la région costale inférieure se dilate, et le mouvement se propage de bas en haut pour se perdre dans la région costale supérieure. Chez la femme, au contraire, ce sont les côtes qui se déplacent d'abord, et le diaphragme n'entre en jeu que consécutivement (*c*); mais, par l'habitude, on peut modifier le caractère des mouvements inspiratoires, et les chanteurs, ayant remarqué que la respiration abdominale est la plus favorable à l'action du larynx, s'appliquent à développer le jeu du diaphragme de préférence à celui de la portion supérieure de la pompe thoracique (*d*). Nous reviendrons sur ce sujet lorsque nous étudierons la formation de la voix.

(*a*) Voyez ci-dessus, page 400.
(*b*) Voyez Sappey, *Recherches sur l'appareil respiratoire des Oiseaux*, p. 26.
(*c*) Voyez Hutchinson, art. THORAX (Todd's *Cyclopædia of Anatomy and Physiology*, t. IV, p. 1080).
(*d*) Mandl, *De la fatigue de la voix dans ses rapports avec le mode de respiration* (*Gazette médicale de Paris*, 1855).

divers organes constitutifs de l'appareil inspirateur devient surtout évidente dans les cas pathologiques où des obstacles s'opposent à la dilatation d'une portion limitée de la cavité thoracique.

Ainsi, dans l'état normal, les deux côtés de la poitrine se
dilatent en même temps et également; mais lorsque l'obstruc-
tion de l'une des deux bronches, l'oblitération des cellules pulmonaires dans la totalité ou dans une portion considérable de
l'un des poumons, comme cela se voit dans quelques cas de
phthisie, la présence d'une grande quantité de liquide dans
l'une des plèvres, comme dans certains cas d'épanchements
pleurétiques, ou quelque autre accident analogue empêche l'air
de pénétrer dans l'un des poumons, la dilatation du thorax s'affaiblit ou cesse complétement du côté malade et augmente du
côté opposé. Des effets analogues s'observent lorsque la position du corps est défavorable au jeu de l'une des moitiés de la
pompe respiratoire, et cela nous explique pourquoi, dans les cas
de plaies pénétrantes de la poitrine, les chirurgiens conseillent
souvent au malade de rester couché sur le côté lésé, car les
mouvements du thorax sont alors moins grands de ce côté que
de l'autre. Cette indépendance d'action dans les diverses parties
constitutives des parois thoraciques existe non-seulement entre
les deux moitiés du corps, mais aussi entre les diverses portions
de chaque moitié; de sorte que, dans certains états pathologiques
du poumon, telle ou telle partie du système costal, par exemple,
reste inactive ou n'exécute que des mouvements affaiblis, tandis que tout le travail respiratoire se fait au moyen des autres
parties de l'appareil. Ainsi, quelques-unes des côtes peuvent
rester immobiles pendant que les côtes voisines continuent à
remplir leurs fonctions ordinaires, et ces phénomènes, dont le
médecin doit tenir grand compte dans le diagnostic des maladies
des voies aériennes, jettent beaucoup de lumière sur le mécanisme des mouvements respiratoires. M. Andral, qui a observé
avec une rare sagacité les signes extérieurs dont ces lésions

sont accompagnées, avait déjà, en 1824, appelé l'attention des physiologistes sur ces anomalies (1); et plus récemment M. Sibson en a fait l'objet d'une étude longue et approfondie (2).

Les détails dans lesquels je viens d'entrer relativement à la constitution de la chambre thoracique de l'Homme et des Animaux sont nécessaires à connaître, lorsqu'on veut étudier d'une manière approfondie le mécanisme de la respiration; et maintenant que nous savons comment fonctionne cette pompe alternativement foulante et aspirante, nous pouvons nous occuper de l'examen des effets obtenus par son travail. Ce sera le sujet de la prochaine leçon.

(1) Andral, *Clinique médicale*, t. II, p. 98.

(2) Sibson, *On the Movements of* Respiration in Disease (*Trans.* of the Med. Chirurg. Soc. of London, 1848, t. XXXI, p. 353).

DIX-SEPTIÈME LEÇON.

De la puissance mécanique de l'appareil respiratoire de l'Homme. — Étendue des mouvements respiratoires. — Capacité des poumons. — Fréquence et rhythme des mouvements respiratoires normaux. — Mouvements respiratoires anormaux.

§ 1. — Dans la respiration calme et normale, les muscles inspirateurs seuls ont un rôle important à jouer; l'expiration s'opère presque sans effort musculaire et par la seule action de l'élasticité des poumons et des parois thoraciques; mais dans la toux, qui consiste en mouvements brusques et violents, et dans d'autres circonstances analogues, il en est autrement, et la force que les muscles constricteurs du thorax sont susceptibles de déployer est même beaucoup plus grande que celle développée par les muscles inspirateurs, lors même que leur action est la plus énergique.

Puissance des mouvements respiratoires.

M. Hutchinson, dont j'ai déjà eu l'occasion de citer les travaux, a fait beaucoup d'expériences sur ce sujet, à l'aide d'une sorte de manomètre adapté aux narines, et il a trouvé que toujours la pression exercée sur l'air expiré dépasse de plus d'un tiers celle vaincue par l'aspiration. Ainsi, chez des hommes robustes, quand l'air chassé des poumons dans une expiration violente faisait équilibre à une colonne de mercure d'environ 80 millimètres de haut, l'inspiration n'élevait le même liquide qu'à 58 millimètres; et chez les individus où la puissance musculaire de l'appareil respiratoire était le plus développée, il a trouvé que l'effet utile produit par les agents inspirateurs ne correspondait qu'au poids d'une colonne de mercure de 16 centimètres, tandis que celui dû à l'action des

organes expirateurs faisait équilibre à une colonne de 23 centimètres du même liquide (1).

Ces résultats s'accordent avec ceux obtenus à l'aide d'expériences analogues, par MM. Valentin, Mendelssohn et
Kramher (2).

Au premier abord, on sera peut-être étonné de voir que les
muscles nombreux qui concourent à dilater le thorax ne peuvent,
dans les mouvements expiratoires les plus énergiques, faire
monter le mercure du manomètre à air libre que, terme moyen,
d'environ 3 pouces (ou 76 millimètres) ; mais, si l'on réfléchit
à la loi qui préside à la transmission de la pression des fluides,

(1) Les courbes à l'aide desquelles
M. Hutchinson représente les résultats
de ses diverses expériences se suivent
presque toujours ; mais chez les individus vigoureux, celle qui correspond
à la force expiratrice s'élève plus rapidement que celle qui représente la
force inspiratrice. On trouve aussi
dans le mémoire de M. Hutchinson
des observations curieuses relatives à
l'influence des diverses professions,
sur l'énergie des agents moteurs de
l'appareil respiratoire (a).

(2) Les observations de M. Valentin
sur ce sujet sont moins nombreuses
et moins complètes que celles de
M. Hutchinson. Elles portèrent d'abord
sur six hommes (de dix-huit à trente-
trois ans), puis sur trente-deux étudiants. Dans la respiration calme et
ordinaire, la force déployée alternativement par les organes inspirateurs
et expirateurs faisait équilibre à une
colonne de mercure de 5 à 10 milli-

mètres de haut. L'inspiration la plus
forte élevait la colonne mercurielle de
144 millimètres, et l'expiration la plus
violente faisait équilibre à une colonne
de 232 millimètres. Mais le maximum
d'effet s'observait dans les expirations,
et, dans les dernières expériences de
ce physiologiste, la colonne de mercure soulevée de la sorte a varié entre
266 et 326 millimètres chez des individus dont le système musculaire était
très développé (b).

Les expériences de Mendelssohn
furent faites sur sept individus qui
respiraient par une des narines seulement. L'expiration forcée élevait le
mercure du manomètre de 4 pouces
4 lignes, ou même de 4 pouces 8 lignes, et dépassait d'environ 1 pouce
le déplacement produit en sens inverse par l'inspiration (c).

En opérant sur des Chiens, M. Kramher a trouvé que dans les mouvements
ordinaires de la respiration, la colonne

(a) Hutchinson, On the Capacity of the Lungs and on the Respiratory Functions (Trans. of the
Med. Chir. Soc. of London, 1846, vol. XXIX, p. 199).
(b) Valentin, Lehrbuch der Physiologie, 1847, Bd. 1, p. 529 et suiv., et Grundriss für Physiologie, 1851, p. 246.
(c) Mendelssohn, Der Mechanismus der Respiration und Circulation. Berlin, 1845, p. 116,
120.

on verra qu'en réalité la pression exercée alors sur la totalité de la surface des parois thoraciques, et vaincue par ces muscles, est en réalité énorme, car elle est la même sur tous les points, et est égale, par conséquent, au poids d'une colonne qui aurait pour hauteur 3 pouces et pour base la surface tout entière du thorax, c'est-à-dire, chez un homme de taille ordinaire, une surface d'environ 375 pouces carrés : or une pareille colonne pèserait plus de 350 kilogrammes. L'effort produit dans cette circonstance par l'ensemble de l'appareil respiratoire correspond donc à celui qui serait nécessaire pour soulever 350 kilogrammes (1).

Mais la force déployée ainsi par les muscles inspirateurs est encore plus grande, car, pour dilater de la sorte le thorax, ces organes ont aussi à vaincre la résistance opposée par l'élasticité des parois thoraciques et des poumons eux-mêmes ; et si j'insiste sur ce point, c'est pour mieux montrer une de ces combinaisons

d'eau du manomètre en connexion avec la trachée était déprimée de 12 à 15 millimètres lors de l'inspiration, et élevée de 40 à 50 millimètres pendant l'expiration. Dans les efforts les plus violents, la force développée par l'expiration faisait équilibre à 140 millimètres, et celle développée par l'inspiration à 50 millimètres seulement (a).

On doit aussi à Hales, physiologiste célèbre du commencement du XVIIIᵉ siècle, quelques expériences sur la force aspirante développée par les mouvements de dilatation du thorax du Chien. Il plaça dans une petite plaie pratiquée aux parois de cette cavité un tube recourbé dont l'extrémité inférieure plongeait dans un

flacon rempli d'alcool, et il mesura l'ascension du liquide lors de l'inspiration. Quand les voies respiratoires de l'animal restaient libres, le liquide montait d'environ 6 pouces, et lorsqu'on lui bouchait le nez et la gueule, de façon à empêcher l'entrée de l'air dans les poumons, l'effort respiratoire élevait le liquide à une hauteur de 24 ou 30 pouces. Hales ne dit pas quelle était la densité de l'alcool employé dans cette expérience (b).

(1) Les expériences de Kramher tendent à montrer que la pompe thoracique est susceptible de produire des effets mécaniques encore plus considérables. Ainsi il a trouvé que chez le Chien le volume de l'air contenu dans les poumons peut être réduit

(a) Kramher, *Zur Lehre vom Athmen* (Häser's *Archiv für die Gesammte Medicin*, 1847, t. IX, p. 332).

(b) Hales, *Statique des végétaux*, t. I, p. 208.

mécaniques qui se remarquent souvent dans l'économie animale et qui permettent à une seule et même puissance motrice de produire deux effets contraires. L'élasticité des parois de la pompe respiratoire représente effectivement une sorte de ressort qui est tendu par les agents inspirateurs, et qui, venant à se détendre lorsque ceux-ci cessent d'agir, utilise pour l'expiration la force employée pour vaincre leur résistance. Ainsi une portion de la puissance musculaire déployée pour dilater le thorax sert ensuite pour chasser l'air des poumons et pour venir en aide ou pour remplacer complétement les instruments actifs de l'expiration.

M. Hutchinson a cherché à évaluer cet excédant de force ainsi perdue pour l'inspiration, mais mise en réserve pour l'expiration, et dans cette vue il a mesuré l'effort nécessaire pour pousser, dans les poumons d'un cadavre, la quantité d'air qu'il savait par expérience y avoir été appelée d'ordinaire par les mouvements respiratoires, lorsque l'individu était vivant. La résistance qu'il avait à vaincre ne pouvait provenir que des parois des cellules pulmonaires et de la chambre thoracique, et en supposant l'élasticité de ces parties la même chez le cadavre que chez le vivant, cette résistance devait être précisément égale à celle qui, indépendamment de la pression atmosphérique, s'opposait à la dilatation de la poitrine dans les expé-

d'un quart lorsque la sortie de ce fluide est empêchée et que l'animal fait un effort violent pour l'expulser. Or, une pareille diminution de volume suppose une pression égale à environ une demi-atmosphère. Lorsque dans des circonstances analogues l'animal faisait un mouvement violent d'inspiration, l'air emprisonné dans ses poumons se dilatait d'environ du quart de son volume; effet qui correspond à une diminution de pression d'un huitième d'atmosphère. Ainsi, dans ces expériences, les muscles expirateurs paraissent avoir fait équilibre à une colonne de mercure d'environ 9 centimètres, et les muscles inspirateurs à une colonne d'environ 37 centimètres (a).

(a) Kramher, *Zur Lehre vom Athmen (Archiv für die Gesammte Med.*, 1847, t. IX, p. 332).

riences précédentes et s'ajoutait à celle que je viens d'évaluer à plus de 350 kilogrammes. Or, en procédant de la sorte, il trouva que la pression employée pour vaincre la résistance des parois du thorax était au moins égale au quart de celle dépensée pour faire équilibre à la colonne de mercure dont il a déjà été question ; ce qui porterait la force déployée par les muscles inspirateurs à environ 450 kilogrammes. Ces calculs, comme on le pense bien, ne sauraient avoir rien de rigoureux ; mais ils peuvent nous aider à nous former quelque idée de ce qui se passe dans le travail mécanique de la respiration, et nous montrer que l'excédant des puissances musculaires expiratrices sur celles de l'inspiration, que semblaient révéler les premières expériences manométriques de M. Hutchinson, est apparent plutôt que réel, puisque les effets produits dans l'expiration forcée sont dus à l'action du ressort monté par les muscles inspirateurs aussi bien qu'à la contraction des muscles expirateurs (1).

Du reste, il est essentiel de noter que dans toutes ces expériences il n'a été question que des mouvements respiratoires forcés, et dans la respiration normale l'effet est bien moindre (2).

§ 2. — La quantité d'air qui est ainsi introduite dans les poumons ou expulsée de ces organes est susceptible de varier

Capacité pulmonaire.

(1) M. Hutchinson a fait aussi des observations curieuses sur la force motrice déployée par la pompe respiratoire dans divers cas pathologiques.

(2) M. Cagniard-Latour a constaté que l'air, dans les mouvements ordinaires d'expiration chez l'Homme, s'écoule par la trachée sous une pression égale à environ 4 millimètres de mercure ; mais que, dans l'expiration prolongée et un peu forcée du joueur d'instruments à anche, cette pression est d'environ 30 centimètres. Au moment de la phonation, cette pression faisait équilibre à 16 millimètres de mercure (a).

(a) Cagniard-Latour, Sur la pression à laquelle l'air contenu dans la trachée-artère se trouve soumis pendant l'acte de la phonation (Comptes rendus de l'Académie des sciences, 1837, t. IV, p. 201).

beaucoup, non-seulement chez les animaux d'espèces différentes, mais aussi chez les divers individus d'une même espèce
et chez le même individu dans des conditions diverses. Il en
résulte que, pour se former des notions justes sur la question
en apparence si simple de la capacité des organes respiratoires,
il faut non-seulement multiplier beaucoup les observations,
mais analyser les phénomènes que l'on étudie, et tenir exactement compte des particularités que présentent les divers individus soumis à cet examen. Les physiologistes qui, les premiers, ont cherché à fixer les idées sur les quantités d'air aspiré
ou expiré par l'Homme, n'ont pas procédé de la sorte, et,
adoptant les résultats d'un petit nombre d'observations pour en
tirer des règles générales, ils sont arrivés aux estimations les
plus discordantes ; mais, dans ces dernières années, la question
a été mieux étudiée et résolue d'une manière satisfaisante (1).

Pour procéder méthodiquement dans cette étude, il est
nécessaire de bien distinguer et de préciser les divers degrés

(1) La *spirométrie*, ou, pour parler
plus correctement, la *pneumatométrie*, c'est-à-dire la mesure de la
capacité respiratoire, a occupé beaucoup l'attention des médecins depuis
quelques années, et a donné lieu à
plusieurs travaux intéressants pour la
physiologie aussi bien que pour le
diagnostic de certaines affections pulmonaires. La série la plus nombreuse
et la plus importante de ces recherches est due à M. Hutchinson, et fut
publiée en 1846 ; mais je dois citer
également ici les observations de
MM. Gustave Simon, Fabius, Wintrich, Arnold, Voorhelm, etc. (a).

(a) Hutchinson, *Contributions to Vital Statistics* (*Journal of the Statistical Society of London*,
vol. VII, p. 193).
— *On the Capacity of the Lungs and on the Respiratory Functions* (*Trans. of the Medic. Chir.
Soc.*, p. 157).
— Simon, *Ueber die Menge der ausgeathmeten Luft bei verschiedenen Menschen und ihre
Messung durch das Spirometer*. Giessen, 1848.
— Albers, *Nothwendige Correctionen bei Anwendung des Spirometers* (*Wiener med.Wochenschr.*,
1852, n° 39).
— Fabius, *Dissert. de spirometro ejusque usu*, Amstelod., 1853, et *Spirometrische Beobach-
tungen* (*Zeitschrift für rationelle Medicin*, 1854, 2e série, t. IV, p. 281).
— Wintrich, *Krankheiten der Respirations Organe* (*Handb. der speciellen Pathologie und
Therapie*, t. V, Erlangen, 1854).
— F. Arnold, *Ueber die Athmungsgrösse des Menschen* (*Ein Beitrag zur Physiologie und zur
Diagnostik der Krankheiten der Athmungswerkzeuge*, Heidelberg, 1855).
— Voorhelm Schneevogt, *Ueber den praktischen Werth des Spirometers* (*Zeitschr. für ration.
Med.*, 1854, 2e série, t. V, p. 9).

d'amplitude des mouvements thoraciques dont on doit tenir compte.

Quelle que soit la force avec laquelle le thorax de l'homme se resserre, les poumons ne se vident jamais complétement ; il reste toujours une certaine quantité d'air dans leur intérieur, et cet air, plus ou moins vicié par la respiration, se mêle à l'air atmosphérique aspiré du dehors. Il est donc très important de tenir compte de ce *résidu respiratoire*.

Différences dépendantes de l'étendue des mouvements.

J'appellerai *capacité inspiratrice extrême* des poumons la quantité dont ces organes se dilatent lorsqu'ils passent de cet état d'expiration forcée à celui résultant de l'inspiration la plus grande que l'on puisse exécuter ; ou, en d'autres mots, le maximum de l'augmentation dans la capacité de la cavité respiratoire qui peut être déterminée par les agents inspirateurs, quand leur action succède à celui des organes expirateurs les plus énergiques.

La *capacité absolue* des poumons est donc plus grande que leur *capacité inspiratrice extrême*, et correspond à la capacité de ces organes, après une expiration forcée, plus le volume dont ils augmentent lors de leur plus grande dilatation.

Mais entre cette inspiration extrême et cette expiration forcée, il y a beaucoup de degrés, et dans la respiration normale ni l'une ni l'autre de ces limites ne sont atteintes. Le mouvement expiratoire normal laisse beaucoup plus d'air dans les poumons que ne le fait l'expiration forcée, et l'inspiration ordinaire y appelle beaucoup moins que l'inspiration extrême. La *capacité inspiratrice ordinaire* ne consiste donc que dans l'augmentation qui se produit lorsqu'à la suite d'une expiration ordinaire le thorax se dilate d'une manière calme et normale.

Pour bien analyser les phénomènes dont il est ici question, il faut donc tenir compte :

1° Du résidu respiratoire ;

2° De la quantité d'air qui s'ajoute à ce résidu et séjourne dans les poumons lors de l'expiration normale, quantité que l'on peut appeler la *réserve respiratoire;*

3° De la quantité qui s'ajoute à cette réserve par suite d'un mouvement inspiratoire ordinaire, et qui constitue le débit normal de la pompe pulmonaire;

4° Enfin, de la quantité qui, dans l'inspiration forcée, peut s'ajouter encore à l'air introduit par la respiration ordinaire, et qui peut être appelée *complémentaire* (1).

Capacité
inspiratrice
extrême.

§ 3. — La détermination de la capacité inspiratrice extrême est assez facile, car, pour l'obtenir, il suffit de mesurer le volume de l'air qui, à la suite d'une expiration aussi complète que possible, peut être appelé dans les poumons par une inspiration extrême. Mais il n'en est pas de même pour l'évaluation des résultats divers qui dépendent du degré d'amplitude des mouvements respiratoires, car ces mouvements sont soumis à l'influence de la volonté, et se modifient même à notre insu lorsque notre attention s'y dirige, ou que des obstacles portés aux mouvements de l'air causent quelques fatigues dans les muscles inspirateurs. A l'aide d'un appareil convenablement disposé et d'un peu d'habitude, cependant, on y parvient d'une manière suffisamment exacte (2), et ce sont ces mesures qui ont pour nous le plus d'importance; car, pour peu que l'on

(1) Les dénominations employées ici correspondent à peu près à celles adoptées par M. Hutchinson. Il est seulement à noter que ce physiologiste donne le nom de *capacité vitale* à ce que j'appelle *capacité inspiratrice extrême.*

(2) Divers instruments ont été mis en usage pour mesurer ainsi le volume de l'air inspiré. Celui dont on s'est servi le plus fréquemment est le *spiromètre* de M. Hutchinson. Cet appareil consiste essentiellement en une sorte de gazomètre dont le réservoir est muni de contre-poids, de façon à en rendre les mouvements d'ascension et de descente extrêmement faciles, et se trouve en communication au moyen d'un tube flexible avec la bouche de la personne à examiner. Le réservoir est gradué, et la différence entre l'espace que l'air y occupe avant et après un mouvement respiratoire indique le volume de gaz expulsé des poumons ou introduit dans ces organes, en tenant compte toutefois de la pression et de la température. On trouve des figures de cet instrument, et des instructions

tienne compte aussi de la fréquence des inspirations, elles nous font connaître la quantité d'air qui passe dans la cavité respiratoire.

M. Hutchinson a examiné de la sorte la dilatibilité du thorax chez près de deux mille personnes, et il a trouvé que la capacité inspiratrice extrême de nos poumons est d'environ 217 pouces cubes (mesures anglaises), c'est-à-dire environ 3 litres et demi; mais il a fait voir aussi qu'il existe à cet égard des différences très considérables suivant les individus, et que ces différences sont dans un rapport assez constant avec la hauteur plus ou moins grande de la taille. En effet, chez les hommes adultes et en bonne santé soumis à son examen, il a constaté, que, toutes choses égales d'ailleurs, le volume de l'air à la température d'environ 15° centigrades, expulsé des poumons par une expiration forcée, augmentait dans la proportion de 8 pouces cubes pour chaque pouce de taille comprise entre 5 et 6 pieds anglais,

Influence de la taille.

sur la manière de s'en servir, dans le mémoire de M. Hutchinson (a).

M. Schnepf a présenté dernièrement à l'Académie un appareil analogue, mais perfectionné, qui paraît fonctionner avec plus de précision (b).

Quelques physiologistes ont proposé l'emploi d'instruments plus ou moins semblables aux *compteurs* dont on se sert dans l'industrie pour mesurer la quantité de gaz débité par un tuyau d'éclairage. Ainsi, M. Bonnet, de Lyon, a reconnu que l'on pouvait arriver à des résultats très précis en adaptant un tube de caoutchouc à un compteur à gaz dont les aiguilles marquent le nombre de litres et de soixantièmes de litre de fluide qui s'écoule en expirant à travers le fluide ainsi disposé. Il a donné le nom de *pneumatomètre* à un appareil de ce genre (c).

Enfin, M. Guillot a construit un spiromètre portatif dont l'emploi est très commode, en plaçant dans un petit tube expirateur un moulinet analogue à celui des anémomètres de M. Combes, et disposé de façon à faire mouvoir l'aiguille d'un compteur (d).

(a) Hutchinson, *Op. cit.* (*Med. Chir. Trans.*, t. XXIX, p. 235).
(b) Schnepf, *Note sur un nouveau spiromètre* (*Comptes rendus de l'Académie des sciences*, 1856, t. XLIII, p. 1046).
(c) Bonnet, *Application du compteur à gaz à la mesure de la respiration* (*Comptes rendus de l'Académie des sciences*, 1856, t. XLII, p. 825, et t. XLIII, p. 519).
(d) Guillot, *Description d'un spiromètre* (*Comptes rendus de l'Académie des sciences*, 1856, t. XLII, p. 214).

ou, en d'autres termes, que pour les hommes d'environ 1^m,50 à 1^m,80 de haut, la capacité inspiratoire extrême était d'environ 2 litres 3 quarts pour les individus les plus petits, et augmentait d'environ 5 centilitres pour chaque centimètre de plus dans la taille (1).

(1) M. Hutchinson a d'abord établi cette loi sur l'observation de 1012 individus qu'il a divisés en six catégories, d'après les différences dans leur taille, et il a comparé les résultats moyens de la mesure de la capacité inspiratrice externe (ou *capacité vitale*, comme il l'appelle), dans chacun de ces groupes, avec les termes correspondants de la série arithmétique indiquée ci-dessus. Or, les courbes représentant ces deux séries se confondent presque partout (a). Puis ce physiologiste a étendu ses observations à 1923 personnes, et a représenté encore de la même manière les résultats obtenus, ce qui est venu confirmer ses premières déductions. Voici, du reste, les chiffres qu'il a trouvés. La dernière colonne donne la capacité calculée d'après la loi déjà mentionnée (le tout en pouces cubes, mesures anglaises).

TAILLE.						CAPACITÉ OBSERVÉE.		CAPACITÉ CALCULÉE.
MINIMUM.		MAXIMUM.		MOYENNE.		1re SÉRIE.	2e SÉRIE.	
Pieds.	Pouces.	Pieds.	Pouces.	Pieds.	Pouces.			
5	0	5	2	5	1	175,0	176,0	174,0
5	2	5	4	5	3	188,5	191,0	190,0
5	4	5	6	5	5	206,0	207,0	206,0
5	6	5	8	5	7	222,0	228,0	222,0
5	8	5	10	5	9	237,5	241,0	238,0
5	10	6	0	5	11	254,5	258,0	254,0

Les légères irrégularités qui se remarquent dans la série des mesures comparée à la série arithmétique s'expliquent par l'influence des autres causes qui peuvent contribuer à faire varier la capacité inspiratrice, mais qui ont une action beaucoup moins grande que celle dont on s'est borné à tenir compte ici (b).

M. Simon a fait des expériences analogues sur 93 personnes, et a obtenu des résultats semblables, sauf en ce qui concerne le coefficient de l'augmentation de la capacité inspiratrice,

(a) Hutchinson, *Contrib. to Vital Statistics (Journal of the Statistical Society of London*, t. VII, p. 193).
(b) Hutchinson, *On the Capacity of the Lungs (Trans. of the Medic. Chir. Society*, t. XXIX, p. 157).

Cette relation entre la taille des adultes et le volume de l'air que les poumons peuvent aspirer n'est pas, comme on pourrait le croire, une conséquence nécessaire de la hauteur du thorax. On sait, en effet, que l'inégalité dans la stature dépend principalement de la longueur variable des membres inférieurs, et que dans la position assise elle disparaît souvent ou se prononce même en sens inverse. Or, M. Hutchinson a comparé la capacité inspiratrice de deux hommes dont l'un était beaucoup plus grand que l'autre lorsqu'il était debout, mais était dépassé par ce dernier lorsqu'ils étaient l'un et l'autre assis, et il a trouvé que chez le premier cette capacité était égale à 236 pouces cubes, tandis que chez celui à torse développé, mais à jambes très courtes, elle n'était que de 152 pouces cubes (1). Le même

qu'il porte à 150 centimètres cubes, au lieu de 130 centimètres cubes par pouce (ou 25 millimètres) de différence dans la taille (a).

Dans les expériences de M. Voorhelm Schneevogt, faites sur 300 individus, la cavité inspiratrice extrême varie aussi d'une manière assez régulière avec la hauteur du corps ; mais les évaluations absolues ne se sont pas élevées aussi haut que dans les expériences de M. Hutchinson. La différence est en général d'environ 50 centimètres cubes (b).

(1) L'opinion de M. Hutchinson à ce sujet (c) n'est pas adoptée par tous les physiologistes qui se sont occupés de pneumatométrie. Ainsi, M. Fabius prend pour élément principal, dans l'évaluation de la capacité inspiratrice, la longueur du tronc, me-

suré depuis la protubérance occipitale jusqu'au coccyx (d).

Je dois ajouter cependant que, d'après les observations de Fabius, de Buys-Ballot et d'Arnold, il y aurait en général une certaine relation entre cette circonférence et la capacité inspiratrice. D'après les calculs de ce dernier auteur, une circonférence thoracique de 65 centimètres correspondrait, terme moyen, à une capacité de 2580 centimètres cubes ; et cette dernière quantité s'élèverait à 3480 centimètres cubes quand la circonférence du thorax est de 80 centimètres, et 4080 si cette circonférence atteint 90 centimètres. L'augmentation serait d'environ 60 centimètres cubes par chaque centimètre d'accroissement dans la circonférence de la poitrine (e).

(a) Simon, Ueber die Menge der ausgeathmeten Luft.
(b) Voorhelm Schneevogt, Op. cit. (Zeitschr. für ration. Medicin, 1854, t. V, p. 9).
(c) Hutchinson, On the Capacity of the Lungs (loc. cit., p. 183).
(d) Fabius, Spirometrische Beobachtungen (Zeitschr. für ration. Medicin, 1854, t. IV, p. 284).
(e) Arnold, Ueber die Athmungsgrösse des Menschen.

physiologiste a constaté aussi, par des jaugeages directs, qu'il n'existe aucun rapport constant entre la capacité absolue du thorax à l'état de repos et l'élévation de la taille (1). Ainsi la capacité absolue des organes respiratoires et leur capacité inspiratrice sont indépendantes l'une de l'autre et soumises à des règles différentes.

Influence du diamètre du thorax.

Il est aussi à noter que la capacité inspiratrice n'est pas toujours en rapport avec les différences qui se remarquent dans la circonférence du thorax (2); fait qui, au premier abord, pourrait nous surprendre, mais dont on se rend parfaitement compte, puisque, d'une part, la graisse extérieure influe beaucoup sur le volume de cette partie du corps, et que, d'autre part, la quantité d'air qui peut entrer ou sortir des poumons dans les mouvements respiratoires dépend, non de la capacité absolue ou organique de ces viscères, mais de cette capacité diminuée de tout l'espace occupé par le résidu respiratoire, et varie en raison de la dilatabilité de la chambre thoracique (3).

(1) Pour déterminer la capacité absolue du thorax, M. Hutchinson, après avoir retiré par un petit orifice le cœur et le poumon sur vingt cadavres, a rempli la cavité thoracique de ces sujets avec du plâtre gâché, et, à l'aide de quelques précautions, il a pu prendre ainsi des moules intérieurs très exacts de cette cavité dans l'état de repos. Puis il a comparé les mesures de capacité ainsi obtenues avec la mesure de la longueur du corps, etc. Dans deux cas il a fait cette expérience sur des sujets dont il avait mesuré la capacité inspiratrice durant la vie (a).

(2) Hutchinson a étudié cette question avec beaucoup de soin, et trouvé que parfois des hommes à poitrine étroite étaient susceptibles de dilater le thorax plus que les hommes où la circonférence de cette partie du corps était plus grande (b).

(3) Il existe un rapport direct entre la capacité inspiratrice et deux conditions organiques du thorax, savoir : la grandeur de cette cavité, et la mobilité de ses parois. Ainsi, à grandeur égale, la capacité inspiratrice augmente avec la dilatabilité. Dans un cas observé par Hutchinson, la capacité absolue du thorax en repos était moins grande que l'augmentation de capacité qui pouvait résulter de la dilatation de cette cavité succédant à une expiration forcée (c).

Je ferai remarquer aussi que l'aug-

(a) Hutchinson, Op. cit. (Med. Chir. Trans., t. XXIX, p. 175).
(b) Loc. cit., p. 172.
(c) Loc. cit., p. 177.

Cette capacité est donc réglée principalement par deux choses : la grandeur absolue de la cavité du thorax, d'une part, et la mobilité des parois thoraciques, de l'autre.

Les rapports entre la capacité respiratoire extrême et le poids du corps ne sont ni aussi intimes ni aussi réguliers que ceux de cette même capacité avec la taille des individus, mais ne doivent pas être négligés. Si l'on considère le poids du corps, indépendamment de la taille des individus, on ne trouve

mentation de la capacité inspiratrice extrême correspondante à une plus grande mobilité des parois thoraciques croît avec le développement de la poitrine. Ainsi, pour une augmentation d'un centimètre dans la dilatabilité de la circonférence du thorax, l'augmentation de capacité est d'environ 160 centimètres chez les Hommes dont la poitrine mesure 75 centimètres de tour, de 180 centimètres chez les individus dont la poitrine a 80 centimètres de circonférence, de 210 centimètres cubes chez ceux où cette circonférence est de 85 centimètres, et de 240 centimètres cubes chez ceux où elle s'élève à 90 centimètres.

Les tableaux dressés par M. Arnold font ressortir ces relations, et montrent aussi l'existence de certains rapports entre l'augmentation de la taille de l'Homme et l'augmentation de la mobilité de la chambre thoracique (a).

J'ajouterai ici que le degré de dilatabilité du thorax varie aussi suivant la position du corps, et qu'il en résulte de nouvelles inégalités dans la

capacité inspiratrice extrême chez le même individu. Ainsi, M. Hutchinson a constaté que lorsqu'il est debout, il peut inspirer 260 pouces cubes d'air ; qu'assis, il ne peut en aspirer que 255 pouces cubes, c'est-à-dire environ 80 centimètres cubes moins que dans la position verticale ; que, couché sur le dos, cette quantité n'est plus que de 230 pouces cubes ; et enfin que, couché sur le ventre, elle tombe à 220 pouces cubes (b). La diminution dans la capacité inspiratrice, qui est due à une position défavorable du corps, s'est donc élevée jusqu'à 40 pouces cubes, ou 640 centimètres cubes.

Il est presque inutile d'ajouter que l'influence des vêtements qui serrent le thorax se fait sentir de la même manière. Ainsi, dans les expériences de Herbst, on voit que le même individu, qui ne pouvait faire entrer dans ses poumons que 80 pouces cubes d'air lorsqu'il était très serré par ses vêtements, en aspirait 106 pouces cubes lorsqu'il était déshabillé (c).

(a) Arnold, *Ueber die Athmungsgrösse des Menschen.*
(b) Hutchinson, *On the Capacity of the Lungs* (loc. cit., p. 197).
(c) Herbst, *Ueber die Capacität der Lungen für Luft* (Meckel's *Arch. für Phys.*, 1828, vol. III, p. 100).

aucune relation constante entre les variations de ce poids et le volume plus ou moins considérable d'air que les poumons peuvent aspirer (1) ; mais si l'on tient compte de la taille, on voit que, toutes choses égales d'ailleurs, la capacité inspiratrice diminue lorsque le poids du corps dépasse une certaine limite qui varie pour les diverses tailles, et que chez les hommes de taille moyenne elle décroît ainsi d'environ 6 centilitres par chaque kilogramme d'augmentation de poids dès que celui-ci dépasse 75 kilogrammes. Cela s'explique facilement, car on sait que dans l'obésité les viscères de l'abdomen se chargent de graisse, et opposent alors plus d'obstacles à l'abaissement du diaphragme (2).

Influence de l'âge.

§ 4. — D'après ce que nous avons déjà vu au sujet des relations de la taille avec la capacité inspiratrice extrême des

(1) Voyez la table des résultats bruts obtenus par Hutchinson (a).

(2) Nos connaissances relatives aux relations qui existent entre le poids et la hauteur du corps humain sont encore trop incomplètes pour que l'on puisse établir quelque règle générale au sujet du point où l'augmentation du poids du corps commence à influer sur l'étendue des mouvements inspirateurs. Mais, d'après les observations de M. Hutchinson, il semblerait que cela arrive quand le poids normal pour la taille donnée est dépassé de 7 pour 100. Ce physiologiste n'a pas remarqué de modifications dans la capacité inspiratrice lorsque le poids du corps reste au-dessous de cette moyenne (b).

Les observations de M. Wintrich tendent à établir que pendant la crois-

sance, les rapports entre la taille et la capacité inspiratrice extrême ne sont pas les mêmes que chez les adultes. Ainsi il a trouvé que pour chaque centimètre additionnel dans la hauteur totale du corps, l'augmentation de cette capacité était d'environ :

6,5 à 9 centimètres cubes chez les enfants de 6 à 8 ans.
9 à 11 c. c. chez les enfants de 8 à 10 ans.
11 à 13 c. c. chez les enfants de 10 à 12 ans.
13 à 15 c. c. chez les enfants de 12 à 14 ans.

Ce physiologiste n'a fait que peu d'observations chez les adultes ; mais, de même que M. Hutchinson, il a constaté une diminution notable dans la capacité inspiratrice extrême entre l'âge de cinquante et soixante ans, et surtout chez les vieillards plus avancés en âge (c).

(a) Hutchinson, Op. cit. (Med. Chir. Trans., t. XXIX, p. 160).
(b) Op. cit., p. 168.
(c) Wintrich, Krankheiten der Respirations-Organe (Handb. der speciellen Pathologie und Therapie, t. V).

organes respiratoires, nous pouvons prévoir que, durant la période de croissance, l'âge doit influer beaucoup sur le volume de l'air qui est susceptible d'entrer ou de sortir des poumons (1). Mais l'expérience prouve que cette influence ne s'arrête pas lorsque la longueur du corps cesse d'augmenter, et se continue d'abord pour accroître davantage encore la puissance inspiratrice, puis pour la diminuer. En effet, les recherches de M. Hutchinson montrent que de vingt ans à trente-cinq la capacité inspiratrice extrême augmente, tandis que, passé cet âge, elle décline notablement, et que dans la vieillesse elle tombe bien au-dessous de ce qu'elle était même dans l'adolescence. Ainsi les moyennes obtenues par ce physiologiste ont été :

15 à 25 ans	220 pouces cubes,	ou	3520 centimètres cubes.
25 à 30	222	—	3552	—
35 à 40	228	—	4648	—
40 à 45	212	—	3392	—
45 à 50	201	—	3216	—
50 à 55	197	—	3152	—
55 à 60	182	—	2912	—

Lorsque nous étudierons les lois du développement du corps humain, nous verrons que le premier de ces effets est dû à la continuation de la croissance en largeur après que la croissance en hauteur s'est arrêtée, et que le second dépend en partie de la diminution dans l'élasticité des cartilages costaux qu'amène l'âge mûr, et surtout la vieillesse.

Les recherches de Bourgery sur le même sujet montrent aussi que la capacité inspiratrice extrême augmente de l'enfance à l'âge viril et s'affaiblit par les progrès de la vieillesse. D'après cet anatomiste, les différences seraient même beaucoup plus considérables que celles constatées par Hutchinson ; mais comme ses observations sont en très petit nombre, je n'ose pas en présenter les résultats avec une confiance entière.

Voici, du reste, les conclusions qu'il a tirées de ses expériences.
Dans la respiration forcée, le volume de l'air qui pénètre dans
les poumons est le plus considérable à 30 ans ; si l'on prend
pour unité ce volume chez des individus de 7 ans, il sera représenté par 2 à l'âge de 15 ans et par 3 à l'âge de 30 ans; puis
redescendra à 2 $\frac{1}{2}$ vers 50 ans et ne sera plus que de 1 $\frac{1}{4}$ chez le
vieillard de 80 ans. Ainsi, d'après Bourgery, la capacité inspi-
ratrice extrême serait la même chez le jeune homme de 20 ans
et chez l'homme mûr de 40 ans ; chez l'adolescent de 15 ans
et chez le vieillard de 60 ans ; enfin chez l'homme de 80 ans
elle ne serait pas plus considérable que chez l'enfant de
10 ans, malgré la différence dans la hauteur de la taille et le
volume du corps (1).

Influence
des sexes.

§ 5. — Les différences sexuelles apportent aussi de grandes
inégalités dans la capacité inspiratrice du thorax. Si, chez
l'homme et la femme, les différences dans le volume d'air
aspiré dans la dilatation forcée de la cavité inspiratoire étaient
en rapport avec l'inégalité qui existe dans leur stature, la
capacité inspiratrice de la femme ne serait inférieure à celle de
l'homme que d'environ 4 décilitres, puisque la taille moyenne
de l'homme ne dépasse celle de la femme que d'environ
8 centimètres, et que nous avons vu une inégalité d'environ
5 centilitres dans le volume de l'air aspiré par les hommes
coïncider avec une différence de 1 centimètre dans l'élévation
de leur taille. Mais les choses ne se passent pas ainsi, et l'infériorité de la capacité inspiratrice de la femme est en réalité
beaucoup plus considérable qu'on ne serait porté à le supposer
d'après la loi que je viens de rappeler.

(1) Suivant Bourgery, la quantité
d'air inspiré dans l'inspiration forcée
est de 1^{lit},35 à dix ans ; de 2 litres
à quinze ans, et de 2^{lit},80 à vingt
ans (a).

(a) Bourgery, *Mémoire sur les rapports de la structure intime avec la capacité fonctionnelle
des poumons dans les deux sexes et à divers âges* (*Comptes rendus*, 1843, t. XVI, p. 184).

Ainsi, en comparant les déterminations du volume de l'air expiré ou inspiré dans les mouvements extrêmes, que l'on trouve dans le travail de Herbst, dont j'ai déjà eu l'occasion de parler, on voit que la capacité inspiratrice de la femme est à celle de l'homme à peu près dans les proportions de 2 à 3. En effet, Herbst a trouvé que, chez quatre femmes dont il a étudié les mouvements respiratoires, et dont l'âge variait entre 18 et 41 ans, la capacité inspiratrice extrême oscillait entre 106 pouces cubes et 144 pouces cubes (1), tandis que, chez les hommes adultes et en bonne santé soumis aux mêmes expériences, elle était de 160 pouces cubes au moins et s'élevait jusqu'à 196 pouces cubes. L'inégalité était donc dans les deux cas d'environ 50 pouces cubes.

Bourgery signale l'existence de différences plus grandes encore. Suivant cet anatomiste, la quantité d'air susceptible d'être introduit dans l'appareil respiratoire des adultes serait d'environ :

1^{lit},10 à 2^{lit},20 chez la femme ;
2^{lit},50 à 4^{lit},30 chez l'homme.

Enfin il formule d'une manière générale les résultats de ses observations, en disant qu'aux mêmes âges la respiration virile est double de la respiration féminine, quant au volume de l'air inspiré (2).

Lorsqu'on tient compte de la taille, l'infériorité de la capacité inspiratrice chez la femme peut être évaluée à environ trois quarts de litre (3). Du reste, il est à noter que beaucoup de circonstances dont nous n'avons pas à nous occuper ici peuvent influer

Influence d'autres causes.

_____

(1) Herbst, *Op. cit.* (Meckel's *Arch. für Anat. und Physiol.*, 1828, t. III, p. 103).

(2) Bourgery, *Op. cit.* (*Comptes rendus*, t. XVI, p. 183).

(3) M. Voorhelm Schneevogt a fait une série d'expériences sur la respiration des Femmes comparée à celle des Hommes de même taille, et a trouvé que leur capacité inspiratrice était, terme moyen, d'environ 700 centimètres cubes plus faible à hau-

sur la puissance du jeu de la pompe thoracique, et modifier les résultats généraux dont il vient d'être question (1). Ainsi, dans certains états morbides de l'économie, la quantité d'air que les poumons sont susceptibles d'aspirer est réduite d'une manière remarquable, et l'étude de ces variations est très utile pour le diagnostic de la phthisie naissante (2).

teur égale (a) ; mais, d'après les tables dressées par M. Arnold, la capacité inspiratrice extrême est, terme moyen, 2 litres pour les femmes de 1ᵐ,44 de haut, et augmente d'environ 40 centimètres cubes pour chaque centimètre de plus dans l'élévation de la taille (b).

(1) Ainsi l'habitude du corps déterminée par l'exercice de diverses professions entraîne des changements dans la capacité inspiratrice extrême; et l'on voit dans les tables dressées par M. Arnold que chez les Hommes dont le système musculaire est le plus ordinairement en repos (comme les personnes des classes aisées de la société, les étudiants et les mendiants), elle est moins grande que chez les ouvriers, et que chez les Hommes robustes dont les muscles du thorax fonctionnent beaucoup, tels que les soldats et les matelots, elle se développe davantage encore. Ce physiologiste évalue même à environ 100 centimètres cubes l'infériorité des premiers par rapport aux seconds, et à la même quantité l'excédant de la capacité inspiratrice existant chez les derniers comparés à la catégorie intermédiaire.

Des variations assez considérables dans la capacité inspiratrice peuvent être déterminées aussi par des circonstances accidentelles : l'état des viscères abdominaux, par exemple. Ainsi, dans une des expériences de M. Fabius, elle a augmenté beaucoup chez un individu qui venait d'être purgé d'une manière violente, et M. Arnold rapporte l'observation d'un jeune homme qui, sous l'influence d'une hypertrophie du foie, ne donnait, par une expiration forcée, que 2561 centimètres cubes d'air au lieu de 3750 centimètres cubes. Au premier abord, on aurait pu croire que la grossesse produirait des effets analogues; mais les expériences faites par Fabius et plusieurs physiologistes prouvent le contraire (c).

(2) Les recherches de M. Hutchinson tendent à établir que, dans la première période de la phthisie pulmonaire, la capacité inspiratrice extrême est diminuée d'un dixième à un demi, et dans la deuxième période, d'un sixième à un demi (d). M. Voor-

(a) Voorhelm Schneevogt, *Ueber den praktischen Werth des Spirometers* (Zeitschr. für rationelle Medizin, 1854, t. V, p. 12).
(b) Arnold, *Op. cit.*, p. 156.
(c) Fabius, *Spirometrische Beobachtungen* (Zeitschr. für rationelle Medizin, 2ᵉ série, t. IV, p. 302).
(d) Hutchinson, *Contrib. to Vital Statistics* (Journal of the Statistical Soc. of London, vol. VII, p. 199).

§ 6. — La détermination de la *capacité respiratoire ordinaire* de nos poumons présente, comme je l'ai déjà dit, des difficultés assez grandes, et n'a pas été l'objet d'expériences assez nombreuses pour qu'il soit possible d'en établir avec précision la valeur moyenne ; mais les observations individuelles faites par divers physiologistes suffisent pour montrer quelles sont les limites entre lesquelles elle varie généralement et pour conduire à quelques résultats importants à connaître.

Borelli, qui paraît avoir été le premier à chercher la solution de cette question par la voie de l'expérience, trouva que, dans les circonstances ordinaires, la quantité d'air qui entre et sort des poumons alternativement ne dépassait pas 15 pouces cubes, c'est-à-dire environ 288 centimètres cubes (1).

Cette estimation s'accorde assez bien avec celle adoptée récemment par mon savant collègue et ami M. Dumas, dont les expériences faites sur lui-même ont donné, pour le volume de l'air inspiré normalement, environ $\frac{1}{3}$ de litre (2). L'estimation faite par Borelli et par M. Dumas ne s'éloigne d'ailleurs que fort peu de celles présentées vers le commencement du siècle actuel par d'autres bons observateurs, tels que Goodwyn et l'illustre chimiste H. Davy, qui fixent à 16 ou 17 pouces cubes (mesure anglaise) ou environ 280 centimètres cubes la capacité respiratoire de leurs poumons (3). Mais ces quantités sont très infé-

helm Schneevogt a trouvé que chez les individus qui ne présentent encore aucun signe de tuberculisation, mais dont les parents étaient morts phthisiques, la capacité inspiratrice est notablement inférieure au taux normal (quelquefois elle est réduite d'un quart), et il pense que ce symptôme a une très grande valeur pour le diagnostic de la tendance à la phthisie et du début encore obscur de cette maladie. L'emphysème pulmonaire diminue aussi beaucoup la capacité inspiratrice (a).

(1) *De motu Animalium*, pars II, propos. 81, p. 95.

(2) *Essai statique chimique des êtres organisés*, 2ᵉ édit., 1842, p. 81.

(3) Godwyn ne fit à ce sujet qu'un petit nombre d'expériences, et se servit

(a) Voorhelm Schneevogt, *Op. cit.* (*Zeitschr. für rationelle Medizin*, 2ᵉ série, t. V, p. 12 et suivantes).

rieures à celles obtenues dans les expériences de Menzies, de Dalton, de Vierordt, de Valentin et de plusieurs autres physiologistes, qui ont évalué le volume de l'air ainsi déplacé dans la respiration ordinaire à 30 ou 40 pouces cubes, ou même

d'une cloche graduée dans laquelle il puisait l'air inspiré au moyen d'un tube respirateur. Il trouva que la quantité d'air enlevé ainsi à ce récipient variait entre 11 et 14 pouces cubes, et était, terme moyen, de 12 pouces, volume qui, par l'effet de la température des voies respiratoires comparée à celle de l'atmosphère, devait augmenter d'environ un sixième. Il évalua donc à 16 pouces cubes le volume de l'air introduit dans les poumons par une inspiration ordinaire. Dans ses premières expériences, où la respiration avait été gênée et accélérée, la capacité respiratoire était beaucoup plus faible (a).

II. Davy trouva qu'après une expiration ordinaire il pouvait chasser de sa poitrine 118 pouces cubes d'air; mais qu'il devait en rester encore au moins 41 pouces cubes dans ses poumons; qu'à la suite d'une inspiration ordinaire, il pouvait en expulser environ 135 pouces cubes, et qu'après une grande inspiration, l'expiration forcée fournissait 254 pouces cubes. D'après ces données, on aurait pour représenter :

1° Le résidu respiratoire.	41 p.c.
2° La réserve respiratoire.	77
3° La capacité respiratoire ordinaire.	17
4° La capacité inspiratrice complémentaire.	79

C'est en tenant compte des corrections de température que Davy évalue ainsi la capacité de ses poumons aux divers degrés de l'inspiration et de l'expiration (b).

Allen et Pepys estiment à 16 ou 17 pouces cubes (anglais) la quantité d'air introduit dans une inspiration par la personne qui avait servi à leurs expériences; mais ils reconnaissent qu'il existe à cet égard beaucoup de différences suivant les individus (c).

Coathupe a fait aussi des expériences sur la capacité respiratoire ordinaire et a obtenu, comme termes extrêmes, 14 et 18 pouces cubes. Il adopte comme expression moyenne 14 pouces cubes (mesures anglaises), c'est-à-dire 224 centimètres cubes (d).

Jurine s'est rapproché beaucoup de la vérité en évaluant à 20 pouces cubes la quantité d'air inspiré dans les mouvements ordinaires de la poitrine (e).

(a) Goodwyn, *Connexion of Life with Respiration*, London, 1789, et trad. franç. par Hallé (*Mag. encyclop.*, t. IV, p. 382).

(b) Davy, *Researches, Chemical and Philosophical chiefly concerning Nitrous Oxide and its Respiration*, 1800, p. 410.

(c) Allen et Pepys, *On the Changes produced in Atmospheric Air and Oxygen Gaz by Respiration* (*Philos. Trans.*, 1808, p. 280).

(d) Coathupe, *Exper. upon the Products of Respiration* (*London and Edinb. Philos. Mag.*; 3° série, vol. XIV, p. 409).

(e) Jurine, Mémoire sur la question suivante, proposée par la Société de médecine : *Déterminer quels avantages la médecine peut retirer des découvertes modernes sur l'art de connaître la pureté de l'air* (*Mém. de la Soc. de méd.*, t. X, p. 24).

davantage, c'est-à-dire plus d'un demi-litre (1). D'un autre côté, quelques auteurs la font descendre à 12 pouces cubes, ou même plus bas encore (2).

(1) Menzies a mis en usage deux procédés d'expérimentation. Il s'est servi d'abord d'un appareil qui s'adaptait à la bouche, et qui permettait au sujet de puiser librement l'air nécessaire à la respiration dans un réservoir formé par une sorte de vessie dont la capacité était connue, et de rejeter directement au dehors l'air expiré. Des clapets placés dans le tube bifurqué qui établissait la communication entre la bouche, la vessie et l'extérieur, jouaient de façon à ne causer aucune fatigue, et la capacité de la vessie était suffisante pour alimenter la respiration pendant un nombre assez considérable de mouvements respiratoires. L'autre procédé, emprunté à Boerhaave, consistait à plonger l'homme dont il voulait étudier la respiration dans une cuve à laquelle s'ajustait exactement un couvercle surmonté d'un grand tube de verre ouvert par le haut et disposé de façon à loger la tête et le cou du sujet. Il remplissait ensuite cet appareil avec de l'eau jusqu'à un certain niveau dans le tube, et marquait la hauteur à laquelle le liquide s'élevait ou descendait lors des mouvements respiratoires; enfin il déterminait la quantité d'eau qui se trouvait ainsi déplacée, et cette quantité devait nécessairement correspondre au changement de volume du thorax. La tem-

pérature du bain étant convenable, l'expérience pouvait continuer pendant très longtemps, et la respiration paraissait être tout à fait normale. Les résultats furent les mêmes dans les expériences faites par ces deux méthodes; savoir, pour

Un homme de 5 pi. 8 p. (mes. angl.), 46 p. c.
Un homme de 5 pi. 1 p. (mes. angl.), 40 p. c.

La moyenne de ces deux expériences est de 43 pouces cubes par inspiration; mais dans les calculs basés sur ces faits, l'auteur adopte l'évaluation indiquée ci-dessus dans le texte (a). On voit que ces méthodes d'expérimentation n'étaient guère compatibles avec le maintien des mouvements respiratoires normaux.

Dalton évalue la capacité inspiratoire ordinaire à 30 pouces cubes, ou environ 480 centimètres cubes (b).

M. Vierordt, dans beaucoup d'expériences faites sur lui-même, trouva que, dans l'état de repos, chaque expiration donnait environ 500 centimètres cubes d'air. Or, ce physiologiste est de taille moyenne, son thorax ne présente qu'un développement ordinaire, et il était âgé de vingt-cinq ans lorsqu'il se livrait à ces recherches (c).

M. Valentin admet que, terme moyen, un Homme en repos aspire environ 500 centimètres cubes (d).

(2) Abernethy (e) et Keutsch (f)

(a) Menzies, *Tentamen physiologicum inaugurale de respiratione*. Edinb., 1790.
(b) Dalton, *On Respiration and Animal Heat* (*Mem. of the Liter. and Philos. Soc. of Manchester*, 1813, 2ᵉ série, vol. II, p. 26).
(c) Vierordt, art. RESPIRATION (Wagner's *Handwörterbuch für Physiologie*, t. II, p. 835).
(d) Valentin, *Grundriss der Physiologie*, p. 253.
(e) Abernethy, *Surgical and Physiological Essays*, 1793, 2ᵉ part., p. 142.
(f) *De act. gas oxygenii per pulm. respir.* Copenh., 1800.

Cette discordance dans les résultats obtenus par les divers expérimentateurs dépend en partie des difficultés inhérentes à ce genre de recherches , mais tient aussi en grande partie aux différences individuelles que présentent les personnes dont on cherche à mesurer la capacité respiratoire.

Ainsi Herbst a trouvé qu'un homme de taille moyenne et d'une bonne santé fournissait à chaque inspiration de 20 à 25 pouces cubes, ou environ 400 ou 480 centimètres cubes d'air ; tandis qu'un autre individu, petit et d'une constitution plus faible, n'en donnait que 16 à 18 pouces cubes (1).

La taille des individus exerce, en effet, une grande influence sur l'étendue de ces mouvements normaux de la pompe respiratoire , et lorsque toutes les autres conditions restent les mêmes, les règles que M. Hutchinson a posées relativement aux rapports existants entre la stature et la capacité inspiratrice extrême paraissent être applicables aussi à la capacité respiratoire ordinaire. Mais cette dernière varie davantage aux diverses périodes de la vie, et la connaissance des changements que l'âge

adoptent cette évaluation ; mais d'après Abilgaard, les mouvements d'expiration ordinaires ne fourniraient que de 3 à 7 pouces cubes d'air (a).

Dans la plupart des traités de physiologie on allonge inutilement la liste des auteurs cités à ce sujet, car on confond souvent ceux qui ont parlé d'après des expériences qui leur sont propres et ceux qui se sont bornés à adopter les résultats fournis par autrui. Hales , par exemple , établit ses calculs sur les données fournies par Jurin (b).

(1) Les mesures employées dans diverses parties de l'Allemagne sous le même nom varient de valeur, et Herbst ne dit pas quelle est l'espèce de pouce dont il a fait usage (c); mais comme il compare souvent ses résultats à ceux des expérimentateurs anglais, je présume qu'il s'est servi des mesures anglaises, ou du *pied du Rhin*, dont la valeur est à peu près la même; c'est donc en calculant d'après la valeur du pouce anglais que la réduction indiquée ci-dessus a été faite.

(a) *Neue Versuche über das Athmen* (*Nordisches Archiv für Natur-und Arzney-Wissenschaften*, t. I, cah. 1, p. 2, etc.).
(b) Hales, *Statique des Végétaux*, t. I, p. 201.
— Voyez Jurin, *De motu aquarum fluentium* (*Trans. philos.*, 1718, n° 355, p. 758.
(c) Herbst, *Ueber die Capacität der Lungen für Luft* (*Meckel's Archiv für Anat. und Physiol.*, 1828, vol. III, p. 83).

apporte dans les rapports entre ces deux capacités jette beaucoup de lumière sur plusieurs phénomènes physiologiques.

Ainsi Bourgery a trouvé que le volume d'air dont un individu a besoin pour une inspiration ordinaire augmente graduellement avec l'âge, et suit une progression géométrique entre 7, 15, 30 et 80 ans. Si l'on prend pour unité ce volume chez un enfant de 7 ans, on voit qu'il est représenté par 2 chez l'adolescent de 15 ans; par 4 chez l'adulte de 30 ans, et par 8 chez le vieillard de 80 ans. D'après les observations de cet anatomiste, nos poumons seraient donc traversés pendant le même laps de temps par deux fois autant d'air dans la vieillesse extrême qu'au commencement de l'âge mûr, et chez l'adulte par quatre fois autant d'air que chez l'enfant de 7 ans (1).

Influence de l'âge sur la capacité respiratoire ordinaire.

Or, la capacité respiratoire extrême est loin de croître dans les mêmes proportions pendant la première période de la vie, et nous avons vu que dans la vieillesse elle diminue. Il en résulte que le *complément respiratoire*, c'est-à-dire la quantité d'air que nos poumons sont susceptibles de recevoir, mais ne reçoivent pas dans les circonstances ordinaires, diminue rapidement par les progrès de l'âge. Si l'on représente par 1 l'inspiration ordinaire à toutes les périodes de la vie, on trouve que, conformément à ces données, la respiration forcée, ou puissance inspiratrice complémentaire, sera représentée par :

Variations dans le complément respiratoire.

12	à 7 ans,
10	à 15 ans,
9	à 20 ans,
6,25	à 30 ans,
3	à 60 ans,
1 ½	à 80 ans.

Ainsi, dans la vieillesse, nous ne pouvons, par une inspira-

(1) Ces évaluations s'accordent assez bien avec les résultats obtenus par Herbst, mais sur un très petit nombre d'individus. Ce physiologiste a trouvé que chez trois garçons âgés de onze à treize ans, la capacité inspira-

tion forcée, faire entrer dans nos poumons que moitié en sus
de la quantité dont nous avons besoin pour une inspiration
ordinaire, et la quantité de gaz respirable dont nous nous em-
parons dans trois inspirations normales est aussi grande que
celle que nous pouvons nous approprier à l'aide de deux inspirations forcées ; tandis qu'à l'âge de 20 ans, par une seule
inspiration forcée, nous introduisons dans notre poitrine autant
d'air qu'à l'aide de neuf inspirations ordinaires, et que chez
l'enfant de 7 ans une de ces grandes inspirations équivaut à
douze inspirations ordinaires (1).

Nous verrons bientôt que la quantité d'air dont nous avons
besoin dans un temps donné augmente lorsque nous nous livrons
à des exercices violents; et d'après ce que je viens de dire, on
comprend pourquoi un vieillard sera essoufflé par des mouvements qui ne produiraient aucun trouble chez l'enfant ou même
chez l'homme encore dans la force de l'âge; pourquoi il ne
pourra plus faire entendre des sons soutenus et prolongés

trice extrême variait entre 70 et 96
pouces cubes; tandis que chez trois
jeunes gens de vingt et un ans à vingt-
trois ans, d'une constitution robuste,
cette capacité variait entre 160 et
196 pouces cubes (a).

(1) Il est à regretter que Bourgery
n'ait pas fait connaître le nombre
d'observations sur lesquelles il se
base pour établir les règles posées
dans son mémoire. Dans son grand
ouvrage il donne les détails relatifs à onze observations ; mais il
est évident qu'il a dû en faire d'autres (b).

M. Valentin a cherché à déterminer les rapports qui existent entre la
capacité absolue des poumons et le
volume de l'air attiré dans ces organes
par une inspiration ordinaire, et il
admet que celui-ci est à peu près un
dix-huitième de la quantité que l'on
peut insuffler dans ces organes sur le
cadavre, laquelle, d'après ses calculs,
serait d'environ 9 litres, ou, en d'autres mots, environ un demi-litre (c).

(a) Herbst, *Ueber die Capacität der Lungen für Luft* (Meckel's *Archiv für Anat. und Physiol.*
1828, p. 99 et suiv.).
(b) Bourgery, *Mémoire sur les rapports de la structure intime avec la capacité fonctionnelle
des poumons dans les deux sexes et à divers âges* (*Comptes rendus de l'Académie des sciences*,
1843, t. XVI, p. 182).
— *Anatomie descriptive de l'Homme*, t. IV, p. 43.
(c) Valentin, *Grundriss der Physiologie*, p. 253.

comme dans sa jeunesse, et pourquoi sa respiration doit nécessairement s'accélérer promptement quand le besoin d'air augmente par suite de circonstances quelconques.

Les observations de Bourgery ne me paraissent pas avoir été assez nombreuses pour que nous puissions placer une grande confiance dans les résultats numériques qu'il présente ; mais les tendances qu'il signale sont certainement vraies, et en les faisant connaître, il a rendu service à la physiologie.

§ 7. — Le volume plus ou moins grand de la réserve respiratoire, c'est-à-dire de la quantité de gaz qui après une expiration demeure dans les poumons, mais qui pourrait en être chassé par une action énergique de la pompe thoracique, influe sur la faculté que l'homme possède de suspendre pendant un certain temps le jeu de cet organe et de résister au besoin, d'ordinaire si impérieux et si subit, de renouveler l'air contenu dans sa poitrine. Dans la respiration normale, la portion de l'air qui se renouvelle ainsi à chaque mouvement de contraction et de dilatation successives du thorax n'est qu'une petite fraction de la quantité qui séjourne dans les poumons, et l'on comprend facilement que, si au lieu d'aspirer environ un tiers de litre, on en prend aussi non-seulement la portion complémentaire dont il vient d'être question, mais encore une quantité d'air pur équivalente à celle tenue d'ordinaire en réserve, c'est-à-dire en tout l'équivalent de la capacité inspiratrice extrême, ou en d'autres mots environ trois litres et demi, on aura pour entretenir le travail respiratoire une provision d'oxygène bien plus considérable, et l'on pourra alimenter ainsi ce travail pendant beaucoup plus longtemps. Et, en effet, les plongeurs qui veulent rester sous l'eau le plus possible, savent qu'afin de prolonger la suspension des mouvements respiratoires sans en éprouver trop de gêne, il est utile non-seulement de faire une grande inspiration au moment où

Variations dans la réserve respiratoire.

l'on va descendre, mais aussi de faire précéder cette inspiration d'une expiration forcée (1).

Influence du résidu respiratoire. L'existence d'un résidu gazeux constant dans les cavités pulmonaires nous explique aussi pourquoi on peut prolonger davantage cette suspension des mouvements respiratoires, si l'on s'y prépare à l'aide d'une succession d'expirations et d'inspirations forcées. Dans les circonstances ordinaires, ce résidu, de même que la réserve respiratoire, se compose d'un air déjà vicié qui se mêle à l'air pur aspiré du dehors, et plus la quantité d'air inspiré pendant un temps donné sera grande par rapport à celle qui ne se renouvelle pas, moins le résidu se trouvera altéré dans sa composition chimique. Un homme dont la capacité inspiratrice extrême serait très grande et la réserve pulmonaire très petite aurait donc à sa disposition une plus forte provision d'oxygène qu'une personne dont la réserve pulmonaire serait très grande, la capacité inspiratrice restant la même, et chez l'un comme chez l'autre cette provision de gaz respirable sera d'autant plus considérable que le facteur vicié, c'est-à-dire la réserve pulmonaire, se rapprochera davantage de l'air atmosphérique par sa composition.

Il est donc utile de connaître non-seulement la valeur de la capacité inspiratrice extrême, de la capacité respiratoire ordinaire et du complément respiratoire, mais aussi celle de la réserve et du résidu pulmonaires.

Évaluation de la réserve respiratoire. La réserve se mesure par la quantité d'air qui peut être chassé des poumons par la contraction violente des parois thoraciques à la suite d'une expiration ordinaire. H. Davy a constaté que chez lui-même elle était d'environ 77 pouces cubes, c'est-

---

(1) Hutchinson pense qu'on peut de la sorte suspendre sans inconvénients les mouvements respiratoires pendant un temps trois fois plus long que dans les circonstances ordinaires (a).

(a) Hutchinson, On the Respir. Funct. (Med. Chir. Trans., vol. XXIX, p. 232).

à-dire environ 4 fois et demie aussi grande que la capacité respiratoire de ses poumons (1).

La mesure du résidu pulmonaire présente beaucoup plus de difficultés et ne peut s'obtenir directement, même sur le cadavre ; car, après la mort, les parois du thorax ne restent pas contractées comme dans l'expiration forcée, et, à raison de leur élasticité, reprennent à peu près la position qu'elles occupent dans l'expiration ordinaire. La détermination de la quantité totale d'air qui reste dans les poumons du cadavre ne donne par conséquent que la somme des deux quantités représentées par la réserve respiratoire et le résidu pulmonaire ; et pour en déduire la valeur de cette dernière, il faudrait connaître l'autre facteur.

Or, dans quelques expériences, on a mesuré l'air renfermé dans les poumons après la mort. Goodwyn, par exemple, s'est livré à des recherches de ce genre (2) ; mais aucun physiologiste, que je sache, n'a eu l'occasion de faire la comparaison directe de ces mesures avec celle du volume d'air qui compose la réserve respiratoire et qui devrait être défalqué du volume observé pour que les résultats bruts de l'observation pussent fournir le résultat demandé. Nous sommes donc réduit à faire, à ce sujet, des estimations vagues et un peu arbitraires.

Évaluation du résidu respiratoire.

---

(1) Voyez, ci-dessus, la note de la page 474.

(2) Goodwyn a fait plusieurs expériences pour déterminer la quantité d'air qui reste dans les poumons après une expiration ordinaire et qui se trouve chez le cadavre. Pour cela, après avoir placé un bandage autour de l'abdomen pour maintenir le diaphragme en place, il pratiquait une ouverture au thorax, et versait dans cette cavité de l'eau de façon à déprimer les poumons et à la remplir.

La quantité d'eau employée donnait le volume de l'air que ce liquide déplaçait, et Goodwyn trouva de la sorte que la valeur de ce que j'appelle la réserve, joint au résidu respiratoire, varie entre 123 pouces cubes et 90 pouces cubes ; enfin il obtint comme terme moyen 109 pouces cubes. Dans un cas où la mort avait été produite par pendaison, le thorax ne paraît pas avoir repris l'état normal dans l'expiration ordinaire, et contenait encore 273 pouces cubes d'air (a).

(a) Goodwyn, *Connexion de la vie avec la respiration*, trad. par Hallé (*Magasin encyclopédique*, t. IV, p. 375).

Davy admet que, sur sa personne, le résidu pulmonaire était d'environ 40 pouces cubes. Mais la comparaison des observations faites, d'une part, sur la réserve respiratoire, et d'autre part sur la quantité de gaz qui représente à la fois cette réserve et le résidu cherché, me porte à croire que cette évaluation est un peu trop faible. Du reste, elle doit varier beaucoup, suivant les individus, et être très considérable chez les personnes dont le thorax est très développé et dont la capacité inspiratrice est cependant médiocre.

Fréquence des mouvements respiratoires.

§ 8. — Le débit de la pompe thoracique, ou, en d'autres mots, la quantité d'air que les mouvements alternatifs d'inspiration et d'expiration fournissent pour l'entretien du travail respiratoire, est dépendante de deux facteurs : la capacité respiratoire dont il vient d'être question, et la fréquence plus ou moins grande des coups de piston de cette pompe, c'est-à-dire le nombre des inspirations qui se succèdent dans un temps donné.

Dans les circonstances ordinaires, ces mouvements se produisent avec une grande régularité et sont faciles à constater. Chez l'homme adulte et dans l'état de repos, on en compte le plus souvent de 16 à 22 par minute ; mais les limites des variations extrêmes sont très étendues (1).

(1) On en peut juger par le tableau suivant, dans lequel M. Hutchinson a indiqué les résultats de l'examen de plus de 1700 personnes (a).

Nombre des inspirations par minute.	Nomb. d'hommes où ces nombres ont été observés.	Nombre des inspirations par minute.	Nomb. d'hommes où ces nombres ont été observés.	Nombre des inspirations par minute.	Nomb. d'hommes où ces nombres ont été observés.
6	1	19	70	30	6
9	1	20	510	31	0
10	2	21	120	32	6
11	1	22	136	33	0
12	19	23	41	34	1
13	10	24	220	35	0
14	21	25	16	36	1
15	12	26	8	37	0
16	216	27	2	38	0
17	95	28	30	39	1
18	181	29	2	40	1

L'inspection du tableau ci-dessus nous explique comment il a pu y

(a) Hutchinson, On the Capacity of the Lungs (Med. Chir. Trans., vol. XXIX, p. 226).

Les irrégularités de la courbe correspondante aux nombres constatés par divers physiologistes prouvent que les observations n'ont pas été assez multipliées pour donner la loi du phénomène ; mais en jetant les yeux sur le tableau publié par M. Hutchinson, on voit que, si les limites extrêmes de la fréquence des mouvements respiratoires sont très éloignées l'une de l'autre, les variations sont le plus souvent fort restreintes. Ainsi on y remarque, d'une part, cinq exemples de lenteur extrême dans ces mouvements (un où l'on ne comptait que 6 inspirations par minute, et quatre où ce nombre était variant entre 9 et 11) ; d'autre part, on voit que chez quatre individus le nombre de ces mouvements dépassait 32, et que, chez l'un d'eux, ils se sont élevés à 40 par minute; mais sur les 1714 observations recueillies par Hutchinson, il ne s'en est trouvé que 141 où le nombre des inspirations était au-dessous de 16 ou supérieur à 24 par minute, et sur les 1573 individus dont le système respiratoire oscillait entre ces limites étroites, on en comptait environ un tiers où le nombre observé était 20 ; un tiers où ce nombre était 16, 17 ou 18, et un autre tiers où ce nombre dépassait 20 sans arriver à 25. Il est aussi à noter que les cas exceptionnels où l'on constate moins de 16 inspirations sont un peu moins nombreux que ceux où la fréquence de ces mouvements

avoir, parmi les physiologistes, beaucoup de divergences d'opinions au sujet de la fréquence des mouvements respiratoires, lorsque cette opinion n'était fondée que sur l'observation d'un petit nombre de personnes.

Ainsi Haller admet 20 inspirations par minute (a); Menzies n'en compte que 14 par minute. Magendie respirait 15 fois par minute (b) ; Thompson 19 fois (c) ; Dalton 20 fois (d) ; Davy 26 ou 27 fois (e).

(a) Haller, *Elementa physiologiæ*, t. III, p. 289.
(b) Magendie, *Précis élémentaire de physiologie*, t. II, p. 337.
(c) Thompson, *Système de chimie*, t. IV, p. 677.
(d) Dalton, *On Respiration and Animal Heat* (*Mem. of the Liter. and Philos. Soc. of Manchester*, 2ᵉ série, vol. II, p. 26).
(e) H. Davy, *Research., Chem. and Physiol., concerning Nitrous Oxide and its Respiration*, p. 434.

dépasse 24 ; mais les différences à cet égard sont trop faibles pour nous arrêter ici, et il ressort nettement de ce relevé statistique que le nombre moyen des inspirations est de 20 par minute, ainsi que cela avait déjà été admis par beaucoup de physiologistes (1).

Influence de l'âge sur la fréquence des inspirations. On sait généralement que chez les jeunes enfants la respiration est plus rapide que chez l'adulte, et M. Quetelet, statisticien, qui a réuni beaucoup de données numériques précieuses pour la physiologie, a cherché à déterminer avec précision l'influence de l'âge sur les mouvements thoraciques (2). Ses observations, faites à Bruxelles, portent sur 300 individus mâles et montrent que l'on compte, terme moyen :

> 44 inspirations peu après la naissance ;
> 26 à l'âge de 5 ans ;
> 20 à l'âge de 15 à 20 ans ;
> 19 à l'âge de 20 ou 25 ans ;
> 16 vers la trentaine ;
> 18 de 30 à 50 ans.

Ainsi, à la naissance, la moyenne est environ le double de ce qu'elle est à 20 ans (3), et le maximum observé par M. Quetelet offre des différences encore plus considérables : car, chez les

_____

(1) M. Marcé a publié dernièrement de nouvelles recherches sur ce sujet, et a trouvé que chez l'adulte en état de santé, le nombre moyen des inspirations est de 20 par minute (a), mais descend à 19 pour les hommes et s'élève à 23 pour les femmes.

(2) *Sur l'homme et le développement*

de ses facultés, ou *Essai de physique sociale*, 1835, t. II, p. 84.

(3) Cette évaluation s'accorde assez bien avec les observations de M. Mignot, qui a souvent compté de 38 à 48 inspirations par minute chez les enfants nouveau-nés (b).

_____

(a) Marcé, *Recherches sur les rapports numériques qui existent chez l'adulte, à l'état normal et à l'état pathologique, entre le pouls et la respiration* (Archives générales de médecine, 1855, 5ᵉ série, t. VI, p. 74).

(b) Mignot, *Recherches sur les phénomènes normaux et morbides de la circulation, de la coloricité et de la respiration chez les nouveau-nés*. Thèse, Paris, 1851.

nouveau-nés il a trouvé jusqu'à 70 inspirations par minute, et chez les adultes jamais plus de 24. Du reste, l'accélération de la respiration puérile diminue promptement.

A l'époque de la naissance on ne remarque, à cet égard, aucune différence entre les garçons et les filles (1). Cette inégalité n'est jamais bien marquée ; mais d'après quelques observations de M. Quetelet, il paraîtrait que chez les jeunes femmes la respiration est un peu plus lente que chez les hommes du même âge (2).

Pendant le sommeil les mouvements respiratoires sont plus lents que dans l'état de veille. Ainsi, par un nombre assez grand d'observations faites avec soin sur un petit garçon de 4 ou 5 ans, M. Quetelet a constaté, terme moyen, 29 inspirations pendant la veille, et 21 seulement pendant le sommeil (3). Chez une petite fille de 3 à 4 ans, le même auteur a trouvé 30 inspirations pendant la veille, 25 pendant le sommeil. Enfin chez une femme de 26 ans, la différence était non moins considérable : 27 et 21. La diminution apportée par le sommeil a donc été d'environ 1 sur 4 (4).

Cette influence du repos complet ou de l'effort musculaire nécessaire pour maintenir seulement le corps dans une position verticale est surtout remarquable dans les premiers temps de la vie. En effet, un médecin anglais, M. Gorham, a vu que chez

Influence du repos, ou de l'activité musculaire.

---

(1) Ce résultat a été obtenu par l'observation de dix-huit enfants mâles et autant de petites filles ; la moyenne a été de 44 pour les uns comme pour les autres, et les extrêmes ne diffèrent pas notablement (M. 70, F. 63, et M. 23, F. 27).

(2) Ce statisticien compte, terme moyen, 19 inspirations chez les

femmes de quinze à vingt ans, et 17 chez celles de vingt à vingt-cinq ans.

(3) Quetelet, *Op. cit.*, p. 88.

(4) Le docteur Guy a observé sur sa personne que le nombre des inspirations est de 13 quand il est couché, de 19 quand il est assis, et de 22 quand il est debout (a).

(a) Voyez art. RESPIRATION, dans Todd's *Cyclopædia of Anat. and Physiol.*, vol. IV, p. 338.

les enfants nouveau-nés le nombre des inspirations, qui était
de 44 pendant le sommeil, s'élevait à 58 quand le corps était
dans la position verticale (1).

Ce n'est pas l'état de veille seulement qui tend à accélérer
les mouvements respiratoires; les excitations de toutes sortes
exercent sur ces mouvements une influence analogue (2). Je
n'insisterai pas ici sur les effets produits par un exercice musculaire violent, car chacun de nous a pu en juger par expérience;
mais je crois devoir ajouter que l'exercice modéré détermine une
certaine augmentation dans le nombre des inspirations, même
lorsqu'on est revenu à un repos complet, et que les agitations
morales, ainsi que l'action stimulante des aliments, des boissons

(1) M. Gorham a trouvé que, vers la
quatrième année de la vie, cette différence entre le nombre des inspirations pendant le sommeil et la veille
diminue beaucoup. Dans la deuxième
colonne du tableau suivant on trouvera les nombres observés chez les
enfants endormis, et dans la troisième
colonne ceux observés lorsque ces
mêmes enfants étaient debout :

1ʳᵉ année	32	47
2ᵉ année	26	38
3ᵉ année	22	30
4ᵉ année	25	27

M. Gorham a remarqué aussi que,
chez ces enfants, la fréquence de la
respiration était plus grande dans la
position assise que dans la position
debout ; ce qui tient probablement au
volume des viscères abdominaux et à
la gêne qui en résulte pour les mouvements du diaphragme dans cette
dernière position (a).

(2) M. Smith, qui a fait beaucoup
de recherches sur les mouvements
respiratoires chez les phthisiques, a
trouvé que le nombre des inspirations
était, terme moyen, de 23 par minute,
et était plus considérable chez les malades d'un tempérament nerveux et
excitable que chez les autres. Il a observé aussi que l'état hygrométrique
de l'air influe sur la fréquence de ces
mouvements, et que dans une atmosphère humide ils paraissent être moins
rapides que par un temps sec. J'ajouterai aussi que, d'après ce patholo-
giste, la position assise déterminerait
une augmentation d'une inspiration
par minute sur le nombre observé
dans la position horizontale, et qu'une
accélération de 4 inspirations par minute serait déterminée (en moyenne)
par la station ; faits qui s'expliquent
très bien par les résultats physiologiques exposés ci-dessus (b).

(a) Gorham, On the Respiration of Infants in Health and Disease (London Medical Gazette,
1838, t. XXII, p. 203).
(b) Smith, On the Rate of Pulsation and Respiration in Phthisis (British and Foreign Medical
Review, 1850, t. XVII, p. 475).

alcooliques, etc., se font également sentir sur cette portion du travail respiratoire.

Ainsi M. Quetelet a observé que lorsqu'il était tout à fait calme et inactif, le nombre de ses inspirations descendait parfois à 14, et était en moyenne de 15,8 ; mais qu'à la suite d'une leçon publique, même après plus d'une heure de repos, il lui arrivait souvent de respirer encore 17 fois par minute (1).

Il est aussi à noter que la rapidité des mouvements respiratoires influe sur leur étendue. Lorsqu'ils sont précipités, la quantité d'air aspiré est beaucoup plus petite que lorsqu'ils se succèdent lentement (2).

Quant aux relations qui existent entre la fréquence des mouvements respiratoires et le nombre des battements du cœur, il serait prématuré d'en parler ici, et j'y reviendrai en faisant l'histoire de la circulation.

§ 9.—On voit, par les détails dans lesquels je viens d'entrer, que la partie mécanique de la respiration a été l'objet de nombreuses recherches; mais les résultats ainsi obtenus se rapportent presque exclusivement à l'Homme, et l'on n'a recueilli que très peu d'observations sur l'intensité (3) et la fréquence des

Nombre
des
inspirations
chez
les Animaux.

---

(1) *Op. cit.*, p. 89.

(2) Ainsi, M. Valentin a constaté qu'il pouvait à volonté réduire le nombre de ses inspirations à 5, ou les porter à 40 par minute, et que, dans ce dernier cas, la quantité d'air introduit dans les poumons par chaque inspiration n'était que d'un septième de litre, tandis que dans le premier cas elle s'élevait à un litre et demi (a).

(3) Herbst a fait quelques expériences sur la capacité des poumons chez les Chiens et les Chats. Il a trouvé que, chez les jeunes Chiens de cinq à sept semaines, elle s'élevait de 4 à 7 pouces cubes; qu'elle était de 38 pouces cubes chez un Chien adulte du poids de 12 livres, et de 75 ou même 90 chez des Chiens de 35 livres et au-dessus.

Chez un Chat de quatre mois, il trouva 9 pouces cubes, et chez les Chats adultes, de 20 à 24 pouces cubes (b).

(a) Valentin, *Grundriss der Physiologie*, p. 253.
(b) Herbst, *Ueber die Capacität der Lungen für Luft* (Meckel's *Archiv für Phys.*, 1828, p. 104).

mouvements respiratoires chez les Animaux. Du reste, tout ce que l'on sait à cet égard s'accorde parfaitement avec la tendance générale des faits dont je viens de rendre compte.

Ainsi les vétérinaires ont reconnu que, chez nos Animaux domestiques, le nombre des inspirations était plus élevé dans le jeune âge qu'à l'âge adulte (1).

Dans l'état de calme on compte, chez le jeune Cheval, 10 à 12 inspirations par minute; chez le Cheval adulte, 9 à 10;

Chez le jeune Bœuf, 18 à 20, et chez l'adulte, 15 à 18;

Chez l'Agneau, 16 à 17; chez le Mouton, 13 à 16;

Chez le jeune Chien, 18 à 20; chez l'adulte, 15 à 18.

Il semble y avoir aussi quelques relations entre la taille des Animaux et la fréquence de leur respiration. Dans l'état de repos, elle est très lente chez les grands Mammifères; elle le devient moins chez ceux de moyenne taille, et elle s'accélère beaucoup chez les petites espèces.

Ainsi, on en compte environ 10 par minute chez le Rhinocéros, l'Hippopotame, la Girafe et le Chameau, aussi bien que chez le Cheval.

Chez le Lama, le Cerf, le Yack, qui appartiennent aux mêmes groupes zoologiques que les précédents, mais qui sont moins grands, les mouvements respiratoires sont au nombre de 16 à 20 par minute (2).

Chez la Baleine, le nombre de ces mouvements paraît être de 4 ou 5 seulement (3), tandis que chez les petits Mammifères,

(1) Colin, *Physiol. compar. des Anim. domest.*, t. II, p. 152.

(2) Colin, *Op. cit.*, p. 152.

(3) Scoresby, qui a fait la pêche de la Baleine pendant un grand nombre d'années, et qui a publié beaucoup d'observations intéressantes sur l'histoire naturelle de ces animaux, dit qu'en général ils ne restent à la surface de la mer que pendant 2 minutes, et que pendant ce temps ils respirent (ou soufflent) 8 ou 9 fois; puis ils plongent et restent sous l'eau de 5 à 10 minutes, ou davantage; s'ils sont occupés à manger (15 à 20 minutes). Lorsqu'une Baleine a été frappée par le harpon, elle plonge pendant environ 30 minutes, terme moyen, et

tels que le Lapin et le Cochon d'Inde, il est de 35 ou davantage.

On a remarqué aussi que les gros Oiseaux respirent de 20 à 30 fois par minute, et les petits de 30 à 50 fois.

L'influence de l'exercice musculaire sur la rapidité des mouvements respiratoires est si généralement connue, que je n'y insisterais pas de nouveau, si les observations faites sur le Cheval, par M. Colin, n'étaient particulièrement propres à nous en faire apprécier l'importance. Influence de la locomotion.

En effet, un Cheval dans l'état de repos respire, comme je viens de le dire, 10 fois par minute.

Après avoir fait au pas un trajet de quelques centaines de mètres, le Cheval mis en expérience par M. Colin exécutait 28 de ces mouvements par minute; mais quelques instants de repos suffirent pour les faire redescendre à 10.

Le même animal, lancé au trot pendant cinq minutes, avait, en s'arrêtant, 52 inspirations, et, après un repos de trois minutes seulement, on ne lui en comptait plus que 40.

Enfin, soumis à une course de cinq minutes au galop, il respirait, en s'arrêtant, 65 fois par minute.

Chez le Mouton, il suffit d'une course de quelques instants pour porter le nombre des inspirations de 15 à 100 ou même 140 par minute (1).

§ 10. — Les rapports qui existent entre la capacité respiratoire ordinaire et la capacité inspiratrice extrême me paraissent exercer aussi une grande influence sur l'aptitude des Animaux à Utilité de la réserve respiratoire chez les Animaux de course.

Scoresby l'a vue ne revenir à la surface qu'après 56 minutes (a).

(1) L'effort musculaire que le Cheval développe en traînant lentement une voiture pesante n'accélère pas beaucoup sa respiration; mais dès qu'il s'arrête, ses mouvements respiratoires deviennent presque aussi précipités que sous l'influence d'une course rapide. Il en est à peu près de même du Bœuf qui, en traçant un sillon, respire lentement, et devient haletant aussitôt qu'il s'arrête (b).

(a) Scoresby, *An Account of the Arctic Regions*, 1820, t. I, p. 465, 468, et t. II, p. 247.
(b) Colin, *Physiologie comparée des Animaux domestiques*, t. II, p. 153.

fournir une course rapide. Lorsque la pompe thoracique est susceptible de jouer d'une manière beaucoup plus ample qu'elle ne le fait dans les circonstances ordinaires, l'animal peut augmenter l'activité du travail respiratoire proportionnellement aux besoins de la combustion physiologique que détermine le développement d'efforts musculaires violents et prolongés, sans être obligé de précipiter les mouvements inspirateurs et sans devenir haletant. Mais lorsque la dilatation de son thorax, quelque considérable qu'elle soit, atteint presque sa limite extrême dans l'inspiration ordinaire, il en est tout autrement, et l'activité du travail respiratoire ne peut être augmentée que par l'accélération de ces mouvements, accélération qui influe à son tour sur la circulation, ainsi que nous le verrons plus tard, et qui d'ailleurs ne peut dépasser certaines limites sans rendre le renouvellement de l'air presque nul dans les parties reculées de l'appareil pulmonaire, et entraver, par conséquent, les rapports nécessaires de l'air et du fluide nourricier.

Les Animaux bons coureurs ont donc besoin d'une capacité inspiratrice complémentaire très considérable, et tout ce qui tend à diminuer la dilatation de leur thorax sans produire aucune gêne dans la respiration ordinaire, peut devenir ainsi une cause de trouble et d'incapacité, lorsque, par l'effet des mouvements musculaires, cette fonction s'active. Ainsi la présence d'aliments volumineux dans l'estomac ou les intestins s'oppose à l'abaissement extrême du diaphragme chez les Chevaux, dont les mouvements inspirateurs se font principalement par le jeu de ce muscle ; cela ne détermine d'ordinaire aucune gêne dans la respiration, mais suffit pour leur faire perdre haleine assez promptement, s'ils viennent à courir (1).

(1) C'est probablement en partie à cette cause qu'il faut attribuer les résultats, en apparence très singuliers, que quelques agriculteurs ont obtenus en soumettant les Chevaux poussifs à un certain régime. Ainsi M. de Crombecque, propriétaire à Lens, parvient souvent à faire disparaître les

Influence
du calme
sur
la fréquence
des
inspirations.

L'influence de l'excitation nerveuse sur les phénomènes mécaniques de la respiration est plus évidente chez beaucoup d'Animaux que chez l'Homme lui-même. Ainsi M. Colin a remarqué que le Mouton respire de 15 à 17 fois par minute, lorsqu'il rumine paisiblement, et que sa respiration tombe à 14 lorsqu'à la suite de cette opération, il s'assoupit tout en restant debout ; mais si quelque bruit vient alors le troubler tout à coup, l'émotion qu'il en éprouve accélère sa respiration au point de lui faire faire 45 inspirations par minute.

M. Colin a observé des faits analogues sur les Animaux sauvages retenus captifs dans nos ménageries : chez un Lion, par exemple. Dans l'état de repos ordinaire, ce carnassier ne respire que 12 ou 13 fois par minute ; mais au moment où M. Colin l'étudiait, il était excité par la chaleur des rayons vifs du soleil, et, quoique couché, il respirait 40 fois par minute. Un coup donné sur la porte de sa cage éveille son attention, et aussitôt le nombre de ses inspirations monte jusqu'à 70 dans le même laps de temps (1).

Chez les Insectes, l'exercice musculaire exerce une influence accélératrice encore plus marquée sur les mouvements de contraction et de dilatation alternatifs de l'abdomen qui servent à renouveler l'air dans le système trachéen de ces Animaux. Ainsi, dans l'état de repos, l'Abeille ne fait d'ordinaire qu'environ 40 de ces inspirations par minute ; mais lorsqu'elle s'est livrée à un exercice violent, on en compte souvent 100 à

---

symptômes de la pousse en substituant au foin, qui forme en général une partie considérable de la ration de ces animaux, un mélange de tourteau de lin et autres graines oléagineuses, d'avoine et de paille hachée, aliments qui, sous un petit volume, sont très nourrissants ; mais la guérison n'est pas radicale, et les Chevaux redeviennent poussifs quand on les remet au régime du foin (a).

(1) *Op. cit.*, p. 153.

(a) Gasparin, *Rapport sur les améliorations agricoles réalisées par M. de Crombecque sur son domaine près de Lens* (Mém. de la Société d'agriculture de Paris, 1855, 1re partie, p. 131).

160 par minute, et dans des circonstances analogues Newport a vu chez un autre Hyménoptère très voisin de l'Abeille, l'*Anthophora retusa*, le nombre de ces mouvements s'élever à 240 par minute (1).

Influence de la température. § 11. — La température exerce aussi une action très grande sur le jeu de l'appareil respiratoire des Animaux. Chez les Animaux à sang froid, tels que les Batraciens ou les Reptiles, elle détermine des variations considérables dans la fréquence des mouvements inspiratoires, et il est aussi des Mammifères chez lesquels ces effets ne sont pas moins remarquables. En effet, chez la Marmotte, le Lérot, le Hérisson, la Chauve-Souris et les autres animaux dits *hibernants* qui se laissent facilement engourdir par le froid et passent l'hiver dans un sommeil profond, l'abaissement de la température atmosphérique détermine promptement un grand ralentissement dans la respiration, et lorsque la léthargie est complète, les inspirations deviennent si rares et si faibles, qu'on ne les aperçoit qu'à peine. Ainsi de Saissy a vu qu'une Marmotte sur laquelle il expérimentait faisait 30 inspirations, lorsque la température externe était à 20 degrés; mais deux jours après, le thermomètre étant descendu à 7 degrés, le nombre des inspirations n'était plus que de 20. Ce naturaliste a constaté aussi que dans l'engourdissement commençant, déterminé par un froid plus intense, il n'y avait plus que 7 ou 8 inspirations par minute, et que dans l'engourdissement complet les mouvements respiratoires cessaient d'être appréciables. Chez la Chauve-Souris, le même observateur a vu le nombre des inspirations tomber de 70 à 8, lorsque, dans l'espace de deux jours, la température était descendue de 20 degrés à 7 degrés (2); et si nous prenions

(1) *On the Respiration of Insects* (*Philos. Trans.*, 1836, p. 550).

(2) Dans les mêmes circonstances, Saissy a vu le nombre des inspirations tomber de seize à dix chez le Hérisson, et de quarante-cinq à trente chez le Lérot. Dans l'engourdissement commençant, ce dernier animal respire

ici en considération les Insectes aussi bien que les Animaux vertébrés à respiration aérienne, nous trouverions que partout l'influence de la température sur la fréquence des mouvements nécessaires au renouvellement de l'air est non moins grande. Ainsi Newport, en exposant un certain nombre d'Abeilles à un froid d'environ 4 degrés au-dessus de zéro, détermina chez ces Animaux un engourdissement complet avec cessation des mouvements respiratoires ; il les transporta ensuite dans une chambre où la température était d'environ 16 degrés, et il les vit alors se réveiller promptement, et faire au bout de quelques instants à peu près 60 inspirations par minute, puis 80. Environ un quart d'heure plus tard, le nombre des inspirations s'éleva à une centaine, et lors du rétablissement complet de leur activité, ces Insectes respiraient jusqu'à 160 par minute ; tandis que dans les circonstances ordinaires, ainsi que je l'ai déjà dit, le nombre de ces mouvements dépasse rarement 40 dans le même espace de temps (1). Mais je ne m'arrêterai pas davantage sur ce sujet dans le moment actuel, car j'aurai nécessairement à y revenir lorsque nous nous occuperons des phénomènes chimiques de la respiration, étude qui sera l'objet de la prochaine leçon.

§ 12. — Lorsque la respiration s'exécute d'une manière calme et normale, les mouvements d'inspiration et d'expiration se succèdent à des intervalles presque égaux. L'inspiration commence lentement, puis s'accélère et se ralentit ensuite graduellement; un temps de repos y succède, et l'expiration qui suit commence plus rapidement que ne le fait l'inspiration, mais se termine lentement et s'éteint peu à peu, comme dans

[Rhythme
des
mouvements
respiratoires.

encore neuf ou dix fois par minute; mais le Hérisson fait à peine quatre ou cinq de ces mouvements (a).

(1) Voyez Newport, *On the Respiration of Insects* (*Philos. Trans.*, 1836, p. 550).

(a) Saissy, *Recherches expérimentales anat. chim., etc., sur la physique des Animaux mammifères hibernants*, 1808.

le mouvement du piston dans un machine à détente. Cette différence est surtout marquée chez les femmes et les enfants, et s'exagère lorsque la respiration devient accélérée. Chez les enfants, les femmes et les vieillards, la durée totale de l'expiration devient aussi un peu plus longue que celle de l'inspiration (1).

Il arrive très souvent aussi que les mouvements respiratoires ordinaires sont interrompus de temps en temps par une inspiration plus forte, de façon qu'on se formerait une idée inexacte de la quantité d'air reçu par les poumons dans un temps donné, si l'on comptait seulement sur des inspirations ordinaires (2).

(1) M. Sibson a trouvé que le nombre des pulsations étant de 6 pendant la durée de l'inspiration, on en compte, pendant l'expiration :

6 et quelquefois 7 chez l'Homme adulte et parfaitement calme ;

8 ou 9 chez les femmes et les enfants dans les mêmes conditions ;

10 ou 12 chez les femmes dont la respiration est accélérée ;

8 ou 9 chez les vieillards (a).

(2) MM. Vierordt et Ludwig ont fait récemment une série intéressante d'observations sur le rhythme des mouvements respiratoires à l'aide d'un instrument qu'ils appellent le *kymographion* (b). C'est un levier dont une des branches est appliquée contre la partie inférieure et antérieure du sternum, et dont l'autre branche, munie d'un crayon, trace sur une bande de papier qui s'avance régulièrement une ligne courbe correspondant aux mouvements d'élévation et d'abaissement du sternum. Les coordonnées des courbes ainsi formées correspondent à la durée des mouvements et les abscisses à la grandeur de celles-ci.

Ces physiologistes ont constaté de la sorte que même dans la respiration calme et normale, la durée des mouvements respiratoires est très variable et peut différer dans une même expérience, en moyenne, du simple au double. Lorsque les mouvements respiratoires sont dérangés par quelque circonstance accidentelle, la lecture à haute voix, par exemple, les différences deviennent plus considérables et sont quelquefois comme 1 est à 8.

Dans l'état normal, l'inégalité est un peu plus grande pour la durée de l'inspiration que pour celle de l'expiration.

Si l'on représente par 10 la durée moyenne des inspirations, on trouve que la durée totale du mouvement

(a) Sibson, *On the Movements of Respiration in Disease* (Trans. of the Med.-Chir. Soc. of London, 1848, vol. XXXI, p. 378).
(b) Vierordt et G. Ludwig, *Beiträge zur Lehre von den Athembewegungen* (Archiv für Physiologische Heilkunde, 1855, t. XIV, p. 253).

J'ajouterai aussi que parfois les mouvements respiratoires, au lieu de se faire d'une manière douce et graduelle, changent un peu de caractère et sont désignés sous des noms particuliers. Ainsi le *soupir* est une inspiration lente et profonde, dans laquelle une quantité d'air considérable entre peu à peu dans les poumons pour en être ensuite chassée assez rapidement.

Le *bâillement* est une inspiration encore plus profonde qui s'accélère en s'achevant, et qui est accompagnée d'une contraction presque involontaire et spasmodique des voiles du palais et des muscles abaisseurs de la mâchoire.

Le *rire* consiste essentiellement en une suite de petits mouvements d'expiration saccadés et fréquents qui dépendent en majeure partie de contractions presque convulsives du diaphragme.

Le mécanisme du *sanglot* ressemble beaucoup à celui du rire, mais se lie principalement aux mouvements d'inspiration.

(marginalia : Mouvements respiratoires anormaux. Soupir. Bâillement. Rire. Sanglot.)

respiratoire a été, dans les expériences de ces physiologistes, de 24 chez un individu âgé de trente-six ans ; de 20 chez un homme de vingt ans ; de 19 chez deux autres sujets âgés l'un de cinquante et un, l'autre de trente-quatre ans ; enfin de 14 chez un garçon de sept ans.

Les auteurs de ces recherches font remarquer aussi que les longues inspirations sont suivies de grandes expirations, et *vice versâ*.

Ils distinguent dans chaque mouvement respiratoire complet quatre temps : 1° le mouvement inspiratoire; 2° la pause qui y succède, ou pause inspiratoire; 3° le mouvement expiratoire, et 4° la pause expiratoire.

La pause entre l'inspiration et l'expiration (ou pause inspiratoire) est toujours très courte, et souvent n'est qu'à peine marquée, de sorte que le sommet de la courbe qui représente

l'ensemble du mouvement respiratoire est presque toujours aigu. Enfin ce temps de repos manque tout à fait quand la respiration est accélérée.

La pause expiratoire, qui précède l'inspiration, est toujours bien caractérisée, excepté dans la respiration très accélérée, et sa durée est, en moyenne, d'un peu moins du quart de la durée totale du mouvement respiratoire complet (comme 10 est à 44).

MM. Vierordt et Ludwig ont cherché aussi à évaluer, au moyen des mêmes courbes, les variations qui existent dans la capacité inspiratrice extrême ; mais comme celle-ci dépend du diaphragme et de l'expansion de la région claviculaire aussi bien que du déplacement du sternum, et que tous ces mouvements ne sont pas solidaires, on ne saurait déduire de leurs observations rien de bien positif à ce sujet.

Toux.

La *toux* consiste en mouvements d'expiration brusques et violents, accompagnés d'une contraction intermittente de la glotte et parfois aussi des bronches; mouvements qui déterminent la sortie rapide de l'air et balayent de la sorte les voies respiratoires, de façon à faciliter l'expulsion des mucosités ou des corps étrangers qui peuvent s'y trouver engagés.

Hoquet.

Enfin, le *hoquet* est une inspiration soudaine, rapide et involontaire, due à une contraction convulsive du diaphragme, qui d'ordinaire ne se renouvelle qu'à la suite de plusieurs inspirations normales.

Mais ce sont là des phénomènes presque accidentels et souvent pathologiques, dont il n'est pas nécessaire de nous occuper plus longtemps en ce moment, et dont nous aurons à parler de nouveau à l'occasion de l'étude des mouvements sympathiques.

Je crois devoir renvoyer aussi à une autre partie de ce Cours tout ce qui est relatif au rôle du système nerveux dans la détermination des mouvements respiratoires.

DIX-HUITIÈME LEÇON.

Effets du travail respiratoire ; méthodes d'investigation. — Quantités d'acide carbonique exhalé ; influence des agents physiques et des conditions physiologiques sur la production de ce gaz.

§ 1. — Connaissant la nature du travail respiratoire et les instruments à l'aide desquels ce travail s'effectue, nous pouvons chercher maintenant à en apprécier la puissance et les effets.

Évaluation de la puissance respiratoire.

Ces effets, avons-nous dit, sont de deux sortes : les uns consistent dans les changements que la respiration détermine dans la constitution chimique de l'air respiré ; les autres dans l'influence que l'organisme en éprouve.

Dans cette leçon nous nous occuperons des premiers, et nous chercherons à découvrir les causes des variations qui peuvent exister dans le degré d'activité de l'espèce de combustion physiologique dont les altérations chimiques de l'air sont les conséquences.

Si l'on compare la puissance respiratrice des divers Animaux, on y aperçoit aussitôt de grandes inégalités, et ces différences se décèlent, tantôt par la persistance plus ou moins longue de la vie, lorsque, le principe comburant venant à manquer, le travail respiratoire se trouve interrompu ; d'autres fois par l'aptitude de l'organisme à utiliser, pour l'entretien de ce travail, de l'air plus ou moins appauvri d'oxygène ou chargé d'acide carbonique ; d'autres fois encore par la consommation plus ou moins grande de l'oxygène inspiré et par la rapidité avec laquelle l'acide carbonique est produit et exhalé.

§ 2. — De tous ces phénomènes le plus important à connaître en ce moment est cet échange entre l'Animal et l'atmosphère. Cherchons donc en premier lieu à évaluer les quantités d'oxygène que l'air fournit à l'organisme, et la quantité d'acide carbonique que l'organisme dégage et verse dans l'atmosphère.

Les méthodes expérimentales mises en usage pour résoudre ces questions peuvent être rangées en deux catégories. Dans l'une, on compare directement par le moyen de l'analyse chimique l'air qui arrive dans l'appareil respiratoire et l'air qui en sort. Dans l'autre, on prend une voie détournée et l'on déduit les produits de la combustion respiratoire de la connaissance : 1° des éléments chimiques qui entrent dans l'organisme sous la forme d'aliments ou de boissons ; 2° de ce qui peut y rester et qui augmente d'autant le poids du corps ; 3° de ce qui est évacué par les déjections.

La première de ces méthodes est la plus sûre et la plus facile à mettre en pratique : aussi l'emploie-t-on le plus ordinairement, et l'on en varie les moyens d'exécution suivant le degré d'exactitude que l'on cherche à introduire dans les résultats des expériences, et suivant que l'animal sur lequel on opère se prête plus ou moins bien à l'emploi de tel ou tel instrument.

Lorsque les recherches portent sur des Animaux de petite taille et que l'on ne veut obtenir que la mesure approximative des quantités d'oxygène consommé et d'acide carbonique excrété, on se contente souvent de renfermer l'Animal dans un vase contenant un volume déterminé d'air, et de constater par l'analyse chimique les altérations que ce mélange gazeux a subies après que cet Animal y a respiré pendant un temps également déterminé. La plupart des découvertes les plus importantes furent accomplies de la sorte (1) ; mais quand on a cherché à préciser

Évaluation des échanges entre l'air et l'organisme.

Méthodes employées.

Méthode directe.

(1) Les premières expériences de Lavoisier, celles de Spallanzani et de plusieurs autres physiologistes furent faites de cette sorte. W. Edwards employa des instruments analogues ; mais afin d'éviter les inconvénients résul-

davantage ce que l'on appellerait en langage technologique, le *rendement* du travail respiratoire, on a vu qu'il était, en général, nécessaire de modifier la disposition de cet appareil pneumatique si simple. En effet, lorsque la respiration se continue pendant un certain temps dans une quantité limitée de gaz, c'est bientôt de l'air plus ou moins profondément altéré dans sa composition qui pénètre dans les poumons, et l'on a reconnu que les résultats fournis par la respiration de cet air vicié ne sont pas les mêmes que ceux obtenus par l'emploi de l'air pur comme dans la respiration normale. On en a conclu, avec raison que, dans toute expérience délicate de ce genre, il fallait fournir sans cesse à l'organe respiratoire de l'air pur ou presque pur, et pour satisfaire à cette condition, on a mis le vase qui renferme l'Animal en communication avec des réservoirs disposés de façon à y établir un courant et à renouveler sans cesse la provision d'air dont cet Animal se trouve entouré. Dans cette vue, on place d'ordinaire l'Animal sous une cloche renversée sur la cuve pneumatique, et l'on adapte à cette cloche deux gazomètres, dont l'un contient l'air destiné à alimenter le travail respiratoire, et dont l'autre reçoit cet air, après son passage dans le vase où ce travail s'effectue. Des contre-poids, et d'autres dispositions mécaniques dont il est inutile de rendre compte ici, permettent d'opérer ainsi le renouvellement de l'air en quantité voulue, sans augmenter notablement la pression sous laquelle l'Animal respire, condition dont nous apprécierons bientôt l'importance ; et lors-

---

tant de la viciation de l'air, il eut soin de choisir des Animaux de petite taille, de les placer dans un récipient contenant une quantité très considérable d'air, et de ne les y laisser que peu de temps. Dans quelques cas, il détermina aussi l'absorption de l'acide carbonique par de la potasse à mesure de sa formation, précaution que Lavoisier avait également prise. La principale objection contre ce procédé opératoire, c'est que, les résultats étant minimes, le dosage exact des gaz exhalés ou absorbés est difficile. (Voy. *De l'influence des agents physiques sur la vie.*)

qu'un appareil de ce genre est bien monté, il est d'un emploi commode et sûr (1).

Dans certains cas, il est cependant préférable d'arriver au même résultat sans renouveler la totalité de l'air emprisonné avec l'Animal dans le récipient pneumatique, et en y maintenant une composition constante au moyen de l'introduction continue de quantités d'oxygène égales à celles que la respiration consomme, et en absorbant, à l'aide de réactifs appropriés à cet usage, la totalité de l'acide carbonique à mesure de sa production. Ce dernier procédé a été employé récemment par MM. Regnault et Reiset dans des recherches dont j'aurai souvent à parler ici, et se prête à une grande précision dans la partie eudiométrique de l'expérience, mais n'est pas exempt de quelques inconvénients qui ne se rencontrent pas dans le procédé ordinaire (2).

Lorsque les recherches portent sur l'Homme ou sur nos grands Animaux domestiques, il n'est pas facile de mettre ainsi sous cloche le sujet de l'expérience. Cela a été fait par quelques physiologistes (3), et les résultats ainsi obtenus sur l'Homme

(1) Allen et Pepys firent usage d'un appareil de ce genre, non-seulement dans leurs expériences sur les Animaux, mais aussi dans celles qu'ils firent sur l'Homme. Seulement, dans ce dernier cas, le sujet n'était pas renfermé dans une cloche, et la communication entre ses poumons et les gazomètres était établie à l'aide de tubes à soupapes (a).

Des appareils analogues, mais plus compliqués, afin de les rendre propres à mesurer les quantités de chaleur dégagée par les Animaux qui respirent,

ont été employés par plusieurs autres expérimentateurs, et notamment par M. Despretz (b) et par Dulong (c).

(2) L'appareil de ces physiciens serait trop long à décrire ici, et j'ajouterai seulement qu'on y remarque plusieurs dispositions extrêmement ingénieuses pour maintenir, dans le récipient où est placé l'Animal, une pression peu différente de celle de l'atmosphère, et pour régler l'entrée de l'oxygène (d).

(3) Scharling, dans ses expériences sur la respiration de l'Homme, a fait

(a) Voyez Philos. Trans., 1808, p. 250, pl. 7, et 1809, p. 412, pl. 18.
(b) Sur les sources de la chaleur, dans son Traité élémentaire de physique, 1825, p. 729.
(c) Dulong, Mém. sur la chaleur animale (Mém. de l'Acad. des sciences, t. XVIII, p. 332).
(d) Regnault et Reiset, Recherches chimiques sur la respiration (Ann. de chim., 1849, 3ᵉ série, t. XX, p. 299, pl. 3).

sont d'une très grande importance; mais dans la plupart des travaux de ce genre, négligeant l'action de l'air sur la peau, et ne prenant en considération que la respiration pulmonaire, on s'est borné à mettre les voies respiratoires en communication avec l'appareil pneumatique à l'aide d'un tuyau muni de soupapes dont la disposition permet l'entrée facile et directe de l'air extérieur, mais empêche l'air expiré de sortir au dehors et le dirige dans un réservoir où il reste emprisonné (1). Lorsque les

usage d'une caisse de bois fermant très exactement et mise en communication à l'aide de tubes, d'une part, avec l'atmosphère, et d'autre part, avec un appareil condensateur de l'acide carbonique. Le courant était établi à l'aide d'un aspirateur, et des dispositions accessoires permettaient d'éviter les causes d'erreur dues à l'humidité de l'air, aux changements de température, de pression, etc. On dosa seulement l'acide carbonique ; mais en modifiant légèrement l'appareil, on aurait pu soumettre à une analyse complète l'air expiré.

Le travail de Scharling fut publié en 1843 dans le Xe vol. des *Mémoires de la Société danoise des sciences* (a).

(1) Beaucoup d'anciennes expériences ont été faites d'une manière encore plus simple : savoir, en dirigeant l'air expiré dans un sac à parois flexibles ou dans un ballon de verre. Et lorsqu'on ne cherche pas à obtenir des mesures précises, ces procédés ne sont pas à dédaigner ; mais lorsqu'il s'agit

de mesures délicates, il faut se mettre à l'abri des causes d'erreur très nombreuses auxquelles on est exposé par l'emploi de méthodes aussi grossières. Pour en diminuer les inconvénients, M. Rayer s'est servi d'un tube ordinaire, dont un des bouts était placé dans la bouche de la personne sur laquelle on expérimentait, et l'autre plongeait jusqu'au fond d'un ballon. L'air expiré arrivait ainsi au fond du ballon et en chassait peu à peu l'air qui remplissait primitivement ce vase. Après un certain temps, celui-ci ne contenait plus que des gaz provenant de la respiration, dont on faisait ensuite l'analyse par les méthodes eudiométriques ordinaires (b).

Nysten s'était servi d'un appareil inventé vers la fin du siècle dernier par Girtanner, et qui consiste dans un ajutage adapté à la bouche et terminé par deux tubes à clapets dont le jeu est en sens inverse, de façon que le mouvement d'aspiration détermine la clôture de l'une de ces soupapes et

(a) *Undersögelser over den Quantitet Kulstof, som i Form af Kulsyre gjennem Hud og Lunger forlader det Menneskelige Legeme i Dögnets Löb.*

Dans la même année, il en parut une traduction allemande dans le XLVe volume des *Annalen der Chemie und Pharmacie*, p. 214, et une traduction française dans le VIIIe volume des *Annales de chimie et de physique*, 3e série, p. 478. C'est cette dernière que je citerai de préférence dans les pages suivantes.

(b) Voyez les expériences de M. Rayer, *Examen comparatif de l'air expiré par des Hommes sains et des cholériques* (*Gazette médicale de Paris*, 1834, t. III, p. 277).

soupapes du tube respirateur sont d'un jeu assez facile pour ne produire ni fatigue, ni pression notable, un appareil de ce genre peut souvent rendre à l'expérimentateur d'excellents services, et lorsqu'on veut se borner à déterminer la quantité d'acide carbonique exhalé, sans tenir compte de l'oxygène employé, on peut, avec cet appareil, de même qu'avec la cloche pneumatique, substituer au réservoir destiné à contenir l'air expiré un de ces petits instruments connus des chimistes sous le nom de *boules de Liebig*, dans lequel on fait barboter les gaz expirés dans un bain alcalin où l'acide carbonique se fixe et se mesure par l'augmentation de poids du réactif. Mais il est bien entendu que dans ce cas il faut que l'air, en sortant des poumons, passe d'abord dans des substances avides d'eau, pour être complétement desséché; car, sans cette précaution, le bain alcalin aug-

l'ouverture de l'autre par laquelle l'air arrive aux poumons, tandis que le mouvement expiratoire fait fermer ce dernier clapet, ouvre l'autre, et dirige ainsi l'air expiré jusque dans une poche ou vessie fixée à la branche correspondante du tube respirateur (a).

Les poches membraneuses que l'on emploie ainsi ne sont pas suffisamment imperméables aux gaz pour être de bons réservoirs, et M. Dumas a substitué à ces sacs des ballons de verre dans lesquels on avait préalablement fait le vide. C'est à l'aide d'un appareil de ce genre que MM. Andral et Gavarret ont fait les recherches dont je parlerai bientôt (b).

Un des principaux défauts des tubes respirateurs à clapets dépend de la force que l'appareil respiratoire du sujet doit nécessairement déployer pour mettre ces soupapes en jeu, et de l'augmentation de pression ainsi que de la fatigue qui en résulte. Pour y obvier autant que possible, M. Doyère a substitué aux clapets métalliques des valvules de baudruche d'une mobilité extrême et d'une grande légèreté. Afin de simplifier le manuel opératoire et de donner aux résultats plus de précision, ce physiologiste, au lieu de faire le vide dans les ballons servant de réservoirs, les remplit au préalable avec du gaz hydrogène, ce qui empêche tout mélange de l'air respiré avec l'air atmosphérique, et permet à l'expérimentateur de procéder à l'analyse de cet air expulsé des poumons, quelque petite qu'en soit la quantité (c).

(a) *Recherches de physiologie et de chimie pathologique*, 1811, p. 187.
(b) *Recherches sur la quantité d'acide carbonique exhalé par les poumons dans l'espèce humaine* (Annales de chimie et de physique, 1843, 3ᵉ série, t. VII, p. 130, pl. 2, fig. 1 à 3).
(c) Voyez *Mém. sur la respiration et la chaleur humaine dans le choléra* (Moniteur des hôpitaux, janvier 1854, t. II, p. 97 et 109).

menterait de poids, en retenant de la vapeur d'eau aussi bien qu'en fixant de l'acide carbonique, et la question posée ne se trouverait pas résolue.

§ 3. — Dans quelques cas où l'emploi d'aucune de ces méthodes directes n'aurait été praticable ou au moins facile, on a eu recours à des expériences indirectes qui, tout en paraissant peu susceptibles de précision, donnent cependant d'excellents résultats, ainsi qu'on a pu s'en assurer lorsqu'on les a contrôlés par ceux obtenus à l'aide des procédés ordinaires. On sait qu'en fournissant à un Cheval, à un Bœuf ou à un autre Animal adulte, une certaine ration journalière, on pourvoit à tous les besoins de sa nutrition, sans rien ajouter à la masse de son organisme, et que son poids n'augmente ni ne diminue. Les aliments solides ou liquides qu'on lui donne contre-balancent donc exactement les pertes qu'il éprouve par les déjections et la respiration. Or, si l'on constate la quantité pondérale de matières excrétées ainsi par les voies digestives et urinaires, et qu'on la compare à la quantité de matières ingérées, on trouvera un certain déficit qui correspondra au poids des matières éliminées de l'organisme par le travail respiratoire et par la transpiration. Par conséquent, si l'on détermine de la sorte la quantité de carbone et d'azote qui entre dans la machine vivante sous la forme d'aliments, et la quantité de ces mêmes éléments qui sont excrétés par les voies autres que les voies respiratoires, on pourra calculer approximativement par différence la quantité de carbone ou d'azote que la respiration enlève (1). Je le répète, au premier abord des éva-

Méthode indirecte.

(1) *Analyses comparées des aliments consommés et des produits rendus par une Vache laitière ; recherches entreprises dans le but d'examiner si les Animaux herbi-* vores empruntent de l'azote à l'atmosphère (a).

C'est aussi par ce procédé que M. Barral a fait ses recherches sur la dépense et le gain de l'organisme (b).

(a) *Annales de chimie et de physique*, 1839, t. LXXI, p. 113, et *Mém. de chimie agricole et de physiologie*, p. 1.

(b) Barral, *Statique chimique des Animaux*, 1850, et *Ann. de chimie*, 1849, t. XXV.

luations de ce genre semblent devoir mériter peu de confiance; mais les expériences de M. Boussingault ont prouvé qu'entre des mains habiles cette méthode indirecte pouvait fournir d'excellents résultats (1).

Pour apprécier d'une manière complète l'activité de l'espèce de combustion dont l'étude nous occupe ici, il faudrait déterminer à la fois au moins deux choses : la quantité d'oxygène consommé et la quantité d'acide carbonique excrété ; car, ainsi que nous l'avons déjà vu, la totalité de l'élément comburant qui disparaît dans la respiration n'est pas employée à brûler du carbone et à former de l'acide carbonique ; une portion de ce gaz a un autre usage, et paraît servir à brûler de l'hydrogène pour former de l'eau. En effet, les proportions ne sont pas toujours les mêmes entre les quantités d'oxygène qui s'unissent à ces deux éléments combustibles, et par conséquent, lorsqu'on ne tient compte que de l'exhalation de l'acide carbonique, on reste dans l'ignorance quant au degré d'activité que peut avoir l'ensemble du travail respiratoire ; et, d'un autre côté, lorsqu'on se borne à constater la quantité d'oxygène qui disparaît, on laisse indécise la question de l'emploi de cet oxygène, question dont nous verrons bientôt toute l'importance lorsque nous nous occuperons de la nutrition et de la production de la chaleur animale. Pour bien connaître la puissance respiratoire d'un Animal, il faudrait donc, je le répète, mesurer la consommation de l'oxygène, ainsi que la production de l'acide carbonique, et calculer d'après ces deux données la production de l'eau. Mais, dans la plupart des cas, on peut se

---

(1) Je citerai, à l'appui de ce que je viens de dire, les expériences de M. Boussingault sur les Tourterelles, expériences dans lesquelles il a contrôlé les résultats de la méthode indirecte par la mesure directe des quantités d'acide carbonique exhalées par les organes respiratoires (a).

(a) Boussingault, *Analyses comparées de l'aliment consommé et des excréments rendus par une Tourterelle* (*Annales de chimie*, 1844, 3ᵉ série, t. XI, p. 433, et *Mém. de chimie agricole et de physiologie*, p. 32 et suiv.).

contenter de la détermination de l'une de ces quantités, car généralement tous les phénomènes de combustion respiratoire marchent dans le même sens, et pour la solution de la plupart des questions physiologiques dont nous avons à nous occuper en ce moment, ce sont des tendances plutôt que des mesures exactes que nous avons besoin de connaître. Il en résulte que, tout en ne possédant, à ce sujet, que des données souvent très incomplètes, nous pouvons employer utilement les résultats obtenus par un grand nombre d'expérimentateurs, quand il s'agit de constater l'influence de la nature des organismes et des conditions biologiques sur l'activité générale du travail respiratoire.

§ 4. — Comme premier terme de comparaison dans cette étude, prenons la respiration de l'Homme, et cherchons à en évaluer les produits. Pour cela, nous pouvons suivre la marche adoptée par Jurine (1) et par Menzies, physiologistes de la fin du siècle dernier, qui furent les premiers à mesurer la quantité d'acide carbonique exhalé de nos poumons, détermination qui a été tentée par Lavoisier et plusieurs de ses contemporains ou de ses successeurs, mais qui n'a été faite d'une manière satisfaisante que dans ces dernières années (2).

Produits
de
la respiration
chez
l'Homme.

(1) Mémoire sur la question suivante : *Déterminer quels avantages la médecine peut retirer des découvertes modernes sur l'art de connaître la pureté de l'air par les différents eudiomètres*, par Jurine, de Genève (a).
Ce travail fut couronné par la Société de médecine de Paris en 1787, mais ne fut publié qu'en l'an VI (1798-1799) longtemps après le mémoire de Menzies (b).

(2) Les premières expériences sur la quantité d'acide carbonique produit par la respiration de l'Homme paraissent être dues à Jurine qui, peu de temps après les belles découvertes de Lavoisier (en 1787), publia quelques recherches sur ce sujet. Mais elles furent entachées de beaucoup d'inexactitude, et les résultats numériques ainsi obtenus ne peuvent inspirer aucune confiance. En effet, Jurine évalua à 9 ou même à 10 pour 100 la quan-

(a) *Mém. de la Soc. de médecine*, t. X, p. 42.
(b) Menzies, *Tentamen physiologicum inaugurale de respiratione*. Edimb., 1790.

Jurine et Menzies cherchent d'abord à déterminer le volume de l'air qui entre ou qui sort de nos poumons à chaque
mouvement respiratoire ; puis ils comptent le nombre moyen
de ces mouvements, et par l'analyse chimique ils évaluent la
proportion d'acide carbonique contenu dans l'air qui est ainsi
chassé de la poitrine.

Or, nous savons maintenant, mieux que ne le savait Jurine,
quelle est d'ordinaire la quantité d'air qui se renouvelle dans
l'intérieur de l'appareil respiratoire par les mouvements alter-

tité d'acide carbonique (ou acide
aérien) contenu dans l'air expiré (a).

Vers la même époque, Lavoisier et
Seguin conclurent, des expériences
faites sur la personne de ce dernier
chimiste, que la quantité d'acide carbonique formé dans les poumons de
l'Homme en vingt-quatre heures pèse
2 livres 5 onces 4 gros, quantité qui
correspond, par heure, à environ
47 grammes, ou près de 24 litres de
notre système actuel de poids et mesures (b).

Mais dans un travail subséquent, les
mêmes chimistes réduisirent cette
estimation à 1 livre 1 once 7 gros, ou
environ 8 pieds cubes et demi, ce qui
ne donnerait qu'environ 12 litres par
heure (c).

Les expériences de Menzies, dont il
a déjà été question, datent de la même
époque et fournissent aussi des résultats peu exacts. Un extrait de son
travail se trouve dans les *Annales de
chimie*, 1791, t. VIII, p. 211.

H. Davy déduisit des expériences
faites sur sa personne, que la production d'acide carbonique s'élève à 26
pouces cubes anglais par minute, volume qui correspond à une production
horaire d'environ 24 litres, comme
dans la première estimation de Lavoisier (d).

Allen et Pepys arrivèrent aussi à des
résultats à peu près semblables, et
estimaient à 39,534 pouces cubes anglais le volume de l'acide carbonique
exhalé en vingt-quatre heures, quantité qui correspondrait à environ 26
litres par heure (e).

Dalton se prémunit contre quelques-
unes des sources d'erreurs auxquelles
ses prédécesseurs avaient été exposés,
et réduisit à 4 pour 100 l'évaluation de
la proportion d'acide carbonique contenu dans l'air expiré, et à vingt le
nombre des expirations par minute ;
mais il admit, comme représentant le
volume d'air expiré à chacun de ces
mouvements, 30 pouces cubes anglais

(a) *Encyclopédie méthodique*, article MÉDECINE, t. I, p. 494.
(b) *Premier mémoire sur la respiration (Acad. des sciences*, 1789, p. 578).
(c) Lavoisier et Seguin, *Premier mémoire sur la transpiration (Mémoires de l'Acad. des sciences*,
1790, p. 609).
(d) Davy, *Researches, Chemical and Philos. on Nitrous Oxyde*, 1800, p. 434.
(e) Allen et Pepys, *Op. cit. (Philos. Trans.*, 1808, p. 280).

natifs de la pompe thoracique. Nous avons vu, dans la dernière leçon, que le volume de l'air expiré peut être estimé, terme moyen, à un tiers de litre, et que chez la plupart des hommes les mouvements respiratoires se renouvellent, dans les circonstances ordinaires, vingt fois par minute. Nous en pouvons conclure que, dans le même espace de temps, il passe le plus communément dans nos poumons environ 6 litres 2/3 d'air ; ce qui donne pour une heure 400 litres, et pour la journée tout entière, c'est-à-dire les vingt-quatre heures, environ 9,600 litres (1).

(ou près de 1/2 litre), ce qui est beaucoup trop, et il déduisit de ces prémisses que le travail respiratoire produit en vingt-quatre heures environ 20 pieds cubes anglais d'acide carbonique, ou à peu près 23 litres par heure (a).

Vers la même époque, Pfaff (de Kiel) publia des expériences qui se rapportent principalement au rôle de l'azote dans la respiration, mais d'après lesquelles il évalua la production d'acide carbonique à 4,72 pour 100 du volume de l'air expiré (b).

Une nouvelle période dans les études relatives à la production de l'acide carbonique dans la respiration date des travaux de Prout qui, en 1813, fit voir que cette production est très variable, qu'elle oscille aux diverses heures de la journée, et qu'elle est soumise à l'influence de beaucoup de circonstances externes (c).

Depuis lors, les physiologistes se sont appliqués à la recherche de ces causes de variations, et tout en multipliant beaucoup leurs observations avant que d'en déduire des moyennes, ils ont aussi beaucoup perfectionné leurs procédés d'expérimentation. J'aurai souvent à citer les travaux qui, depuis vingt-cinq ans, sont venus enrichir cette partie de la science, et je me bornerai à signaler ici ceux de MM. Andral et Gavarret, Scharling, Vierordt, Valentin et Brunner, Horn, etc.

(1) Menzies, ayant évalué beaucoup trop haut la capacité respiratoire ordinaire de l'appareil pulmonaire (qu'il portait à 40 pouces cubes), est arrivé à une estimation également très exagérée de la quantité d'air employé à la respiration ordinaire. Il calcule sur le passage de 720 pouces cubes d'air par minute, c'est-à-dire environ 450 litres. De là une exagération correspondante dans l'estimation de la production d'acide carbonique, qu'il porte à 36 pouces cubes par minute (584 centimètres cubes).

(a) Dalton, *On Respiration* (*Manchester Mem.*, 2ᵉ série, vol. II, p. 15).
(b) Pfaff, *Nouvelles expériences sur la respiration* (*Annales de chimie*, ancienne série, t. LV, p. 177).
(c) Prout, *Observ. on the Quantity of Carbonic Acid Gas emitted from the Lungs in Respiration* (*Annals of Philosophy*, 1813, vol. II, p. 333).

Menzies évalua la proportion de l'acide carbonique contenu dans l'air expiré à environ un vingtième, et ce résultat obtenu à l'aide d'expériences grossières ne s'éloigne que peu des données fournies par les analyses conduites suivant les prescriptions de la chimie moderne et exécutées par les expérimentateurs les plus habiles. En effet, M. Dumas a trouvé que la quantité d'acide carbonique contenu dans l'air expiré, lorsque la respiration se fait d'une manière calme et régulière, varie entre 3 et 5 pour 100 (1). C'est aussi entre ces limites que se trouvent compris les résultats obtenus dans la plupart des expériences les mieux conduites, celles de Dalton, de Prout, d'Apjon, de Coathupe, de MM. Brunner et Valentin, de M. Horn (2) et de M. Vierordt,

---

(1) *Essai de statique chimique des êtres organisés*, 1842, 2ᵉ édit., p. 82.

(2) Dalton, comme nous l'avons déjà dit, estime cette proportion à 4 pour 100 (a).

Prout trouva que l'air expulsé de ses poumons contenait, terme moyen, 3,45 d'acide carbonique pour 100 ; et que, chez une autre personne, cette proportion s'élevait en moyenne à 4,6 pour 100 (b).

Apjon a trouvé que la proportion d'acide carbonique est rarement au-dessous de 3 pour 100, ni au-dessus de 4 pour 100. Il donne pour terme moyen 3,6 pour 100 (c).

Dans les expériences de Coathupe, au nombre de cent vingt-quatre, les proportions d'acide carbonique dans l'air expiré ont varié entre 3,63 et 4,37. La moyenne était de 4 pour 100 (d).

MM. Valentin et Brunner ont obtenu, par une première série de trente-quatre expériences faites sur eux-mêmes, une moyenne de 4,38 pour 100 d'acide carbonique dans l'air expiré.

Dans une seconde série de soixante-dix-neuf expériences portant sur quinze hommes entre dix-neuf et quarante-sept ans, ils ont trouvé pour moyenne 4,15 (e).

M. Vierordt, qui a fait sur sa personne plus de huit cents expériences au sujet de la production de l'acide carbonique dans la respiration normale, a trouvé que l'activité de cette exhalation variait suivant une foule de circonstances, et que les limites extrêmes de la proportion de ce gaz contenu dans l'air expiré étaient 6,2 pour 100 d'une part, et 3,1 pour 100 d'autre part.

(a) Dalton, *loc. cit.*, p. 25.
(b) Prout, *Op. cit.* (*Ann. of Pilos.*, vol. II, p. 333).
(c) Apjon, *Experiments relative to the Expired Air in Health and in Disease* (*Dublin Hospital Reports and Communications*, 1830, vol V, p 351).
(d) Coathupe *Experiments upon the Products of Respiration at different Periods of the Day* (*London and Edinburgh Philosoph. Mag.*, 1839, 3ᵉ série, vol. XIV, p. 401).
(e) Valentin, *Lehrbuch der Physiologie des Menschen*, 1847, Bd. I, p. 569.

par exemple ; et pour les évaluations approximatives que nous cherchons en ce moment, on peut prendre, pour expression de la quantité moyenne de l'acide carbonique exhalé de nos poumons, 4 pour 100 du volume de l'air expiré (1).

Il en résulte qu'en nous fondant sur les prémisses déjà posées, nous devons estimer la production moyenne de l'acide carbonique, dans le travail ordinaire de l'appareil respiratoire de l'Homme adulte, à environ 16 litres par heure, quantité qui pèse $31^{gr},5$ et qui contient environ $8^{gr},64$ de carbone (2).

Cette évaluation s'accorde du reste très bien avec les résultats du dosage direct de la quantité totale d'acide carbonique produite par la respiration de l'Homme pendant un temps assez long, lorsque, placé dans l'appareil de M. Scharling, on lui fournissait sans cesse une provision convenable d'air frais. Effectivement, les expériences de ce physiologiste portent sur trois

La quantité d'acide carbonique exhalé par minute variait même pendant le repos entre 174 et 470 centim. cubes. La production moyenne pour l'état de repos était de 4,3 pour 100, ou de 161 centimètres cubes par minutes (a).

Dans les expériences faites par M. Horn sur les produits de la respiration normale, la proportion d'acide carbonique a varié entre 2,3 et 5,4 pour 100, et était en moyenne de 3,5 pour 100 (b).

(1) Les expériences de M. Vierordt, dont il a déjà été question dans la huitième leçon, montrent que la quantité d'acide carbonique contenu dans l'air expiré peut varier considérablement, suivant que les mouvements respiratoires sont lents ou accélé-

rés, etc. (c). Ce que je dis ici ne s'applique donc qu'à la respiration normale, et nous reviendrons bientôt sur l'examen des circonstances qui peuvent modifier le rendement de ce travail physiologique.

(2) Cette évaluation est un peu plus élevée que celle adoptée par M. Dumas, parce que ce savant n'a calculé que sur seize ou dix-sept inspirations par minute, nombre qu'il avait constaté sur lui-même et qui s'observe très fréquemment ; mais nous avons vu ci-dessus (page 482) que la moyenne fournie par l'examen d'environ 2000 hommes adultes est de vingt inspirations par minute, et c'est par conséquent ce dernier multiplicande que j'ai dû employer dans les calculs présentés ci-dessus.

(a) Vierordt. Comptes rendus, 1844, t. XIX, p. 1034.
(b) Horn, Gazette médicale, 1850, p 902.
(c) Vierordt, Physiologie des Athmens, p. 102 et suiv.

Hommes adultes, et il a trouvé que la quantité de carbone excrété sous cette forme variait entre $9^{gr},14$ et $9^{gr},99$ par heure, et était, terme moyen, de $9^{gr},46$; ce qui correspond à environ 17 litres de gaz acide carbonique (1).

§ 5. — Je dois ajouter que M. Liebig a cherché à évaluer par la méthode indirecte la quantité de carbone expulsé de l'organisme dans le travail respiratoire, et qu'en comparant le poids des divers éléments ingérés dans le corps sous la forme d'aliments avec ceux expulsés par les déjections, il est arrivé à mettre sur le compte de l'exhalation pulmonaire le dégagement d'une quantité d'acide carbonique beaucoup plus considérable que celle accusée par les expériences directes ; mais les bases du calcul de ce chimiste célèbre manquent de précision, et les conclusions auxquelles il arrive se trouvent affectées d'une multitude d'erreurs dont il ne pouvait se préserver en suivant la marche qu'il avait adoptée (2).

Plus récemment M. Barral s'est livré à des recherches du même genre, et, procédant avec plus de rigueur, il a obtenu des résultats plus dignes de confiance. Ainsi, dans une des séries d'expériences faites sur un homme adulte, ce chimiste a trouvé que le poids du carbone ingéré dans l'économie sous la forme

---

(1) *Recherches sur la quantité d'acide carbonique expiré par l'Homme dans les vingt-quatre heures*, par Scharling (*Ann. de chim. et de phys.*, 3ᵉ série, 1843, t. VIII, p. 486).

(2) En comparant la ration journalière de 855 soldats de la garde de Hesse-Darmstadt à la quantité de matières fécales évacuées, M. Liebig est arrivé à ce résultat, qu'un homme adulte consommerait dans les circonstances ordinaires, par la respiration, 435 grammes de carbone dans les vingt-quatre heures ; ce qui donnerait par heure plus de 18 grammes de carbone, ou plus de 33 litres d'acide carbonique. Mais il règne tant d'incertitude dans les bases de cette évaluation de la consommation des aliments et des poids des fèces, que les conclusions établies de la sorte ne peuvent inspirer aucune confiance (a).

(a) Voyez Liebig, *Chimie organique appliquée à la physiologie animale*, p. 15, et document 8, p. 291.

d'aliments, dans un espace de vingt-quatre heures, dépassait celui du carbone excrété par les voies digestives et urinaires d'environ 242 grammes : ce qui donnerait pour l'exhalation horaire environ 10 grammes de carbone ou un peu plus de 18 litres de gaz acide carbonique (1); mais dans une autre série d'expériences faites sur la même personne dans des conditions différentes, l'évaluation du carbone brûlé s'est élevée à plus de 13 grammes par heure, quantité qui correspond à environ 24 litres d'acide carbonique, et qui dépasse de beaucoup le taux probable de la consommation ordinaire (2).

§ 6. — On a pu remarquer qu'en présentant ces aperçus au sujet de la quantité d'acide carbonique produit dans un temps déterminé par le travail respiratoire de l'Homme, j'ai évité tout énoncé qui pouvait donner quelque apparence de rigueur à mes évaluations. En effet, nous verrons bientôt que cette quantité varie suivant une foule de circonstances dépen-

(1) En effet, la densité de $CO^2 = 1,529$, et le poids d'un litre d'air est $1^{gr},293187$. Un litre de gaz acide carbonique, à la température de 0° et sous la pression 0,76, pèse donc $1^{gr},978$.

L'équivalent de $C = 6$ et l'équivalent d'$O = 8$; par conséquent, le poids du carbone contenu dans un litre d'acide carbonique $= \dfrac{22 \times 1^{gr},978}{8} = 0^{gr},543$.

Ou, en d'autres termes, 1 gramme de carbone correspond à $1^{lit},8$ d'acide carbonique.

(2) Dans une autre série d'expériences, faites sur un homme de cinquante-sept ans, M. Barral a trouvé que le carbone des aliments excédait de $296^{gr},8$ par jour le carbone des excréments, ce qui laissait supposer pour l'exhalation respiratoire $12^{gr},3$ par heure; chez une femme de trente-deux ans, il évalue de la même manière le carbone brûlé en une heure à $11^{gr},4$, et chez un enfant de six ans à $5^{gr},8$ (a). Mais dans ces calculs l'auteur ne paraît pas avoir tenu compte des variations que le poids du corps a pu subir pendant la durée de l'expérience, et, par conséquent, du carbone qui a pu y être laissé par les aliments, soit sous la forme de matières assimilées, soit sous celle de produits excrémentitiels non encore évacués au dehors.

(a) Voyez Barral, *Mémoire sur la statique chimique du corps humain* (Ann. de chimie, 1849, 3ᵉ série, t. XXV, p. 139).

dantes, les unes des particularités individuelles, telles que l'âge, le sexe, le tempérament, le régime, et les autres des conditions extérieures où l'organisme se trouve placé, et que ces variations peuvent être très considérables. Pour établir une moyenne exacte de la production d'acide carbonique par la respiration humaine, il nous faudrait un nombre très grand d'observations particulières, nombre que la science ne possède pas encore. Dans tout ce qui précède, je n'ai donc eu en vue que la respiration d'un Homme adulte, telle qu'on l'observe le plus ordinairement, et les quantités que j'ai indiquées ne doivent être considérées que comme des approximations très lâches.

Absorption d'oxygène.

§ 7. — Les expériences à l'aide desquels on a déterminé avec précision les différences dans la proportion d'oxygène entre l'air inspiré et l'air qui, dans les mouvements ordinaires de la poitrine, sort de nos poumons, ont permis aussi d'évaluer approximativement la consommation de cet élément comburant.

On a constaté que, dans les circonstances ordinaires, l'air expiré ne renferme plus qu'environ 16 centièmes d'oxygène. Or, l'air atmosphérique en contient 20,8; par conséquent, nous devons évaluer le volume de l'oxygène absorbé à environ $\frac{1}{20}$ du volume de l'air inspiré (1), et puisque nous avons vu que nos poumons reçoivent en général à peu près 400 litres d'air par heure, nous devons admettre que nous consommons environ 20 litres d'oxygène dans le même espace de temps.

Cette évaluation concorde, du reste, très bien avec les résultats directs obtenus par MM. Valentin et Brunner : chez le premier de

(1) Dans les expériences de M. Valentin et Brunner, l'absorption de l'oxygène a varié entre 3,5 et 5,8 pour 100 de l'air respiré, et la moyenne fournie par trente-quatre analyses a été de 4,78 pour 100 (a). Dans celles de M. Dumas les variations étaient entre 4 et 6 centièmes (b).

(a) Valentin, Lehrb. der Physiol., 1847, Bd. I, p. 573.
(b) Dumas, Statique chimique des êtres organisés, 1842, p. 82.

ces expérimentateurs, la quantité d'oxygène consommé par heure était de 27^{gr},12, ce qui correspond à environ 19 litres, et chez le second, de 33^{gr},32, ou en volume environ 23 litres ; ce qui donnerait pour terme moyen 21 litres (1).

Ainsi, sans vouloir donner à ces aperçus plus de valeur qu'ils n'en comportent, nous pouvons estimer les produits du travail respiratoire de l'Homme adulte à environ 20 litres d'oxygène absorbé, et 16 litres d'acide carbonique exhalé par heure (2).

(1) Valentin, *Lehrbuch der Physiologie des Menschen*, Bd. I, p. 586, 1847.

(2) Dans la plupart des traités de physiologie, on se plaît à reproduire les évaluations de la consommation d'oxygène dans la respiration de l'homme, faites par Lavoisier, Menzies, Davy et d'autres expérimentateurs, à une époque où la composition de l'air n'était que très imparfaitement connue et où l'on supposait que l'oxygène s'y trouvait dans la proportion d'environ 25 ou même 27 centièmes. Or, dans toutes les recherches de ce genre, c'est par différence que l'on dose l'oxygène consommé ; on constate, par la combustion du phosphore ou par quelque autre moyen analogue, la quantité de ce gaz qui reste dans l'air à la fin de l'expérience, et la comparaison de cette quantité avec celle de l'oxygène contenu normalement dans l'air donne le résultat cherché. Il est donc facile de comprendre qu'à l'époque dont je parle, l'évaluation de la consommation de l'oxygène devait se trouver entachée de l'erreur commise dans l'analyse de l'air atmosphérique, et exagérée de toute la différence existante entre la quantité réelle et la quantité supposée de ce gaz dans l'air inspiré, c'est-à-dire d'environ 4 pour 100 du volume total de cet air. ou même davantage. C'est donc à dessein que j'ai omis d'en parler ici. Lavoisier et Seguin évaluaient d'abord cette consommation à environ 1 pied cube par heure, c'est-à-dire à peu près 34 litres (a). Dans un travail subséquent ils réduisirent cette estimation à 38,413 pouces cubes pour vingt-quatre heures, ou environ 31 litres et demi par heure b). H. Davy, en calculant la consommation de l'oxygène par la respiration, admet que l'air atmosphérique contient 26 pour 100 d'oxygène, et arrive ainsi à trouver que 31,6 pouces cubes (mesures anglaises) de ce gaz disparaissent en une minute ; évaluation qui donnerait pour l'absorption de l'oxygène pendant une heure environ 30 litres (c).

Les expériences d'Allen et Pepys furent mieux conduites sous le rappor

(a) Lavoisier et Seguin, *Premier Mémoire sur la respiration des Animaux* (Acad. des sciences, 1789, p. 577).

(b) Lavoisier et Seguin, *Premier Mémoire sur la transpiration* (Académie des sciences, 1790, p. 609).

(c) Davy, *Researches, Chemical and Philos. on Nitrous Oxyde*, 1800, p. 434.

§ 8. — Si nous cherchons maintenant d'autres termes de comparaison pour juger des variations de la puissance respiratoire des divers Animaux terrestres, nous verrons qu'il existe à cet égard des différences très grandes.

Ainsi nous avons vu que, chez l'Homme, la production de l'acide carbonique, par heure, peut être estimée à environ 16 litres.

Chez le Cheval, M. Boussingault l'évalue à 187 litres (1).

eudiométrique, mais pèchent essentiellement par le séjour trop prolongé de l'air dans les poumons, lors des mouvements respiratoires que ces chimistes considèrent comme normaux. En effet, ils trouvèrent que l'air expiré contenait de 8 à 8 ½ pour 100 d'acide carbonique, ce qui n'a jamais lieu dans la respiration normale, et ils furent ainsi conduits à évaluer la consommation d'oxygène à 39,534 pouces cubes par vingt-quatre heures, ou environ 39 litres par heure (a).

Dalton apprécia plus exactement les altérations de l'air par la respiration normale de l'homme; il trouva que la proportion d'oxygène dont l'air est ainsi dépouillé varie entre 4 et 6 pour 100, suivant que l'on recueille les gaz au commencement ou à la fin des mouvements expiratoires; et adoptant pour moyenne 5 centièmes, pour la capacité respiratoire, 30 pouces cubes, et pour nombre normal des inspirations par minute, 20, il calcule que, dans une journée de vingt-quatre heures, nos poumons reçoivent 500 pieds cubes (mesures anglaises) d'air atmosphérique, ce qui correspond à 105 pieds cubes d'oxygène; et, par conséquent, il estime la consommation de ce dernier gaz à 25 pieds cubes par jour, ou, en mesures françaises, environ 29 litres par heure (b).

M. Dumas, ayant constaté que dans sa respiration l'air perdait de 4 à 6 pour 100 d'oxygène; qu'il inspirait, terme moyen, un tiers de litre à la fois, et qu'il faisait 17 inspirations par minute, arrive à cette conclusion que, dans l'espace de vingt-quatre heures, un homme peut consommer l'oxygène contenu dans 2,750 litres d'air; estimation qui correspond à une absorption d'environ 23 litres d'oxygène par heure (c).

(1) C'est par la méthode indirecte que M. Boussingault a formé cette estimation (d). Le résultat ainsi obtenu s'accorde, du reste, très bien avec celui auquel M. Lassaigne est arrivé en mesurant directement la quantité d'acide carbonique exhalé pendant une heure

(a) Allen et Pepys, *On the Changes produced in Atmospheric Air by Respiration* (*Philos. Trans.*, 1808, p. 279).
(b) Dalton, *On Respiration* (*Mem. of the Liter. and Philos. Soc. of Manchester*, 2ᵉ série, vol. II, p. 26).
(c) Dumas, *Traité de chimie*, t. VIII, p. 458.
(d) Boussingault, *Analyses comparées des aliments consommés et des produits rendus par un Cheval soumis à la ration d'entretien* (*Ann. de chim.*, 1839, t. LXXI, p. 128).

Chez une Vache laitière, le même chimiste calcule que cette production doit être d'environ 168 litres (1).

Dans les expériences de M. Despretz, un Chien adulte a fourni par heure environ 2 litres $\frac{1}{2}$;

Un grand Lapin, un peu moins de 2 litres;

Un Chat adulte, environ 1 litre $\frac{}{3}$;

Un Cochon d'Inde, moins d'un $\frac{1}{2}$ litre (2).

Dans les expériences de W. Edwards, cette exhalation a été, terme moyen, chez les Moineaux, d'environ $\frac{1}{100}$ de litre (3).

Ce qui frappe le plus, à la première inspection de ces nombres, est le rapport qui semble exister entre le rendement du travail respiratoire et le volume du corps de l'animal où ce travail s'effectue. Nous voyons que dans des temps égaux, le Cheval et le Bœuf consomment beaucoup plus d'air que ne le fait un Homme; que l'Homme en consomme beaucoup plus que les

---

par un Cheval au repos. Effectivement une des expériences de ce chimiste a donné 172 litres. Chez les autres individus la production de ce gaz était de 219 litres par heure. Mais, chez les Chevaux de forte taille, cette production paraît être beaucoup plus considérable, et s'élever parfois à plus de 340 litres par heure (a).

(1) C'est aussi par la comparaison des aliments ingérés et des produits rendus par une Vache que M. Boussingault a évalué à 4,040 litres l'exhalation de l'acide carbonique en vingt-quatre heures chez cet animal (b).

M. Lassaigne évalue beaucoup plus haut la production de l'acide carbo-

nique chez un Taureau : il la porte à 271 litres par heure. Ce dernier chimiste a trouvé que, dans le même espace de temps, les Animaux suivants donnaient en acide carbonique :

Un Bélier de huit mois. . . . . 55 litres.
Une Chèvre de huit ans 24
Un Chevreau de cinq mois. . . 11
Un Chien de chasse . . . . . . 18 (c).

(2) Je n'ai indiqué ici que les résultats obtenus par M. Despretz sur des Mammifères adultes. Je reviendrai bientôt sur les expériences qu'il fit sur de jeunes Mammifères et sur des Oiseaux (d).

(3) Voyez *De l'influence des agents physiques sur la vie*, p. 645 et suiv.

(a) Lassaigne, *Observations sur les proportions de gaz acide carbonique exhalées par les Chevaux* (Gaz. des hôpit., 1849, p 225).

(b) Boussingault, *Analyse comparée des aliments consommés et des produits rendus par une Vache* (Ann. de chim., 1839, t. LXXI, p. 113).

(c) Lassaigne, loc. cit

(d) Despretz, *Recherches expérimentales sur les causes de la chaleur animale* (Ann. de chim., 1824, t. XXVI, p. 337).

Mammifères de petite taille, tels que le Chien et le Chat ; et que ces derniers à leur tour en consomment plus que les très petits Rongeurs, tels que le Cochon d'Inde; enfin, que les petits Oiseaux en consomment moins que les Quadrupèdes dont il vient d'être question. Si l'on compare les résultats fournis par d'autres expériences dans lesquelles on a tenu compte du poids du corps de l'Animal, on voit aussi que, chez les individus de même espèce, ceux qui sont de grande taille consomment plus d'air que les petits, et, pour n'en citer ici qu'un exemple, je dirai que, dans les recherches faites par Dulong avec toute l'exactitude minutieuse que réclame la science moderne, l'acide carbonique exhalé pendant une heure était de :

$1^{lit}, 146$ chez un Lapin du poids de 1990 grammes ;
$0^{lit}, 806$ chez un Lapin du poids de 990 grammes (1).

Rapports
entre l'activité
respiratoire
et le
poids du corps. On comprend donc facilement que, pour l'étude comparative de la puissance respiratoire des Animaux, il faille tenir compte du poids de ces agents de combustion. C'est une considération que Treviranus a été le premier à introduire d'une manière générale dans la discussion des questions dont nous nous occupons ici (2), et en ramenant par un simple calcul de proportion la quantité d'acide carbonique exhalé ou d'oxygène absorbé à la part correspondante à un même poids de matière vivante, si je puis m'exprimer ainsi, il a rendu les comparaisons bien plus instructives que ne saurait l'être l'examen des nombres bruts fournis par l'expérience.

Influence
de
la taille. En étudiant de la sorte la puissance de travail de l'appareil respiratoire chez divers Animaux d'une même classe, celle des Mammifères par exemple, on voit en effet que non-seulement

(1) Dulong, *Mémoire sur la chaleur animale* (*Mémoires de l'Académie des sciences*, tome XVIII, p. 345, tab.).

(2) Treviranus, *Versuche über das Athemholen der niedern Thiere* (*Zeitschrift für Physiologie*, 1832, Bd. IV, p. 1).

les différences dont je viens de parler disparaissent, mais que pour un même poids de l'organisme des inégalités en sens contraire se manifestent. Ainsi, toutes choses étant à peu près égales d'ailleurs, pour 1 kilogramme de poids vif la consommation de l'oxygène et la production d'acide carbonique sont plus grandes chez les Animaux de petite taille que chez ceux dont le corps est très volumineux, et l'organisme peut être comparé, sous ce rapport, à un atelier où le nombre des ouvriers varierait et où la somme des produits serait plus élevée quand ce nombre est très grand, mais où le travail individuel de chacun ne reste pas le même et diminue à mesure que la population augmente. Cette différence dans l'activité fonctionnelle des agents physiologiques de poids égaux est parfois si grande, que les produits de la respiration peuvent être les mêmes chez des Animaux très divers par leur taille, et se trouver même plus considérables chez de petits êtres que chez ceux dont le volume est beaucoup plus grand.

En effet, l'augmentation de la puissance relative du travail respiratoire chez les petits Animaux a été mise bien en évidence par les expériences de Letellier, et ressort plus nettement encore des recherches de M. Regnault et Reiset.

Ainsi, Letellier a constaté que dans certaines circonstances un Serin ou un Verdier exhalent autant d'acide carbonique qu'une Tourterelle dans l'état normal, bien que par le volume de son corps cette dernière l'emporte de beaucoup sur les petits Passereaux que je viens de nommer (1).

MM. Regnault et Reiset ont trouvé aussi que la quantité d'oxygène consommé correspondante à des poids égaux de l'organisme diffère beaucoup, suivant la taille, chez les Ani-

(1) Félix Letellier est mort peu de temps après la publication de ces recherches, qu'il avait faites sous la direction de M. Boussingault (a).

(a) Letellier, *De l'influence des températures extrêmes de l'atmosphère sur la production de l'acide carbonique dans la respiration des Animaux à sang chaud* (*Ann. de chim. et de phys.*, 1845, 3ᵉ série, t. XIII, p. 478).

maux qui appartiennent cependant à une même classe et qui se ressemblent par leur mode d'existence. Chez les Moineaux, par exemple, la quantité d'oxygène absorbé est, proportionnellement au poids du corps, dix fois plus grande que chez les Poules (1).

Cette tendance au ralentissement des phénomènes respiratoires produits par des poids égaux de matière vivante à mesure que le volume du corps s'accroît, ressort également de la comparaison des quantités d'acide carbonique exhalées par de grands et de petits individus d'une même espèce. Ainsi, en ramenant par le calcul la quantité de ce gaz correspondante à un poids de 100 grammes chez deux Cochons d'Inde, dont la respiration a été étudiée avec soin par Dulong, je trouve que chez celui dont le corps pesait seulement 470 grammes, la production d'acide carbonique correspondante à cette unité de mesure était de 121 centimètres cubes, tandis que chez l'autre, dont le corps pesait presque le double (savoir 874 grammes), cette production n'était que de 102 centimètres cubes pour le même poids de matière vivante (2).

Ce n'est donc pas la masse de l'organisme qui en règle la puissance respiratrice, et il nous faut chercher ailleurs la raison des différences énormes que nous avons déjà rencontrées, et qui deviendraient plus grandes encore si, au lieu de comparer entre eux des Animaux terrestres seulement, nous prenions également en considération les Animaux à vie aquatique. Effectivement, on sait, par les expériences de MM. de Humboldt et Provençal, par exemple, qu'une Tanche ne consomme qu'environ $2\frac{1}{2}$ centimètres cubes d'oxygène par heure, et ne dégage dans le même espace de temps qu'environ 2 centimètres cubes de gaz acide carbonique (3).

(1) Regnault et Reiset, *Rech. chim. sur la respir.*, p. 218 (extrait des *Ann. de chimie*, t. XXVI.

(2) Dulong, *Mém. sur la chaleur animale* (*Acad. des sc.*, t. XVIII, p. 344).

(3) *Mém. de la Soc. d'Arcueil*, t. II, p. 377.

§ 9. — Lorsqu'on embrasse d'un seul coup d'œil l'ensemble du Règne animal, on saisit promptement la loi qui régit toutes ces différences dans l'activité du travail respiratoire. Il a suffi même des résultats acquis à la science à une époque où l'imperfection des procédés eudiométriques ne permettait encore que des approximations grossières, pour mettre en évidence les rapports étroits qui existent entre cette fonction et la puissance musculaire des Animaux. Les expériences de Lavoisier et Seguin avaient montré que le *travail physique* de l'organisme entraîne une augmentation dans la consommation de l'oxygène, ainsi que dans la production de l'acide carbonique; et Cuvier, appliquant cette donnée à l'interprétation des faits que l'anatomie comparée lui fournissait, a vu que la puissance mécanique des Animaux était réglée, en quelque sorte, par la puissance de leur appareil respiratoire (1). Il a fait admirablement ressortir les liens qui unissent ces deux fonctions physiologiques, et il a posé, comme une règle générale, que plus l'action musculaire d'un Animal sera forte, plus l'activité de sa respiration sera grande.

Mais le travail mécanique n'est pas le seul mode de manifestation de la puissance vitale; des phénomènes chimiques, ainsi que des mouvements moléculaires, dont la chimie ne nous rend pas compte, et dont nous voyons les effets dans le mode de croissance ou de décroissance des organes, sont déterminés aussi par cette puissance, et la perception des sensations entraîne également une dépense de force. Or c'est l'ensemble de ces actions physiologiques dont il faut tenir compte, lorsqu'on veut s'expliquer la cause des inégalités qui s'observent dans le développement du travail respiratoire des divers Animaux. Effectivement, si l'on compare l'activité vitale et la puissance

Marginal notes:
Rapports entre la puissance musculaire et l'activité respiratoire.

L'activité respiratoire est en rapport avec la grandeur de la puissance vitale.

---

(1) Cuvier, *Leçons d'anatomie comparée*, 26ᵉ leçon, art. 1, t. IV, p. 296 (1ʳᵉ édit., 1805).

respiratoire chez tous ces êtres, on voit qu'elles sont connexes et que l'on peut juger de la grandeur de l'une par la grandeur de l'autre. On voit qu'une certaine activité respiratoire est toujours nécessaire au déploiement d'une certaine force physiologique, quelle que soit la forme dans laquelle cette force se manifeste, et que toute diminution ou tout accroissement dans cette force sont suivis d'un ralentissement ou d'une accélération correspondants dans les phénomènes respiratoires, phénomènes que nous avons déjà appris à considérer comme des conséquences de la combustion physiologique dont les organismes sont le siége.

C'est donc l'activité vitale qui règle l'activité respiratoire, et c'est dans le développement inégal de la force vitale, quelle que soit la nature de cette force, que nous trouverons la raison des différences dont l'étude nous occupe en ce moment (1).

Ainsi, pour ne citer d'abord que les grands faits zoologiques, je rappellerai les différences qui existent entre les Animaux créés pour vivre sous l'eau ou pour habiter dans l'atmosphère : les Poissons, les Mollusques, les Zoophytes d'une part; les Insectes, les Reptiles, les Oiseaux et les Mammifères de l'autre. Chacun sait combien la vie est obscure chez le Zoophyte ou le Mollusque, et combien les Insectes, les Oiseaux et les Mammifères sont supérieurs à tous ces Animaux, ainsi qu'aux Poissons, par le jeu de tous leurs organes, par l'étendue de leurs facultés, par la variété et l'énergie de leurs mouvements; en un mot, par le développement de la puissance physiologique. Or, il existe dans leur respiration une inégalité du même genre. Le milieu dans lequel le Poisson est destiné à vivre ne contient qu'environ 9 millièmes de son volume d'oxygène libre, et le

_____

(1) Milne Edwards, art. RESPIRATION, *Dict. classique d'hist. nat.*, t. XIV, p. 524 (1828).

Mammifère cesse, le plus souvent, de pouvoir respirer, lorsqu'il ne trouve pas dans le fluide qui l'entoure 8 à 10 pour 100 de ce principe comburant.

Nous avons déjà vu par les expériences de MM. de Humboldt et Provençal, qu'une Tanche, par exemple, ne consomme qu'environ 2 centimètres et demi d'oxygène par heure. Or, cette quantité ne suffirait pas aux besoins de la respiration d'un Pigeon pendant une minute (1).

Le principe de la subordination de l'activité respiratoire au développement de la puissance physiologique générale des organismes recevra une démonstration plus complète de l'examen des variations que les influences extérieures peuvent déterminer dans la quantité des produits du travail, et ce même principe nous permettra de saisir facilement la liaison et la portée de tous les faits particuliers dont l'histoire de ces variations se compose. L'étude de l'Homme suffirait pour nous laisser apercevoir cette vérité; mais elle ressort d'une manière bien plus nette de l'étude des Animaux, et c'est ici encore une des circonstances dans lesquelles on comprend aisément toute l'importance de la physiologie générale, lors même qu'on ne voudrait arriver à bien connaître que la physiologie humaine.

§ 10. — Il existe, parmi les Mammifères, quelques espèces qui se prêtent particulièrement bien à l'étude de l'influence de l'activité vitale sur le rendement du travail respiratoire : ce sont les Marmottes, les Loirs, les Hérissons, les Chauves-Souris et les autres quadrupèdes que l'on désigne sous le nom d'*Animaux hibernants*, parce qu'ils se laissent engourdir par le froid et passent l'hiver dans un état de léthargie profonde. En été, ils ne présentent rien de remarquable : toutes leurs fonctions paraissent s'exercer avec l'intensité ordinaire dans cette

Influence de l'état léthargique.

(1) Dans les expériences de Dulong sur la respiration de ces Oiseaux, l'absorption de l'oxygène a varié entre 122 à 134 centimètres cubes par heure (*Mémoires de l'Académie des sciences*, t. XVIII, p. 344, tab.).

classe de Vertébrés ; quelques-uns sont même d'une vivacité
très grande ; mais quand le froid se fait sentir, les choses ne se
passent plus de même. Ces singuliers Animaux s'endorment
d'abord d'un sommeil ordinaire, mais prolongé ; puis, tout en se
réveillant de temps en temps, ils ne prennent plus de nourriture ; enfin, à leur sommeil succède un état d'engourdissement
qui devient de plus en plus profond et qui est accompagné d'un
affaiblissement du mouvement vital : les battements du cœur
deviennent rares , le sang ne circule qu'avec une lenteur
extrême , les membres n'exécutent plus de mouvements, le
corps devient froid, la sensibilité semble éteinte, et cet engourdissement est parfois si profond, que les stimulants les plus
énergiques suffisent à peine pour faire apparaître quelque signe
de vie. Mais la mort n'est qu'apparente , et sous l'influence
d'une douce chaleur, on voit la léthargie cesser peu à peu et
l'Animal reprendre ses allures ordinaires. Voilà donc des êtres
animés dont la vie est tour à tour presque latente ou très active,
et chez lesquels ces deux états extrêmes , ainsi que tous les
degrés intermédiaires , peuvent se produire sans que l'organisme en souffre ou en éprouve aucun trouble. Ce sont des
machines physiologiques qui sont construites pour marcher
avec vitesse ou avec lenteur, suivant qu'elles sont excitées par
une puissance plus ou moins grande, mais chez lesquelles ce
ralentissement ou cette accélération ne déterminent aucun
dérangement ; les différences dans le degré d'activité de leur
travail physiologique peuvent être extrêmement grandes sans
qu'il en résulte aucun état maladif, et par conséquent ils se
prêtent admirablement bien à l'étude de l'influence que cette
activité générale peut exercer sur les phénomènes chimiques
de la respiration.

Lorsque ces Animaux hibernants subissent l'influence stimulante des chaleurs de l'été et qu'ils sont dans la période de
leur plus grande activité physiologique, leur respiration n'offre

rien de saillant. Ils périssent assez promptement par l'asphyxie quand l'air vient à leur manquer, et ils font une assez grande consommation d'oxygène. Ainsi une Marmotte absorbe dans ces circonstances près de 2 litres d'oxygène par heure, et l'on peut évaluer à plus de $\frac{4}{5}$ de litre la quantité de ce gaz consommée pour chaque kilogramme du poids de l'Animal, quantité qui s'éloigne peu de celle employée à poids égaux par la respiration d'un Chien (1).

Mais lorsque l'abaissement de la température atmosphérique amène un ralentissement dans l'activité vitale de ces Animaux, on voit que leur travail respiratoire s'affaiblit d'une manière correspondante. Ainsi la Marmotte, qui durant sa période de grande activité consommait, dans les expériences de Saissy, presque 2 litres d'oxygène par heure, n'en absorbait plus que environ 1 $\frac{1}{2}$ litre lorsqu'au mois de novembre, la température externe étant tombée à 7 degrés, elle était près de s'engourdir; et chez un autre individu qui, tout en restant éveillé, ne prenait plus de nourriture, MM. Regnault et Reiset ont

(1) Saissy a trouvé qu'en août, lorsque la température extérieure était de 18 degrés, une Marmotte absorbait en une heure près de 108 pouces cubes, ce qui correspond à environ 1^{lit},960 (a). En faisant une expérience sur deux Marmottes de petite taille, dans des conditions physiologiques analogues, MM. Regnault et Reiset ont trouvé que l'oxygène absorbé en une heure pesait 3^g,74 ou mesurait environ 2^{lit},20, quantité qui, divisée par le poids de ces Animaux, donnait pour l'absorption de l'oxygène correspondante à 1 kilogramme de poids de l'organisme vivant, 1^g,198 (b).

Or le poids ordinaire des Marmottes est d'environ 2^{kil},50, et si l'on suppose que l'individu dont Saissy s'était servi dans l'expérience précédente était de grosseur moyenne, on trouvera que les résultats obtenus par ce physiologiste s'accordent parfaitement avec ceux de MM. Regnault et Reiset, car 1^{lit},96 divisé par $\frac{2}{3}$ donnerait 0^{lit},78 pour représenter la consommation de l'oxygène correspondante à 1 kilogramme d'organisme. Bien que les expériences de Saissy datent de près de quarante ans, nous pouvons donc les considérer comme donnant des approximations suffisantes pour la discussion des questions que nous agitons en ce moment.

(a) Saissy, *Recherches sur les Animaux hibernants*, p. 28.
(b) Regnault et Reiset, *Rech. sur la respiration*, p. 144, et *Ann. de chimie*, t. XXVI, p. 440.

trouvé que la consommation d'oxygène n'était que de $1^{lit},45$ ou environ $\frac{1}{2}$ litre pour 1 kilogramme du poids de l'animal (1). Les produits de la respiration étaient donc diminués d'environ $\frac{3}{8}$.

Quand la léthargie se déclare, l'affaiblissement du travail respiratoire est bien plus grand. L'absorption d'oxygène constatée par MM. Regnault et Reiset ne correspondait alors qu'à environ 26 centimètres cubes par heure pour chaque kilogramme du poids de l'animal (2). Enfin la respiration devient presque nulle quand l'engourdissement est porté à son plus haut degré (3). Saissy a constaté chez le Hérisson, le Lérot et la Chauve-Souris des phénomènes du même ordre que ceux dont la Marmotte vient de nous fournir des exemples, et lorsque ces animaux étaient plongés dans leur sommeil hibernal, il lui devenait souvent impossible de découvrir la moindre altération chimique dans l'air qui les entourait (4). Ils ont encore besoin

(1) $0^{gr},774$ au lieu de $1^{gr},198$ (a).

(2) La quantité observée dans cette expérience correspondait à 4 centigrammes d'oxygène par heure pour 1 kilogramme d'animal.

Dans une autre expérience où le sommeil léthargique était moins profond, cette proportion s'est élevée à 8 centigrammes.

Dans une troisième expérience, où après un réveil complet et la consommation d'une certaine quantité de nourriture, la Marmotte s'était un peu endormie, la proportion était de 58 centigrammes (b).

(3) Ainsi Spallanzani n'a pu découvrir aucune altération dans l'air d'un récipient où une Marmotte profondément engourdie était restée pendant trois heures (c).

(4) Ces expériences eurent lieu à quatre dates successives : 1° le 12 août, quand la température de l'atmosphère était de 18 degrés ; 2° le 8 novembre, la température étant de 7 degrés ; 3° le 1er février, la température était de 1 degré ; 4° enfin, le 2 février, la température étant à zéro (d). L'absorption d'oxygène est évaluée en pouces cubes.

Hérisson.	Expérience n° 1. . .	80,800
	— 2. . .	26,532
	— 3. . .	2,037
	— 4. . .	0
Lérot.	Expérience n° 1. . .	34,650
	— 2. . .	20,532
	— 3. . .	1,155
	— 4. . .	0
Chauve-Souris.	Expér. n° 1. . .	17,884
	— 2. . .	3,849
	— 4. . .	0

(a) Regnault et Reiset, *Recherches sur la respiration*, p. 142, ou *Ann. de chimie*, 1849, 3ᵉ série, t. XXVI, p. 441.

(b) Regnault et Reiset, *loc. cit.*, p. 145.

(c) Spallanzani, *Mém. sur la respiration*, p. 334.

(d) Saissy, *Recherches expérimentales sur les Animaux hibernants*, p. 28 et suiv.

d'air, et si on les en prive complétement, ils meurent après un certain temps (1) ; mais leur respiration peut être complétement suspendue pendant fort longtemps, et les gaz délétères qui les asphyxieraient promptement, s'ils étaient en activité, ne les tuent pas (2).

Les Mammifères hibernants ne sont pas les seuls animaux qui soient susceptibles d'éprouver, sous l'influence du froid, cet assoupissement de la vie, et de retrouver leur activité première dès que la chaleur de l'atmosphère vient les stimuler. Beaucoup d'Animaux inférieurs sont affectés d'une manière analogue par les variations de température, et la puissance de leur respiration est également réglée par l'état d'excitation ou d'engourdissement plus ou moins grand de leur organisme. Pour n'en citer ici qu'un exemple, les Colimaçons passent ainsi l'hiver immobiles et dans un état léthargique (3) : or, leur respiration est alors presque nulle ; mais quand ils se réveillent, ils absorbent de l'oxygène en même temps qu'ils exhalent de l'acide carbonique en quantités très notables, et ils périssent assez promptement quand on les prive d'air atmosphérique (4).

Les Insectes, pour la plupart, présentent quelque chose d'analogue à une certaine période de leur vie, pendant laquelle le développement de leurs organes s'achève (5). En effet, lors-

Influence
de
l'hibernation
chez
les Invertébrés.

---

(1) Ce fait n'avait pas échappé à l'attention de l'un des premiers zoologistes de l'époque de la renaissance, le célèbre Gesner (a).

(2) Spallanzani a laissé une Marmotte léthargique dans de l'acide carbonique pendant quatre heures, sans la faire périr (b).

(3) L'engourdissement hivernal des Colimaçons était connu d'Aristote (c),

et Dioscoride a fait connaître l'opercule avec lequel ces Mollusques murent l'ouverture de leur coquille lorsqu'ils se préparent à ce sommeil léthargique (d).

(4) Spallanzani, *Mémoire sur la respiration*, p. 337.

(5) Les Insectes sont susceptibles de s'engourdir aussi par l'action du froid : l'hibernation de la Chenille du Cossus,

(a) C. Gesner, *De Quadrup. vivip.*, t. I, p. 842.
(b) Spallanzani, *Op. cit.*, p. 335.
(c) *Histoire des Animaux*, liv. VIII, chap. XIII.
(d) *Mat. med.*, lib. II, cap. VIII.

qu'ils subissent des métamorphoses complètes et qu'ils passent de l'état de larves à l'état de chrysalides ou de nymphes, ils deviennent immobiles, ils cessent de prendre de la nourriture, et ils ne donnent que des signes obscurs de sensibilité. Nous verrons plus tard qu'alors tout travail physiologique n'est pas suspendu, comme dans la léthargie hibernale ; mais la puissance vitale semble affaiblie par les efforts que nécessitent les transformations organogéniques, et l'animal reste plongé dans un état de somnolence dont rien ne peut le faire sortir avant que cette phase de son existence se soit accomplie. Or, Spallanzani (1) a constaté que l'Insecte, à l'état de nymphe, consomme beaucoup moins d'oxygène et produit beaucoup moins d'acide carbonique qu'il ne le fait, soit à l'état de larve, soit à l'état adulte. Dans les expériences plus récentes de Newport (2) sur le même sujet, on voit que la quantité d'acide carbonique produit dans des temps égaux par le Papillon du chou était, terme moyen :

Pour l'adulte, environ. 42,0
la nymphe, environ 2,2
la chenille, environ 11,6

En expérimentant sur le Sphinx du troëne, Newport observa

par exemple, a été observée par Lyonnet (a), et plus anciennement Swammerdam avait vu que les Guêpes, les Bourdons, les Mouches et les Papillons restent engourdis pendant tout l'hiver (b). Réaumur a fait, au sujet de ce sommeil, beaucoup d'expériences intéressantes sur divers autres Insectes (c).

Spallanzani a fait des observations sur l'état léthargique des Abeilles, qui se déclare promptement sous l'influence d'une température d'environ 10 degrés (d).

Mais on ne s'est pas occupé de l'étude des produits de la respiration chez les Insectes qui sont dans ce sommeil léthargique.

(1) *Mémoires sur la respiration des Insectes*, dans Senebier, *Rapports de l'air avec les êtres organisés*, 1807, t. I, p. 57, 64, etc.

(2) *On the Respiration of Insects* (*Philos. Trans.*, 1836, p. 552).

(a) *Traité anatomique de la Chenille qui ronge le bois de saule*, p. 9.
(b) Swammerdam, *Biblia Naturæ*, t. I, p. 399.
(c) Réaumur, *Mémoires pour servir à l'histoire des Insectes*, t. II, p. 25 et suiv..
(d) Senebier, *Rapports de l'air*, t. I, p. 100.

une différence encore plus grande entre l'activité de la respiration chez la larve et chez la nymphe : la première ayant donné, terme moyen, 410 d'acide carbonique pendant que la seconde n'en exhalait que 15. Et quoique les procédés opératoires employés par ce physiologiste ainsi que par son illustre prédécesseur Spallanzani ne soient pas à l'abri de la critique, nous pouvons avoir confiance dans la tendance générale des résultats qu'il a obtenus (1), car ils s'accordent avec ceux déduits des recherches plus délicates et plus récentes de MM. Regnault et Reiset sur la respiration des Vers à soie (2).

Ainsi de tous côtés la même tendance se manifeste, et l'activité respiratoire se montre toujours subordonnée au déploiement d'une puissance vitale plus ou moins grande. Chez les Insectes comme chez les Mollusques, et chez les Mollusques comme chez les Mammifères hibernants, les indices de l'activité générale coïncident avec l'abondance des produits de la respiration, et l'engourdissement léthargique s'accompagne d'un affaiblissement dans ce travail. Un phénomène qui se présente à nous sur une si vaste étendue ne saurait être lié seulement à l'état de veille ou de sommeil profond, et nous devons nous attendre à voir des effets du même ordre se produire sous l'action de toutes les causes qui influent d'une manière analogue sur les organismes. L'étude des modifications que la respiration éprouve chez tous les Animaux quand les conditions d'existence viennent à varier,

Résumé.

---

(1) Newport a observé des différences analogues entre l'activité respiratoire de la chrysalide et de l'insecte parfait chez un autre Lépidoptère nocturne, le *Cerura vinula*. La chrysalide ne produisait, en dix-neuf heures, que 0po.c.,363 d'acide carbonique, tandis que l'insecte parfait, quoique au repos, en donna en deux heures jusqu'à 0po.c.,490. La différence des produits horaires était donc à peu près de 1 à 25 (a).

(2) MM. Regnault et Reiset ont trouvé que, chez le Bombyx du mûrier, la consommation d'oxygène est environ dix fois plus grande chez les larves (ou Vers à soie) que chez les chrysalides (b).

(a) Newport, *Respir. of Insects* (loc. cit., p. 558).
(b) *Op. cit.*, p. 193.

nous prouvera qu'effectivement il en est ainsi, et la connaissance de cette connexité entre l'activité de cette fonction et la
puissance physiologique générale nous donnera l'explication
des différences que nous avons déjà dit exister entre la valeur
du travail respiratoire chez les Animaux placés à divers degrés
dans la grande hiérarchie zoologique.

Influence
du sommeil
ordinaire.
§ 11. — La plupart des Animaux supérieurs ne sont pas susceptibles de vivre longtemps dans un état d'engourdissement et
d'insensibilité comparable à la léthargie profonde des êtres
dont nous venons de nous occuper ; mais chez tous il se produit périodiquement, comme chacun le sait, un état de repos
qui s'en approche un peu, et qui semble n'en différer que par
son degré d'intensité : c'est le sommeil ordinaire.

Voyons donc si dans notre sommeil quotidien la respiration
ne serait pas moins active que pendant l'état de veille, et si
pendant le calme de la nuit, époque où le besoin de ce repos
se fait ordinairement sentir, la combustion physiologique fournit
des produits aussi abondants que pendant le jour, lorsque l'organisme est stimulé par la lumière du soleil et par la vue de
tout ce qui s'agite autour de nous.

Allen et Pepys, dans leurs recherches sur la respiration
chez le Cochon d'Inde, avaient remarqué que la quantité d'acide
carbonique exhalé par ces Mammifères diminuait lorsque l'a-
nimal venait à s'endormir pendant la durée de l'expérience (1).
Guidé par cette indication et par quelques autres données,
Prout fit une longue série d'observations .sur les proportions
d'acide carbonique contenues dans l'air expulsé de ses poumons aux différentes heures de la journée, et y constata des
variations assez grandes (2). Ses estimations ne suffiraient

(1) On Respiration (Phil. Trans.,
1809, p. 426).

(2) Prout pensait qu'il existe dans
l'exhalation de l'acide carbonique des

variations horaires constantes, et son
opinion a été adoptée par beaucoup
de physiologistes ; mais les maxima
et les minima observés résultent de

pas pour nous faire connaître la quantité de ce gaz qui s'échappe réellement de l'économie, car Prout ne tint compte ni du nombre ni de l'étendue des mouvements respiratoires, et toutes les inductions qu'il tira de ses expériences ne sont pas également bien fondées; mais il ressort nettement de ce travail que, pendant la nuit, l'air expiré est moins chargé d'acide carbonique que pendant le jour. Pendant la nuit, ce chimiste n'y trouva, terme moyen, que 33 millièmes de ce gaz; mais peu après le lever du soleil, il en vit la proportion augmenter et s'élever, vers midi, jusqu'à 41 millièmes. Je n'examinerai pas en ce moment les autres oscillations que Prout signala dans l'exhalation de l'acide carbonique, et je me bornerai à ajouter que le résultat dont je viens de faire mention se trouve confirmé par les expériences de beaucoup d'autres physiologistes [1],

l'influence combinée de diverses circonstances, et les époques du jour auxquelles on les observe changent suivant les conditions où se trouvent les personnes soumises à l'expérience (a). Les recherches les plus récentes sur cette question sont celles de Horn. Il a observé dans les vingt-quatre heures quatre maxima et autant de minima, mais d'inégale valeur. Les maxima avaient lieu : 1° de six heures et demie à huit heures du matin ; 2° de midi à une heure ; 3° de six à huit heures du soir ; 4° de minuit à deux heures du matin. Les deux minima les plus prononcés étaient vers neuf heures du soir et trois heures du matin. L'heure des repas a beaucoup d'influence sur ces variations.

[1] Cette prédominance de l'exhalation de l'acide carbonique pendant le jour a été observée aussi par Ho n. On voit par les tableaux numériques contenus dans son travail, que depuis sept heures du matin jusqu'à neuf heures du soir, l'exhalation horaire moyenne est d'à peu près 4 pour 100 de l'air expiré, tandis que depuis dix heures du soir jusqu'à six heures du matin, cette proportion tombe à 2,8 pour 100 (b).

MM. Hervier et Saint-Lager ont trouvé aussi que, pendant le sommeil, il se produit moins d'acide carbonique que pendant la veille (c).

Les expériences de M. Vierordt n'ont pas été prolongées pendant la nuit, mais entre neuf heures du matin

[a] Prout, *Observations on the Quantity of Carbonic Acid Gaz emitted from the Lungs during Respiration at Different Times and under Different Circumstances* (Ann. of Philos., 1813, vol. II, p. 328, et 1814, vol. IV, p 331).

[b] *Neue medicinisch-chirurg. Zeitung*, et *Gazette médicale*, 1850, p. 902.

[c] Hervier et Saint-Lager, *Recherches sur l'acide carbonique exhalé par le poumon à l'état de santé et de maladie* (Comptes rendus, 1849, t. XXVIII, p. 260).

et notamment par celles de M. Scharling. Ce dernier a mesuré directement les quantités exhalées pendant le jour et pendant la nuit par les mêmes individus, et il a trouvé que, terme moyen, ces quantités sont dans les rapports de 4 à 5, ainsi qu'on peut le voir par le tableau ci-joint, dans lequel la production nocturne est toujours prise pour unité :

	Production pendant le jour.
N° 1. M. Scharling, âgé de trente-cinq ans.	1,237
N° 2. M. Th..., âgé de seize ans.	1,235
N° 3. Un soldat âgé de	1,240
N° 4. Une femme de dix-neuf ans	1,240
N° 5. Un garçon de neuf ans et demi.	1,266
N° 6. Une fille de dix ans	1,225

Le ralentissement dans la production de l'acide carbonique constaté dans toutes ces recherches sur la respiration de l'Homme pendant la nuit correspond à l'état de dépression des forces physiques, qui d'ordinaire se manifeste pendant cette période, et non à l'état de sommeil. Je ne connais que peu d'expériences directes sur l'activité comparative de notre respiration dans cette dernière condition; mais celles qui ont été faites accusent un abaissement notable dans l'exhalation pulmonaire chez les personnes endormies (1), et les observations du même genre qui portent sur des Animaux ne peuvent laisser aucun

et sept heures du soir elles ont donné les résultats suivants :

Volume de gaz acide carbonique exhalé en une minute.		
264 centimètres cubes à	9 heures.
282	—	10
278	—	11
243	—	12
276	—	2
291	—	3
279	—	4
252	—	5
238	—	6
229	—	7

La diminution qui s'observe dans la soirée paraît être due en partie à l'influence de la fatigue (a).

(1) En scrutant les tableaux numériques joints au mémoire de M. Scharling, on voit que souvent les personnes renfermées dans la caisse pneumatique de ce savant s'y endormaient pendant une partie de l'expérience, et l'on remarque que presque toujours il se déclare alors un abaissement considérable dans la production de l'acide carbonique. Ainsi le sujet de la série d'expériences n° 1

(a) Vierordt, *Physiologie des Athmens*, p. 70.

doute à cet égard. Ainsi les Oiseaux, comme on le sait, dorment toujours pendant la nuit et sont d'ordinaire éveillés pendant le jour. Or, M. Boussingault a constaté que le poids de l'acide carbonique produit en une heure par la même Tourterelle était, terme moyen, d'environ :

94 centigrammes pendant le jour,
59 centigrammes pendant la nuit (1).

Quelques expériences faites par M. Lehmann sur des Pigeons ont fourni des résultats analogues (2).

fournissait toujours, pendant la veille, entre 7gr,3 et 11gr,8 de carbone par heure, tandis que, dans un cas où il s'était endormi, il n'en brûlait plus que 6gr,2 par heure. Dans les expériences faites sur un jeune homme de seize ans, nous voyons aussi l'activité respiratoire assimilée à la combustion de 7gr,1 pendant le sommeil, et que pendant l'état de veille cette quantité variait entre 8gr,1 et 11gr,2. Dans un cas, la diminution est devenue encore plus forte entre cinq et six heures du matin, lorsque le sujet de l'expérience était resté à jeun. On voit donc que la tendance générale de ces expériences confirme la doctrine exposée ci-dessus (a).

Les observations faites par quelques physiologistes sur les produits de la respiration chez des personnes plongées dans un état d'anesthésie par l'inhalation de l'éther ou du chloroforme semblent, au premier abord, en opposition avec ces résultats.

Ainsi MM. Ville et Blandin ont trouvé que l'air expiré contenait alors notablement plus d'acide carbonique que dans les circonstances ordinaires. Dans un cas, la proportion était entre 3,4 et 4,80 pour 100 pendant l'éthérisation, et était seulement de 1,36 à 3,05 dans l'état normal (b). MM. Hervier et Saint-Lager ont remarqué aussi une augmentation dans la proportion d'acide carbonique à la suite de l'inhalation du chloroforme (c). Mais il est à noter que dans l'état d'anesthésie les mouvements respiratoires deviennent très lents, et le séjour prolongé de l'air dans les poumons suffisait pour produire l'effet indiqué ici, lors même que la production de l'acide carbonique serait diminuée par l'action sédative de ces substances.

(1) Dans une autre expérience faite également par M. Boussingault, la moyenne horaire était, pendant le jour, de 75 centigrammes d'acide carbonique, et, pendant la nuit, de 53 (d).

(2) M. Lehmann a trouvé que la quantité d'acide carbonique calculée

(a) Scharling, *Recherches sur la quantité d'acide carbonique expiré par l'Homme* (*Ann. de chimie*, 1843, 3ᵉ série, t. VIII, p. 492 et suiv.).

(b) Ville et Blandin, *Modifications de la respiration chez les personnes soumises à l'inhalation de l'éther* (*Comptes rendus de l'Acad. des sciences*, 1847, t. XXIV, p. 1016).

(c) Hervier et Saint-Lager, *Recherches sur l'acide carbonique exhalé par les poumons à l'état de santé et de maladie* (*Comptes rendus*, 1849, t. XXVIII, p. 960).

(d) Boussingault, *Analyses comparées de l'aliment consommé et des excréments rendus par une Tourterelle* (*Ann. de chimie*, 1844, 3ᵉ série, t. XLIV, p. 444).

Enfin, des faits du même ordre ont été observés chez les Grenouilles par M. Marchand (1).

Influence de l'exercice musculaire.

§ 12. — L'étude des phénomènes de la respiration chez les Insectes (2) montre aussi de la manière la plus nette l'influence que toute dépense de force musculaire exerce sur le degré d'activité de cette fonction (3). Ainsi, dans les expériences de Newport, nous voyons qu'un Bourdon dans l'état de repos ne produisait en vingt-quatre heures que $0^{\text{ro. c.}},30$ d'acide carbonique, tandis que le même individu, pendant qu'il s'agitait avec violence, en dégageait 0,34 dans l'espace d'une heure (4). Dans l'état d'excitation de l'organisme qui déterminerait ces mouvements, l'activité respiratoire était donc environ 27 fois plus grande que dans l'état de repos.

Chez l'Homme, l'influence de l'exercice musculaire, quoique moins grande, est également appréciable et n'a pas échappé à l'attention de Lavoisier, dont le génie complet ne négligeait aucun détail des phénomènes dont il savait si bien embrasser

pour 1000 grammes du poids de ces animaux était, par heure, de $6^{\text{gr}},156$ pendant le jour, $4^{\text{gr}},950$ pendant la nuit (a).

(1) *Ueber die Respiration der Frösche* (*Ann. der Prakt. Chemie*, 1844, Bd. XXXIII, p. 149).

(2) Au nombre des expériences sur l'analyse quantitative de l'air qui a servi à la respiration des Insectes, des Arachnides, des Crustacés, des Vers et des Mollusques, je dois citer celles de Hausmann; mais ce physiologiste ne tient pas suffisamment compte des circonstances variées dans lesquelles pouvaient se trouver ces divers Ani-

maux, et par conséquent, les résultats qu'il donne ne sont pas très utiles aujourd'hui (b).

(3) Treviranus a vu que les produits de la respiration sont plus considérables chez les Insectes en mouvement que chez ceux qui sont au repos, et que cette fonction est plus puissante chez ceux qui ont les mouvements vifs que chez ceux qui ont des habitudes lentes. Ainsi la respiration est plus active chez les Hyménoptères et les Lépidoptères diurnes que chez les Coléoptères, etc. (c).

(4) *On the Resp. of Insects* (*Philos. Trans.*, 1836, p. 554).

(a) Lehmann, *Lehrbuch der physiol. Chem*, Bd. III, p. 317, et *Jahresber. der ges. Medicin*, 1844, p. 39.
(b) Hausmann, *De Animalium exsanguium respiratione*. In-4, Hannoveræ, 1803.
(c) Treviranus, *Ueber das Athemholen der niedern Thiere* (*Zeitschrift für Physiologie*, t. IV, p. 29).

l'ensemble. Dans les expériences qu'il fit avec Seguin, il trouva que ce dernier, étant à jeun, consumait au repos 1210 pouces cubes d'air vital par heure, mais en employait 800 dans un quart d'heure lorsqu'il se livrait à l'exercice nécessaire pour élever un poids de 15 livres à une hauteur de 613 pieds, quantité qui correspondrait à 3200 pouces cubes par heure, et était par conséquent presque trois fois plus grande que durant le repos (1).

Prout a constaté aussi une augmentation dans la proportion d'acide carbonique dont l'air expiré est chargé toutes les fois qu'il se livrait à un exercice modéré ; mais il observa l'effet contraire lorsque cet exercice musculaire était devenu une cause de fatigue (2). Plus récemment, M. Horn a obtenu des résultats analogues (3). Enfin M. Vierordt a trouvé que, sous l'influence de l'exercice modéré, non-seulement la proportion d'acide carbonique s'accroît dans l'air expiré, mais la quantité de fluide

---

(1) Dans d'autres expériences faites pendant la digestion, l'augmentation de la consommation d'air qu'accompagnait un déploiement de force musculaire à peu près semblable était dans la proportion de 1900 à 4600 pouces cubes (a).

Jurine fit quelques expériences sur le même sujet, à l'occasion de la question de l'utilité des analyses de l'air proposée par la Société de médecine (b).

Je dois ajouter que les résultats de quelques expériences sur l'asphyxie de très jeunes Mammifères faites par Beddoes s'accordent également avec ce qui vient d'être dit : en effet, cet auteur a vu l'asphyxie survenir plus rapidement chez les individus qui faisaient beaucoup de mouvements que chez ceux qui restaient tranquilles (c).

(2) Ce fut en dosant l'acide carbonique de l'air expiré avant et au retour d'une promenade, que Prout constata cette augmentation dans la proportion de 3,45 à 3,60. Dans un cas où sa promenade lui avait occasionné de la fatigue, il vit cette proportion tomber de 4,10 à 3,20 dans l'espace d'une heure (d).

(3) *Gaz. médic.*, 1850, p. 902.

(a) Lavoisier, *Mém. de l'Acad. des sciences*, 1785, p. 575.
(b) *Mém. de la Soc. de méd.*, t. X, p. 64.
(c) *Considerations on the Medical Use of Factitious Air*, 1795, 2ᵉ édit., p. 25.
(d) Voyez *Observ. on the Quantity of Carbonic Acid Gas emitted from the Lungs during Respiration* (*Ann. of Philos.*, 1813, vol. II, p. 335, 338).
— Voyez aussi Hoffmann, *Ann. der Chem. and Pharm.*, Bd. XLV, p. 242.

respirable qui passe dans les poumons dans un temps donné augmente également. Dans une série de ses expériences, l'appareil respiratoire recevait alors environ 300 centimètres cubes d'air de plus que dans l'état de repos, et la proportion d'acide carbonique que cet air emportait dépassait d'environ 0,14 pour 100 la quantité ordinaire; en sorte que l'accroissement dans l'exhalation de ce gaz pouvait s'élever à environ 19 centimètres cubes par minute (1). J'ajouterai que des faits du même ordre ont été observés chez le Cheval par un des professeurs de l'École vétérinaire d'Alfort, M. Lassaigne (2).

Rapports entre la puissance locomotrice et l'activité respiratoire.

§ 13. — La relation que nous venons d'apercevoir entre l'activité musculaire et l'activité respiratoire chez le même individu, quand il se livre au repos ou qu'il fait usage de sa force physique (3), s'observe aussi lorsqu'on compare entre eux les

(1) Dans ces expériences, le dosage de l'acide carbonique a été fait avant et après une promenade, quand l'individu était au repos, mais se trouvait encore sous l'influence des mouvements qu'il venait de faire. L'auteur a tenu compte des différences qui pouvaient dépendre des variations horaires (a).

M. Hervier et Saint-Lager ont observé aussi que, pendant une course rapide, l'air expiré contient plus d'acide carbonique que d'ordinaire (b).

(2) M. Lassaigne a comparé la production d'acide carbonique pendant une heure, d'une part, lorsque le Cheval était au repos depuis longtemps, et, d'autre part, quelques minutes après une course plus ou moins rapide et soutenue. Dans une de ces expériences, les quantités exhalées étaient :

avant la course, 172 litres; après, 376 litres; dans la seconde, avant, 341; après, 381. Chez un Cheval arabe pur sang il ne trouva aucune augmentation dans la production d'acide carbonique à la suite d'un exercice continu (c).

(3) On remarquera peut-être que j'ai omis de citer ici les évaluations présentées par M. Liebig au sujet de l'influence du travail musculaire sur la consommation de carbone par la respiration. C'est à dessein que je me suis abstenu d'en parler, parce qu'elles ne me paraissent pas reposer sur des bases solides. D'après les rations alimentaires fournies aux prisonniers de la maison pénitentiaire de Marienschloss, où l'on travaille, il estime que la consommation journalière de carbone y serait de 338; tandis que dans

(a) Vierordt, *Physiologie des Athmens*, p. 98 et suiv.
(b) *Comptes rendus*, 1849, t. XXVIII, p. 260.
(c) *Observations sur les proportions de gaz acide carbonique exhalées par les Chevaux (Journ. de chim. méd.*, et *Gaz. des hôpit.*, 1849, p. 229).

divers Animaux dont la puissance locomotrice est très inégale. Nous verrons plus tard comment les mouvements de tous ces êtres se produisent, et nous en étudierons le mécanisme ; mais nous n'avons pas besoin des connaissances physiologiques acquises de la sorte pour savoir que la force déployée par un Oiseau pendant le vol doit être bien plus grande que celle dont un Quadrupède a besoin pour marcher ou pour courir, et nous savons tous qu'il existe aussi parmi les Animaux des différences énormes quant à la vivacité de leurs mouvements et à la durée du temps pendant lequel ces mouvements peuvent être soutenus. Sous ce rapport, les Oiseaux et les Insectes l'emportent de beaucoup sur les Animaux qui, à d'autres égards, peuvent être plus parfaits, mais qui ne sont pas organisés pour le vol, les Mammifères, par exemple ; et parmi les Animaux terrestres l'activité musculaire est, comme chacun le sait, bien plus grande chez un Mammifère que chez un Reptile ou un Batracien, de même qu'elle est bien plus grande aussi chez ces derniers que chez les Mollusques et les Vers. Or, l'expérience nous apprend qu'il existe chez ces divers Animaux des différences correspondantes dans l'activité du travail respiratoire ; que ces deux genres d'activité sont solidaires, et que par le développement de l'un on peut juger du développement de l'autre.

Ainsi, pour un même poids de matière vivante, ce sont les Oiseaux et les Insectes, c'est-à-dire les Animaux les mieux doués sous le rapport de la puissance locomotrice, qui respirent le plus énergiquement. Les Mammifères ne viennent qu'en seconde ligne (1). Chez les Reptiles et les Batraciens, la con-

la maison d'arrêt de Giessen, où les prisonniers sont entièrement privés d'exercice, cette consommation ne serait que de 265 grammes (a).

(1) Pourvu toutefois que les conditions soient semblables de part et d'autre, car M. Von Erlach a fait voir que les Mammifères petits et très

(a) *Chimie organique appliquée à la physique animale*, p. 39.

sommation d'air est beaucoup plus faible, et, chez les Colimaçons et les Vers, la quantité d'air nécessaire à l'entretien de la vie est encore plus petite. Cette concordance, pressentie par Cuvier, ressort nettement des calculs approximatifs de Treviranus, et, pour en donner la preuve, il me suffira de citer ici quelques nombres.

Si nous représentons par l'unité la quantité d'acide carbonique exhalé dans un temps donné par un Ver de terre, nous trouvons que le rendement du travail respiratoire pendant un même espace de temps et pour un même poids d'organisme sera, pour ce gaz, d'environ :

> 2 chez la Limace ;
> 4 ou 5 chez le Colimaçon ;
> 5 ou 6 chez le Crapaud ;
> 7 ou 8 chez la Grenouille ;
> 14 ou 15 chez le Cochon d'Inde ou le Chat ;
> 20 chez le Pigeon ;
> 27 et même jusqu'à 48 chez l'Abeille.

Ainsi une même quantité de matière organique vivante produira 30 fois plus d'acide carbonique par l'effet du travail respiratoire, lorsque cette matière est constituée en Abeille, que lorsqu'elle a été employée par la Nature à former un Lombric ; et si la science nous fournissait les données nécessaires pour étendre davantage cette comparaison et pour évaluer la combustion physiologique chez les Animaux dont les mouvements sont les plus lents et les plus faibles, une Huître, ou mieux encore une Actinie ou une Éponge, il est probable que l'inégalité dans la puissance respiratoire deviendrait encore plus marquée.

Mais si le travail musculaire active le travail respiratoire, la

agiles qui se livrent à un exercice   d'acide carbonique qu'un Oiseau en
violent, peuvent produire autant   repos (a).

(a) C. L. von [Erlach, *Versuche über die Perspiration einiger mit Lungen athmender Wirbelthiere*. Berne, 1846, p. 91.

fatigue qui résulte d'un déploiement de force physique trop
grand ou trop prolongé amène à sa suite des effets contraires.
L'espèce d'épuisement qui se manifeste alors dans l'organisme
est accompagné d'une diminution dans la quantité d'acide carbonique que l'Animal verse sans cesse dans l'atmosphère, et
ce ralentissement dans les signes de la combustion physiologique
sous l'influence de l'affaiblissement général de l'organisme est
une nouvelle preuve de l'état de la subordination de ce phénomène chimique à la puissance vitale, sinon dans son existence,
au moins dans son développement.

§ 14. — La fatigue intellectuelle et les émotions morales font
sentir aussi leur influence sur l'activité du travail respiratoire.
Plusieurs physiologistes ont remarqué un abaissement dans la
production de l'acide carbonique, lorsque les personnes soumises à leurs expériences étaient en proie à quelque préoccu-
pation, et surtout à des pensées attristantes ; mais ce n'est pas
seulement le chagrin qui agit de la sorte sur notre organisme,
toute excitation morale un peu vive est suivie d'un état d'épuisement plus ou moins prononcé ; la joie ainsi que la douleur
entraînent à leur suite un affaiblissement temporaire de l'action
vitale, et cette prostration des forces amène à son tour le ralentissement de la combustion physiologique, dont la respiration est
en quelque sorte l'émonctoire (1).

§ 15. — Cet effet est encore plus marqué à la suite de l'abus
et même de l'usage modéré de ces liqueurs alcooliques qui, tout
en excitant notre cerveau, énervent notre corps. Prout a bien
établi ce fait. Au début de ses recherches, il s'attendait à trouver
que l'emploi du vin et des autres boissons spiritueuses stimu-

Influence de la fatigue intellectuelle, etc.

Influence des liqueurs alcooliques, etc.

(1) Apjou a rapporté un exemple
remarquable de cette diminution dans
la proportion d'acide carbonique sous
l'influence d'impressions tristes ; l'air
expiré ne contenait plus que 2,9 pour
100 de ce gaz (a).

(a) Op. cit. (Dublin Hospital Reports, vol. V, p. 352).

lerait le travail respiratoire ; mais il a toujours vu que la quantité de l'acide carbonique de l'air expiré diminuait sous l'influence de ces liquides : lorsqu'il en prenait étant à jeun, l'effet se produisait presque instantanément, et après quelques oscillations qui semblaient dues à la réaction des forces physiologiques contre cet agent débilitant, l'air, en s'échappant du poumon, n'entraînait plus au dehors la proportion ordinaire d'acide carbonique. Dans une des expériences de ce chimiste, l'administration d'une quantité peu considérable de vin, lorsque l'estomac était vide, fut suivie, dans l'espace de cinq minutes, d'une diminution d'un quart dans la proportion de l'acide carbonique mêlé à l'air expiré, et l'emploi subséquent d'une quantité suffisante pour donner des vertiges a entraîné dans l'exhalation de ce gaz un abaissement plus considérable que celui observé dans aucune autre circonstance (1). M. Vierordt a constaté plus récemment des faits analogues (2), et

(1) Après la première ingestion du vin, la proportion d'acide carbonique tomba de 4 pour 100 à 3 pour 100. Pendant les quatre heures suivantes cette proportion oscilla entre 3,40, 3,10 et 3 ; puis, après l'administration de la seconde dose de vin et l'apparition de quelques symptômes d'enivrement, elle descendit à 2,70. Deux heures après elle n'était encore que de 2,90, tandis qu'à cette même période de la journée elle était ordinairement de 3,46. Lorsque les effets du vin se furent dissipés, la proportion d'acide carbonique devint un peu plus élevée que d'ordinaire à la même période du jour (a).

MM. Hervier et Saint-Lager assurent que l'usage des boissons alcooliques augmente la quantité d'acide carbonique contenue dans l'air expiré (b) ; et cette discordance dans les résultats dépend probablement de ce que l'alcool à très petites doses peut être un stimulant utile, mais diminue l'activité vitale lorsqu'on le prend à forte dose : les expériences plus récentes de Horn montrent qu'effectivement les choses se passent de la sorte.

(2) Ainsi M. Vierordt a trouvé que dans une première série d'expériences l'augmentation dans la production d'acide carbonique qui suit le dîner était d'environ 54 centimètres lorsqu'il ne faisait pas usage de vin, et seulement d'environ 20 centimètres cubes lorsqu'il buvait à son repas une demi-bouteille de vin. Lorsqu'il pre-

(a) Prout, Op. cit., exper. VIII (loc. cit., p. 239).
(b) Comptes rendus, t. XXVIII, p. 260.

M. Horn, tout en trouvant que l'usage des spiritueux à faible dose produit l'effet contraire, a reconnu aussi l'action affaiblissante de l'ivresse sur la combustion respiratoire (1). Enfin j'ajouterai encore que, dans des expériences analogues faites par un médecin d'Édimbourg (le docteur Fyfe), les effets débilitants dus à l'emploi abusif du vin se sont manifestés dans le travail respiratoire même le lendemain du jour où l'excès avait été commis (2).

Prout a vu l'usage d'une infusion concentrée de thé amener des modifications analogues dans la proportion de l'acide carbonique mêlé à l'air expiré (3), et Horn a obtenu le même résultat par le narcotisme léger que produit la fumée du tabac.

Il est bon de noter aussi, en passant, que, d'après les expériences de Fyfe, l'usage prolongé de l'acide azotique et le traitement mercuriel ont déterminé aussi un abaissement dans l'exhalation de l'acide carbonique.

§ 16. — S'il est vrai que la fatigue, l'épuisement, tendent à ralentir le travail respiratoire et à en amoindrir les produits,

Influence de l'alimentation

---

naît du vin à jeun, la diminution de l'exhalation de l'acide carbonique s'est fait sentir au bout d'un quart d'heure, et souvent cette diminution s'est élevée à environ un huitième de la quantité normale (a).

(1) Dans ces expériences, il n'a été tenu compte que de la proportion d'acide carbonique contenu dans l'air expiré (b).

(2) Je ne connais le travail de Fyfe que par l'analyse que Prout en a donnée

dans son deuxième mémoire sur la production de l'acide carbonique (c). Il paraît que ces expériences furent publiées dans une thèse (d).

(3) Prout répéta cette expérience, et constata aussi une diminution dans la proportion de l'acide carbonique mêlé à l'air expiré chez un individu soumis au traitement mercuriel pour le traitement d'une syphilis; mais l'effet n'était pas aussi prononcé que dans le cas observé par Fyfe (e).

(a) Vierordt, *Physiologie des Athmens*, p. 93 et 97.
(b) Horn, *Op. cit.* (Gaz. méd., 1850, p. 902).
(c) *Ann. of Philosophy*, 1814, vol. IV, p. 334.
(d) A. Fyfe jun., *Dissertatio chemico-physiologica inauguralis de copia acidi carbonici e pulmonibus respirandum evoluti*. Edimburgi, 1814.
(e) Prout, *Further Observ. on the Quantity of Carbonic Acid Gas emitted from the Lungs* (Ann. of Philos.*, 1814, vol. IV, p. 335).

nous devons nous attendre à voir l'influence réparatrice de la digestion déterminer un effet contraire, et l'ingestion des aliments dans l'estomac être suivie le plus souvent par une augmentation dans la consommation de l'oxygène ainsi que dans l'exhalation de l'acide carbonique. Or, cet accroissement d'intensité de la combustion respiratoire à la suite d'un repas s'observe effectivement. Lavoisier et Seguin l'ont constatée chez l'Homme (1), et plusieurs autres physiologistes ont obtenu des résultats analogues par des expériences faites sur divers animaux (2).

Ainsi M. Boussingault a comparé la production d'acide carbonique chez deux Tourterelles qui étaient placées dans des conditions analogues, si ce n'est que l'une recevait sa ration

(1) D'après Lavoisier et Seguin, la consommation d'air vital d'un homme à jeun serait de 1210 pouces cubes par heure, la température étant de 26 degrés R., et pendant la digestion ils l'évaluent à 1344 pouces cubes, le thermomètre marquant 12 degrés.

Enfin, ils évaluent à 4600 pouces cubes par heure cette consommation chez un homme qui, pendant la digestion, fait le même exercice sous l'influence duquel il ne consommait, étant à jeun, que 3200 pouces cubes (a).

(2) Dans ses expériences sur les Mollusques, Spallanzani a comparé les produits de la respiration chez huit Colimaçons qui étaient à jeun depuis plusieurs mois, et chez un égal nombre de ces animaux qui, après avoir jeûné

de la même manière, venaient de manger abondamment. Chez les premiers, la production totale de gaz acide carbonique fut de 28 mesures ; chez les seconds, pendant le même temps, elle s'éleva à 43 mesures (b).

Spallanzani a constaté aussi une activité beaucoup plus grande dans la respiration chez les Chenilles qui mangent et qui courent que chez celles qui cessent de prendre de la nourriture et sont immobiles ; mais il y avait là des effets complexes (c).

Des faits analogues ont été observés chez les Insectes par Storg (d).

Je dois ajouter cependant que MM. Hervier et Saint-Lager assurent que, pendant la digestion, la quantité d'acide carbonique produit se trouve diminuée (e).

(a) Lavoisier et Seguin, *Premier mémoire sur la respiration* (*Acad. des sciences*, 1789, p. 575). — Senebier, *Rapports de l'air avec les êtres organisés*, t. II, p. 434.
(b) Senebier, *Rapports de l'air*, t. I, p. 25.
(c) Spallanzani, *Mém. sur la respiration*, p. 222.
(d) Storg, *Disquisitio physiologica circa respirationem Insectorum et Vermium.* Rudolstadt, 1805.
(e) *Comptes rendus*, 1849, t. XXVIII, p. 260.

ordinaire de millet, tandis que l'autre était complétement privée d'aliments. Les quantités de carbone expulsé de l'organisme par les voies respiratoires, en vingt-quatre heures, furent :

Gram.

Chez l'individu bien nourri. 5,1
Chez l'individu privé d'aliments 2,2

L'abstinence a donc réduit de plus de moitié le rendement du travail respiratoire (1).

L'influence de l'inanition sur l'activité du travail respiratoire ressort plus nettement encore des expériences de MM. Bidder et Schmidt, qui ont étudié jour par jour la production de l'acide carbonique chez un Chat privé d'aliments. En effet, l'animal a vécu de la sorte pendant dix-huit jours, et, sauf quelques oscillations légères, l'exhalation de ce gaz a été toujours en s'affaiblissant.

Gram.

Pendant les cinq premiers jours de l'état d'abstinence, la quantité produite en vingt-quatre heures était, terme moyen, de. . . . 45,07
Pendant les cinq jours suivants, de. 37,76
Pendant la troisième période de cinq jours, de. 34,93
Le seizième jour. 30,75
Le dix-septième jour. 27,97
Enfin le dix-huitième jour. 22,12

Ainsi l'animal qui, dans l'état ordinaire, produisait 46 grammes d'acide carbonique en vingt-quatre heures, n'en exhalait

(1) Il est à noter que, dans ces expériences, l'abaissement dans la production d'acide carbonique s'est manifesté très peu de temps après que l'Animal avait été privé d'aliments, et n'a pas augmenté notablement à mesure que l'inanition se prolongeait. Ainsi, dans une expérience, une Tourterelle qui brûlait 0^{gr},213 de carbone par heure peu de temps après avoir mangé, n'en expulsait par les voies respiratoires que 0^{gr},114 quand elle avait jeûné pendant vingt-quatre heures, et en donnait encore 0,113 le sixième jour d'inanition (a).

(a) Boussingault, *Analyses comparées de l'aliment consommé et des excréments rendus par une Tourterelle, entreprises pour rechercher s'il y a exhalation d'azote pendant la respiration des Granivores* (Ann. de chimie et de physique, 1844, 3e série, t. XI, p. 448).

qu'environ 22 grammes quand il était près de mourir de faim (1).

Les recherches de M. Marchand sur la respiration des Grenouilles (2) mettent également bien en lumière l'harmonie qui existe entre le ralentissement du travail respiratoire et la faiblesse générale produite par l'abstinence. Dans une des séries d'expériences faites par ce chimiste (3), on voit la quantité de carbone qui s'exhale sous la forme d'acide carbonique décroître de la manière suivante à mesure que l'état de jeûne se prolongeait.

Durée de l'abstinence.	Carbone excrété en vingt-quatre heures.	
15 jours.	100	milligrammes.
20	50	—
23	46	—
29	37	—
31	30	—
36	37	—
46	38	—
56	24	—
63	24	—

L'influence accélératrice de la digestion sur le travail respiratoire de l'Homme a été étudiée avec beaucoup de soin par M. Vierordt (4). Ce physiologiste a déterminé la marche de l'exhalation de l'acide carbonique à l'époque de la journée où il faisait d'ordinaire son principal repas, d'abord dans le cas où

(1) Ce travail, dont j'ai tiré les nombres donnés ci-dessus, est d'une grande importance pour l'histoire des phénomènes de la nutrition, et j'aurai souvent à y revenir dans le cours de ces leçons (a).

(2) Journal für Praktische Chemie, von Erdmann und Marchand, 1844, t. XXXIII, p. 129.

(3) 3e série (loc. cit., p. 168).

(4) Les recherches expérimentales de M. Vierordt parurent d'abord dans un ouvrage intitulé : Physiol. des Athmens (Karlsruhe, 1845), et furent reproduites par leur auteur dans un des livres du Handwörterbuch der Physiologie de R. Wagner, t. II, p. 828.

(a) Bidder et Schmidt, Die Verdauungssæfte und der Stoffwechsel. In-8, Mitau, 1852, p. 318.

ce repas avait lieu, puis lorsqu'il restait à jeun, et il a obtenu les résultats suivants.

Dans l'expérience où il restait sans prendre son repas, il exhala par minute :

A midi. . . . . . . 270 centimètres cubes d'acide carbonique.
A une heure . . . . 241 — —
A deux heures. . . 258 — —

Dans une seconde expérience, il dîna à midi et demi, et trouva alors dans l'air expiré :

A midi. . . . . . . 258 centimètres cubes d'acide carbonique.
A deux heures. . . 295 — —

Ainsi, dans le premier cas, la prolongation du jeûne avait amené en deux heures un abaissement très notable dans l'exhalation de l'acide carbonique ; dans le second, le repas avait été suivi d'une augmentation de 37 centimètres cubes par minute dans la quantité de ce gaz qui s'échappait au dehors (1). Du reste, ce n'est pas sur une expérience unique que reposent les conclusions dont je viens de rendre compte ; beaucoup d'observations faites par le même auteur, par M. Valentin, par M. Scharling et par plusieurs autres physiologistes, montrent également l'influence rapide et considérable que l'introduction de matières alimentaires dans l'organisme exerce sur le degré d'activité du travail respiratoire (2).

(1) *Physiol. des Athmens*, p. 94.

(2) M. Valentin rapporte que dans une de ses expériences, après avoir fait un repas composé de pain et de beurre, le poids de l'acide carbonique exhalé a augmenté dans la proportion de 616 à 627, et après un jeûne de seize heures, est descendu à 579.

Scharling conclut de ses expériences que l'Homme brûle plus de carbone quand il est rassasié que lorsqu'il est à jeun (page 490). Effectivement, on voit dans le tableau n° 1 de son Mémoire, que quelque temps après les repas, la quantité de carbone excrété de la sorte s'est élevée à $9^{gr},9$, à $10^{gr},2$ et même à $11^{gr},8$ par heure, tandis que dans les expériences faites lorsque le sujet était à jeun et avait faim, cette quantité n'était que de $7^{gr},3$ ou de $8_{gr},1$.

Dans la deuxième série d'expériences portant sur un adolescent, les expériences indiquées comme ayant

§ 17. — Au premier abord, les effets bien avérés de la température atmosphérique sur l'abondance des produits de la combustion respiratoire semblent se contredire souvent entre eux et ne s'accorder parfois que mal avec ce que j'ai avancé touchant l'influence que l'activité vitale exerce sur cette fonction ; mais si l'on analyse bien les phénomènes, et si l'on ne confond pas ce qu'il est essentiel de distinguer, on les trouve en accord parfait avec tous les résultats dont je viens de parler.

Pour comprendre la portée réelle des faits relatifs à l'action de la chaleur ou du froid sur l'organisme des Animaux, il faut d'abord ne pas oublier une différence importante qui s'observe dans les propriétés de ces êtres et qui est bien connue de nous tous : c'est la fixité de la température propre des uns et les fluctuations de la température intérieure des autres à mesure que la chaleur de l'air augmente ou diminue. Les premiers, que l'on nomme *Animaux à sang chaud*, produisent assez de chaleur pour résister aux abaissements ordinaires de la température

été faites à jeun donnent, tantôt 8 grammes, tantôt 8^{gr},9.

Celles faites environ une heure ou deux heures après un repas donnent 11 grammes, 10^{gr},4 et 11^{gr},2.

Chez un enfant de neuf ans, la différence fut encore plus considérable : à jeun, on trouva 4^{gr},7 ; et dans deux expériences faites peu après les repas, on trouva 7^{gr},1 et 7^{gr},4 (a).

Horn a trouvé aussi que la proportion d'acide carbonique dans l'air expiré augmente après l'ingestion des aliments ou des boissons nourrissantes (b).

Prout n'avait pas nettement établi ce fait, mais il l'avait entrevu (c).

Enfin Coathupe est, je crois, le seul physiologiste qui ait attribué à l'ingestion des aliments une influence déprimante sur le travail respiratoire ; mais l'ensemble de ses conclusions s'accorde si peu avec presque tous les résultats obtenus à l'aide des procédés d'expérimentation les plus exacts, que je ne saurais y attacher aucune importance ici. Et d'ailleurs, la nature de ses repas expliquerait peut-être les anomalies qu'il a observées.

(a) Scharling, *Op. cit.* (*Ann. de chim.*, 3e série, t. XVIII, p. 406).
(b) *Gazette médicale*, 1850, p. 902.
(c) Prout, *Op. cit.* (*Ann. of Philos.*, vol. II, p. 335).

extérieure ; les autres, appelés *Animaux à sang froid*, n'ont pas une température constante et se refroidissent toutes les fois que la chaleur du milieu ambiant vient à diminuer. Ils sont placés par conséquent dans des conditions très différentes ; nous n'avons pas à nous occuper en ce moment de la cause de cette différence, mais il ne faut pas que nous la perdions de vue.

Nous examinerons donc successivement ce qui est relatif à l'influence que la température exerce sur le travail respiratoire chez les uns et chez les autres.

Les Animaux à sang froid, c'est-à-dire les Animaux de toutes les classes, sauf les Mammifères et les Oiseaux, ne jouissent de la plénitude de leurs facultés que lorsque la température extérieure, sans être excessive, est assez élevée ; c'est alors seulement qu'ils sont vifs, qu'ils cherchent à se bien nourrir, et que leur sensibilité semble éveillée ; mais à mesure que le milieu ambiant se refroidit, on voit leurs mouvements se ralentir, leur appétit cesser, leurs sens s'émousser, et tout leur organisme s'engourdir de plus en plus. Entre cet état de torpeur commençant et la léthargie complète, il n'y a que du plus ou du moins. Aussi tout ce que j'ai déjà dit au sujet de l'influence du sommeil hibernal sur les phénomènes de la respiration est-il jusqu'à un certain point applicable à l'action d'un froid léger sur l'organisme de ces animaux (1). Lors même qu'ils ne sont pas engourdis, la combustion physiologique dont ils sont le siége s'affaiblit à mesure que, sous l'influence de l'abaissement de la température atmosphérique, leur vivacité diminue. Ils vivent alors à moins de frais, s'il m'est permis de m'exprimer ainsi, et n'absorbent de l'oxygène qu'en proportion de leurs besoins restreints. La nécessité de la respiration devient aussi moins impérieuse, quand le mouvement vital se ralentit, et ils deviennent susceptibles de résister d'autant mieux à l'asphyxie que ce ralentissement est plus complet.

Influence de la température sur les Animaux à sang froid.

(1) Voyez ci-dessus, page 519 et suiv.

Une Grenouille, par exemple, qui, en été, se montre alerte et vorace, mais qui, durant l'hiver, n'a que des mouvements lents et ne digère même pas les aliments qu'elle peut avoir dans l'estomac, consomme deux fois autant d'air dans les jours caniculaires qu'aux approches de l'hiver (1), et quand le froid devient un peu vif, la respiration de ces Animaux devient si faible, qu'il leur suffit du contact de l'eau aérée sur la peau pour vivre parfaitement bien. Une expérience très curieuse dont j'ai été souvent témoin lorsque j'assistais mon frère dans ses travaux de recherches, montre mieux que ne le saurait faire aucun énoncé de chiffres combien la différence est alors grande. En été, les Grenouilles se noient pour peu qu'on les retienne une heure ou deux sous l'eau sans leur permettre de venir respirer l'air atmosphérique à la surface du liquide ; mais W. Edwards a constaté qu'en hiver, lorsque l'activité vitale de ces animaux a été assoupie par quelques semaines de froid et que la température de l'eau est à zéro, ils peuvent rester submergés pendant des mois entiers sans être ni engourdis ni privés de l'usage de leurs sens, pourvu toutefois que l'eau aérée qui les entoure et qui baigne la surface de leur peau se renouvelle régulièrement (2). La Grenouille devient alors un véritable amphibie,

---

(1) Ainsi, dans les expériences de W. Edwards, nous voyons qu'en juin, par une température de 27 degrés, six Grenouilles exhalèrent en vingt-quatre heures entre $6_c^c,5$ et $4^{cc},4$ d'acide carbonique, ou, terme moyen, $5^{cc},2$ chacune, et absorbaient, terme moyen, $2^{cc},2$ d'oxygène ; tandis qu'en octobre, la température atmosphérique étant de 14 degrés, l'absorption d'oxygène ne fut, terme moyen, que de $1_{cc},5$, et l'exhalation de l'acide carbonique de $2^{cc},5$ (a).

Delaroche avait constaté précédemment des faits du même ordre : dans des expériences sur des Grenouilles, il avait vu l'absorption d'oxygène devenir, à la température de 27 degrés, tantôt quatre fois, tantôt six fois plus considérable qu'elle ne l'était à la température de 4 degrés (b).

(2) Op. cit., p. 50, 56, etc.

(a) W. Edwards, Influence des agents physiques sur la vie, p. 648.
(b) Delaroche, Mémoire sur l'influence que la température de l'air exerce dans les phénomènes chimiques de la respiration. Thèse, Paris, 1806.

dans toute la force du mot, et n'a besoin, pour l'entretien du travail respiratoire, que des petites quantités d'oxygène que l'eau des rivières tient en dissolution (1). Du reste, cette faculté de vivre avec une respiration très bornée, quand l'organisme est modifié par l'influence prolongée d'une basse température, n'appartient pas aux Grenouilles seulement ; elle se retrouve également chez les Crapauds, les Salamandres, et probablement chez beaucoup d'autres Animaux inférieurs (2).

Et que l'on ne croie pas que cette différence entre l'activité du travail respiratoire des Batraciens aux différentes saisons dépende seulement de la température de l'air qu'ils introduisent dans leur corps par la voie des poumons ou de l'absorption cutanée. Non : cela tient surtout aux changements opérés dans leur constitution et dans leur activité vitale par l'action de la température, et la preuve nous en est encore fournie par les expériences du physiologiste habile dont je viens de rappeler les travaux. Ainsi des Grenouilles placées dans une petite quantité d'eau à zéro y ont vécu :

En juillet. . . . . six à huit heures (3);
En décembre. . . . . . . vingt-quatre à soixante heures (4).

Je pourrais varier beaucoup les preuves de cette subordination du travail respiratoire à l'état d'activité ou de torpeur du mouvement vital ; mais les exemples que je viens de citer me

(1) Spallanzani avait remarqué que les Grenouilles submergées dans l'eau y vivent plus longtemps en hiver qu'en été (a), et quelques naturalistes avaient pensé qu'elles y séjournent pendant toute la saison froide. Ainsi Bosc raconte que souvent il en avait pêché dans cette saison ; mais avant les expériences de W. Edwards, on ne savait

rien de positif sur la durée possible de cette vie aquatique, et Spallanzani pensait que ces Animaux passent l'hiver dans des trous pratiqués à terre dans la fange ou le sable humide (b).

(2) W. Edwards, *Op. cit.*, p. 56.
(3) *Op. cit.*, p. 27.
(4) Idem, *ibid.*, p. 39.

(a) Senebier, *Rapports de l'air avec les êtres organisés*, t. II, p. 372.
(b) *Op. cit.*, t. II, p. 357.

semblent devoir suffire pour en convaincre tous les esprits, et d'ailleurs j'aurai à revenir sur ce sujet, lorsque je traiterai d'une manière générale de l'influence des saisons sur l'organisme.

Les nombreuses expériences de Spallanzani et de ses successeurs dans l'étude de ces phénomènes de chimie physiologique montrent que l'influence de la température sur la respiration est analogue chez tous les Animaux à sang froid. Spallanzani répète souvent dans ses écrits que, chez ces êtres, l'absorption de l'oxygène est proportionnée à l'élévation de la température (1); mais cela n'est vrai qu'entre certaines limites, car une chaleur trop forte cesse d'être pour eux un stimulant et les affaiblit ; portée plus loin, elle leur est même promptement mortelle, et la limite supérieure de la température compatible avec leur existence, limite qui varie suivant les espèces et les circonstances extérieures, se rencontre en général lorsque leurs organes intérieurs sont arrivés à environ 40 degrés.

Cette diversité dans les effets de la chaleur, suivant son degré d'intensité, se manifeste dans le rendement du travail respiratoire. E. Marchand a fait, à ce sujet, une série d'expériences sur des Grenouilles, et a trouvé que la quantité d'acide carbonique exhalé, après avoir augmenté beaucoup à mesure que la température s'élevait de 2 à 7 degrés, et être restée à peu près stationnaire jusqu'à 14 degrés, s'est abaissée notablement lorsque la température est arrivée à 20 degrés, et est tombée beaucoup plus bas quand le thermomètre marquait à l'air de 28 à 30 degrés (2).

(1) Senebier, *Rapports de l'air*, t. II, p. 244.
(2) Dans chacune de ces expériences on employa six Grenouilles, et l'on obtint :

102 milligr. à une tempér. de	2 à	3 degrés.
325	—	6 ou 7
306	—	12 à 14
289	—	18 à 20
201	—	28 à 30 *a*).

(a) Marchand, *Ueber die Respiration des Frosches* (*Journ. für prakt. Chemie*, 1844, Bd. XXXIII, p. 151).

Il y a donc un certain terme au delà duquel l'influence de la chaleur cesse d'activer la respiration et tend au contraire à l'affaiblir. Ce point de rebroussement de la courbe représentée par la quantité des produits de la respiration à des températures croissantes varie certainement chez les divers Animaux ; il est probable qu'il existe même, à cet égard, des différences très grandes, suivant les espèces ; mais les faits nous manquent pour les préciser, et c'est sur la tendance de ces phénomènes que je me borne à appeler en ce moment l'attention.

C'est surtout dans la classe des Insectes que l'influence stimulante de la chaleur sur l'organisme détermine une grande activité dans le travail respiratoire. Spallanzani l'avait remarqué (1); mais c'est dans les expériences de Treviranus (2) que cela est le plus évident. Celui-ci trouva, par exemple, que chez l'Abeille la production de l'acide carbonique varie avec la température dans les proportions suivantes :

Acide carbonique exhalé.
Pouces cubes.

A la température de 11°,5. 0,82
A la température de 22°. 2,25

On sait aussi, par les observations des éleveurs de Vers à soie, combien l'appétit, la rapidité de la croissance et la précocité des métamorphoses ; en un mot, l'activité vitale est accrue par la chaleur.

(1) Dans une des expériences de ce physiologiste, une chenille du Papillon du chou placée dans de l'air à 2 degrés, n'absorba que 2 mesures d'oxygène et dégagea 1 mesure et demie d'acide carbonique; tandis que, placée dans les mêmes conditions, mais à une température de 16 à 17 degrés R., elle absorba 8 d'oxygène, et exhala 2 d'acide carbonique (a).

(2) Dans une expérience faite sur un Bourdon, à la température de 12°,5, la production d'acide carbonique n'était que de 0,31, tandis que chez un autre Insecte de la même espèce et de même poids, elle s'est élevée à 0,72 et même à 1,70 pendant le même espace de temps, quand la température était de 15 ou 16 degrés Réaumur (environ 19 ou 20 degrés centigr.) (b).

(a) Senebier, Rapports de l'air. t. I, p. 30.
(b) Treviranus, Versuch über das Athemholen der Niedern Thiere (Zeitschr. für Phys., Bd. IV, p. 23).

Influence
de
la température
sur
la respiration
des Animaux
à sang chaud.

Les Mammifères hibernants, comme nous l'avons déjà vu, ressemblent beaucoup aux Animaux à sang froid, et leur respiration s'affaiblit de même sous l'influence de l'abaissement de la température extérieure. On observe aussi quelque chose d'analogue chez tous les Animaux à sang chaud, dans les premiers temps de leur vie ; mais, ce moment passé, ils se comportent tout autrement. Le froid extérieur, à moins d'être excessif, ne détermine dans la température intérieure de leur corps aucun abaissement, et exerce sur leur organisme une action tonique : chacun sait, en effet, que l'Homme, par exemple, est loin d'être aussi vigoureux pendant les fortes chaleurs de l'été que pendant la durée des froids modérés de nos hivers, et que, dans les régions tropicales, les peuples sont moins actifs et moins forts que sous les climats tempérés ou froids. Il en résulte que, si la rapidité de la combustion respiratoire est, comme je l'ai avancé, soumise au degré de puissance des forces générales de l'organisme, l'effet des variations de la température atmosphérique sur la consommation de l'oxygène et sur la production de l'acide carbonique doit être ici l'inverse de ce qui a lieu chez les Animaux à sang froid, pourvu toutefois que l'influence de la chaleur ou du froid ait duré assez longtemps pour amener dans l'état physiologique de l'être vivant les modifications dont je viens de parler.

Les choses se passent, en effet, tout autrement chez les Mammifères et les Oiseaux que chez les Reptiles, les Batraciens, les Insectes et les autres Animaux à sang froid. Vers la fin du siècle dernier, Crawford, dans quelques expériences sur des Cochons d'Inde, avait observé que ces animaux altèrent davantage l'air respirable quand la température est ·basse que lorsqu'elle est élevée (1), et il avait fait de cette remarque des applications judicieuses à la théorie de la chaleur propre

(1) *Experim. and Observ. on Animal Heat*, 2ᵉ édit., 1788, p. 313. etc.

des Animaux (1), sujet dont nous aurons à nous occuper dans la suite. Des recherches plus récentes, faites par Delaroche sur des Lapins et des Pigeons, aussi bien que sur des Cabiais, prouvèrent aussi que, par les températures basses, l'absorption de l'oxygène dans la respiration de ces animaux est plus grande que par les températures élevées (2). Mais, pour bien comprendre tout ce qui se rapporte à la question dont l'examen nous occupe ici, il fallait avoir fait une étude préliminaire très attentive de l'influence des variations thermométriques sur l'économie animale et avoir distingué nettement l'action prolongée de l'action brusque et passagère, ou, en d'autres mots, l'action des saisons et des climats, et l'action des changements subits et récents, étude qui a été faite de main de maître il y a trente ans par l'auteur de l'ouvrage intitulé : *De l'influence des agents physiques sur la vie* (3). C'est donc depuis cette époque seulement que l'on a pu bien saisir la portée de toutes les circonstances dont il est nécessaire de tenir compte dans la discussion de cette question complexe, et ce n'est pas sans quelque surprise que j'ai vu le nom de cet auteur oublié dans les écrits des chimistes qui plus récemment ont porté leur attention sur le même sujet.

Voyons d'abord quels sont les effets directs des différences considérables dans la température de l'air (4). Un des disciples

---

(1) *Op. cit.*, p. 390. Il est bien entendu qu'en accordant des éloges à ce passage, je fais toutes réserves en ce qui touche au langage employé par Crawford, dont les idées chimiques étaient encore obscurcies par la théorie du phlogistique.

(2) *Mémoire sur l'influence que la température de l'air exerce sur les phénomènes chimiques de la respiration*, 1812.

(3) W.-F. Edwards.

(4) Crawford a fait quelques expériences à ce sujet, et le résultat auquel il est arrivé, quoique établi d'une manière insuffisante, est parfaitement conforme à ceux obtenus par les physiologistes de nos jours. En effet, il trouva qu'à une basse température la déphlogistication de l'air par la respiration des Cochons d'Inde est plus considérable que par une température élevée (a).

(a) Crawford, *Experim. and Observ. on Animal Heat*, 1798, p. 311.

de M. Boussingault, le jeune Letellier, a fait sur ce sujet un travail important (1). Il a comparé les phénomènes chimiques de la respiration chez divers Animaux qu'il plaçait tantôt dans de l'air à zéro, tantôt dans de l'air chauffé à 30 degrés ou même 40 degrés, et qu'il laissait d'autres fois dans de l'air dont la température était celle de l'atmosphère au moment des expériences. Chez le Cochon d'Inde, le poids de l'acide carbonique exhalé a augmenté avec l'abaissement de la température dans les proportions suivantes :

Température.	Gram.
30 à 40 degrés.	1,453 par heure.
15 à 20.	2,080
A zéro.	3,006

Chez la Souris, la production de ce gaz a été, aux mêmes températures :

Gram.
0,134
0,249
0,266

Chez une Tourterelle :

Gram.
0,366
0,684
0,974

Chez un Serin :

Gram.
0,129
0,250
0,325

Enfin, chez une Crécerelle, la différence entre ces deux extrèmes s'est élevée même dans le rapport 1 : 3, 4.

Ainsi, chez ces petits Mammifères, la quantité d'acide carbonique exhalé pendant des temps égaux est deux fois plus grande

(1) *Influence des températures extrêmes de l'atmosphère sur la production de l'acide carbonique dans la respiration des Animaux à sang* chaud (*Annales de chimie*, 1845, 3ᵉ série, t. XIII, p. 478, et *Mém. de chimie agricole*, par M. Boussingault, p. 79).

à la température de zéro que dans de l'air à 30 ou 40 degrés, et chez les Oiseaux l'augmentation correspondante à l'abaissement de la température s'est montrée encore plus considérable, puisqu'elle a atteint la proportion de 3 à 1 (1).

M. Vierordt a exécuté avec soin une longue série d'expériences sur les rapports qui existent entre la température de l'atmosphère et le degré d'activité du travail respiratoire chez l'Homme. Pour en rendre les résultats plus faciles à saisir, il a réuni, d'une part, celles qui avaient été faites à des températures comprises entre 3 et 15 degrés; d'autre part, celles faites à des températures comprises entre 16 et 24 degrés, et il a trouvé que les moyennes étaient très différentes. Ainsi, le volume de l'air expiré s'est élevé, par minute, à :

6672 centimètres cubes pour les basses températures,
6106 centimètres cubes pour les hautes températures.

La proportion de l'acide carbonique dans cet air était de .

4,48 pour les basses températures,
4,28 pour les températures élevées.

Enfin la quantité absolue d'acide carbonique ainsi exhalé a été de :

299$^{c.c.}$,33 pour les basses températures,
257$^{c.c.}$,81 pour les températures élevées.

. Dans ces expériences, la quantité d'acide carbonique fournie par la respiration de l'Homme a donc été, sous l'influence d'un froid léger, d'environ un sixième plus grande que sous l'influence d'une chaleur très modérée (2).

(1) MM. Regnault et Reiset ont remarqué aussi, dans leurs expériences sur les Oiseaux, l'augmentation dans la consommation de l'oxygène qui accompagne l'abaissement de la température du milieu ambiant. Une Poule, qui absorbait 2^{gr},28 d'oxygène par heure lorsque la température extérieure était de 16 degrés, en consomma 2^{gr},65 par heure en hiver, la température étant à zéro (a).

(2) J'ajouterai que, dans les expé-

(a) Regnault et Reiset, Rech. sur la respiration, p. 99, expér. 1 et 8.

Il semblerait donc que, chez l'Homme, les effets des variations de la température atmosphérique seraient moins marqués que chez les Animaux soumis aux expériences de Letellier, et je serais assez porté à croire que cela pourrait tenir aux différences dans le volume du corps comparé à l'étendue de la surface de refroidissement des uns et des autres, différence qui doit rendre les petits Animaux plus sensibles à l'influence de la température du milieu ambiant.

Dans les diverses recherches dont je viens de parler, on n'a tenu compte que de la température de l'air au moment de l'expérience, et l'on a négligé de prendre en considération l'influence que les températures antérieures pouvaient avoir exercée sur la constitution des individus soumis à l'observation. Cependant les travaux de W. Edwards montrent que l'activité du travail respiratoire est modifiée par l'action continue du froid ou de la chaleur ; et, pour mieux comprendre cette partie de l'histoire physiologique de la respiration, il aurait fallu ne point perdre de vue ce résultat important. En effet, W. Edwards a montré que, placés dans de l'air à la même température, les Animaux à sang chaud consomment plus rapidement l'oxygène qui s'y trouve, et s'asphyxient plus vite en hiver qu'en été (1) ;

riences faites entre 3 degrés et 15 degrés, le nombre des inspirations par minute était, terme moyen, de 12,16, et dans celles où la température était au-dessus de 16 degrés, ce nombre ne s'élevait qu'à 11,57. Le pouls donnait, en moyenne, 1,6 battement de plus dans ce dernier cas (a).

(1) Ces expériences furent faites sur des petits Oiseaux (des Bruants et des Verdiers). Par une série assez nombreuse d'observations, W. Edwards constata que la durée moyenne de la vie de ces animaux en été, lorsque la température extérieure s'élevait à environ 20 degrés, et qu'il les plaçait dans un volume déterminé d'air, était de 1ʰ 22ᵐ. Au mois de décembre, des Oiseaux de même espèce, placés dans les mêmes conditions, et notamment dans de l'air à 20 degrés, ne vécurent, terme moyen, que 1ʰ 2ᵐ. Ils avaient donc consommé en 62 minutes la quantité d'air qui, en été, leur suffirait pour entretenir la respiration pendant 82 minutes. D'autres

(a) Vierordt, Physiologie des Athmens, p. 79.

enfin, les recherches de M. Barral sur l'alimentation comparée
à l'excrétion montrent aussi des différences dans le même sens,
quant à l'exhalation de l'acide carbonique en hiver et en été (1).
J'engagerai donc les expérimentateurs qui reprendraient ce
sujet d'investigations à tenir bien compte de l'influence des saisons et des climats.

§ 18. — Dans tout ce que je viens de dire touchant les
effets du froid sur la respiration, il n'a été question que de la
température de nos hivers ordinaires, et j'ai laissé de côté ce
qui est relatif à l'influence de ces froids intenses auxquels
l'Homme est parfois exposé et auxquels il succombe souvent.
C'est que l'influence de cette température extrême est tout
autre que celle d'un froid modéré. Tant que l'activité vitale
suffit pour contre-balancer les effets d'une basse température
extérieure, le froid est un tonique, et, en augmentant les forces
générales de l'organisme, augmente aussi la puissance respiratoire ; mais lorsque l'équilibre se trouve rompu entre le
refroidissement de la surface du corps et la production de
chaleur dans l'intérieur de l'organisme, les choses ne se passent plus de la même manière, l'action du froid devient assou-
plissante, et les Animaux à sang chaud se trouvent placés dans

expériences donnèrent des résultats
analogues, et montrent que la continuité de l'action de la chaleur ou du
froid détermine, dans l'état physiologique de l'organisme, des effets qui
persistent après que la cause a cessé
de se faire sentir. C'est un résultat très
important pour l'étude de l'influence
des saisons, et nous aurons à y revenir
lorsque nous traiterons de la faculté
de produire de la chaleur (a).

(1) Dans ses expériences sur la
comparaison du carbone ingéré sous
la forme d'aliments, et excrété par les
voies digestives et urinaires, M. Barral
a trouvé que le déficit était par jour
de 335 grammes en hiver, et de 242
grammes en été. Il en a conclu que
la combustion respiratoire éliminait
de son organisme 13 grammes de carbone par heure en hiver et 10 grammes en été (b).

(a) Voyez W. Edwards, De l'influence des agents physiques sur la vie, p. 200.
(b) Barral, Statique chimique du corps humain (Ann. de chimie, 1849, 3ᵉ série, t. XXV,
p. 157).

des conditions à peu près analogues à celles des Animaux à sang froid, mais avec cette différence radicale, que le ralentissement du travail vital, qui est sans inconvénient durable pour ces derniers, est fatal aux Oiseaux et aux Mammifères ordinaires, pour peu qu'il dépasse certaines limites ou qu'il dure un certain temps. Nous aurons à revenir sur ce sujet en traitant de la chaleur propre des Animaux ; mais il était nécessaire d'en faire mention ici, car, lorsque le froid affaiblit la puissance vitale, il doit ralentir aussi le travail respiratoire.

On voit, par tout ce qui précède, combien ces problèmes, en apparence si simples et si faciles à mettre en équation, sont souvent compliqués dans la réalité, et combien, pour apprécier sainement les faits que l'expérience nous fournit, il est nécessaire de bien analyser les phénomènes physiologiques dont on cherche à découvrir les causes ou à mesurer la valeur. Cette nécessité où nous sommes de peser et de discuter la portée des résultats bruts de nos observations, ainsi que des circonstances dans lesquelles on les a obtenus, deviendra encore plus évidente lorsque nous aurons étudié les modifications que l'âge détermine dans l'exercice de la puissance respiratoire ; mais, avant d'aborder ce sujet, il me reste encore à dire quelques mots de l'influence des agents physiques.

Influence de la lumière.

§ 19. — La lumière, qui exerce une action si grande sur les phénomènes de la respiration chez les Plantes, ne semble influer que peu sur l'exercice de cette fonction chez les Animaux. Jusqu'en ces derniers temps on avait lieu de croire que cette influence était nulle ; mais, d'après les expériences récentes de M. Moleschott, il paraîtrait que, dans certaines circonstances au moins, l'action de cet agent, en excitant l'organisme, peut augmenter le dégagement de l'acide carbonique (1). Il est donc

(1) Ainsi, les circonstances étant les mêmes de part et d'autre, M. Moleschott a trouvé que la quantité d'acide carbonique exhalé dans l'obscurité et à la lumière du jour était dans les proportions de 4 : 5. Des expériences

probable que le ralentissement du travail respiratoire pendant la nuit, dont j'ai déjà eu l'occasion de parler, dépend en partie de l'absence de la lumière (1).

§ 20. — Quelques expériences faites par M. Lehmann tendent à prouver que l'état hygrométrique de l'air exerce aussi une certaine influence sur le degré d'activité de l'exhalation de l'acide carbonique dans les poumons ; effectivement, ce chimiste a trouvé que, chez le Lapin et chez divers Oiseaux, le dégagement de ce gaz est plus abondant dans l'air humide que dans l'air sec, et il est disposé à croire que cela tient à ce que les inspirations sont plus profondes dans le premier cas que dans le second (2).

dans lesquelles il a évalué le degré d'intensité de la lumière à l'aide de papiers photographiques, l'ont conduit à admettre que cette production d'acide carbonique s'accroît en raison directe de l'intensité de la lumière à laquelle les Grenouilles sont exposées, et que cette action excitante s'exerce en partie sur la peau et en partie par l'intermédiaire des organes de la vue (a).

(1) En effet, dans les expériences de Bidder et Schmidt, la perte de poids due à l'exhalation de l'acide carbonique et à la transpiration chez les Animaux à l'état d'inanition s'égalisait entre le jour et la nuit lorsqu'on les avait rendus aveugles, tandis que la différence était très considérable lorsqu'ils conservaient le sens de la vue (b).

(2) Dans trois séries d'expériences comparatives, M. Lehmann a trouvé que la quantité d'acide carbonique

exhalé correspondante à 1000 gram. de poids vif était, par heure :

	Dans l'air sec.	Dans l'air hum
PIGEONS :		
	Gram.	Gram.
A la tempér. de 0°.	10,438	»
A 23 ou 24 degrés.	6,055	6,769
A 37 degrés. . . .	4,069	7,076
SERINS :		
A la tempér. de 0°	7,260	»
A 17 ou 18 degrés.	5,679	5,354
A 35°,5.	3,220	6,851
LAPIN :		
Températ. , 35°,5.	0,451	0,677

Ainsi, dans presque toutes ces expériences, la production d'acide carbonique a été notablement plus grande dans l'air humide que dans l'air sec (c).

D'après les expériences faites dans son laboratoire par M. Buchheim, le professeur Lehmann pense que

(a) Moleschott, Ueber den Einfluss des Lichts auf die Menge der vom Thierkörper ausgeschiedenen Kohlensäure (Wiener medizinische Wochenschrift, 1855, n° 43, p. 682, et Annales des sciences naturelles, Zool., 4e série, t. IV, p. 207).

(b) Bidder et Schmidt, Die Verdauungseaefte und der Stoffwechsel, p. 317.

(c) Lehmann, Abhandl. bei Begründung der K. Sächs. Ges. d. Wissensch., Leipzig, 1846, et Lehrbuch der physiologischen Chemie, zweite Auflage, 1853, Bd. III, p. 303.

Nous ne savons aussi que d'une manière très incomplète quelle est l'influence que les variations de la pression barométrique exercent sur les phénomènes respiratoires. Il est évident que toute augmentation dans la densité de l'air doit augmenter la quantité d'oxygène qui pénètre dans le poumon par l'effet des mouvements inspiratoires qui ne varieraient ni d'étendue ni de fréquence, et que par conséquent, si les besoins physiologiques restent les mêmes, l'entretien de la combustion respiratoire nécessitera un jeu plus ou moins actif de la pompe thoracique chargée d'alimenter cette combustion lorsque la pression atmosphérique viendra à être augmentée ou diminuée. On comprend aussi que, sous une forte pression, un volume constant d'air puisse servir à l'entretien de la vie pendant plus longtemps que sous la pression ordinaire, et l'on s'explique de la sorte une observation faite par un ingénieur célèbre, Brunel, lorsque, étant à une profondeur d'environ 10 mètres sous l'eau, dans la cloche à plongeur, il vit qu'à l'aide de la provision d'air introduit dans ses poumons par une forte inspiration, il pouvait,

l'humidité favorise l'exhalation de l'acide carbonique en augmentant l'amplitude des mouvements respiratoires plutôt qu'en les rendant plus fréquentes et en agissant aussi d'une manière directe sur cette exhalation. Il cite à cette occasion des expériences dans lesquelles la perte de poids totale que les Grenouilles subissent tant par évaporation que par la respiration aurait été beaucoup plus grande dans l'air humide que dans l'air sec; mais ce résultat est si contraire à ceux obtenus dans les nombreuses expériences de W. Edwards sur la marche de la transpiration, etc. (a), que je suis porté à les attribuer à ces oscillations qui se rencontrent toujours dans les phénomènes de ce genre, et à penser qu'ils changeraient si l'on multipliait les pesées à des intervalles égaux, de façon à pouvoir bien juger de la tendance générale des choses. Quoi qu'il en soit, voici les nombres donnés par M. Lehmann, en supposant les pertes de poids éprouvées pendant les vingt-quatre heures par les Grenouilles, rapportées à 1000 grammes du poids du corps :

	1re expérience. Gram.	2e expérience. Gram.
Air sec	1,820	0,684
Air humide	4,376	5,340 (b).

(a) W. F. Edwards, *Influence des agents physiques sur la vie.*
(b) Lehmann, *Lehrbuch der physiol. Chemie*, Bd. III, p. 304.

sans en éprouver aucun inconvénient, suspendre sa respiration pendant deux minutes; tandis que dans les circonstances ordinaires la submersion lui était très pénible si elle se prolongeait au delà de trente secondes (1). Mais, ce qu'il nous importerait davantage de connaître, c'est l'influence de la pression barométrique sur les phénomènes ordinaires de la respiration, et notamment sur la consommation de l'oxygène, ainsi que sur la production de l'acide carbonique; et à ce sujet nous ne sommes encore que très imparfaitement renseignés (2).

M. Vierordt a fait quelques expériences sur les rapports qui peuvent exister entre les variations ordinaires du baromètre dans nos pays et les variations dans le jeu ou les produits de l'appareil respiratoire; mais les résultats auxquels il est arrivé ne sont pas bien nets, et, pour les mieux dégager, il aurait fallu étudier les effets de différences plus grandes dans la pres-

---

(1) *Report of the Surveyor General on the Construction, Ventilation, etc., of Pentonville Prison*, 1844, p. 25.

(2) Legallois a fait plusieurs expériences sur l'activité de la respiration sous la pression barométrique ordinaire et dans de l'air raréfié; il n'indique pas d'une manière précise quel était le degré de raréfaction; mais elle paraît correspondre à un abaissement de la colonne barométrique de près de 30 centimètres (p. 59), et il a trouvé que les quantités d'oxygène consommé, ainsi que l'exhalation de l'acide carbonique, étaient toujours moindres dans ces dernières conditions.

Ainsi, un Lapin a consommé pendant trois heures :

7,05 c. c. d'oxygène à la pression ordinaire, 6,43 dans de l'air très raréfié.

Un second Lapin a donné les résultats suivants :

6,5 c. c. d'oxygène consommé dans l'air ordin. 5,97 dans l'air raréfié.

La production d'acide carbonique a été, chez les mêmes animaux, pendant le même espace de temps :

Dans l'air ordinaire : N° 1, 6,16. N° 2, 5,02 Dans l'air raréfié, — 6,56 — 4,56

Dans une autre expérience faite sur un Chat, la différence était encore plus grande; l'oxygène consommé s'élevait à 9,5 à la pression ordinaire, et n'était que de 6,9 dans l'air raréfié.

Des expériences faites sur des Chiens et sur des Cochons d'Inde ont fourni des résultats analogues (a).

(a) *Deuxième Mémoire sur la chaleur animale*, 1813 (Œuvres de Legallois, t. II, p. 63 et suivantes).

sion (1). Aujourd'hui ces recherches seraient faciles à poursuivre à l'aide des machines à air comprimé dont on fait usage parfois en médecine, ainsi que dans certains travaux hydrauliques, et la science possède déjà quelques données obtenues de la sorte. Ainsi MM. Hervier et Saint-Lager ont observé que, sous l'influence d'une pression légère, la production de l'acide carbonique augmente, et que cette augmentation croît avec la pression jusqu'à ce que celle-ci soit devenue égale à une hauteur barométrique de 773 millimètres, c'est-à-dire d'environ 2 centimètres au-dessus de la pression ordinaire de l'atmosphère, mais que, passé ce terme, un effet inverse se manifeste, et l'exhalation de ce gaz diminue (2).

(1) M. Vierordt a donné une série d'expériences faites entre les pressions de 744 et 766 millimètres, et il a trouvé qu'une augmentation d'environ 12 millimètres était accompagnée d'une légère accélération dans les mouvements respiratoires (0,74 par minute), d'une augmentation dans la quantité d'air inspiré correspondante à 586 centimètres cubes par minute, lorsque par le calcul le volume de ce fluide était ramené à la pression ordinaire, et que la proportion d'acide carbonique contenu dans l'air expiré tombait de 4,45 pour 100 à 4,14 pour 100 ; en sorte que, tout compensé, la différence entre la quantité absolue de l'acide carbonique exhalé devenait insignifiante (a).

Dans quelques expériences faites sur des Lapins et des Serins par M. Lehmann, l'exhalation de l'acide carbonique est devenue plus abondante avec l'augmentation de la pression atmosphérique. Ainsi, en calculant pour 1000 grammes du poids vif de l'animal, ce chimiste a trouvé que la quantité de ce gaz dégagé était, dans quelques cas, de :

Gram.		Millim.
5,921 à la pression barométrique de.		730
6,313 à la pression de		805

Chez un Serin, la température étant la même dans les deux expériences (savoir, 13 degrés), et chez un Lapin, la température extérieure étant de 15 degrés, la production de l'acide carbonique était de :

Gram		Millim.
0,529 à la pression barométrique de.		704
0,600 à la pression de		840

Mais l'auteur ajoute que dans d'autres expériences les différences étaient beaucoup moins considérables (b).

Prout avait cru remarquer que l'abaissement du baromètre coïncidait en général avec une augmentation dans la proportion d'acide carbonique contenu dans l'air expiré (c).

(2) MM. Hervier et Saint-Lager

(a) Vierordt, *Physiologie des Athmens*, p. 84 et suiv.
(b) Lehmann, *Lehrbuch der physiol. Chemie*, Bd. III, p. 306.
(c) *Ann. of Philos.*, t. II, p. 334, et t. IV, p. 335.

§ 21. — Nous voyons donc que le travail respiratoire est accéléré ou ralenti chez chaque Animal suivant les conditions physiques dans lesquels celui-ci se trouve placé ; mais les variations qui s'observent dans le degré d'activité de cette fonction ne dépendent pas seulement de causes extérieures, elles tiennent aussi à l'état intérieur de ces machines à combustion, aux différences que l'âge, le sexe, l'état de santé ou de maladie peuvent y introduire, et l'étude des modifications qui dépendent de ces différences nous fournira de nouvelles preuves de la subordination de la puissance respiratoire aux forces physiologiques dont l'ensemble de l'organisme est animé.

Au moment de la naissance, l'Homme, ainsi que chacun le sait, est un être faible et comme engourdi. Il en est de même de la plupart des Mammifères et des Oiseaux, et dans cette première période de leur existence les Animaux à sang chaud, par leur manque d'activité et le peu de développement de leurs facultés, ressemblent beaucoup à des Animaux à sang froid. Aussi pendant cette période de leur existence leur respiration est-elle très bornée, et, de même que les Vertébrés inférieurs, ils peuvent supporter une assez longue interruption dans l'exercice de cette fonction. Buffon a constaté que les Chiens nouveau-nés ne se noient pas, comme le ferait un Chien adulte, par une submersion de quelques instants, et peuvent continuer à vivre

attribuent cette diminution dans la quantité d'acide carbonique exhalé à la diminution que la pression barométrique détermine dans l'effet utile de l'élasticité des poumons pour chasser au dehors l'air expiré, et par conséquent à la manière incomplète dont l'expiration se fait.

Ces jeunes médecins ont vu aussi qu'au sortir du bain d'air comprimé l'exhalation de l'acide carbonique augmente peu à peu et arrive à un degré supérieur à celui qui s'observe sous la cloche, à une faible pression. L'appareil dont ils ont fait usage est celui établi à Lyon par le docteur Pravaz pour le traitement des maladies des voies respiratoires (a).

(a) Voyez Pravaz, *Essai sur l'emploi médicinal de l'air comprimé*, 1850.
— Hervier et Saint-Lager, *Note sur la carbonométrie pulmonaire dans l'air comprimé* (*Gazette des hôpitaux*, 1849, 3ᵉ série, t. I, p. 374).

sous l'eau pendant plus d'une demi-heure (1). Legallois, qui ignorait les faits constatés par Buffon, et qui désirait connaître combien de temps, dans certains cas d'accouchement, le fœtus à terme peut vivre sans respirer après que les connexions organiques avec la mère ont été interrompues (2), fit des recherches analogues sur des Lapins nouveau-nés : il observa la même résistance à l'asphyxie, et, répétant ses observations de cinq jours en cinq jours pendant tout le premier mois de la vie de ces petits Animaux, il a reconnu qu'à mesure qu'ils avancent ainsi en âge, le besoin de respirer augmente rapidement et devient de plus en plus impérieux (3). Enfin W. Edwards reprit à son tour ce sujet d'investigation, et fit voir que la consommation d'air est beaucoup moindre chez les Animaux nouveau-nés que chez ceux d'un âge plus avancé. Il reconnut aussi que, sous ce rapport, les Oiseaux ne diffèrent pas des Mammifères, mais qu'il existe entre les diverses espèces de ces Animaux des variations très grandes dans l'infériorité relative du travail respiratoire du nouveau-né comparé à l'adulte, et que ces différences coïncident avec l'état de faiblesse et d'inactivité plus ou moins grande au moment de la nais-

(1) *Histoire naturelle de l'Homme,* t. I, p. 20.

(2) La faculté de supporter pendant fort longtemps l'état d'asphyxie sans que la mort soit une conséquence nécessaire du manque de respiration, paraît être non moins développée chez les enfants nouveau-nés. Les accoucheurs savent qu'on parvient souvent à rappeler à la vie des enfants qui viennent au monde asphyxiés, et qui sont restés dans cet état de mort apparente pendant fort longtemps ; mais les exemples les plus remarquables de cette suspension prolongée de la respiration sont fournis par quelques cas de médecine légale. On cite des exemples de retour à la vie après sept heures d'asphyxie, et même, assure-t-on, après vingt-trois heures. Le docteur Maschka a publié récemment des observations intéressantes sur ce sujet (a).

(3) Legallois, *Recherches sur le principe de la vie (OEuvres,* t. I, p. 57).

(a) *Das Leben der Neugeborenen ohne Athmen (Prager Vierteljahrschrift für die praktische Heilkunde,* 1854, Bd. III, p. 1, et *Gazette hebdomadaire de médecine,* t. 1, p. 1059).

sance (1). Ainsi chez les petits Cabiais, qui naissent les yeux ouverts et qui peuvent presque tout de suite courir à la recherche de leur nourriture, la puissance respiratoire est plus développée proportionnellement dans ce jeune âge qu'elle ne l'est chez les Chiens, qui, en venant au monde, ont les yeux fermés et sont incapables de changer de place. Nous aurons à revenir sur ce fait important lorsque nous étudierons la production de chaleur chez les Animaux, et nous verrons alors, mieux que nous ne saurions le faire en ce moment, combien la faculté d'accroître le travail respiratoire, ou, ce qui revient au même, d'activer la combustion physiologique, est faible pendant les premiers moments de la vie, comparativement à ce qu'elle devient par les progrès de l'âge.

Il résulte que tout ce que j'ai dit précédemment, au sujet de l'influence fortifiante d'un froid modéré sur l'organisme des Animaux à sang chaud et sur l'accélération que cette influence détermine dans le travail respiratoire, n'est applicable qu'à ceux dont la constitution a perdu ce caractère puéril; changement qui du reste s'opère toujours très promptement, car c'est dans les premiers jours de la vie seulement que les jeunes Mammifères ou les petits Oiseaux se rapprochent ainsi des Animaux à sang froid, sans être toutefois aptes, comme ceux-ci, à supporter impunément de pareilles modifications dans l'exercice de leurs fonctions.

Je ne connais pas de faits qui soient de nature à nous renseigner d'une manière satisfaisante sur la marche ascendante de la puissance respiratoire pendant la première enfance, et je le regrette; car il aurait été très intéressant de pouvoir comparer les produits de la respiration lorsque l'enfant commence à se mouvoir imparfaitement, quand il devient apte à marcher sans soutien, et quand, ses forces musculaires s'étant dévelop-

(1) W. Edwards, *De l'influence des agents physiques*, 3ᵉ part., chap. V.

pées davantage, il éprouve le besoin d'être en mouvement presque sans cesse. Les observations précises et comparatives nous manquent pour cette première période de la jeunesse (1); mais une longue série d'expériences sur la production de l'acide carbonique, que l'on doit à MM. Andral et Gavarret (2), permet d'apprécier les modifications que la respiration éprouve dans l'adolescence, l'âge viril et la vieillesse.

On voit, par ces recherches, que chez l'Homme la quantité absolue d'acide carbonique exhalé va sans cesse en croissant de huit à trente ans, et qu'à l'époque de la puberté cet accroissement continu devient subitement très grand.

Chez un garçon de huit ans, MM. Andral et Gavarret ont trouvé que le poids du carbone excrété sous cette forme par les poumons était de 5 grammes par heure, et qu'à quinze ans il était de 8^{gr},7.

Chez un jeune homme de seize ans et demi, ils ont trouvé que l'acide carbonique exhalé par heure contenait 10^{gr},2 de carbone, et à dix-huit ans la quantité de cette dernière substance s'élevait à 11^{gr},2.

Les moyennes fournies par les expériences faites sur les sujets de divers âges ont été, en acide carbonique exhalé pendant une heure, d'environ :

    15 litres chez les garçons de douze à seize ans;
    20 litres chez les jeunes gens de dix-sept à dix-neuf ans;
    22 litres chez les hommes de vingt-cinq à trente-deux ans.

De trente-deux à soixante ans, cette quantité est retombée à environ 20 litres par heure.

---

(1) MM. Hervier et Saint-Lager ont trouvé que l'air expiré contient plus d'acide carbonique chez les enfants que chez les adultes. Mais comme ces physiologistes n'ont pas tenu compte du volume de l'air inspiré ni de la fréquence des mouvements respiratoires, leurs expériences ne peuvent servir à la solution de la question agitée ici (a).

(2) *Recherches sur la quantité d'acide carbonique exhalé par le pou-*

(a) Hervier et Saint-Lager, *Comptes rendus de l'Académie des sciences*, t. XXVIII, p. 260.

Chez des vieillards de soixante-trois à quatre-vingt-douze ans, on a trouvé, terme moyen, 15^{lit},3, c'est-à-dire à peu près la même quantité que chez les enfants de douze à seize ans.

Enfin, chez un vieillard de cent deux ans, atrophié par le grand âge, le dégagement d'acide carbonique n'était que d'environ 11 litres, c'est-à-dire guère plus que chez un enfant de huit à neuf ans.

Les expériences de MM. Andral et Gavarret ne sont pas assez nombreuses pour que je puisse présenter ces chiffres comme représentant la loi de la progression ou du décroissement du phénomène aux divers âges, mais elles suffisent pour nous révéler les tendances. Il est aussi à regretter que ces physiologistes n'aient pas tenu compte du poids des sujets dont ils mesuraient le travail respiratoire, car cela aurait permis de rendre les résultats obtenus plus comparatifs et peut-être plus instructifs.

En effet, on aurait vu alors que l'activité respiratoire pour des poids égaux de matière organique est plus faible chez l'homme de trente ans que chez le jeune garçon de dix à douze ans, car les observations statistiques de M. Quetelet (1) montrent que de douze à vingt-cinq ans le poids du corps a doublé, et l'augmentation dans les produits de la respiration n'est que dans le rapport d'environ 2 : 3.

Des expériences dues à M. Scharling, de Copenhague, ne présentent pas les lacunes que je viens de signaler, et montrent mieux encore cette prédominance relative du travail respiratoire dans les jeunes organismes. En effet, une des séries d'expériences faites par ce physiologiste porte sur un petit garçon d'environ neuf ans, qui pesait 22 kilogrammes, et deux

mon dans l'espèce humaine (*Ann. de chimie*, 1843, 3ᵉ série, t. VIII, p. 129).

(1) *Sur l'Homme et le développe-ment de ses facultés, ou Essai de physique sociale*, t. II, p. 16. Bruxelles, 1835.

autres séries sur des adultes de vingt-huit et trente-cinq ans dont le poids moyen était de 73kil,5. L'enfant fournissait en vingt-quatre heures 133 grammes ; les adultes, terme moyen, 230 grammes. Pour chaque kilogramme du poids de son corps, l'enfant perdait par conséquent environ 6 grammes de carbone, et l'adulte seulement un peu plus de 3 grammes (1).

Du reste, il est un fait qui ressort du travail de MM. Andral et Gavarret, et qui tend à montrer que c'est la puissance physiologique plutôt que la quantité de matière vivante qui, dans l'organisme de l'Homme, de même que dans la constitution des espèces zoologiques, règle l'intensité du travail respiratoire ; c'est l'accroissement subit que ces observateurs ont remarqué dans les produits du travail respiratoire à l'époque de la puberté, accroissement qui ne s'expliquerait pas seulement par l'augmentation de poids survenue à ce moment.

Il m'a paru intéressant d'examiner aussi les relations qui pourraient exister entre le développement du travail respiratoire et le développement des forces musculaires. Nous ne possédons, sur ce dernier point, comme sur le premier, que des notions un peu vagues ; mais des expériences dynanométriques, dont je rendrai compte plus tard, tendent à montrer que la puissance musculaire de l'Homme augmente assez régulièrement de huit à seize ans ; vers dix-sept ans, cette augmentation devient tout à coup beaucoup plus rapide, et le maximum de la force physique arrive entre vingt-cinq et trente ans, puis cette force décline surtout vers soixante ans (2).

Or, ce sont précisément là les principales modifications que MM. Andral et Gavarret signalent dans la puissance du travail respiratoire. Il semble donc y avoir des connexions intimes

(1) *Recherches sur la quantité d'a-cide carbonique expiré par l'Homme* (*Ann. de chimie*, 1843, 3ᵉ série, t. VIII, p. 486).

(2) *Voyez* Quetelet, *Sur l'Homme et le développement de ses facultés physiques*, t. II, p. 70.

entre le développement de ces deux modes de manifestation de la force vitale.

§ 22. — La puissance du travail respiratoire varie aussi suivant les sexes. MM. Andral et Gavarret ont prouvé qu'à toutes les époques de la vie, l'exhalation de l'acide carbonique est plus intense chez l'Homme que chez la Femme. Ces expérimentateurs ont trouvé, par heure, à l'âge de onze ans :

Variations
suivant
les sexes.

Pour le garçon . . . . 7^{gr},6 de carbone ;
Pour la fille. . . . . 6^{gr},2.

Chez les adultes, ils n'ont jamais trouvé 10 grammes de carbone pour représenter les produits de la combustion respiratoire de la Femme ; tandis que chez l'Homme cette quantité s'est élevée parfois à plus de 14 grammes, différence qui correspond à plus de 7 litres et demi d'acide carbonique par heure.

Les expériences de M. Scharling montrent aussi qu'une différence très grande dans l'activité respiratoire existe chez les individus des deux sexes, lors même que le poids de leur corps est à peu près identique. Ainsi une petite fille de dix ans, et du poids de 23 kilogrammes, a fourni en vingt-quatre heures une quantité d'acide carbonique correspondante à 5^{gr},43 pour chaque kilogramme de son poids, et chez le petit garçon dont il a déjà été question, et dont le poids du corps était de 22 kilogrammes, la quantité correspondante de carbone excrété s'est élevée à 6^{gr},04. Chez un jeune homme de seize ans et une femme de dix-neuf ans, la différence était moins considérable, mais était encore très marquée (1). Or, chacun sait que la puissance musculaire est aussi très inégale chez les individus des deux sexes, et que la différence est dans le même sens.

J'appellerai également l'attention sur un fait très important pour la physiologie de la respiration, constaté par MM. Andral

(1) *Op. cit. (Ann. de chim.*, t. VIII, p. 486).

et Gavarret, savoir, d'une part, l'état stationnaire de la puissance respiratoire pendant toute la période de la vie où les hémorrhagies menstruelles se succèdent régulièrement, et, d'autre part, l'augmentation dans l'exhalation d'acide carbonique qui se manifeste lorsque cette évacuation vient à être interrompue par l'état de grossesse ou à être arrêtée sans retour par les progrès de l'âge.

Pendant la période menstruelle, la production d'acide carbonique constatée par ces physiologistes était en moyenne de $11^{lit},7$ par heure.

Après la suppression des règles, et jusqu'à l'âge de soixante ans, elle s'est élevée à environ 15 litres.

Pendant la grossesse, elle a été également d'environ 14 litres et demi.

Enfin, de soixante à quatre-vingt-deux ans, cette quantité est tombée de 13 à environ 11 litres, c'est-à-dire à ce qu'elle était chez une petite fille de dix ans.

On voit donc que chez la Femme la marche de la force respiratoire n'est pas la même que chez l'Homme; qu'elle éprouve des modifications analogues au commencement et au déclin de la vie, mais que pendant la période de fécondité il existe chez elle une cause perturbatrice dont l'Homme est exempt, et que cette cause réside dans la perte mensuelle d'une certaine quantité de sang.

Relations entre l'activité respiratoire et la richesse du sang.

§ 23. — Nous nous trouvons ainsi amenés naturellement à examiner les relations qui peuvent exister entre la puissance respiratoire et la richesse ou l'abondance du fluide nourricier.

J'ai montré dans une de mes premières leçons qu'il existe des rapports intimes entre la composition chimique du sang et l'activité de l'organisme (1). Aujourd'hui j'ai cherché à faire voir qu'il existe des relations analogues entre cette puissance phy-

____

(1) Voyez tome I, page 228 et suivantes.

siologique et l'intensité des phénomènes respiratoires. Si ces propositions sont vraies, nous devons trouver aussi une connexité analogue entre l'état du sang et l'activité de la respiration.

Effectivement cette connexité existe. Ce sont, avons-nous dit, les Oiseaux qui, de tous les Animaux, ont le sang le plus riche, et nous venons de voir que ce sont aussi les Oiseaux qui, dans toutes les circonstances ordinaires, consomment le plus d'oxygène, produisent le plus d'acide carbonique; en un mot, respirent le plus puissamment.

Nous avons constaté que, sous le rapport de l'abondance des matières organiques charriées par le sang, les Batraciens et les Poissons se placent au dernier rang parmi les Vertébrés, et nous les retrouvons encore à la même place lorsque nous rangeons ces êtres par rapport à l'activité plus ou moins grande de leur travail respiratoire.

Nous avions vu que, de tous les Animaux dont le sang avait été étudié chimiquement, ce sont les Mollusques qui ont le plus d'eau dans ce fluide nourricier, et nous reconnaissons maintenant qu'ils sont aussi au nombre des Animaux dont la respiration est le plus faible.

Enfin nous avions aperçu une différence notable dans la richesse relative du sang chez l'Homme et chez la Femme, et nous venons de rencontrer des différences du même ordre dans la manière dont ils respirent.

J'ajouterai encore que, dans les premières leçons de ce cours, j'ai prouvé que les pertes sanguines appauvrissent le fluide nourricier en même temps qu'elles en diminuent la quantité, et que cet appauvrissement est une cause de faiblesse générale. Je viens d'établir par l'expérience que, chez la Femme, les produits de la respiration sont moins abondants pendant toute la période de la vie où les hémorrhagies se succèdent mensuellement, qu'à l'époque où elles cessent et où l'approche de la vieillesse tendrait cependant à ralentir la combustion physiologique.

Ainsi, ce grand ensemble de résultats révèle partout les mêmes relations entre les qualités du fluide nourricier et le degré d'activité du travail respiratoire. Les faits nous manqueraient bientôt, si nous voulions poursuivre davantage l'étude de ces rapports ; mais ce que j'en ai dit me semble devoir suffire pour montrer quelles en sont les tendances générales.

D'ailleurs, en faisant l'histoire du sang, j'ai établi que la puissance physiologique de ce liquide dépendait du nombre des cellules vivantes, ou globules, qu'il tient en suspension, plutôt que de la quantité de matières organiques qui peuvent s'y trouver en dissolution. Ce serait donc surtout entre le degré d'abondance des globules du sang et le degré de puissance du travail respiratoire que la comparaison devrait s'établir, si l'on voulait arriver à des résultats précis, et l'état actuel de la science ne permettrait pas une discussion approfondie de ces rapports.

Lorsque nous étudierons la production de la chaleur animale, nous aurons à revenir sur ce sujet, et nous verrons alors que la connexité entre la richesse du sang et les phénomènes dont la cause semble résider dans la respiration n'avait pas échappé à l'attention de quelques physiologistes ; nous verrons que MM. Prévost et Dumas, par exemple, ont fait bien ressortir ces relations intimes, et nous trouverons là de nouvelles preuves de la vérité de ce que je viens d'avancer.

§ 24. — En faisant, dans les premières leçons de ce cours, l'histoire du sang, j'ai montré que la richesse de ce liquide varie non-seulement d'espèce à espèce et d'individu à individu, mais aussi chez le même individu, à la même époque de son existence, suivant qu'il est dans l'état de santé ou de maladie, et que l'état pathologique amène tantôt une diminution dans la proportion des principes actifs de ce fluide nourricier, tantôt une augmentation dans la quantité relative de certaines matières, telles que

Influence des états pathologiques.

la fibrine, dont l'abondance semble liée à l'activité plus grande du travail vital dans quelques parties de l'organisme. Nous devons nous attendre, par conséquent, à rencontrer des variations correspondantes dans les produits de la combustion respiratoire, dont le sang est un des agents, et à voir l'exhalation de l'acide carbonique s'activer dans quelques maladies ou se ralentir dans d'autres.

. Plusieurs physiologistes se sont livrés à l'étude des variations que l'état pathologique détermine dans le rendement du travail respiratoire; ces recherches sont très incomplètes et en général peu concluantes; mais la tendance générale des résultats ainsi obtenus marche assez bien d'accord avec les conclusions auxquelles la comparaison des espèces zoologiques et des individus d'âge ou de sexe différents vient de nous conduire. Ce n'est pas ici le lieu d'entrer dans beaucoup de détails à ce sujet; mais je crois cependant qu'il ne sera pas inutile à nos études physiologiques de citer quelques faits empruntés à la médecine.

Ainsi, dans les cas de typhus, maladie où la prostration des forces est très grande, on a vu que la quantité relative de l'acide carbonique contenu dans l'air expiré tombait beaucoup au-dessous de la proportion ordinaire, et que la diminution est plus forte dans les cas très graves que dans ceux où les chances de guérison sont plus considérables (1).

---

(1) Malcolm a trouvé que dans dix-neuf cas de typhus grave, la proportion d'acide carbonique, au lieu de s'élever à 3 ou 4 pour 100, était seulement de 2,49, terme moyen. Il a examiné aussi les produits de la respiration chez sept malades affectés de typhus très grave, et leur a trouvé en moyenne 2,23 pour 100 d'acide carbonique (a).

Apjon avait fait précédemment des remarques analogues (b).

Dans les expériences de MM. Hervier et Saint-Lager, l'exemple du plus grand abaissement dans la quantité d'acide carbonique exhalé a été fourni aussi par une femme atteinte de fièvre typhoïde : au lieu de trouver 30 à 31 centimètres cubes d'acide carbonique

(a) *London and Edinburgh Monthly Journ. of Medical Science*, 1843, et *Gazette médicale*, 1844, p. 23.
(b) *Dublin Hospital Reports*, 1859, t. V, p. 351.

Le dégagement de l'acide carbonique s'affaiblit aussi dans la phthisie et dans toutes les maladies qui mettent des entraves au jeu de l'appareil respiratoire (1), telles que la péripneumonie, les hydropisies, etc. (2).

Mais, c'est surtout dans le choléra que le ralentissement du travail respiratoire est le plus marqué. Il paraît que, dans quelques cas de ce genre, l'organisme devient incapable d'absorber

par litre d'air respiré, comme dans les circonstances ordinaires, ils n'ont obtenu que 13 centimètres cubes (a).

(1) Nysten, en faisant respirer aux personnes soumises à ses expériences un demi-litre d'air pendant trente secondes, y trouva entre 5 et 8 pour 100 d'acide carbonique chez des Hommes en état de santé. Chez plusieurs phthisiques, les proportions étaient à peu près les mêmes; mais chez d'autres la quantité de ce gaz est descendue de 4 à 3 et même à 1 pour 100. Enfin, chez un Homme affecté d'hydropisie ascite, et chez une Femme affectée d'hydrothorax très avancé, il trouva par les mêmes procédés 2, 5 pour 100 d'acide carbonique (b).

M. Hannover, de Copenhague, a fait vingt-neuf expériences sur la production de l'acide carbonique chez les phthisiques en employant l'appareil de Scharling, et il a noté un abaissement parfois très considérable dans l'exhalation de ce gaz. Ses expériences portèrent sur trois Hommes et deux Femmes. Chez les Hommes, le poids du

carbone excrété sous cette forme était, dans un cas, de 8^{gr},06 par heure, de 6^{gr},07 chez un autre de ces malades, et de 4^{gr},57 seulement chez le troisième; tandis que dans les expériences comparatives de Scharling chez des sujets dans l'état normal, elle s'élevait entre 9 et 10 grammes.

Chez les deux Femmes, cette excrétion était de 5,76 et de 6,09; au lieu de 6,86, comme chez une Femme en bonne santé (c).

Horn a observé une diminution dans la proportion de l'acide carbonique de l'air expiré dans tous les cas de fièvre, dans l'inflammation du poumon, dans la diarrhée, etc. (d).

(2) Legallois a fait beaucoup d'expériences relatives à l'influence de la gêne des mouvements respiratoires sur la consommation de l'oxygène, et il a trouvé que si un Animal est attaché sur le dos ou placé dans une position où ces mouvements ne se font pas librement, il y a souvent une diminution très notable dans l'activité du travail chimique de la respiration (e).

(a) *Recherches sur les quantités d'acide carbonique exhalé par le poumon à l'état de santé et de maladie* (Gazette médicale de Lyon, 1849, t. I, p 39).
(b) Nysten, *Recherches de physiologie et de chimie pathologiques*, 1811, p. 190 et suiv.
(c) Hannover, *De quantitate relativa et absoluta acidi carbonici ab homine sano et ægroto exhalati*. Copenhague, 1845, p. 82.
(d) Gazette médicale, 1850, p. 902.
(e) Legallois, *Deuxième Mémoire sur la chaleur animale* (Œuvres, t. II, p. 21).

de l'oxygène ou d'exhaler de l'acide carbonique, et qu'une véritable asphyxie se déclare, non à cause d'un manque d'air respirable, mais par la suite de l'inaptitude à en faire usage. M. Doyère, qui a fait une étude attentive des phénomènes de la respiration dans cette singulière et cruelle maladie, a constaté un accord remarquable entre la gravité des symptômes généraux et l'activité de la respiration. L'exhalation de l'acide carbonique et l'absorption de l'oxygène diminuent au début de la maladie à mesure que les symptômes s'aggravent, se relèvent dès que la réaction commence, souvent même se raniment avant que cette réaction soit devenue manifeste, puis diminuent de nouveau et progressivement jusqu'à la mort, ou bien suivent une marche inverse jusqu'à la guérison parfaite (1).

Dans quelques affections inflammatoires, telles que la méningite, on a vu l'exhalation de l'acide carbonique prendre une activité insolite; il en a été de même au début des fièvres éruptives, et cette augmentation s'observe en général dans les cas où l'activité physiologique paraît être surexcitée dans

---

(1) M. J. Davy, qui avait fait dans l'Inde quelques recherches sur la respiration des cholériques, évaluait la réduction dans la proportion d'acide carbonique expiré à plus des deux tiers de la quantité normale (a).

Dans les expériences de M. Doyère, la proportion d'acide carbonique contenue dans l'air expiré a varié entre 0,0477 et 0,0405, et a été, terme moyen, de 0,0440 chez l'Homme dans l'état normal; mais l'air expiré par les cholériques au début de la maladie contenait, au maximum, 0,0272;

dans quelques cas mortels, cette proportion est tombée à 0,0100, à 0,0081 et même à 0,0023. Chez les cholériques qui ont guéri promptement, la proportion d'acide carbonique n'est pas descendue au-dessous de 0,0230.

La quantité d'oxygène absorbé est aussi beaucoup diminuée dans cette maladie, ainsi que cela avait été déjà observé par M. Rayer et quelques autres médecins (b); mais les variations ne sont pas aussi grandes que pour l'acide carbonique (c).

(a) Voyez Anesley, *Treatise on the Epidemic Cholera of the East*, 1831, p. 127.
(b) Rayer, *Examen comparatif de l'air expiré par des hommes sains et les cholériques, sous le rapport de l'oxygène absorbé* (Gaz. méd. de Paris, 1831, t. III, p. 277).
(c) Doyère, *Mém. sur la respiration et la chaleur humaine dans le choléra* (Moniteur des hôpitaux, 1854, t. II, p. 97).

l'ensemble ou dans une portion de l'économie. Mais il n'y a rien de constant dans ces rapports (1), et tout porte à croire que les variations qui se manifestent dans l'état pathologique dépendent de causes diverses et complexes, dont il faudrait tenir un compte exact et complet avant que de pouvoir les expliquer d'une manière satisfaisante (2).

(1) Ainsi, les résultats obtenus par M. Hannover en étudiant la production de l'acide carbonique chez les chlorotiques semblent être en opposition avec la tendance générale des faits dont je viens de rendre compte. On sait, en effet, que chez les personnes atteintes de chlorose il y a prostration des forces et appauvrissement du sang. Cependant M. Hannover a vu que la quantité absolue d'acide carbonique exhalé était plus grande chez quatre Femmes chlorotiques que chez les femmes du même âge en bonne santé. Ses recherches portent sur quatre Femmes de quinze à trente-deux ans, et la quantité de carbone excrété ainsi était, terme moyen, de 7^{gr},23 par heure; le minimum observé était 6^{gr},61, et le maximum 7^{gr},68. Tandis que, dans l'expérience faite d'après le même procédé, par M. Scharling, sur une Femme en bonne santé, la quantité correspondante n'était que de 6,86 (a).

(2) Nysten a fait l'analyse de l'air expiré pendant trente secondes et recueilli à l'aide du tube à clapets de Girtanner. Comme terme de comparaison, il a étudié d'abord la respiration de deux Hommes et d'une Femme à l'état de santé, qui lui ont fourni,

l'un 160 centimètres cubes d'acide carbonique, le second 132, et la troisième 126. Chez divers malades il obtint les résultats suivants :

	Pouces cubes.
1° Homme atteint de fièvre bilieuse aiguë	215
2° Homme ayant une fièvre adynamique simple	158
3° Homme affecté de fièvre adynamique, avec prostration des forces, somnolence, etc	85
4° Homme offrant des symptômes analogues	67
5° Péripneumoniques	100
6° Phthisiques à divers degrés :	
Hommes { maximum	155
{ minimum	75
Femmes { maximum	104
{ minimum	103 (b).

D'après les expériences faites il y a vingt-cinq ans à l'hôpital de Dublin par Apjon, il paraîtrait que la proportion d'acide carbonique contenu dans l'air s'élevait au-dessus de la moyenne générale dans toutes les inflammations et fièvres aiguës, le typhus excepté ; mais ce médecin ne tenait pas suffisamment compte de la durée des mouvements respiratoires, de façon qu'on ne saurait attacher à ses observations une grande valeur (c).

Le docteur M'Grégor a dosé l'acide carbonique de l'air expiré chez quel-

(a) Hannover, Op. cit.
(b) Nysten, Recherches de physiologie et de chimie pathologiques, 1811, p. 188 et suiv.
(c) Apjon, Experiments relative to the Expired Air in Health and in Disease (Dublin Hospital Reports, 1830, vol. V).

Du reste, pour juger sainement de toutes ces modifications dépendantes de l'état pathologique de l'organisme, il faudrait non-seulement étudier l'accélération ou l'affaiblissement du travail respiratoire considéré dans son ensemble ou apprécié par les variations de l'un de ses produits, mais examiner aussi

ques malades affectés de petite vérole, de rougeole et de scarlatine, et il a trouvé que pendant la période éruptive de la première de ces affections, la proportion de ce gaz variait entre 6 et 8 pour 100 ; et que dans ces dernières maladies, elle variait entre 4 et 5 pour 100, au lieu d'osciller autour de 3,7, comme dans l'état normal. Il signale également une augmentation chez des sujets affectés de maladies chroniques de la peau ; mais dans le diabète il trouva la proportion ordinaire (a).

M. Lassaigne rapporte aussi que chez un Cheval atteint d'une inflammation aiguë et en proie au tétanos traumatique, il trouva la production d'acide carbonique beaucoup plus considérable que dans l'état normal, même à la suite d'un exercice violent ; dans ce dernier cas il ne trouva jamais plus de 381 litres de ce gaz par heure, tandis que, dans le premier cas, la production paraît s'être élevée à 570 litres dans le même espace de temps (b).

MM. Hervier et Saint-Lager ont trouvé de 38 à 40 centimètres cubes d'acide carbonique par litre d'air respiré par des Hommes affectés d'inflammation des méninges, tandis que dans l'état normal ils n'obtenaient par les mêmes procédés d'expérimentation que de 28 à 30 centimètres cubes.

Dans les cas de rhumatisme articulaire, MM. Hervier et Saint-Lager ont observé aussi ce qu'ils appellent *hypérémie carbonique*, c'est-à-dire activité anormale dans la production de l'acide carbonique, mais à un moindre degré (entre 32 et 39 centimètres cubes). Enfin, chez les Hommes atteints de fièvres intermittentes, ils ont vu, pendant les accès, cette quantité varier entre 33 et 41 centimètres cubes. Chez les Femmes en proie à ces diverses affections, ils ont observé aussi une augmentation dans l'exhalation de ce gaz : mais la quantité produite ne s'élevait que de 32 à 34 centimètres cubes (c).

Ces jeunes médecins n'ont trouvé aucun changement dans la production de l'acide carbonique chez des malades affectés de diabète, de chlorose, etc. ; mais dans la plupart des états pathologiques, au lieu de constater la *synthocrinie carbonique*, ils signalent l'*hypocrinie carbonique*, c'est-à-dire une combustion affaiblie du carbone. Dans l'érysipèle, la variole et la rougeole, par exemple, ils n'ont obtenu qu'entre 19 et 26 d'acide car-

(a) M'Gregor, *Experiments on Carbonic Acid thrown off from the Lungs* (British Associat., 1840, *Trans. of the Sections*, p. 87).

(b) *Gazette médicale de Lyon*, t. I, p. 49.

(c) Lassaigne, *Observations sur les proportions de gaz acide carbonique exhalées par les Chevaux dans l'état de repos, etc.* (*Journal de chimie médicale*, 1849, 2ᵉ série, t. XV, p. 253).

les changements qui surviennent dans les rapports des deux principaux phénomènes dont les effets sont inverses : savoir, l'entrée de l'oxygène dans l'économie, et la sortie de l'acide carbonique, phénomènes qui ne sont pas liés l'un à l'autre d'une manière aussi intime que le supposent beaucoup de physiologistes, et qui ne sont pas toujours proportionnels l'un à l'autre, ainsi que nous le verrons bientôt.

Influence de la fréquence des mouvements respiratoires.

§ 25. — L'échange qui s'établit entre l'atmosphère et le sang dans l'intérieur de nos poumons n'est pas un phénomène instantané, mais continu ; et il est évident que la durée du contact du

bonique, ce qui dépendait probablement de la période de la maladie. Dans un cas d'anémie et chez un scrofuleux, ils ont vu cette exhalation tomber à 14 centimètres cubes.

Enfin Horn signale une augmentation dans la proportion d'acide carbonique dans les cas de brûlures étendues aussi bien que chez les malades atteints de scarlatine ou de la rougeole (a).

On doit aussi à M. Lehmann quelques expériences directes sur l'influence de l'inflammation des poumons et de l'inflammation traumatique des muscles sur les produits de la respiration chez les Lapins. Il a vu que presque toujours les blessures étaient suivies d'une augmentation dans l'activité du travail respiratoire ; mais que dans les lésions du poumon cette augmentation était de courte durée, et que l'exhalation de l'acide carbonique diminuait ensuite de jour en jour, à mesure que la maladie avançait.

Ainsi, chez deux Lapins dont les poumons avaient été lésés de la sorte,

la quantité d'acide carbonique exhalé en trois heures était :

	Exp. A.	Exp. B.
	Gram.	Gram.
Avant l'expérience	3,820	3,170
Immédiatement après l'opération	3,877	3,392
Le 1er jour après l'opération	2,951	3,199
Le 2e jour	3,217	2,914
Le 3e jour	2,308	1,877
Le 4e jour	1,838	»
La nuit suivante	1,731	»

Dans une expérience où l'on avait déterminé une inflammation traumatique de divers muscles, l'augmentation dans la production de l'acide carbonique a persisté plus longtemps, et l'affaissement consécutif a été moins prononcé, comme on peut le voir par les nombres suivants :

	Gram.
2 jours avant l'opération	3,592 d'ac. carb.
Immédiatement après l'opération	3,947
1 jour après	3,533
2 jours après	2,711
3 jours après	2,179
4 jours après	2,098

M. Lehmann rapporte aussi les détails d'une autre expérience analogue à la dernière, mais dont les résultats furent moins tranchés (b).

(a) Gazette médicale, 1850, p. 902.
(a) Lehmann, Lehrb. der physiologischen Chemie, Bd. III, p. 330.

fluide respirable avec la surface respiratoire, sous laquelle le sang circule, doit exercer une influence sur la quantité d'oxygène qui s'absorbe, ou d'acide carbonique qui s'exhale, chaque fois que, par le jeu de la pompe thoracique, une nouvelle quantité d'air pénètre dans cet instrument physiologique. Quelques expérimentateurs en avaient douté ; mais les recherches récentes de M. Vierordt placent ce fait hors de doute. Il a constaté que l'air, en s'échappant des poumons, emporte une proportion d'acide carbonique de plus en plus grande à mesure que le séjour de ce fluide dans l'appareil respiratoire a duré davantage. Les variations que l'on peut déterminer ainsi à volonté par le seul fait du ralentissement ou de la rapidité extrême des mouvements qui font entrer et sortir l'air des poumons sont même très considérables : ainsi M. Vierordt a vu que l'air se chargeait de près de 6 centièmes d'acide carbonique quand il retenait son haleine aussi longtemps que possible, pendant une série de mouvements respiratoires, et n'en contenait qu'un peu moins de 3 centièmes lorsque, en accélérant autant que faire se pouvait ces mêmes mouvements, il parvenait à ne laisser l'air en contact avec la surface pulmonaire que pendant l'espace d'environ une demi-seconde (1). M. Vierordt a cru pouvoir

---

(1) M. Vierordt a fait sur sa personne 94 expériences, dans lesquelles il variait le nombre des inspirations qui se succédaient d'une manière régulière dans un temps donné, et il faisait varier par conséquent en sens inverse la durée du séjour de l'air dans les poumons. Lorsqu'il ne renouvelait ainsi l'air que six fois par minute, et que le séjour d'une même quantité d'air se prolongeait par conséquent environ dix secondes, il trouvait dans l'air expiré 5,9 pour 100 d'acide carbonique. Puis cette proportion s'élevait de la manière suivante, à mesure qu'en augmentant la fréquence des mouvements respiratoires, il abrégeait la durée du séjour de l'air dans les cellules pulmonaires :

Pour 100 d'air.	Par minute.
4,3 d'acide carbon. en faisant	12 expirations.
3,5 —	24 —
3,1 —	48 —
2,9 —	96 —

En portant à 130 ou même à 150 le nombre des expirations par minute, la proportion d'acide carbonique est descendue jusqu'à 2,8 pour 100 du volume d'air.

Or, dans ces derniers cas, la durée

établir même la loi de ce phénomène, et déduire de ces expériences la formule d'après laquelle on calculerait *à priori* les
différences entre la dose d'acide carbonique fourni à l'air par
des inspirations dont la durée varierait; mais je ne pense pas
que les nombres dont il a pu faire usage soient assez grands
pour donner la mesure exacte de ces variations. Voici, du
reste, la règle que ce physiologiste pose à cet égard :

*La quantité d'acide carbonique exhalé par des expirations
d'une durée quelconque est égale à la quantité de ce gaz qui est
exhalé par l'expiration de la durée la plus courte, augmentée
d'une quantité qui s'exprime par la différence entre la durée de
cette expiration et la durée de l'expiration cherchée, divisée
par 10 fois la durée de la première.*

Ainsi, d'après cette hypothèse, un Homme qui, en respirant
192 fois dans l'espace d'une minute, ferait des mouvements
respiratoires dont la durée serait en secondes 0,3125, et produirait, dans ces circonstances, 2,8 pour 100 d'acide carbonique, en donnerait 5,9 pour 100, si, ne faisant que 6 inspirations par minute, il donnait à chacun de ces mouvements
une durée de dix secondes. En effet :

$$10 - 0,3125 = 9,6875,$$
$$\text{et } \frac{9,6875}{3,125} = 3,1;$$
$$\text{or, } 3,1 + 2,8 = 5,9.$$

Mais, si le renouvellement rapide de l'air dans les cavités
respiratoires diminue la proportion d'acide carbonique emporté
au dehors par un volume déterminé de cet air, il en résulte un

d'un mouvement respiratoire (ou de
l'inspiration et de l'expiration), c'est-
à-dire le temps employé à faire entrer
et sortir la quantité d'air introduit
dans l'appareil respiratoire à chaque

inspiration, a diminué dans les rapports suivants :

10ˢ,5 ; 2ˢ,5 ; 1ˢ,25 ; 0ˢ,625.

M. Vierordt suppose que la quan-

effet contraire sur la quantité de ce gaz qui se trouve exhalé en un temps déterminé. Ainsi, quand un Homme fait entrer dans ses poumons, à chaque inspiration, $\frac{1}{4}$ de litre, et qu'il ne renouvelle cet air que 6 fois par minute, il n'exhalera que $5,9 \times 2,5 \times 6$, c'est-à-dire environ 90 centimètres cubes d'acide carbonique par minute; mais si ces 250 centimètres cubes d'air se renouvellent 12 fois par minute, tout en ne fournissant que 4,3 pour 100 d'acide carbonique à cet air, il en perdra 129 centimètres cubes; car :

$$250 \times 12 = 3000; \text{ or, } 100 : 4,3 :: 3000 : 129.$$

Au premier abord, on serait porté à attribuer uniquement ces différences dans les quantités d'acide carbonique exhalé pendant des temps égaux, quand le renouvellement de l'air varie d'intensité, à ce que l'air atmosphérique est plus riche en oxygène et moins chargé d'acide carbonique au moment où il pénètre dans les poumons qu'après y avoir séjourné, et que les modifications qu'il éprouve ainsi venant à augmenter avec la durée de ce séjour, il devient de moins en moins apte à céder de l'oxygène au sang ou à se charger d'acide carbonique. Cette différence croissante dans la composition chimique de l'air maintenu en contact avec la surface respiratoire doit effectivement contribuer à ralentir l'échange des gaz entre ce fluide et le sang, car nous avons vu précédemment que l'air, en se viciant par la respiration, perd rapidement la faculté de céder de l'oxygène à nos organes et à en recevoir de l'acide

tité d'acide carbonique serait encore de 2,8 pour 100, si le nombre des inspirations était porté à 192 par minute, et la durée des mouvements respiratoires réduite à 0^s,3125.

C'est d'après cette hypothèse qu'il est arrivé à la formule par laquelle il représente toutes les différences observées dans la proportion d'acide carbonique, suivant la durée plus ou moins grande du mouvement respiratoire (a).

(a) Vierordt, *Recherches expérimentales concernant l'influence de la fréquence des mouvements respiratoires sur l'exhalation de l'acide carbonique* (*Comptes rendus*, 1844, t. XIX, p. 1033, et *Physiol. des Athmens*, p. 102 et suiv.).

carbonique. Mais le phénomène dont je viens de rendre compte ne dépend pas seulement de cette circonstance, et tient à des causes plus complexes. La rapidité de l'échange des gaz dépend bien en partie de la rapidité du renouvellement de l'air respirable, mais se trouve aussi subordonnée à la rapidité avec laquelle le sang se renouvelle dans l'appareil respiratoire, et, d'une part, y apporte l'acide carbonique dont l'air doit se charger, tandis que, d'autre part, il s'écoule au loin dans l'organisme dès qu'il s'est lui-même chargé de l'oxygène emprunté à l'air (1). Or, comme nous le verrons bientôt, l'accélération des mouvements respiratoires est accompagnée d'une accélération dans le cours du sang, et il existe toujours certains rapports entre le nombre de ces mouvements et le nombre des battements du cœur.

Nous nous trouvons donc ramenés de plus en plus fortement

---

(1) Afin d'obtenir des résultats plus comparables, M. Becher a cherché à égaliser la quantité d'air introduit dans les poumons, ainsi que la rapidité des mouvements d'inspiration et d'expiration, tout en variant la durée du séjour de ce fluide dans les cellules pulmonaires. En opérant de la sorte sur un volume d'air inspiré qui oscillait autour de 4500 centimètres cubes, il a trouvé que, suivant la durée des rapports entre le fluide respirable et le sang, la proportion d'acide carbonique augmente de la manière suivante :

Durée du temps compris entre l'inspiration et l'expiration.	Proportion d'acide carbonique dans l'air expiré.
0·	3,6 pour 100.
20·	5,5
40·	6,2
60·	7,2
80·	7,3
100·	7,5

Ainsi, lorsque l'air se renouvelle dans les poumons de l'Homme avec le plus de rapidité possible, et se trouve par conséquent le moins chargé d'acide carbonique, l'exhalation de ce gaz par l'acte de la respiration effectuée dans un temps donné est beaucoup plus considérable que dans le cas où l'air est déjà chargé d'environ 4 centièmes de ce gaz; et lorsque cette proportion dépasse 7 pour 100, la quantité exhalée en vingt secondes ne dépasse guère 2 millièmes, tandis que dans le premier cas on pouvait l'évaluer à environ 2 centièmes. D'après la nature de la courbe qui représente ces résultats numériques, on peut prévoir que ce dégagement d'acide carbonique par le sang deviendrait presque nul dans de l'air contenant 8 ou 9 centièmes du même gaz, si la tension de celui-ci n'augmentait pas par le fait de l'arrêt dans l'exhalation respiratoire. Mais si la quantité d'oxygène fourni à l'organisme continuait à être suffisante, on

Vers le point de départ dont j'ai fait choix dans nos études, et conduits à nous occuper de nouveau du rôle que le sang remplit dans l'économie des Animaux. Nous venons d'examiner ce qui se passe dans l'air que nous respirons ; examinons donc maintenant ce qui se passe dans le sang pendant que ce travail respiratoire s'accomplit, et cherchons comment les courants dont je viens de parler s'établissent dans ce liquide.

Nous sommes donc conduits, par l'investigation des phénomènes de la respiration, à nous occuper de l'histoire d'une autre grande fonction physiologique : la Circulation.

Mais, avant que d'aborder cette étude nouvelle, il nous reste à examiner quelques points de l'histoire de la respiration dont la discussion n'a pu trouver place dans cette leçon, et dont l'intérêt est assez grand pour que je ne les néglige pas, au risque d'interrompre pour un instant l'enchaînement naturel de nos idées et l'ordre logique de nos études.

conçoit que l'accumulation des produits de la combustion physiologique dans le fluide nouveau amènerait une augmentation dans la pression que l'acide carbonique du sang exerce sur l'acide carbonique de l'atmosphère contiguë, et pourrait continuer à déterminer la sortie d'une certaine quantité du premier de ces gaz.

Les expériences de M. Becher indiquent aussi une augmentation très notable dans la tension de l'acide carbonique du sang peu de temps après le repas. Lorsque ce physiologiste se soumettait à l'abstinence, l'accroissement, qui d'ordinaire se manifestait au milieu du jour (1 ou 2 heures après son dîner), devenait insignifiant. Mais ce serait à tort que l'on attribuerait uniquement à une augmentation dans la proportion de l'acide carbonique en dissolution dans le fluide nourricier l'abondance plus grande de l'exhalation de ce gaz qui s'observe à la suite d'un repas ; car, ainsi que nous le verrons plus tard, la circulation est alors accélérée, et il doit en résulter un effet analogue à celui produit par le passage plus rapide du courant d'air auquel le gaz dégagé se mêle. Ces phénomènes sont, par conséquent, beaucoup plus complexes qu'on ne le supposerait au premier abord (a).

(a) Becher, *Die Kohlensauerspannung im Blute, als proportionales Maass des Umsatzes der kohlenstoffhaltigen Körper-und Nahrungs Bestandttheile (Zeitschrift für ration. Medicin*, 1855, nouv. série, t. VI, p. 249).

Nous consacrerons donc la leçon suivante à ces investigations complémentaires, et nous reprendrons immédiatement après la série des considérations dont nous venons de nous occuper.

DIX - NEUVIÈME LEÇON.

Variations dans l'emploi de l'oxygène absorbé, déduites des rapports entre celui-ci et l'acide carbonique exhalé. — De l'exhalation et de l'absorption de l'azote dans la respiration. — De la transpiration pulmonaire ; influence des conditions physiques et physiologiques sur ce phénomène. — Des indices d'une respiration cutanée chez l'Homme. — De la respiration dans l'air confiné ; ventilation. — Influence des Animaux sur la constitution de l'atmosphère.

§ 1. — Dans la plupart des recherches dont j'ai parlé jusqu'ici comme étant de nature à nous éclairer sur le degré d'activité du travail respiratoire, soit chez l'Homme, soit chez les Animaux, on s'est borné à doser l'acide carbonique exhalé, et l'on n'a pas déterminé les quantités d'oxygène qui sont introduites dans l'organisme pour y être employées à l'ensemble des phénomènes de combustion dont les êtres animés sont le siége. Cependant les expériences de Lavoisier avaient montré que le volume de l'oxygène absorbé est plus grand que le volume de l'acide carbonique exhalé ; et comme on sait que le premier de ces gaz, en se combinant avec du carbone pour constituer de l'acide carbonique, ne change pas de volume, on en pouvait conclure que la totalité de l'oxygène consumé dans l'organisme n'est pas employée pour brûler du carbone, mais qu'une partie de ce principe reçoit quelque autre destination et s'unit probablement à de l'hydrogène pour donner naissance à de l'eau. Il était donc très important de connaître la quantité d'oxygène absorbé qui ne se trouve pas représentée par l'oxygène de l'acide carbonique exhalé.

L'existence d'un excédant de l'oxygène absorbé sur l'oxygène contenu dans l'acide carbonique produit n'a pas été admise par tous les physiologistes. Plusieurs expérimentateurs n'ont remar-

Rapports entre l'oxygène consommé et l'acide carbon. exhalé.

qué aucune différence entre le volume de l'air avant et après que ce fluide a servi à la respiration, soit de l'Homme, soit des Animaux vertébrés supérieurs, sauf ce qui pouvait dépendre de la température ou de la pression, et ils ont pensé que l'inégalité constatée par d'autres observateurs devait tenir à l'absorption d'une certaine quantité de l'acide carbonique dont l'air encore contenu dans les cellules pulmonaires se trouverait chargé par le fait même de la respiration (1). Mais W. Edwards a fait voir que, dans certains cas, la proportion d'oxygène consommé dépassait celle de l'acide carbonique de la manière la plus marquée lorsque l'air était le moins chargé de ce dernier gaz, et diminuait à mesure que celui-ci devenait plus abondant, ce qui est en opposition flagrante avec l'explication hypothétique que je viens de rappeler. C'est donc bien une inégalité entre la quantité de l'oxygène absorbé et la quantité d'acide carbonique excrété qui détermine cette différence, et non pas un accident

---

(1) Le volume de l'acide carbonique produit par la combinaison du carbone avec l'oxygène est le même que celui de l'oxygène ainsi employé, et par conséquent la substitution de l'acide carbonique à ce dernier gaz n'amènerait aucun changement dans le volume de l'air respiré, si la quantité d'oxygène absorbé était la même que celle contenue dans l'acide carbonique exhalé. Allen et Pepys n'avaient aperçu aucun changement de volume dans l'air respiré, et ils en conclurent que rien ne légitimait l'hypothèse de l'emploi d'une portion de l'oxygène pour brûler de l'hydrogène dans l'organisme (a). Du reste, l'égalité dans le volume de l'air avant et après la respiration de ce fluide peut être maintenue par l'exhalation d'une certaine quantité d'azote qui remplace l'oxygène absorbé en excès.

Legallois attribua aussi à l'absorption de l'acide carbonique le déficit variable qu'il rencontrait dans ce gaz comparé à l'oxygène consommé pendant ses expériences sur la respiration laborieuse (b).

Magendie dit aussi très positivement que, dans ses expériences, l'oxygène consommé était représenté exactement par la quantité d'acide carbonique produit, mais il n'indique pas la manière dont il a fait ses analyses (c).

(a) Allen et Pepys, *On the Changes produced in Atmospheric Air and Oxygen by Respiration* (*Philos. Trans.*, 1808, p. 279).
(b) Legallois, *Deuxième Mémoire sur la chaleur animale* (*Œuvres*, t. II, p. 60).
(c) Magendie, *Mémoire sur la transpiration pulmonaire* (*Nouveau Bulletin de la Société philomatique*, 1811, t. II, p. 253).

dû à la présence de l'acide carbonique dans l'air en contact avec la surface respiratoire. L'excédant de l'oxygène consommé sur l'oxygène contenu dans l'acide carbonique exhalé est effectivement un résultat presque constant, et dont l'étude, je le répète, mérite une sérieuse attention.

Quelques physiologistes pensent que cet excédant ne varie pas dans ses proportions, et peut se calculer d'après la loi des phénomènes physiques de la diffusion des gaz établie par M. Graham.

Nous avons vu, en effet, que dans leurs nombreuses expériences sur l'échange des gaz dans la respiration de l'Homme, MM. Valentin et Brunner avaient trouvé que la quantité d'oxygène absorbé était à celle de l'acide carbonique exhalé, à peu de chose près, dans les mêmes rapports que dans les échanges par simple diffusion, c'est à-dire en raison inverse des racines carrées des densités respectives de ces deux gaz. Un volume d'acide carbonique exhalé correspondait à environ 1,176 d'oxygène absorbé. A mesure que ces physiologistes perfectionnaient leurs procédés d'expérimentation, ils voyaient les résultats observés se rapprocher de plus en plus de ce que donnait le calcul fondé sur ces bases, et ils furent conduits de la sorte à considérer le phénomène de la respiration comme étant un simple phénomène de diffusion.

Si cette théorie était l'expression de la vérité, nous n'aurions pas besoin de nous arrêter plus longtemps sur cette partie de l'étude chimique de la respiration, et le calcul nous permettrait de compléter tout ce que nous avons à connaître touchant l'activité de la combustion physiologique. Mais, dans une des leçons précédentes, j'ai déjà eu l'occasion de montrer que l'hypothèse de MM. Valentin et Brunner est loin de représenter fidèlement tous les faits constatés par l'expérience, et que par conséquent nous ne pouvons pas nous en contenter.

Variabilité de ces rapports.

En effet, si, dans la plupart des cas, l'Homme absorbe environ $1^{lit},17$ d'oxygène pour chaque litre d'acide carbonique qu'il exhale, ou, ce qui revient au même, si 100 parties d'oxygène sont remplacées par environ 85 parties d'acide carbonique, et si des proportions analogues s'observent souvent chez divers Mammifères ou Oiseaux, il n'en est pas ainsi toujours, ni chez ces Animaux, ni chez d'autres : souvent les rapports suivant lesquels l'échange s'opère sont même très différents.

Ainsi, dans une des expériences de MM. de Humboldt et Provençal sur la respiration des Poissons, 100 volumes d'oxygène absorbé correspondaient à 91 volumes d'acide carbonique exhalé. Dans d'autres, cette dernière quantité est tombée à 80, à 50 et même à 20 pour 100 de l'oxygène absorbé (1).

D'autres expériences faites par W. Edwards avaient montré aussi que chez les Mammifères et les Oiseaux, aussi bien que chez les Animaux à sang froid, les rapports quantitatifs entre l'oxygène absorbé et l'acide carbonique exhalé sont sujets à des variations considérables (2). Des faits du même ordre se remarquent dans le travail de Dulong (3). Enfin, plus récemment, MM. Regnault et Reiset ont également constaté ces variations en se préservant avec le plus grand soin de toutes les causes d'erreurs qui leur semblaient susceptibles d'entacher les résultats de leurs expériences ; ils ont même constaté que parfois

(1) *Recherches sur la respiration des Poissons* (*Mém. de la Soc. d'Arcueil*, t. II, p. 378).

(2) En 1821, ce physiologiste constata non-seulement que la proportion entre l'oxygène qui disparaît et l'acide carbonique produit est très variable, mais que ces variations sont si grandes que tantôt la différence est presque nulle, tandis que, d'autres fois, ce dernier gaz ne représente pas les deux tiers du premier (a).

(3) Dans les expériences de Dulong, la différence entre ces deux gaz était, terme moyen, d'un tiers pour les Chiens, les Chats et la Crécerelle ; d'un dixième, en moyenne, pour les Lapins, les Cabiais et les Pigeons (b).

(a) W. Edwards, *Influence des agents physiques sur la vie*, p. 417.
(b) *Rapport sur un Mémoire de M. Dulong, ayant pour titre : De la chaleur animale*, par M. Thénard (*Journ. de physiol.* de Magendie, 1823, t. III, p. 50).

la quantité d'acide carbonique exhalé dépasse celle de l'oxygène absorbé (1).

Il devient donc nécessaire d'examiner les circonstances dans lesquelles ces différences se produisent, et de chercher les causes de cette répartition variable de l'élément comburant qui paraît s'effectuer entre les deux éléments combustibles que la respiration élimine de l'organisme, ou, en d'autres mots, après avoir étudié la production de l'acide carbonique, il nous faut étudier la production probable de l'eau.

§ 2. — W. Edwards a constaté, en premier lieu, que les rapports entre l'acide carbonique qui se produit et l'oxygène qui disparaît, varient beaucoup chez les Animaux d'espèces différentes. Ainsi, chez des Chiens très jeunes, les deux quantités étaient comme 1 est à 1 $\frac{4}{2}$, ou même 1 à 2, tandis que chez les Cabiais du même âge, chez de petits Oiseaux granivores, elles étaient à peu près dans les proportions de 1 à 1 $\frac{1}{5}$ (2). Dulong remarqua des différences du même ordre chez d'autres Animaux qui, de même que les précédents, avaient des régimes différents, les uns étant des carnassiers, les autres des herbivores, et ces deux physiologistes furent ainsi naturellement conduits à penser que le mode d'alimentation pouvait être la cause de ces variations (3). Mais c'est dans ces dernières années seulement que cette présomption a pris rang parmi les vérités bien établies, et

(1) Dans les expériences de ces chimistes, le volume de l'acide carbonique exhalé a varié entre 104 et 62 pour 100 d'oxygène absorbé (a).

Les recherches de M. Barral, faites par la méthode indirecte, tendent aussi à montrer que les rapports entre la consommation du carbone et celle de l'hydrogène varient beaucoup (b).

(2) *Influence des agents physiques*, p. 413.

(3) W. Edwards, *Op. cit.*, p. 414. Pour l'opinion de Dulong, voyez le rapport de Thenard (*Journal de physiologie expérimentale* de Magendie, t. III, p. 50).

(a) Regnault et Reiset, *Recherches chimiques sur la respiration*, p. 216.
(b) Barral, *Op. cit.* (*Ann. de chim.*, 3ᵉ série, t. XXV, p. 161).

c'est essentiellement aux belles expériences de MM. Regnault et Reiset que nous sommes redevables de ce progrès (1).

Certains Animaux se prêtent très bien à des changements de régime. Les Poules, par exemple, peuvent être nourries soit avec du grain, soit avec de la viande, et les physiciens habiles que je viens de citer ont profité de cette circonstance pour soumettre à un examen approfondi l'influence de l'alimentation sur les produits de la respiration. Or, ils ont trouvé que, chez un même individu soumis au régime de la viande, la production d'acide carbonique était, proportionnellement à l'absorption de l'oxygène, beaucoup plus faible que lorsqu'il était nourri avec de l'avoine.

Lorsqu'un Animal est privé d'aliments, la combustion respiratoire dont son organisme est le siége ne peut être entretenue qu'à l'aide des substances constitutives de son corps, et, par conséquent, si les différences que je viens de signaler dépendent du régime, nous devons nous attendre à voir les rapports entre l'oxygène et l'acide carbonique être à peu près les mêmes chez un individu soumis à une abstinence complète ou nourri de viande. Or, c'est effectivement là un des résultats obtenus par MM. Regnault et Reiset. Ainsi, dans une série d'expériences faites sur la même Poule, nous voyons que le volume d'acide carbonique exhalé était, relativement au volume d'oxygène absorbé, comme :

0,782, au régime du grain ;
0,639, quand l'Animal était privé d'aliments ;
0,636, quand il eut été mis pendant quelques jours au régime de la viande ;
0,627, après le même régime prolongé davantage ;
0,821, lorsque, après ces expériences, on l'eut remis au régime du grain.

Ces chiffres parlent assez clairement pour n'avoir besoin d'aucun commentaire (2).

(1) *Op. cit.*, p. 150 et 216.
(2) Les expériences faites par

MM. Regnault et Reiset sur des Chiens ont donné des résultats analogues,

Nous nous trouvons donc ramenés encore une fois à chercher, dans le mode de constitution des fluides nourriciers de l'organisme, les causes des modifications que nous rencontrons dans le rendement du travail respiratoire.

Ainsi l'acide carbonique évalué en centièmes de l'oxygène absorbé a été de :

743 à 750 chez un Chien nourri de viande ;
913 chez le même individu nourri de pain et de graisse.

Chez un autre individu :

752, sous le régime de la viande ;
943, quand on le nourrissait principalement de pain et de graisse mêlés à un peu de viande ;
734, lorsque ensuite on l'a fait jeûner pendant quelque temps.

Un Lapin a donné :

950, étant au régime ordinaire de ces Animaux ;
707, étant privé d'aliments ;
997, lorsqu'on l'a remis au régime du grain et autres matières végétales.

Un autre Lapin (C) a donné :

849, étant nourri de matières végétales ;
872, étant à l'état d'inanition.

Chez tous ces Mammifères, l'influence de la nature des aliments ou des matières combustibles que l'organisme fournit pour remplacer les aliments dans le phénomène de la combustion respiratoire, a donc été la même que chez les Oiseaux déjà mentionnés.

Les expériences de M. Boussingault sur la respiration des Oiseaux donnent un résultat analogue : l'abstinence détermine non-seulement une grande diminution dans les produits du travail respiratoire, mais change aussi les rapports entre la quantité totale d'oxygène absorbé et la quantité de ce principe qui existe dans l'acide carbonique exhalé. A l'état d'inanition, une Tourterelle consommait en vingt-quatre heures 8,40 d'oxygène qui peuvent être considérés comme s'étant combinés avec 2,41 de carbone et 0,30 d'hydrogène. La Tourterelle alimentée avec du millet consommait 14,56 d'oxygène, dont l'emploi paraît avoir été de brûler 5,10 de carbone et 0,12 d'hydrogène.

Ainsi, pour 100 grammes d'oxygène consommé, il y aurait :

2gr,8 de carbone exhalé par l'animal à l'état d'inanition ;
3gr,5 par celui au régime alimentaire ordinaire.

Enfin, pour une même quantité d'oxygène consommé, la part attribuable à la production de l'eau serait représentée par

35 centigrammes d'hydrogène chez le premier ;
8 centigrammes chez le second.

Ainsi, à l'état d'inanition, la part afférente à la combinaison avec l'hydrogène a été quatre fois et demie plus considérable que sous le régime alimentaire ordinaire. (Voyez, pour les données de cette expérience, le mémoire de M. Boussingault, intitulé : *Analyses comparées de l'aliment consommé et des excréments rendus par une Tourterelle* (Mém. de chim. agric., p. 47, et *Ann. de chimie*, 3ᵉ sér., t. XI).

M.M. Hervier et Saint-Lager concluent que la nourriture animale diminue la production d'acide carbonique, tandis que l'usage exclusif des féculents l'augmente (a).

(a) *Comptes rendus de l'Acad. des sciences*, t. XXVIII, p. 260.

§ 3. — Mais le partage plus ou moins inégal de l'élément comburant entre l'hydrogène et le carbone contenus dans les appareils de combustion que représente le corps de l'Animal vivant ne dépend pas seulement de la nature des combustibles dont l'organisme dispose pour l'entretien de ce travail chimique; d'autres circonstances y influent également.

Influence de l'âge.

Ainsi j'ai montré que, dans le jeune âge, la quantité relative d'oxygène attribuable à la combustion du carbone est moindre que dans l'âge adulte (1), et les expériences de Dulong sont venues confirmer ces résultats (2).

Influence de la température.

§ 4. — Nous avons vu ci-dessus que l'influence prolongée des chaleurs de nos étés nous débilite, et que pendant cette saison de l'année les Animaux à sang chaud respirent moins activement qu'en hiver. La discussion des résultats fournis par les expériences de W. Edwards sur les Oiseaux tend à prouver que l'action tonique du froid augmente aussi la part affectée à la combustion du carbone dans l'emploi de l'oxygène absorbé (3).

(1) Art. RESPIRATION, dans le *Dictionnaire classique d'histoire naturelle*, t. XIV, p. 526 (1828).

(2) Dans le rapport fait à l'Académie sur ce travail, en 1823, il n'est pas question de l'influence de l'âge sur les proportions de l'oxygène absorbé et de l'acide carbonique exhalé ; mais dans le mémoire posthume de Dulong, publié en 1842, on lit la phrase suivante : « L'absorption de l'oxygène est toujours plus forte dans le jeune âge que dans la vieillesse. » (*Mém. de l'Acad. des sc.*, t. XVIII, p. 341.)

(3) Effectivement, ce physiologiste fit sur des Moineaux trois séries d'expériences : la première en mai, la deuxième en juin, et la troisième vers la fin d'octobre et le commencement de novembre. Dans la première, la quantité d'acide carbonique exhalé était en moyenne de 19,86, pendant que l'oxygène absorbé en excès était de 6,11 ; dans la seconde, ces rapports ont été de 5,71 : 14,51, et dans la troisième, 5,65 : 20,88 (*a*). Par conséquent, pour 100 parties d'oxygène employé dans la respiration, la part afférente à l'acide carbonique était, au printemps, de 76, et, en été, seulement de 71, tandis qu'aux approches de l'hiver elle est remontée à 78.

Pour les Animaux à sang froid, l'excitation produite par l'action peu prolongée de la chaleur paraît augmenter la production relative de l'acide car-

(*a*) W. Edwards, *Influence des agents physiques sur la vie*, p. 645 et 646.

§ 5. — Lorsqu'un herbivore est privé d'aliments, et qu'il est obligé de vivre aux dépens de sa propre substance, s'il m'est permis de m'exprimer ainsi, ces changements dans ses conditions d'existence amènent un changement correspondant dans la constitution chimique des matières à l'aide desquelles la combustion respiratoire semble devoir s'entretenir ; mais, lorsque c'est un carnivore que l'on soumet à l'abstinence, on ne détermine aucun changement de ce genre, on ne fait que substituer sa chair à la chair étrangère dont il avait l'habitude de se nourrir ; et par conséquent si c'était la nature chimique du régime qui réglait à elle seule la distribution de l'oxygène absorbé entre les deux principaux éléments combustibles destinés à alimenter la respiration, on ne modifierait pas de la sorte les proportions existant précédemment entre le volume de l'acide carbonique exhalé et le volume de l'oxygène absorbé. Mais les

bonique. Ainsi on voit que, dans les expériences de MM. Regnault et Reiset, faites en mars, quand la température était de 7 degrés, la proportion de l'acide carbonique exhalé était à celle de l'oxygène consommé par des Lézards comme 73 est à 100 ; tandis que dans une autre série d'expériences faites en mai par une température de 23 degrés, elle s'est élevée à 75 pour 100 (a).

Du reste, l'action prolongée de la chaleur paraît tendre à affaiblir la part du carbone dans la combustion respiratoire chez les Grenouilles aussi bien que chez les Animaux à sang chaud, et, pour établir à cet égard quelque règle bien précise, il faudrait tenir compte de la température antérieure aussi bien que de la tempé-

rature au moment de l'expérience, ainsi que de toutes les autres conditions biologiques, soin que l'on n'a pas pris jusqu'ici dans les recherches sur la respiration des Animaux. Il en résulte que la plupart des faits constatés par les expérimentateurs ne peuvent guère servir dans la discussion de ces questions complexes.

Les conclusions que M. Marchand a tirées de ses expériences sur la respiration des Grenouilles ne sont pas d'accord avec les faits cités dans cette leçon, et ce chimiste pense que c'est sous l'influence des températures extrêmes, c'est-à-dire quand les produits du travail respiratoire sont le plus faibles, que la part d'oxygène attribuable à la formation de l'acide carbonique est la plus grande (b).

(a) Regnault et Reiset, *Recherches chimiques sur la respiration*, p. 185 et 186.
(b) Marchand, *Ueber die Respiration der Frösche* (*Journ. für prakt. Chemie*, 1844, vol. XXXIII, p. 151).

choses ne se passent pas ainsi, et à mesure que l'affaiblissement de l'organisme, dû à l'abstinence, augmente, on voit diminuer la part de l'oxygène qui s'unit au carbone dans la profondeur de l'économie et qui se trouve représenté par l'oxygène contenu dans l'acide carbonique exhalé, tandis que l'excédant de l'oxygène qui reçoit une autre destination, et qui semble devoir être employé à brûler de l'hydrogène, augmente. Ainsi les Grenouilles soumises à un jeûne très prolongé dégagent de moins en moins d'acide carbonique, proportionnellement à la quantité d'oxygène qu'elles absorbent, et, dans quelques-unes des expériences faites dans ces conditions par M. Marchand, on voit que l'exhalation est tombée au-dessous de 25 pour 100 de l'oxygène consommé.

Dans les recherches de MM. Bidder et Schmidt (de Dorpat) sur les effets de l'abstinence complète chez le Chat, ce résultat,

Mais la méthode expérimentale dont il a fait usage ne nous permet pas de placer aucune confiance dans cette partie de son travail. Effectivement, voici la marche qu'il a suivie. L'animal dont il veut étudier la respiration est pesé au commencement et à la fin de l'expérience, en tenant compte des excréments liquides ou solides qu'il a pu évacuer. On lui fournit de l'air pur en quantité suffisante, et l'on dose l'acide carbonique produit. Or, c'est en défalquant de la perte totale du poids de l'animal le poids du carbone contenu dans ce gaz que M. Marchand obtient les nombres qu'il considère comme représentant le poids de l'hydrogène brûlé par l'excès d'oxygène, et qu'il calcule cet excès. Mais il est à noter que dans ces combinaisons de chiffres il néglige complétement l'azote qui a pu être ou exhalé ou absorbé par l'organisme, et

que toutes les erreurs dues à ces phénomènes doivent entacher les résultats touchant les rapports entre les quantités d'oxygène consommées pour la production de l'acide carbonique et de l'eau. M. Marchand suppose que la totalité des pertes, qui ne sont représentées ni par les excréments ni par l'acide carbonique, est due à l'action comburante de l'oxygène et à la production de l'eau ; mais cela n'est évidemment pas. Il y a d'ordinaire exhalation d'azote, et il y a toujours évaporation d'eau préexistante dans l'organisme. Cette partie du travail de M. Marchand ne me semble donc pas susceptible d'être utilisée par les physiologistes ; tandis que tous ses résultats relatifs à la production de l'acide carbonique, ayant été obtenus directement par la voie expérimentale, constituent une acquisition précieuse pour la science.

quoique moins fortement prononcé, se montre encore d'une manière très nette. J'ai déjà eu l'occasion de dire que ces physiologistes avaient constaté un affaiblissement progressif dans la production de l'acide carbonique chez un de ces Animaux, qui, pendant dix-huit jours, resta privé d'aliments. MM. Bidder et Schmidt ont calculé aussi la quantité d'oxygène qui a dû être absorbée journellement par ce Chat à l'état d'inanitiation, et, en comparant cette quantité à celle de l'oxygène exhalé sous la forme d'acide carbonique, ils ont trouvé que le déficit s'accroissait à mesure que l'expérience avançait. Ainsi, en divisant par périodes de cinq jours les deux premières semaines, et en prenant la moyenne pour chacune de ces périodes aussi bien que pour les trois derniers jours, on voit que la quantité d'oxygène contenue dans l'acide carbonique exhalé est évaluée à :

77,5 pour 100 d'oxygène consommé pendant la première période ;
76,5 pendant la deuxième période ;
75,8 pendant la troisième période ;
74,5 pendant la quatrième période.

Au début de l'expérience, la portion de l'oxygène absorbé qui ne se trouvait pas représentée par l'oxygène de l'acide carbonique exhalé était de 20 pour 100 de la quantité consommée ; à la fin de l'expérience, elle était de 27 pour 100 (1).

§ 6. — Pendant l'état léthargique des Mammifères hibernants, la part attribuable à la combustion de l'hydrogène dans l'emploi de l'oxygène absorbé devient aussi très grande. La discussion des expériences de MM. Regnault et Reiset montre que, chez les Marmottes, non-seulement cette part est beaucoup plus considérable pendant la veille que pendant le sommeil, ce qui pourrait s'expliquer par le régime herbivore de ces Animaux dans

Influence
du sommeil
léthargique.

(1) Bidder et Schmidt, *Die Verdauungssaefte und der Stoffwechsel*, 1852, p. 318.

le premier cas, et par la combustion des matières azotées de leur organisme dans le second ; mais aussi qu'elle augmente avec la durée de la période hibernale et avec l'affaiblissement de l'économie (1).

Influence de l'état de nymphe chez les Insectes.
Les Insectes, tels que les Vers à soie, en passant de l'état de larves à l'état de nymphes, cessent de se mouvoir, ne prennent plus de nourriture et respirent moins activement. Pendant la première période de leur vie, quand leur croissance est terminée, la quantité d'acide carbonique qu'ils exhalent représente de 74 à 81 centièmes de l'oxygène consommé. Chez les chrysalides, ce rapport tombe à 64 pour 100 (2).

Conclusions.
§ 7. — Tout ce qui affaiblit l'action physiologique semble donc tendre à diminuer la part que la combustion du carbone prend dans l'ensemble du phénomène de la combustion respiratoire, et à augmenter la quantité relative de l'élément comburant affecté à la formation d'eau ou autres produits hydrogénés (3).

(1) Dans les six expériences faites par ces chimistes habiles, la quantité d'oxygène contenu dans l'acide carbonique exhalé était à la quantité totale de l'oxygène absorbé dans les rapports suivants :

Chez les Marmottes éveillées, de 0,65 à 0,79.
Chez les Marmottes assoupies, de 0,39 à 0,58.

Chez les premières, la part qui semble être attribuable à la combustion de l'hydrogène variait donc entre 21 et 35 pour 100 de la quantité totale de l'oxygène absorbé ; chez les dernières elle n'était jamais au-dessous de 42 pour 100, et s'est élevée jusqu'à 61 pour 100. Or, il est à noter que ce dernier nombre s'est présenté chez un de ces Animaux qui était profondément engourdi et qui avait été fatigué par un réveil artificiel quelques jours auparavant. (*Op. cit.*, p. 140 et suiv.)

(2) Regnault et Reiset, *Op. cit.*, p. 193.

(3) Ainsi nous voyons que dans les expériences de MM. Regnault et Reiset, le même Chien exhalait seulement 694 parties d'acide carbonique pour 1000 d'oxygène absorbé, tandis que bien portant et nourri des mêmes aliments, il en avait fourni 752. Les Lapins donnaient ordinairement entre 849 et 950 d'acide carbonique pour 100 d'oxygène ; mais un de ces animaux, rendu malade par une application d'huile sur la peau, n'en exhala que dans la proportion de 803 (*a*).

(*a*) Regnault et Reiset, *Recherches sur la respiration*, expériences n°ˢ 34 et 38 sur le Chien F, et expérience n° 26, comparée aux expériences précédentes sur les Lapins.

Nous avons vu précédemment que la respiration est néces- saire à l'existence avant la naissance aussi bien qu'après, et que l'embryon, lorsqu'il est encore renfermé dans l'intérieur de l'œuf, agit sur l'air de la même manière que les Animaux par- faits (1). Mais lorsque le petit être en voie de développement n'est arrivé qu'à cette première période de son existence, il est faible et dans un état de repos presque complet ; il se nourrit, mais il ne fait guère que cela, et par conséquent nous pouvons nous attendre à voir sa respiration participer du caractère que cet acte physiologique vient de nous offrir chez les Animaux en léthargie, c'est-à-dire que les produits en seront peu abondants et que la quantité d'acide carbonique exhalé sera petite relative- ment à celle de l'oxygène absorbé. Effectivement, c'est ce qui s'observe : la quantité d'oxygène consommé par un œuf de Poule en incubation n'est que d'environ $\frac{1}{24}$ de celle que la Poule elle-même absorbe pour chaque fraction de son organisme cor- respondant au poids de l'œuf, et la portion de l'oxygène ainsi employé, au lieu d'être représentée pour les trois quarts, ou même davantage, par l'acide carbonique exhalé, comme chez la Poule, est presque trois fois plus grande que la proportion de ce dernier gaz (2).

§ 8. — L'analyse de l'air respiré par les malades atteints de choléra fournit de nouveaux faits à l'appui de la proposition

---

(1) Voyez tome I, p. 416.

(2) Dans les expériences de MM. Bau- drimont et Martin Saint-Ange, la con- sommation d'oxygène a été, terme moyen, de 130 centimètres cubes pen- dant vingt-quatre heures pour une quantité d'œufs égale à 100 grammes; l'acide carbonique exhalé, évalué de la même manière, n'était que de 57 grammes. Le maximum de la pro- duction d'acide carbonique était de 100 pour 206 d'oxygène consommé, et le minimum 21 pour 68. Pour les œufs de Couleuvre, les quantités cor- respondantes étaient : oxygène, 139 centimètres cubes; acide carbonique, 68 centimètres cubes (a).

(a) Baudrimont et Martin Saint-Ange, *Recherches anatomiques et physiologiques sur les œufs des Vertébrés (Acad. des sciences, Mém. des Savants étrangers*, 1851, t. XI, p. 627).

générale que je viens d'énoncer. Nous avons vu précédemment que, dès le début de cette affection, qui semble suspendre plus ou moins complétement l'influence de la vie sur l'organisme, le travail respiratoire s'affaiblit beaucoup (1); mais M. Doyère a constaté que l'abaissement ainsi produit est moins considérable en ce qui touche à l'absorption de l'oxygène que pour l'exhalation de l'acide carbonique. En effet, ce physiologiste a vu la proportion de ce dernier gaz tomber à 0,0081, à 0,0077 et même à 0,0023, tandis que, chez le malade où cet abaissement extrême s'observait, la proportion d'oxygène absorbé était encore de 0,0130.

Applications de ces faits. Ces recherches montrent mieux encore que ne l'avaient fait les expériences précédentes l'indépendance de ces deux ordres de phénomènes. Jadis on croyait que la formation de l'acide carbonique était une conséquence immédiate de la disparition de l'oxygène dans l'intérieur de l'appareil respiratoire ; les expériences de W. Edwards sont venues prouver que l'acide carbonique existait déjà tout formé dans l'organisme au moment où l'oxygène auquel il se substitue dans l'air est absorbé, et que ce n'est pas une combinaison chimique, mais un simple échange qui s'opère dans l'intérieur des poumons ou à la surface des branchies. On a cru ensuite pouvoir expliquer cet échange en supposant que l'oxygène de l'air, pour se dissoudre dans le sang, devait en chasser une certaine quantité d'acide carbonique, ou que la loi de la diffusion des gaz réglait ce déplacement ; mais les expériences de MM. Regnault et Reiset sont venues aussi à leur tour démentir cette hypothèse, et montrer que les quantités relatives de l'oxygène absorbé et de l'acide carbonique exhalé ne suivent pas cette loi et peuvent varier avec les conditions dans lesquelles l'appareil respiratoire fonctionne. Enfin les recherches de M. Doyère rendent encore

(1, Voyez ci-dessus, page 571.

plus manifeste l'indépendance relative de cette absorption et de cette exhalation ; car, non-seulement elles fournissent des exemples nouveaux de l'instabilité des proportions de l'un de ces gaz comparé à l'autre, mais elles établissent que dans l'état normal, aussi bien que dans l'état pathologique, l'absorption de l'oxygène est sujette à plus de variations que l'exhalation de l'acide carbonique, et que dans certains cas, chez l'Homme en santé, le dégagement de ce dernier gaz peut devenir même plus abondant que l'absorption du premier (1).

Faut-il en conclure que l'oxygène absorbé ne sert pas à produire dans la profondeur de l'organisme de l'acide carbo- nique, et que l'origine de ce dernier gaz ne réside pas dans ce phénomène de combustion physiologique dont nous avons admis jusqu'ici l'existence ? Non. Il est possible que, dans certaines circonstances, il se produise dans l'organisme un peu d'acide carbonique par suite de quelques phénomènes de dédoublement chimique comparable à celui qui résout le sucre en alcool et en acide carbonique ; mais, d'une part, la provision d'oxygène dont l'organisme est déjà chargé au moment où l'expérience du physiologiste commence, et dont l'emploi peut se continuer simultanément avec celui des nouvelles doses absorbées, et, d'autre part, la quantité considérable d'acide carbonique préexistant également dans l'intérieur des corps vivants, suf- fisent pour nous expliquer comment la quantité d'oxygène con- tenu dans l'acide carbonique expulsé à un moment donné peut être plus grande que celle de l'oxygène introduit à ce même moment dans l'économie. Les variations dont il vient d'être question n'infirment donc en rien la théorie Lavoisienne en ce qu'elle offre de fondamental, mais font voir, ainsi que beaucoup d'autres faits l'avaient déjà établi, que ce n'est pas une combi-

Ces résultats ne sont pas en désaccord avec la théorie chimique de la respiration.

(1) Les extrêmes observées par M. Doyère entre l'acide carbonique exhalé et l'oxygène absorbé sont : 1,087 et 0,862.

naison directe s'effectuant dans l'intérieur de l'appareil respiratoire entre l'oxygène de l'air et le carbone du sang qui donne
naissance à l'acide carbonique expiré; que les phénomènes
physiologiques dont le poumon ou la branchie sont le siége
sont des actes d'absorption et d'exhalation seulement; que c'est
pour être employé ultérieurement et au loin dans l'économie
que l'oxygène y pénètre, et que l'acide carbonique ne se produit
pas sur place, s'il m'est permis de m'exprimer ainsi, mais
qu'il préexiste dans le sang et qu'il se substitue seulement à
l'oxygène dans l'air respiré.

Les rapports entre la quantité d'oxygène qui disparaît de
l'air dans la respiration de l'Homme et celle de l'acide carbonique dont ce même air se trouve chargé en sortant de nos poumons peuvent donc varier beaucoup. Mais, d'après les recherches
récentes de M. Doyère, il paraîtrait que les moyennes fournies
par ces variations n'indiquent à la longue que peu de différence entre le poids de l'oxygène absorbé et le poids de
l'oxygène exhalé sous la forme d'acide carbonique. Ce physiologiste a trouvé, en effet, par un très grand nombre d'expériences faites sur un Homme adulte, que le rapport numé-
rique entre la première de ces quantités et la seconde était,
en moyenne 1 : 0,977, nombre qui se rapproche beaucoup de
l'unité (1).

Du reste, en signalant ici les variations qui se remarquent
dans les quantités d'oxygène consommées pour la respiration
de l'Homme et des Animaux, comparées aux quantités corres-

---

(1) Les extrêmes de composition
constatées par M. Doyère accusent
dans l'air expiré :

	Maxim.	Minim.
Pour l'acide carbon. produit.	0,0477	0,0405
Pour l'oxygène consommé. .	0,0518	0,0382

Les variations étaient, par conséquent, plus considérables pour
l'absorption de l'oxygène que pour
l'exhalation de l'acide carbonique (a).

(a) *Mém. sur la respiration et la chaleur humaine (Moniteur des hôpitaux,* 1854, t. II, p. 97)

pondantes d'acide carbonique exhalé, et en attribuant ces différences à des variations dans les proportions de carbone et d'hydrogène brûlés dans l'organisme, je me garderai bien de présenter ces vues autrement qu'à titre d'hypothèse. Il me paraît, en effet, très probable que ces inégalités tiennent à la nature des combustibles employés dans le travail respiratoire; mais il est possible que les faits observés soient dépendants, en partie au moins, de quelque autre circonstance, telle que des changements temporaires dans le pouvoir dissolvant du sang pour l'oxygène ou pour l'acide carbonique, ou même parfois de l'évacuation d'une quantité variable de ce produit par des voies dont l'expérimentateur n'a pas tenu compte (1).

(1) Je me garderai donc bien de rien affirmer quant aux variations qui peuvent avoir lieu dans la quantité d'hydrogène consommé dans le travail respiratoire.

En effet, il est évident que les quantités relatives d'acide carbonique exhalé et d'oxygène absorbé peuvent être modifiées pendant un certain temps par des circonstances complétement indépendantes de la combustion d'une proportion plus ou moins grande d'hydrogène dans la profondeur de l'organisme. Ainsi, par le seul fait de la gêne des mouvements respiratoires, l'air renfermé dans les cellules pulmonaires peut ne se renouveler que lentement, et, venant à se charger alors d'une quantité considérable d'acide carbonique, devient un obstacle à la diffusion ultérieure de l'acide carbonique contenu dans le sang. La quantité d'oxygène absorbé peut devenir alors momentanément

plus grande, comparativement à celle de l'acide carbonique exhalé, qu'elle ne l'est dans les circonstances ordinaires, sans que cette différence tienne à aucun changement dans l'emploi du principe comburant et dans la proportion des deux éléments combustibles fournis par l'organisme. Cela s'est réalisé dans les expériences de quelques physiologistes : dans celles de M. Van Erlach, par exemple (a).

Dans les expériences faites sur l'Homme, dans lesquelles on s'est généralement contenté du dosage des produits de la respiration pulmonaire, il y a aussi une autre cause d'erreur: c'est l'exhalation de l'acide carbonique par la surface générale du corps, phénomène sur l'examen duquel nous aurons bientôt à revenir.

Enfin, je signalerai encore, à l'occasion de ces questions ardues, quelques faits très remarquables qui ont été constatés chez la Loche des étangs par

(a) C. Van Erlach, *Versuche über die Perspiration einiger mit Lungen Athmender Wirbelthiere*. Bern, 1846.

Variations
dans l'exhalation
de l'azote.

§ 9. — L'absorption de l'oxygène et l'exhalation de l'acide carbonique, dont l'étude vient de nous occuper, constituent les phénomènes les plus importants de la respiration; mais, en commençant l'histoire de cette fonction, j'ai dit que le sang tient en dissolution de l'azote aussi bien que de l'acide carbonique et de l'oxygène; qu'il peut y avoir dégagement de cet azote du sang par la surface pulmonaire, ainsi qu'absorption de l'azote de l'atmosphère par la même surface, et que, suivant la manière dont cet échange s'effectue, la quantité d'azote existant dans l'organisme, de même que celle de l'azote contenu dans l'air respiré, peut être augmentée ou diminuée. Il serait prématuré d'examiner en ce moment quelles peuvent être les sources de l'azote existant dans le sang, et de chercher si la totalité ou une partie seulement de ce gaz y a pénétré par la voie de l'absorption pulmonaire; c'est là une question qui trouvera mieux sa place lorsque je traiterai du travail nutritif : mais, pour compléter nos connaissances relatives aux phéno-

M. Baumert, et qui montrent comment l'oxygène absorbé par les voies respiratoires ordinaires peut bien ne pas être toujours remplacé par une même proportion d'acide carbonique exhalé à l'aide du même appareil. En effet, ces poissons ont, comme nous l'avons déjà vu, une respiration intestinale aussi bien qu'une respiration branchiale (a). Mais la quantité d'oxygène qui disparaît de l'air qu'ils avalent est loin d'être représentée par l'acide carbonique évacué par la même voie, tandis que par la respiration branchiale ils expulsent au dehors, sous la forme d'acide carbonique, plus d'oxygène qu'ils n'en absorbent. L'oxygène qui pénètre dans l'économie par ces deux voies est employé en totalité ou en majeure partie pour former de l'acide carbonique ; mais ce gaz traverse plus facilement la membrane muqueuse branchiale qu'il ne passe à travers les parois de l'intestin, et de là cette distribution inégale dans les produits de la combustion comparés aux quantités du principe comburant absorbé de part et d'autre (b). Lorsque nous étudierons l'endosmose, nous verrons d'autres exemples de phénomènes du même ordre.

(a) Voyez ci-dessus, page 383.
(b) Baumert, *Chem. Untersuch. über die Respiration des Schlammpeizigers* (*Ann. der Chemie und Pharm.*, 1853, nouvelle série, t. XII, p. 3).

mènes chimiques de la respiration, c'est-à-dire à l'action des Animaux sur l'atmosphère, il nous reste à examiner maintenant les circonstances qui influent sur l'exhalation et l'absorption de l'azote.

Dans la plupart des expériences faites avec toutes les précautions nécessaires pour assurer l'exactitude des résultats, on a constaté une certaine augmentation dans la quantité d'azote contenu dans l'air qui avait servi à la respiration. Il y avait donc eu exhalation d'azote, mais la proportion suivant laquelle cette excrétion s'effectue s'est montrée fort variable. Elle a été d'ordinaire assez abondante chez les Mammifères et les Oiseaux (1), mais faible ou nulle chez les Batraciens (2), tandis que chez les Poissons c'est le phénomène inverse, c'est-à-dire une absorption considérable de ce gaz qui a été constatée par les expérimentateurs les plus habiles (3).

Les expériences de W. Edwards tendent à prouver que la température extérieure exerce sur ce phénomène une influence assez grande, sinon immédiatement, du moins à la longue, et les

Influence de la température

(1) Ainsi, dans les expériences de MM. Regnault et Reiset, il y a toujours eu exhalation d'azote chez les Mammifères et les Oiseaux qui se trouvaient dans des conditions ordinaires; mais la quantité excrétée était souvent très faible (moins d'un centième du poids de l'oxygène absorbé) et ne s'est jamais élevée à 2 centièmes du poids de ce dernier gaz (a).

(2) Dans quelques-unes des expériences de MM. Regnault et Reiset sur les Grenouilles et les Tritons ou Salamandres aquatiques, le volume de l'azote n'éprouve ni augmentation ni diminution. Dans d'autres on observa une petite absorption de ce gaz, et dans d'autres encore un faible dégagement (Op. cit., p. 183).

(3) MM. Humboldt et Provençal ont constaté l'absorption de l'azote dans toutes leurs expériences sur la respiration des Poissons. En représentant par 100 la quantité d'oxygène consommé, ils trouvèrent que l'azote absorbé variait dans la proportion de 40 à 71.

Il est à noter que ces recherches portent toutes sur des Tanches, et eurent lieu en hiver (b).

(a) Regnault et Reiset, Recherches chimiques sur la respiration, p. 214.
(b) Provençal et Humboldt, Recherches sur la respiration des Poissons (Mém. de la Société d'Arcueil, t. II, p. 378).

recherches plus récentes de MM. Regnault et Reiset conduisent
au même résultat. Ainsi, chez une Poule qui, en été, exhalait de l'azote dans le rapport de 12 parties pour 1000 d'oxygène consommé, la quantité excrétée en hiver est descendue
à 2 pour le même poids d'oxygène absorbé (1). Il paraîtrait
même que l'action du froid peut changer le sens du phénomène
et déterminer une absorption d'azote. Ainsi, dans les expériences de W. Edwards sur les Oiseaux et sur les Grenouilles,
il y avait souvent absorption de ce gaz pendant l'hiver, et toujours exhalation pendant l'été (2).

Influence du régime.

L'influence du régime sur les échanges d'azote entre l'organisme et l'atmosphère est également très remarquable. MM. Regnault et Reiset ont trouvé que, chez les Animaux privés
d'aliments, il y a souvent absorption d'azote par les voies respiratoires, et que c'est surtout chez les Oiseaux que cette consommation s'observe. Ils ont vu le même phénomène se mani-

(1) La température extérieure était
de 16 degrés dans la première expérience sur cette Poule, et à zéro dans
la seconde (a). Chez un Canard la différence entre l'exhalation de l'azote, en
été et en hiver, comparée à l'absorption d'azote, a été de 0,0084 et de
0,0008. Cette excrétion a donc été,
par rapport à l'oxygène consommé,
dix fois plus considérable en été qu'en
hiver (expér. 2 et 3).

(2) Dans une première série d'expériences sur des Moineaux, faites en
mai, à une température de 20 degrés,
il y eut exhalation d'azote dans six
cas, et absorption d'une petite quantité de ce gaz dans un cas.

En juin, à la même température,

toutes les expériences donnèrent une
exhalation d'azote, et il en fut encore
de même en octobre, la température
étant de 15 degrés.

Mais en novembre, à la même température, l'absorption de l'azote s'observa dans neuf cas sur dix, et dans
le cas unique où l'exhalation se manifesta, la quantité d'azote dégagé
était très faible (b). Le même physiologiste constata aussi l'absorption de
l'azote chez des Bruants en novembre (c), et chez les Grenouilles elle
était fréquente en octobre, mais rare
en juin et juillet (d).

MM. Regnault et Reiset ont constaté
une absorption d'azote chez des Marmottes en léthargie (expér. 40 et 43).

(a) Regnault et Reiset, *Op. cit.*, expériences nᵒˢ 1 et 8.
(b) W. Edwards, *Influence des agents physiques sur la vie*, tabl. 63 et 64.
(c) Tableau 65.
(d) W. Edwards, *Op. cit.*, p. 648.

fester chez des Animaux dont la santé était altérée par le régime anormal auquel on les soumettait ou par quelque autre cause.

Du reste, les quantités d'azote qui sont de la sorte perdues par le travail respiratoire, ou acquises par l'organisme, sont toujours très faibles ; elles ne s'élèvent que rarement à $\frac{1}{50}$ du poids de l'oxygène consommé, et ces échanges ne paraissent constituer qu'un phénomène d'une importance très secondaire dans l'histoire de la fonction dont l'étude nous occupe en ce moment ; mais nous aurons à y revenir lorsque nous nous occuperons de la nutrition.

§ 10. — Indépendamment des échanges de gaz dont l'étude vient de nous occuper, le renouvellement de l'air en rapport avec l'organisme détermine chez tous les Animaux terrestres un autre phénomène physique d'une importance moins grande, mais qui doit cependant fixer notre attention : c'est l'évaporation d'une certaine quantité d'eau, ou *transpiration pulmonaire*. J'ai déjà eu l'occasion de signaler l'existence de ce dégagement de vapeur qui accompagne le travail respiratoire, et de dire que l'eau ainsi excrétée provient en majeure partie, sinon en totalité, de sources étrangères à ce phénomène (1). La quantité d'eau qui peut se former de toutes pièces dans l'intérieur de l'organisme est insignifiante, comparée à la quantité de ce liquide qui y arrive du dehors sous la forme de boissons ou autrement, et c'est l'eau emmagasinée dans l'organisme, quelle qu'en soit l'origine, qui alimente cette exhalation; mais ce dernier phénomène, quoique n'étant pas dans la dépendance absolue du travail respiratoire, s'y trouve lié d'une manière si intime, qu'on ne peut guère les séparer dans les études physiologiques.

Ce sujet a souvent fixé l'attention des expérimentateurs. Sanc-

Transpiration pulmonaire.

_____

(1) Voyez tome I, page 491.

torius fut un des premiers à s'en occuper, et il se condamna à passer la plus grande partie de sa vie dans une balance, pour mieux comparer, d'une part, les pertes produites à la transpiration, et, d'autre part, les gains dus à l'ingestion des aliments (1). Ses expériences datent du commencement du xviie siècle, et furent bientôt suivies par les recherches d'un assez grand nombre d'autres médecins (2). L'illustre Lavoisier et son colla-

(1) SANCTORIUS (ou SANTORIUS) exerça la médecine à Venise après avoir professé avec éclat à l'École de Padoue, et mourut dans la première de ces villes en 1636. Il attribuait à la transpiration insensible une très grande importance pour l'hygiène, et, pour en mesurer l'intensité et les variations, il se plaçait journellement dans une balance afin de constater le poids de son corps, et il pesait également tous les aliments dont il faisait usage, ainsi que toutes les matières qu'il évacuait. Malheureusement il ne publia pas les tableaux numériques obtenus ainsi, et se borna à présenter sous la forme d'aphorismes les résultats déduits de ses observations. Son ouvrage, publié en 1614, sous le titre de : *Ars de statica medicinâ*, a eu plusieurs éditions. Sanctorius fut le premier qui chercha à déterminer expérimentalement la quantité de vapeur aqueuse qui s'échappe du corps humain par les voies respiratoires.

(2) Dodart, médecin très distingué de la Faculté de Paris, fit pendant plus de trente ans des observations relatives à l'influence que le régime et d'autres circonstances exercent sur la transpiration insensible ; mais il dut surtout sa célébrité à ses travaux sur la botanique et sur la théorie de la formation de la voix humaine. Il mourut en 1707, et ses recherches sur la statique médicale furent publiées plus tard par Noguez (a).

Quelques années après, Keill, médecin anglais, résidant à Northampton, disciple de Duverney, publia de nouvelles observations sur la marche de la transpiration insensible (b). On lui doit aussi une série de recherches sur la force du cœur, sur les sécrétions, etc., et un traité élémentaire d'anatomie humaine qui a eu beaucoup de succès.

Vers la même époque, un autre médecin anglais, Rye, s'occupa de recherches analogues sur les pertes que le corps humain éprouve par évaporation (c), et un disciple de Boerhaave, J. de Gorter, professeur de l'école hollandaise de Hardewick, publia un travail de même nature, dans lequel on trouve plusieurs résultats intéressants (d).

(a) Voyez l'*Histoire de l'Académie des sciences*, 1696, t. II, p. 276, et le Recueil de Noguez, intitulé : *De statica medicina aphorismorum explanatio physico-medica , cui statica medicinâ, tum Gallica et*. Dodart, *tum Britannica et*. Keill, *notis aucta accedit*. Duisburgy, 1753.
(b) Keill, *Medicina statica Britannica*, opuscule inséré dans son ouvrage intitulé : *Tentamina physico-medica* (Londres, 1718).
(c) Rye, *Medicina statica Hibernica*.
(d) Gorter, *De perspiratione insensibili*. Leyde, 1725.

borateur Seguin (1.) ajoutent aussi des faits précieux à tous ceux déjà recueillis par leurs devanciers. Mais c'est surtout aux travaux plus modernes d'un savant dont j'ai souvent la satisfaction de citer ici le nom, que la science est redevable des observations les plus propres à nous éclairer sur la nature et les lois de ce phénomène.

Nous allons voir, en effet, que l'exhalation aqueuse, tout en ayant son siége dans l'organisme vivant, est un acte purement physique. C'est aux recherches expérimentales de W..Edwards que la connaissance de ce fait est principalement due, et depuis lors l'étude de la transpiration est devenue doublement instructive : car, tout en nous faisant connaître une fonction importante, elle nous montre de la manière la plus nette le rôle que les forces générales de la Nature peuvent jouer dans l'accomplissement du travail physiologique dont l'économie animale est le siége. *Lois de ce phénomène.*

En 1743, Lining s'occupa de la statique physiologique au même point de vue ; ses expériences furent faites à Charlestown, dans l'Amérique septentrionale, et offrent de l'intérêt (a). J'aurai également à citer des recherches analogues faites en Angleterre, vers le milieu du siècle dernier, par Robinson (b) et par Hales (c). Enfin, je ne dois pas omettre ici le nom d'un malheureux jeune homme qui déploya dans ses recherches relatives à l'influence du régime sur la transpiration et les autres évacuations un zèle si mal entendu, qu'il mourut victime des privations auxquelles il s'as-

treignit : c'est W. Stark. Il périt d'inanition en 1770 (d).

(1) Le *Premier Mémoire sur la transpiration des Animaux*, par Lavoisier et Seguin, fut inséré dans les *Mémoires de l'Académie des sciences* pour 1790, mais publié seulement en 1797, après la mort du savant illustre dont je viens de rétablir ici le nom au premier rang dans cette association où les parts devaient être si inégales. Un *Second Mémoire sur la transpiration*, par les mêmes, parut en 1814, dans les *Annales de chimie*, t. XC, p. 5.

(a) Lining, *Account of Statical Experiments made Several Times in a Day, upon Himself for a Whole Year* (Philos. Trans., 1743, vol. XLII, p. 491, et 1744, vol. XLIII, p. 318).
(b) Robinson, *Dissertation sur la quantité de la transpiration*, trad. de l'anglais. Paris, 1749.
(c) Hales, *Statical Essays*, t. II, p. 322.
(d) Stark, *Statical Experiments, or Observations made on the Weight of the Body, with a View to Determine how far it is Affected both in the Day and Night by the Discharges of Perspiration and Urine* (Works of Stark, London, 1788, p. 160).

La physique nous apprend que les molécules de l'eau sont douées d'une sorte d'élasticité qui tend à les disperser dans l'espace sous la forme de vapeur, que cette force expansive augmente avec la température, et que l'état liquide ou aériforme de l'eau dépend du rapport existant entre cette élasticité et la pression à laquelle cette substance est soumise. Les êtres vivants renferment toujours de l'eau, et, pour empêcher ce liquide de s'évaporer, il faudrait que les tissus qui les limitent et qui séparent cette eau de l'atmosphère fussent imperméables; mais il n'en est pas ainsi : les tissus organiques, avons-nous dit, se laissent traverser plus ou moins rapidement par les fluides, et, par conséquent, les corps vivants doivent perdre sans cesse par évaporation une portion de l'eau dont l'organisme est chargé.

Les choses se passent effectivement de la sorte, et l'expérience prouve que cette évaporation dans le corps vivant marche comme elle le ferait dans un corps inerte, et qu'elle est régie par les lois de la physique seulement. En effet, la vie paraît y influer seulement d'une manière, indirecte en modifiant le degré de perméabilité des tissus que l'eau doit traverser pour s'échapper au dehors ; en rendant tantôt plus rapide, tantôt plus lent, l'abord des liquides dans le voisinage de la surface d'évaporation, ou en agissant de quelque autre manière sur les conditions physiques de l'organisme.

La physique nous enseigne aussi que la rapidité avec laquelle l'évaporation s'effectue à l'air dépend non-seulement de la tension de la vapeur et de la pression, mais aussi de la facilité plus ou moins grande que la vapeur trouve à cheminer dans l'espace où elle se répand, et que l'interposition d'un volume d'air saturé d'humidité est un obstacle qui en ralentit la dispersion. C'est pour cette raison que les corps mouillés se sèchent beaucoup plus vite dans l'air agité que dans l'air calme, et par conséquent nous devons nous attendre à trouver que l'activité de la transpiration dont l'organisme est le foyer sera subordonnée aussi au renouvellement plus ou moins rapide de l'air au contact des surfaces humides.

On voit donc que toutes les circonstances dont la réunion est commandée par les besoins de la respiration des Animaux terrestres doivent tendre à activer l'évaporation là où le travail respiratoire a son siége, et à lier en quelque sorte l'excrétion de la vapeur aqueuse à l'excrétion de l'acide carbonique dont l'organisme se débarrasse sans cesse.

C'est chez les Animaux à sang froid que la marche des pertes par évaporation, ou de la transpiration insensible, comme disent souvent les physiologistes, est le plus facile à étudier; et en exposant les résultats auxquels cette étude conduit, je ne saurais mieux faire que de suivre pas à pas les recherches de mon frère, feu W. Edwards, dont je ne crains pas de citer le travail comme un modèle d'investigation logique.

§ 11. — Les Grenouilles, ainsi que nous l'avons déjà dit, respirent presque aussi activement par la peau que par les poumons, et c'est aussi par ces deux voies que l'eau à l'état de vapeur s'échappe de l'organisme. Plus tard nous distinguerons la transpiration pulmonaire de la transpiration cutanée, et nous chercherons quelle est la part afférente à chacune de ces excrétions; mais, pour le moment, il serait inutile de les séparer, et nous ne nous occuperons que de l'ensemble des phénomènes.

Si l'on expose à l'air libre une Grenouille morte et qu'on la pèse d'heure en heure, on voit que son poids diminue de plus en plus à mesure que l'évaporation dure plus longtemps. Les pertes ne sont pas égales pour des temps égaux. On remarque des fluctuations assez grandes dues sans doute à des variations dans les conditions extérieures dont l'expérimentateur ne saurait tenir un compte exact; mais la tendance générale de ces différences indique une diminution dans l'activité de l'évapora-

Influence de l'abondance des liquides de l'organisme.

tion à mesure que la quantité d'eau existant dans le corps de l'Animal diminue elle-même.

Cela pouvait se prévoir pour un corps privé de vie. Mais les choses ne se passent pas autrement chez la Grenouille vivante qui est exposée à l'air et qui ne renouvelle pas la provision de liquides dont son organisme est chargé.

Prenons un exemple puisé dans les nombreux tableaux numériques dont l'auteur du livre *De l'influence des agents physiques sur la vie* a enrichi son ouvrage (1).

Une Grenouille placée dans les conditions que je viens d'indiquer a perdu :

	Gram.
Pendant une première période de trois heures.	2,0
Pendant une deuxième période de trois heures.	1,7
Pendant une troisième période de même durée.	1,1

Ainsi, pendant cette première série de neuf heures, elle a perdu en tout $4^{gr},8$.

	Gram.
Pendant une deuxième période de la même durée, la perte a été de.	4,0
Et pendant une troisième période également de neuf heures, cette perte n'était plus que de	2,8

Des faits du même ordre ont été constatés non-seulement chez d'autres Batraciens et chez divers Reptiles (2), mais aussi chez des Mammifères et des Oiseaux (3). On peut donc poser en règle générale que, toutes choses égales d'ailleurs, *les pertes par évaporation sont d'autant plus grandes, que l'animal est plus rapproché de son état de saturation,* c'est-à-dire de l'état

(1) *Op. cit.*, tabl. 6, n° 1, p. 589.

(2) Crapauds et Tritons (*Op. cit.*, p. 586), Lézards (p. 608), Couleuvres (*Op. cit.*, p. 611).

(3) Voyez les tableaux 55, 56 et 57, relatifs aux pertes de poids de Cochons d'Inde, de Souris et de Moineaux (a).

(a) W. Edwards, *De l'influence des agents physiques sur la vie*, p. 637 à 640.

dans lequel son organisme est chargé de la quantité d'eau la plus forte qui soit compatible avec sa constitution.

A l'appui de cette conclusion, je citerai une expérience faite par Magendie. Ayant injecté un litre d'eau tiède dans les veines d'un Chien, il vit la respiration de cet animal devenir haletante, et l'exhalation de vapeur aqueuse par les voies pulmonaires devenir beaucoup plus abondante que dans les circonstances ordinaires (1). On s'explique aussi par ce fait l'augmentation dans la transpiration que plusieurs physiologistes ont remarquée à la suite des repas, et il est probable que la divergence d'opinion qui existe parmi les anciens auteurs, au sujet de l'influence de la digestion sur ce phénomène, dépend en partie de la quantité de liquides ou d'aliments secs ingérés dans l'estomac (2).

Chacun sait que l'évaporation est plus rapide dans l'air sec que dans l'air humide, et que dans de l'air qui est saturé de vapeur aqueuse, l'évaporation est nulle. Si la transpiration des Animaux est soumise, comme je l'ai dit, aux lois de la physique qui régissent la production de la vapeur, il faudra donc

Influence de l'état hygrométrique de l'air.

(1) Dans cette expérience (a), la quantité d'eau en circulation dans l'organisme était beaucoup augmentée, et par conséquent les pertes par évaporation spontanée pouvaient devenir plus grandes que dans les circonstances ordinaires ; mais les effets produits devaient être très complexes à cause de l'action de ce liquide sur le sang et les accidents qui devaient en résulter. Si elle était seule, je n'oserai donc en rien conclure touchant la marche normale des phénomènes de transpiration ; mais comme les résultats qu'elle donne s'accordent avec la règle précédemment établie sur des faits plus probants , il est permis de l'invoquer.

(2) M. Valentin a observé aussi une très grande augmentation dans la quantité de vapeur aqueuse exhalée des poumons dans une expérience faite sur une personne qui venait de boire une certaine quantité d'eau. Elle s'est élevée à 467 et même à 480 milligrammes par minute, au lieu de 205 à 270, comme cela avait lieu dans les circonstances ordinaires (a).

Sanctorius a posé en axiome, que la transpiration est très faible pendant

(a) Magendie, *Mémoire sur la transpiration pulmonaire* (*Nouveau Bulletin de la Société philomatique*, 1811, t. II, p. 253).
(a) Valentin, *Lehrbuch der Physiologie des Menschen*, 1847. Bd. I, p. 536.

que l'activité de cette fonction soit, jusqu'à un certain point, subordonnée à l'état hygrométrique du milieu ambiant. Et effectivement, la comparaison de la marche de l'évaporation chez des Grenouilles placées, les unes dans de l'air très sec, les autres dans de l'air presque à l'humidité extrême, montre des différences qui d'ordinaire s'élèvent du simple au double (1). Des différences non moins considérables s'observent dans les pertes que la transpiration fait subir aux Mammifères et aux Oiseaux, suivant que l'air est sec ou humide (2). Quelquefois même l'organisme, au lieu de perdre par évaporation dans de l'air saturé de vapeur aqueuse, augmente de poids : car ce qui arrive pour les gaz de l'atmosphère peut se produire aussi pour les vapeurs, et il peut y avoir à la surface respiratoire absorption d'eau au lieu d'exhalation. Des cas de ce genre se sont rencontrés dans les expériences des physiologistes, et l'étude de la transpiration chez l'Homme a fourni aussi des exemples d'une augmentation dans le poids du corps par le seul fait de l'inspiration d'un air fortement chargé d'humidité (3).

les trois heures qui suivent les repas, parce que la Nature, dit-il, étant toute à la digestion stomacale, lui fournit des matériaux et ne peut guère s'occuper de la transpiration. Dans d'autres parties de son livre, il parle cependant de l'abondance de la transpiration après le repas.

Les données numériques fournies par Keill ne sont pas d'accord avec cette opinion, et les expériences de Dodart conduisent à un résultat opposé.

Lavoisier et Seguin tirent de leurs recherches la conclusion suivante : « Lorsque toutes les autres circon-stances sont semblables, c'est pendant la digestion que la perte de poids occasionnée par la transpiration est à son *maximum*. Cette augmentation de transpiration pendant la digestion, comparativement avec la perte qui existe lorsqu'on est à jeun, est, terme moyen, de 2 grains 3 dixièmes par minute » (sur 32 grains) (a).

(1) W. Edwards, *Op. cit.*, tabl. 10, p. 594 et 595.

(2) *Op. cit.*, page 215, et tabl. 59, p. 641.

(3) Keill et Lining ont rapporté des exemples de cette absorption de vapeur aqueuse par les voies respira-

(a) Lavoisier et Seguin, *Second Mémoire sur la transpiration (Ann. de chimie*, t. XC, p. 19).

L'influence de la pression barométrique sur la transformation des liquides en vapeurs est un fait de physique trop bien
connu de tous pour qu'il soit nécessaire de nous y arrêter ici, à
moins que ce ne soit pour montrer que, sous ce rapport aussi,
les choses se passent de la même manière à la surface des
corps vivants et dans la nature inorganique. On sait avec
quelle rapidité l'eau s'évapore dans le vide et même dans de
l'air raréfié par une diminution notable de la pression atmosphérique. Si la transpiration est un phénomène essentiellement physique, il faut donc que, toutes choses étant égales
d'ailleurs, la marche en soit subordonnée à la pression que
l'organisme supporte. On ne possède sur ce sujet que peu de
données numériques ; mais les faits sont parfois tellement
patents, qu'on n'a pas besoin de les mesurer pour en saisir la
portée.

Ainsi une des circonstances dont les aéronautes se plaignent
lorsqu'ils s'élèvent à des hauteurs considérables dans l'atmosphère, est le desséchement du gosier, la soif et la difficulté de
la déglutition (1), symptômes qui dénotent une activité insolite
dans l'exhalation dont l'organisme est le siége. Il est probable
aussi que les sensations pénibles dont la plupart des voyageurs
ont souffert en gravissant les hautes montagnes sont dues en
partie à la même cause (2).

Influence
de la pression
atmosphérique.

toires. Le premier de ces expérimentateurs assure qu'une nuit le poids de
son corps augmenta de la sorte de
18 onces. Lining fait mention de trois
cas du même genre, dans l'un desquels
l'absorption pulmonaire dépassa l'exhalation de 8 onces et demie dans
deux demi-heures (a). Ces faits ont été
rapprochés et discutés par W. Edwards (b).

(1) Gay-Lussac, *Relat. d'un voyage
aérostatique* (*Ann. de chimie*, t. LII,
p. 75).

(2) Il est question de ces accidents
dans les récits de presque tous les
voyageurs qui se sont élevés à de très

(a) *Philos. Trans.*, 1743, p. 496.
(b) *Influence des agents physiques*, p. 363 et suiv.

J'ai rappelé , il y a quelques instants , un fait dont la connaissance est banale, au sujet de l'influence de l'agita-

grandes hauteurs. Acosta, missionnaire espagnol qui visita la Cordillère des Andes peu de temps après la conquête du Pérou, en parle et fait remarquer que les Animaux y sont exposés aussi bien que les Hommes (a). Bouguer, qui faisait partie de la commission scientifique dirigée par la Condamine et chargée d'exécuter dans les mêmes régions des travaux relatifs à la détermination de la figure de la terre (b) ; l'illustre physicien de Berlin, M. de Humboldt (c), et M. Boussingault (d), qui, à des époques plus rapprochées de nous, ont monté au sommet du Chimborazo, situé à plus de 6500 mètres au-dessus du niveau de la mer ; enfin, de Saussure (e) et la plupart des voyageurs qui ont fait l'ascension du Mont-Blanc, ou qui ont visité les pics encore plus élevés de l'Himalaya (f), ont éprouvé des symptômes analogues, et l'on désigne souvent cet ensemble de phénomènes morbides sous le nom de *mal des montagnes.*

Parvenu à une certaine hauteur, on éprouve généralement dans ces voyages un grand épuisement des forces musculaires, une accélération du pouls, une gêne de la respiration qui augmente au moindre mouvement, une soif intense, divers accidents nerveux dont nous n'avons pas à nous occuper ici, souvent même des hémorrhagies et une inflammation de la conjonctive et de la peau du visage.

Boyle attribua ces accidents à la raréfaction de l'air (g) ; mais Haller fit remarquer très judicieusement qu'ils dépendent en partie de la fatigue produite par la marche ascensionnelle sur les pentes rapides des hautes montagnes, car les mêmes symptômes ne s'observent pas chez les personnes qui résident à des altitudes correspondantes à celles où les voyageurs commencent d'ordinaire à en souffrir (h).

A l'appui de cette opinion, j'ajouterai que ces accidents ne se manifestent pas avec la même intensité dans les

(a) *Histoire naturelle et morale des Indes,* par J. Acosta, traduite par R. Regnault, 2e édition, 1606, liv. III, chap. IX, p. 87.

(b) *La figure de la terre déterminée par les observations de Bouguer et la Condamine,* in-4, 1749 ; *Relation abrégée du voyage fait au Pérou par messieurs de l'Académie des sciences,* etc., p. xxxxj et suiv.

(c) *Notice de deux tentatives d'ascension du Chimborazo,* par Alex. de Humboldt (*Nouvelles Annales des voyages,* t. LXXX, 1838, p. 24).

(d) *Ascension au Chimborazo exécutée le 16 décembre 1831 par M. Boussingault* (*Annales de chimie,* 1835, t. LVIII, p. 155).

(e) *Voyage dans les Alpes,* par H.-B. de Saussure, in-4, 1796, t. IV, p. 146 et suivantes, p. 207, etc.

— Lepileur, *Sur les phénomènes physiologiques qu'on observe en s'élevant à une certaine hauteur dans les Alpes* (*Comptes rendus de l'Académie des sciences,* 1845, t. XX, p. 1199).

(f) Moorcroft, *A Journey to Lake Manasarovara* (*Asiatick Researches,* t. XII, Calcutta, 1816, p. 407).

—— Gerard, *Journal of an Excursion through the Himalayah Mountains* (Brewster's *Edinb. Journ. of Science,* 1849, t. I, p. 49).

(g) Boyle, *New Exper. on the Spring of Air* (*Works,* t. I, p. 105, et t. III, p. 374).

(h) Haller, *Elementa physiologiæ,* t. V, p. 3.

tion de l'air atmosphérique sur la rapidité de l'évaporation des liquides. Cette influence est également manifeste dans

ascensions aérostatiques, où le voyageur reste presque immobile. Ainsi Gay-Lussac dit positivement que lorsqu'il se trouvait à une hauteur de plus de 3400 mètres au-dessus du niveau de la mer, sa respiration, quoique un peu gênée, ne l'incommodait pas au point de le porter à vouloir descendre.

La fatigue musculaire joue un grand rôle dans ce phénomène, et pourrait bien être la seule cause des accidents nerveux qui se manifestent, tels que les vomissements, l'étourdissement, etc., car j'ai souvent éprouvé des sensations du même genre en montant les marches de l'escalier d'un édifice élevé, mais dont la hauteur était insignifiante, comparée à celle où les voyageurs commencent à en souffrir.

Cependant, tout me porte à croire que l'affaiblissement du travail respiratoire, d'une part, et l'augmentation dans l'évaporation pulmonaire et cutanée, d'autre part, ont en réalité une grande influence sur la manifestation de cet ensemble de symptômes.

C'est principalement par cette dernière circonstance que de Saussure (a) et W. Edwards (b) ont cherché à expliquer l'ensemble des phénomènes dont se compose le mal des montagnes. En effet, un des symptômes les plus constants dont parlent les voyageurs est une soif ardente, et presque tous se plaignent aussi de la gerçure de la peau du visage. M. Boussingault, il est vrai, combat cette opinion, en se fondant sur ce que l'air est souvent très chargé d'humidité sur les hautes pentes neigeuses. Mais, lors même que l'air y serait à l'humidité extrême, cela n'empêcherait pas la transpiration pulmonaire d'y être considérablement augmentée. En effet, dans ces régions élevées, l'air est toujours très froid et ne peut renfermer, par conséquent, qu'une très petite quantité pondérale de vapeur aqueuse ; mais, en pénétrant dans nos poumons, cet air prend une température de 35 à 37 degrés, et la proportion d'eau qui y existait est alors bien loin de suffire pour le saturer d'humidité. On sait aussi, par les expériences sur l'évaporation à la surface des corps inertes, auxquelles de Saussure s'est livré durant une de ses ascensions au Mont-Blanc, que sous une faible pression atmosphérique, la production de la vapeur est activée par l'élévation de la température bien plus que par la sécheresse de l'air. Ainsi, au col du Géant, c'est-à-dire à 3426 mètres au-dessus du niveau de la mer, il trouva que les effets de la chaleur sur l'évaporation étaient trois fois plus considérables que dans la plaine, et, à mesure que l'on s'élève davantage, la différence se prononce de plus en plus. La transpiration qui s'effectue à la surface libre des organes du corps de l'Homme et des Animaux à sang chaud, dont la température est d'environ 36 degrés, doit donc y être au moins trois fois plus forte que dans la plaine.

Une observation faite par M. Boussin-

(a) De Saussure, *Op. cit.*, p. 265.
(b) W. Edwards, *De l'influence des agents physiques sur la vie*, p. 494.

la marche de la transpiration chez les Animaux vivants. Ainsi on voit, dans les expériences de W. Edwards, que

gault lui-même vient à l'appui de cette manière de voir. Ce savant a constaté que, dans l'ascension des très hautes montagnes, il est fort utile de se couvrir le visage d'un masque de taffetas léger pour empêcher la gerçure ou l'inflammation de la peau du visage. Il attribue cette altération des téguments en grande partie au moins à l'action d'une trop vive lumière; mais elle me semble provenir plutôt de la dessiccation, et l'emploi utile du masque ou d'un voile s'explique facilement dans cette hypothèse, car ce vêtement retient une portion de l'humidité expulsée des poumons et détermine la formation d'un bain de vapeur autour de la face.

Je rappellerai aussi qu'en général les souffrances attribuées à la raréfaction de l'air ne se manifestent que lorsqu'on est parvenu à la hauteur des neiges perpétuelles, quelle que soit du reste l'altitude absolue où celles-ci commencent, c'est-à-dire lorsqu'on est arrivé dans une région où l'air est à la fois rare et froid.

De Saussure a remarqué aussi qu'aussitôt qu'il était descendu au-dessous d'un certain niveau, les accidents dont il souffrit pendant sa station au sommet du Mont-Blanc se dissipèrent.

D'autres symptômes du mal des montagnes me semblent dus à l'insuffisance de la quantité d'oxygène introduit dans les poumons à chaque inspiration. En effet, de Saussure raconte qu'étant au sommet du Mont-Blanc, il ne pouvait faire une quinzaine de pas sans être essoufflé, mais que quelques instants de repos suffisaient pour lui faire reprendre haleine, et qu'alors il lui semblait qu'il pourrait aller très loin tout d'une traite; cependant le moindre effort l'essoufflait de nouveau (a). M. Boussingault nous dit aussi qu'à une hauteur de 4800 mètres, les mulets dont il se servait dans la première partie de son ascension au Chimborazo avaient la respiration précipitée, haletante, qu'ils s'arrêtaient presque à chaque pas pour faire une longue pause, et qu'ils n'obéissaient plus à l'éperon (b). Parvenus à une élévation encore plus grande, et ayant quitté depuis longtemps leurs montures, ce savant et ses compagnons de voyage commencèrent à éprouver à un plus haut degré l'effet de la raréfaction de l'air. « Nous étions forcés de nous arrêter tous les deux ou trois pas, dit-il, et souvent même de nous coucher pendant quelques secondes. Une fois assis, nous nous remettions à l'instant même; notre souffrance n'avait lieu que pendant le mouvement (c). » Or, nous savons que l'exercice musculaire détermine toujours une accélération dans le travail respiratoire, et si, dans les circonstances ordinaires, la marche ne nous fait pas perdre haleine, c'est parce que nous avons le pouvoir d'augmenter beaucoup la capacité

(a) De Saussure, *Voyage dans les Alpes*, t. IV, p. 155.
(b) Boussingault, *Op. cit.* (*Annales de chimie*, 1835, t. LVIII, p. 163).
(c) Voyez ci-dessus, p. 487 et suiv.

les Grenouilles placées à l'embrasure d'une fenêtre perdent par évaporation, dans un même espace de temps, quatre ou

respiratoire au delà des limites de la capacité inspiratrice normale (a); mais si, à raison de la petite quantité pondérale d'oxygène attiré dans les poumons par chaque mouvement du thorax, nous sommes obligés d'employer la capacité de réserve. lors même que nous sommes au repos, il ne nous restera rien pour subvenir au surcroît du travail aspirateur que nécessite l'état d'activité musculaire, et ce sera par le nombre des inspirations que nous serons obligés de suppléer à l'amplitude de ces mouvements. Ainsi la respiration deviendra d'autant plus difficile que la différence entre la capacité respiratoire ordinaire et la capacité inspiratrice extrême sera moindre, et cela nous explique aussi pourquoi les divers individus sont influencés d'une manière très inégale par la raréfaction de l'air, car nous avons déjà vu que cette dilatabilité de réserve varie beaucoup quant à son étendue.

La diminution dans la pression atmosphérique peut troubler aussi le travail respiratoire en modifiant la quantité d'oxygène dont une quantité donnée de sang est susceptible de se charger, ou en modifiant le dégagement de l'acide carbonique dissous dans ce liquide. Nous voyons en effet que dans les expériences de Legallois cela a été constaté (b). Il est donc probable que le mal des montagnes est un phénomène très complexe résultant à la fois de l'insuffisance de la respiration, de l'abondance de l'évaporation, de la fatigue, et peut-être aussi des effets mécaniques de la diminution de la pression externe sur le jeu de diverses parties de notre organisme.

Mais ce qui est moins facile à comprendre, c'est l'influence de l'habitude sur les effets de l'air raréfié. Les faits cités par Haller et surtout ceux rapportés par M. Boussingault montrent que les personnes qui habitent d'ordinaire à de grandes hauteurs n'éprouvent aucun des inconvénients dont se plaignent les voyageurs lorsqu'en gravissant des montagnes, ils arrivent à la même altitude. « Ainsi, quand on a vu, dit M. Boussingault, le mouvement qui a lieu dans des villes comme Bogota, Micuipampa, Potosi, etc., qui atteignent 2600 à 4000 mètres de hauteur; quand on a été témoin de la force et de la prodigieuse agilité des toréadors dans un combat de taureaux de Quito, élevé de 3000 mètres; quand on a vu enfin des femmes jeunes et délicates se livrer à la danse pendant des nuits entières dans des localités presque aussi élevées que le Mont-Blanc, là où le célèbre de Saussure trouvait à peine assez de force pour consulter ses instruments, et où ses vigoureux montagnards tombaient en défaillance en creusant un trou dans la neige; si j'ajoute qu'un combat célèbre, celui de Pichincha, s'est donné à une hau-

(a) Voyez ci-dessus, page 478.
(b) Legallois, Œuvres, t. II, p. 63 et suiv.

cinq fois plus si cette fenêtre est ouverte que si elle est fermée (1).

teur peu différente de celle du Mont-Rose (4636 mètres), on m'accordera, je pense, que l'Homme peut s'accoutumer à respirer l'air raréfié des plus hautes montagnes (*a*). »

L'opinion de M. Boussingault à cet égard me paraît incontestable ; mais l'explication du fait n'est pas facile, et il serait intéressant d'examiner si l'influence de l'habitude n'amènerait pas dans ces hautes régions une puissance plus grande dans les muscles dilatateurs du thorax et la possibilité d'exécuter sans fatigue des inspirations plus grandes que dans les circonstances ordinaires. Je n'ai trouvé aucun renseignement à ce sujet ni dans les relations des voyageurs, ni auprès des personnes qui ont habité les régions élevées de l'Amérique méridionale, et que j'ai pu consulter. Il serait intéressant d'examiner également si l'habitude de l'air raréfié n'amènerait pas à la surface de la membrane muqueuse des voies pulmonaires une sécrétion plus abondante qui fournirait à l'évaporation et protégerait contre la dessiccation les parois des cavités respiratoires.

Je citerai, à ce sujet, une remarque faite par un voyageur anglais dans l'Inde, Govan. Cet auteur rapporte qu'il ne ressentit pas lui-même les symptômes du mal des montagnes, quand il se trouvait dans les hautes chaînes de l'Himalaya, mais qu'il en avait entendu parler comme de choses ordinaires, et il ajoute que dans ces cas les Indiens vantent beaucoup l'usage de morceaux de sucre que l'on suce pour empêcher la gêne de la respiration. Cela se comprend très bien ; car le sucre excite la salivation, et, en amenant des liquides dans la bouche et le pharynx, cette substance peut diminuer par conséquent l'effet desséchant de l'air inspiré (*b*).

Nous aurons à revenir sur ce sujet lorsque nous traiterons de la circulation, et je me bornerai à ajouter ici qu'il serait également intéressant d'examiner si, dans les régions où le mal des montagnes se manifeste, l'air ne serait pas chargé d'une proportion d'ozone plus grande que dans les circonstances ordinaires ; car on sait que l'oxygène modifié de la sorte devient un véritable poison pour les Animaux (*c*). On sait aussi, par les expériences de M. Buchevalder, qu'à la hauteur de la région des nuages, l'air contient plus d'ozone qu'à des altitudes moins grandes (*d*).

(1) Tableaux 7 et 8, p. 590.

On voit dans les tableaux 22 et 23 des faits du même ordre obtenus par des expériences sur des Lézards ; enfin des recherches faites sur la transpiration des Animaux à sang chaud ont conduit à un résultat analogue (*e*).

(*a*) Boussingault, *Op. cit.* (*Ann. de chimie*, t. LVIII, p. 167).

(*b*) Voyez *Additional Observations on the Natural History and Physical Geography of the Himalayah Mountains* (Brewster's *Edinb. Journ. of Science*, t. II, 1825, p. 282).

(*c*) Schönbein, *Ueber einiges mittelbare physiologische Wirkungen der atmosphärischen Electricität* (Henle und Pfeufer's *Zeitschrift für rationelle Medizin*, 1851, nouvelle série, Bd. I, p. 388).

(*d*) Voyez Schönbein, *loc. cit.*, p. 397.

(*e*) W. Edwards, *De l'influence des agents physiques sur la vie*, p. 225.

Pour étudier l'influence de la température sur la marche de la transpiration, il est bon de prendre également comme point de départ les Batraciens. Chez ces Animaux, les pertes par évaporation augmentent avec la température, et, lorsque les autres conditions atmosphériques sont les plus défavorables à la production de la vapeur, on voit encore la transpiration enlever deux fois plus d'eau à **20** degrés qu'à zéro, et sept fois plus à **40** degrés qu'à cette dernière température (1).

Chez les Animaux à sang chaud, les phénomènes sont plus complexes, et pour les bien comprendre, il devient nécessaire de distinguer la transpiration pulmonaire de la transpiration cutanée. En effet, lorsque ces animaux se trouvent à l'air libre, la température propre de leur corps n'exerce que peu d'in-fluence sur la température du milieu ambiant, dont les particules sont trop mobiles pour que la couche gazeuse en contact avec la surface de la peau puisse s'y échauffer beaucoup. C'est donc la température initiale de l'air qui influe le plus sur la quantité de vapeur aqueuse dont cet air peut se charger, et par con-séquent sur la quantité que celui-ci peut soustraire à la surface extérieure du corps qu'il baigne. Aussi la transpiration cutanée est-elle d'autant plus abondante que la température de l'air est plus élevée, et, indépendamment de la sécrétion aqueuse qui, sous la forme de sueur, peut venir ajouter à ses effets, quand la chaleur est forte, les pertes par simple exhalation sont sus-ceptibles de varier ainsi dans des limites assez étendues.

Pour la transpiration pulmonaire, les choses ne se passent pas tout à fait de même, et l'état hygrométrique initial de l'air inspiré influe beaucoup sur les effets de la température. Effective-ment, l'air qui pénètre dans les poumons en traversant la bouche ou les fosses nasales, le pharynx, la trachée et les bronches, séjourne en général assez longtemps dans le corps pour se

(1) W. Edwards, *Op. cit.*, p. 96.

mettre à peu près en équilibre de température avec l'organisme, et pour avoir, en sortant de l'appareil respiratoire, une température presque constante. Il en résulte qu'à volumes égaux, chaque expiration doit verser dans l'atmosphère à peu près la même quantité de vapeur aqueuse, quelle que soit la température extérieure; mais l'activité de la transpiration ne se mesure pas sur ces quantités seulement, et dépend de la différence qui existe entre la quantité de vapeur que l'air tient en suspension quand ce fluide entre dans les voies respiratoires et quand il en sort. Si l'air inspiré était à l'état de sécheresse extrême, sa température initiale n'influerait que peu sur la quantité de vapeur qu'il pourrait enlever à l'organisme, puisqu'il acquerrait toujours une température constante dans l'intérieur du corps vivant (1). Mais si l'air inspiré n'est pas à l'état de séche-

---

(1) M. Barral, qui a fait usage de la méthode indirecte dont il a déjà été question, pour évaluer la quantité d'eau excrétée de l'organisme par la transpiration chez l'Homme, a trouvé que cette évaluation est notablement plus élevée en hiver qu'en été. Les expériences faites en hiver lui donnèrent, pour le poids de l'eau ainsi évacuée en vingt-quatre heures, 1287 grammes, et en été 1141 grammes, différence que ce chimiste attribue à ce que, pendant la saison froide, l'air arrivait dans les poumons moins chargé de vapeur aqueuse qu'en été, et que, par conséquent, en s'élevant toujours à peu près à la même température dans les poumons, devait y déterminer une évaporation plus rapide dans le premier cas que dans le second (a).

Du reste, les variations dans la transpiration pulmonaire que détermine la température de l'air inspiré dépendraient aussi de la rapidité avec laquelle l'équilibre de température entre l'air et les voies respiratoires s'établirait, et de la durée du séjour de l'air chaud dans ces mêmes voies, car il faut toujours un certain temps pour qu'un volume d'air se charge d'un degré déterminé d'humidité; et si le renouvellement du fluide respirable s'effectuait avec trop de rapidité pour que l'air inspiré eût le temps de s'échauffer d'abord, puis de se charger de la quantité de vapeur correspondante à sa capacité de saturation sous l'influence de cette température finale, il est évident que l'évaporation pulmonaire devrait être plus abondante dans un air chaud et sec

---

(a) Barral, *Mémoire sur la statique chimique du corps humain* (*Ann. de chim.*, 1849, 3ᵉ série, t. XXV, p. 166).

resse extrême et se trouve déjà chargé d'une quantité plus ou moins grande de vapeur aqueuse, sa température initiale pourra exercer une grande influence sur l'évaporation dont les organes respiratoires sont le siége. Pour rendre la discussion de ces faits plus facile à saisir, supposons les choses portées à l'extrême, et que l'air inspiré marque à l'hygromètre 100 degrés, c'est-à-dire soit saturé d'humidité, mais que dans un cas sa température soit la même que celle de l'Animal, 36 degrés, par exemple, dans l'autre cas, zéro. Il est évident qu'en passant dans l'appareil respiratoire, cet air humide, dont la température est la même que celle du corps, ne pourra pas se charger d'une nouvelle quantité de vapeur, et que les pertes de l'organisme dues à la transpiration pulmonaire seront nulles ; mais pour l'air qui, étant également à l'humidité extrême, se trouve à la température de zéro, il en sera tout autrement : la capacité de saturation de ce fluide augmentera beaucoup à mesure qu'il s'échauffera, et lorsque sa température sera parvenue à 36 degrés, le poids d'eau qu'il pourra tenir en suspension sera huit fois plus grand que lorsqu'il était à zéro. Ainsi 1 mètre cube d'air qui, en arrivant dans l'appareil respiratoire, serait déjà à l'humidité extrême, et qui ne s'y chargerait pas d'une nouvelle quantité de vapeur si la température était la même que celle de

que dans un air froid et également sec.

Les expériences de Valentin sont en accord avec ces propositions. En effet, il a trouvé que l'air à 16 ou 17 degrés ne s'échauffe pas dans la respiration ordinaire de façon à emporter au dehors tout à fait autant de vapeur aqueuse que de l'air à 36 ou 38 degrés : en sortant, sa température n'est que de 30 à 35 degrés ; mais les différences dans les produits de l'exhalation pulmonaire sont si faibles, même dans ces circonstances, qu'on peut les négliger. Ainsi la moyenne fournie par les expériences faites par Valentin sur sa personne a donné, à 36 ou 38 degrés, terme moyen, 267 milligrammes d'eau par minute, et, à 16 ou 17 degrés, terme moyen, 266 milligrammes (a).

(a) Valentin, *Lehrbuch der Physiologie des Menschen*, Bd. I, p. 537.

l'organisme, pourrait emporter, en s'échappant de cet appareil
dont nous supposons la température à 36 degrés, plus de
35 grammes de vapeur d'eau, si sa température initiale était
zéro. C'est pour cette raison que, lors même que nous nous
trouvons dans de l'air chargé de brouillard, nous voyons un
nuage se former devant nous chaque fois que nous faisons un
mouvement d'expiration, car l'air expiré reprend au dehors sa
température première et la capacité hygrométrique correspondante à cette température, par conséquent il laisse déposer,
sous la forme liquide, toute l'humidité dont il s'était em-
paré pendant son passage dans l'organisme. Or, ce que je
viens de dire touchant l'air froid qui serait saturé d'humidité est
également vrai, à l'intensité du phénomène près, pour une
atmosphère qui, sans être à l'état de sécheresse extrême, serait
chargée d'une moins grande quantité de vapeur aqueuse ; et par
conséquent l'influence de la température sur le degré d'activité
de la transpiration pulmonaire chez les Animaux à sang chaud
se trouve nécessairement subordonnée à l'état hygrométrique
de l'air inspiré.

Évaluation   Chez l'Homme, l'air expiré se trouve toujours si fortement
de
la transpiration chargé d'humidité, qu'il suffit d'approcher de nos lèvres un
chez
l'Homme. corps dont la température soit un peu plus basse que celle de
nos organes, un morceau de verre ou une lame métallique par
exemple, pour qu'il s'y forme aussitôt une couche de rosée ; et
depuis longtemps on a profité de la connaissance de ce fait pour
constater l'existence de mouvements respiratoires trop faibles
pour être saisis par la vue. Les expériences de plusieurs physiciens avaient même conduit à penser que l'air, en sortant de nos
poumons, était toujours à l'état d'humidité extrême, et que par
conséquent, pour mesurer les pertes dues à la transpiration
pulmonaire, il suffisait de connaître le volume de l'air qui passe
dans l'appareil respiratoire pendant un temps déterminé, la
température initiale de cet air ainsi que son degré hygromé-

trique avant son entrée dans nos organes, enfin sa température au moment de sa sortie. Effectivement, à l'aide de ces
données, on peut calculer la quantité de vapeur aqueuse dont
l'air expiré serait susceptible de se charger dans l'organisme ;
et l'illustre physicien Dalton, qui s'est livré à des recherches
sur ce sujet, a trouvé que les résultats de ces calculs étaient fort
rapprochés de ceux fournis par la détermination directe du
poids de l'eau perdue par la transpiration pulmonaire (1). Mais
soit que l'équilibre de température entre l'air inspiré et l'appareil respiratoire ne s'établisse pas assez rapidement, soit que
le mélange de l'air et de la vapeur dans l'intérieur de cet appareil ne se fasse pas avec la même promptitude dans tous les
cas, l'observation prouve que la saturation de l'air expiré n'est
pas toujours complète, et les évaluations obtenues de la sorte
laisseraient souvent beaucoup à désirer (2). C'est donc par

(1) *On Respiration and Animal Heat* (*Manchester Memoirs*, 2ᵉ série, vol. II, p. 28).

(2) M. Moleschott a constaté que l'air expiré n'est pas toujours à l'état d'humidité extrême : dans cinq expériences sur sept, il s'en fallait d'une quantité notable (*a*); mais il y a aussi d'autres sources d'erreurs dont il faudrait également tenir compte.

En effet, cette méthode d'expérimentation nécessite, comme on le voit, non-seulement la détermination de la température et de l'état hygrométrique de l'atmosphère, de la pression barométrique, du volume de l'air inspiré et de la fréquence des mouvements respiratoires, mais aussi la connaissance exacte de la température de l'air au moment de la sortie des voies respiratoires. Dalton s'était contenté d'approximations un peu hypothétiques ; mais, dans ces derniers temps, on a fait à ce sujet des expériences délicates. J'ai déjà fait connaître les recherches relatives au rhythme des mouvements respiratoires et à la capacité des poumons (*b*).

Quant à la température que prend l'air en passant dans l'appareil respiratoire, je dois ajouter ici les résultats obtenus par MM. Valentin et Brunner.

Ces physiologistes ont trouvé que la température de l'air expiré par l'Homme est en moyenne d'environ 37 degrés, mais varie un peu suivant que la température de l'air inspiré est plus ou moins éloignée de ce

(*a*) Moleschott, *Versuche zur Bestimmung des Wassergehalts der vom Menschen ausgeathmeten Luft* (*Holländische Beiträge zu den anatomischen und physiologischen Wissenschaften*, Utrecht, 1846, Bd. I, p. 86).

(*b*) Voyez ci-dessus, page 157 et suiv.

des expériences directes qu'il faut déterminer les quantités d'eau qui sont excrétées de l'organisme par la respiration pulmonaire.

Vers le commencement du siècle dernier, Hales avait cherché à résoudre ce problème en faisant passer l'air expiré à travers une substance avide d'eau, et en condensant ainsi la vapeur exhalée des voies respiratoires (1). A une époque moins éloignée, Menzies a recueilli dans un sac l'air à sa sortie de la bouche, et, d'après le poids de l'eau qui s'arrêtait dans son appareil, il estima les produits de la transpiration à 6 onces, c'est-à-dire environ 150 grammes pour les vingt-quatre heures (2). Vers la même époque, Abernethy, à l'aide d'un procédé analogue, calcula que l'eau ainsi excrétée devait s'élever à 9 onces (ou 275 grammes) par jour (3), et cette évaluation n'est pas très éloignée de la vérité ; mais c'est dans ces dernières années seulement qu'on a pu en juger avec connais-

terme. Ainsi, quand l'air employé à la respiration était à 20 degrés F., l'air expiré, en sortant des poumons, marquait 37°,3 ; mais, dans des expériences où l'air extérieur était 3 degrés, l'air expiré marquait seulement 30°,6, et par une température de — 6 degrés, cet air ne s'échauffa dans l'appareil respiratoire qu'à 29°,8 (a).

M. Moleschott a fait plus récemment de nouvelles observations sur le même sujet, et a trouvé que la température de l'air prise au fond de l'arrière-bouche varie beaucoup moins que ne l'admet M. Valentin. La moyenne fournie par toutes ses observations était 37 degrés, et il n'a

trouvé presque aucune différence pour des variations de 7 degrés dans la température extérieure ; mais la durée du séjour de l'air dans les voies respiratoires modifiait notablement les résultats obtenus (b).

(1) Hales respirait à travers un tube et faisait passer l'air expiré dans un flacon contenant de la cendre de bois. D'après une expérience dans laquelle il vit le poids de celle-ci augmenter de 17 grammes en deux minutes et demie, il évalua à 1 ℔ $\frac{20}{100}$ la quantité d'eau évacuée par cette voie en vingt-quatre heures (c).

(2) *Tentam. physiol. de respiratione*, p. 54.

(3) *Surgical Essays*, p. 141.

(a) Valentin, *Lehrbuch der Physiologie*, Bd. I, p. 533 et 534.
(b) Moleschott, *loc. cit.*, p. 87.
(c) Hales, *Statique des Végétaux et des Animaux*, t. II, p. 355.

sance de cause, car jusqu'alors les procédés employés pour le dosage de la vapeur aqueuse charriée par de l'air expiré étaient ou trop grossiers ou trop compliqués pour inspirer beaucoup de confiance. Récemment M. Valentin a entrepris une longue série d'expériences sur ce sujet en faisant usage de la méthode de Hales, mais en la perfectionnant d'après les données de la chimie moderne, et il a trouvé que le poids de l'eau excrétée de la sorte varie beaucoup suivant les individus : chez un jeune homme de petite taille, il l'a évalué, pour la journée de vingt-quatre heures, à environ **350** grammes, et à **773** grammes chez un autre étudiant dont la stature était plus élevée. En moyenne, ses expériences ont donné **540** grammes par jour (1), quantité qui diffère très peu de celle que Dalton avait calculée en se basant sur le volume de l'air inspiré dans un temps donné et sur la proportion de vapeur que ce volume de gaz pouvait contenir, en le supposant saturé d'humidité au moment de sa sortie au dehors (2).

(1) Les expériences de M. Valentin ont été faites à l'aide d'un tube recourbé qui s'adaptait sur la bouche, et qui présentait dans sa branche terminale des renflements contenant de l'acide sulfurique ; l'air expiré déposait dans ce réactif l'humidité provenant des poumons, et indiquait, par son augmentation de poids, la quantité de vapeur exhalée. La plupart de ses observations furent faites sur sa personne, mais il en contrôla les résultats par d'autres expériences faites sur huit jeunes gens. Sur lui-même il obtint, en moyenne, 0,267 d'eau par minute, ce qui donnait pour une heure 16,02, et pour la journée de vingt-quatre heures 384,48, la température de l'air étant d'environ 36 degrés et la pression ordinaire (a).

(2) Dalton était arrivé ainsi à évaluer le poids de l'eau exhalée des poumons à environ une livre et demie (poids anglais dit *troy*), ce qui fait à peu près 560 grammes (b).

Thompson, qui adopta le mode d'évaluation inventé par Dalton, estime les produits de l'évaporation pulmonaire un peu plus haut, savoir, à 19 onces ; ce qui, dans le système des poids médicinaux anglais, correspond à environ 590 grammes (c).

Je me suis abstenu de parler ici des

(a) Valentin, *Lehrbuch der Physiologie*, Bd. I, p. 536.
(b) Dalton, *Op. cit.* (*Mém. de la Soc. phil. de Manchester*, 2ᵉ série, t. II, p. 29).
(c) Thompson, *Système de chimie*, traduction française, t. IV, p. 684.

Rapport
entre
la transpiration
pulmonaire
et la
transpiration
cutanée.

Lavoisier et Seguin avaient fait, vers la même époque que Menzies et Abernethy, de nombreuses expériences sur les pertes totales que le corps de l'homme subit par la transpiration et la respiration réunies, et ils s'étaient appliqués à séparer les produits de la transpiration cutanée de ceux fournis par les poumons. Pour cela, ils plaçaient le sujet de leurs expériences dans une espèce de sac d'étoffe imperméable, muni d'un tube respi-

résultats auxquels Lavoisier et Seguin s'étaient arrêtés en ce qui concerne la transpiration pulmonaire ; car il suffit de les discuter avec les données actuelles de la physiologie pour voir qu'il est impossible de les appliquer à la solution des questions dont nous traitons ici. Effectivement, en défalquant de la perte totale que le corps éprouve par la transpiration et l'évaporation en vingt-quatre heures la part appartenant à la peau, Lavoisier et Seguin trouvèrent pour résidu 15 onces, et c'est en défalquant encore de ces 15 onces, par lesquelles ils représentaient les pertes afférentes à la respiration et à la transpiration pulmonaire, d'abord le poids du carbone excrété sous la forme d'acide carbonique, savoir, 5 onces 7 gros, puis le poids de l'hydrogène que l'oxygène non consommé et non employé à la combustion du carbone devait transformer en eau, qu'ils sont arrivés à estimer à 5 onces 5 gros (et non à 15 onces, comme on le dit dans quelques ouvrages récents) la quantité d'eau dégagée par la transpiration pulmonaire en vingt-quatre heures (a). Mais aujourd'hui on sait que cet excès d'oxygène n'est pas employé à brûler de l'hydrogène et à produire de l'eau à la surface du poumon, mais

pénètre dans l'organisme, et que l'eau engendrée par ce principe se confond avec l'eau introduite du dehors dans le corps vivant. Par conséquent, ces calculs ne jettent aucune lumière sur la quantité absolue de vapeur d'eau que le poumon dégage : car pendant que le corps perd le poids indiqué ci-dessus, il s'empare d'une certaine quantité d'oxygène, et, pour évaluer la somme des matières excrétées, il faudrait ajouter à la perte de poids observée le gain qui est dû à l'absorption de l'oxygène et qui masque en partie les effets de l'exhalation : la transpiration serait donc égale à la perte du poids du corps ajoutée au poids de l'oxygène consommé et diminuée du poids de l'acide carbonique exhalé. Or, en calculant de la sorte et en employant pour l'évaluation de la consommation de l'oxygène et l'exhalation de l'acide carbonique les données adoptées par Lavoisier et Seguin, on arriverait à évaluer la quantité d'eau excrétée par l'appareil respiratoire en vingt-quatre heures à environ 15 onces, ou 458 grammes, résultat qui s'éloigne beaucoup de celui présenté par ces chimistes, mais qui s'approche fort de la vérité.

(a) Lavoisier et Seguin, *Op. cit.* (*Mém. de l'Acad. des sciences*, 1790, p. 609).

rateur pour permettre à la personne ainsi emprisonnée de puiser dans l'atmosphère l'air nécessaire à sa respiration, et de verser également au dehors l'air et la vapeur expulsés de ses poumons. Ces recherches ne donnèrent aucun résultat bien net au sujet de la marche de la transpiration pulmonaire (1), mais elles permirent d'évaluer d'une manière assez approchée la part que la surface cutanée doit prendre d'ordinaire dans l'évaporation générale dont le corps humain est le siége. En effet, Lavoisier et Seguin ont vu que les produits de la transpiration cutanée pouvaient varier beaucoup suivant l'état de l'individu ou suivant les circonstances extérieures; mais ils l'estiment, terme moyen, à environ 1 livre 14 onces, c'est-à-dire un peu plus de 900 grammes par journée de vingt-quatre heures.

Ainsi, en calculant sur ces bases, on trouve que l'évaporation qui se fait à la surface du corps est presque deux fois aussi active que celle qui a lieu à la surface des cavités respiratoires.

On peut prévoir, du reste, qu'il doit y avoir à cet égard des différences très grandes chez les diverses espèces d'Animaux, suivant que les téguments extérieurs sont plus ou moins facilement traversés par les liquides du corps, et suivant aussi que l'appareil pulmonaire offre pour l'évaporation, ainsi que pour la respiration, une surface plus ou moins étendue.

Évaluation de la transpiration chez divers Animaux.

Chacun sait que les Animaux sont très inégalement partagés quant à la densité de leur peau et à l'abondance des appendices qui en abritent la surface : tantôt le corps est complétement nu, d'autres fois il est partout cuirassé d'écailles, et souvent aussi il est revêtu de plumes ou de poils qui empêchent le renouvellement rapide de la couche d'air avec laquelle il est en contact. Il en résulte que, indépendamment de toute autre cause de variations dans l'activité de la transpiration cutanée, ces circonstances doivent introduire de grandes différences dans la marche de ce phénomène. Ainsi, je vois dans les expériences

de W. Edwards, qu'une Grenouille, animal dont la peau est
nue, a perdu en six heures 17 grammes, ce qui faisait plus du
tiers de son poids, tandis qu'un Lézard placé dans les mêmes circonstances n'a perdu que $0^{gr},25$, quantité qui ne correspond
qu'à $\frac{1}{12}$ de son poids (1). Ceci nous explique aussi comment
l'usage des vêtements peut contribuer à ralentir la transpiration
cutanée et à prévenir la dessiccation de la surface de la peau
qui se produit souvent lorsque, sous l'influence d'un vent sec
et rapide, l'évaporation devient très intense. Enfin, j'ajouterai
encore que l'emploi de la peinture et des autres enduits dont
la plupart des peuples sauvages se couvrent le corps, provient
peut-être des avantages qu'ils ont éprouvés quand ils dimi-
nuaient ainsi les pertes dues à la transpiration cutanée (2).

On comprend aussi que, toutes choses étant égales d'ailleurs,
la quantité d'eau évaporée à la surface du corps doit être en
raison de l'étendue de cette surface, et que, sans augmenter
dans un rapport direct avec le poids de l'Animal, elle doit être
plus considérable, d'une manière absolue, chez les grands
Animaux que chez ceux dont la taille est petite; mais, relativement au poids de l'organisme, il doit en être autrement, car
l'étendue de la surface cutanée est proportionnellement plus

---

(1) *Influence des agents physiques*,
p. 591 et 609.

(2) Réaumur, dont l'esprit fin et
droit a enrichi d'observations intéressantes presque toutes les branches de
l'histoire naturelle, a expliqué de la
sorte la coutume singulière que je
viens de rappeler, ainsi que la pratique des athlètes de l'antiquité qui,
pour se préparer à la lutte, oignaient
tout leur corps avec de l'huile (a).

Mais on sait aussi, par des expériences plus récentes, que l'application
d'un enduit imperméable sur la peau
est parfois une cause de maladie et
même de mort (b).

(a) *Mém. pour servir à l'histoire des Insectes*, t. II, p. 51.
(b) Becquerel et Breschet, *Mémoire sur la détermination de la température des tissus organiques de plusieurs Mammifères, et particulièrement des Lapins, dont le poil avait été rasé et la
peau recouverte d'un enduit de colle forte, de suif et de résine* (*Comptes rendus de l'Académie
des sciences*, 1841, t. XIII, p. 793).
— Foucault, *Influence des enduits imperméables, etc., sur la durée de la vie* (*Comptes rendus
de l'Académie des sciences*, 1843, t. XVI, p. 139).

grande chez un Animal peu volumineux que chez ceux dont la masse est plus considérable (1).

L'activité de l'exhalation aqueuse dont l'appareil pulmonaire est le siége est nécessairement subordonnée à des conditions du même ordre.

Ainsi cette transpiration, en supposant toujours que rien ne varie d'ailleurs, doit être d'autant plus grande :

Que l'étendue de la surface respiratoire est elle-même plus grande (2) ;

(1) Ainsi, en comparant les pertes de poids constatées dans des temps égaux chez deux espèces de Mammifères, la Souris et le Cochon d'Inde, qui appartiennent l'un et l'autre à l'ordre des Rongeurs, mais dont l'une ne pèse en moyenne qu'environ 7 grammes et demi, et l'autre environ 180 grammes, on voit que chez la première la somme des pertes par évaporation et respiration est égale à environ 8 centièmes du poids du corps, lorsque chez le dernier ces mêmes pertes ne correspondent pas à 2 centièmes du poids total (a).

(2) Comme exemple de l'influence de l'étendue de la surface respiratoire sur l'activité de la transpiration pulmonaire, je citerai ce qui s'observe chez les vieillards comparés aux hommes jeunes ou de moyen âge. En étudiant la structure des poumons, nous avons vu que les cellules augmentent de capacité par les progrès de l'âge, et par conséquent l'étendue de la surface des parois de l'agrégat de cellules comprises dans un volume donné doit diminuer d'une manière correspondante. Il en résulte que,

toutes choses égales d'ailleurs, l'évaporation dont ces organes sont le siége doit être moindre chez les vieillards que chez les hommes jeunes, et l'expérience prouve qu'effectivement il en est ainsi. Depuis longtemps ce fait avait été aperçu par Dodart (b), et les recherches récentes de M. Barral en fournissent de nouvelles preuves.

Ce chimiste, en comparant, d'une part, la quantité d'eau introduite dans l'économie ainsi que le poids des aliments, et, d'autre part, les pertes causées par les évacuations, a trouvé que le déficit attribuable à la perspiration pulmonaire et cutanée était beaucoup moins élevé chez un vieillard de cinquante-neuf ans que chez un homme de trente ans. Chez ce dernier, l'eau de la perspiration a été évaluée de la sorte à 1141 grammes par jour, et même à 1287 grammes chez ce dernier, et seulement à 522 chez le vieillard.

Chez une Femme de trente-deux ans, la quantité d'eau évaporée a été évaluée par le même chimiste à 998 grammes.

Enfin, chez un enfant de six ans,

(a) Voyez W. Edwards, *De l'influence des agents physiques*, p. 638, tableaux 55 et 56.
(b) Dodart, *Sur la transpiration* (*Mém. de l'Acad. des sciences*, 1696, t. II, p. 276).

Que le volume d'air introduit dans les poumons à chaque inspiration est plus considérable ;

Que, dans un temps donné, cet air se renouvelle plus souvent (1).

Or, toutes ces conditions sont aussi au nombre de celles qui règlent l'activité du travail respiratoire lui-même, et par conséquent je puis résumer ces propositions en disant que, si toutes choses sont égales d'ailleurs, *la transpiration pulmonaire sera d'autant plus intense que la respiration sera plus active.*

Et ce que je viens de dire ici de l'évaporation par les organes respiratoires n'est pas applicable seulement aux Animaux qui possèdent des poumons ; tout cela est également vrai pour ceux qui respirent par des trachées, ou qui, étant destinés à vivre

---

ce chimiste a estimé la perte par transpiration à 695 grammes d'eau.

Il est à noter toutefois que le temps était pluvieux pendant la durée de l'expérience sur le vieillard, et ainsi que le fait remarquer M. Barral, le faible produit de la transpiration chez ce sujet pouvait dépendre en partie de cette circonstance (a).

(1) Il est bien entendu qu'en posant cette règle, je suppose que la fréquence des inspirations ne changera rien au volume de l'air que chacun de ces mouvements introduira dans les poumons, et que, par exemple, tel animal fera entrer dans l'appareil respiratoire 5 décilitres d'air vingt fois par minute, et tel autre trente ou quarante fois autant.

Si, au contraire, la fréquence des inspirations diminue l'étendue de la dilatation du thorax, et que cette dimi-

nution empêche l'air de se renouveler dans les parties les plus profondes et les plus perméables des cavités respiratoires, le résultat peut être inverse. Ainsi, M. Valentin a trouvé que la quantité de vapeur exhalée chez l'Homme augmente un peu lorsque, au lieu de faire cinq inspirations seulement par minute, on en fait six ; mais décroît ensuite à mesure que la respiration se précipite, et diminue de plus d'un quart lorsque, au lieu de six inspirations profondes et larges, on en fait trente-six ou quarante par minute. Or, nous avons vu que dans ce dernier cas l'air inspiré ne se renouvelle guère que dans les bronches. Par six inspirations, M. Valentin obtint 297 milligrammes d'eau par minute ; par trente-six, seulement 197 ; mais la marche des différences n'était pas régulière (b).

(a) Barral, *Mém. sur la statique chimique du corps humain* (Ann. de chim., 1849, 3ᵉ série, t. XXV, p. 163).

(b) Valentin, *Lehrbuch der Physiologie*, Bd. 1, p. 538.

d'ordinaire dans l'eau et à respirer par des branchies, se trouvent exposés accidentellement à l'air.

Ainsi, en nous guidant sur les principes de la physique, nous pouvons comprendre et prévoir ce qui se passe chez les divers Animaux, quant à la transpiration respiratoire interne, aussi bien qu'à l'exhalation cutanée (**1**).

Dans chaque cas particulier, il faut tenir compte d'un grand nombre de conditions. Le phénomène observé est le résultat d'une multitude d'influences inégales et parfois contraires ; mais l'analyse bien raisonnée des circonstances dans lesquelles la transpiration se produit nous permettra toujours d'en prédire la marche, et par conséquent je ne m'arrêterai pas davantage sur ce sujet, dont nous aurons à nous occuper de nouveau quand nous étudierons ce qui est relatif à la température des Animaux et à la statique de l'organisme.

Il est aussi à noter que l'eau, en se vaporisant de la sorte, absorbe une quantité considérable de chaleur et emprunte cette chaleur aux corps d'alentour, c'est-à-dire aux parois des voies aériennes. Les anciens n'avaient donc pas tout à fait tort lorsqu'ils disaient que la respiration sert à rafraîchir le sang ; cela est vrai. Seulement, tout en agissant de la sorte, l'air inspiré détermine un résultat contraire, par suite des phénomènes chimiques auxquels la respiration donne lieu, et ce second résultat est beaucoup plus considérable que le premier. Ce qui se passe dans l'organisme ressemble donc à ce qui a lieu dans un foyer

---

(1) On ne possède encore que très peu d'expériences relatives à la quantité d'eau que la transpiration emporte dans un espace de temps déterminé, chez les divers Animaux.

M. Boussingault évalue cette quantité à 33 litres par jour chez une Vache laitière (*a*), et à environ 5 litres et demi chez le Cheval (*b*).

(*a*) Boussingault, *Analyse comparée des aliments consommés et des produits rendus par une Vache laitière (Annales de chimie*, 1839 , t. LXXI, p. 124).

(*b*) Boussingault, *Analyses comparées des aliments consommés et des produits rendus par un Cheval soumis à la ration d'entretien (Ann. de chim.*, 1837, t. LXXI, p. 134).

où l'on brûlerait du bois vert : une partie de la chaleur développée par la combustion est employée à vaporiser l'eau dont
le combustible est imprégné, et c'est autant de perdu ; mais
le foyer n'en sera pas moins une source de chaleur, car il
en dégagera plus que la vaporisation de l'eau en emploiera.
C'est, du reste, un sujet que je n'examinerai pas davantage en
ce moment, car nous aurons à y revenir lorsque nous étudierons les causes de la température propre des Animaux.

Exhalations
accidentelles
par
les voies
respiratoires.

§ 12. — L'eau de l'organisme n'est pas la seule substance
qui puisse se vaporiser et se mêler à l'air dans l'intérieur des
poumons ; toutes les matières volatiles qui se trouvent accidentellement dans le sang peuvent passer aussi à travers les
membranes qui séparent ces deux fluides l'un de l'autre dans
l'appareil respiratoire, et les vapeurs que ces matières produisent peuvent être ensuite chassées au dehors par les mouvements d'expiration (1). Ainsi, lorsque du camphre a été
injecté directement dans les veines d'un Chien ou introduit
dans le torrent de la circulation de toute autre manière, cette
substance est bientôt excrétée par la surface pulmonaire, et communique à l'air expiré son odeur caractéristique (2). Il en est

(1) La vapeur aqueuse qui s'échappe
des poumons, ou même de la surface
de la peau, paraît entraîner avec elle
des traces de matières organiques. Ainsi
MM. Brunner et Valentin, en faisant
passer beaucoup d'air expiré à travers
de l'acide sulfurique concentré, virent
ce réactif brunir légèrement, ce qui
indique la présence d'une matière or-
ganique(a). Marchand, dans ses expériences sur les Grenouilles, a constaté des faits analogues, et l'on a

remarqué aussi que l'eau obtenue par
la condensation de la vapeur pulmonaire donne des signes de putréfaction
au bout de quelques jours d'exposition
à l'air (b).

(2) Magendie a d'abord constaté
cette exhalation du camphre par l'appareil respiratoire, en injectant une
certaine quantité de cette substance
volatile dans la cavité du péritoine (c).
Tiedemann a fait aussi beaucoup
d'expériences sur l'exhalation pulmo-

(a) Valentin, Lehrbuch der Physiologie, Bd. I, p. 587.
(b) Marchand, Ueber die Respiration der Frösche (Journ. für prakt. Chemie, von Erdman und
Marchand, 1844, Bd. XXXIII, p. 136).
(c) Mém. sur la transpiration pulmonaire (Nouveau Bulletin de la Société philomatique de
Paris, 1811, t. II, p. 253).

de même pour l'éther, l'alcool, l'essence de térébenthine, l'assa fœtida, le musc et beaucoup d'autres substances volatiles ; et, du reste, pour connaître l'existence de ces exhalations, il n'est pas nécessaire d'avoir recours à des expériences, et l'observation de ce qui se passe lors de l'emploi de certains aliments, tels que l'ail, suffit pour rendre ce phénomène manifeste. Effectivement, à la suite de la digestion et de l'absorption de ces matières, l'haleine est rendue fétide par la présence des principes volatils qui leur sont propres et qui s'échappent de l'organisme par les voies respiratoires.

L'étude de ces excrétions accidentelles a fourni de nouvelles preuves de la nature purement physique de la transpiration pulmonaire, et a servi aussi à mettre en lumière l'influence que les mouvements de l'appareil respiratoire doivent exercer sur tous les phénomènes d'exhalation et d'absorption dont cet appareil est le siége. Nous avons vu que la dilatation du thorax détermine une certaine raréfaction dans l'air dont les cellules pulmonaires sont remplies, et que c'est parce que l'air ainsi raréfié ne fait plus équilibre à la pression atmosphérique, qu'une nouvelle quantité de ce fluide arrive dans ces cavités. Mais la diminution dans la pression exercée par l'air des poumons au moment de la dilatation de ces organes doit se faire sentir dans tous les sens, sur les parois des cellules aussi bien que sur l'air contenu dans les tubes bronchiques, et par son intermédiaire sur l'air extérieur ; l'aspiration, qui détermine l'entrée de l'air inspiré, doit donc tendre aussi à faire arriver dans l'intérieur des cavités qui se dilatent les fluides élastiques contenus dans les

Influence des mouvements respiratoires sur ce phénomène.

naire de diverses substances volatiles injectées dans les veines, et en a conclu que l'appareil respiratoire est l'instrument épuratoire de l'organisme pour les matières qui doivent être expulsées et qui sont susceptibles de prendre facilement la forme de vapeurs (a).

(a) *Die Ausdünstung in den Lungen, durch Versuche erläutert (Zeitschrift für Physiologie,* von Treviranus, 1835, Bd. V, p. 203).

parois de ces mêmes cavités, et activer l'évaporation des substances volatiles qui s'y trouvent. Par le raisonnement, on se
trouve donc conduit à considérer les mouvements inspiratoires
comme devant contribuer à augmenter l'exhalation pulmonaire ;
et les physiologistes qui, guidés par la théorie, ont soumis ces
vues à l'épreuve de l'expérience, ont trouvé qu'effectivement il
en est ainsi. Pour cela, après avoir injecté du camphre dans les
veines d'un Animal vivant, ils ont ouvert largement le thorax
et entretenu artificiellement la respiration, en ayant soin de
substituer au jeu de la pompe alternativement aspirante et foulante qui, d'ordinaire, détermine le renouvellement de l'air,
une action foulante, soit pour introduire ce fluide dans les poumons, soit pour l'en chasser. Or, dans ces conditions, le camphre passait dans les vaisseaux sanguins du poumon sans s'y
volatiliser, et l'air expiré n'en était pas chargé (1).

(1) Voyez les expériences que j'ai
faites à ce sujet de concert avec Breschet, il y a trente-cinq ans (a).

Des résultats analogues furent obtenus dans ces expériences, lorsqu'au
lieu de nous servir de camphre, nous
employâmes d'autres substances volatiles, telles que l'alcool ou l'essence de
térébenthine. Ainsi, en injectant une
certaine quantité d'alcool camphré
dans l'abdomen d'un Chien, nous
vîmes en trois minutes l'odeur de l'alcool se manifester dans l'air expiré, et
en six minutes l'odeur du camphre y
être également sensible lorsque le jeu
de la pompe thoracique se faisait de la
manière ordinaire. Mais lorsqu'en répétant la même expérience, nous sup-
primions les mouvements aspiratoires
et que nous pratiquions la respiration

artificielle par refoulement seulement,
celle-ci put être entretenue pendant
plus de trois quarts d'heure sans qu'il y
eût aucun signe indicatif de l'exhalation, soit de l'alcool, soit du camphre,
par la surface pulmonaire. Dans d'autres expériences comparatives, l'essence de térébenthine injectée dans
les veines venait s'exhaler presque
immédiatement par les voies respiratoires lorsque le thorax se dilatait et
se resserrait alternativement, et cela
lorsqu'on n'en apercevait encore aucune trace dans la cavité de l'abdomen ; mais quant à l'aide de la respiration artificielle pratiquée par injection le renouvellement de l'air ne
s'effectuait que par des mouvements
analogues à ceux d'une pompe foulante, l'exhalation de cette matière

(a) Voyez Breschet et Milne Edwards, *Recherches expérimentales sur l'exhalation pulmonaire*
(*Ann. des sc. nat.*, 1826, t. IX, p. 5).

Nous avons vu précédemment que, lorsque des gaz dont la présence dans l'économie est accidentelle se trouvent dissous ou mêlés au sang, ils viennent aussi s'échapper par la surface respiratoire et se mêler à l'air expiré (1). Ainsi tout concourt à prouver que l'exhalation pulmonaire est essentiellement un phénomène physique. C'est une évaporation qui est soumise aux mêmes lois que l'évaporation dont les corps inertes peuvent être le siége, et non un acte vital : la vie peut influer sur sa marche en modifiant les conditions physiques dans lesquelles l'évaporation s'effectue ; mais c'est seulement de cette manière indirecte qu'elle contribue à faire varier la quantité des produits de cette fonction.

Les faits que nous venons de passer en revue prouvent aussi que la transpiration pulmonaire n'est pas un phénomène qui se trouve lié d'une manière essentielle au travail de la respiration. Elle n'est pas soumise aux mêmes lois que l'exhalation de l'acide carbonique, et elle a lieu de la même manière par toutes les

volatile n'était pas plus abondante dans les cellules du poumon que dans l'intérieur du sac péritonéal.

Pour soustraire les poumons à toute succion analogue à celle exercée par la pompe aspirante que représente le thorax au moment de l'inspiration, nous ouvrîmes cette cavité de façon à déterminer l'affaissement des poumons, et nous pratiquâmes la respiration artificielle à l'aide d'un soufflet, mais en ayant soin de faire écouler l'air poussé dans les poumons par cet instrument par l'effet de la pression due à l'élasticité du tissu pulmonaire, et non par l'action aspirante du soufflet.

(1) Voyez tome 1, page 453. C'est aussi de la sorte que l'air expiré se trouve parfois imprégné de matières volatiles odorantes qui se produisent dans l'organisme par suite de quelque état pathologique. Ainsi dans certains cas on y a trouvé des traces d'ammoniaque, et à la suite de l'emploi prolongé des eaux minérales sulfureuses, il n'est pas rare d'y rencontrer de faibles quantités de gaz acide sulfhydrique. C'est principalement dans les cas d'urémie et de typhus que l'exhalation d'ammoniaque par les voies respiratoires s'observe (a). De nouvelles expériences sur l'élimination de l'acide sulfhydrique par les poumons viennent d'être publiées par M. Cl. Bernard (b).

(a) Reuling, Ueber den Ammoniakgehalt der expirirten Luft und sein Verhalten in Krankheiten. Giessen, 1854.
(b) Cl. Bernard, De l'élimination de l'hydrogène sulfuré par la surface pulmonaire (Archives de médecine, 1857, 5ᵉ série, t. IX, p. 129).

surfaces perméables aux liquides qui sont en rapport avec l'atmosphère ; seulement elle est plus abondante par les poumons que par la peau, parce que dans le premier de ces organes les conditions physiques sont plus favorables à l'évaporation.

§ 13. — Le grand intérêt qui s'attache à tous les phénomènes de la respiration, chez l'Homme, rend insuffisant ce que j'ai dit dans la dernière leçon sur la production de l'acide carbonique. Effectivement, on a pu remarquer que, dans les expériences dont j'ai rendu compte, on s'est contenté le plus souvent de recueillir les gaz qui s'échappent des poumons, tandis que dans d'autres cas on a compris, dans ces évaluations des produits du travail respiratoire, ce qui avait été exhalé par la surface générale du corps aussi bien que par les parois des cavités pulmonaires. Or, nous avons vu précédemment que, chez beaucoup d'Animaux, la respiration cutanée entre pour une part considérable dans la respiration en général, et, par conséquent, pour apprécier en connaissance de cause les résultats ainsi obtenus, il devient nécessaire d'examiner quel peut être le rôle de la peau dans les rapports de l'organisme avec l'air atmosphérique chez l'Homme aussi bien que chez les Animaux inférieurs.

A l'époque où l'attention des savants venait d'être appelée sur les phénomènes chimiques de la respiration par les belles découvertes de Black, de Priestley, et surtout de Lavoisier, un des collègues de ce dernier académicien, le comte de Milly, remarqua un dégagement abondant de petites bulles de gaz à la surface de son corps pendant qu'il était plongé dans un bain chaud ; il recueillit ce gaz en quantité assez considérable, et il présuma que la nature pouvait en être la même que celle des émanations qui rendent l'air méphitique (1). Lavoisier examina

Respiration cutanée chez l'Homme, etc.

---

(1) De Milly, *Mémoire sur la substance aériforme qui émane du corps humain et sur la manière de la re-* cueillir (*Mémoires de l'Académie des sciences*, 1777, p. 221).

le gaz ainsi recueilli, et reconnut qu'effectivement c'était de l'acide carbonique (1). On objecta, à ceux qui voyaient dans ces faits la preuve d'une sorte de respiration cutanée, que les bulles de gaz en question pouvaient bien venir de l'eau du bain, et non du corps de l'Homme, dont la présence aurait seulement servi à retenir ces bulles au moment de leur séparation, de la même manière qu'on voit les bulles d'air adhérer aux parois d'un vase dans lequel on fait chauffer de l'eau aérée (2); mais de nouvelles expériences faites par Cruikshank (3), par Jurine (4) et par Ingen-Housz (5), prouvèrent que de l'air en contact avec la peau humaine peut se charger d'une certaine quantité d'acide carbonique. Jurine et Abernethy reconnurent aussi que la peau, en même temps qu'elle abandonne de l'acide carbonique, absorbe de l'oxygène (6). D'autres observateurs, il est vrai, furent moins heureux dans leurs recherches sur ce

(1) De Milly, *Deuxième Mémoire sur le gaz animal* (*Mém. de l'Acad. des sciences*, 1777, p. 360).

(2) Priestley, *Experiments and Observations relating to various Branches of Natural Philosophy*, 1781, 9ᵉ sect., t. II, p. 100.

(3) *Experiments on the Insensible Perspiration of the Human Body, showing its affinity to Respiration*, 1779, édit. de 1795, p. 67.

(4) Ce travail (a) fut couronné par la Société royale de médecine de Paris en 1787, mais ne fut publié qu'en l'an VI (1797), dans le 10ᵉ volume des Mémoires de cette société (p. 53).

(5) Les observations d'Ingen-Housze sur ce sujet sont peu concluantes; les bulles d'air qu'il recueillait à la surface de son corps, lorsqu'il était plongé

dans un bain, lui parurent provenir en partie de l'air resté adhérent à la surface de la peau, mais en partie d'une excrétion gazeuse. Quant à la nature chimique de l'air ainsi exhalé, il ne fit que peu d'essais, et pensa que ce devait être principalement de l'air méphitique, c'est-à-dire de l'azote mêlé peut-être à un peu d'air fixe ou acide carbonique (b).

(6) Abernethy constata cette exhalation de l'acide carbonique par la peau de la main, lorsque celle-ci était plongée dans de l'hydrogène, aussi bien que dans l'air, et il reconnut également que le gaz acide carbonique en contact avec la peau peut être absorbé. Ses expériences furent faites sur la cuve à mercure. (Abernethy, *Essays*, part. II, p. 115, etc.)

(a) Jurine, *Mémoire sur les avantages que la médecine peut retirer des découvertes modernes sur l'art de connaître la pureté de l'air par les différents eudiomètres.*

(b) Ingen-Housz, *Expériences sur les Végétaux*, 1779, t. I, p. 143.

sujet, et les résultats négatifs de leurs essais firent penser que l'erreur pouvait être du côté des premiers (1). Cependant il en est autrement : la peau nue de l'Homme est susceptible d'absorber de l'oxygène dans l'air et d'exhaler de l'acide carbonique (2); par conséquent, sa surface est bien réellement une surface respirante; mais la quantité des produits fournis à l'organisme ou expulsés par cette voie est tellement faible, comparativement à celles qui entrent ou qui sortent par les voies pulmonaires, que le rôle de cette respiration extérieure est insignifiant.

M. Scharling a cherché à déterminer la part que la respiration cutanée peut prendre dans la respiration générale, et pour cela il a comparé, d'un côté, les produits du travail respiratoire quand la personne soumise à l'expérience inspirait et expirait dans l'air dont son corps était entouré, et que cet air était altéré par l'action des poumons aussi bien que de la peau; et, de l'autre côté, les résultats de l'action de la surface du corps seulement sur l'air du récipient, la respiration pulmonaire se faisant à l'aide de l'air extérieur (3). C'était donc directement sur la mesure du gaz acide carbonique exhalé de la peau qu'il fondait un des termes de sa comparaison, et c'était la différence entre les deux expériences qui établissait la part attribuable à la respiration pulmonaire. En calculant ainsi les produits de la respiration pendant vingt-quatre heures, il trouva que la quantité de carbone contenu dans l'acide carbonique

(1) Gattoni, par exemple (a). In-gen-Housz, comme' je l'ai déjà dit, observa aussi un dégagement de gaz par la peau ; mais il pensait que c'était de l'azote (b).

(2) Voyez, à ce sujet, le Mémoire de M. Collard de Martigny intitulé : *Recherches expérimentales sur l'ex-*halation gazeuse de la peau (*Journ. de physiol.* de Magendie, 1830, t. X, p. 162).

(3) *Fortsatte forsög for at bestemme den Mœngde kulsyre et Menneske udaander i 24 Timer* (*Mémoires de l'Académie de Copenhague*, 1845, t. IX, p. 381).

(a) Gattoni, *Mém. sur la question de l'utilité des eudiomètres* (*Mém. de la Société de médecine*, t. X, p. 132).
(b) Ingen-Housz, *Expériences sur les Végétaux.*

expulsé par la surface cutanée était de 36 centigrammes chez un homme adulte, de 18 centigrammes chez un adolescent de seize ans, et de 27 centigrammes chez une fille de dix-neuf ans; tandis que la quantité de carbone fourni par la respiration pulmonaire était, chez le premier de ces sujets, 17^{gr},36; chez le deuxième, 10^{gr},82, et chez le troisième, 8^{gr},05. On voit donc que, dans ces expériences, la peau n'est inter-venue que pour environ $\frac{1}{40}$ ou $\frac{1}{50}$ dans le travail respiratoire général (1).

MM. Regnault et Reiset ont cherché aussi à déterminer le degré d'influence que la surface cutanée pouvait exercer sur les phénomènes chimiques de la respiration chez divers Mammi-fères, ainsi que chez les Oiseaux, et ces chimistes sont arrivés à des résultats analogues. Effectivement, ils ont trouvé que l'acide carbonique excrété par cette voie ou par le tube intestinal s'élevait rarement à $\frac{1}{50}$ de la quantité fournie par l'exhalation pulmonaire, et que cette quantité était trop petite pour influer sur les résultats déduits de leurs expériences sur les phénomènes généraux de la respiration dans ces deux classes d'Animaux (2).

Du reste, la faiblesse de la respiration cutanée chez les Ver-tébrés supérieurs, comparés aux Batraciens, n'a rien qui doive nous étonner, car chez ces derniers la peau n'est recouverte que d'une couche épidermique mince et molle, qui se laisse facilement traverser par les fluides, tandis que chez les Mam-mifères, l'épiderme, comme nous le verrons par la suite, oppose de grands obstacles à l'absorption.

§ 14. — Pour terminer cette longue étude des relations de l'économie animale avec l'air atmosphérique, il me reste encore

---

(1) Chez un petit garçon de neuf ans l'excrétion de carbone était de 0,124 par la peau, et de 6,426 par les pou-mons. Chez une petite fille de dix ans, 0,124 par la peau, et 6,072 par les voies respiratoires (a).

(2) Regnault et Reiset, *Rech. sur la respiration*, p. 209.

(a) Scharling, *Op. cit.* (*Mém. de l'Acad. de Copenhague*, t. XI, p. 382).

à dire quelques mots sur les effets résultant de l'insuffisance de ces rapports.

Lorsque la respiration, au lieu de se faire à l'air libre, ainsi que cela se passe d'ordinaire, est alimentée par de l'air confiné, les conditions dans lesquelles ce travail s'effectue cessent d'être les mêmes, et il en peut résulter des phénomènes importants à noter.

Respiration dans de l'air confiné.

Chez les Animaux qui ne respirent que faiblement et qui peuvent supporter pendant un temps assez long la suspension complète de cette fonction, l'absorption de l'oxygène continue tant que l'organisme trouve dans le milieu ambiant quelques traces de ce gaz, et l'exhalation de l'acide carbonique persiste pendant un certain temps après que l'air a été complétement dépouillé de son élément comburant.

Ainsi Vauquelin a vu que les Limaces et les Colimaçons peuvent utiliser la totalité ou la presque totalité de l'oxygène contenu dans l'air au milieu duquel ces Mollusques se trouvaient renfermés (1). Spallanzani a signalé des faits du même genre (2) ; et, plus récemment, M. Matteucci s'est assuré que la Torpille peut dépouiller complétement de ce gaz l'air tenu en dissolution dans l'eau où ce Poisson respire (3).

(1) Ce physiologiste a rarement vu l'air dépouillé ainsi de la totalité de son oxygène ; mais, dans ses expériences sur les Vers de terre, les Colimaçons, etc., il a eu souvent l'occasion de voir ces animaux absorber la presque totalité de ce gaz (a).

(2) Observations chimiques et physiologiques sur la respiration des Insectes et des Vers (Ann. de chimie, 1792, t. XII, p. 273).

(3) Leçons sur les phénomènes physiques de la vie, p. 115.

Dans les expériences de MM. de Humboldt et Provençal sur des Tanches, l'asphyxie a eu lieu beaucoup plus tôt. Elle se déclarait quand l'oxygène de l'air dissous dans l'eau était réduit à environ 7 pour 100 (b).

(a) Spallanzani, Mém. sur la respiration, p. 349, 351, etc.
— Senebier, Rapports de l'air avec les êtres organisés, t. I, p. 8, etc.
(b) Mém. de la Société d'Arcueil, t. II, p. 395.

Les Batraciens aussi peuvent continuer à vivre dans de l'air très pauvre en oxygène (1).

Mais, chez les Animaux à respiration puissante, l'organisme ne s'accommode pas d'une forte diminution dans l'activité de cette fonction, et lorsque la proportion d'oxygène contenu dans l'air vient à baisser notablement, cet air cesse d'être apte à l'entretien de la vie. On sait qu'une lampe s'éteint bientôt lorsque l'air dont la flamme s'alimente ne contient plus 17 pour 100 d'oxygène, et la respiration des Animaux supérieurs s'arrête de même lorsque ce principe comburant se trouve étendu d'une trop grande quantité d'azote ou de tout autre gaz inerte. L'air qui a passé une fois dans les poumons de l'Homme, et qui, tout en perdant 4 ou 5 centièmes d'oxygène, s'est chargé de 3 ou 4 centièmes d'acide carbonique, ne cède que peu d'oxygène à l'organisme si on l'aspire de nouveau; et lors même que l'on renouvelle la respiration d'une quantité limitée d'air jusqu'à ce que la sensation de suffocation soit devenue insupportable, on ne parvient pas à le dépouiller de beaucoup plus de la moitié de son oxygène (2). On rencontre parfois dans les gale-

---

(1) Dans les expériences de MM. de Humboldt et Provençal, les Grenouilles se sont asphyxiées lorsque la quantité d'oxygène contenu dans l'air était tombée à 3 ou 4 pour 100 (a).

(2) Lavoisier a trouvé que l'air devenait ainsi irrespirable quand ce fluide avait perdu environ 10 pour 100 en oxygène (b).

Pfaff a fait aussi des observations intéressantes sur les altérations successives que l'air éprouve lorsqu'on le respire plusieurs fois de suite.

Après une première inspiration d'une étendue ordinaire, mais prolongée pendant dix à douze secondes, il trouva 4,9 pour 100 d'acide carbonique, et en introduisant trois fois de suite le même air, il y trouva 5 pour 100 de ce gaz. Enfin, en respirant quatre fois 170 pouces cubes d'air, il n'en obtint que 5,8 d'acide carbonique, et en le respirant huit fois en une minute, terme au delà duquel il ne pouvait continuer, il n'y trouva qu'un peu plus de 7 pour 100 du même gaz (c).

(a) Loc. cit., p. 390.
(b) Lavoisier, Deuxième Mémoire sur la respiration (Mémoires de chimie, t. IV, p. 22, et Mém. de la Société de médecine, t. V).
(c) Pfaff, Tentamen physiologicum de respiratione, Edinb., 1790, et Annales de chimie, 1791, t. VIII, p. 211.

ries de mines de l'air qui ne contient plus que 10 ou 11 pour 100 d'oxygène, et si l'on y pénètre, l'asphyxie se déclare presque aussitôt (1). Enfin c'est aussi là, à peu près, la quantité d'oxygène dont l'analyse chimique révèle l'existence dans l'air où des Mammifères ou des Oiseaux ont cessé de vivre faute de pouvoir continuer à y respirer.

En effet, on a constaté, par des expériences directes, la nécessité de la présence de l'oxygène en quantité considérable dans l'air où respirent les Oiseaux ou les Mammifères. Ainsi un Moineau qui vivrait dix ou douze heures dans un vase d'une certaine capacité contenant de l'air ordinaire dont la pureté serait maintenue par l'absorption continue de l'acide carbonique à l'aide d'une dissolution alcaline, y périt en moins d'une heure si l'air, tout en étant tenu exempt d'acide carbonique, ne renferme que 15 pour 100 d'oxygène et 85 centièmes d'azote. On s'est assuré aussi qu'une Souris s'asphyxie au bout de cinq ou six minutes dans de l'air composé d'environ 10 d'oxygène et de 90 d'azote (2).

Action de l'acide carboniq. sur l'organisme. Lorsque la respiration des Animaux rend l'air impropre à l'entretien de la vie, ces changements dans les propriétés de ce fluide ne dépendent pas seulement de la perte d'une cer-

(1) La lampe du mineur peut continuer à brûler dans de l'air où les bougies s'éteignent, et une lampe à double courant d'air peut brûler dans un milieu où l'oxygène est encore plus rare et se trouve réduit à 14 pour 100 (a).

Les hommes peuvent encore respirer pendant quelque temps dans de l'air qui est devenu ainsi impropre à l'entretien de la combustion; mais dans les galeries de mines les plus mal aérées, il est rare que la propor-

tion d'oxygène tombe de plus de 4 à 5 pour 100 au-dessous du taux normal.

Lorsque l'oxygène qui manque n'est pas remplacé par de l'acide carbonique, sa disparition paraît être due à la transformation de pyrites en sulfates.

(2) Snow, *On the Pathological Effects of Atmosphere vitiated by Carbonic Acid Gas and by a diminution of Oxygen* (*Edinburgh Med. and Surg. Journ.*, 1846, vol. LXV, p. 49).

(a) Voyez Combes, *Aérage des mines*, p. 13 (extrait des *Ann. des mines*, 1839, t. XV).

taine quantité d'oxygène. Ce gaz, comme nous le savons, est remplacé en majeure partie par de l'acide carbonique, et celui-ci est nuisible, non-seulement parce qu'il contribue à diluer l'oxygène, mais encore par l'action directe qu'il exerce sur l'économie. Pendant longtemps, on a beaucoup exagéré l'influence délétère de l'acide carbonique sur les Animaux et sur l'Homme, parce que l'on confondait souvent son action avec celle de l'oxyde de carbone, dont les propriétés toxiques sont très développées; mais lorsqu'il est abondant, il produit réellement des effets nuisibles dont l'intensité varie suivant la nature des Animaux (1). Pour s'en convaincre, il suffit de comparer la

(1) Collard de Martigny rapporte aussi une expérience tendant à prouver que l'absorption de l'acide carbonique par la peau, chez un Oiseau dont la respiration pulmonaire continuerait de la manière ordinaire, serait promptement funeste (a); mais je suis porté à croire que, dans ce cas, la mort était plutôt le résultat de la gêne occasionnée dans la respiration et la circulation du sang de l'animal par l'espèce de carcan où son cou se trouvait engagé pour sortir sa tête du bain de gaz acide carbonique où son corps plongeait.

Il est du reste bien établi que pour l'Homme rien de semblable n'a lieu, car depuis quelques années on fait un grand usage de bains généraux ou locaux de gaz acide carbonique, et aucun accident de ce genre ne se manifeste. L'action de l'acide carbonique sur la peau est suivie d'une sensation de chaleur et ensuite d'une excitation de cette membrane que les médecins comparent à celle produite par un léger sinapisme. Lorsque la durée du bain se prolonge, des symptômes indicatifs de l'absorption du gaz et de son action sur le système nerveux et sur le sang se déclarent. Le pouls devient plein et accéléré, la chaleur brûlante; il y a turgescence et rubéfaction de la peau, céphalalgie, sentiment d'oppression à la poitrine; enfin on observe parfois un état de stupeur, presque de paralysie, et le sang veineux prend une couleur plus foncée que d'ordinaire. Il existe à Marienbad, à Carlsbad et dans plusieurs autres endroits de l'Allemagne, des établissements spéciaux destinés à l'emploi thérapeutique des sources naturelles d'acide carbonique (b). M. Boussingault a fait aussi quelques observations sur l'action locale exercée par le gaz acide carbonique sur la peau (c).

Quand ce gaz se trouve mêlé en

(a) Collard de Martigny, *De l'action du gaz acide carbonique sur l'économie animale* (Arch. gén. de méd., 1827, t. XIV, p. 203).

(b) Herpin, *Des bains et douches de gaz acide carbonique* (Comptes rendus de l'Académie des sciences, 1855, t. XL, p. 690).

(c) Boussingault, *Sur la sensation de chaleur que produit le gaz acide carbonique dans son contact avec la peau* (Comptes rendus, t. XL, p. 1006).

durée de la vie des Batraciens que l'on plonge, d'un côté dans
une atmosphère d'acide carbonique, d'autre part dans de l'azote
ou dans de l'hydrogène : dans les deux cas, l'asphyxie se déclare
par suite du défaut d'oxygène ; mais, dans l'acide carbonique,
la mort apparente arrivera assez promptement (au bout d'un
quart d'heure, par exemple, si la température est élevée), tandis que dans l'azote, des symptômes de souffrance ne se mani-
festeraient que bien plus tard. Collard de Martigny a vu aussi
que la mort arrive en moins de 2 minutes $\frac{1}{2}$, lorsque de petits
Oiseaux sont plongés dans une atmosphère contenant la proportion ordinaire d'oxygène , mais dans lequel on a substitué
79 parties d'acide carbonique aux 79 parties d'azote qui, dans
l'état normal, se trouvent mêlées au premier de ces gaz (1).

L'inégalité de l'action nuisible exercée par l'acide carbonique
sur des Animaux d'espèces différentes ressort également de
quelques expériences faites par M. Leblanc. Ce chimiste plaça
un petit Oiseau, un Chien, un Cochon d'Inde et une Grenouille
dans un cabinet bien clos , où il faisait dégager de l'acide
carbonique. L'Oiseau fut le premier à donner des signes de

quantité considérable dans l'air inspiré , il peut empêcher l'exhalation
de l'acide carbonique produit dans
l'organisme, en même temps qu'il est
absorbé par la surface respiratoire.

(1) Dans les expériences de M. Collard de Martigny, une atmosphère de
21 parties d'acide carbonique et de
79 d'oxygène déterminait l'asphyxie
des Moineaux dans l'espace de deux
à quatre minutes (a); mais il est probable que ce physiologiste agissait sur
de petits volumes de gaz, et qu'il ne
maintenait pas la composition de ce

mélange identique, de façon que la
proportion d'acide carbonique devait
augmenter rapidement à mesure que
celle de l'oxygène diminuait.

En effet, MM. Regnault et Reiset ont
trouvé que la respiration des Mammifères pouvait se faire assez bien dans
de l'air très chargé d'acide carbonique, si la quantité d'oxygène qui s'y
trouve est en même temps très considérable. Ainsi ils ont vu des Lapins et
des Chiens vivre sans gêne dans de
l'air contenant 17 et même 23 pour
100 d'acide carbonique, mais conte-

(a) Op. cit. (Archives générales de médecine, 1827, t. XIV, p. 203).
— Voyez Leblanc, Recherches sur la composition de l'air dans quelques mines (Ann. de chim.,
1845, 3e série, t. XV, p. 488).

souffrance, puis le Chien ; quand l'air de la pièce contenait 5 pour 100 d'acide carbonique, le malaise de ce dernier était déjà très prononcé; au bout de 15 minutes, il souffrait beaucoup. Lorsque le dégagement d'acide carbonique eut duré 25 minutes, une bougie placée dans la pièce où l'expérience se poursuivait s'est éteinte, et, au bout de trois quarts d'heure de dégagement, l'Oiseau et le Chien étaient agonisants, le Cochon d'Inde souffrait beaucoup, et la Grenouille était seulement très gonflée. Or, à ce moment, l'air de la pièce se composait de :

Oxygène		16,01
Azote.		53,59
Acide carbonique.		30,40
		100,00 [1]

L'acide carbonique paraît exercer une action beaucoup plus nuisible sur les Poissons. MM. de Humboldt et Provençal ont vu que les Tanches y périssent en quelques minutes, tandis que ces Animaux, plongés dans un gaz impropre à l'entretien de la respiration, mais non délétère, tel que de l'azote ou de

---

nant en même temps 30 ou 40 pour 100 d'oxygène (a).

Mais il n'en est pas de même quand l'air ne renferme que la proportion normale d'oxygène et qu'une partie considérable de l'azote se trouve remplacée par de l'acide carbonique. Un médecin anglais, M. Snow, a fait à ce sujet des expériences intéressantes, et il a trouvé que les Oiseaux et les petits Mammifères meurent assez rapidement dans une atmosphère composée de 21 parties d'oxygène, 20 parties d'acide carbonique et 59 parties d'azote. Les effets nuisibles deviennent bien plus marqués lorsque la propor-

tion de l'oxygène diminue en même temps que l'air se charge d'acide carbonique. Ainsi, dans l'une des expériences de M. Snow, l'air contenait 19,75 d'oxygène et 6 d'acide carbonique pour 100, et les petits Oiseaux y devinrent haletants au bout de quelques minutes et s'asphyxièrent au bout d'une heure et demie, quoique le volume de cet air vicié fût assez grand pour les faire vivre pendant très longtemps, s'il eût été plus riche en oxygène.

(1) *Recherches sur la composition de l'air confiné* (*Ann. de chimie*, 1842, t. V, p. 338).

(a) Regnault et Reiset, *Recherches sur la respiration*, p. 104.

l'hydrogène, ne s'y asphyxient qu'au bout de quatre à cinq heures (1).

Il est d'autres Animaux qui, au contraire, semblent pouvoir supporter impunément l'action de l'acide carbonique : tels sont les Vers intestinaux. Lorsqu'ils se trouvent dans le tube digestif de l'Homme ou de quelques autres Vertébrés, ils sont d'ordinaire en contact avec une quantité très considérable de ce gaz, et lorsqu'on les retire de leur gîte, ils ne périssent pas plus tôt si on les place dans de l'acide carbonique que si on les expose à l'air (2).

(1) *Op. cit.* (*Mém. de la Soc. d'Arcueil*, t, II, p. 399).

La mortalité subite qui frappe parfois un grand nombre de Poissons à la fois paraît dépendre, dans beaucoup de cas, d'une asphyxie due à l'action délétère de l'acide carbonique plutôt qu'au seul fait de la diminution dans la proportion de l'oxygène de l'air dissous dans l'eau. M. Morren a vu que, lorsque quelque circonstance accidentelle venait interrompre l'action réduisante des Animalcules verts et des plantes sur l'acide carbonique existant dans les eaux douces, la proportion d'oxygène s'y abaisse beaucoup.

Dans des eaux riches en matières vertes vivantes, il a trouvé que l'air dissous donnait parfois jusqu'à 60 pour 100 d'oxygène ; mais le froid ayant fait périr les Animalcules, il vit la proportion d'oxygène de l'air contenu dans cette même eau tomber à 18 pour 100. M. Morren ne paraît pas avoir dosé l'acide carbonique dans ces eaux, mais il est probable que l'abondance de ce gaz était en raison inverse de celle de l'oxygène, et que c'était l'influence toxique du premier qui avait déterminé la mortalité des Poissons (*a*).

Les cas de mortalité générale des Poissons dans certaines eaux, qui coïncident avec un abaissement subit et considérable de la température, pourraient bien être aussi la conséquence d'un arrêt dans la décomposition de l'acide carbonique de ces eaux, amené par la mort des Animalcules verts ; mais, dans d'autres circonstances, cette asphyxie paraît dépendre d'un dégagement d'acide sulfhydrique. C'est par une influence de cette nature qu'on peut se rendre très bien compte de la disparition de certains Poissons plus délicats que d'autres : le Loup (*P. labrax*), et certaines espèces du genre Mugil, par exemple, qui fréquentaient jadis le port de Marseille et qui ne s'y rencontrent plus aujourd'hui (*b*).

(2) J. Cloquet, *Anatomie des Vers intestinaux*, 1824, p. 43.

(*a*) Morren, *Sur les variations de proportion d'oxygène dissous dans l'eau, considérées comme pouvant amener rapidement la mort des Poissons* (*Comptes rendus*, 1845, t. XX, p. 252).

(*b*) Blanchet, *Influence de l'hydrogène sulfuré sur les Poissons* (*Comptes rendus*, 1845, t. XX, p. 112).

D'après tout ce qui précède, on comprend facilement la nécessité du renouvellement prompt et régulier de l'air qui nous environne et qui alimente notre respiration. Mais l'air employé de la sorte se trouve vicié non-seulement par la soustraction de son oxygène et par l'addition de l'acide carbonique ; mais des effluves de diverses natures, s'échappant de l'appareil pulmonaire ou de la surface du corps, altèrent aussi la pureté de ce fluide et contribuent puissamment à le rendre impropre au service de la respiration. Aussi lorsqu'un Homme ou un Animal est renfermé dans un espace étroit, faut-il que l'air s'y renouvelle rapidement ; et quand des Hommes ou des Animaux se trouvent réunis en grand nombre dans une même enceinte, ce renouvellement doit être plus rapide encore, car les effluves dégagés par chaque individu se répandent dans la masse tout entière de l'air emprisonné avec eux, et il suffit de la présence d'une personne dont les exhalations soient ou plus abondantes ou plus désagréables, pour que toutes aient à en souffrir. Aussi l'expérience a-t-elle prouvé que, pour assurer l'exercice normal de nos fonctions, il faut, dans des circonstances de ce genre, renouveler l'air en bien plus grande quantité que si les gaz et les vapeurs chassés de nos poumons par les mouvements d'expiration ne se mêlaient pas à l'air destiné à pénétrer dans ces organes lors des inspirations suivantes. On a fait depuis quelques années beaucoup de recherches sur les altérations de l'air dans les hôpitaux, les salles de spectacle, les dortoirs des casernes, les prisons, les amphithéâtres de l'université, et l'on a vu que les symptômes de malaise se manifestent d'ordinaire lorsque l'air a été vicié de façon à ne contenir même que 6 ou 7 millièmes d'acide carbonique (1). Aussi, pour que la respira-

(1) La viciation de l'air est portée parfois beaucoup plus loin dans les écuries où les paysans s'entassent avec leurs bestiaux pendant l'hiver.

M. Niepce a constaté que, dans diverses localités dans les Alpes, la population, pour se préserver du froid, reste ainsi renfermée dans une

tion des Hommes dans de l'air confiné soit sans danger, faut-il que ce fluide soit en quantité très considérable ou renouvelé très rapidement, et l'on évalue en général entre 6 et 10 mètres cubes la quantité qu'il convient de fournir par heure à chaque individu; mais, pour éviter toute impression désagréable résultant des effluves animaux, il faut doubler l'activité de la ventilation (1).

Quant à la respiration qui se fait en plein air, les produits en sont emportés si rapidement par les courants atmosphériques, et si bien disséminés dans les diverses parties de la couche gazeuse dont la terre est entourée, que nulle part on n'en peut découvrir la moindre trace, et que la composition de l'air, scrutée à l'aide de tous les procédés d'analyse les plus délicats de la chimie moderne, se montre identique au sein des villes les plus populeuses et des campagnes les plus désertes et les plus

atmosphère qui ne contient souvent qu'environ 18 pour 100 d'oxygène, et qui renferme jusqu'à 1 pour 100 d'ammoniaque ainsi qu'une proportion très notable d'acide sulfhydrique (a). L'air de ces écuries est aussi très humide et sa température est souvent d'environ 30 degrés.

(1) M. Péclet, professeur de physique à l'École des arts et manufactures, a fait une étude spéciale de ce sujet, et a été conduit à penser qu'il fallait fournir à l'Homme au moins le volume d'air qui, à moitié saturé d'humidité à la température de 15 degrés, arriverait au bout d'une heure à l'état d'humidité extrême sous l'influence de la transpiration pulmonaire et cutanée d'un individu, quantité qui serait de 6 mètres cubes; mais l'expérience lui a fait voir que, dans beaucoup de circonstances, la ventilation établie sur ces bases était insuffisante pour expulser les odeurs désagréables. Au palais Bourbon, où siégeait la chambre des députés, les assistants réclamaient d'ordinaire une ventilation plus active, et en été elle était portée au delà de 12 mètres cubes par heure et par personne. On assure même que sous l'influence d'une ventilation qui fonctionnait à raison de 10 à 20 mètres cubes par homme et par heure, l'air qui sortait avait encore une odeur très prononcée, et contenait souvent de 2 à 4 millièmes d'acide carbonique. Il paraîtrait qu'à la chambre des communes, à Londres, on a reconnu la nécessité d'une ventilation encore plus active, et l'on a sur-

(a) Niepce, *Recherches sur la composition de l'air atmosphérique que respirent dans les étables, en hiver, les populations des Alpes;* et *Gazette médicale de Lyon,* 1852, t. IV, p. 78.

riches en végétaux, dont l'action sur ce milieu est cependant l'inverse de celle qu'exercent les êtres animés. Du reste, les quantités d'oxygène qui se consomment à la surface de la terre et d'acide carbonique que le Règne animal tout entier verse sans cesse dans l'atmosphère sont si petites, comparées au volume d'air dont cette atmosphère se compose, qu'il faudrait une longue suite de siècles pour que la constitution de celle-ci en fût modifiée d'une manière appréciable pour nous, lors même que la Nature n'aurait pas donné au Règne végétal la mission de contre-balancer l'influence des Animaux et de maintenir l'équilibre entre les diverses parties constitutives de l'air atmosphérique. M. Dumas, dont l'imagination se complaît dans l'étude positive des questions les plus grandes et parfois en apparence les plus inaccessibles, a cherché à évaluer par des nombres le temps qu'il faudrait à tous les Animaux de la sur-

Influence des Animaux sur la composition de l'atmosphère.

tout cherché à diriger les courants de façon à empêcher le mélange de l'air expiré avec l'air frais qui est destiné à alimenter la respiration. Dans la plupart des cas, on se contente du renouvellement accidentel de l'air, qui, dans nos appartements, se fait par les portes ou les fenêtres d'une part, et par les cheminées de l'autre (a). Mais, dans les hôpitaux bien installés, on a maintenant recours à des appareils puissants pour opérer une ventilation active et régulière. Des expériences nombreuses ont été faites dernière-

ment à ce sujet dans l'hôpital Louis-Philippe, qui porte aujourd'hui le nom d'hôpital la Riboisière, à Paris, et il en résulte que le minimum d'air indispensable à la salubrité des salles est d'environ 20 mètres cubes par heure et par malade, mais que dans certaines circonstances la ventilation doit être encore plus active (b).

Relativement à l'altération de l'air par les Chevaux renfermés dans les écuries, on peut consulter un rapport fait à l'Académie des sciences par M. Chevreul (c).

(a) Voyez Péclet, *Traité de la chaleur considérée dans ses applications*, 1843, t. II, p. 274 et suivantes.
— Leblanc, *Recherches sur l'air confiné* (Ann. de chim., 3e série, t. V, p. 223), et *Rapport relativement au volume d'air à assurer aux troupes dans les chambres des casernes* (Ann. de chim., 1849, 3e série, t. XXVII, p. 373).
— Loppens, *Recherches sur la quantité d'acide carbonique contenue dans l'air des salles de spectacle* (Bulletin de l'Académie des sciences de Bruxelles, 1844, t. II, p. 9).
(b) Grassi, *Chauffage et ventilation des hôpitaux*, thèse, Paris, 1856.
(c) *Quantité d'air nécessaire à la respiration d'un Cheval* (Comptes rendus, 1841, t. XI, p. 223).

face du globe pour consommer l'oxygène répandu dans l'atmosphère, lors même que les plantes cesseraient de réduire l'acide carbonique et d'exhaler de l'oxygène (1); il a calculé que ce résultat ne demanderait pas moins de huit cent mille années pour s'accomplir, et que, dans une semblable hypothèse si contraire à l'harmonie générale de la Création, il ne faudrait pas moins d'un siècle tout entier pour que le poids de l'oxygène se trouvât diminué de $\frac{1}{8000}$, quantité insaisissable pour nos méthodes d'investigation les plus perfectionnées (2). Je ne rappelle pas ces spéculations de la science pour nous éclairer sur ce qui se passera en réalité autour de nous, mais seulement pour mieux faire comprendre combien la population animée de

(1) Dumas, *Essai de statique chimique des êtres organisés*, p. 18.

Dalton s'était aussi livré à des calculs de ce genre (*On the Gradual Deterioration of the Atmosphere by Respiration and Combustion*, dans *Memoirs of the Philos. Soc. of Manchester*, 2ᵉ série, vol. II, p. 39).

(2) Voici le raisonnement qui conduit à ce résultat : « Si nous pouvions mettre l'atmosphère tout entière dans un ballon et suspendre celui-ci à une balance, pour lui faire équilibre, il faudrait dans le plateau opposé 4000 cubes de cuivre d'une lieue de côté, ou, plus exactement, 581 000 cubes de cuivre de 1 kilomètre de côté. Supposons maintenant, avec B. Prévost, que chaque Homme consomme 1 kilogramme d'oxygène par jour, qu'il y ait 1000 millions d'Hommes sur la terre, et que par l'effet de la respiration des Animaux ou par la putréfaction des matières organiques, cette consommation attribuée aux Hommes ait quadruplé; supposons, de plus, que l'oxygène dégagé par les plantes vienne compenser seulement l'effet des causes d'absorption d'oxygène oubliées dans notre estimation, ce sera mettre bien haut, à coup sûr, les chances d'altération de l'air. Eh bien ! dans cette hypothèse exagérée, au bout d'un siècle tout le genre humain réuni, et trois fois son équivalent, n'auraient absorbé qu'une quantité d'oxygène égale à 14 ou 15 cubes de cuivre d'un kilomètre de côté, tandis que l'air en renferme plus de 134 000. Ainsi, prétendre qu'en y employant tous leurs efforts, les Animaux qui peuplent la surface de la terre pourraient en un siècle souiller l'air qu'ils respirent au point de lui ôter la huit-millième partie de l'oxygène que la nature y a déposé, c'est faire une supposition infiniment supérieure à la réalité (a). »

(a) Dumas et Boussingault, *Recherches sur la véritable composition de l'air atmosphérique* (*Annales de chimie*, 1841, 3ᵉ série, t. III, p. 287).

la terre tout entière est peu de chose, comparée à l'immense approvisionnement d'air vital dont notre planète est pourvue, et combien la présence de quelques Hommes de plus ou de moins sur un point microscopique du globe doit en effet exercer peu d'influence sur la composition du fluide mobile dont nous sommes entourés.

Pour le moment, je ne pousserai pas plus loin l'étude de la respiration. D'ordinaire les physiologistes rattachent à l'histoire de cette fonction les questions complexes que soulèvent la production de la chaleur animale, la transpiration pulmonaire et l'asphyxie ; mais il m'a semblé que l'examen de ces phéno-mènes trouverait mieux sa place dans d'autres parties de ce Cours, et, pour ne pas perdre de vue l'enchaînement logique des faits, je me hâte d'expliquer maintenant comment le fluide nourricier vient se mettre en rapport avec le fluide respirable, soit pour y puiser de l'oxygène, soit pour y verser l'acide carbonique et effectuer les échanges dont l'étude vient de nous occuper.

Dans la prochaine leçon, nous aborderons donc l'histoire de la circulation du sang.

ADDITIONS.

DIXIÈME LEÇON.

Page 11, note. — L'opinion que j'ai manifestée au sujet des organes respiratoires de la *Bonelia* se trouve complétement d'accord avec les résultats obtenus récemment par M. Schmarda, à qui l'on doit un travail intéressant sur ces Échinodermes. Les appendices dendriformes qui se trouvent de chaque côté du cloaque ressemblent par leur structure aux branchies aquifères des *Holothuries*, et reçoivent beaucoup de vaisseaux sanguins ; mais la respiration doit se faire aussi en grande partie par la peau, principalement dans l'appendice en forme de trompe bifurquée dont l'extrémité antérieure du corps est garnie (a).

DOUZIÈME LEÇON.

Page 211, note n° 1. — Pour plus de détails sur la disposition des branchies internes des larves des Grenouilles, je renverrai aussi à un Mémoire de M. Calori, intitulé : *Descriptio anatomica branchiarum maxime internarum Gyrini Ranæ esculentæ, unaque præcipuum discrimen quod inter branchias adinvicem et Batrachiorum Urodelorum intercedit* (b).

Page 212, note n° 1. — Ajoutez : M. Lambotte pense que l'eau arrive ainsi du dehors dans la cavité de l'abdomen, et qu'il y a chez les jeunes Têtards une respiration péritonéale aussi bien qu'une respiration branchiale et une respiration cutanée (c).

Page 215, note n° 1. — Au moment de mettre cette feuille sous presse, j'ai reçu de M. Cornalia, professeur à Milan, un Mémoire très étendu sur les branchies transitoires des Poissons de l'ordre des Plagiostomes. Il a étudié ces organes chez plusieurs espèces dont les fœtus n'avaient pas encore été observés, et il donne sur leur structure et leurs relations anatomiques des détails intéressants. Les vaisseaux sanguins qui s'y rendent ne paraissent former dans chaque filament qu'une anse très allongée, et les appendices branchiaux qui naissent des évents disparaissent avant ceux provenant des ouïes (d).

(a) Voyez L. Schmarda, *Zur Naturgeschichte der Adria* (*Denkschriften der Akad. der Wissenschaften zu Wien*, 1852, t. IV, *Savants étrangers*, p. 117, pl. 5, fig. 1 à 11).

(b) *Novi Commentarii Acad. scient. Instit. Bononiensis*, 1842, t. V, p. 111, pl. 10 et 11.

(c) *Observations anatomiques et physiologiques sur les appareils sanguins des Batraciens Anoures*, dans le *Recueil des Mémoires couronnés par l'Académie de Bruxelles*, 1838, t. XIII.

(d) Cornalia, *Sulle branchie transitorie dei feti Plagiostomi, con tre tavole* (extrait du *Giornale dell' Instituto Lombardo di scienze*, etc., 1857, t. IX, fasc. 52).

TREIZIÈME LEÇON.

Page 261, note. — En parlant des appendices arborescents des branchies de l'*Heterobranchus*, j'ai omis de citer un travail très étendu sur ces organes, par M. Alessandrini, de Bologne. Cet anatomiste a donné une description plus complète, tant de ces appendices que des lames pectiniformes qui se voient à leur base, et il a reconnu que la membrane dont ils sont revêtus est très vasculaire. Il les considère comme des branchies accessoires; mais il ne fait pas connaître l'origine des vaisseaux qui s'y rendent, et par conséquent on ne peut encore rien conclure de positif quant à leurs usages (*a*).

Page 261, note. — On doit considérer aussi comme une branchie accessoire un organe très singulier que M. Ehrenberg a découvert au-dessus de l'appareil branchial d'un Poisson du Nil, dont ce savant a formé le genre *Heterotis*. C'est un appendice en forme de colimaçon, qui est fixé de chaque côté de la tête, au sommet du quatrième arc branchial, et qui est recouvert d'un prolongement de la membrane muqueuse branchiale. M. Ehrenberg le considérait comme une dépendance de l'oreille; mais M. Valenciennes avait été conduit à penser que c'est une branchie accessoire, opinion qui a été pleinement confirmée par les recherches récentes de M. Hyrtl. Effectivement, c'est une portion du courant veineux branchial qui arrive à ces organes, et le sang qui les a traversés se rend à l'aorte, ainsi que nous le verrons plus en détail lorsque nous étudierons la circulation chez les Poissons (*b*).

Des organes analogues, mais moins développés, se trouvent aussi chez le *Melitta thryssa*, le *Chatœsteus chacunda*, le *Gonostoma javanicum*, et quelques autres Poissons de la famille des Clupéides (*c*).

(*a*) Voyez Alessandrini, *Apparatus branchiarum Heterobranchi anguillaris* (*Novi Comment. Acad. scient. Instit. Bononiensis*, 1842, t. V, p. 149, pl. 12 et 13).

(*b*) Voyez Valenciennes, *Histoire des Poissons*, t. XIX, p. 475.
— Hyrtl, *Beiträge zur Anatomie von Heterotis Ehrenbergii* (*Mém. de l'Académie de Vienne*, 1854, t. VIII, p. 84, pl. 2, fig. 2, et pl. 3, fig. 1).

(*c*) Hyrtl, *Ueber die accessorischen Kiemenorgane der Clupeaceen* (*Mém. de l'Acad. de Vienne*, 1855, t. X, p. 47, pl. 1, fig. 1, 2, 3).

FIN DU TOME DEUXIÈME.

TABLE SOMMAIRE DES MATIÈRES

DU TOME DEUXIÈME.

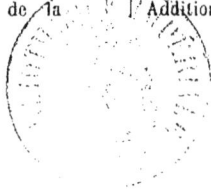

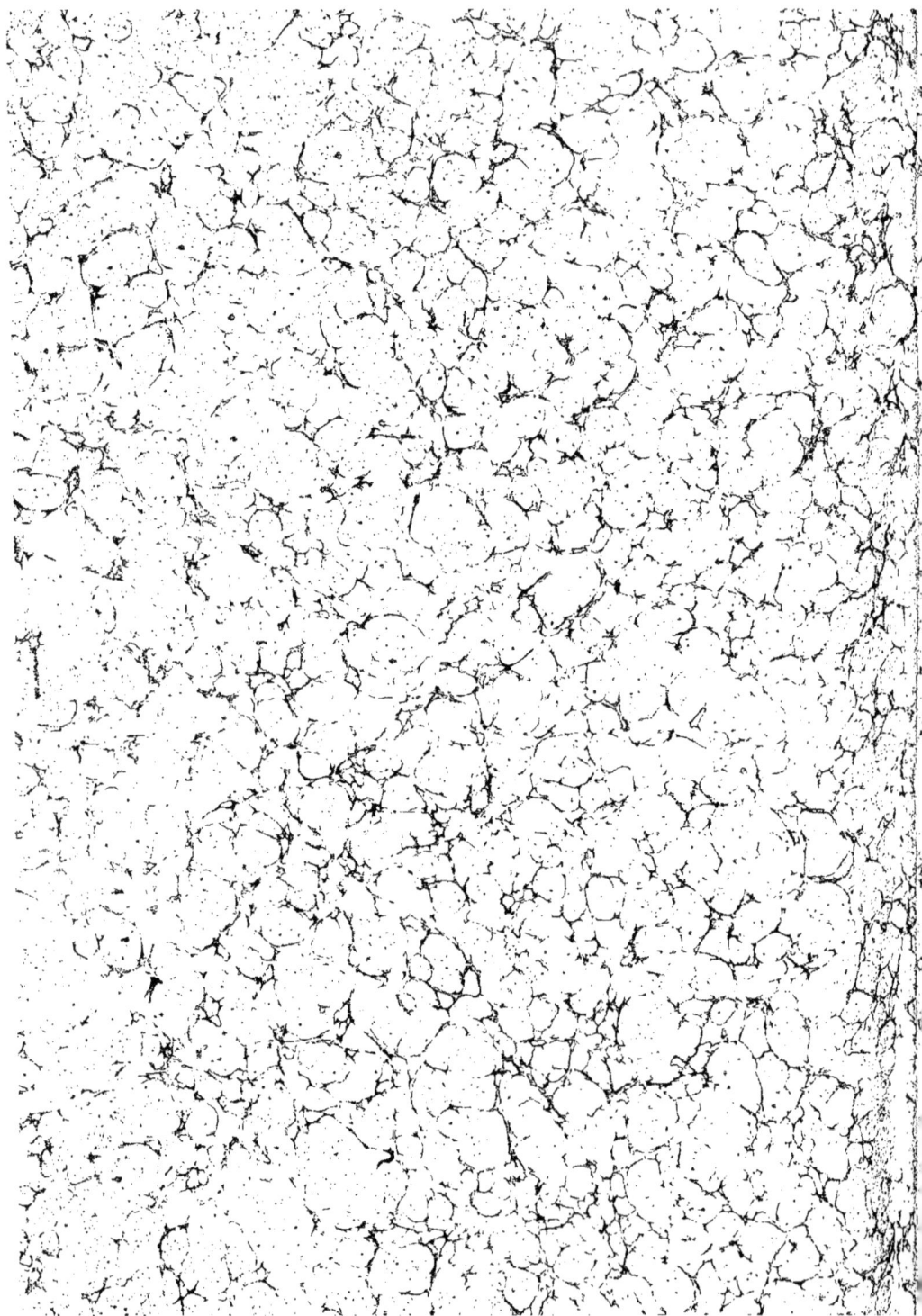

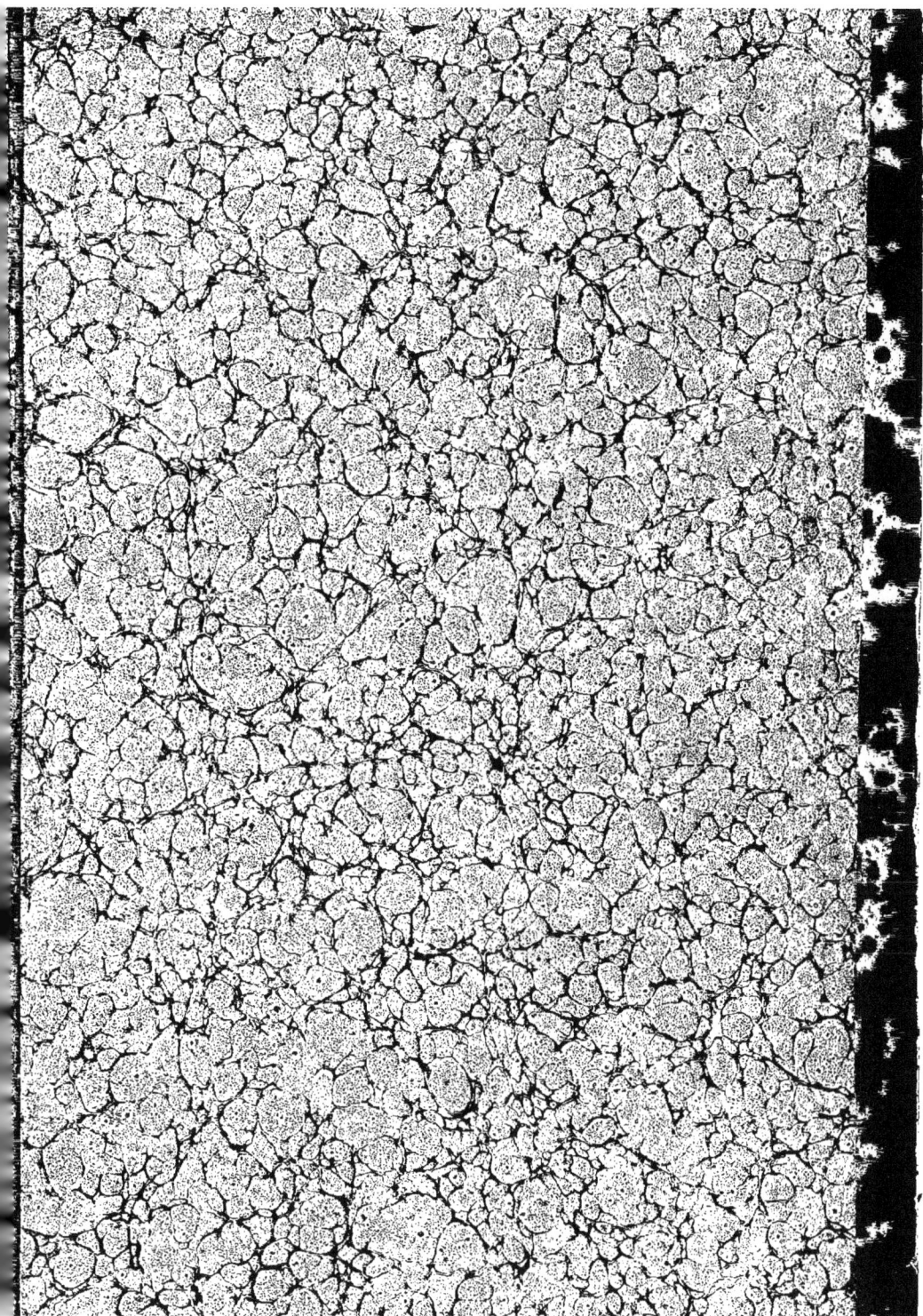